# NEUROBIOLOGIA DOS TRANSTORNOS PSIQUIÁTRICOS

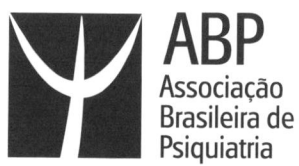

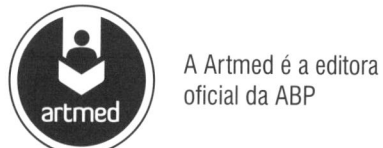

A Artmed é a editora oficial da ABP

**Nota**

A medicina é uma ciência em constante evolução. À medida que novas pesquisas e a própria experiência clínica ampliam o nosso conhecimento, são necessárias modificações na terapêutica, onde também se insere o uso de medicamentos. Os autores desta obra consultaram as fontes consideradas confiáveis, num esforço para oferecer informações completas e, geralmente, de acordo com os padrões aceitos à época da publicação. Entretanto, tendo em vista a possibilidade de falha humana ou de alterações nas ciências médicas, os leitores devem confirmar estas informações com outras fontes. Por exemplo, e em particular, os leitores são aconselhados a conferir a bula completa de qualquer medicamento que pretendam administrar, para se certificar de que a informação contida neste livro está correta e de que não houve alteração na dose recomendada nem nas precauções e contraindicações para o seu uso. Essa recomendação é particularmente importante em relação a medicamentos introduzidos recentemente no mercado farmacêutico ou raramente utilizados.

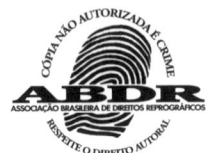 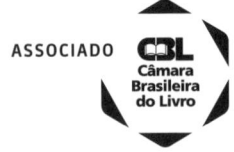

N494  Neurobiologia dos transtornos psiquiátricos / Organizadores, João Quevedo, Ivan Izquierdo. – Porto Alegre : Artmed, 2020.
xvii, 374 p. : il. color. ; 25 cm.

ISBN 978-85-8271-586-4

1. Psiquiatria. 2. Transtornos psiquiátricos. I. Quevedo, João. II. Izquierdo, Ivan.

CDU 616.89

Catalogação na publicação: Karin Lorien Menoncin – CRB 10/2147

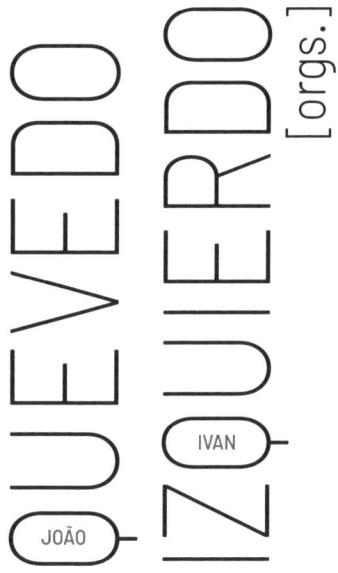

JOÃO QUEVEDO
IVAN IZQUIERDO
[orgs.]

# NEUROBIOLOGIA DOS TRANSTORNOS PSIQUIÁTRICOS

Reimpressão 2021

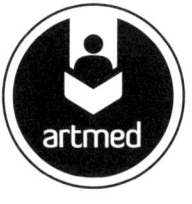

Porto Alegre
2020

© Artmed Editora Ltda., 2020.

Gerente editorial: *Letícia Bispo de Lima*

**Colaboraram nesta edição:**

Coordenadora editorial: *Cláudia Bittencourt*

Capa: *Paola Manica | Brand&Book*

Ilustrações 16.3, 16.4, 21.1 a 21.5: *Gilnei da Costa Cunha*

Preparação do original: *Lisandra Cássia Pedruzzi Picon*

Leitura final: *Camila Wisnieski Heck*

Projeto gráfico e editoração: *TIPOS – design editorial e fotografia*

Reservados todos os direitos de publicação à
ARTMED EDITORA LTDA., uma empresa do GRUPO A EDUCAÇÃO S.A.
Av. Jerônimo de Ornelas, 670 – Santana
90040-340 – Porto Alegre – RS
Fone: (51) 3027-7000 Fax: (51) 3027-7070

SÃO PAULO
Rua Doutor Cesário Mota Jr., 63 – Vila Buarque
01221-020 – São Paulo – SP
Fone: (11) 3221-9033

SAC 0800 703-3444 – www.grupoa.com.br

É proibida a duplicação ou reprodução deste volume, no todo ou em parte, sob quaisquer formas ou por quaisquer meios (eletrônico, mecânico, gravação, fotocópia, distribuição na Web e outros), sem permissão expressa da Editora.

IMPRESSO NO BRASIL
*PRINTED IN BRAZIL*

# AUTORES

**João Quevedo**
Psiquiatra. Professor do Departamento de Psiquiatria e Ciências do Comportamento da McGovern Medical School, The University of Texas Health Science Center at Houston (UTHealth), Houston, TX, Estados Unidos. Professor titular de Psiquiatria da Universidade do Extremo Sul Catarinense (Unesc), Criciúma, SC, Brasil. Especialista em Psiquiatria. *Fellowship* em Psicofarmacologia. Doutor em Ciências Biológicas: Bioquímica pela Universidade Federal do Rio Grande do Sul (UFRGS). Vice chair for Faculty Development and Outreach. Diretor do Translational Psychiatry Program e do Treatment-Resistant Mood Disorders Program.

**Ivan Izquierdo**
Professor titular da Escola de Medicina da Pontifícia Universidade Católica do Rio Grande do Sul (PUCRS). Coordenador do Centro de Memória, Instituto do Cérebro do Rio Grande do Sul, PUCRS. Pesquisador 1A do CNPq. Membro titular da Academia Brasileira de Ciências e da Academia Americana de Ciências.

**Alexandre Paim Diaz**
Psiquiatra. Professor da Faculdade de Medicina da Universidade do Sul de Santa Catarina (Unisul). Psiquiatra da Universidade Federal de Santa Catarina (UFSC). Mestre e Doutor em Ciências Médicas pela UFSC. Pós-doutorado em Psiquiatria na Columbia University College of Physicians and Surgeons, New York, NY, Estados Unidos.

**Andre Russowsky Brunoni**
Psiquiatria. Professor visitante da Universidade de Munique, Alemanha. Professor associado da Faculdade de Medicina da Universidade de São Paulo (USP). Chefe do Serviço Interdisciplinar de Neuromodulação (LIM-27) do Instituto de Psiquiatria do Hospital das Clínicas da Faculdade de Medicina da USP (IPq-HCFMUSP).

**André Zugman**
Psiquiatra do Departamento de Psiquiatria da Universidade Federal de São Paulo (Unifesp). Pesquisador do Laboratório Interdisciplinar de Neurociências Clínicas. Doutor em Psiquiatria pela Unifesp.

**Andrea Parolin Jackowski**
Bióloga. Mestra em Neurociências e Doutora em Ciências Médicas pela UFRGS. Professora adjunta do Departamento de Psiquiatria da Unifesp.

**Angela Miranda-Scippa**
Psiquiatra. Professora adjunta da Faculdade de Medicina da Universidade Federal da Bahia (UFBA). Doutora em Ciências pela Unifesp.

**Antonio E. Nardi**
Psiquiatra. Professor titular da Faculdade de Medicina da Universidade Federal do Rio de Janeiro (UFRJ). Membro titular da Academia Nacional de Medicina.

**Antonio Lucio Teixeira**
Psiquiatra e neurologista. Professor da Santa Casa BH Ensino e Pesquisa e da McGovern Medical School, UTHealth, Estados Unidos. Mestre e Doutor em Biologia Celular pela Universidade Federal de Minas Gerais (UFMG). Livre-docente em Psiquiatria pela Unifesp.

**Artur F. Schumacher Schuh**
Neurologista. Professor adjunto do Departamento de Farmacologia da UFRGS. Preceptor da Residência Médica em Neurologia do Hospital de Clínicas de Porto Alegre (HCPA). Mestre em Ciências Médicas e Doutor em Genética e Biologia Molecular pela UFRGS. Pós-doutorado na University of Washington, Seattle, Estados Unidos.

**Bruna Santos da Silva**
Farmacêutica geneticista. Mestra e Doutora em Genética e Biologia Molecular pela UFRGS.

**Camila Costa Pithon**
Médica residente de Psiquiatria do Hospital das Clínicas da UFBA.

**Carlos R. M. Rieder**
Neurologista. Professor adjunto de Neurologia da Universidade Federal de Ciências da Saúde de Porto Alegre (UFCSPA). Professor do Programa de Pós-graduação em Ciências Médicas da UFRGS e de Ciências da Reabilitação da UFCSPA. Mestre em Ciências Médicas pela UFRGS. Doutor em Clinical Neuroscience pela Birmingham University, Inglaterra.

**Claiton Henrique Dotto Bau**
Médico. Professor titular do Departamento de Genética da UFRGS. Pesquisador em Genética Psiquiátrica. Mestre e Doutor em Genética e Biologia Molecular pela UFRGS.

**Cristiane R. G. Furini**
Farmacêutica. Professora da Escola de Medicina da PUCRS. Pesquisadora do Centro de Memória do Instituto do Cérebro do Rio Grande do Sul, PUCRS. Mestra e Doutora em Medicina e Ciências da Saúde: Neurociências pela PUCRS.

**Deborah Benevenuto**
Médica residente de Psiquiatria do Medical College of Wisconsin, Estados Unidos.

**Diego Luiz Rovaris**
Geneticista. Mestre em Genética e Biologia Molecular e Doutor em Ciências: Genética e Biologia Molecular pela UFRGS. Pós-doutorando em Psiquiatria e Ciências do Comportamento no Programa de Pós-graduação em Psiquiatria e Ciências do Comportamento da UFRGS.

**Douglas Affonso Formolo**
Psicólogo. Mestre em Neurociências pela UFSC. PhD Student in Rehabilitation Sciences, The Hong Kong Polytechnic University (PolyU), Hong Kong, China.

**Eduardo Pondé de Sena**
Psiquiatra. Professor associado de Farmacologia e professor permanente do Curso de Pós-graduação Processos Interativos dos Órgãos e Sistemas do Instituto de Ciências da Saúde da UFBA. Título de Especialista pela Associação Brasileira de Psiquiatria (ABP). Mestre e Doutor em Medicina e Saúde pela UFBA.

**Eugenio Horacio Grevet**
Psiquiatra. Professor do Departamento de Psiquiatria da Faculdade de Medicina da UFRGS. Professor permanente do Programa de Pós-graduação em Psiquiatria e Ciências do Comportamento da UFRGS. Coordenador do Ambulatório de Transtorno de Déficit de Atenção/Hiperatividade (TDAH) do HCPA. Chefe do Serviço de Psiquiatria do HCPA. Especialista em TDAH de Adultos. Mestre em Bioquímica e Doutor em Psiquiatria pela UFRGS. Pós-doutorado em Psiquiatria e em Genética e Biologia Molecular na UFRGS.

## AUTORES

**Felipe Kenji Sudo**
Psiquiatra. Pesquisador no Memory Clinic do Instituto D'Or de Ensino e Pesquisa (IDOR). Especialista em Psiquiatria e Psicogeriatria pela ABP. Mestre e Doutor em Psiquiatria pela UFRJ.

**Felipe Ornell**
Psicólogo e terapeuta cognitivo-comportamental. Professor do Curso de Psicologia da Faculdade IBGEN. Pesquisador do Centro de Pesquisa em Álcool e Drogas do HCPA/UFRGS. Especialista em Dependência Química pela Faculdade de Administração, Ciências, Educação e Letras (Facel). Mestre e Doutorando em Psiquiatria e Ciências do Comportamento na UFRGS.

**Felix Henrique Paim Kessler**
Psiquiatra. Professor do Departamento de Psiquiatria e Medicina Legal da UFRGS. Coordenador do Núcleo de Pesquisa Clínico-biológica do Centro de Pesquisa em Álcool e Drogas do HCPA/UFRGS. Mestre e Doutor em Psiquiatria e Ciências do Comportamento pela UFRGS.

**Gabriel Natan Pires**
Biomédico. Professor assistente de Fisiologia da Faculdade de Ciências Médicas da Santa Casa de São Paulo. Pesquisador no Instituto do Sono. Mestre e Doutor em Psicobiologia pela Unifesp.

**Gabriel R. Fries**
Biomédico. Instrutor e pesquisador do Departamento de Psiquiatria e Ciências do Comportamento da UTHealth, Estados Unidos. Mestre e Doutor em Ciências Biológicas: Bioquímica pela UFRGS. Pós-doutorado em Genética Psiquiátrica na UTHealth, Estados Unidos.

**Gilberto Sousa Alves**
Psicogeriatra. Professor adjunto de Psiquiatria da Universidade Federal do Maranhão. Especialista em Psicogeriatria pela ABP. Mestre e Doutor em Psiquiatria e Saúde Mental pela UFRJ. Pós-doutorado em Envelhecimento Cerebral na Goethe Universität Frankfurt, Alemanha.

**Giselli Scaini**
Mestra e Doutora em Ciências da Saúde pela Unesc.

**Gislaine Z. Réus**
Bióloga. Professora e pesquisadora. Doutora em Ciências da Saúde pela Unesc.

**Hiago Murilo de Melo**
Psicólogo. Mestre em Neurociências pela UFSC.

**Ivan Abdalla**
Geriatra do Centro da Doença de Alzheimer do Instituto de Psiquiatria da UFRJ. Especialista em Geriatria pela Sociedade Brasileira de Geriatria e Gerontologia.

**Jaime Hallak**
Professor associado da Faculdade de Medicina de Ribeirão Preto da USP (FMRP-USP). Coordenador regional do Instituto Nacional de Neurociências Translacional em Medicina-CNPq.

**Jociane de Carvalho Myskiw**
Profissional de educação física. Professora adjunta da Escola de Medicina da PUCRS. Professora do Programa de Pós-graduação em Gerontologia Biomédica da PUCRS. Pesquisadora do Centro de Memória do Instituto do Cérebro do Rio Grande do Sul, PUCRS. Mestra em Bioquímica Toxicológica pela Universidade Federal de Santa Maria (UFSM). Doutora em Medicina e Ciências da Saúde: Neurociências pela PUCRS. Pós-doutorado em Neurociências na PUCRS.

**José Carlos F. Galduróz**
Psiquiatra. Professor associado do Departamento de Psicobiologia da Unifesp. Mestre em Psicobiologia e Doutor em Ciências pela Unifesp.

**Katia Lin**
Neurologista. Professora associada de Neurologia da UFSC. Coordenadora do Programa de Pós-graduação em Ciências Médicas da UFSC. Especialista em Neurologia pela UFSC e em Neurofisiologia Clínica pela Unifesp. Mestra em Neurologia e Neurociências pela Unifesp. Doutora em Ciências pela Unifesp. Membro da Guidelines Task Force da International League Against Epilepsy. Membro titular da Comissão de Educação Médica da Academia Brasileira de Neurologia. Presidente do Capítulo Catarinense da Liga Brasileira de Epilepsia.

**Laiana Azevedo Quagliato**
Psiquiatra. Pesquisadora do Laboratório de Pânico e Respiração do Instituto de Psiquiatria da UFRJ.

**Lisia von Diemen**
Psiquiatra. Professora adjunta do Departamento de Psiquiatria da UFRGS. Professora do Programa de Pós-graduação em Psiquiatria e Ciências do Comportamento da UFRGS. Coordenadora do Mestrado Profissional em Álcool e Drogas do HCPA. Mestra e Doutora em Psiquiatria pela UFRGS.

**Mara Rocha Crisóstomo Guimarães**
Psiquiatra. Mestranda em Saúde Mental no Hospital das Clínicas da FMRP-USP.

**Marcelo N. Linhares**
Neurocirurgião. Professor assistente de Neurocirurgia do Departamento de Cirurgia da UFSC. Especialista em Neurocirurgia Funcional e Estereotáxica pela Universidade de Toronto, Canadá.

**Mariana dos Santos Lunardi**
Neurologista. Mestra e Doutoranda em Ciências Médicas na UFSC.

**Mario Francisco P. Juruena**
Psiquiatra. Professor de Psiquiatria do Instituto de Psiquiatria, Psicologia e Neurociências do Kings College London, Inglaterra. *Consultant psychiatrist* no South London and Maudsley NHS Foundation Trust. Mestre em Psicobiologia pela Unifesp e em *Affective Neuroscience* pela Universiteit Maastricht, Holanda. PhD em Psiquiatria pela Universidade de Londres/King's College London. Treinamento em Psicoterapia Cognitiva pelo Beck Institute for Cognitive Therapy and Research. Especialista pela *Federação Brasileira de Terapias Cognitivas*. *Fellow* da Royal Society/Academy of Medical Sciences, Reino Unido.

**Moisés Evandro Bauer**
Professor adjunto de Imunologia da PUCRS. Doutor em Neuroimunologia pela *University* of *Bristol*, Reino Unido. Pós-doutorado em Imunologia Celular no Hopital Necker, França.

**Monica Levy Andersen**
Biomédica. Professora associada livre-docente da Unifesp. Mestra e Doutora em Ciências pela Unifesp.

**Morgana Sonza Abitante**
Psiquiatra. Especialista em Psiquiatra da Infância e Adolescência pelo HCPA. Mestranda no Programa de Pós-graduação em Ciências da Saúde da Unesc.

**Natalia Pessoa Rocha**
Farmacêutica. Mestra em Neurociências e Doutora em Farmacologia pela UFMG. *Postdoctoral research fellow* no Department of Psychiatry and Behavioral Sciences, UTHealth, Estados Unidos.

**Pâmela Billig Mello-Carpes**
Neurocientista. Professora associada de Fisiologia Humana da Universidade Federal do Pampa, *campus* Uruguaiana. Bolsista de produtividade em pesquisa do CNPq. Formação pedagógica com habilitação em Anatomia e Fisiologia Humana pela Universidade de Cruz Alta. Mestra e Doutora em Ciências Biológicas: Fisiologia pela UFRGS. Pós-doutorado em Neurofisiologia na Universidade Católica de Leuven, Bélgica. Recebeu o Prêmio para Mulheres da L'Oréal/ABC e Unesco 2017.

**Paulo J. C. Suen**
Engenheiro eletricista. Pesquisador do Serviço de Estimulação Magnética Transcraniana do IPq-HCFMUSP.

**Rafael Arceno**
Psiquiatra do Instituto de Neurociências João Quevedo (InJQ). Membro efetivo da ABP.

**Ricardo Guarnieri**
Psiquiatra do Ambulatório de Pacientes com Transtornos Psiquiátricos Resistentes ao Tratamento do Hospital Universitário Polydoro Ernani de São Thiago da UFSC. Especialista em Interconsultoria Psiquiátrica em Hospital Geral pela FMRP-USP. Mestre em Neuroimagem Funcional e Transtornos Psiquiátricos nas Epilepsias e Doutor em Transtornos Psiquiátricos

e Prognóstico Pós-cirúrgico das Epilepsias pela FMRP-USP.

**Ricardo Henrique-Araújo**
Psiquiatra do Complexo Hospitalar de Doenças Infectocontagiosas Clementino Fraga, João Pessoa, PB. Professor adjunto da Faculdade de Medicina Nova Esperança, João Pessoa, PB. Especialista em Dependência Química pela Unifesp. Mestre e Doutor em Processos Interativos dos Órgãos e Sistemas pelo Instituto de Ciências da Saúde da UFBA.

**Ritele Hernandez da Silva**
Psiquiatra. Mestra e Doutoranda em Ciências da Saúde na Unesc.

**Roger Walz**
Neurologista e neurofisiologista clínico. Professor do Departamento de Clínica Médica do Hospital Universitário Polydoro Ernani de São Thiago da UFSC. Especialista em Cirurgia de Epilepsia pelo HCFMRP-USP. Doutor em Ciências Biológicas: Bioquímica pela UFRGS. *Fellowship* em Deep Brain Stimulation for Movement Disorders no Center for Neurorestoration, University of Florida, FL, Gainesville, Estados Unidos.

**Samira S. Valvassori**
Bióloga. Professora pesquisadora do Programa de Pós-graduação em Ciências da Saúde da Unesc. Mestra e Doutora em Ciências da Saúde pela Unesc.

**Sergio Tufik**
MD, PhD. Presidente do Instituto do Sono. Professor titular aposentado de Psicobiologia na Disciplina de Medicina e Biologia do Sono da Unifesp.

**Tiago C. Ramacciotti**
Psiquiatra.

**Tiago Moraes Guimarães**
Psiquiatra. Especialista em Terapia Cognitivo-comportamental pelo Instituto de Estudos do Comportamento. Doutorando em Saúde Mental no HCFMRP-USP.

**Valeska Marinho**
Psiquiatra. Coordenadora do Centro de Doença de Alzheimer do Instituto de Psiquiatria da UFRJ. Especialista em Psiquiatria Geriátrica pela UFRJ. Mestra em Psiquiatria e Saúde Mental pela UFRJ. Doutora em Ciências da Saúde pela Unifesp.

**Ygor Arzeno Ferrão**
Psiquiatra. Professor associado da UFCSPA. Coordenador da Rede Gaúcha de Pesquisa em TOC. Preceptor da Residência Médica em Psiquiatria da UFCSPA/Hospital Materno-infantil Presidente Vargas. Bolsista de produtividade do CNPq. Especialista em Transtornos de Ansiedade pela UFRGS e Transtornos do Espectro Obsessivo-compulsivo pela USP. Mestre em Clínica Médica: Psiquiatria pela UFRGS. Doutor em Psiquiatria pela USP.

# APRESENTAÇÃO

Acertadamente, os anos 1990 foram denominados a década do cérebro. De lá para cá, nada mais foi igual, as neurociências se impõem, fortes e reveladoras.

Em contrapartida, de acordo com a Organização Mundial de Saúde (OMS), em todo o mundo, entre as doenças que levam à incapacitação, aumentando a morbidade, estão as neuropsiquiátricas, cuja prevalência é quase três vezes maior do que a do câncer, só perdendo para as doenças infecciosas/parasitárias. Ainda segundo a OMS, entre as dez doenças mais incapacitantes, cinco são psiquiátricas, a saber: depressão, transtorno bipolar, dependência de álcool, esquizofrenia e transtorno obsessivo-compulsivo.

Esses dados demonstram a dimensão da importância da saúde mental no cenário da atualidade e, mais que isso, chamam atenção para a necessidade de profissionais preparados, atualizados, para lidar com uma população cada vez mais exigente, nem sempre, porém, saudável física e psiquicamente.

Há 50 anos, o homem pisou na Lua pela primeira vez, concretizando uma façanha até hoje questionada por muitos, evidentemente pelos mais incrédulos. Desde então, não mais se conformou com o domínio exclusivo do planeta Terra e – incansável, ambicioso, inquieto – continua desafiando seus limites. O que, aliás, vem fazendo desde os primórdios da humanidade.

Enquanto isso, outros curiosos e desbravadores se embrenham nas profundezas do sistema nervoso central, encantando-se e nos encantando com as bases e o funcionamento, os fascinantes circuitos cerebrais e os impactantes "apagões" da mente, sua força e sua fragilidade ante as experiências da vida e as ameaças da morte.

A genética desse fenomenal universo e a influência da epigenética a modificá-lo repercutem sobre o aprendizado e a memória, cujo registro em neuroimagem nos remete a um conhecimento inusitado e, por vezes, inimaginável. O suposto ou questionável determinismo cedeu espaço à influência irrefutável do ambiente, inaugurando uma era de mais amplas fronteiras, a partir da qual será imperiosa a preocupação com as condições de vida e a consideração delas na avaliação da doença mental e em sua prevenção.

A neuroanatomia funcional e comportamental, a neurofisiologia e a neuroquímica transbordaram nossa capacidade de apreensão e nos elucidaram o *link* entre a psiconeuroendocrinologia e a psiconeuroimunologia. A par disso, a função mitocondrial e sua importância na higidez de nosso cérebro concederam novo alento às terapias biológicas, da psicofarmacologia às terapias invasivas, nos fazendo sonhar que ansiedade, transtorno depressivo maior, transtorno bipolar, esquizofrenia e tantos outros em breve já não vão nos tirar o sono ou o apetite, nem nos deixarão dementes, hiperativos ou impulsivos. Saberemos mais e melhor como lidar com a epilepsia e a doença de Parkinson, assim como prevenir o suicídio.

O astronauta se prepara para chegar além de Marte na mesma dimensão temporal em que o neurocientista e o clínico buscam mais conhecimento e como aplicá-lo melhor em benefício do paciente.

Para tanto, *Neurobiologia dos transtornos psiquiátricos* se constitui em um veículo indispensável, uma obra-prima, cujos 25 capítulos irão atualizar e instrumentalizar você para essa viagem ao mais nobre e enigmático dos sistemas de que já se teve notícia.

Boa viagem, leitor!

**Carmita Abdo**
Professora do Departamento de
Psiquiatria da Faculdade de Medicina da
Universidade de São Paulo (FMUSP).
Presidente da Associação Brasileira de
Psiquiatria (ABP), triênio 2017-2019.

# PREFÁCIO

O grande avanço das neurociências tem sido acompanhado de uma evolução proporcional no entendimento da neurobiologia dos transtornos psiquiátricos. Um bom exemplo foi a descoberta dos mecanismos de transdução de sinal no sistema nervoso central que levou Arvid Carlsson, Paul Greengard e Eric R. Kandel a ganhar o Prêmio Nobel de Fisiologia ou Medicina em 2000.

A busca por tratamentos mais eficazes e com menores efeitos colaterais também tem se beneficiado da melhor compreensão da neurobiologia dos transtornos psiquiátricos, com o desenvolvimento mais acelerado de terapias farmacológicas e não farmacológicas inovadoras, muitas das quais já incorporadas ao arsenal terapêutico da psiquiatria.

O exercício da psiquiatria no século XXI não pode prescindir de um aprofundado conhecimento do funcionamento do cérebro na saúde e na doença. Neurociência, neuroquímica, genética, epigenética, neuropatologia, neuroimagem, psicofarmacologia e psiquiatria translacional não são mais termos estranhos ao psiquiatra moderno. Assim, nesta obra, buscamos estabelecer uma fonte bibliográfica completa para o neurocientista, mas também concisa e compreensível para o psiquiatra clínico.

Boa leitura!

**Os organizadores**

# SUMÁRIO

APRESENTAÇÃO  XI
Carmita Abdo

PREFÁCIO  XIII
Os organizadores

## PARTE [1]
## O FUNCIONAMENTO DO SISTEMA NERVOSO CENTRAL

[1] NEUROANATOMIA FUNCIONAL E COMPORTAMENTAL  3
Andrea Parolin Jackowski
André Zugman

[2] NEUROFISIOLOGIA E NEUROQUÍMICA  15
Pâmela Billig Mello-Carpes

[3] PSICONEUROENDOCRINOLOGIA  31
Mario Francisco P. Juruena

[4] MECANISMOS IMUNOLÓGICOS QUE MODULAM O SISTEMA NERVOSO CENTRAL  45
Moisés Evandro Bauer
Natalia Pessoa Rocha
Antonio Lucio Teixeira

[5] GENÉTICA E EPIGENÉTICA DOS TRANSTORNOS PSIQUIÁTRICOS  57
Gabriel R. Fries

[6] DISFUNÇÃO MITOCONDRIAL E TRANSTORNOS PSIQUIÁTRICOS  67
Giselli Scaini
Deborah Benevenuto
João Quevedo

[7] MODELOS ANIMAIS DE TRANSTORNOS PSIQUIÁTRICOS  81
Cristiane R. G. Furini
Jociane de Carvalho Myskiw
Ivan Izquierdo

[8] BIOLOGIA DO APRENDIZADO E DA MEMÓRIA  87
Ivan Izquierdo
Jociane de Carvalho Myskiw
Cristiane R. G. Furini

[9] NEUROIMAGEM EM PSIQUIATRIA  99
André Zugman
Andrea Parolin Jackowski

## PARTE [2]
## AS TERAPIAS BIOLÓGICAS

[10] PSICOFARMACOLOGIA — 113
Tiago C. Ramacciotti
Ricardo Henrique-Araújo
Eduardo Pondé de Sena

[11] TERAPIAS BIOLÓGICAS NÃO INVASIVAS — 139
Paulo J. C. Suen
Andre Russowsky Brunoni

[12] TERAPIAS BIOLÓGICAS INVASIVAS — 153
Douglas Affonso Formolo
Hiago Murilo de Melo
Alexandre Paim Diaz
Marcelo N. Linhares
Roger Walz

## PARTE [3]
## OS TRANSTORNOS PSIQUIÁTRICOS

[13] TRANSTORNOS DE ANSIEDADE — 171
Laiana Azevedo Quagliato
Antonio E. Nardi

[14] TRANSTORNO DEPRESSIVO MAIOR — 187
Gislaine Z. Réus
Morgana Sonza Abitante
Ritele Hernandez da Silva
João Quevedo

[15] TRANSTORNO BIPOLAR — 197
Samira S. Valvassori
João Quevedo

[16] ESQUIZOFRENIA — 211
Jaime Hallak
Mara Rocha Crisóstomo Guimarães
Tiago Moraes Guimarães

[17] BASES BIOLÓGICAS DOS TRANSTORNOS RELACIONADOS AO USO DE SUBSTÂNCIAS — 229
Felipe Ornell
Lisia von Diemen
Felix Henrique Paim Kessler

[18] IMPULSIVIDADE — 245
Ygor Arzeno Ferrão

[19] TRANSTORNOS ALIMENTARES — 267
Rafael Arceno

[20] TRANSTORNO DE DÉFICIT DE ATENÇÃO/HIPERATIVIDADE — 277
Diego Luiz Rovaris
Bruna Santos da Silva
Claiton Henrique Dotto Bau
Eugenio Horacio Grevet

[21] DEMÊNCIAS — 293
Ivan Abdalla
Felipe Kenji Sudo
Gilberto Sousa Alves
Valeska Marinho

[22] SUICÍDIO — 307
Camila Costa Pithon
Angela Miranda-Scippa

[23] SONO EM CONDIÇÕES PSIQUIÁTRICAS — 317
Gabriel Natan Pires
José Carlos F. Galduróz
Sergio Tufik
Monica Levy Andersen

[24] EPILEPSIA E ALTERAÇÕES DE COMPORTAMENTO  343
Mariana dos Santos Lunardi
Ricardo Guarnieri
Katia Lin
Roger Walz

[25] MANIFESTAÇÕES NEUROPSIQUIÁTRICAS NA DOENÇA DE PARKINSON  355
Carlos R. M. Rieder
Artur F. Schumacher Schuh

ÍNDICE  369

# PARTE [1]

# O FUNCIONAMENTO DO SISTEMA NERVOSO CENTRAL

# CAPÍTULO [1]
# NEUROANATOMIA FUNCIONAL E COMPORTAMENTAL

ANDREA PAROLIN JACKOWSKI
ANDRÉ ZUGMAN

O sistema nervoso é um sistema complexo que define uma série de aspectos relacionados à interação dos indivíduos com o mundo. Ele pode ser dividido de diversas formas, que variam de acordo com vários critérios de classificação, sendo os principais:

1. Critérios anatômicos. Sistema nervoso central (SNC – encéfalo e medula espinal) e sistema nervoso periférico (nervos, gânglios e terminações nervosas).
2. Critérios embriológicos. Prosencéfalo (telencéfalo e diencéfalo – cérebro), mesencéfalo e rombencéfalo (metencéfalo – cerebelo e ponte – e mielencéfalo – bulbo).
3. Segmentação ou metameria. Sistema nervoso somático (aferente e eferente) e sistema nervoso visceral (sistema nervoso autônomo: simpático e parassimpático).
4. Comportamental. O cérebro humano pode ser dividido em quatro componentes principais: córtex sensitivo primário, córtex motor primário, córtex associativo e sistema límbico.

Mais adiante, serão descritos todos os componentes que constituem o SNC e suas respectivas funções, utilizando os critérios anatômicos.

## NEURODESENVOLVIMENTO TÍPICO E ATÍPICO

Nos últimos 30 anos, a hipótese de que os transtornos psiquiátricos são consequência de alterações durante o neurodesenvolvimento recebe cada vez mais atenção, e novas evidências corroboram essa teoria. As descobertas de alterações cerebrais, motoras e cognitivas em fases iniciais das doenças e até mesmo antes de manifestações sintomáticas contribuem para fortalecer tal hipótese.

Os estudos transversais em saúde mental demonstraram que mais da metade dos pacientes indica o início dos sintomas na infância, e quase dois terços, antes da adolescência. Portanto, é fundamental entender a trajetória típica do neurodesenvolvimento para estudar as possíveis implicações dos desvios do neurodesenvolvimento na fisiopatologia dos transtornos mentais.

O neurodesenvolvimento típico é um processo complexo, dinâmico e envolve interações gene-ambiente, que resultam em mudanças a curto e longo prazos na expressão gênica, nas interações celulares, na formação de circuitos cerebrais, nas estruturas neurais e no comportamento ao longo do tempo. Alguns desses processos iniciam-se e terminam durante o período gestacional, enquanto outros se estendem para o período pós-natal. O SNC começa a se desenvolver a partir da formação do tubo neural, que ocorre na segunda semana gestacional. A formação do tubo neural é definida pela carga genética e modulada por fatores ambientais. Entre a quarta e a quinta semanas gestacionais, o tubo neural, que é originado do folheto embrionário mais externo (ectoderme), fecha-se completamente, dando início ao processo de diferenciação e proliferação celulares. Aproximadamente na 12ª semana de gestação, o número de neurônios atinge seu pico máximo. Nesse período, o processo de migração neuronal tem início, em que, orientadas pelas células da glia por meio de um processo mediado por diversas moléculas de adesão, as células neuronais migram para formar as diferentes camadas corticais. As células neuronais que nascem na zona ventricular migram radialmente, usando as células da glia como ancoragem, dando origem às células piramidais. As células geradas na porção embrionária mais ventral migram tangencialmente e originam os interneurônios corticais. A sinaptogênese tem início aproximadamente na 22ª semana gestacional. Uma vez no córtex cerebral, cada neurônio precisa "encontrar" a posição adequada e estabelecer conexões sinápticas funcionantes, caso contrário será eliminado mediante processo de apoptose. Falhas em qualquer um desses elementos podem potencialmente causar uma alteração no desenvolvimento, resultando em lesões mais ou menos focais, dependendo da extensão e do tipo de defeito envolvido. Já o processo de mielinização tem início no final da gestação e persiste até a vida adulta.

É importante salientar que tanto o processo de maturação cortical quanto o de mielinização seguem uma trajetória muito específica e de forma organizada. O processo de maturação cortical inicia-se nas regiões cerebrais dorsais no sentido posteroanterior (parietal-frontal) e inferossuperior. A literatura demonstra que a maioria das regiões do cérebro apresenta declínio linear monotônico da espessura cortical, ou seja, uma trajetória de maturação cortical linear. Existem poucas áreas de trajetórias cúbicas, em que a espessura cortical dessas regiões aumenta durante a infância, atinge um pico no final da infância, diminui na adolescência e se estabiliza durante a fase adulta. As regiões cerebrais que apresentam trajetória cúbica se restringem principalmente às áreas temporoparietais bilaterais e ao córtex pré-frontal direito, em que os picos de espessura cortical se encontram próximo aos 8 anos. Entretanto, existem outras medidas complementares de desenvolvimento cortical, por exemplo, a girificação cortical que representa a característica de dobramento do córtex cerebral, em que há aumento da área da superfície cortical e, portanto, o número de neurônios em um volume limitado do crânio. Uma medida de girificação cortical, que pode ser chamada de índice de girificação, corresponde à relação entre a área superficial interna cortical total e a área de uma superfície externa que envolve suavemente o córtex e fornece informações complementares sobre o processo de maturação cortical. Sabe-se que o índice de girificação aumenta de acordo com o volume cerebral entre as espécies e reduz durante o envelhecimento saudável em humanos. Estudos que utilizam dados de imagem de ressonância magnética (IRM) e *post-mortem* demonstram que o índice de girificação segue uma trajetória logarítmica em função da idade. A girificação aumenta após o nascimento, o que foi confirmado por um recente estudo longitudinal de imagem em crianças antes dos 2 anos. No entanto, ainda não está bem-estabelecido em qual momento, ao longo do desenvolvimento, o índice de girificação atinge seu pico, embora um estudo recente indique que esse índice comece a diminuir a partir dos 4 anos de idade. Esse mesmo estudo sugere trajetórias atípicas de girificação em pacientes com transtornos psiquiátricos maiores (esquizofrenia e transtorno bipolar). O índice de girificação em pacientes com transtorno bipolar e esquizofrenia diminui mais rapidamente do que em indivíduos saudáveis.

Pacientes com esquizofrenia apresentaram diminuição significativa do índice de girificação no córtex pré-frontal dorsolateral, no córtex cingulado anterior e no córtex supramarginal, regiões que estão associadas a funções executivas, memória de trabalho, manejo de conflitos, modulação da motivação e regulação do humor.

A redução do índice de girificação em pacientes com transtorno bipolar foi menos extensa em comparação aos pacientes com esquizofrenia. Entretanto, as principais diferenças de índice de girificação em pacientes com transtorno bipolar em comparação aos indivíduos saudáveis localizam-se nas regiões frontais inferiores e foram consistentes com estudos prévios envolvendo volume da substância cinzenta cortical. Observou-se também que a trajetória de girificação cortical de pacientes com depressão maior pode ser diferente de controles saudáveis, assim como de transtorno bipolar e esquizofrenia, mas nenhuma região cerebral mostrou alteração significativa em pacientes com transtorno depressivo maior (TDM).

O modelo neurobiológico da maioria dos transtornos mentais sugere a implicação de vários genes na etiologia, cada um deles com pequeno efeito. A suscetibilidade genética de cada indivíduo para um transtorno é muito variável, e a expressão de determinados genes depende de fatores ambientais. Outro aspecto relevante é que o mesmo fator genético pode levar a diferentes transtornos psiquiátricos. Assim, a combinação de aspectos ambientais e genéticos permitiria a identificação de fatores preditores mais robustos.

Um exemplo de transtorno do neurodesenvolvimento é a esquizofrenia. A esquizofrenia é uma doença de alta prevalência, que afeta 1% da população ao longo da vida, principalmente indivíduos na transição da adolescência para a vida adulta. A etiologia da doença envolve uma série de fatores biológicos (genéticos e do neurodesenvolvimento) e ambientais (infecção viral, insultos fetais, abuso de substâncias) que predispõem o indivíduo ao transtorno. Um dos mecanismos propostos é que a predisposição genética para o desenvolvimento da esquizofrenia determinaria maior predisposição a fatores ambientais precoces (complicações obstétricas, como infecção viral, insultos fetais), que causariam alterações neurofisiológicas e estruturais (alteração da arborização neuronal, dopaminérgica, entre outras). Essas alterações centrais tornariam os indivíduos mais vulneráveis aos fatores ambientais tardios (p. ex., consumo de substâncias) que influenciam a ocorrência do primeiro episódio psicótico. Nesse mecanismo proposto, o indivíduo apresentaria neurodesenvolvimento normal de início, entretanto seria submetido a um insulto no período mais crítico do desenvolvimento (p. ex., trauma perinatal, infecção viral congênita, restrição proteica, dieta pobre), que alteraria a citoarquitetura cerebral e promoveria maior vulnerabilidade à doença. Outro mecanismo seria o indivíduo já apresentar desenvolvimento alterado desde o início, não aparente nos primeiros anos, mas evidenciado durante a maturação por algum fator estressor. Essa segunda hipótese explica o fato de que, entre os indivíduos submetidos às mesmas condições patogênicas, apenas aqueles com vulnerabilidade maior evoluem para esquizofrenia.

## COMPONENTES DO SISTEMA NERVOSO CENTRAL

### LOBOS FRONTAIS

Os lobos frontais estão envolvidos nas funções executivas (tomada de decisões, planejamento, solução de problemas e raciocínio), no controle motor voluntário, na cognição, na inteligência, na atenção, no processamento e na expressão da linguagem, na motivação, etc. Apresentam como subestruturas o córtex pré-frontal (dorsolateral, ventromedial, orbitofrontal e medial), envolvido nas chamadas funções superiores, os córtices pré-motor e motor primário, e a área de Broca, responsável pela expressão da linguagem.

Lesões nos lobos frontais, de acordo com suas sub-regiões, podem levar a paralisias motoras (córtices pré-motor e motor primário), comportamento desinibido, irritabilidade e comportamento explosivo, conduta social inadequada e dificuldades na tomada de decisões, dificuldades nas interações sociais, alterações do humor, déficit na expressão da linguagem e alterações da personalidade. Na esquizofrenia, no transtorno bipolar e no transtorno de déficit de atenção/hiperatividade (TDAH), são observadas disfunções localizadas dos lobos frontais.

Estudos recentes baseados em várias evidências na área de neurociências (neuroanatomia estrutural, neuroanatomia funcional, estimulação cerebral) demonstram envolvimento importante do córtex pré-frontal na manifestação de sintomas comportamentais, presentes em grande parte dos transtornos psiquiátricos. Os achados, no entanto, evidenciam participações diferentes das duas principais sub-regiões do córtex pré-frontal (ventromedial e dorsolateral), principalmente em consequência de padrões de conectividade distintos.

O córtex pré-frontal ventromedial é composto pela porção ventral do córtex pré-frontal medial e pela parte medial da região orbital. Apresenta projeções para o hipotálamo e a substância cinzenta periarquedutal (controle autonômico dos processos ligados às emoções), para a região ventral do estriado (envolvido no circuito da recompensa) e para a amígdala (envolvida em processos emocionais ligados ao medo). Já o córtex pré-frontal dorsolateral inclui a região média e superior dos giros frontais e a parte lateral dos lobos frontais, apresentando conexões com o córtex sensitivo, as áreas pré-motoras e as áreas laterais do córtex parietal. Em virtude dos padrões de conectividade distintos, tais regiões têm sido associadas a funções diferentes. Enquanto o córtex pré-frontal dorsolateral está relacionado às funções "executivas", associadas ao aprendizado, à memória e à execução de atividades, o córtex pré-frontal ventromedial está implicado nas funções "emocionais" ou "afetivas", ou seja, na produção e no controle das emoções. As evidências demonstram, no entanto, que, em alguns transtornos mentais, como na depressão e na esquizofrenia, há presença de sintomas tanto da esfera cognitiva como da comportamental, sugerindo um padrão de interação entre essas duas regiões.

## LOBOS TEMPORAIS

Os lobos temporais estão relacionados a memória, audição, processamento e percepção de informações sonoras, reconhecimento de faces e objetos, capacidade de entender a linguagem, processamento visual de ordem superior e regulação das reações emocionais. Têm como subestruturas a amígdala, o córtex auditivo primário, a área de Wernicke e os giros temporais.

A lesão dos lobos temporais pode resultar em agnosias, prejuízo da memória e da compreensão da linguagem. Na demência de Alzheimer, há, principalmente, a atrofia do lobo temporal medial que se inicia no córtex entorrinal, no hipocampo e na amígdala. Na esquizofrenia, foi descrita disfunção do lobo temporal, mesmo em familiares saudáveis.

## LOBOS PARIETAIS

Os lobos parietais estão envolvidos na percepção e na integração da informação somatossensorial (tato, pressão, temperatura e dor), no processamento visuoespacial, na atenção, na orientação espacial e na representação numérica. Apresentam como subestruturas o córtex somestésico, o lobo parietal superior e inferior e o pré-cuneos.

A lesão dos lobos parietais pode levar a perda da habilidade em localizar e reconhecer objetos e partes do corpo (heminegligência), dificuldade em discriminar a informação sensorial, desorientação e falta de coordenação.

## LOBOS OCCIPITAIS

São os únicos lobos aos quais podem ser atribuídas funções específicas (visão da cor, do movimento, da profundidade, da distância). Apresentam como principais estruturas as áreas visuais (primária e secundária). A lesão nos lobos occipitais pode levar a cegueira, alucinações, inabilidade em ver cores e sinestesia.

## LOBO DA ÍNSULA

O lobo da ínsula fica coberto por partes dos lobos temporal, frontal e parietal e só é visualizado quando os lábios do sulco lateral são afastados. Apresenta importante função na percepção gustativa (paladar). Constitui-se em parte do sistema límbico e está envolvido na coordenação das emoções. Alterações na ínsula podem levar à perda do paladar. Estudos recentes de neuroimagem estrutural e funcional com pacientes com transtornos psiquiátricos observaram alterações na ínsula, confirmando, assim, seu envolvimento nos processos emocionais.

## SISTEMA LÍMBICO

É constituído por um grupo de estruturas envolvidas no processamento e na regulação das emoções, da memória e do interesse sexual. Foi inicialmente descrito por James Papez em 1937. O então denominado "circuito de Papez" era composto por hipocampo, fórnix, corpos mamilares, núcleo anterior do tálamo e giro do cíngulo. Posteriormente, a amígdala, a área frontobasal anterior e o córtex orbitofrontal foram acrescidos às estruturas previamente descritas. Constitui-se em importante sítio de ação dos psicofármacos, uma vez que tem sinapses de vários circuitos neuronais envolvidos nos transtornos psiquiátricos (noradrenérgicos, serotonérgicos e dopaminérgicos, entre outros). Alterações no sistema límbico têm sido evidenciadas na maioria dos estudos de neuroimagem estrutural e funcional em pacientes com transtornos psiquiátricos. As principais estruturas que compõem o sistema límbico são:

1. **Amígdala.** Está envolvida no processamento do medo e das emoções, do aprendizado, da recompensa e na resposta de fuga ou luta. Uma lesão na amígdala pode resultar em agressividade, irritabilidade, perda do controle emocional, déficit na memória de curto prazo e dificuldade em reconhecer emoções. Sua disfunção já foi observada em diversos transtornos, como, por exemplo, depressão, transtorno bipolar, transtorno de estresse pós-traumático (TEPT), demências, autismo e transtorno da personalidade *borderline*.
2. **Hipocampo.** É essencialmente uma faixa curva de córtex primitivo (arquicórtex) localizada na porção medial do lobo temporal. Medial e inferiormente, o hipocampo é contíguo ao subículo, ao pré-subículo e ao parassubículo, repousando sobre o córtex entorrinal e o giro para-hipocampal. O termo "hipocampo" é utilizado em geral para descrever conjuntamente duas regiões interligadas: o giro denteado e o hipocampo propriamente dito (CA; "corno de Amon"). Ambos têm organização interna trilaminada, composta por dois tipos de células principais: as células granulares do giro denteado e as células piramidais do CA, as quais são divididas nos setores CA1, CA2 e CA3. Cada uma dessas regiões mantém um padrão organizado de conexões intrínsecas e extrínsecas, e a principal aferência para o hipocampo origina-se no córtex entorrinal. O hipocampo apresenta como funções principais o armazenamento da memória recente, a formação da memória de longo prazo e a orientação espacial. Uma lesão nessa estrutura leva a prejuízo da memória e desorientação. É uma das primeiras estruturas acometidas na demência de Alzheimer; a redução de seu volume é um dos marcadores mais precoces para o declínio cognitivo.
3. **Giro do cíngulo.** Está relacionado ao processamento da dor e das emoções, à memória e à autorregulação. Uma lesão no giro do cíngulo ocasiona emoções inapropriadas, falta de medo, prejuízo na sensação de dor e déficit de aprendizado. Sua disfunção já foi observada no autismo, no transtorno bipolar, na depressão, no transtorno obsessivo-compulsivo (TOC), no TEPT e na esquizofrenia.
4. **Hipotálamo.** Regula o comportamento e as atividades fisiológicas do organismo. Controla muitas funções autonômicas, como fome, sede, temperatura, pressão arterial, frequência cardíaca e atividade sexual. Integra informação de diversas áreas em resposta a diversos estímulos (p. ex., a luz, que regula o ciclo circadiano). Os sintomas de lesão do hipotálamo estão relacionados a agressividade, estresse, hipotermia, hipersonia, letargia, automutilação, ganho ou perda de peso e aumento ou diminuição do desejo sexual. Sua disfunção já foi relacionada a depressão, transtorno bipolar, esquizofrenia e TEPT. Faz parte do chamado eixo hipotalâmico-hipofisário-suprarrenal (HHS), atualmente muito investigado pela estreita relação existente entre sintomas psiquiátricos e disfunções endócrinas.

# NEUROTRANSMISSORES E VIAS

## DOPAMINA

As principais vias dopaminérgicas têm origem sobretudo na área tegmental ventral e na substância negra e se projetam para os córtices pré-frontal e frontal basal, o *nucleus accumbens*, o corpo estriado, o tálamo, o hipotálamo, a amígdala e o hipocampo. Essas vias estão relacionadas a regulação dos movimentos, sistema de recompensa, cognição, sintomas psicóticos e outras funções (Fig. 1.1).

## NORADRENALINA

Suas vias têm origem principalmente na área tegmental lateral no tronco encefálico e se projetam para os mesmos locais das vias dopaminérgicas, além do cerebelo e da medula espinal. Estão relacionadas com regulação do humor, vigília, cognição e outras funções (Fig. 1.2).

## SEROTONINA

As vias serotonérgicas têm origem nos núcleos da rafe no tronco encefálico e se projetam para os mesmos locais das vias noradrenérgicas. Estão relacionadas com regulação do humor, ansiedade, sono e dor (Fig. 1.3).

## ACETILCOLINA

Seus circuitos têm origem no tronco encefálico, no núcleo estriado, no núcleo basal de Meynert, no núcleo septal medial e na banda diagonal de

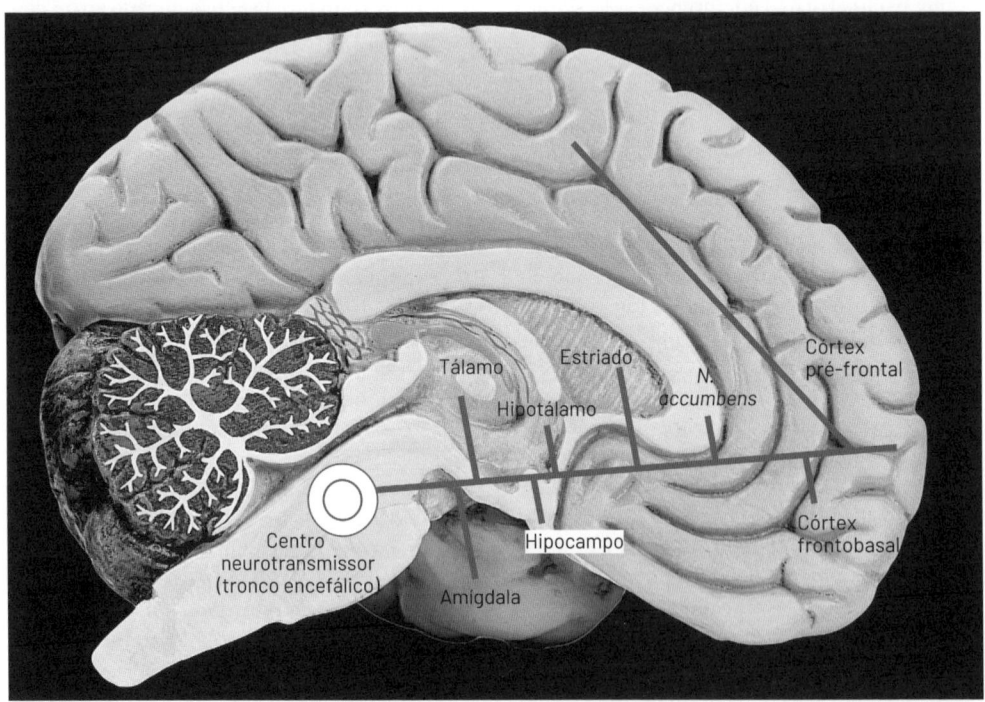

[ **FIGURA 1.1** ]
Representação esquemática das principais vias dopaminérgicas.
Fonte: @shutterstock.com/Ben Schonewille/Educational models of two brain hemispheres isolated on black background.

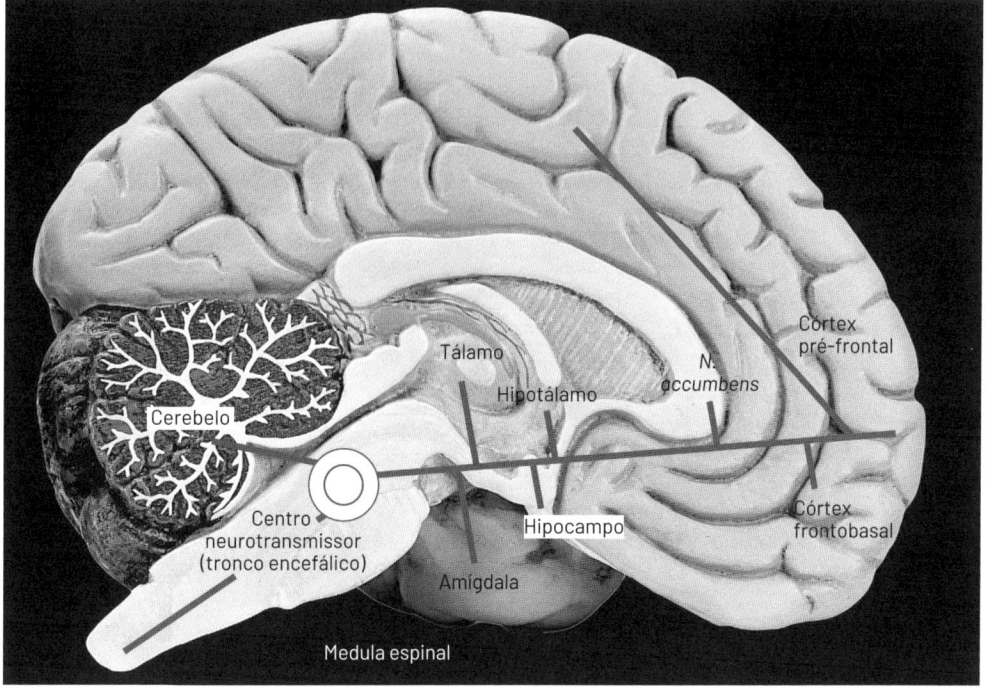

[ **FIGURA 1.2** ]
Representação esquemática das principais vias noradrenérgicas.
Fonte: @shuttherstock.com/Ben Schonewille/Educational models of two brain hemispheres isolated on black background.

Broca (presente no córtex frontal basal). Projetam-se para os córtices pré-frontal e frontal basal, o hipotálamo, a amígdala e o hipocampo. Estão relacionadas com a cognição e, principalmente, com a memória (Fig. 1.4).

## HISTAMINA

Seus circuitos têm origem no hipotálamo e se projetam para os núcleos da base, a região frontal, a amígdala, o hipocampo, o tálamo e a medula espinal. Estão relacionados com o despertar, o estado de vigília e o sono (Fig. 1.5).

## ÁCIDO GAMA-AMINOBUTÍRICO

O ácido gama-aminobutírico (GABA) é o principal neurotransmissor inibitório do SNC. Está presente na maioria dos circuitos.

## GLUTAMATO

É o principal neurotransmissor excitatório; também está presente em todo o SNC.

# PRINCIPAIS CIRCUITOS ENVOLVIDOS NO COMPORTAMENTO

## CIRCUITOS CORTICOCORTICAIS

São os circuitos mais importantes para a regulação do comportamento e da cognição, pois processam as informações e promovem a interação dos demais circuitos neuronais. Por meio desses circuitos, uma região cerebral pode influenciar a atividade não só de outra, mas também, de forma indireta, de uma terceira região. Um exemplo é o circuito do córtex pré-frontal dor-

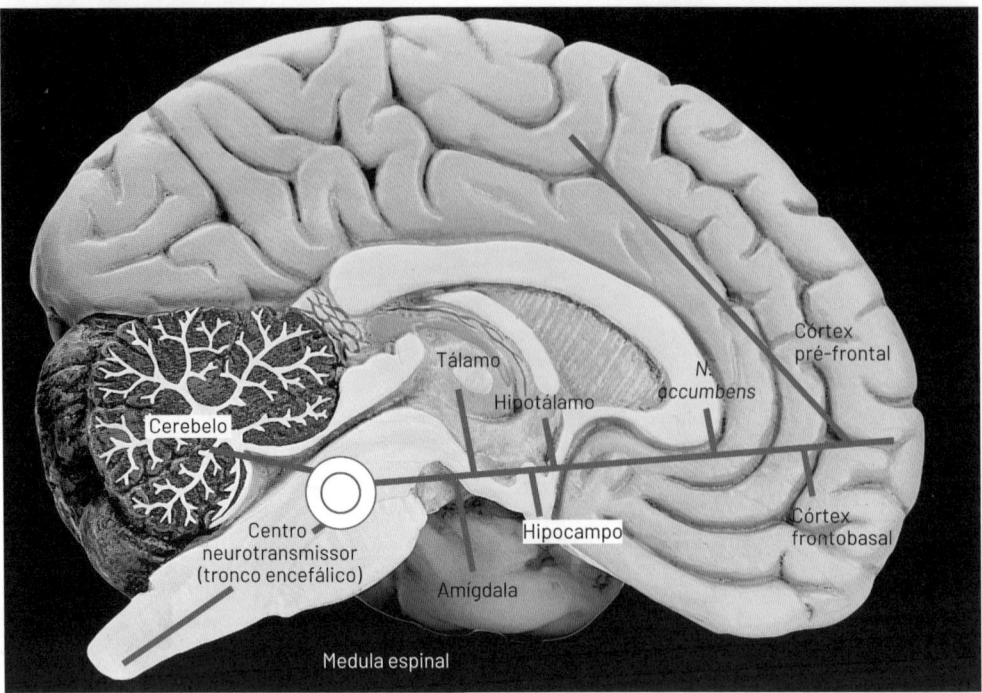

[ **FIGURA 1.3** ]
Representação esquemática das principais vias serotonérgicas.
Fonte: @shutterstock.com/Ben Schonewille/Educational models of two brain hemispheres isolated on black background.

solateral, que se conecta com a amígdala e o hipocampo mediante conexões esparsas, mas tem influência no funcionamento dessas estruturas indiretamente pelo cíngulo anterior e pelo córtex orbitofrontal.

## CIRCUITO CÓRTICO-TÁLAMO--ESTRIADO-CORTICAL

O circuito córtico-tálamo-estriado-cortical (CTEC) permite que a informação seja enviada do córtex para estruturas inferiores. O córtex pré-frontal se projeta para o estriado e depois para o tálamo. Ambos, tálamo e estriado, interagem apenas com áreas específicas do córtex. O estriado, por sua vez, apresenta conexões entre seus componentes e, posteriormente, se conecta ao tálamo. O tálamo retorna o estímulo à área onde se originou no córtex pré-frontal. São exemplos de funções relacionadas:

- Circuito CTEC para funções executivas: córtex pré-frontal dorsolateral – estriado – tálamo – córtex pré-frontal dorsolateral.
- Circuito CTEC para atenção: região dorsal do cíngulo anterior – estriado inferior – tálamo – região dorsal do cíngulo anterior.
- Circuito CTEC para as emoções: região subgenual do cíngulo anterior – *nucleus accumbens* – tálamo – região subgenual do cíngulo anterior.
- Circuito CTEC para a impulsividade: córtex orbitofrontal – caudado inferior – tálamo – córtex orbitofrontal.

Esses circuitos iniciam-se e terminam em uma célula piramidal. Basicamente, seu funcionamento se deve a aferências inibitórias (mediadas pelo GABA) e eferências excitatórias (mediadas pelo glutamato). As eferências seguem distribuição topográfica, em que as células piramidais das lâminas 1 e 2 se projetam pa-

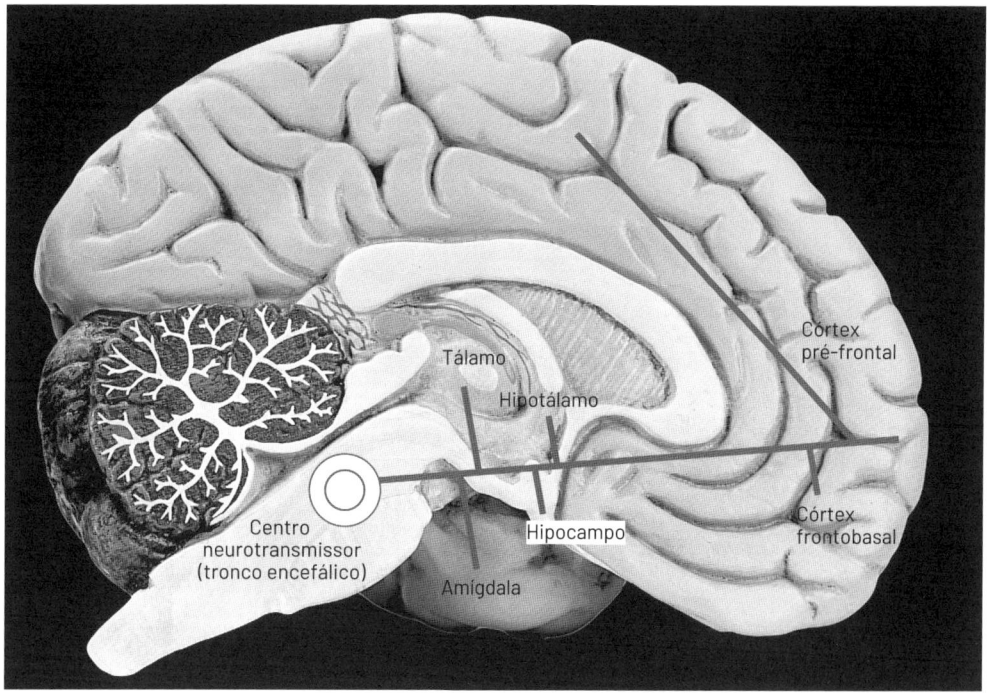

[ **FIGURA 1.4** ]
Representação esquemática das principais vias da acetilcolina.
Fonte: @shuttherstock.com/Ben Schonewille/Educational models of two brain hemispheres isolated on black background.

ra outras áreas do córtex; as células da lâmina 5, para o estriado e o tronco encefálico; e as células da lâmina 6, para o tálamo. Tanto o GABA como o glutamato exercem a função de regular o início ou o fim da atividade da célula piramidal (fenômeno liga-desliga). Entretanto, há outros neurotransmissores que regulam esses circuitos, como a noradrenalina (NA), a dopamina (DA), a serotonina (5-HT), a acetilcolina (ACh) e a histamina. Esses neurotransmissores têm o papel de intensificar o sinal da eferência e, assim, evitam que a célula seja estimulada por estímulos provenientes de outras áreas. Em outras palavras, esses neurotransmissores auxiliam na seleção do estímulo.

A liberação das monoaminas, por sua vez, é regulada por transportadores pré-sinápticos e enzimas metabolizadoras. Essa regulação é responsável pela eficiência do processamento das informações. Tal dado é de extrema importância, pois o funcionamento desses fatores é secundário aos mecanismos genéticos ambientais.

Estudos que utilizam técnicas de IRM estrutural evidenciam redução volumétrica do hipocampo, da amígdala e do giro para-hipocampal nos pacientes com esquizofrenia em comparação a controles saudáveis, particularmente à esquerda. Outros estudos observaram que essas reduções poderiam estar correlacionadas à gravidade das manifestações psicopatológicas. Pesquisas que usaram a técnica de espectroscopia por ressonância magnética demonstraram menor concentração de N-acetil aspartato (NAA), um marcador indireto de viabilidade neuronal, no córtex frontal e no hipocampo de pacientes com esquizofrenia. Da mesma forma, pesquisas com a técnica de IRM estrutural observaram diminuição do volume de substância cinzenta no córtex pré-frontal, no hipocampo e na amígdala em pacientes com episódio depressivo em comparação a controles saudáveis, cor-

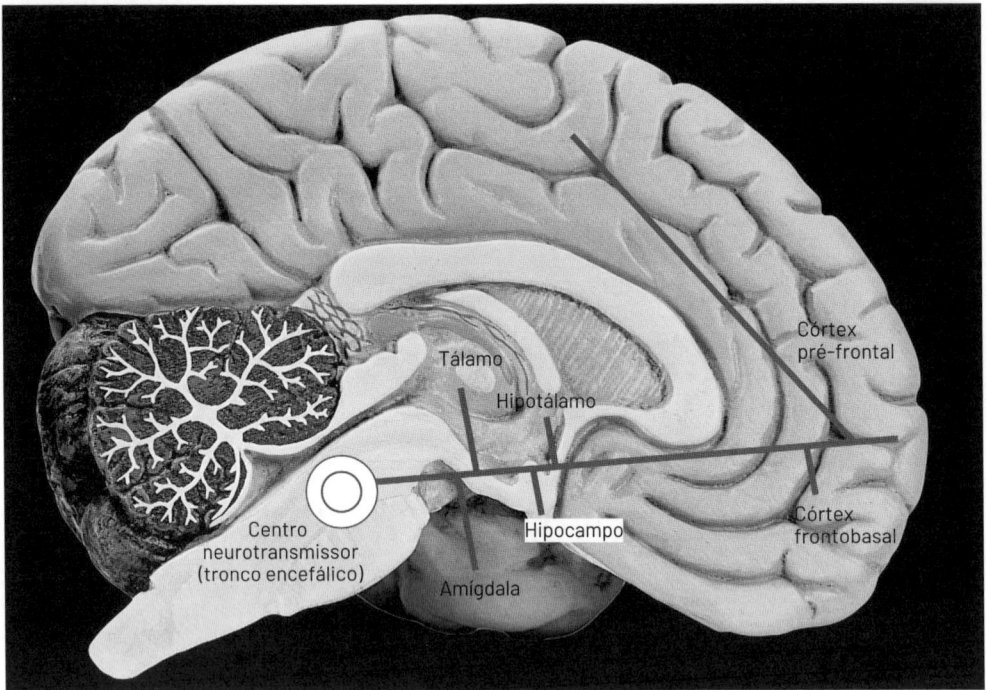

[ **FIGURA 1.5** ]
Representação esquemática das principais vias da histamina.
Fonte: @shuttherstock.com/Ben Schonewille/Educational models of two brain hemispheres isolated on black background.

relacionando os achados ao tempo de doença, à gravidade e ao número de episódios.

## LEITURAS RECOMENDADAS

Cao B, Mwangi B, Passos IC, Wu MJ, Keser J, Zunta-Soares GB, et al. Lifespan gyrification trajectories of human brain in healthy individuals and patients with major psychiatric disorders. Sci Rep. 2017;7(1):511.

Caspi A, Hariri AR, Holmes A, Uher R, Moffitt TE. Genetic sensitivity to the environment: the case of the serotonin transporter gene and its implications for studying complex diseases and traits. Am J Psychiatry. 2010;167(5):509-27.

Caspi A, Moffitt TE, Cannon M, McClay J, Murray R, Harrington H, et al. Moderation of the effect of adolescent-onset cannabis use on adult psychosis by a functional polymorphism in the catechol-O-methyltransferase gene: longitudinal evidence of a gene X environment interaction. Biol Psychiatry. 2005;57(10):1117-27.

Giedd JN, Blumenthal J, Jeffries NO, Castellanos FX, Liu H, Zijdenbos A, et al. Brain development during childhood and adolescence: a longitudinal MRI study. Nat Neurosci. 1999;2(10):861-3.

Ducharme S, Albaugh MD, Nguyen TV, Hudziak JJ, Labbe A, Evans AC, et al. Trajectories of cortical thickness maturation in normal brain development--The importance of quality control procedures. Neuroimage. 2016;125:267-79.

Hardan AY, Girgis RR, Lacerda AL, Yorbik O, Kilpatrick M, Keshavan MS, et al. Magnetic resonance imaging study of the orbitofrontal cortex in autism. J Child Neurol. 2006;21(10):866-71.

Jackowski AP, Araújo CM, Lacerda AL, Mari JJ, Kaufman J. Neurostructural imaging findings in children with post-traumatic stress disorder: brief review. Psychiatry Clin Neurosci. 2009;63(1):1-8.

Jacobsen LK, Rapaport JL. Research update: childhood-onset schizophrenia: implications of clinical and neurobiological research. J Child Psychol Psychiatry. 1998;39(1):101-13.

Jarskog LF, Lieberman JA. Neuroprotection in schizophrenia. J Clin Psychiatry. 2006;67(9):e09.

Jernigan TL, Trauner DA, Hesselink JR, Tallal PA. Maturation of human cerebrum observed in vivo during adolescence. Brain. 1991;114(Pt 5):2037-49.

Koenings M, Grafman J. The functional neuroanatomy of depression: distinct roles for ventromedial and dorsolateral prefrontal cortex. Behav Brain Res. 2009;201(2):239-43.

Lacerda AL, Hardan AY, Yorbik O, Vemulapalli M, Prasad KM, Keshavan MS. Morphology of the orbitofrontal cortex in first-episode schizophrenia: relationship with negative symptomatology. Prog Neuropsychopharmacol Biol Psychiatry. 2007;31(2): 510-6.

Lacerda AL, Keshavan MS, Hardan AY, Yorbik O, Brambilla P, Sassi RB, et al. Anatomic evaluation of the orbitofrontal cortex in major depressive disorder. Biol Psychiatry. 2004;55(4):353-8.

Lacerda ALT, Quarantini LC, Miranda-Scippa AMA, Del Porto JA. Depressão: do neurônio ao funcionamento social. Porto Alegre: Artmed; 2009.

Marsh R, Gerber AJ, Peterson BS. Neuroimaging studies of normal brain development and their relevance for understanding childhood neuropsychiatric disorders. J Am Acad Child Adolesc Psychiatry. 2008;47(11):1233-51.

Meneses MS. Neuroanatomia aplicada. 3. ed. Rio de Janeiro: Guanabara Koogan; 2011.

Moffitt TE, Caspi A, Rutter M. Strategy for investigating interactions between measured genes and measured environments. Arch Gen Psychiatry. 2005;62(5):473-81.

Moffitt TE. The new look of behavioral genetics in developmental psychopathology: gene-environment interplay in antisocial behaviors. Psychol Bull. 2005;131(4):533-54.

Paus T, Keshavan M, Giedd JN. Why do many psychiatric disorders emerge during adolescence? Nat Rev Neurosci. 2008;9(12): 947-57.

Pfefferbaum A, Mathalon DH, Sullivan EV, Rawles JM, Zipursky RB, Lim KO. A quantitative magnetic resonance imaging study of changes in brain morphology from infancy to late adulthood. Arch Neurol. 1994;51(9):874-87.

Sadock BJ, Sadock VA. Compêndio de psiquiatria: ciência do comportamento e psiquiatria clínica. 9. ed. Porto Alegre; Artmed, 2007.

Sowell ER, Thompson PM, Holmes CJ, Jernigan TL, Toga AW. In vivo evidence for post-adolescent brain maturation in frontal and striatal regions. Nat Neurosci. 1999;2(10):859-61.

Stahl SM. Stahl's essential psychopharmacology: neuroscientific basis and pratical applications. 3rd ed. Cabridge: Cabridge University Press; 2008.

Thompson PM, Vidal C, Giedd JN, Gochman P, Blumenthal J, Nicolson R, et al. Mapping adolescent brain change reveals dynamic wave of accelerated gray matter loss in very early-onset schizophrenia. Proc Natl Acad Sci U S A. 2001;98(20):11650-5.

# CAPÍTULO [2]
# NEUROFISIOLOGIA E NEUROQUÍMICA

PÂMELA BILLIG MELLO-CARPES

O neurônio é considerado a unidade funcional do sistema nervoso (SN). Presentes em grande número no SN, de fato, essas células excitáveis se organizam em redes e têm papel fundamental no funcionamento das estruturas nervosas e nos processos fisiológicos que garantem a atuação do SN. Adicionalmente, nos últimos anos, muitas evidências destacam a importante ação das células gliais em diversas funções nervosas. Nesse sentido, é essencial entender a fisiologia celular do SN, como se dá a comunicação entre as células e quais os mediadores químicos envolvidos, visto que, em diversas situações, disfunções em tais estruturas ou substâncias químicas estão relacionadas a doenças, assim como muitos dos tratamentos farmacológicos disponíveis atuam modulando a função neuronal e/ou a comunicação celular. Neste capítulo, a partir do entendimento prévio da organização macroscópica anatômico-funcional do SN, a fisiologia celular desse sistema é brevemente revisada, sendo apresentadas descobertas recentes acerca do papel das diferentes células que compõem o SN. Ainda, os principais sistemas de neurotransmissores químicos são abordados, assim como a relação entre suas disfunções e alterações no SN que podem desencadear doenças.

A principal célula do SN, e também a mais estudada, é o neurônio. Essa célula tem uma organização morfológica e funcional clássica, segundo a qual apresenta três principais estruturas: dendritos, corpo e axônio, que são responsáveis, respectivamente, pela recepção de estímulos, pela integração dos diversos estímulos recebidos e por sua transmissão (Fig. 2.1). No entanto, sabe-se que existem diversas configurações morfológicas neuronais[1] e que axônios e dendritos são estruturas altamente plásticas, que têm complexas ramificações e espinhas dendríticas, as quais estão relacionadas à alta conectividade que existe entre as células nervosas. De fato, os neurônios trabalham em redes, e a existência dessas estruturas (espinhas dendríticas e ramificações) é necessária para garantir a comunicação entre as células.[2] A atividade dos neurônios e redes neurais está intrinsecamente relacionada a sua função; essas células sofrem influência de estímulos diversos e são capazes de se modificar a partir da experiência.

## FISIOLOGIA DA EXCITABILIDADE NEURONAL E TRANSMISSÃO SINÁPTICA

Como são células excitáveis, os neurônios respondem aos estímulos recebidos, gerando potenciais elétricos. Todas as células do nosso corpo têm um potencial de repouso,[4] o que corresponde a uma diferença bioelétrica entre o lado interno e o lado externo da membrana celular, sendo o lado interno mais negativo – o que é explicado por três fatores principais: a presença de canais de vazamento de potássio na membrana de todas as células, o que leva à "perda" de carga elétrica positiva ($K^+$); a atividade da bomba de sódio e potássio, que movimenta duas moléculas de potássio ($K^+$) para dentro da célula e três de sódio ($Na^+$) para fora a cada adenosina trifosfato (ATP) gasta, ou seja, mais íons positivos para o lado externo da membrana celular; e a presença de proteínas aniônicas intracelulares.

Apesar de todas as células estarem em potencial de repouso, somente algumas são capazes de responder a determinados estímulos elétricos, gerando potenciais de ação (PAs): são as células excitáveis, que incluem os neurônios e os músculos (porque essas células apresentam proteínas de canal na sua membrana que respondem a estímulos elétricos, i.e., canais eletrodependentes). Vale destacar, no entanto, que, embora o potencial de repouso seja visto como condição para a geração do PA (excitabilidade celular), evidências mais recentes indicam que ele é importante para outros processos fisiológicos, como o controle do volume celular, o ciclo e a proliferação celulares e a cicatrização de feridas.[4]

O PA, por sua vez, pode ser entendido como resposta a determinado estímulo elétrico que leva à inversão temporária do potencial elétrico da membrana a partir da movimentação de íons, sendo que o lado interno da membrana celular se torna transitoriamente positivo. Esse mecanismo elétrico é utilizado pelo neurônio para transmissão de informação ao longo do axônio até o terminal sináptico. Classicamente, o PA é dividido em três fases: despolarização – quando, pela entrada de íons positivos, especialmente o $Na^+$, o lado interno da membrana passa a ficar positivo; repolarização – quando, pela saída de íons positivos, especialmente o $K^+$, o lado interno da membrana volta a ficar negativo; e hiperpolarização, quando, pela lentidão dos canais de $K^+$, envolvidos na repolarização, a membrana celular perde mais íons positivos e o lado interno fica ainda mais negativo do que no potencial de repouso.[5] Essa última fase (hiperpolarização), embora comumente ocorra, não é um fenômeno universal para os neurônios de mamíferos.[5] Cabe ressaltar que o mesmo estímulo elétrico desencadeia a abertura de todos os canais eletrodependentes envolvidos no PA (estímulo limiar ou supralimiar); se o estímulo for muito pequeno (sublimiar), não abre canais suficientes, e o PA não é gerado. As diferentes fases do PA estão, portanto, relacionadas às características dos diferentes canais eletrodependentes envolvidos, que os tornam mais rápidos ou lentos para abrir ou fechar. Cada canal tem características próprias; o de $Na^+$, por exemplo, tem um portão de inativação, que se fecha logo após a despolarização, mesmo que o canal ainda não tenha voltado a sua configuração original.

Apesar de reconhecermos os canais eletrodependentes de $Na^+$ e $K^+$ e o movimento desses íons como os principais responsáveis pelo PA, o sistema nervoso central (SNC) dos mamíferos apresenta mais de uma dezena de canais eletrodependentes, o que permite variações no PA gerado (forma, frequência, padrão do potencial).[5] A velocidade de propagação do PA depende de dois fatores principais: o diâmetro do axônio (quanto maior, menos resistência, portanto maior velocidade) e a presença de bainha de mielina, uma espécie de isolante elétrico que reveste a maioria dos axônios dos neurônios do SN humano.[6] Os axônios mielinizados apresentam espaços sem mielina denominados nodos de Ranvier (Fig. 2.1); com a mielina, a transmissão elétrica passa a ser saltatória, isto é, de nodo em nodo,[7] o que a torna mais rápida. Ainda, evidências recentes sugerem que os axônios estão sujeitos a alterações plásticas, as quais podem levar a modificações no tempo de condução do PA.[7] A transmissão elétrica é, então, a maneira como a informação é transmitida ao longo do neurônio. No entanto, esse tipo de transmissão não é comum na comunicação entre dois neurônios.

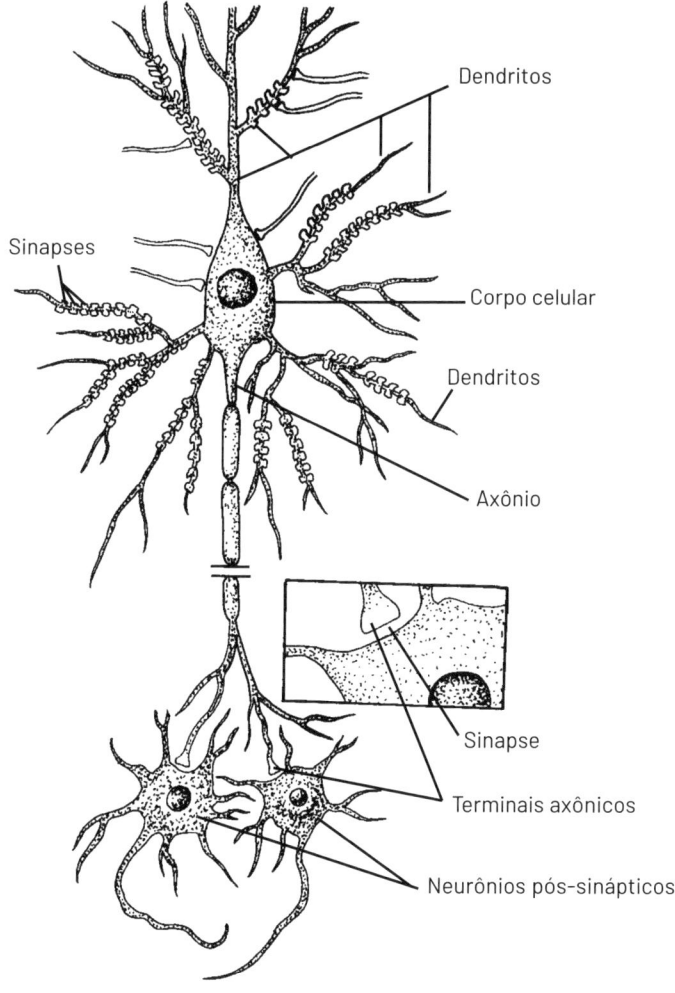

[ **FIGURA 2.1** ]
Neurônio.
Fonte: Izquierdo.[3]

O local de comunicação entre dois neurônios é denominado sinapse. A sinapse não corresponde, necessariamente, a um local de contato físico, isto é, nem sempre os neurônios que se comunicam se encostam. De fato, o tipo mais comum de sinapse encontrado em nosso SN é a química, na qual não há contato físico entre os neurônios envolvidos. Mas a transmissão química não é a única forma de sinapse.[8] Alguns neurônios têm de fato membranas que se encostam, e, nesses casos, há o movimento de íons diretamente de um neurônio para outro, por meio de proteínas de canal (denominadas junções *gap* ou comunicantes, formadas por um tipo de proteína chamado conexina).[9] A disfunção dessas junções comunicantes foi associada a uma série de patologias, como a surdez hereditária,[10] e sua presença em regiões cerebrais, como o hipocampo, foi previamente descrita.[11]

O tipo de sinapse mais comum no SN é a sinapse química (Fig. 2.2). Nesse tipo de sinapse, o terminal axonal de um neurônio (neurônio pré-sináptico) está próximo à membrana do neurônio pós-sináptico, mas não há contato físico entre eles (estão a cerca de 50 nm de distância um do outro).[12] A partir da chegada do PA ao terminal axonal do neurônio pré-sináptico, ocorre a abertura de canais de cálcio eletrodependentes que estão presentes nessa região da membrana. O influxo de cálcio gera aumento da concentração intracelular desse íon, o que, associado à hidrólise da ATP, é capaz de promover a exocitose de um neurotransmissor químico na fenda sináptica. Esse neurotransmissor se difunde na fenda e encontra receptores na membrana pós-sináptica, aos quais se liga e promove respostas que variam de acordo com o neurotransmissor e com o tipo de receptor.[12]

É importante destacar que um neurônio tem centenas de milhares de conexões sinápticas com outros neurônios, alguns próximos, outros distantes, e até consigo mesmo,[12] e tal organização está constantemente sujeita a mudanças plásticas. Os sinais provenientes da comunicação sináptica geralmente são recebidos em regiões dendríticas e geram os chamados potenciais pós-sinápticos (PPS),[14] que são potenciais elétricos graduados estimulatórios (PPSE) ou inibitórios (PPSI)[15] (Fig. 2.3). Considerando as centenas de PPS gerados em um mesmo neurônio, dada a imensa quantidade de sinapses, o corpo neuronal soma esses potenciais e o potencial resultante e, se atinge o limiar ao chegar no cone axonal (ou zona de disparo, região que liga o corpo do neurônio ao seu axônio), promove a geração de um PA que se propaga ao longo do axônio (Fig. 2.3).

É importante destacar que o corpo e os dendritos neuronais não têm canais eletrodependentes, por isso o PA não se propaga nessas regiões da membrana, somente a partir do cone axonal. Devido a essa distribuição de canais de membrana no neurônio, o PA uma vez gerado nessas células se propaga unidirecionalmente, em direção ao terminal axonal. Além disso, ele não consegue "voltar" ao corpo neuronal, porque a região anterior da membrana, que acabou de gerar um PA, está no chamado "período refratário", no qual os canais eletrodependentes estão inativados; portanto, mesmo que rece-

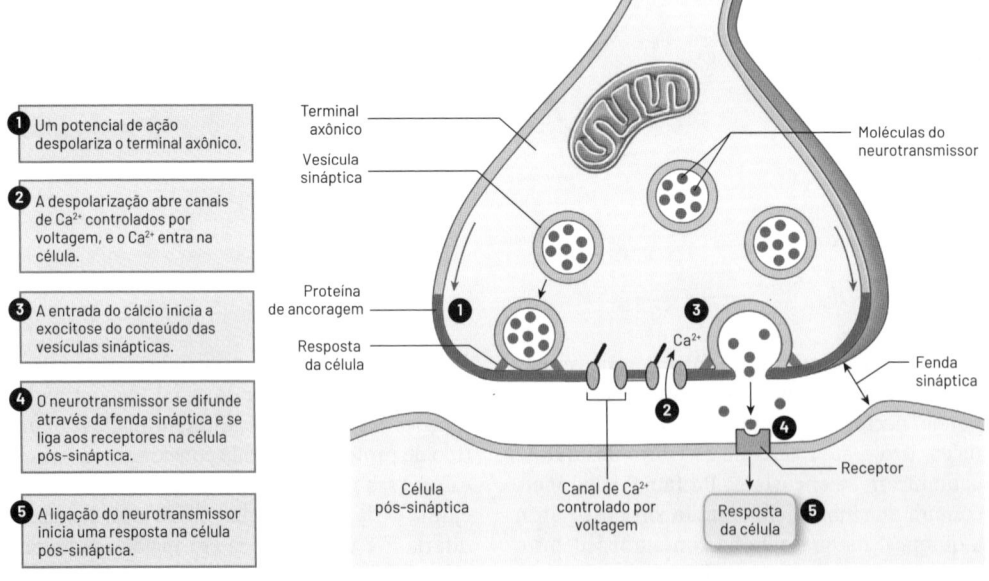

[ **FIGURA 2.2** ]
Sinapse química.
Fonte: Silverthorn.[13]

[ **FIGURA 2.3** ]
Um neurônio recebe estímulos excitatórios, que geram PPSE, e inibitórios, que geram PPSI. O corpo soma os vários estímulos recebidos.
Fonte: Silverthorn.[13]

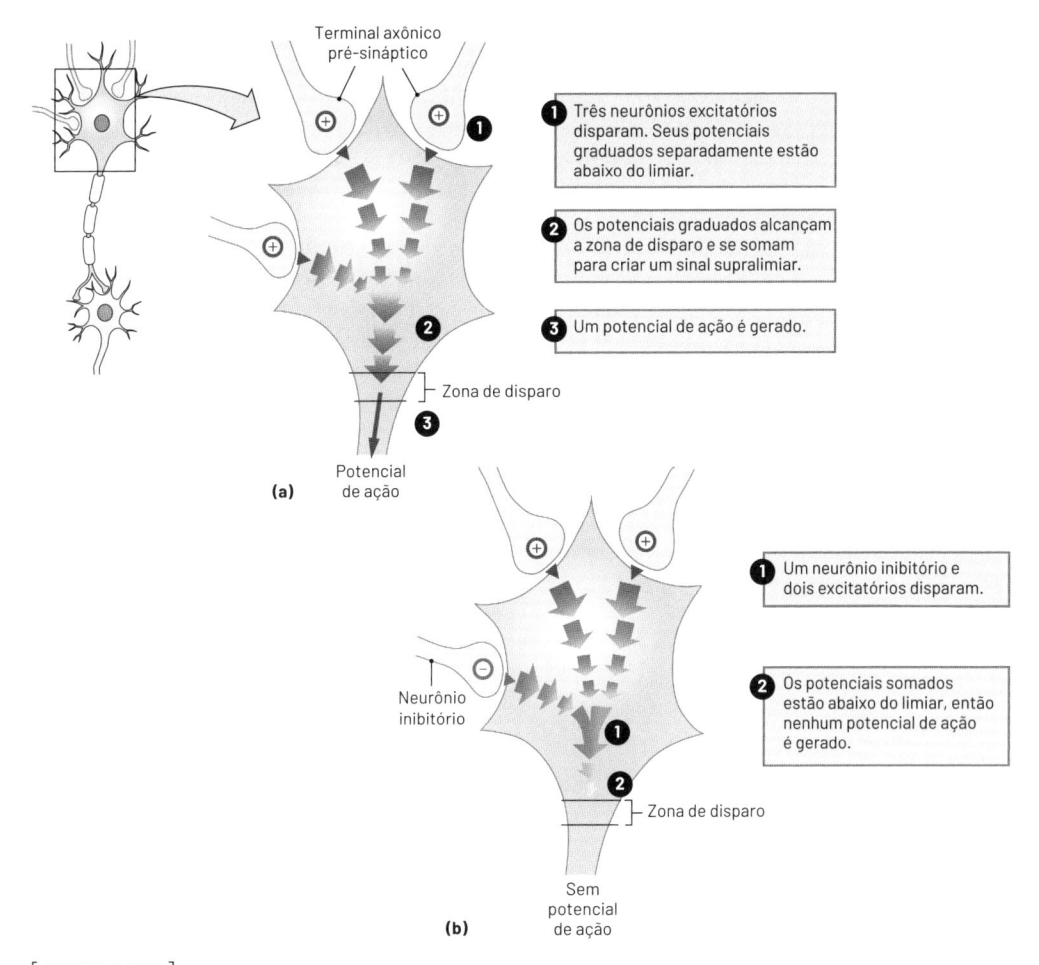

bam estímulos limiares, não serão capazes de se abrir. Assim, a localização dos diversos canais iônicos nas diferentes estruturas celulares é crucial para a excitabilidade neuronal e a transmissão sináptica, de tal forma que as pesquisas acerca da regulação da distribuição dos canais iônicos, bem como de sua função, podem contribuir no desenvolvimento de tratamentos para patologias como a doença de Alzheimer, a esclerose múltipla e as arritmias cardíacas.[16,17]

Os PPSE e os PPSI se formam a partir da ligação de um neurotransmissor específico a determinado receptor pós-sináptico. Os receptores pós-sinápticos podem ser do tipo ionotrópico ou metabotrópico[18] (Fig. 2.4A). O primeiro corresponde a receptores que também são canais iônicos; assim, a partir da ligação do neurotransmissor com o receptor, ocorre a abertura de canais iônicos quimiodependentes, e, conforme o íon que se movimenta (positivo ou negativo) e a direção do movimento (para o lado interno ou externo da célula), a resultante será um PPSE ou um PPSI (Fig. 2.5). A entrada de íons positivos (cátions), por exemplo, reduz a diferença de potencial de membrana, gerando um PPSE. Os receptores metabotrópicos, por sua vez, não são proteínas de canal, são proteínas transmembrana ligadas a segundos mensageiros intracelulares, os quais, mediante a ligação do primeiro mensageiro (o neurotransmissor) com o receptor, são ativados e promovem alterações no metabolismo celular (Fig. 2.4B). Essas alterações em cascata podem culminar na abertura de canais de membrana e entrada ou saída de íons, gerando PPSE ou PPSI. No entanto, enquanto a ligação de uma molécula de neurotransmissor a um receptor ionotrópico promove a abertura de um canal iônico, a ligação a um receptor metabotrópico é capaz de abrir dezenas, visto que o efeito é amplificado uma vez que envolve segundos mensageiros (um receptor está ligado a mais de uma molécula de segundo mensageiro), ativação de proteinoquinases intracelulares (cada segundo mensageiro ativa várias), e assim por diante (Fig. 2.6).[13,19,20]

As respostas mediadas por receptores metabotrópicos são mais lentas. Esses receptores estão acoplados à proteína G intracelular, que, por sua vez, está associada a sistemas de segundo mensageiro. Os segundos mensageiros mais comuns associados à proteína G incluem a adenilato ciclase e a fosfolipase C. A primeira converte ATP em monofosfato de adenosina cíclico (AMP cíclico), que pode ativar proteinoquinases (a principal é a proteinoquinase A) por meio de sua fosforilação ou promover a abertura de canais iônicos. A segunda converte fosfolipídeos de membrana em trifosfato de inositol ($IP_3$) e diacilglicerol (DAG). O $IP_3$ promove o aumento dos níveis citosólicos de cálcio (o $Ca^{2+}$ pode alterar a atividade de diferentes enzimas e/ou promover a exocitose); o DAG ativa a proteinoquinase C, capaz de fosforilar proteínas intracelulares.

## CÉLULAS GLIAIS

Além da reconhecida importância dos neurônios, recentemente as células da glia têm sido

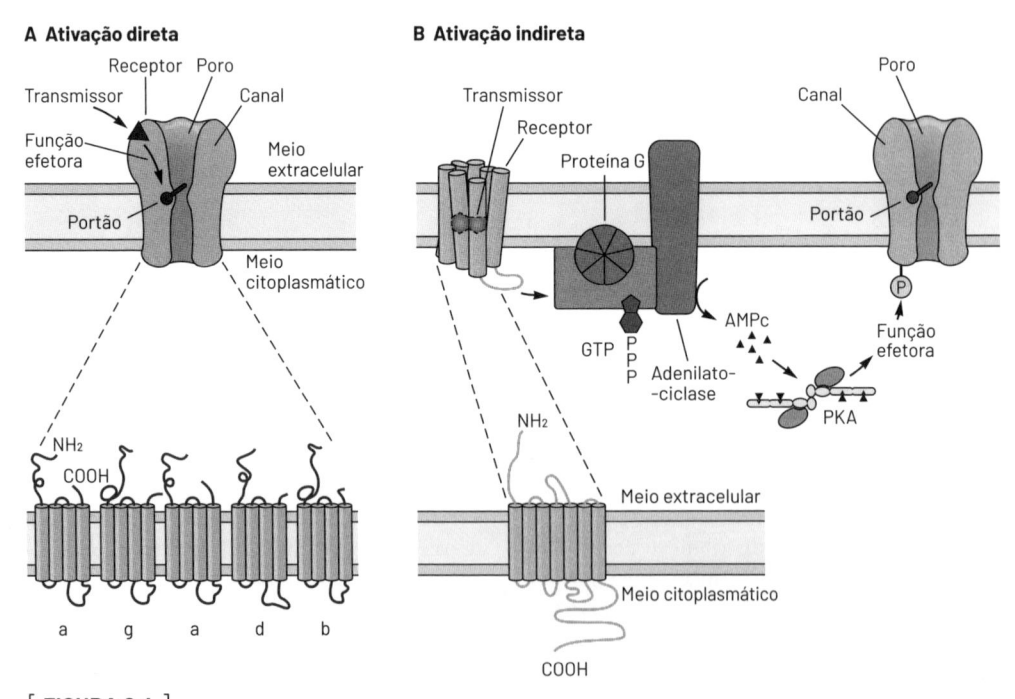

[ FIGURA 2.4 ]
Estrutura básica do receptor ionotrópico (A) e do receptor metabotrópico (B).
Fonte: Kandel e colaboradores.[19]

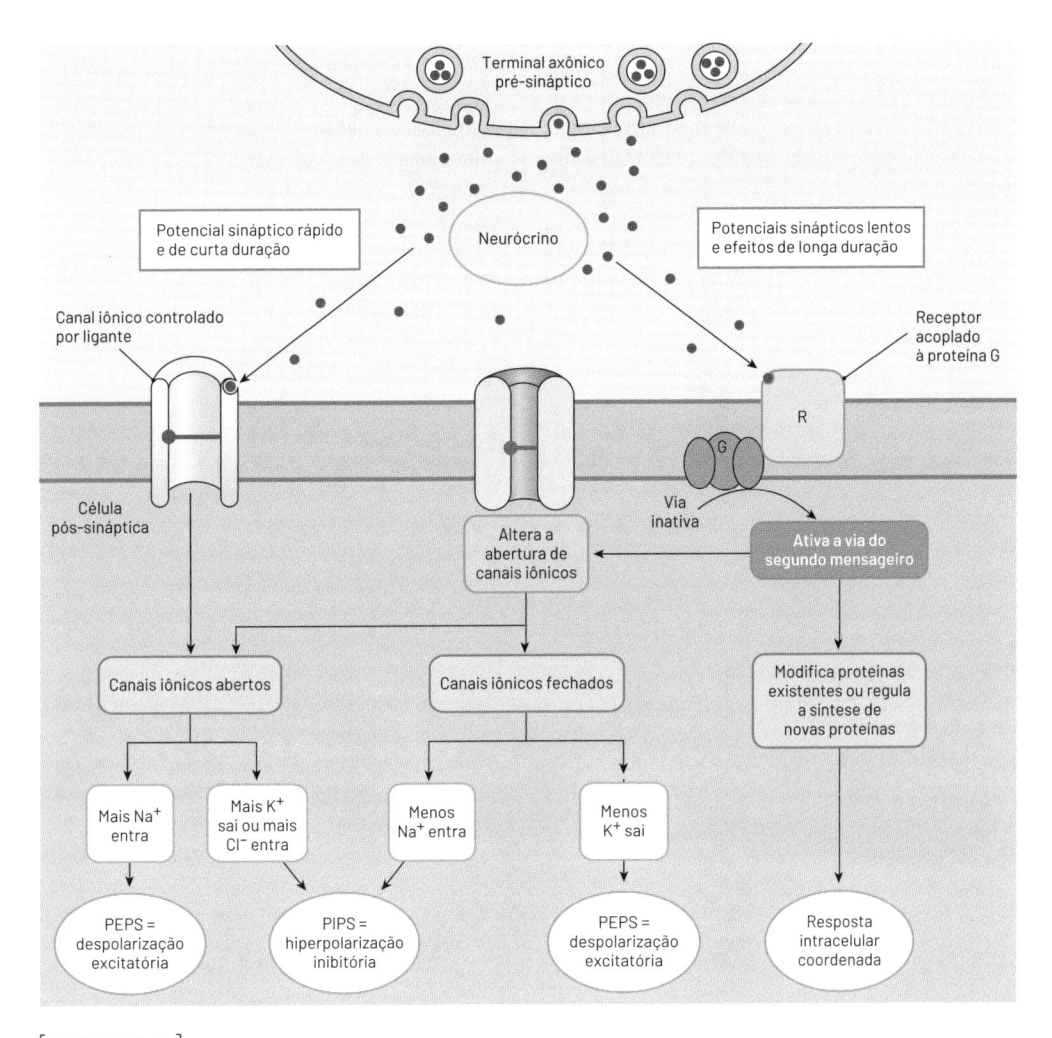

[ **FIGURA 2.5** ]
De acordo com a movimentação iônica resultante da ativação dos receptores ionotrópicos e/ou metabotrópicos, PPSE ou PPSI são gerados.
Fonte: Silverthorn.[13]

foco de muitos estudos. Esses estudos têm destacado seu importante papel em funções diversas, inclusive na comunicação celular, a citar os astrócitos, cuja variedade morfológica foi relacionada com sua localização e função.[21] Os **astrócitos** correspondem às células gliais mais numerosas do SNC dos mamíferos, e, além de sua clássica função de suporte metabólico dos neurônios[22,23] e recaptação de neurotransmissores, hoje outras funções são reconhecidas, como seu papel na sinaptogênese e na transmissão sináptica.[21,24,25]

O importante papel dos astrócitos na comunicação sináptica inclui, entre outras atividades, a modulação da expressão de transportadores para neurotransmissores, a liberação de gliotransmissores e fatores neurotróficos e a comunicação intercelular, de tal forma que, hoje, o modelo da sinapse tripartite, que inclui um neurônio pré-sináptico, um neurônio pós-

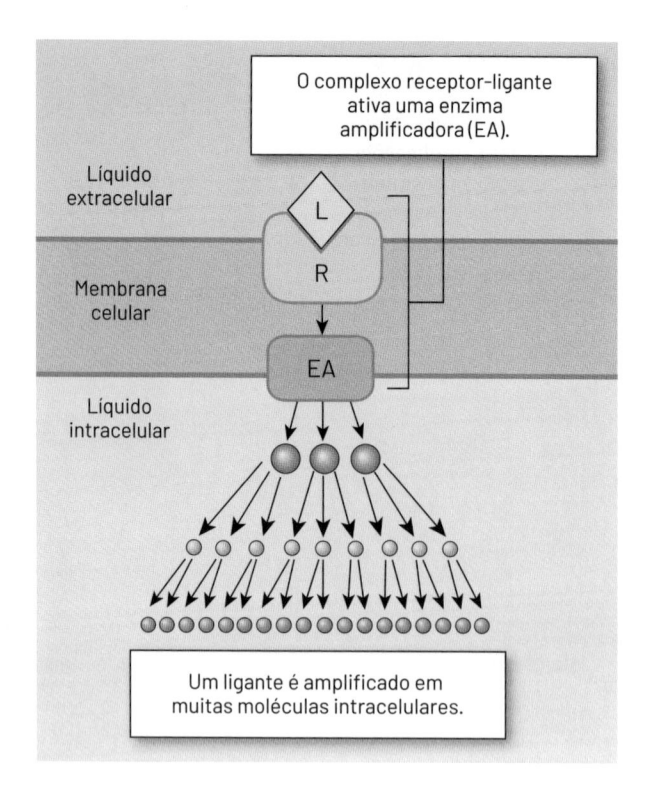

[ **FIGURA 2.6** ]
Amplificação do sinal intracelular a partir da ligação do neurotransmissor a um receptor metabotrópico.
Fonte: Silverthorn.[13]

-sináptico e um astrócito, já está bem-consolidado.[26] A sinapse tripartite admite que, além da comunicação entre os neurônios pré e pós-sinápticos, há comunicação bidirecional entre neurônios e astrócitos, respondendo à atividade sináptica e regulando-a.[26] Para tal, os astrócitos utilizam sinais de $Ca^{2+}$ como mediadores de sua excitabilidade; tais sinais podem ser iniciados pela atividade neuronal e induzem a liberação de glutamato, um gliotransmissor que modula a transmissão sináptica.[27]

Dessa forma, alterações na função dos astrócitos foram relacionadas com diversos transtornos mentais, inclusive esquizofrenia, transtorno do humor e dependência de substâncias, e os mecanismos fisiopatológicos astrocitários identificados nessas condições incluem a diminuição da densidade dos astrócitos, sua ativação e alterações em suas funções que levam à desregulação de receptores pós-sinápticos.[28]

De fato, só recentemente o entendimento das funções das diferentes células gliais tem sido elucidado. Nos últimos anos, foram descritas evidências de um papel mais ativo até mesmo das **células que compõem a bainha de mielina**, que envolve o axônio dos neurônios (os oligodendrócitos, no SNC) e classicamente tem um papel passivo isolante que aumenta a velocidade de propagação do impulso nervoso.[29]

As células que compõem a mielina parecem se comunicar com o axônio neuronal em uma espécie de sinapse axomielínica, a qual está sujeita a modificações plásticas ao longo da vida.[30] O fundamento de tal comunicação aparenta estar relacionado à eficiência mielínica e a sua manutenção, de forma que o axônio informa às células mielínicas suas necessidades metabólicas e, assim, modula sua função,[31] alterando propriedades sutis da mielina.[6] A disfunção em tal comunicação obviamente tem implicações importantes em situações de doenças desmielinizantes, como a esclerose múltipla,[32] mas também em transtornos psiquiátricos como a esquizofrenia, o transtorno bipolar e a depressão, que frequentemente envolvem alterações na substância branca cerebral.[33,34]

## PLASTICIDADE SINÁPTICA

O cérebro é uma estrutura altamente plástica e está sujeito a mudanças estruturais e funcionais dependentes da experiência.[35] A plasticidade sináptica refere-se à modificação da eficácia da transmissão sináptica em resposta à atividade da rede neural, a qual, por sua vez, está relacionada com a experiência.[35] Essa plasticidade não depende apenas da formação de novas sinapses e espinhos dendríticos, mas também do remodelamento das sinapses existentes.[36] São essas mudanças físicas na estrutura das células e redes neurais do SN que permitem às pessoas aprender, lembrar e se adaptar às mudanças.

Os mecanismos moleculares envolvidos no remodelamento sináptico são regulados pela atividade sináptica (força sináptica, propriedades pré-sinápticas), que promove mudanças no tamanho, na quantidade, na localização e na forma dos espinhos dendríticos e/ou a estabilização dos espinhos dendríticos, e dependem de uma série de moléculas envolvidas em mecanismos complexos, o que revela a importância desse fenômeno.[36] Mudanças na plasticidade se traduzem em modificações na liberação de neurotransmissores e estão relacionadas a alterações patológicas e, por fim, a mudanças na plasticidade geral. A plasticidade sináptica tem papel importante em transtornos psiquiátricos, tais como a depressão, o transtorno de estresse pós-traumático (TEPT) e a doença de Alzheimer.[37] Ainda, defeitos sinápticos genéticos associados a diferentes proteínas sinápticas foram implicados em transtornos psiquiátricos, como a esquizofrenia e o transtorno do espectro autista (TEA).[36]

## PRINCIPAIS SISTEMAS DE NEUROTRANSMISSORES

Conforme previamente comentado, a comunicação neuronal depende da síntese e da liberação de neurotransmissores na fenda sináptica; o neurotransmissor liberado define a classificação dos neurônios. Os neurônios GABAérgicos, por exemplo, liberam o ácido gama-aminobutírico (GABA, do inglês *gamma-aminobutyric acid*), um neurotransmissor inibitório, e os neurônios gutamatérgicos, glutamato, um neurotransmissor excitatório. O equilíbrio entre a inibição e a excitação neuronais é fundamental para que essas células desempenhem adequadamente sua função. Alterações nesse equilíbrio foram associadas a diversos quadros, como epilepsia,[38] autismo[39,40] e esquizofrenia.[41]

Há mais de uma dezena de tipos de neurotransmissores e neuromoduladores já identificados (ver exemplos no Quadro 2.1). Os neurotransmissores são substâncias químicas liberadas pelo neurônio pré-sináptico e que se ligam a receptores pós-sinápticos, gerando resposta nas células pós-sinápticas. Neuromoduladores, por sua vez, podem modular a função dos neurônios pré ou pós-sinápticos ao se ligarem aos receptores de membrana.

Cada neurotransmissor pode se ligar a diferentes tipos de receptores (exceto os gases, que não dependem de receptores, já que atravessam diretamente a membrana celular). Existem diversos receptores para cada neurotransmissor, o que permite que o mesmo neurotransmissor gere respostas diferentes em diferentes células-alvo, dependendo do receptor que ela apresenta. Tão importante quanto a liberação do neurotransmissor é sua inativação ou remoção da fenda sináptica. O neurotransmissor pode ser recaptado pela célula pré-sináptica ou pelos astrócitos, pode simplesmente se difundir para longe da fenda sináptica ou, ainda, pode ser inativado por enzimas presentes na fenda

## QUADRO 2.1
PRINCIPAIS NEUROTRANSMISSORES E NEUROMODULADORES DESCRITOS

**Acetilcolina (ACh)**

**Aminoácidos**
- Glutamato
- Ácido gama-aminobutírico (GABA)
- Glicina
- Aspartato

**Aminas**
- Serotonina (5-HT)
- Dopamina (DA)
- Noradrenalina (NA)
- Adrenalina
- Histamina

**Peptídeos**
- Neuropeptídeo Y
- Betaendorfina

**Gases**
- Óxido nítrico (NO)

**Outros**
- Purinas: adenosina, monofostato de adenosina (AMP), adenosina trifosfato (ATP)
- Peptídeos hipofisários: ocitocina, vasopressina, etc.
- Peptídeos opioides: betaendorfina, metencefalina, etc.
- Hormônios intestinais: colecistocinina (CCK), peptídeo intestinal vasoativo (VIP), etc.

sináptica. A acetilcolina (ACh), por exemplo, é inativada pela enzima acetilcolinesterase, presente nas sinapses colinérgicas; a modulação da função dessa enzima é um dos alvos terapêuticos no tratamento da doença de Alzheimer.[42]

As pesquisas acerca dos sistemas de neurotransmissores têm tido importante aplicabilidade clínica, já que a identificação ou síntese de moléculas agonistas (que se ligam ao receptor e mimetizam os efeitos do neurotransmissor) ou antagonistas (que se ligam ao receptor e o bloqueiam, impedindo a ligação e os efeitos do neurotransmissor), assim como a identificação de moléculas envolvidas na síntese, no transporte, na liberação, na inativação ou na degradação dos neurotransmissores, podem contribuir não só para as pesquisas que buscam desvendar os mecanismos de ação da comunicação sináptica, mas também para o desenvolvimento de fármacos para o tratamento de muitas doenças. Para um melhor entendimento da fisiologia dos sistemas de neurotransmissores, a seguir vamos abordar brevemente as características de alguns dos principais neurotransmissores utilizados pelo SN.

## ACETILCOLINA

Os neurônios colinérgicos estão amplamente distribuídos no cérebro humano e são encontrados em grande quantidade no tálamo, no estriado, no sistema límbico e no neocórtex, locais que se relacionam com as funções cerebrais superiores desse sistema, como o aprendizado, a memória e a atenção.[43]

A síntese da ACh é um processo relativamente simples que ocorre no terminal axonal a partir do aminoácido colina e da coenzima acetil A (acetil-CoA; Fig. 2.7). Quando liberada na fenda sináptica, a ACh se liga a receptores de membrana que podem ser ionotrópicos (nicotínicos) ou metabotrópicos (muscarínicos). Os receptores nicotínicos, que recebem esse nome devido ao agonista nicotina, são encontrados nas fibras musculares, nos neurônios autonômicos e no SNC; são canais de cátion que permitem a entrada de $Na^+$ e a saída de $K^+$, sendo a primeira maior devido ao maior gradiente eletroquímico, o que leva à despolarização da membrana. Já os receptores muscarínicos acoplados à proteína G estão presentes no SNC e no sistema nervoso autônomo parassimpático, e existem cerca de cinco subtipos diferentes desses receptores.

Considerando a relação entre o sistema colinérgico e as funções cognitivas, a ACh tem sido associada ao declínio cognitivo relacionado à idade e às demências, como a doença de Alzheimer.[43] Na doença de Alzheimer, ocorre perda neuronal degenerativa e progressiva, que inclui a inervação colinérgica das regiões do sistema límbico e do neocórtex (hipótese colinérgica da doença de Alzheimer),[43] de forma que uma das principais abordagens para o tratamento sintomático dessa doença é aumentar a neurotransmissão colinérgica por meio da inibição da enzima acetilcolinesterase, garantindo, assim, que a ACh fique mais tempo disponível na fenda sináp-

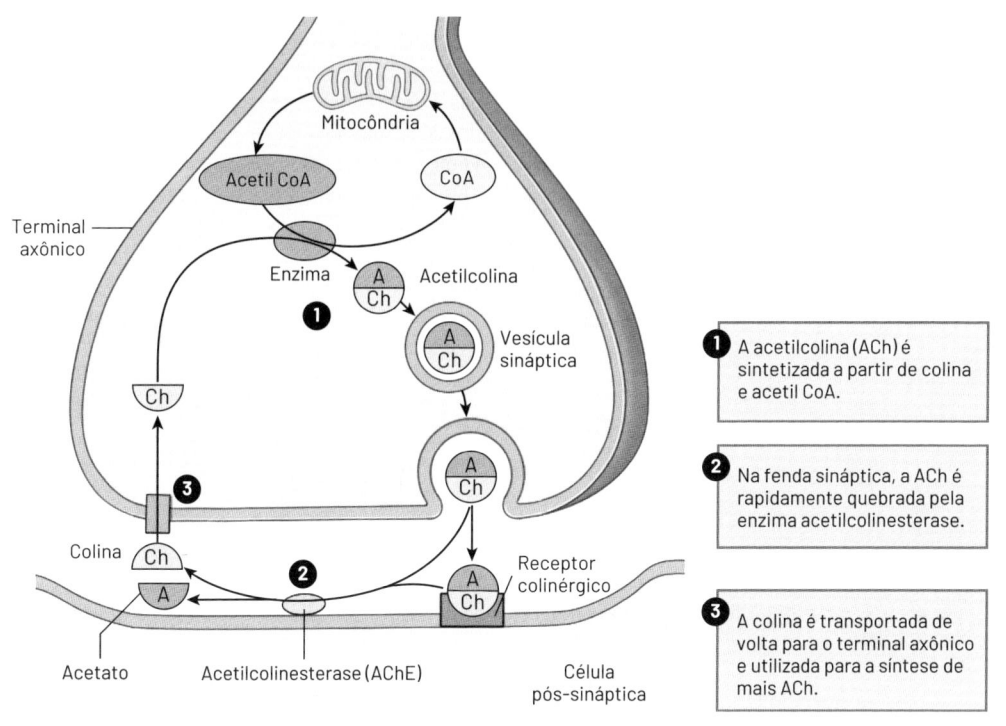

[ **FIGURA 2.7** ]
Organização básica de uma sinapse colinérgica.
Fonte: Silverthorn.[13]

tica.[44] Mais recentemente, também foi relatado papel importante do sistema colinérgico na regulação do humor e em transtornos psiquiátricos, como a depressão maior e o transtorno bipolar.[45]

## GLUTAMATO

O glutamato é o principal neurotransmissor excitatório do SNC[46] e também pode atuar como neuromodulador. É encontrado em sinapses de importantes núcleos hipotalâmicos, incluindo o núcleo arqueado, o núcleo supraóptico, o núcleo supraquiasmático, o núcleo paraventricular, a área pré-óptica, além de outras regiões.[47] Ainda, esse neurotransmissor parece estar envolvido na liberação de outros neurotransmissores, como o óxido nítrico (NO) e as catecolaminas.[47]

Os receptores glutamatérgicos podem ser ionotrópicos, que medeiam a maioria das respostas excitatórias cerebrais,[48] ou metabotrópicos acoplados à proteína G (Fig. 2.8). Os ionotrópicos podem ser de dois tipos, nomeados de acordo com a substância agonista: α-amino-3-hidroxi-5-metil-4-isoxazolepropiônico (AMPA) e N-metil-D-aspartato (NMDA). Os receptores AMPA são canais de cátions monovalentes, que promovem a excitação da membrana pela entrada de $Na^+$. Já os NMDA são canais de cátions que permitem o fluxo de $Na^+$, $K^+$ e $Ca^{2+}$. A ativação dos receptores NMDA, no entanto, requer, além da ligação do glutamato, mudança no potencial de membrana – porque esses receptores estão bloqueados por um íon magnésio durante o potencial de repouso da membrana, o qual é removido quando ocorre a despolarização dela.

Esses receptores funcionalmente distintos podem ser coexpressos em sinapses individuais, permitindo a modulação temporal precisa da excitabilidade pós-sináptica e da plasticidade.[46]

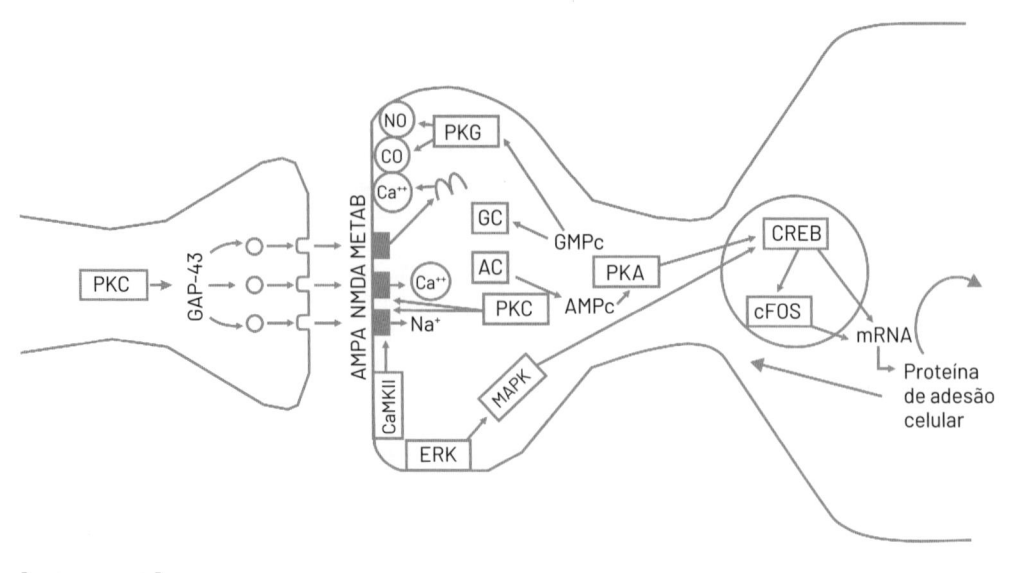

[ **FIGURA 2.8** ]
Exemplo de sinapse glutamatérgica hipocampal envolvida no processo de consolidação da memória.
Fonte: Izquierdo.[3]

Evidências recentes sugerem que, além das diferenças funcionais entre esses tipos de receptores, eles têm organização de distribuição na membrana sináptica muito específica.[46] Recentemente, o receptor NMDA foi associado a sociabilidade e patogênese do TEA, o que implica estudos para exploração terapêutica da modulação desse receptor.[49] Além disso, diversas abordagens farmacológicas utilizadas no tratamento de transtornos psiquiátricos atuam sobre o sistema glutamatérgico, tais como o lítio, cujo efeito agudo promove o aumento da concentração de glutamato na sinapse, e o crônico, *up-regulation* da atividade do transportador; seu uso crônico parece promover a estabilização da neurotransmissão excitatória.[50]

## ÁCIDO GAMA-AMINOBUTÍRICO

O GABA é o principal neurotransmissor inibitório do SNC. Ele reduz a excitabilidade neuronal pela promoção da inibição da transmissão nervosa.[51] Neurônios GABAérgicos são encontrados no hipocampo, no tálamo, nos núcleos da base, no hipotálamo e no tronco cerebral.[51]

Apesar do avanço dos conhecimentos acerca da transmissão glutamatérgica excitatória nos últimos anos, a transmissão GABAérgica é muito menos compreendida, embora esteja clara a importância do equilíbrio entre excitação e inibição sinápticas para a função e o desenvolvimento cerebral.[52,53] A desregulação do equilíbrio entre excitação e inibição está relacionada a diversas patologias, como o TEA[53] e até mesmo a doença de Alzheimer (anormalidades no sistema GABAérgico foram identificadas no cérebro de pacientes com doença de Alzheimer, e, além da disfunção colinérgica, a disfunção GABAérgica tem sido implicada nessa patologia).[54]

Os receptores GABAérgicos podem ser ionotrópicos ($GABA_A$ e $GABA_C$) ou metabotrópicos ($GABA_B$). O GABA se liga a esses receptores modulando canais iônicos, o que promove a hiperpolarização da célula e inibe a transmissão do PA.[51] A manipulação da sinalização GABA é a base para muitos tratamentos farmacológicos em neurologia, psiquiatria e anestesia,[51] tais como os barbitúricos e os benzodiazepínicos (ambos agonistas do receptor GABA$_A$).

## AMINAS

As aminas incluem um conjunto de importantes neurotransmissores que modulam funções cognitivas, como a adrenalina e a noradrenalina (NA, ou norepinefrina [NE]), a dopamina (DA), a serotonina (5-HT) e a histamina.

As catecolaminas incluem a DA, a NA e a adrenalina, neurotransmissores que têm em comum o aminoácido precursor tirosina. A tirosina é inicialmente convertida em L-dopa pela enzima tirosina hidroxilase. Em seguida, a enzima aminoácido aromático descarboxilase converte a L-dopa em DA; essa enzima é expressa em neurônios dopaminérgicos e células da glia, assim como em outras células do corpo. Nos neurônios dopaminérgicos, o produto final é a DA. Já os neurônios noradrenérgicos apresentam a enzima DA β-hidroxilase, que permite a conversão de DA em NA. Alguns neurônios adrenérgicos apresentam ainda a feniletanolamina N-metiltransferase, enzima que converte a NA em adrenalina.

A **NA** tem efeitos no processamento sensorial e no comportamento de vigília, além de contribuir para vários aspectos da cognição, como a atenção, a flexibilidade comportamental, a memória de trabalho e a memória de longa duração, havendo considerável inervação noradrenérgica no córtex pré-frontal e no hipocampo, originária do *locus coeruleus*, principal fonte de NA no prosencéfalo por meio de suas projeções difusas.[55,56] Os receptores adrenérgicos, aos quais a adrenalina e a NA se ligam, estão amplamente distribuídos no SNC, no sistema nervoso periférico (SNP), no músculo cardíaco e liso e em alguns órgãos. São receptores metabotrópicos associados a proteínas G de dois tipos principais: alfa e beta (α e β), que, por sua vez, se dividem em vários subtipos. Os diferentes tipos de receptores utilizam diferentes vias de sinalização intracelular (diferentes segundos mensageiros). Foi a elucidação da ação da adrenalina sobre os receptores beta no fígado de cães, na década de 1950, que permitiu o entendimento inicial dos mecanismos dos receptores metabotrópicos e a transdução via segundos mensageiros.[57,58] Hoje, disfunções nesse sistema de neurotransmissão têm sido associadas a doenças como a de Alzheimer,[59] a de Parkinson,[60] o transtorno de déficit de atenção/hiperatividade (TDAH),[61] o transtorno depressivo maior (TDM)[62] e a esquizofrenia.[63]

A **DA** é um importante neurotransmissor que modula funções como o controle motor, a motivação e a recompensa, além de funções cognitivas.[64] Além disso, o sistema dopaminérgico é alvo terapêutico para o tratamento de algumas das patologias importantes do SNC, inclusive a doença de Parkinson,[65] a esquizofrenia[66] e a adição de susbstâncias,[67] já que tais condições envolvem alterações nesse sistema de neurotransmissores. A DA se liga a receptores metabotrópicos acoplados à proteína G e distribuídos em duas famílias principais: D1 (receptores D1 e D5) e D2 (receptores D2, D3 e D4). Esses receptores estão expressos em regiões diversas do SNC, como o estriado, os núcleos da base, o sistema límbico, o córtex frontal, o hipocampo, o hipotálamo e outras; diferentes funções parecem depender de receptores específicos, por exemplo, a percepção da novidade e seus efeitos sobre funções cognitivas, como a memória.[68]

A **5-HT** é sintetizada a partir do aminoácido triptofano, pela ação das enzimas triptofano hidroxilase e aminoácido descarboxilase, e é liberada em todo o SNC, modulando diversos processos fisiológicos e cognitivos, como o humor, o sono, o apetite e a temperatura.[69] Ela também atua no trato gastrintestinal, modulando os movimentos peristálticos. Existem diferentes tipos de receptores para esse neurotransmissor (5-HT$_1$, 5-HT$_2$, 5-HT$_3$, 5-HT$_4$ e subtipos), entre eles autorreceptores e receptores pré-sinápticos. Todos eles, exceto o 5-HT$_3$, são receptores metabotrópicos associados à proteína G. Disfunções nesse sistema têm sido relacionadas a depressão, autismo e esquizofrenia.[69] A transmissão serotonérgica pode ser modulada por fármacos que atuam no armazenamento, na degradação e na captação de 5-HT, bem como nos seus receptores. A anfetamina e outras substâncias dessa classe, por exemplo, têm a capacidade de aumentar a liberação de 5-HT na fenda sináptica.

A **histamina** é uma substância química sintetizada a partir do aminoácido histidina. Classicamente, ela está relacionada a processos alérgicos e regulação do sono,[70] mas, nos últimos anos, seu papel tem sido descrito em algumas funções cognitivas importantes, como a memória.[71] A histamina atua ligando-se a receptores HR 1, 2, 3 e 4, todos metabotrópicos acoplados à proteína G. Evidências recentes sugerem que a histamina atua de modo considerável em várias patologias do SNC, entre a quais insônia, narcolepsia, doença de Parkinson, esquizofrenia e doença de Alzheimer.[72] Assim, novos estudos estão sendo realizados na expectativa de propor tratamento para essas doenças a partir da manipulação histaminérgica.

## CONSIDERAÇÕES FINAIS

Por mais que os aspectos básicos acerca da organização e da fisiologia celular do SN, bem como a neuroquímica envolvida especialmente na comunicação das células nervosas, já tenham sido descritos, a cada ano o entendimento desses processos aumenta. Novas moléculas envolvidas em cascatas de comunicação celular são descritas; a atuação de diferentes mediadores químicos como neurotransmissores ou neuromoduladores é identificada; as funções das células gliais são cada vez mais compreendidas. Tais avanços no entendimento da neurofisiologia e da neuroquímica do SN repercutem diretamente na elucidação da fisiopatologia de diferentes transtornos psiquiátricos.

Atualmente, disfunções na excitabilidade neuronal, na condução do PA, na síntese, na liberação e na ligação do neurotransmissor com seu(s) receptor(es), no equilíbrio entre excitação e inibição neuronais, na plasticidade sináptica, entre outras, têm sido descritas como mecanismos envolvidos em diferentes patologias. Acompanhando tais descobertas, surgem novos alvos terapêuticos para estudo. No entanto, apesar de todo esse avanço, muitos processos patológicos (e até mesmo fisiológicos) relacionados ao tecido nervoso central ainda dependem de extensa pesquisa básica e clínica para que possam ser inteiramente compreendidos.

## REFERÊNCIAS

1. Rosenbaum R, Smith MA, Kohn A, Rubin JE, Doiron B. The spatial structure of correlated neuronal variability. Nat Neurosci. 2017;20(1):107-14.
2. Chklovskij DB. Synaptic connectivity and neuronal morphology: two sides of the same coin. Neuron. 2004;43(5):609-17.
3. Izquierdo I. *Memória*. 3. ed. Porto Alegre: Artmed; 2018.
4. Abdul Kadir L, Stacy M, Barrett-Jolley R. Emerging roles of the membrane potential: action beyond the action potential. Front Physiol. 2018;9:1661.
5. Bean BP. The action potential in mammalian central neurons. Nat Rev Neurosci. 2007;8(6):451-65.
6. Micu I, Plemel JR, Caprariello AV, Nave KA, Stys PK. Axo-myelinic neurotransmission: a novel mode of cell signalling in central nervous system. Nat Rev Neurosci. 2018;19(1):49-58.
7. Rama S, Zbili M, Debanne D. Signal propagation along the axon. Curr Opin Neurobiol. 2018;51:37-44.
8. Jabeen S, Thirumalai V. The interplay between electrical and chemical synaptogenesis. J Neurophysiol. 2018;120(4):1914-22.
9. Harris AL. Electrical coupling and its channels. J Gen Physiol. 2018;150(12):1606-39.
10. Dong A, Liu S, Li Y. Gap junctions in the nervous system: probing functional connections using new imaging approaches. Front Cell Neurosci. 2018;12:320.
11. Traub RD, Whittington MA, Gutiérrez R, Draguhn A. Electrical coupling between hippocampal neurons: contrasting roles of principal cell gap junctions and interneuron gap junctions. Cell Tissue Res. 2018;373(3):671-91.
12. Caire MJ, Varacallo M. Physiology, synapse [Internet]. Treasure Island: Stat Pearls, 2019 [capturado em 17 mar. 2019]. Disponível em: http://www.ncbi.nlm.nih.gov/books/NBK526047/.
13. Silverthorn DU. Fisiologia humana: uma abordagem integrada. 5. ed. Porto Alegre: Artmed; 2010.
14. Azarfar A, Calicini N, Huang C, Zeldenrust F, Celikel T. Neural coding: a single neuron's perspective. Neurosci Biobehav Rev. 2018;94:238-47.
15. Helias M, Deger M, Rotter S, Diesmann M. Finite post synaptic potentials cause a fast neuronal response. Front Neurosci. 2011;5:19.
16. Gu C, Barry J. Function and mechanism of axonal targeting of voltage-sensitive potassium channels. Prog Neurobiol. 2011;94(2):115-32.
17. Cusdin FS, Clare JJ, Jackson AP. Trafficking and cellular distribution of voltage-gated sodium channels. Traffic. 2018;9(1):17-26.
18. Michael-Titus A, Revest P, Shortland P. Elements of cellular and molecular neuroscience. In: Michael-Titus A, Revest P, Shortland P. The nervous system. London: Churchill Livingstone; 2010. p. 31-46.
19. Kandel ER, Schwartz JH, Siegelbaum SA, Hudspeth AJ. Princípios de neurociências. 5. ed. Porto Alegre: AMGH; 2014.
20. Bear MF, Connors BW, Paradiso MA. Neurociências: desvendando o sistema nervoso. 3. ed. Porto Alegre: Artmed; 2002.

21. Ben Haim L, Rowitch DH. Functional diversity of astrocytes in neural circuit regulation. Nat Rev Neurosci. 2017;18(1):31-41.
22. Magistretti PJ. Neuron-glia metabolic coupling and plasticity. Exp Physiol. 2011;96(4):407-10.
23. Bélanger M, Allaman I, Magistretti PJ. Brain energy metabolism: focus on astrocyte-neuron metabolic cooperation. Cell Metab. 2011;14(6):724-38.
24. Pirttimaki TM, Parri HR. Astrocyte plasticity: implications for synaptic and neuronal activity. Neuroscientist. 2013;19(6):604-15.
25. Allen NJ, Eroglu C. Cell biology of astrocyte-synapse interactions. Neuron. 2017;96(3):697-708.
26. Perea G, Navarrete M, Araque A. Tripartite synapses: astrocyte process and control synaptic information. Trends Neurosci. 2009;32(8):421-31.
27. Araque A, Sanzgiri RP, Parpura V, Hayson PG. Calcium elevation in astrocytes causes an NMDA receptor-dependent increase in the frequency of miniature synaptic currents in cultured hippocampal neurons. J Neurosci. 1998;18(17):6822-9.
28. Koyama Y. Functional alterations of astrocytes in mental disorders: pharmacological significance as a drug target. Front Cell Neurosci. 2015;9:261.
29. Stys PK. The axo-myelinic synapse. Trend Neurosci. 2011;34(8):393-400.
30. Fields RD. A new mechanism of nervous system plasticity: activity-dependent myelination. Nat Rev Neurosci. 2015;16(12):756-67.
31. Morrison BM, Lee Y, Rothstein JD. Oligodendroglia metabolically support axons and maintain structural integrity. Trends Cell Biol. 2013;23(12):314-23.
32. Haines JD, Inglese M, Casaccia P. Axonal damage in multiple sclerosis. Mt Sinai J Med. 2011;78(2):231-43.
33. Nave KA, Ehrenreich H. Myelination and oligodendrocyte functions in psychiatric diseases. JAMA Psychiatry. 2014;71(5):582-4.
34. Tamnes CK, Agartz I. White matter microstructure in early-onset schizophrenia: a systematic review of diffusion tensor imaging studies. J Am Acad Child Adolesc Psychiatry. 2016;55(4):269-79.
35. Hidalgo C, Arias-Cavieres A. Calcium, reactive oxygen species, and synaptic plasticity. Physiology. 2016;31(3):201-15.
36. Caroni P, Donato F, Muller D. Structural plasticity upon learning: regulation and functions. Nat Rev Neurosci. 2012;13(7):478-90.
37. Stachowicz K. The role of DSCAM in the regulation of synaptic plasticity: possible involvement in neuropsychiatric disorders. Acta Neurobiol Exp. 2018;78(3):210-9.
38. Engel J Jr. Excitation and inhibition in epilepsy. Can J Neurol Sci. 1996;23(3):167-74.
39. Nelson SB, Valakh V. Excitatory/inhibitory balance and circuit homeostasis in Autism Spectrum Disorders. Neuron. 2015;87(4):684-98.
40. Zikopoulos B, Barbas H. Altered neural connectivity in excitatory and inhibitory cortical circuits in autism. Front Hum Neurosci. 2013;7:609.
41. Foss-Feig JH, Adkinson BD, Ji JL, Yang G, Srihari VH, McPartland JC, et al. Searching for cross-diagnostic convergence: neural mechanisms governing excitation and inhibition balance in schizophrenia and autism spectrum disorders. Biol Psychiatry. 2017;81(10):848-61.
42. McHardy SF, Wang HL, McCowen SV, Valdez MC. Recent advances in acetylcholinesterase inhibitors and reactivators: an update on the patent literature (2012-2015). Expert Opin Ther Pat. 2017;27(4):455-76.
43. Hampel H, Mesulam MM, Cuello AC, Farlow MR, Giacobini E, Grossberg GT, et al. The cholinergic system in the pathophysiology and treatment of Alzheimer's disease. Brain. 2018;141(7):1917-33.
44. Birks JS, Harvey RJ. Donepezi for dementia due to Alzheimer's disease. Cochrane Database Syst Rev. 2018;6:CD00190.
45. Dulawa SC, Janowsky DS. Cholinergic regulation of mood: from basic and clinical studies to emerging therapeutics. Mol Psychiatry. 2018. [Epub ahead of print].
46. Scheefhals N, MacGillavry HD. Functional organization of postsynaptic glutamate receptors. Mol Cell Neurosci. 2018;91:82-94.
47. Brann DW. Glutamate: a major excitatory transmitter in neuroendocrine regulation. Neuroendocrinology. 1999;61(3):213-25.
48. Lau AY. Enhanced sampling of glutamate receptor ligand-binding domains. Neurosci Lett. 2018. [Epub ahead of print].
49. Burket JA, Deutsch SI. Metabotropic functions of the NMDA receptor and an evolving rationale for exploring NR2A-selective positive allosteric modulators for the treatment of autism spectrum disorder. Prog Neuropsychopharmacol Biol Psychiatry. 2019;90:142-60.
50. Li X, Ketter TA, Frye MA. Synaptic, intracellular, and neuroprotective mechanisms of anticonvulsants: are they relevant for the treatment and course of bipolar disorders? J Affect Disord. 2002;69(1-3):1-14.
51. Allen MJ, Sharma S. GABA receptor [Internet]. Treasure Island: Stat Pearls; 2019 [capturado em 17 mar. 2019]. Disponível em: https://www.ncbi.nlm.nih.gov/books/NBK526124/.
52. Oh WC, Smith KR. Activity-dependent development of GABAergic synapses. Brain Res. 2019;1707:18-26.
53. Lunden JW, Durens M, Phillips AW, Nestor MW. Cortical interneuron function in autism spectrum condition. Pediatr Res. 2019;85(2):146-54.
54. Ambrad Giovannetti E, Fuhrmann M. Unsupervised excitation: GABAergic dysfunctions in Alzheimer's disease. Brain Res. 2019;1707:216-26.
55. Borodovistsyna O, Flamini M, Chandler D. Noradrenergic modulation of cognition in health and disease. Neural Plast. 2017:6031478.
56. Eschenko O, Mello-Carpes PB, Hansen N. New insights into the role of the Locus Coeruleus-Noradrenergic system in memory and perception dysfunction. Neural Plast. 2017;2017:4624171.
57. Berthet J, Rall TW, Sutherland EW. The relationship of epinephrine and glucagon to liver phosphorylase. IV. Effect of epinephrine and glucagon on the reactivation of phosphorylase in liver homogenates. J Biol Chem. 1957;224(1):463-75.
58. Kresge N, Simoni RD, Hill RL. Earl W. Sutherland's discovery of cyclic adenine monophosphate and the second messenger system. J Biol Chem. 2005;280(42):e39.
59. Heneka MT, Galea E, Gavriluyk V, Dumitrescu-Ozimek L, Daeschner J, O'Banion MK, et al. Noradrenergic depletion potentiates beta -amyloid-induced cortical inflammation: implications for Alzheimer's disease. J Neurosci. 2002;22(7):2434-42.
60. Huot P, Johnston TH, Koprich JB, Fox SH, Brotchie JM. The pharmacology of L-DOPA-induced dyskinesia in Parkinson's disease. Pharmacol Rev. 2013;65(1):171-222.
61. Agster KL, ClarK BD, Gao WJ, Shumsky JS, Wang HX, Berridge CW, et al. Experimental strategies for investigating psychostimulantdrug actions and prefrontal cortical function in

ADHD and related attention disorders. Anat Rec. 2011;294(10): 1698-712.
62. Hamon M, Blier P. Monoamine neurocircuitry in depression and strategies for new treatments. Prog Neuropsychopharmacol Biol Psychiatry. 2013;45:54-63.
63. Craven RM, Priddle TH, Crow TJ, Esiri MM. The locus coeruleus in schizophrenia: a postmortem study of noradrenergic neurones. Neuropathol Appl Neurobiol. 2005;31(2):115-26.
64. Klein MO, Battagello DS, Cardoso AR, Hauser DN, Bittencourt JC, Correa RG. Dopamine: functions, signalling, and association with neurological diseases. Cell Mol Neurobiol. 2019;39(1): 31-59.
65. van Wamelen DJ, Grigorou S, Chaudhuri KR, Odin P. Continuous drug delivery aiming continuous dopaminergic stimulation in Parkinson's disease. J Parkinsons Dis. 2018;9(Suppl 1):S65-S72.
66. Abi-Dargham A. From "bedside" to "bench" and back: a translational approach to studying dopamine dysfunction in schizophrenia. Neurosci Biobehav Rev. 2018;S0149-7634(18)30314-2.
67. Liu JF, Li JX. Drug addiction: a curable mental disorder? Acta Pharmacol Sin. 2018;39(12):1823-9.
68. Menezes J, Alves N, Borges S, Roehrs R, de Carvalho Myskiw J, Furini CR, et al. Facilitation of fear extinction by novelty depends on dopamine acting on D1-subtype dopamine receptors in hippocampus. Proc Natl Acad Sci U S A. 2015;112(13):E1652-8.
69. Pratelli M, Pasqualetti M. Serotonergic neurotransmission manipulation for the understanding of brain development and function: Learning from Tph2 genetic models. Biochimie. 2018;S0300-9084(18)30341-9.
70. Thangam EB, Jemima EA, Singh H, Baig MS, Khan M, Mathias CB, et al. The role of histamine and histamine receptors in mast cell-mediated allergy and inflammation: the hunt for new therapeutic targets. Front Immunol. 2018;9:1873.
71. Passani MB, Benetti F, Blandina P, Furini CRG, de Carvalho Myskiw J, Izquierdo I. Histamine regulates memory consolidation. Neurobiol Learn Mem. 2017;145:1-6.
72. Hu W, Chen Z. The roles of histamine and its receptor ligands in central nervous system disorders: an update. Pharmacol Ther. 2017;175:116-32.

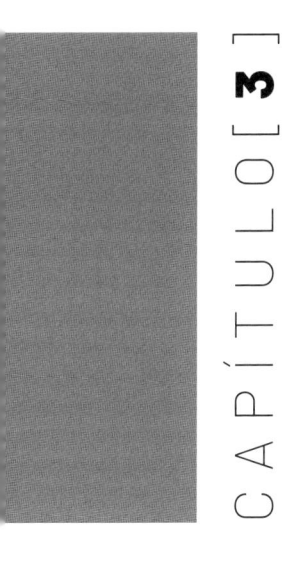

# CAPÍTULO [3]
# PSICONEUROENDOCRINOLOGIA

MARIO FRANCISCO P. JURUENA

Os hormônios desempenham um papel crítico no desenvolvimento e na expressão de uma ampla gama de comportamentos. Um aspecto da influência dos hormônios no comportamento é a sua potencial contribuição para a fisiopatologia dos transtornos psiquiátricos e para o mecanismo de ação dos psicotrópicos. De todos os eixos endócrinos, o eixo hipotalâmico-hipofisário-suprarrenal (HHS) tem sido o mais amplamente estudado. São objetivos deste capítulo analisar as evidências relativas à correlação entre doenças afetivas e alterações psiconeuroendócrinas no estresse; discutir as teorias que dizem respeito à prevenção ou à reversão das consequências do impacto do estresse no eixo HHS em doenças como a depressão; e explorar a importância dos novos conceitos apresentados para as diretrizes de tratamento.

Um problema-chave do diagnóstico em psiquiatria é o fato de que os elaborados sistemas de classificação hoje existentes baseiam-se somente em descrições subjetivas dos sintomas. Tal fenomenologia detalhada inclui a descrição de diversos subtipos clínicos, no entanto não há uma característica biológica que diferencie um subtipo do outro. Uma variedade de transtornos pode exibir sintomas clínicos semelhantes, e um mesmo transtorno pode se manifestar de forma distinta em pessoas diferentes. Assim, uma abordagem de pesquisa que descreve achados neurobiológicos confiáveis, com base na síndrome psicopatológica, seria mais consistente do que um sistema não etiológico de classificação. Um futuro sistema de critérios diagnósticos, em que a etiologia e a fisiopatologia sejam essenciais na tomada de decisões diagnósticas, colocaria a psiquiatria mais próxima de outras especialidades médicas. A relação entre o estresse e a enfermidade é um forte exemplo de uma área de estudo que pode ser mais bem compreendida a partir de uma perspectiva integradora: o potencial de um enfoque integrador para contribuir com as melhorias.[1] Essa abordagem mostra, muito claramente e sem qualquer dúvida, que as causas, o desenvolvimento e o prognóstico dos transtornos são determinados pela interação de fatores psicológicos, sociais e culturais com a bioquímica e a fisiologia.

Esse sistema está baseado nos estudos atuais, que relataram que o cérebro e seus processos cognitivos funcionam em extraordinária sincronia. Consequentemente, hoje é possível aceitar o complexo cérebro-corpo-mente quando se sabe que os três sistemas – neurológico, endócrino e imune – têm receptores em células críticas que podem receber informação (via moléculas mensageiras) de cada um dos outros sistemas. O quarto sistema, a mente (nossos pensamentos e sentimentos e nossas crenças e esperanças), é a parte do funcionamento do cérebro que integra o paradigma da psiconeuroimunoendocrinologia. A interação corpo-mente, um funcionamento explícito do cérebro, é crítica para a manutenção da homeostase e do bem-estar.[1] Hoje, é amplamente aceito que o estresse psicológico pode alterar o estado homeostático interno de um indivíduo. Durante o estresse agudo, ocorrem respostas fisiológicas adaptativas, inclusive o aumento da secreção adrenocortical de hormônios, principalmente de cortisol. Sempre que existe uma interrupção aguda desse equilíbrio, a enfermidade pode sobrevir. Merecem especial interesse e, neste capítulo, serão revisados:

- o estresse psicológico (estresse na mente)
- o estresse precoce
- as interações dos sistemas neurológico, endócrino e imune

Os ambientes sociais e físicos têm enorme impacto na fisiologia e no comportamento do indivíduo e influenciam o processo de adaptação, ou "alostase".[2] Ao mesmo tempo, as experiências alteram o cérebro e os pensamentos, ou seja, modificam a neurobiologia. Tal ação do cérebro é a primeira linha de defesa do corpo contra a doença, contra o envelhecimento e a favor da saúde e do bem-estar. Os genes, o estresse precoce, as experiências na vida adulta, o estilo de vida e os eventos estressantes contribuem para a forma como o corpo se adapta a um meio ambiente mutável, e todos esses fatores ajudam a determinar o custo para o corpo – ou a "carga alostática".[2] A interação entre o comportamento, a neurobiologia e o sistema endócrino, que pode resultar em imunossupressão, é a descoberta mais interessante na medicina atual, e suas implicações são importantes para a prevenção e o tratamento das doenças somáticas.[3]

## EIXO ENDÓCRINO

Os hormônios desempenham um papel crítico no desenvolvimento e na expressão de uma ampla gama de comportamentos. Um aspecto da influência dos hormônios no comportamento é a sua potencial contribuição para a fisiopatologia dos transtornos psiquiátricos e para o mecanismo de ação dos psicotrópicos, particularmente no transtorno depressivo maior (TDM). De todos os eixos endócrinos, o HHS tem sido o mais amplamente estudado. Esse eixo exerce um papel fundamental na resposta aos estímulos externos e internos, incluindo os estressores psicológicos. Anormalidades na função do eixo HHS têm sido observadas em pessoas que experimentam transtornos psiquiátricos. Além disso, é amplamente conhecida a ação importante do estresse como precipitante de episódios de transtornos psiquiátricos em indivíduos predispostos. As anormalidades na função do eixo HHS estão relacionadas às mudanças na capacidade dos glicocorticoides (GCs) circulantes em exercer seu *feedback* negativo na secreção dos hormônios do eixo HHS por meio da ligação aos receptores de mineralocorticoides (RMs) e aos receptores glicocorticoides (RGs) nos tecidos do eixo,[4] conforme mostra a Figura 3.1.

## REGULAÇÃO DO EIXO HIPOTALÂMICO-HIPOFISÁRIO-SUPRARRENAL

A atividade do eixo HHS é governada pela secreção de hormônio liberador de corticotrofina (HLC) e de arginina vasopressina (AVP) pelo hipotálamo, os quais ativam a secreção do hormônio adrenocorticotrófico (ACTH, do inglês *adrenocorticotropic hormone*) pela hipófise, que, finalmente, estimula a secreção de GCs pelo córtex adrenal.[2] Os GCs, então, interagem com seus receptores em diversos tecidos-alvo, inclusive o eixo HHS, em que são responsáveis pela inibição negativa por *feedback* da secreção do ACTH (pela hipófise) e do HLC (a partir do hipotálamo).[5] Embora os GCs regulem a função de quase todos os tecidos do corpo, o efeito fisiológico mais conhecido deles é a regulação do metabolismo energético. Os efeitos anti-inflamatórios e imunossupressores dos GCs são evidentes em doses farmacológicas, ao passo que, fisiologica-

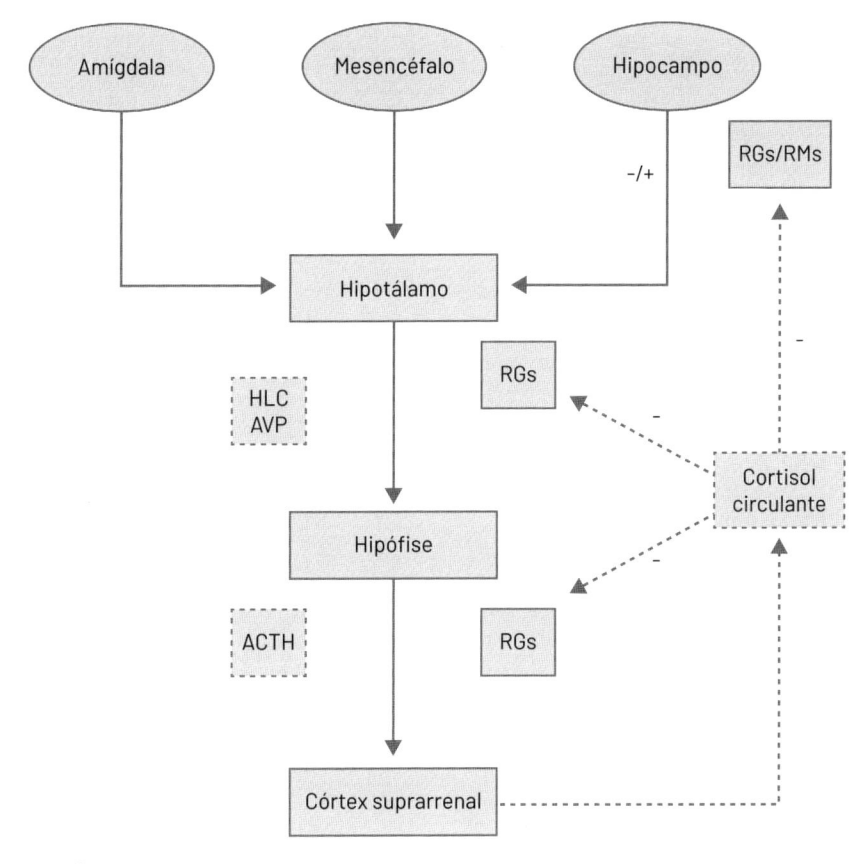

[ **FIGURA 3.1** ]
Diagrama esquemático do eixo HHS; regulação e *feedback* negativo (-) do cortisol por via dos RGs.
Fonte: Juruena e colaboradores.[5]

mente, esses hormônios desempenham um importante papel regulatório no sistema imune[6] (ver Fig. 3.1). Vários fatores regulam a atividade do eixo HHS. Há evidência de inervação direta catecolaminérgica, serotonérgica e dopaminérgica nos neurônios produtores de HLC no hipotálamo; esses e outros neurotransmissores parecem influenciar a liberação de HLC. Por exemplo, a serotonina (5-HT) exerce influência estimuladora no HLC por meio dos subtipos de receptores 5-HT1A, 5-HT1B, 5-HT1C e 5-HT2. A noradrenalina (NA), também conhecida como norepinefrina (NE), tem efeito mais variável e é estimulatória em doses baixas (via receptores alfa-1) e inibitória em doses altas (via receptores beta).[7]

## ANORMALIDADES DO EIXO HIPOTÁLAMO-HIPÓFISE-SUPRARRENAL NA DEPRESSÃO

A hiperatividade do eixo HHS no TDM é um dos achados mais consistentes em psiquiatria. Um percentual significativo de pacientes com TDM apresenta:

- concentrações aumentadas de cortisol (o GC endógeno em humanos):
  - no plasma
  - na urina
  - no líquido cerebrospinal (LCS)
- resposta exagerada do cortisol ao ACTH
- aumento das glândulas hipófise e suprarrenal

Nos últimos anos, foram publicados muitos estudos sobre o eixo HHS em pacientes deprimidos. Esses estudos indicam que há uma nova perspectiva para os antigos achados que relacionavam a hipercortisolemia à depressão. O conhecimento sobre essa alteração está convergindo em algumas direções, levando os profissionais da área neuropsiquiátrica a acreditar que existe um endofenótipo de vulnerabilidade para a doença depressiva, uma vez que a hipercortisolemia está, aparentemente, ligada a alguns casos específicos de depressão e depende:[8]

- do tipo e da gravidade da doença
- do genótipo
- do histórico do trauma durante a infância
- de resiliência, provavelmente

A hipertrofia da glândula suprarrenal tem sido encontrada em pacientes deprimidos. A observação de hipertrofia da suprarrenal em pacientes deprimidos provavelmente explica por que a resposta do cortisol ao HLC é similar em indivíduos deprimidos e em controles, já que a glândula suprarrenal aumentada é capaz de compensar a resposta reduzida de ACTH ao HLC, geralmente observada em pacientes com depressão.[8]

Nos pacientes deprimidos, observou-se volume hipofisário aumentado, o que pode ser considerado um marcador da ativação excessiva do eixo HHS. Em um recente estudo, o primeiro episódio de psicose foi associado ao volume aumentado da hipófise, o que sugere que isso se deve à hiperativação do eixo HHS. Um menor volume hipofisário, em indivíduos com psicose estabelecida, também pode ser consequência de episódios repetidos de hiperatividade do eixo HHS.[3,5,8]

Em geral, as alterações no eixo HHS aparecem em pacientes com depressão crônica e episódios depressivos graves. Além disso, essas alterações parecem ser estado-dependentes, e a tendência é que se resolvam com a resolução da síndrome depressiva.[9]

Os achados provenientes de diversas linhas de pesquisa têm fornecido evidências de que, durante a depressão, a disfunção de estruturas límbicas, inclusive o hipotálamo e o hipocampo, resulta na hipersecreção de HLC e AVP, o que, por sua vez, induz à ativação hipófise-suprarrenal. Além disso, as concentrações de HLC no LCS estão aumentadas em pacientes deprimidos não medicados. Em vítimas de suicídio, foi encontrado um menor número de receptores de HLC no córtex frontal. Vários estudos mostraram evidências de que o HLC pode desempenhar um papel nos sinais e sintomas comportamentais da depressão, tais como:[10]

- libido diminuída
- apetite diminuído
- alterações psicomotoras
- distúrbios do sono

## HISTÓRICO

Os primeiros estudos sobre hipercortisolemia em pacientes com depressão foram publicados no fim dos anos de 1960. Nessa época, Carroll e colaboradores[11] verificaram que pacientes gravemente deprimidos exibiam não supressão no teste de supressão de dexametasona (TSD). O TSD demonstrou que muitos dos pacientes com vários transtornos do humor tinham níveis elevados de cortisol, escapando, dessa forma, do efeito inibitório da dexametasona (DEX). Infelizmente, a DEX tem características farmacodinâmicas e farmacocinéticas que são muito distintas daquelas do cortisol. Essas características, como a baixa sensibilidade do TSD (40 a 50%) – ou seja, a baixa capacidade de detectar pacientes com TDM –, limitaram fortemente o uso desse teste na rotina clínica e na prática de pesquisa.[3] O uso do TSD resultou em achados conflitantes que não foram amplamente replicados, e os estudos sobre a função do eixo HHS na depressão foram deixados de lado por algum tempo. Além da limitação desse teste, muitos fatores operam como confundidores, que enviesam os resultados capazes de medir a função do eixo HHS. Aproximadamente 10 anos após o desenvolvimento do TSD, Holsboer e Barden[9] desenvolveram um teste da função neuroendócrina mais sensível para detectar o desequilíbrio do eixo HHS. O teste, que combina o TSD e o teste de estimulação do HLC, é chamado de teste de desafio DEX/HLC. Ele envolve a administração oral de uma dose única de 1,5 mg de DEX às 23 horas, seguida de um bolo intravenoso de 100 µg de HLC às 3 horas do dia seguinte. Desde então, Holsboer e colaboradores[9] têm publicado resultados interessantes sobre hipercortisolemia e depressão. Recentemente, Watson e colaboradores[12] examinaram se o teste DEX/HLC revela distúrbios sutis do eixo HHS não detectados pelo TSD em pacientes com transtornos do humor e controles. Os autores encontraram estreita correlação entre as respostas de cortisol nos dois testes e o diagnóstico de depressão, conforme segue:[9]

- DEX/HLC:
  - sensibilidade de 61,9%
  - especificidade de 71,4%
- TSD:
  - sensibilidade de 66,6%
  - especificidade de 47,6%

Os dois testes medem a mesma patologia, mas o DEX/HLC apresenta melhor utilidade diagnóstica em comparação ao TSD. Zobel e colaboradores[13] descreveram um conjunto de pacientes que se submeteram ao teste DEX/HLC em dois momentos diferentes: após iniciar o primeiro tratamento antidepressivo e alguns dias antes da alta. Os autores verificaram que:[13]

- Pacientes que mostraram aumento nos níveis de cortisol após o teste DEX/HLC (entre a admissão e a alta) tenderam a recair durante o período de acompanhamento.
- Pacientes que mostraram diminuição nos níveis de cortisol no teste DEX/HLC tenderam a permanecer clinicamente estáveis no período de acompanhamento.

Nos últimos anos, foi desenvolvido um teste de supressão que utiliza outro GC sintético, a prednisolona, com maior afinidade pelo RM.[14] Os GCs mediam suas ações, inclusive a regulação do eixo HHS, por meio dos subtipos de receptores de corticosteroide intracelular RM (tipo I) e RG (tipo II), conforme apresentado na Figura 3.1. Diferentemente do RM, o RG tem alta afinidade pela DEX e afinidade mais baixa pelos corticosteroides endógenos. No entanto, a maioria dos estudos nessa área examinou o RG.

Os primeiros resultados com o teste de prednisolona em pacientes deprimidos parecem confirmar a ideia de que o *feedback* negativo mediado pelo RM sofre alterações nos pacientes deprimidos.[14,15] Ainda que diferentes testes tenham sido utilizados e que resultados conflitantes tenham sido publicados, existem alguns resultados convergentes no caso específico da depressão.

## FATORES QUE SE ASSOCIAM A UM ENDOFENÓTIPO VULNERÁVEL À DEPRESSÃO

**Hipercortisolemia.** Frequentemente, ocorre em pacientes com depressão grave, melancólicos, psicóticos ou não. Está vinculada a:[16]

- presença de um polimorfismo específico na região promotora do gene do transportador de 5-HT
- histórico de abuso ou abandono na infância
- outras experiências traumáticas (como a perda de um genitor na infância)
- temperamento que leve a alterações na resposta ao estresse

**Hipoativação do sistema do estresse (mais do que uma ativação contínua).** A liberação reduzida cronicamente de HLC pode resultar em:

- hiporresponsividade patológica
- *feedback* negativo aumentado do eixo HHS

Ainda que os mecanismos pelos quais o HLC extra-hipotalâmico mostra-se elevado na depressão não tenham sido compreendidos, os níveis elevados de HLC no hipotálamo são relacionados à alteração de inibição por *feedback* pelos GCs endógenos. Os dados que confirmam que a inibição por *feedback* – mediada por GCs – encontra-se deficiente no TDM provêm de vários estudos que demonstram não haver supressão da secreção de cortisol. Esses estudos foram complementados por muitos testes da função neuroendócrina, os quais examinaram a supressão de ACTH e de corticosteroides pela DEX. O TSD revelou que uma alta proporção de pacientes com diferentes transtornos do humor tem níveis de cortisol elevados, escapando, dessa forma, do efeito supressor da DEX. Depois que o HLC foi descoberto e caracterizado, os estudos iniciais – que empregavam HLC ovino ou humano em indivíduos deprimidos – demonstraram que a resposta do ACTH, após injeção desse neuropeptídeo, encontrava-se diminuída, sugerindo que os receptores de HLC estavam dessensibilizados, devido à hipossensibilização homóloga pelo HLC hipersecretado. O teste da função neuroendócrina mais sensível para detectar a desregulação do eixo HHS é o DEX/HLC. De fato, a sensibilidade desse teste é maior que 80%, dependendo da idade e do sexo do paciente.[4,8]

Enquanto a resposta do ACTH, após estímulo pelo HLC, está reduzida em indivíduos deprimidos, o tratamento prévio com DEX produz o efeito oposto e, paradoxalmente, aumenta a secreção de ACTH após HLC. De forma semelhante, a secreção de cortisol induzida pelo HLC é muito maior em pacientes que foram tratados previamente com DEX do que naqueles não tratados. Devido a sua baixa ligação à globulina ligadora de corticosteroide (CBG, do inglês *corticosteroid-binding globulin*) e a seu menor acesso ao cérebro, a DEX atua, primariamente, na hipófise para suprimir o ACTH. A diminuição subsequente de cortisol e a incapacidade da DEX em compensar níveis mais baixos de cortisol no tecido nervoso criam uma situação que é detectada pelos elementos reguladores centrais do sistema HHS como adrenalectomia parcial e transitória. Em resposta a essa situação, a secreção de neuropeptídeos centrais é aumentada, ativando a secreção do ACTH (em especial o HLC e a AVP). Quando a AVP é infundida em baixa frequência, em controles tratados previamente com DEX, a infusão concomitante de HLC induz a uma resposta do ACTH e do cortisol que é similar ao perfil de secreção hormonal dos indivíduos depressivos que recebem o teste combinado DEX/HLC sem tratamento simultâneo com AVP.[4,8]

Há, no entanto, algumas limitações a esse teste. Em particular, a farmacodinâmica e a farmacocinética da DEX diferem notavelmente das do cortisol. A DEX, comparada ao cortisol, acopla-se somente ao RG (não ao RM) *in vivo*, não se acopla à CBG e tem meia-vida muito maior.

Em resposta a essas preocupações, recentemente foi desenvolvido um teste supressor do eixo HHS, que utiliza prednisolona, que é similar ao GC.[14] A prednisolona é um GC sintético semelhante ao cortisol em sua farmacodinâmica (liga-se tanto ao RM e ao RG quanto à CBG) e sua farmacocinética (sua meia-vida é similar à do cortisol).

Propõe-se que a prednisolona em dosagem de 5 mg (que acarreta a supressão parcial do eixo HHS), com a avaliação do cortisol salivar, pode ser utilizada para investigar tanto o *feedback* negativo, mediado pelo GC deficiente, quanto o intensificado, em amostras maiores de pacientes com transtornos psiquiátricos.[14,15]

Acredita-se que a hiperatividade do eixo HHS, na depressão maior, seja secundária à hipersecreção de HLC. O HLC apresenta efeitos comportamentais similares em animais e em pacientes deprimidos, inclusive alterações na atividade, no apetite e no sono. Além disso, pacientes deprimidos exibem concentrações mais elevadas de HLC no LCS, assim como de HLC no ácido ribonucleico mensageiro (mRNA) e de proteína no núcleo paraventricular (NPV) do hipotálamo (amostras *post-mortem*), e resposta reduzida de ACTH ao estímulo com HLC.[14,15]

Os fatores que dão sustentação à ideia de que o HLC é o neuropeptídeo-chave responsável pelas alterações do eixo HHS na depressão são:[5]

- os resultados de resposta diminuída do ACTH ao HLC
- o menor número de sítios receptores de HLC no córtex frontal de pacientes com depressão que cometeram suicídio
- o maior número de neurônios produtores de HLC no NPV hipotalâmico de pacientes com depressão
- o achado de que as concentrações de HLC no líquido cerebrospinal diminuem durante o tratamento de longo prazo com fluoxetina ou amitriptilina

Os estudos realizados em animais e humanos sugerem que o estresse, nas suas fases iniciais de desenvolvimento, pode induzir as alterações persistentes na capacidade do eixo HHS de responder ao estresse na vida adulta e que esse mecanismo pode levar a maior suscetibilidade à depressão.

A hiperatividade persistente do eixo HHS também tem sido associada a índices mais altos de recaída. Os estudos conduzidos em pacientes que estavam recebendo uma gama de antidepressivos mostraram que aqueles que não tiveram normalização no nível do cortisol, após tratamento com DEX, tenderam a apresentar pior desfecho em termos de re-hospitalização, suicídio e recorrência de depressão.

Dois estudos descreveram uma pesquisa prospectiva que analisou a relação entre os resultados do teste DEX/HLC e o desfecho clínico. Especificamente, Zobel e colaboradores[13] descreverem uma coorte de pacientes que receberam o teste DEX/HLC em duas ocasiões distintas: na primeira semana após a admissão (ou após começarem o primeiro tratamento com antidepressivos) e alguns dias antes da alta. Os pacientes foram seguidos por seis meses após a alta. O estudo demonstrou o seguinte resultado:

- Os pacientes que tiveram aumento nos níveis de cortisol após o teste DEX/HLC (entre a admissão e a alta) tenderam a recair durante o período de seguimento.
- Os pacientes que mostraram diminuição nos níveis de cortisol após o teste DEX/HLC tenderam a permanecer clinicamente estáveis no período de seguimento.

Esses estudos sugerem que a avaliação do eixo HHS, durante o tratamento antidepressivo, pode ser útil para identificar os pacientes com maior risco de recaída.[9,10,13]

Uma ampla variedade de estressores ativa o eixo HHS comprovadamente, e os GCs são o produto final dessa ativação. Por essa razão, tais hormônios têm sido mais comumente vistos como os *agents provocateurs* (agentes provocadores) ou, em casos extremos, como a corporificação da patologia induzida pelo estresse. De fato, tem-se sugerido que a prolongada superprodução de GCs – seja como resultado de um estresse em curso, seja como de predisposição genética para a hiperatividade do eixo HHS – danifica as estruturas cerebrais (especialmente o hipocampo), que são essenciais para o controle desse eixo.

Existe a hipótese de que esse dano, por sua vez, leve a um circuito de pró-alimentação (*feedforward*), em que os estressores permanentes estimulam a superprodução de GCs indefinidamente (a "hipótese da cascata de GCs"). Devido à possibilidade de as altas concentrações de GCs alterarem o funcionamento celular, podendo levar a um grande número de doenças, considera-se que essa superprodução de hormônios contribui diretamente para muitas das sequelas comportamentais e psicológicas associadas ao estresse crônico.[2,8]

Apesar da popularidade da hipótese da cascata, cada vez mais os dados fornecem evidências de que, além do excesso de GCs, sua sinalização insuficiente pode desempenhar um papel significativo no desenvolvimento e na expressão da patologia dos transtornos relacionados ao estresse.

Ainda que não ocorram conjuntamente, tanto o hipocortisolismo como a responsividade reduzida aos GCs (como determinado por TSD) foram encontrados de forma confiável. Os transtornos psiquiátricos relacionados ao estresse também foram associados à inflamação/ativação do sistema imune, à elevação do tônus do sistema nervoso central (SNC) e à hipersecreção de HLC, que são todos consistentes com regulação insuficiente de hiper-responsividade ao estresse mediada por GC. Os antidepressivos, fundamentais no tratamento de transtornos relacionados ao estresse, foram regularmente associados à intensificação da sinalização por GCs.

Entende-se por sinalização insuficiente por GCs qualquer estado em que a capacidade de tal sinalização seja inadequada para controlar sistemas responsivos ao estresse relevantes, seja como resultado de diminuição da biodisponibilidade hormonal (p. ex., hipocortisolismo), seja como resultado de responsividade atenuada aos GCs (p. ex., secundária à redução da sensibilidade do RG).

Assim definida, a sinalização insuficiente pelos GCs não implica qualquer mecanismo específico ou deficiência absoluta, mas, ao contrário, tem seu foco no ponto final da atividade de GC. A pergunta fundamental é se a mensagem do GC está chegando de forma adequada ao ambiente (externo e interno) em que um organismo se encontra. Mesmo no caso de hipersecreção de GCs, pode existir insuficiência desses hormônios se a sensibilidade reduzida ao GC, em tecidos-alvo relevantes, sobrepujar o excesso de hormônio circulante.[17,18]

Os estudos neuroendócrinos recentes fornecem a evidência de que há sinalização de GC insuficiente em transtornos neuropsiquiátricos relacionados ao estresse. Entretanto, a alteração da regulação por *feedback* das principais respostas ao estresse, especialmente da **inflamação/ativação imunológica**, pode contribuir para a patologia relacionada ao estresse, incluindo alterações no comportamento, na sensibilidade à insulina, no metabolismo ósseo e nas respostas de imunidade adquirida.

Desde uma perspectiva evolutiva, a sinalização de GC reduzida – alcançada no nível do hormônio ou de seu receptor – pode impulsionar a prontidão imune e aumentar a reatividade. A ênfase na sinalização de GC insuficiente, em patologias relacionadas ao estresse, encoraja o desenvolvimento de estratégias terapêuticas para intensificar as vias de sinalização de GC.[4,17]

## RECEPTOR GLICOCORTICOIDE

Os hormônios esteroides (p. ex., GC, estrógeno, testosterona e mineralocorticoide) são pequenas moléculas lipossolúveis que se difundem pelas membranas celulares. Diferentemente dos receptores dos hormônios proteicos, que estão localizados na membrana celular, os receptores desses ligantes estão localizados no citoplasma. Em resposta ao acoplamento ao ligante, os receptores de hormônios esteroides translocam-se para o núcleo, onde regulam a expressão de certos genes por meio da ligação a elementos de resposta hormonal (ERHs) específicos em suas regiões regulatórias.[4,8]

O RM tem alta afinidade pelos corticosteroides endógenos, e considera-se que desempenhe um papel na regulação das flutuações circadianas desses hormônios, especialmente na secreção de ACTH durante a queda progressiva diurna na secreção do cortisol. Kloet e colaboradores[19] esclareceram que a ativação do RG é necessária para a regulação por *feedback* do eixo HHS quando os níveis de GCs estão altos (resposta ao estresse e pico circadiano), mas mostram que o RM também desempenha um papel importante na modulação da regulação dependente de RG.[19]

Como mencionado anteriormente, de acordo com o modelo de "tráfego núcleo-citoplasmático" da ação do RG (Fig. 3.2), o RG – em sua forma "inativa" – essencialmente reside no citoplasma em associação com um complexo multimétrico de proteínas chaperonas moleculares, incluindo diversas proteínas de choque térmico (HSP56, HSP90). Os GCs (cortisol em humanos, hidrocortisona em roedores) ou os GCs sintéticos (DEX) atuam como ligantes de RG.

Após ser acoplado ao esteroide, o RG sofre alteração de conformação (ativação), dissocia-se do complexo de proteínas chaperonas moleculares e transloca-se do citoplasma para o núcleo, onde regula a transcrição gênica, acoplando-se aos ERHs no ácido desoxirribonucleico (DNA) ou interagindo com outros fatores de transcrição. Então, o RG se recicla para o citoplasma e não pode acoplar-se novamente ao ligante até que a associação com as proteínas chaperonas moleculares esteja completa. Subsequentemente, funciona como um fator de transcrição regulado pelo ligante por meio de acoplamento aos elementos de resposta aos GCs (ERGs).[4,8]

Os ERGs podem designar uma regulação tanto positiva como negativa aos genes aos quais estão acoplados. O RG ativado não pode se acoplar novamente ao ligante, já que, para isso, é necessária a associação com o complexo das proteínas chaperonas moleculares para manter o receptor em um estado conformacional receptivo ao hormônio.[4,8]

Os RGs têm baixa afinidade, mas alta capacidade para cortisol, e são muito responsivos a alterações nas concentrações de cortisol. Enquanto se considera que os RMs possam estar envolvidos na atividade inibitória tônica no eixo HHS, os RGs parecem "desligar" a produção de cortisol em períodos de estresse.[19]

Vários grupos de pesquisa sugeriram que a hiper-reatividade do eixo HHS na depressão pode estar associada a uma anormalidade do RG no nível límbico-hipocampal. Essa anormalidade resulta em falta de GC ou resistência a ele. Vários achados em depressão são consistentes com uma anormalidade do RG. Mais no-

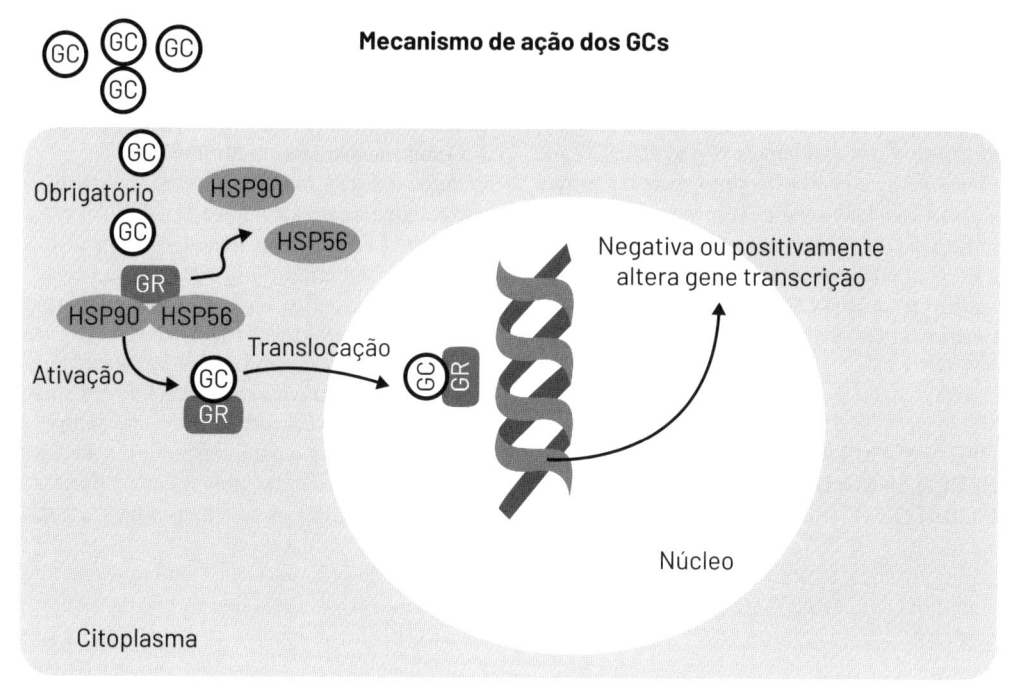

[ **FIGURA 3.2** ]
Modelo de ativação de RG.
Fonte: Juruena e colaboradores.[4]

tável é o fato de que os pacientes com depressão melancólica não exibem a maioria dos sintomas físicos do excesso de corticosteroide, apesar da presença frequente de hipercortisolismo, sugerindo que os RGs periféricos possam ser anormais ou insensíveis na depressão.[7,19]

Consistentemente com o fato de que o RG é mais importante na regulação do eixo HHS quando os níveis endógenos dos GCs estão elevados e de que os pacientes com TDM exibem *feedback* negativo prejudicado do eixo HHS no contexto de níveis elevados de cortisol circulante, vários estudos têm descrito uma função reduzida do RG em pacientes deprimidos (resistência do RG) e que os antidepressivos atuam revertendo essas supostas alterações do RG.[9]

## RECEPTORES DE GLICOCORTICOIDE NOS SUBTIPOS DE DEPRESSÃO

A hiperfunção do eixo HHS, caracterizada por hiperativação de HLC, *feedback* negativo reduzido e hipercortisolemia, é um achado constante nas pesquisas de TDM. Em geral, as anormalidades têm sido observadas em pacientes com transtorno unipolar (episódio único ou episódios recorrentes de TDM), mas também podem estar presentes em pacientes com transtorno bipolar – com episódios recorrentes de depressão maior e episódios de mania ou hipomania –, nas fases depressiva, maníaca e de remissão.[5]

Um estudo[20] constatou que os transtornos de ansiedade ocorrem em aproximadamente 30% dos pacientes com TDM e concluiu que os pacientes deprimidos com transtorno de ansiedade comórbido apresentam prejuízo do *feedback* negativo do eixo HHS ainda maior do que o observado em pacientes deprimidos sem esse transtorno.

Nas últimas décadas, vários estudos relataram que a depressão maior psicótica (DMP) apresenta características únicas, inclusive diferenças neuroendócrinas em relação à depressão maior não psicótica (NDMP).[21] Muitos estudos constatam hiperatividade do eixo HHS em pacientes com DMP, que está associada a níveis aumentados de cortisol durante as horas de repouso. A atividade aumentada de cortisol, particularmente modificando o ponto mais baixo da curva, está relacionada à gravidade da depressão e à interação de sintomas depressivos e psicóticos. Essa modificação sugere um defeito na ação do sistema temporizador circadiano e do eixo HHS, criando um ambiente hormonal similar ao que é encontrado na síndrome de Cushing inicial e um desequilíbrio na ativação dos RMs e RGs.[21-24]

## MECANISMOS MOLECULARES DE RESISTÊNCIA DOS RECEPTORES DE GLICOCORTICOIDES NA DEPRESSÃO

Vários estudos avaliaram o RG em pacientes com TDM. Um estudo cerebral *post-mortem* encontrou:

- expressão gênica de RG reduzida no lobo frontal e no hipocampo
- expressão gênica de RG e RM reduzida no lobo frontal (não somente em pacientes com TDM, mas também em pacientes com esquizofrenia e transtorno bipolar)

Os estudos fornecem evidências sugestivas de que o eixo HHS pode estar anormal em alguns pacientes com transtorno bipolar e esquizofrenia e dão sustentação à visão de que a desregulação do eixo HHS pode ter um papel em diferentes transtornos psiquiátricos. Outro estudo *post-mortem* não encontrou diferenças no RG mRNA, mas diminuição no RM mRNA, no hipocampo em vítimas de suicídio com história de depressão.[4,25-27]

O estresse crônico também tem sido associado à hiperativação do eixo HHS e à função alterada do RG. Um estudo avaliou o impacto dos GCs na função de células periféricas (função imune) – sabidamente inibidas pela ativação do RG – e, em particular, a conhecida capacidade da DEX de inibir a capacidade das células mononucleares sanguíneas periféricas de proliferarem em resposta a mitógenos policlonais.[9,14] Evidências demonstram que os níveis de cortisol cronicamente elevados podem produzir um estado de resistência aos esteroides, habilitando os linfócitos a responder com menos intensidade aos GCs. Esses dados sugerem que as elevações crônicas no cortisol podem ser subjacentes à resistência dos RGs em humanos.[9,14]

Após a recuperação clínica, a hipercortisolemia tende a se resolver, e a sensibilidade dos linfócitos à DEX retorna aos níveis de controle. É tentador, no entanto, especular que a resistência aos antidepressivos nessa amostra de pacientes possa estar relacionada à resistência aos esteroides. Ainda que comumente agrupados, o hipercortisolismo e a resistência aos GCs não ocorrem necessariamente ao mesmo tempo e podem representar estados distintos de disfunção do eixo HHS ou, pelo menos, diferentes pontos ao longo de uma evolução da patologia do eixo HHS.[9,13]

Apesar de as informações aqui apresentadas fornecerem evidência sólida de que há resistência aos GCs no TDM, existem alguns dados que sugerem que a sensibilidade aos GCs, em pacientes deprimidos, permanece intacta pelo menos em alguns compartimentos do corpo. Especificamente, foi demonstrado que pacientes deprimidos exibem deposição de gordura intra-abdominal, que também é observada em condições médicas caracterizadas por hipercortisolemia (p. ex., síndrome de Cushing) e após o tratamento prolongado com GCs. Esses achados sugerem que os RGs intra-abdominais podem manter sua sensibilidade aos GCs, ao passo que outros tipos de tecidos/células são resistentes. Corroborando essa possibilidade, os estudos também mostram densidade mineral óssea diminuída em pacientes deprimidos, já que GCs elevados também têm sido associados à perda óssea.[4,6]

Como discutido anteriormente, os dados sobre RGs não são convincentes a favor da hiporregulação (*downregulation*) dos RGs secundária ao hipercortisolismo no TDM. No entanto, é concebível que o hipercortisolismo possa sobrecarregar a capacidade de reciclagem dos RGs, com consequente diminuição da capacidade da célula de responder à estimulação subsequente. Uma segunda possibilidade é a de que a função RG esteja alterada no TDM por meio de mecanismos independentes de ligação.[3,5] Em síntese, vários mecanismos podem mediar a "resistência adquirida ao esteroide".

## ANTIDEPRESSIVOS E O RECEPTOR DE GLICOCORTICOIDE

A hipótese de que os antidepressivos exerçam seus efeitos clínicos por meio da modulação direta do RG é um dos mais notáveis e inovadores modelos do mecanismo de ação dessa classe de fármacos.[4]

Os estudos em pacientes deprimidos, modelos animais e celulares demonstraram que os antidepressivos aumentam a expressão de RG, intensificam sua função e promovem sua translocação nuclear, o que está associado ao *feedback* negativo intensificado pelos GCs endógenos e, portanto, ao repouso reduzido e à atividade estimulada do eixo HHS. Esses efeitos, por sua vez, podem contribuir para a ação terapêutica dessa classe de fármacos. No entanto, a relação entre a estrutura química, os mecanismos farmacológicos e os efeitos conhecidos no RG ainda tem de ser mais esclarecida.[4]

A Figura 3.3 traz um diagrama que mostra a hipótese do mecanismo pelo qual os antidepressivos podem inibir os transportadores de esteroides da membrana na barreira hematoencefálica (BHE) e nos neurônios, de forma que mais cortisol possa ingressar no cérebro. Isso leva a ativação aumentada dos RGs do cérebro (e RM), *feedback* negativo aumentado no eixo HHS e, por fim, normalização da hiperatividade do eixo em pacientes deprimidos.

Os trabalhos desenvolvidos no decorrer dos últimos anos têm tentado compreender os mecanismos pelos quais os antidepressivos regulam o RG. Esses estudos mostram que a incubação concomitante de desipramina e DEX leva a

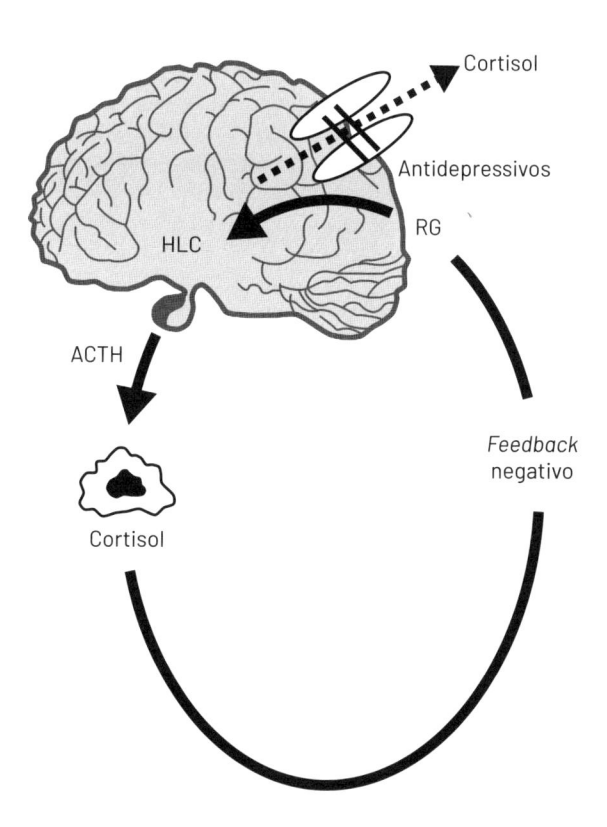

[ **FIGURA 3.3** ]
Diagrama da hipótese do mecanismo pelo qual os antidepressivos podem inibir os transportadores de esteroides da membrana na barreira hematoencefálica (BHE) e nos neurônios.
Fonte: Juruena e colaboradores.[5]

intensificação da transcrição gênica mediada por RG, ao passo que a incubação prévia com desipramina, seguida por DEX, acarreta redução da transcrição gênica mediada por RG.[4,5]

Alguns trabalhos mais recentes sugerem um possível papel dos transportadores de esteroides da membrana, tais como o complexo de resistência a múltiplos fármacos glicoproteína-P (MDR PGP), na regulação da função de RG durante o tratamento com antidepressivos e, possivelmente, na depressão. O MDR PGP, localizado na membrana apical das células endoteliais da barreira hematoencefálica, limita o acesso da DEX e do cortisol (mas não da hidrocortisona) ao cérebro humano, bem como às células periféricas, por exemplo, os linfócitos. Além disso, alguns antidepressivos são capazes de inibir o MDR PGP em células tumorais ao serem transportadas por esse complexo.[4,5]

Descobriu-se que três antidepressivos distintos (desipramina, clomipramina e paroxetina) aumentam a função do RG na presença de DEX e cortisol (que são excretados das células pelo MDR PGP), mas não de hidrocortisona (que não é excretada por esse transportador). Além disso, a clomipramina (o antidepressivo que produz a potencialização mais forte da transcrição gênica mediada por RG na presença de DEX ou cortisol) não tem efeito na presença de DEX após o bloqueio do transportador de esteroide com verapamil.[5-9]

A amitriptilina (mas não a fluoxetina) é transportada pelo MDR PGP. Já o tratamento prévio com nifedipina (outro inibidor de MDR PGP) evita a hipersensibilização de RG do hipocampo induzida pelo tratamento crônico com desipramina, amitriptilina ou eletroconvulsoterapia (ECT).[4]

A hipótese de que a modulação dos transportadores de esteroides da membrana é importante para os efeitos dos antidepressivos nos RGs é uma explicação potencial sobre como os medicamentos, química e farmacologicamente não relacionados, podem ter efeitos similares nos RGs. Os antidepressivos, assim como outros inibidores de transportadores de esteroides da membrana, parecem modular o MDR PGP, interagindo diretamente com os fosfolipídeos da membrana. Esse efeito não é mediado pelos receptores e está relacionado às propriedades físico-químicas dos medicamentos, ou seja, lipossolubilidade e carga elétrica.[5,6]

Parece plausível, portanto, que os efeitos dos antidepressivos estejam relacionados principalmente aos efeitos nos transportadores de esteroides da membrana, levando a aumento na função dos RGs. Propõe-se que os transportadores de esteroides de membrana, especialmente os que regulam o acesso dos GCs ao cérebro, como o MDR PGP, podem ser um alvo determinante para a ação antidepressiva. Em síntese, os efeitos dos GCs são mediados pelos RGs. Vários estudos têm demonstrado que a função do RG encontra-se prejudicada no TDM, o que resulta em *feedback* negativo reduzido, mediado por RG no eixo HHS, e em produção e secreção aumentadas de HLC em várias regiões cerebrais, possivelmente envolvidas na etiologia da depressão. O conceito da sinalização deficiente pelo RG é um mecanismo-chave na patogênese da depressão. Os dados indicam que os antidepressivos têm efeitos diretos no RG, conduzindo à função intensificada e à expressão aumentada desse receptor. O mecanismo de alteração desse receptor envolve, também, componentes não esteroides, tais como citocinas e neurotransmissores.[5-10]

## CONSIDERAÇÕES FINAIS

Poderia a disfunção do eixo HHS ser vista como uma causa biológica fundamental do TDM ou ela é um fenômeno secundário? Há várias indicações na literatura de que o eixo HHS desempenha um papel fundamental na predisposição para TDM e no início desse transtorno.

O eixo HHS é um grande componente do sistema do estresse que, tanto o agudo quanto o crônico, pode eliciar o TDM. É interessante que o estresse no início da vida leva a adaptações neurobiológicas persistentes que se assemelham aos achados na depressão. Há correlação entre o estresse, o eixo HHS (responsável pela resposta ao estresse) e o desenvolvimento da depressão.

O prejuízo do *feedback* do eixo HHS, observado em pacientes com depressão, também está presente em indivíduos saudáveis que apresentam risco por terem um familiar de primeiro grau com um transtorno do humor. Ademais, esse distúrbio mostrou-se estável em um período de quatro anos. Esses dados sugerem que alguns indivíduos têm uma vulnerabilidade geneticamente determinada para desenvolver hiperativação crônica do eixo HHS e, possivelmente, depressão melancólica. Existe, também, um elo entre a genética, a função do eixo HHS e a vulnerabilidade à depressão.

Essas observações apresentadas são sugestivas de um papel etiológico do eixo HHS no TDM. Todavia, é importante ter claro que a depressão maior é um transtorno complexo e heterogêneo.

Alguns quadros além da depressão melancólica estão associados a altos índices de hiperatividade do eixo HHS, tais como:[4,5]

- depressão psicótica
- anorexia nervosa, com ou sem desnutrição
- transtorno obsessivo-compulsivo (TOC)
- transtorno de pânico
- transtorno de ansiedade
- alcoolismo ativo crônico
- abstinência de álcool e narcóticos
- diabetes mal controlado
- hipertireoidismo
- síndrome de Cushing
- insônia
- anorexia nervosa
- exercício intenso
- desnutrição
- abuso sexual e físico

Outro grupo de doenças é caracterizado pela hipoativação do sistema de estresse, em vez de ativação permanente, na qual a secreção reduzida cronicamente de HLC pode resultar em hiporreatividade patológica e *feedback* negativo intensificado do eixo HHS. Entram nessa categoria os pacientes com:

- transtorno de estresse pós-traumático (TEPT)
- depressão atípica/sazonal
- transtorno bipolar
- síndrome da fadiga crônica
- fibromialgia
- hipotireoidismo
- abstinência de nicotina
- artrite reumatoide
- alergias
- asma

A hipótese de que os antidepressivos exerçam seus efeitos clínicos por meio da modulação direta dos hormônios GCs e de seus receptores é um dos mais impactantes e inovadores modelos dos mecanismos de ação dessa importante classe de fármacos.[5] O eixo HHS é um dos sistemas mais importantes a ser estudado para elucidar a etiologia das doenças mentais, mas muitos outros fatores também precisam receber atenção, como a genética, a relação do indivíduo com o ambiente, o estresse precoce e a resiliência de algumas pessoas, que pode explicar diferentes tipos de resposta aos mesmos eventos estressantes.

# REFERÊNCIAS

1. Ray O. The revolutionary health science of psychoendoneuroimmunology: a new paradigm for understanding health and treating illness. Ann N Y Acad Sci. 2004;1032:35-51.
2. McEwen BS. From molecules to mind. Stress, individual differences, and the social environment. Ann N Y Acad Sci. 2001;935:42-9.
3. Juruena MF, Marques AH, Mello AF, Mello MM. Um paradigma para entender e tartar as doenças psiquiátricas. Rev Bras Psiquiatr. 2007;29(supl. 1):1-2.
4. Juruena MF, Cleare AJ, Bauer ME, Pariante CM. Molecular mechanism of GR sensitivity and relevance for affective disorders. Acta Neuropsychiatrica. 2003;15(3):354-67.
5. Juruena MF, Cleare AJ, Pariante CM. The hypothalamic pituitary adrenal axis, glucocorticoid receptor function and relevance to depression. Rev Bras Psiquiatr. 2004;26(3):189-201.
6. Checkley S. The neuroendocrinology of depression and chronic stress. Br Med Bull. 1996;52(3):597-617.
7. McQuade R, Young AH. Future therapeutic targets in mood disorders: the glucocorticoid receptor. Br J Psychiatry. 2000;177:390-5.
8. Juruena MF. Early-life stress and HPA axis trigger recurrent adulthood depression Epilepsy Behav. 2014;38:148-59.
9. Holsboer F, Barden N. Antidepressants and hypothalamic-pituitary-adrenocortical regulation. Endocr Rev. 1996;17(2):187-205.
10. Juruena MF, Cleare AJ. Overlap between atypical depression, seasonal affective disorder and chronic fatigue syndrome. Rev Bras Psiquiatr. 2007;29(supl. 1):20-7.
11. Carroll BJ, Curtis GC, Mendels J. Neuroendocrine regulation in depression. II. Discrimination of depressed from nondepressed patients. Arch Gen Psychiatry. 1976;33(9):1051-8.
12. Watson S, Gallagher P, Smith MS, Ferrier IN, Young AH. The DEX/CRH test: is it better than the DST? Psychoneuroendocrinology. 2006;31(7):889-94.

13. Zobel AW, Nickel T, Sonntag A, Uhr M, Holsboer F, Ising M. Cortisol response in the combined dexamethasone/CRH test as predictor of relapse in patients with remitted depression: a prospective study. J Psychiatr Res. 2001;35(2):83-94.
14. Juruena MF, Cleare AJ, Papadopoulos AS, Poon L, Lightman S, Pariante CM. Different responses to dexamethasone and prednisolone in the same depressed patients. Psychopharmacology (Berl). 2006;189(2):225-35
15. Juruena MF, Pariante CM, Papadopoulos AS, Poon L, Lightman S, Cleare AJ. Prednisolone suppression test in depression: prospective study of the role of HPA axis dysfunction in treatment resistance. Br J Psychiatry. 2009;194(4):342-9.
16. Mello AF, Juruena MF, Pariante CM, Tyrka AR, Price LH, Carpenter LL, et al. Depression and stress: is there an endophenotype. Rev Bras Psiquiatr. 2007;29(suppl. 1):13-8.
17. Raison CL, Miller AH. When not enough is too much: the role of insufficient glucocorticoid signaling in the pathophysiology of stress-related disorders. Am J Psychiatry. 2003;160(9):1554-65.
18. Sapolsky RM, Romero M, Munck AU. How do glucocorticoids influence stress responses? Integrating permissive, suppressive, stimulatory, and preparative actions. Endocr Rev. 2000;21(1):55-89.
19. Kloet ER, Vreugdenhil E, Oitzl MS, Joëls M. Brain corticosteroid receptor balance in health and disease. Endocr Rev. 1998;19(3):269-301.
20. Young EA, Abelson JL, Cameron OG. Effect of comorbid anxiety disorders on the hypothalamic-pituitary-adrenal axis response to a social stressor in major depression. Biol Psychiatry. 2004;56(2):113-20.
21. Schatzberg AF, Rothschild AJ, Stahl JB, Bond TC, Rosenbaum AH, Lofgren SB, et al. The dexamethasone suppression test: identification of subtypes of depression. Am J Psychiatry. 1983;140(1):88-91.
22. Juruena MF, Calil HM, Fleck MP, Del Porto JA. Melancholia in Latin American studies: a distinct mood disorder for the ICD-11. Braz J Psychiatry. 2011;33(Suppl 1):S37-S58.
23. Markopoulou K, Papadopoulos A, Juruena MF, Poon L, Pariante CM, Cleare AJ. The ratio of cortisol/DHEA in treatment resistant depression. Psychoneuroendocrinology. 2009;34(1):19-26.
24. Mello MF, Mello AF, Ruiz JE, Fiks JP, Andreoli SB, Bressan RA, et al. The effect of comorbid depression and sexual abuse during childhood on glucocorticoid and mineralocorticoid receptor sensitivity of patients with post-traumatic stress disorder. J Depres Anxiety. 2013;S4:04.
25. Juruena MF, Baes CVW, Menezes IC, Graeff FG. Depressive patients: role of glucocorticoid and mineralocorticoid receptors and of hypothalamic-pituitary-adrenal axis activity. Curr Pharm Des. 2015;21(11):1369-78.
26. Juruena MF, Pariante CM, Papadopoulos AS, Poon L, Lightman S, Cleare AJ. The role of mineralocorticoid receptor function in treatment-resistant depression. J Psychopharmacol. 2013;27(12):1169-79.
27. Juruena MF, Agustini B, Cleare AJ, Young AH. A translational approach to clinical practice via stress-responsive glucocorticoid receptor signaling. Stem Cell Investig. 2017;4:13.

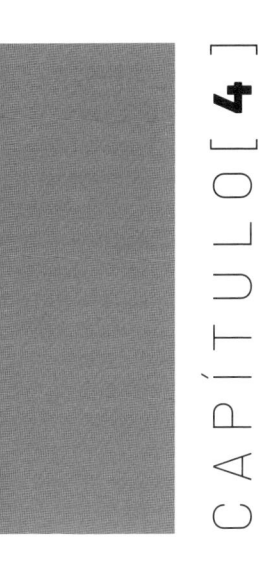

# CAPÍTULO [4]
# MECANISMOS IMUNOLÓGICOS QUE MODULAM O SISTEMA NERVOSO CENTRAL

MOISÉS EVANDRO BAUER
NATALIA PESSOA ROCHA
ANTONIO LUCIO TEIXEIRA

Este capítulo apresenta uma visão geral dos mecanismos imunológicos que afetam o funcionamento do sistema nervoso central (SNC) na saúde e na doença. Discutiremos as principais vias de comunicação bidirecional entre esses sistemas, em especial as vias humoral, neural e celular (leucócitos). Por exemplo, o aumento das citocinas pró-inflamatórias no soro pode afetar a cognição e induzir sintomas comportamentais depressivos ("comportamento de doente"). O fenótipo de micróglia ativada, um tipo de célula fagocitária de origem mieloide, foi associado à neuroinflamação descrita em vários transtornos psiquiátricos. Este capítulo também discute a respeito de novos papéis fisiológicos da modulação direta da imunidade adaptativa no SNC, bem como que os linfócitos T modulam a neurogênese hipocampal, a cognição, o humor, a resiliência ao estresse e, outrossim, são protetores para o desenvolvimento de transtornos psiquiátricos.

O sistema imune é geralmente concebido como um sistema independente dos outros sistemas fisiológicos e está envolvido em especial na imunidade contra microrganismos. Nessa concepção, o sistema imune seria ativado apenas em condições patológicas (i.e., provendo imunidade), bem como na limitação do crescimento da microbiota – como mostrado pela ação da imunoglobulina A (IgA), que controla o crescimento bacteriano intestinal. Contudo, uma visão mais atual considera que o sistema imune age de forma integrada com outros sistemas fisiológicos, especialmente o sistema nervoso, no sentido de manter a homeostase corporal. Neste capítulo, discutiremos como células e proteínas do sistema imune influenciam as funções complexas do cérebro, por exemplo, comportamento, emoção e cognição.

Na década de 1970, os pesquisadores argentinos Hugo Besedovsky e Adriana del Rey foram os primeiros a mostrar que o sistema imune ativado era capaz de lançar um produto solúvel na circulação que aumentava da taxa de disparo neuronal no hipotálamo.[1] Hoje, sabemos que os leucócitos e seus produtos circulantes são realmente importantes na comunicação do sistema imune com o cérebro. Essa comunicação é estabelecida por três vias independentes: humoral, neural e leucocitária (Fig. 4.1).

O tráfego de células linfoides para o cérebro se tornou uma área de especial interesse a partir da descrição dos vasos linfáticos cerebrais, até

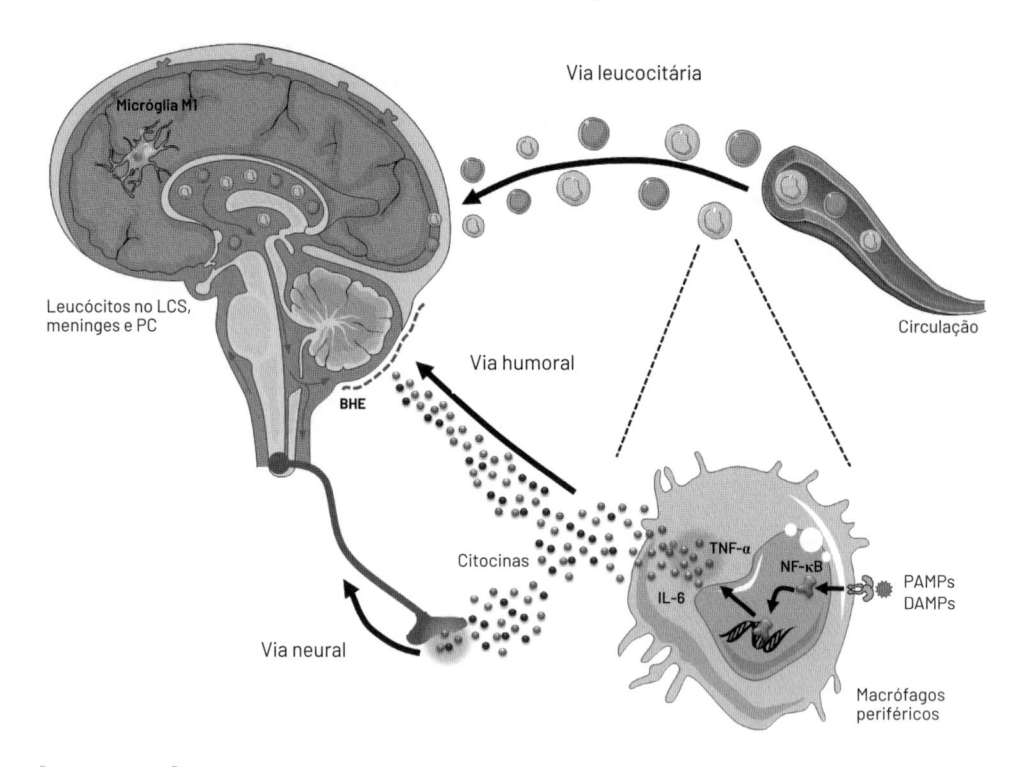

[ **FIGURA 4.1** ]
Principais vias da comunicação do sistema imune com o cérebro. Três vias independentes medeiam a comunicação do sistema imune com o cérebro: as vias humoral, neural e leucocitária. As infecções fornecem sinalização essencial aos monócitos circulantes, incluindo padrões moleculares associados a patógenos (PAMPs) ou padrões moleculares associados a danos (DAMPs). Tanto os PAMPs quanto os DAMPs (presentes na lesão estéril) envolvem vias de sinalização inflamatória, como o fator nuclear κB (NF-κB). Em consequência, as citocinas pró-inflamatórias (fator de necrose tumoral alfa [TNF-α] e as interleucinas [ILs] 1β, 6 e 18) são prontamente secretadas e entram na circulação. As citocinas circulantes podem atingir o cérebro por meio de vários mecanismos, incluindo o i) transporte ativo para o cérebro, atravessando a barreira hematoencefálica (BHE) pelas regiões especiais nos órgãos circunventriculares (via humoral); ou ii) a ativação de vias neurais, como o nervo vago. A via leucocitária é outra via de comunicação do sistema imune com o cérebro, mediada pela migração de leucócitos circulantes para regiões conhecidas como "bordas do cérebro". Os leucócitos estão presentes em pequeno número nos órgãos circunventriculares do cérebro e no plexo coroide (PC). Em condições fisiológicas, essas células imunológicas periféricas suportam funções neuronais e fazem a varredura do cérebro em busca de patógenos ou lesões teciduais.
LCS = líquido cerebrospinal.

então desconhecidos.[2] Levando em conta a ação destrutiva da inflamação no SNC sob condições patológicas, o cérebro tem sido tradicionalmente considerado protegido da ação do sistema imune. No entanto, pesquisas recentes apontam que as células imunológicas migram para o SNC no estado fisiológico, particularmente nas áreas das meninges e do plexo coroide (PC), mantendo interação com neurônios e células gliais. Essa via de comunicação entre o sistema imune e o cérebro por meio de células foi recém-descrita e tem sido associada a processos fisiológicos importantes, interferindo no comportamento, na emoção e na cognição.

## COMUNICAÇÃO ENTRE O SISTEMA IMUNE E O CÉREBRO PELA VIA HUMORAL

O "comportamento de doente" é o protótipo da comunicação patológica entre o sistema imune e o cérebro pela via humoral. Após uma infecção, o organismo rapidamente estabelece uma série de mudanças para aumentar a sobrevivência do hospedeiro, incluindo alterações fisiológicas (p. ex., febre, mudanças na composição do sangue), comportamentais (p. ex., diminuição da locomoção e do consumo de alimentos e água) e hormonais (p. ex., secreção de hormônios do eixo hipotalâmico-hipofisário-suprarrenal [HHS]). As alterações descritas são parte de uma síndrome conhecida como "comportamento de doente" e visam maximizar as chances de sobreviver a infecções, desviando recursos energéticos para o sistema imune e minimizando o contato do hospedeiro com outros patógenos e predadores.[3] A expressão "comportamento de doente" é empregada também no contexto de uma inflamação subclínica, porém crônica, como observado em diferentes transtornos psiquiátricos, sobretudo depressão.

Em resposta a infecções ou lesões teciduais, os níveis circulantes de citocinas pró-inflamatórias (p. ex., fator de necrose tumoral alfa (TNF-α) e as interleucinas (ILs) 1 e 6] sofrem aumento, desencadeando o "comportamento de doente" por meio de vários mecanismos: i) sensibilização de nervos sensoriais aferentes (p. ex., nervo vago em infecções viscerais e nervo trigeminal durante infecções orolinguais); ii) produção de citocinas transportadas ao cérebro por difusão por macrófagos nos órgãos circunventriculares e PC; iii) acesso de citocinas circulantes ao cérebro por meio de transportadores na barreira hematoencefálica (BHE); iv) a ativação de receptores de IL-1 expressos por macrófagos perivasculares e células endoteliais resulta na produção de mediadores, como a prostaglandina E2, no cérebro.[3]

O "comportamento de doente" pode ser reproduzido pela administração de citocinas pró-inflamatórias, endotoxina ou lipopolissacarídeo (LPS). A IL-1β e o TNF-α são as principais citocinas envolvidas no desencadeamento do "comportamento de doente". Em roedores, tanto a administração sistêmica quanto a intracerebral de IL-1β ou TNF-α resulta em sinais de "comportamento de doente" (i.e., diminuição da atividade motora, isolamento social, redução da ingestão de alimentos e água e déficit cognitivo), de maneira tempo e dose-dependente. Além disso, camundongos deficientes em IL-6 apresentam atenuação nesses sinais induzidos por LPS em comparação com animais do tipo selvagem, indicando que a expressão da IL-6 no cérebro pode contribuir para a expressão de outras citocinas (incluindo IL-1β e TNF-α) após ativação imunológica.[3] O fator nuclear κB (NF-κB), uma molécula de sinalização intracelular, foi descrito como um mediador essencial da comunicação entre o sistema imune e o cérebro. Em roedores, o bloqueio do NF-κB no SNC inibe as alterações comportamentais induzidas por IL-1β e LPS.[4]

Corroborando os resultados obtidos em modelos animais, dados clínicos mostraram que uma injeção intravenosa de LPS de *Salmonella abortus* em humanos produz aumento transitório nos sintomas de ansiedade e humor depressivo e diminuição nas funções de memória verbal e não verbal. A administração dessa endotoxina foi seguida por aumento nos níveis séricos de TNF-α, receptores solúveis de TNF, IL-6 e cortisol.[5] O uso terapêutico de citocinas também está associado ao "comportamento de doente". Por exemplo, até 60% dos pacientes que recebem terapia com interferon alfa (IFN-α) por 12 semanas para o tratamento da hepatite C ou câncer desenvolvem depressão clínica. A síndrome depressiva induzida por IFN-α é responsiva ao tratamento com antidepressivos e clinicamente se sobrepõe ao transtorno depressivo maior (TDM). Ademais, a administração de citocinas resulta na amplificação da neuroinflamação no SNC. Os pacientes com hepatite C que recebem a imunoterapia de IFN-α apresentam aumento na concentração de IFN-α no líquido cerebrospinal (LCS), correlacionada com os níveis de IL-6 e da quimiocina CCL2/MCP-1.[4]

Qual seria o papel evolutivo do "comportamento de doente"? Isso foi discutido à luz da "hipótese da depressão gerada em defesa do hospedeiro às infecções". De acordo com essa hipótese, os seres humanos herdaram um viés genômico em relação à inflamação e aos sintomas depressivos. Esse padrão de respostas pode até ser visto como negativo ou prejudicial na atualidade, mas aumenta a sobrevivência e a probabilidade de reprodução em ambientes altamente patogênicos, como nas savanas africanas onde os seres humanos evoluíram.[6]

## COMO AS CITOCINAS MODULAM O COMPORTAMENTO?

Os mecanismos subjacentes ao "comportamento de doente" incluem alterações nos níveis de monoaminas no cérebro, excitotoxicidade (i.e., aumento dos níveis de glutamato) e redução da plasticidade cerebral (Fig. 4.2). A redução dos níveis cerebrais de serotonina (5-HT) parece ser um mecanismo importante pelo qual as citocinas podem influenciar o comportamento. Tanto estudos experimentais quanto ensaios clínicos demonstraram que o desenvolvimento de sintomas depressivos induzido por citocinas está altamente correlacionado com a redução da disponibilidade sináptica de 5-HT. Corroborando esses achados, foi demonstrado que polimorfismos nos genes da IL-6 e de transportadores serotonérgicos predizem o desenvolvimento de depressão durante o tratamento com IFN-α para a hepatite C.[7]

Estudos que investigaram os efeitos de IFN-α sobre a enzima indolamina-2,3-dioxigenase (IDO) forneceram mais evidências de que a via serotonérgica está envolvida na depressão induzida por IFN-α. A IDO está envolvida na quebra do triptofano em quinurenina. O triptofano é um aminoácido essencial (i.e., necessário para o organismo humano, que é incapaz de sintetizá-lo, o que requer que seja obtido por meio da dieta) e o precursor primário da 5-HT. Normalmente, apenas uma pequena porção de triptofano é usada para a síntese de 5-HT. A maioria de triptofano obtido pela dieta (> 95%) no fígado é degradada pela quinurenina por via da triptofano dioxigenase. A degradação do triptofano em quinurenina também pode ocorrer extra-hepaticamente pela enzima IDO. A IDO é expressa no cérebro e é altamente induzível por citocinas pró-inflamatórias.

Durante processos inflamatórios, a disponibilidade de triptofano para a síntese serotonérgica diminui consideravelmente, enquanto os níveis de quinurenina aumentam devido à maior atividade da IDO.[3] Além disso, a quinurenina pode atravessar facilmente a BHE e entrar no cérebro, onde é metabolizada por duas vias celulares: i) micróglia, gerando 3-hidroxiquinurenina (3-HK) e ácido quinolínico (QA); e ii) astrócitos, produzindo ácido quinurênico (KA). A 3-HK é um fator de estresse oxidativo, enquanto o QA é um agonista do receptor de N-metil-D-aspartato (NMDA) – estimulando a liberação de glutamato e o bloqueio da recaptação de glutamato por astrócitos.[6] O QA também está associado com a peroxidação lipídica e o estresse oxidativo. Essas alterações podem levar à excitotoxicidade e à neurodegeneração. Em contraste com o QA, o KA pode reduzir glutamato e dopamina, contribuindo com perdas cognitivas. Níveis aumentados de QA foram encontrados na micróglia cerebral de pacientes que cometeram suicídio e que sofriam de depressão.[8]

Além das citocinas pró-inflamatórias, a IDO pode ser ativada por múltiplas vias de sinalização inflamatórias, entre as quais o transdutor de sinal e ativador da transcrição 1 (STAT1), o fator regulatório do interferon 1 (IFN-1), o NF-κB e por meio da proteinoquinase ativada por mitógeno (MAPK) p38.[4] Há evidências de que o bloqueio de receptores de glutamato do tipo NMDA com quetamina ou a inibição da atividade da IDO protegem camundongos de desenvolverem comportamento do tipo depressivo induzido por LPS ou por estresse.[9] Fármacos que bloqueiam a IDO seriam recomendáveis para pacientes que apresentam depressão associada à inflamação. Ademais, vários estudos relataram o rápido efeito antidepressivo da quetamina em humanos.[10]

As citocinas podem também interferir na síntese da dopamina. A injeção intramuscular de IFN-α em ratos resultou em redução significativa dos níveis de tetraidrobiopterina ($BH_4$) e dopamina em áreas da amígdala e rafe. A $BH_4$ é um cofator da tirosina hidroxilase (TH), enzima envolvida na síntese de dopamina.[4] O impacto das citocinas sobre as vias dopaminérgicas cerebrais está fortemente associado à diminuição da motivação, ou anedonia, um sintoma central da depressão.

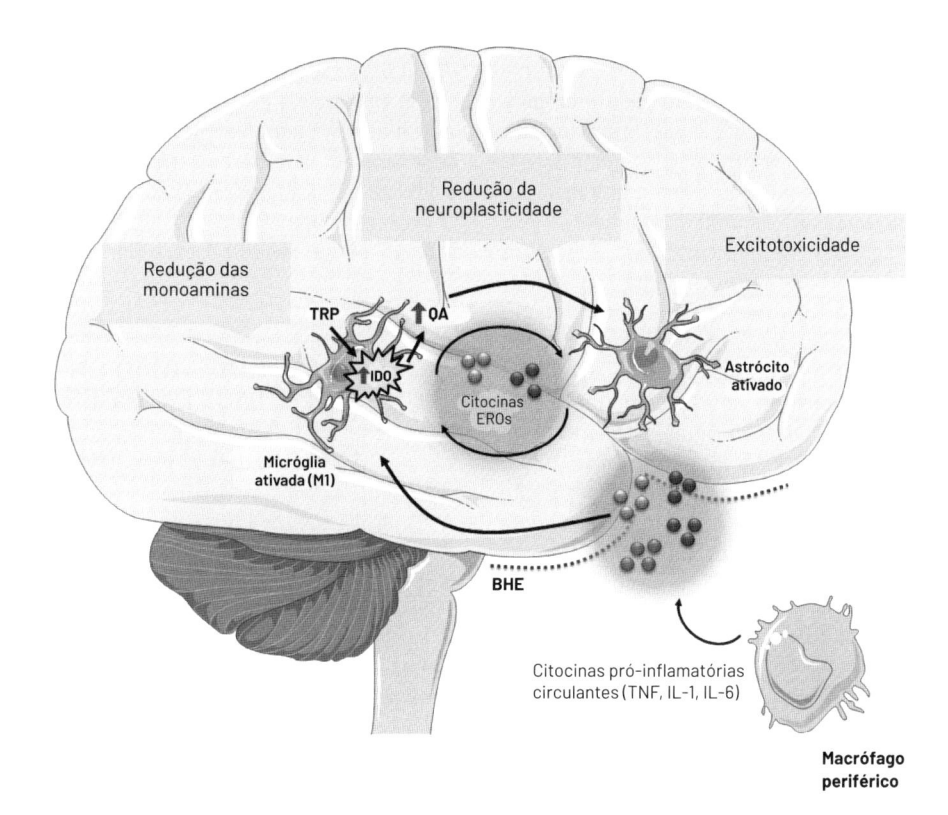

[ **FIGURA 4.2** ]
Mecanismos centrais do "comportamento de doente" induzido por citocinas. As citocinas pró-inflamatórias periféricas (TNF-α, IL-1, IL-6) podem atingir o SNC e ativar a micróglia, que, por sua vez, amplia a neuroinflamação no cérebro, ativando astrócitos por meio da secreção de citocinas pró-inflamatórias e espécies reativas de oxigênio (EROs). Diversas funções astrocíticas são afetadas pela sinalização excessiva de citocinas, levando à regulação negativa de transportadores de glutamato (GLU), prejudicando a recaptação de GLU e aumentando a liberação de GLU, um efeito conhecido como excitotoxicidade. As citocinas inflamatórias circulantes ativam a enzima indolamina-2,3-dioxigenase (IDO), que decompõe o triptofano (TRP), precursor da serotonina (5-HT) e da dopamina (DA), em ácido quinolínico (QA), um potente agonista NMDA que estimula a liberação de GLU. A ligação da GLU aos receptores NMDA extrassinápticos nos neurônios leva à diminuição da produção do fator neurotrófico derivado do cérebro (BDNF), prejudicando a neuroplasticidade.

Ainda, a ligação do glutamato aos receptores de NMDA extrassinápticos diminui a produção do fator neurotrófico derivado do cérebro (BDNF), prejudicando a neuroplasticidade.[11] O BDNF é uma neurotrofina que favorece a neurogênese cerebral, essencial para uma resposta antidepressiva, e seus níveis são reduzidos por TNF-α e IL-1 mediante vias intracelulares do NF-κB em modelos de depressão induzida pelo estresse.[12]

## COMUNICAÇÃO ENTRE O SISTEMA IMUNE E O CÉREBRO PELA VIA NEURAL

A maior parte da sinalização neural do cérebro para os órgãos linfoides é mediada pela inervação noradrenérgica eferente, por meio do sistema nervoso simpático (SNS). Contudo, existe uma comunicação do sistema imune (aferente) com o cérebro, efetuada por meio de sinais derivados de produtos imunológicos. Os neurônios sensoriais localizados em todo o corpo e nas proximidades com células imunológicas, inclusive nos órgãos linfoides,[13] podem transportar sinais aferentes do sistema imune ao cérebro pela medula espinal (simpático) e pelo nervo vago (parassimpático).[14] Essa via inclui a estimulação vagal (nervo craniano X) por citocinas pró-inflamatórias, possibilitando uma representação não consciente pelo cérebro de um sinal inflamatório periférico.[15] Nesse sentido, o sistema imune poderia agir como um "órgão sensorial", um conceito originalmente proposto por J. Edwin Blalock durante a década de 1980.[16]

Os neurônios vagais aferentes terminam principalmente no núcleo do trato solitário da medula do tronco encefálico. Esse sinal aferente é, então, transmitido por meio de contatos neurais com outros núcleos do tronco cerebral, do hipotálamo e de regiões do prosencéfalo associadas à integração das informações sensoriais viscerais e à coordenação de funções autonômicas e respostas comportamentais.[17]

As fibras eferentes do nervo vago (sistema nervoso parassimpático, SNP) não se comunicam diretamente com os órgãos linfoides.[13] Entretanto, sabe-se que a estimulação colinérgica pela secreção de acetilcolina (ACh) suprime a inflamação excessiva no fígado, no coração, no pâncreas e no trato gastrintestinal.[17] O braço eferente da comunicação vagal, denominado de "reflexo inflamatório",[18] pode enviar sinais do nervo vago para o nervo esplênico, responsável por secretar noradrenalina (NA) e induzir a liberação de ACh por um subtipo de células T esplênicas, com ações anti-inflamatórias importantes.[19] Por exemplo, em camundongos *nudes*, ou seja, que não têm células T, a estimulação vagal não atenua as respostas inflamatórias. No entanto, a transferência de células T produtoras de ACh, que repovoam o baço nesses camundongos, restaura a integridade de tal circuito neural anti-inflamatório.[19]

A via vagal eferente (ou reflexo inflamatório) é responsável pela atenuação dos níveis de TNF durante o choque séptico. Da mesma forma, várias respostas do "comportamento de doente" são abolidas pelo corte do nervo vago, incluindo febre, redução da ingestão de alimentos, aumento do sono, redução da atividade motora e da interação social, mudanças na atividade cerebral e liberação de hormônios do estresse.[20] A ACh interage com receptores nicotínicos (α7) expressos em vários leucócitos, e as vias intracelulares dessa regulação já foram descritas.[21] A via vagal eferente pode, assim, funcionar como freio neural das respostas inflamatórias.

## COMUNICAÇÃO ENTRE O SISTEMA IMUNE E O CÉREBRO PELA VIA LEUCOCITÁRIA: MICRÓGLIA E MACRÓFAGOS

A via dos leucócitos é um novo eixo de comunicação entre o sistema imune e o cérebro e inclui leucócitos infiltrantes (p. ex., granulócitos, células dendríticas, linfócitos T) presentes em pequeno número na vasculatura cerebral, no PC e nas meninges (Fig. 4.3).

O PC é um tecido epitelial localizado dentro dos ventrículos cerebrais, responsável por filtrar o sangue e produzir LCS. Além disso, evidências indicam que o PC desempenha um papel seletivo no transporte de células imunológicas periféricas para o SNC.[22] Essas células imunológicas periféricas são capazes de melhorar algumas funções neuronais (p. ex., cognição) e realizar busca por patógenos ou lesão tecidual no cérebro.[23]

Em condições fisiológicas, leucócitos não são encontrados no parênquima cerebral. A micróglia é um macrófago residente no SNC, representando até 10% do total de células do SNC. A micróglia está envolvida na homeostase cerebral, principalmente por vasculhar o cérebro em busca de sinais de lesão celular e infecções. Durante o desenvolvimento, a micróglia migra muito cedo do saco vitelino para o cérebro (dia embrionário 9,5), antes da diferenciação de outras células cerebrais. De fundamental importância, a micróglia participa do desenvolvimento de circuitos neurais, da manutenção de sinapses e da neurogênese. Por exemplo, a micróglia ajuda o cérebro a eliminar o excesso de neurônios durante o desenvolvimento, um fenômeno conhecido como poda neuronal.[24] De fato, a micróglia tem sido implicada em uma série de

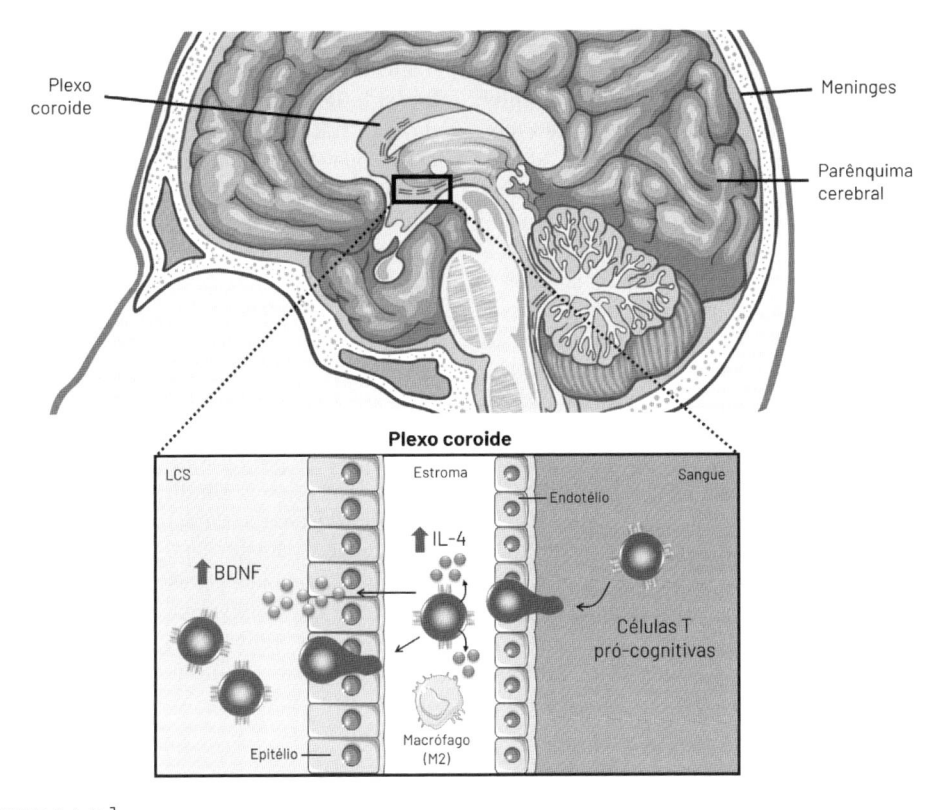

[ **FIGURA 4.3** ]
Plexo coroide (PC): uma janela central na comunicação entre o sistema imune e o cérebro. A figura mostra a barreira hematoencefálica (BHE) no PC. O PC localiza-se nos quatro ventrículos e é constituído por capilares fenestrados, circundados por uma monocamada de células epiteliais. Em condições fisiológicas, o estroma do PC (um espaço entre o endotélio dos vasos sanguíneos e a superfície epitelial) é povoado por vários leucócitos, incluindo os linfócitos T efetores e de memória CD4+ (i.e., as células T pró-cognitivas). O PC controla o tráfego de leucócitos para o SNC e mantém a produção de fatores neurotróficos, incluindo o fator neurotrófico derivado do cérebro (BDNF), pelo epitélio do PC. A IL-4, produzida pelas células T pró-cognitivas, é o principal indutor neuronal de BDNF – que desempenha ações fundamentais na plasticidade sináptica e na memória.

processos de desenvolvimento, entre os quais regulação do número de células e padrões espaciais de células cerebrais, mielinização, bem como formação e refinamento de circuitos neurais.[25] Entretanto, após desafiada por um insulto biológico ou estresse, a micróglia em repouso é ativada, sofrendo uma série de mudanças, especialmente na sua forma, aumentando a proliferação e a produção de mediadores inflamatórios. A micróglia ativada, então, é prontamente recrutada para locais lesionados, onde fagocita detritos e células mortas. Uma vez ativada, a micróglia funciona de maneira similar aos macrófagos periféricos.[26]

A ativação da micróglia tem sido associada à neuroinflamação observada em doenças neurodegenerativas e transtornos psiquiátricos, promovendo as mudanças comportamentais ao modular áreas cerebrais sensíveis ao estresse, entre as quais o córtex pré-frontal, o hipotálamo, a amígdala e o hipocampo (Fig. 4.1).[27]

A sinalização noradrenérgica desempenha um papel fundamental na ativação da micróglia. O pré-tratamento com propranolol (antagonista dos receptores β-adrenérgicos) previne a ativação neuronal induzida pelo estresse e a ativação da micróglia.[28] Entretanto, a administração de isoproterenol (agonista do receptor β-adrenérgico) resulta na indução da produção periférica e central (hipocampo) de citocinas pró-inflamatórias.[29] O tratamento com minociclina, um antibiótico conhecido por diminuir as respostas da micróglia, preveniu ou atenuou a ativação da micróglia induzida pelo estresse, a produção de citocinas pró-inflamatórias no cérebro (especialmente IL-1β) e a ativação neuronal persistente. Além disso, o mesmo tratamento diminui comportamentos ansiosos e depressivos e déficits cognitivos após o estresse.[30]

Após a ativação da micróglia induzida pelo estresse, as citocinas produzidas sinalizam para aumentar o fluxo neuroendócrino, resultando em um ciclo de respostas relacionadas ao estresse e posterior ativação da micróglia. Acredita-se que a IL-1β seja a principal citocina na indução de respostas relacionadas ao estresse. A liberação de IL-1β no hipotálamo ativa o eixo HHS, induzindo a secreção do hormônio liberador de corticotrofina (HLC) a partir do núcleo paraventricular. O HLC, por sua vez, induz a secreção do hormônio adrenocorticotrófico (ACTH) pela hipófise, que estimula a secreção de cortisol pelo córtex da glândula suprarrenal. Ademais, a IL-1β é capaz de induzir diretamente a secreção de ACTH e cortisol pela hipófise e pela suprarrenal, respectivamente.[31]

A comunicação entre o cérebro e o sistema imune é potencializada pelo SNS. Como discutido anteriormente, as fibras nervosas simpáticas inervam os tecidos linfoides, e a ativação do SNS resulta na liberação de NA nos órgãos linfoides, incluindo a medula óssea. Como as células imunológicas periféricas expressam receptores de NA, elas sofrem alterações funcionais após a ativação simpática. Sob estresse crônico, a ativação simpática prolongada ou repetida resulta em aumento de produção e liberação de células mieloides pela medula óssea. A ciclagem aumentada de células mieloides culmina em um fenótipo de monócitos circulantes menos maduros e mais inflamatórios. Esses monócitos são transportados até o cérebro, onde se diferenciam em macrófagos cerebrais, promovendo a neuroinflamação.[30]

O recrutamento de monócitos do sangue para o cérebro tem sido amplamente descrito em condições inflamatórias clássicas, como traumatismo craniano e neuroinfecções. Foi demonstrado que o tráfego de monócitos para o cérebro é necessário para induzir o comportamento de ansiedade após a dor neuropática,[32] o "comportamento de doente" devido à inflamação[33] e o declínio cognitivo após cirurgias periféricas.[34] A migração periférica de monócitos para o cérebro também foi demonstrada após estresse psicológico.[35] Esse tráfego celular para o cérebro parece estar associado a respostas prolongadas após o estresse. Usando o modelo murino de estresse por derrota social repetida, um estudo mostrou que a infiltração de monócitos no cérebro é necessária para o desenvolvimento de comportamento semelhante à ansiedade prolongada induzida por estresse.[35] Além disso, um estudo *post-mortem* mostrou que cérebros de pacientes deprimidos apresentam uma quantidade maior de monócitos periféricos infiltrados quando comparados aos cérebros de controles saudáveis.[36]

## O PAPEL DAS CÉLULAS T NA COMUNICAÇÃO ENTRE O SISTEMA IMUNE E O CÉREBRO

Evidências mais recentes indicam que os linfócitos T circulantes também podem desempenhar um papel relevante na neuroproteção e na resiliência em relação ao desenvolvimento de transtornos psiquiátricos.

A concentração de leucócitos encontrada no LCS ventricular é relativamente baixa: cerca de mil vezes menos concentrada em comparação com o sangue.[37] Mais de 90% dos leucócitos no LCS do cérebro saudável são linfócitos T, metade dos quais células T CD4+ (conhecidas como células T auxiliares ou células Th). No entanto, deve-se notar que, no cérebro saudável, as células T não penetram na BHE e raramente são encontradas no parênquima cerebral. É provável que as células T entrem no SNC via capilares sanguíneos fenestrados no PC.[38] Mais especificamente, o subgrupo de células T CD4+ encontrado no SNC compreende muito poucas células *naive* ou virgens, enquanto a maioria das células T do LCS é do fenótipo de memória T efetora (que expressa receptores que permitem o direcionamento para tecidos inflamados).[39] É importante ressaltar que as células T de memória efetoras podem executar funções efetoras imediatas, sem a necessidade de diferenciação adicional.

Estudos anteriores indicaram que as células T periféricas desempenham um papel fundamental na manutenção da plasticidade cerebral, como mostrado pela ação das células T específicas a antígenos cerebrais necessária para apoiar a memória espacial e a neurogênese hipocampal.[40] Camundongos deficientes em células T apresentam redução no aprendizado espacial e na memória, bem como redução da proliferação de células progenitoras neurais e diferenciação neuronal, levando à diminuição da neurogênese no cérebro adulto. As alterações cognitivas foram especificamente associadas às células T CD4+, porque a transferência adotiva de células T CD4+ (mas não as CD8+) em camundongos deficientes conseguiu restaurar a proliferação de neurônios hipocampais.[40] Além disso, camundongos transgênicos que superexpressam o receptor de células T para proteína básica da mielina (i.e., camundongos T-MBP) têm níveis mais altos de neurogênese adulta em relação ao tipo selvagem.[40] Considerando que não há células T no parênquima cerebral saudável, a questão é: como as células T periféricas estimulam as funções cognitivas e como a comunicação entre o sistema imune e o cérebro ocorre? Tem sido mostrado que as células T pró-cognitivas específicas para os antígenos do SNC estão localizadas nas bordas do cérebro, especialmente nas meninges e no PC.[41] Na ausência de células T, as células mieloides meníngeas adquirem um fenótipo pró-inflamatório (M1) com secreção de TNF, IL-1β e IL-12, citocinas que afetam várias funções cerebrais.[3] Após tarefas de aprendizado e memória em camundongos, as células T ativadas são encontradas em espaços meníngeos e expressam altos níveis de IL-4, que mantêm as células mieloides meníngeas em um estado anti-inflamatório (M2).[42] Além de manter o fenótipo M2 de células mieloides meníngeas, a IL-4 também tem efeitos diretos no aprendizado por meio da indução da produção de BDNF neuronal (Fig. 4.3).[42] O BDNF é crucial na indução da sobrevivência neuronal e da plasticidade cerebral e está especialmente envolvido com a memória e a neurogênese. Os níveis de BDNF encontram-se reduzidos em transtornos psiquiátricos, como o TDM, e estão negativamente correlacionados com o desempenho cognitivo.[43]

As células T efetoras têm papéis na resiliência ao estresse psicossocial. Camundongos com deficiência de células T (SCID) são mais propensos a desenvolver mudanças comportamentais características de transtorno de estresse pós-traumático (TEPT) do que animais do tipo selvagem. A reconstituição de camundongos SCID com células T atenua a resposta hiperativa ao estresse. Além disso, quando as células T foram obtidas de animais vacinados para MBP, a resposta patológica ao estresse sofreu maior diminuição.[44] Esses estudos indicam que as células T atenuam as respostas de estresse e que a inibição da função das células T por estresse e/ou depressão pode afetar significativamente os principais elementos imunológicos envolvidos na atividade cerebral saudável.[45] Especula-se, inclusive, que o aumento das células T de memória específicas para antígenos cerebrais possa ser um novo tratamento para a depressão. De fato, há evidências de que o reforço de células T efetoras, por meio da redução da supressão mediada por células T reguladoras (Tregs) nas células T efetoras, é um mecanismo importante para a proteção do tecido cerebral contra o estresse psicológico.[46]

As células T autorreativas específicas a antígenos cerebrais também desempenham um papel protetor em condições neurodegenerativas. Diversos estudos demonstraram o papel protetor de células T específicas para antígenos do SNC em doenças neurodegenerativas, incluindo a doença de Alzheimer (DA) e a doença de Parkinson.[45] Esses achados levaram ao conceito de "autoimunidade protetora", que claramente contrasta com o atual dogma de que os linfócitos autorreativos são patológicos por natureza. Em um modelo experimental de DA, a depleção transitória de células Tregs resultou em melhor remoção de agregados do peptídeo β-amiloide (Aβ), além de inibição da resposta neuroinflamatória e reversão do declínio cognitivo.[47] Foi demonstrado que a depleção transitória de células Tregs afeta o PC e está associada ao recrutamento subsequente de macrófagos e células Tregs para os locais cerebrais envolvidos com deposição de agregados amiloides. Esses achados indicam que a imunossupressão sistêmica mediada por células Tregs pode ser benéfica para o tratamento da DA. Também foi demonstrado que a imunoterapia anti-PD1 (um receptor inibitório das células T) induz uma resposta imunológica sistêmica dependente de IFN-γ, seguida pelo recrutamento de macrófagos para o cérebro.[48] Quando induzida em camundongos com DA estabelecida, essa resposta imunológica resulta na eliminação das placas amiloides e na melhora do desempenho cognitivo. Além disso, a depleção de células Tregs pela administração de anticorpos anti-CD25 induziu um comportamento de ansiedade, sugerindo que as células Tregs são ansiolíticas.[49] Em conjunto, esses achados sugerem que a imunidade sistêmica adaptativa deve ser reforçada, em vez de suprimida, para impulsionar processos ou cascatas imunomediadas necessárias para o reparo cerebral e a melhora do humor ou da cognição.

A regulação das redes de citocinas pode ser de grande interesse clínico para a homeostase cerebral. De fato, um balanço de IFN tipo I/tipo II mostrou-se essencial na regulação da fisiologia e da patologia cerebrais.[48] O IFN tipo I consiste de uma família de citocinas pleiotrópicas (IFN-α e IFN-β) produzidas principalmente por células da imunidade inata e que induzem o estado antiviral (i.e., inibem a replicação viral). O IFN tipo II (IFN-γ) é produzido principalmente por células CD4+ Th1 e melhora várias funções adaptativas mediadas por células, inclusive proliferação celular, diferenciação e ativação de macrófagos. Foi demonstrado que a produção de IFN-γ pelas células T CD4+ no PC é um mecanismo-chave envolvido no tráfego de leucócitos para o LCS. A falta de sinalização de IFN resulta em redução no número de leucócitos no LCS e foi correlacionada com declínio cognitivo prematuro em camundongos durante a idade adulta.[50] Ademais, níveis baixos de IFN-γ no PC em doenças neurodegenerativas, como doença de Parkinson e DA, estão associados a menor apoio imunológico, necessário para o reparo.[48] Foi observado que, durante o envelhecimento humano e em um modelo murino de DA, a sinalização deficiente de IFN-γ no PC ocorre paralelamente à elevação local do IFN tipo I produzido pelo PC epitelial.[50] O bloqueio dessa sinalização induzida por citocinas no SNC em camundongos envelhecidos levou à restauração parcial da homeostase cerebral, incluindo atenuação da inflamação relacionada à idade no hipocampo. O IFN tipo I inibiu a expressão de BDNF e fator de crescimento semelhante à insulina tipo 1 (IGF-1) por células epiteliais no PC. Como o BDNF e o IGF-1 são fatores neurotróficos que induzem diferenciação neuronal, crescimento, sobrevivência e sinaptogênese, esses achados sugerem que o bloqueio da sinalização do IFN tipo I no SNC/PC pode ter um efeito positivo no envelhecimento cerebral e na DA e que esse efeito é mediado, pelo menos em parte, pelo restabelecimento da atividade dependente de IFN-γ no PC.

Por fim, a imunidade meníngea também parece importante para o comportamento social. Camundongos SCID ou camundongos deficientes em IFN-γ apresentaram déficits sociais graves e hiperconectividade em regiões cerebrais frontocorticais.[51] Foi demonstrado que os neurônios inibitórios respondem ao IFN-γ e aumentam a transmissão GABAérgica (ácido gama-aminobutírico [GABA]) em neurônios de projeção, sugerindo que o IFN-γ é um elo molecular entre a imunidade meníngea e os circuitos neurais recrutados para o comportamento social. Esses dados sugerem que os déficits sociais observados em várias doenças neurológicas e transtornos psiquiátricos (p. ex., autismo, demência frontotemporal, esquizofrenia) podem resultar de perdas funcionais da imunidade adaptativa.

## CONSIDERAÇÕES FINAIS

A comunicação entre o sistema imune e o cérebro é fundamental no estabelecimento da homeostase cerebral, bem como no início e na progressão dos transtornos psiquiátricos. As vias humoral, neural e leucocitária transmitem moléculas e células do sistema imune ao SNC, especialmente nas bordas do cérebro, onde regulam a cognição, a emoção e o comportamento.

Em condições fisiológicas, os leucócitos não são encontrados no parênquima cerebral. No entanto, a exposição crônica aos mediadores inflamatórios pode romper as barreiras cerebrais e permitir a passagem de células imunológicas para o parênquima cerebral, modulando o fenótipo da micróglia e sua reatividade e estimulando a neuroinflamação. Depois de desafiada por um insulto biológico ou estresse, a micróglia em repouso é ativada, sofrendo alterações fenotípicas e secretando citocinas pró-inflamatórias. A inflamação crônica pode levar ao aumento da diferenciação da micróglia ativada no cérebro, contribuindo para o comprometimento da cognição e o surgimento de sintomas comportamentais depressivos.

Pesquisas mais recentes também indicam novos papéis fisiológicos para a imunidade adaptativa, especialmente relacionados às células T. O sistema imune adaptativo afeta a neurogênese hipocampal, a cognição, o humor e o comportamento social e pode impedir o desenvolvimento de transtornos psiquiátricos. As células T específicas para antígenos cerebrais, anteriormente consideradas apenas negativas, têm papel benéfico e indicam o novo conceito de autoimunidade protetora.

Concluindo, o sistema imune desempenha um papel importante na regulação dos processos cerebrais fisiológicos. As alterações imunológicas relatadas em transtornos psiquiátricos não podem mais ser entendidas como um epifenômeno, mas como interconectadas à fisiologia do cérebro, desempenhando papéis que vão desde a manutenção basal até a progressão de doenças.

## REFERÊNCIAS

1. Besedovsky H, Del Rey A, Sorkin E, Da Prada M, Burri R, Honegger C. The immune response evokes changes in brain noradrenergic neurons. Science. 1983;221(4610):564-6.
2. Louveau A, Smirnov I, Keyes TJ, Eccles JD, Rouhani SJ, Peske JD, et al. Structural and functional features of central nervous system lymphatic vessels. Nature. 2015;523(7560):337-41.
3. Dantzer R, O'Connor JC, Freund GG, Johnson RW, Kelley KW. From inflammation to sickness and depression: when the immune system subjugates the brain. Nat Rev Neurosci. 2008;9(1):46-56.
4. Miller AH, Maletic V, Raison CL. Inflammation and its discontents: the role of cytokines in the pathophysiology of major depression. Biol Psychiatry. 2009;65(9):732-41.
5. Reichenberg A, Yirmiya R, Schuld A, Kraus T, Haack M, Morag A, et al. Cytokine-associated emotional and cognitive disturbances in humans. Arch Gen Psychiatry. 2001;58(5):445-52.
6. Miller AH, Raison CL. The role of inflammation in depression: from evolutionary imperative to modern treatment target. Nat Rev Immunol. 2016;16(1):22-34.
7. Miller AH, Timmie WP. Mechanisms of cytokine-induced behavioral changes: psychoneuroimmunology at the translational interface. Brain Behav Immun. 2009;23(2):149-58.
8. Steiner J, Walter M, Gos T, Guillemin GJ, Bernstein HG, Sarnyai Z, et al. Severe depression is associated with increased microglial quinolinic acid in subregions of the anterior cingulate gyrus: evidence for an immune-modulated glutamatergic neurotransmission? J Neuroinflammation. 2011;8:94.
9. O'Connor JC, Lawson MA, André C, Moreau M, Lestage J, Castanon N, et al. Lipopolysaccharide-induced depressive-like behavior is mediated by indoleamine 2,3-dioxygenase activation in mice. Mol Psychiatry. 2009;14(5):511-22.
10. Newport DJ, Carpenter LL, McDonald WM, Potash JB, Tohen M, Nemeroff CB, et al. Ketamine and other NMDA antagonists: early clinical trials and possible mechanisms in depression. Am J Psychiatry. 2015;172(10):950-66.
11. Hardingham GE, Fukunaga Y, Bading H. Extrasynaptic NMDARs oppose synaptic NMDARs by triggering CREB shut-off and cell death pathways. Nat Neurosci. 2002;5(5):405-14.
12. Koo JW, Russo SJ, Ferguson D, Nestler EJ, Duman RS. Nuclear factor-kappaB is a critical mediator of stress-impaired neurogenesis and depressive behavior. Proc Natl Acad Sci U S A. 2010;107(6):2669-74.
13. Nance DM, Sanders VM. Autonomic innervation and regulation of the immune system (1987-2007). Brain Behav Immun. 2007;21(6):736-45.
14. Herkenham M, Kigar SL. Contributions of the adaptive immune system to mood regulation: mechanisms and pathways of neuroimmune interactions. Prog Neuropsychopharmacol Biol Psychiatry. 2017;79(Pt A):49-57.
15. Goehler LE, Gaykema RP, Nguyen KT, Lee JE, Tilders FJ, Maier SF, et al. Interleukin-1beta in immune cells of the abdominal vagus nerve: a link between the immune and nervous systems? J Neurosci. 1999;19(7):2799-806.
16. Blalock JE. The immune system as a sensory organ. J Immunol. 1984;132(3):1067-70.
17. Pavlov VA, Tracey KJ. The vagus nerve and the inflammatory reflex: linking immunity and metabolism. Nat Rev Endocrinol. 2012;8(12):743-54.
18. Tracey KJ. The inflammatory reflex. Nature. 2002;420(6917):853-9.
19. Rosas-Ballina M, Olofsson PS, Ochani M, Valdés-Ferrer SI, Levine YA, Reardon C, et al. Acetylcholine-synthesizing T cells relay neural signals in a vagus nerve circuit. Science. 2011;334(6052):98-101.
20. Watkins LR, Maier SF. The pain of being sick: implications of immune-to-brain communication for understanding pain. Annu Rev Psychol. 2000;51:29-57.
21. Wang H, Yu M, Ochani M, Amella CA, Tanovic M, Susarla S, et al. Nicotinic acetylcholine receptor alpha7 subunit is an essential regulator of inflammation. Nature. 2003;421(6921):384-8.
22. Marin IA, Kipnis J. Central nervous system: (immunological) ivory tower or not? Neuropsychopharmacology. 2017;42(1):28-35.

23. Schwartz M, Kipnis J, Rivest S, Prat A. How do immune cells support and shape the brain in health, disease, and aging? J Neurosci. 2013;33(45):17587-96.
24. Paolicelli RC, Bolasco G, Pagani F, Maggi L, Scianni M, Panzanelli P, et al. Synaptic pruning by microglia is necessary for normal brain development. Science. 2011;333(6048):1456-9.
25. Frost JL, Schafer DP. Microglia: Architects of the developing nervous system. Trends Cell Biol. 2016;26(8):587-97.
26. Bilimoria PM, Stevens B. Microglia function during brain development: new insights from animal models. Brain Res. 2015;1617:7-17.
27. Norden DM, Muccigrosso MM, Godbout JP. Microglial priming and enhanced reactivity to secondary insult in aging, and traumatic CNS injury, and neurodegenerative disease. Neuropharmacology. 2015;96(Pt A):29-41.
28. Wohleb ES, Hanke ML, Corona AW, Powell ND, Stiner LM, Bailey MT, et al. β- Adrenergic receptor antagonism prevents anxiety-like behavior and microglial reactivity induced by repeated social defeat. J Neurosci. 2011;31(17):6277-88.
29. Johnson JD, Campisi J, Sharkey CM, Kennedy SL, Nickerson M, Greenwood BN, et al. Catecholamines mediate stress-induced increases in peripheral and central inflammatory cytokines. Neuroscience. 2005;135(4):1295-307.
30. Wohleb ES, McKim DB, Sheridan JF, Godbout JP. Monocyte trafficking to the brain with stress and inflammation: a novel axis of immune-to-brain communication that influences mood and behavior. Front Neurosci. 2015;8:447.
31. Goshen I, Yirmiya R. Interleukin-1 (IL-1): a central regulator of stress responses. Front Neuroendocrinol. 2009;30(1):30-45.
32. Sawada A, Niiyama Y, Ataka K, Nagaishi K, Yamakage M, Fujimiya M. Suppression of bone marrow-derived microglia in the amygdala improves anxiety-like behavior induced by chronic partial sciatic nerve ligation in mice. Pain. 2014;155(9):1762-72.
33. D'Mello C, Riazi K, Le T, Stevens KM, Wang A, McKay DM, et al. P-selectin-mediated monocyte-cerebral endothelium adhesive interactions link peripheral organ inflammation to sickness behaviors. J Neurosci. 2013;33(37):14878-88.
34. Degos V, Vacas S, Han Z, van Rooijen N, Gressens P, Su H, et al. Depletion of bone marrow-derived macrophages perturbs the innate immune response to surgery and reduces postoperative memory dysfunction. Anesthesiology. 2013;118(3):527-36.
35. Wohleb ES, McKim DB, Shea DT, Powell ND, Tarr AJ, Sheridan JF, et al. Re-establishment of anxiety in stress-sensitized mice is caused by monocyte trafficking from the spleen to the brain. Biol Psychiatry. 2014;75(12):970-81.
36. Torres-Platas SG, Cruceanu C, Chen GG, Turecki G, Mechawar N. Evidence for increased microglial priming and macrophage recruitment in the dorsal anterior cingulate white matter of depressed suicides. Brain Behav Immun. 2014;42:50-9.
37. Seabrook TJ, Johnston M, Hay JB. Cerebral spinal fluid lymphocytes are part of the normal recirculating lymphocyte pool. J Neuroimmunol. 1998;91(1-2):100-7.
38. Prinz M, Priller J. The role of peripheral immune cells in the CNS in steady state and disease. Nat Neurosci. 2017;20(2):136-44.
39. Kivisäkk P, Tucky B, Wei T, Campbell JJ, Ransohoff RM. Human cerebrospinal fluid contains CD4+ memory T cells expressing gut- or skin-specific trafficking determinants: relevance for immunotherapy. BMC Immunol. 2006;7:14.
40. Ziv Y, Ron N, Butovsky O, Landa G, Sudai E, Greenberg N, et al. Immune cells contribute to the maintenance of neurogenesis and spatial learning abilities in adulthood. Nat Neurosci. 2006;9(2):268-75.
41. Kipnis J, Gadani S, Derecki NC. Pro-cognitive properties of T cells. Nat Rev Immunol. 2012;12(9):663-9.
42. Derecki NC, Cardani AN, Yang CH, Quinnies KM, Crihfield A, Lynch KR, et al. Regulation of learning and memory by meningeal immunity: a key role for IL-4. J Exp Med. 2010;207(5):1067-80.
43. Grassi-Oliveira R, Stein LM, Lopes RP, Teixeira AL, Bauer ME. Low plasma brain-derived neurotrophic factor and childhood physical neglect are associated with verbal memory impairment in major depression: a preliminary report. Biol Psychiatry. 2008;64(4):281-5.
44. Lewitus GM, Cohen H, Schwartz M. Reducing post-traumatic anxiety by immunization. Brain Behav Immun. 2008;22(7):1108-14.
45. Lewitus GM, Schwartz M. Behavioral immunization: immunity to self-antigens contributes to psychological stress resilience. Mol Psychiatry. 2009;14(5):532-6.
46. Cohen H, Ziv Y, Cardon M, Kaplan Z, Matar MA, Gidron Y, et al. Maladaptation to mental stress mitigated by the adaptive immune system via depletion of naturally occurring regulatory CD4+CD25+ cells. J Neurobiol. 2006;66(6):552-63.
47. Baruch K, Rosenzweig N, Kertser A, Deczkowska A, Sharif AM, Spinrad A, et al. Breaking immune tolerance by targeting Foxp3(+) regulatory T cells mitigates Alzheimer's disease pathology. Nat Commun. 2015;6:7967.
48. Baruch K, Deczkowska A, Rosenzweig N, Tsitsou-Kampeli A, Sharif AM, Matcovitch-Natan O, et al. PD-1 immune checkpoint blockade reduces pathology and improves memory in mouse models of Alzheimer's disease. Nat Med. 2016;22(2):135-7.
49. Kim SJ, Lee H, Lee G, Oh SJ, Shin MK, Shim I, et al. CD4+CD25+ regulatory T cell depletion modulates anxiety and depression-like behaviors in mice. PLoS One. 2012;7(7):e42054.
50. Baruch K, Deczkowska A, David E, Castellano JM, Miller O, Kertser A, et al. Aging: aging-induced type I interferon response at the choroid plexus negatively affects brain function. Science. 2014;346(6205):89-93.
51. Filiano AJ, Xu Y, Tustison NJ, Marsh RL, Baker W, Smirnov I, et al. Unexpected role of interferon-γ in regulating neuronal connectivity and social behaviour. Nature. 2016;535(7612):425-9.

# CAPÍTULO [5]
# GENÉTICA E EPIGENÉTICA DOS TRANSTORNOS PSIQUIÁTRICOS

GABRIEL R. FRIES

O caráter hereditário dos transtornos psiquiátricos já é conhecido há anos, porém as bases genéticas específicas responsáveis pelo risco e pela vulnerabilidade a eles ainda estão sendo estudadas. Estudos moleculares indicam que, de modo geral, os transtornos psiquiátricos são poligênicos, multifatoriais e altamente complexos, com centenas de variantes genéticas de baixo efeito interagindo entre si. Além disso, a importância do ambiente e de sua interação com os genes tem apontado para um papel fundamental dos mecanismos epigenéticos nos transtornos psiquiátricos, como a metilação do ácido desoxirribonucleico (DNA), as alterações de histonas e a regulação da expressão gênica por ácidos ribonucleicos (RNAs) não codificantes. Neste capítulo, serão discutidos conceitos básicos de genética e epigenética psiquiátrica, com foco nos aspectos metodológicos, nas limitações e nas perspectivas desse campo.

Os transtornos psiquiátricos são, em sua maioria, altamente complexos e heterogêneos. Embora pesquisados há décadas, os primeiros achados consistentes em relação ao caráter hereditário dos transtornos psiquiátricos datam da década de 1980, quando estudos começaram a descrever agregação em famílias e maior risco para o desenvolvimento dessas condições em familiares de primeiro grau de pacientes psiquiátricos.[1] Desde então, a área da **genética psiquiátrica** tem crescido significativamente e acompanhado diversas revoluções tecnológicas nos campos da genética e da biologia molecular humana, como o sequenciamento do genoma humano no início dos anos 2000, o desenvolvimento de técnicas de microarranjo para análises de varredura genômica e a recente constatação de que a genética dos transtornos psiquiátricos é mais complexa do que inicialmente imaginada.[2]

De forma geral, estudos iniciais com familiares, gêmeos e de adoção foram fundamentais para o cálculo da "herdabilidade" dos transtornos psiquiátricos, ou seja, a proporção de um fenótipo que pode ser explicada por fatores genéticos. Com base nas altas estimativas de herdabilidade encontradas para a maioria dos transtornos psiquiátricos (entre 0,4 e 0,8),[3] pesquisadores começaram a explorar técnicas diversas de genética molecular com o objetivo final de identificar os genes responsáveis por esse alto caráter genético. Após anos de estudos e uma série de resultados não replicados, percebeu-se que nenhum transtorno mental poderia ser explicado por apenas um grupo pequeno de genes e variantes genéticas; o caráter "poligênico" (no qual vários genes e regiões do DNA de baixo tamanho de efeito interagem e contribuem dependente e/ou independentemente para o surgimento do fenótipo) e "multifatorial" (no qual o genótipo interage com o ambiente para determinar o risco para um transtorno) das psicopatologias ficou evidente, exigindo da área refinamento tecnológico mais avançado.

Com o surgimento dos microarranjos (e, atualmente, o uso do sequenciamento genômico), estudos de associação começaram a ser realizados com o intuito de comparar centenas de milhares de variantes genéticas entre grupos de pacientes e controles em um mesmo experimento. Até então, estudos genéticos eram restritos a "genes candidatos", os quais eram estudados isoladamente por técnicas focadas em uma região genômica específica, como a reação em cadeia da polimerase (PCR, do inglês *polymerase chain reaction*), com base em achados prévios que apontam para a região como potencialmente relevante. Embora ainda muito usada, essa abordagem é restrita e limitada por diversos motivos. Entre eles, o estudo de uma ou poucas regiões do DNA não representa e não ajuda a explicar o caráter poligênico dos transtornos mentais, além de que o foco em regiões genômicas predefinidas cria um viés que impede a identificação de novas regiões potencialmente importantes e inovadoras. Essas limitações foram empiricamente provadas conforme os estudos de associação genômica ampla (GWAS, do inglês *genome-wide association studies*) começaram a ser realizados e poucos achados significativos dos estudos com genes candidatos anteriores foram, de fato, replicados.[1] Entretanto, tais análises genômicas de *high throughput*, como os microarranjos, exigem tamanhos amostrais muito maiores do que os anteriormente usados, o que incentivou grupos de pesquisa em genética psiquiátrica ao redor do mundo a interagir e formar "consórcios" para combinar amostras e aumentar o poder estatístico das análises. O maior deles é o Consórcio de Genética Psiquiátrica (PGC, do inglês Psychiatric Genetics Consortium),[4] que tem liderado os estudos de variantes genéticas em transtornos psiquiátricos nos últimos anos.

De modo geral, a área da genética psiquiátrica atualmente tem focado grandes bancos de dados para a análise simultânea de milhares de alterações genéticas (comuns e raras), e achados recentes sugerem que essa abordagem está sendo bem-sucedida. Embora o número de pacientes ainda não seja suficientemente grande para a identificação de variantes significativas para muitos dos transtornos (como discutido nas próximas seções), os GWAS mais recentes para a esquizofrenia e o transtorno bipolar (TB), por exemplo, foram capazes de apontar múltiplos *loci* que podem agora ser investigados mais detalhadamente por estudos de genética funcional.[5,6] O objetivo final desses estudos, e do estudo das bases genéticas desses transtornos de forma geral, é não somente aumentar o entendimento acerca da gênese e dos mecanismos responsáveis pelas psicopatologias, mas também apontar novos alvos para o desenvolvimento de novos medicamentos e/ou prover biomarcadores de risco para populações mais suscetíveis, como familiares de pacientes psiquiátricos ou indivíduos com menor resiliência. Neste capítulo, vamos discutir as perpectivas e as limitações dos estudos genéticos em psiquiatria, assim como revisar brevemente os achados mais recentes das bases genéticas de alguns transtornos mentais.

## AS BASES DA GENÉTICA E EPIGENÉTICA DOS TRANSTORNOS PSIQUIÁTRICOS: O PAPEL DOS GENES, DAS REGIÕES NÃO CODIFICANTES E DO AMBIENTE

Os estudos genéticos referem-se ao estudo da herdabilidade, dos genes e de variantes genéticas. Estudos genéticos também se estendem às regiões do DNA além dos genes, as quais não codificam para proteínas, mas podem exercer importantes funções regulatórias. De modo geral, achados genéticos moleculares remetem a alterações na sequência do DNA, e não a alterações covalentes nele (como metilação, fosforilação ou alterações estruturais em sua conformação). Essa distinção é importante para entender a diferença entre alterações "genéticas" e "epigenéticas". A epigenética se refere a alterações no material genético que não envolvem modificações da sequência de DNA em si. Essas alterações podem ter consequências tão importantes na expressão gênica quanto uma mutação, o que sugere dois níveis importantes e distintos (embora não completamente independentes) de regulação gênica.

Diversos tipos de alterações "genéticas" já foram descritos no genoma humano e podem ter um papel importante no desenvolvimento de síndromes e doenças (p. ex., transtornos psiquiátricos), como as aneuploidias, as inversões, as translocações, as variações no número de cópias (CNVs, do inglês *copy number variation*), os microssatélites (STR, do inglês *short tandem repeats*), número variável de repetições em série (VNTR, do inglês *variable number of tandem repeats*) e as variantes de nucleotídeos únicos. Entre estas últimas, as comumente encontradas na população são chamadas de polimorfismos de nucleotídeos simples (SNPs, do inglês *single nucleotide polymorphisms*) e são as alterações genéticas mais estudadas em pacientes psiquiátricos. Além disso, existem também variantes de nucleotídeos simples raros (com baixa frequência na população, ao contrário dos SNPs) que podem ter um papel relevante nas psicopatologias em conjunto com outras alterações. Os SNPs geralmente apresentam tamanhos de efeito baixos ou moderados, ou seja, não têm efeito muito grande sobre o fenótipo quando tratados isoladamente, diferentemente do que se estima com relação a variantes raras.[7]

Evidências sugerem que a genética dos transtornos psiquiátricos tenha base na combinação de diversas variantes (em vários genes e regiões intergênicas) de baixo tamanho de efeito. Mais especificamente, combinações de variantes comuns interagem não só com outras variantes raras e CNVs, mas também com o ambiente, para determinar o surgimento e a apresentação de comportamentos, sintomas e transtornos específicos. Isso caracteriza o perfil poligênico e multifatorial dos transtornos psiquiátricos e justifica a maioria dos GWAS realizados até hoje (os quais visam identificar tais variantes). Essa característica também serviu de base para o desenvolvimento de métodos mais integrativos para a análise do caráter genético dessas doenças, como o escore de risco poligênico (PRS, do inglês *polygenic risk score*).[8] O PRS utiliza os resultados de GWAS como base para calcular um escore único que contempla a frequência de milhares de variantes de risco simultaneamente; um PRS aumentado para determinado diagnóstico sugere uma carga genética aumentada para ele. Diversas pesquisas têm sido conduzidas para investigar os efeitos dos PRSs em amostras clínicas e não clínicas e sugerem a importância da poligenicidade para o estudo dos transtornos psiquiátricos e seus endofenótipos.[9]

Como mencionado anteriormente, as variantes genéticas com potencial para influenciar determinados fenótipos podem ocorrer tanto em regiões específicas dentro de genes (como promotores, éxons, íntrons e terminadores) como em regiões intergênicas que não codificam para proteínas. Tais regiões já foram erroneamente chamadas de *junk DNA* ("DNA lixo") por não apresentarem funções conhecidas no genoma, mas atualmente são entendidas como locais reguladores importantes (como ativadores, silenciadores, promotores e insuladores). Muitas das alterações descritas até o momento em transtornos psiquiátricos se encontram nessas regiões não codificantes, sugerindo que elas são *loci* essenciais no entendimento da genética psiquiátrica. Esse fato tem mudado as abordagens experimentais para o estudo dessas variantes: além dos microarranjos (que se baseiam em sondas predeterminadas e, portanto, apresentam alto viés metodológico), os primeiros sequenciamentos genômicos utilizados foram focados no exoma (WES, do inglês *whole exome sequencing*) e não incluíam a análise de regiões intergênicas. Apesar de ainda muito utilizado para a busca de variantes raras em genes, o WES vem sendo lentamente substituído pelo sequenciamento completo do genoma (WGS, do inglês *whole genome sequencing*), o qual permite a análise de regiões codificantes e não codificantes. Embora os custos estejam cada vez menores, o WGS ainda é uma técnica extremamente cara e, portanto, pouco utilizada em estudos de alta escala com grandes tamanhos amostrais.

Independentemente da localização genômica, todas as variantes genéticas apresentadas por um indivíduo estão expostas ao ambiente no qual ele está inserido. Em virtude do grande papel dos eventos ambientais na determinação do risco de transtornos psiquiátricos,[10] acredita-se que as **interações gene *versus* ambiente** sejam particularmente relevantes nessas populações.[11] Interações gene *versus* ambiente podem, por exemplo, explicar por que indivíduos expostos ao mesmo ambiente podem ter desfechos psiquiátricos completamente diferentes. Nesse sentido, entre os vários mecanismos responsáveis por mediar os efeitos do ambiente sobre os genes, estão os **mecanismos epigenéticos**. Como citado anteriormente, os mecanismos epigenéticos incluem modificações covalentes tanto da molécula do DNA quanto das proteínas que a englobam nos núcleos das células, chamadas de histonas. Além disso, mecanismos pós-transcricionais envolvendo RNAs não codificadores pequenos (microRNAs) ou longos (lncRNAs, do inglês *long noncoding RNA*) também atuam para regular a expressão gênica por vias epigenéticas.

Entre os mecanismos epigenéticos mais estudados, está a metilação das moléculas de DNA, que é catalisada por enzimas chamadas de metiltransferases do DNA (DNMTs, do inglês *DNA methyltransferases*) e tradicionalmente leva à diminuição da expressão gênica. De fato, diversos estudos mostram alterações na metilação de regiões genômicas em tecidos de pacientes com transtornos psiquiátricos.[12,13] Da mesma forma, a expressão de um gene pode ser modulada por modificações covalentes nas histonas próximas a ele, como a acetilação, a metilação, a fosforilação e a SUMOilação. Estudos indicam que as enzimas que induzem modificações epigenéticas no DNA e nas histonas não só têm ações combinadas, como também dependem das variantes genéticas locais,[14] sugerindo modulação genética e epigenética complexa em vários níveis (Fig. 5.1). Esses achados também reforçam a importância de integrar resultados advindos de diversos experimentos diferentes (p. ex., alterações genômicas, metilômicas, transcriptômicas e de histonas) para uma compreensão mais realística da genética dos transtornos psiquiátricos.

## EVIDÊNCIAS EM TRANSTORNOS PSIQUIÁTRICOS

A revolução tecnológica no ramo da genética e da biologia molecular tem possibilitado grandes avanços no estudo dos transtornos psiquiátricos. Um breve resumo dos principais achados em transtornos psiquiátricos selecionados será apresentado nesta seção.

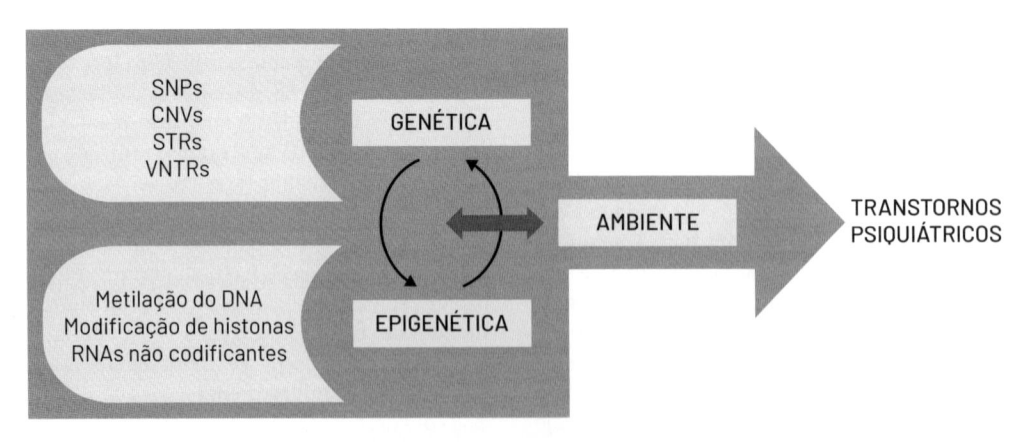

[ **FIGURA 5.1** ]
Genética e epigenética dos transtornos psiquiátricos. Diversas alterações genéticas, entre as quais SNPs, CNVs, STR e VNTR, interagem entre si, com alterações epigenéticas e o ambiente. Mecanismos epigenéticos, por sua vez, podem incluir alterações na metilação do DNA, em histonas e nos níveis de RNAs não codificantes, como os microRNAs e os lncRNAs. Tal perfil poligênico e multifatorial pode culminar em maior risco de desenvolvimento de transtornos psiquiátricos específicos.

## ESQUIZOFRENIA

Entre os transtornos psiquiátricos, a esquizofrenia é um dos exemplos mais bem-sucedidos em relação à busca de suas bases genéticas. De fato, estudos com gêmeos identificaram alta herdabilidade para a esquizofrenia (65 a 81%), o que sugere importante papel dos genes em sua neurobiologia. O estudo mais significativo até o momento foi publicado em 2014, o qual comparou variantes genéticas comuns entre 36.989 pacientes e 113.075 controles e identificou 128 variantes independentes distribuídas em 108 *loci*.[5] As variantes identificadas mostraram enriquecimento importante em genes expressos no cérebro e em genes envolvidos na neurotransmissão glutamatérgica, na plasticidade sináptica e na função imunológica. Como seguimento aos achados iniciais, um estudo posterior analisou em detalhes a variante mais fortemente identificada nesse GWAS e identificou que o sinal pertencia ao *locus* do complexo de histocompatibilidade maior (MHC), especificamente a alelos funcionais de genes do complemento 4 (C4).[15] Estima-se que o C4 seja relevante na "poda" sináptica induzida pela micróglia, sugerindo uma modulação genética na perda sináptica e o C4 como potencial alvo terapêutico na esquizofrenia.[16] Além disso, um estudo mais recente, que comparou 11.260 pacientes e 24.542 controles e combinou resultados dos estudos anteriores por metanálise, identificou mais 50 *loci* associados à esquizofrenia, os quais foram particularmente enriquecidos em genes sob alta pressão seletiva.[17]

Além de alterações genéticas, uma série de estudos sugere alterações epigenéticas em amostras de pacientes com esquizofrenia. Entre elas, há evidências de altos níveis da enzima histona desacetilase no córtex pré-frontal de pacientes,[18] aumento nos níveis da enzima DNMT no sistema GABAérgico[19,20] e alterações na metilação de diversos genes em tecidos cerebrais e periféricos,[21] incluindo o *ribosomal protein S6 kinase A1* (*RPS6KA1*), o *mahogunin ring finger 1* (*MGRN1*) e o *S100 calcium binding protein A2* (*S100A2*).[22] Do mesmo modo, acredita-se que muitas alterações epigenéticas importantes para a fisiopatologia da esquizofrenia sejam determinadas por eventos ambientais precoces, o que sugere a importância da infância e da adolescência na modulação do risco epigenético ao transtorno.[23]

## TRANSTORNO BIPOLAR

Assim como a esquizofrenia, estima-se que o TB apresente alta herdabilidade (cerca de 80%, calculada em estudos com gêmeos).[24] De fato, estudos de ligação (*linkage*) iniciais identificaram grandes seções genômicas envolvidas com o risco genético de TB, como as regiões 2q13-q14, 8q24 e 14q32.[25] Além disso, uma série de GWAS realizados ao longo dos últimos anos foi capaz de identificar *loci* específicos com potencial relevância clínica. Os resultados mais consistentes (e estatisticamente significativos) incluem variantes nos genes *calcium voltage-gated channel subunit alpha1 C* (*CACNA1C*), *ankyrin 3* (*ANK3*), *tetratricopeptide repeat and ankyrin repeat containing 1* (*TRANK1*), *mitotic arrest deficient 1 like 1* (*MAD1L1*), *fatty acid desaturase 2* (*FADS2*), *teneurin transmembrane protein 4* (*ODZ4*) e *lectin, mannose binding 2 like* (*LMAN2L*), entre outros.[6,26-30] Ademais, um alto PRS para o TB já foi descrito em sujeitos com risco considerável para o transtorno,[31] assim como um importante mediador de endofenótipos específicos, como função cognitiva e resposta ao tratamento.[32,33]

Em se tratando de mecanismos epigenéticos, vários estudos mostram alterações nos níveis de metilação do DNA em diferentes tecidos de pacientes com TB.[34] Há evidências de que filhos de pacientes com TB apresentam alterações combinadas na expressão e na metilação de genes responsáveis pela modulação do receptor glicocorticoide (RG), o qual pode ter importante papel na modulação da resposta ao estresse nesses indivíduos.[35] Além disso, um estudo recente mostrou que pacientes adultos apresentam aceleração do envelhecimento potencialmente modulada pela metilação do DNA, sugerindo que os mecanismos epigenéticos são fundamentais no envelhecimento dessa população psiquiátrica.[36] Por fim, evidências de que estabilizadores do humor e antipsicóticos podem modular alvos epigenéticos também indicam tais mecanismos como potenciais alvos para o desenvolvimento de novos tratamentos.[34,37,38]

## TRANSTORNO DEPRESSIVO MAIOR

Em comparação a outros transtornos psiquiátricos graves, a busca pelas bases genéticas do transtorno depressivo maior (TDM) tem sido particularmente difícil e desafiadora. Estudos com gêmeos inicialmente identificaram herdabilidade de cerca de 37% para TDM, o que é siginificativamente menor do que para a esquizofrenia e o TB.[39] Após isolar o efeito do ambiente, um estudo britânico concluiu que a herdabilidade para a depressão é de aproximadamente 25%,[40] e estimativas baseadas apenas em SNPs estimam herdabilidade próxima de 10%.[41] De forma geral, acredita-se que um dos motivos pelos quais a genética da depressão seja tão difícil de ser identificada baseie-se em sua alta heterogenicidade clínica (e possivelmente biológica).[42] De fato, o TDM pode se manifestar com grande espectro de sintomas, inclusive características temporais e de gravidade distintas, o que dificulta o recrutamento e a unificação de um grande grupo de pacientes em um mesmo estudo.[42] Nesse sentido, estudos sugerem que a herdabilidade calculada passa a ser maior quando focada em subgrupos de pacientes específicos, como 48 a 72% para amostras hospitalares e 72% para pacientes com depressão grave e recorrente.[42]

Devido à herdabilidade relativamente baixa, a identificação de variantes genéticas específicas para o TDM (p. ex., via GWAS) tem sido mais complicada do que com outros transtornos. Estima-se que o tamanho amostral para o estudo da genética molecular da depressão deverá ser cerca de 4 a 5 vezes maior do que o necessário para a esquizofrenia, por exemplo, o que representa grande esforço da comunidade científica.[43] Cálculos recentes sugerem que amostras de pelo menos 50 mil pacientes e 50 mil controles serão necessárias para a identificação de um número significativo de SNPs.[44]

Apesar dos desafios, as bases genéticas da depressão têm sido estudadas por diversos grupos de pesquisa há anos. A maioria dos genes investigados em estudos de gene candidato não foi replicada em GWAS e populações diferentes, além de ter-se mostrado não específica para a depressão. Todavia, GWAS recentes com um grande número de pacientes têm obtido sucesso na identificação de variantes genéticas comuns. Comparando 135.458 pacientes e 344.901 controles, pesquisadores identificaram 44 variantes de risco independentes, as quais foram associadas a características clínicas e regiões cerebrais relevantes para a depressão.[45] De forma interessante, muitas das variantes encontradas foram identificadas como alvos de medicamentos antidepressivos e localizadas em genes envolvidos no processamento de RNA mensageiro (mRNA). Uma nova metanálise com 807.553 indivíduos identificou 102 variantes independentes, 269 genes e 15 grupos de genes associados à depressão, os quais incluem vias associadas a estrutura sináptica e neurotransmissão.[46] No mesmo estudo, uma amostra independente de 1.306.354 indivíduos foi usada para replicação dos achados iniciais, a qual confirmou os achados de 87 das 102 variantes originalmente identificadas. Essa abordagem de replicação dos achados em uma amostra independente é especialmente importante na busca por achados relevantes em âmbito clínico. Os genes mais fortemente associados à depressão nesses estudos são o *sortilin related VPS10 domain containing receptor 3* (SORCS3), o *neuronal growth regulator 1* (NEGR1), o *long intergenic non-protein coding RNA 1360* (LINC01306), o *transcription factor 4* (TCF4) e o *member RAS oncogene family* (RAB27B), entre outros. Além disso, alterações epigenéticas descritas em pacientes com depressão incluem diferentes níveis de DNMTs e diversas alterações na metilação de genes específicos em tecidos de pacientes.[47] De forma interessante, inibidores farmacológicos das DNMTs mostram efeitos antidepressivos em modelos pré-clínicos, sugerindo que a modulação da metilação do DNA pode ser um importante mecanismo para o tratamento da depressão.[48-50]

## TRANSTORNOS DE ANSIEDADE

Os principais transtornos de ansiedade incluem o transtorno de ansiedade generalizada (TAG), o transtorno de pânico e as fobias (fobia social, agorafobia e fobias específicas). Como esperado, estudos sugerem que esses diferentes diagnósticos apresentam cargas genéticas distintas, com nível de agregação familiar e herdabilidade moderado (30 a 50%).[51] Especificamente, a herdabilidade do transtorno de pânico foi calculada em cerca de 30 a 40%, com risco aumentado de desenvolvimento em familiares de primeiro grau de pacientes. Além disso, a herdabilidade do TAG foi calculada em 31,6%. Poucos estudos adicionais foram realizados para complementar ou replicar esses achados.

Em termos moleculares, estudos de associação comparando pacientes e controles identificaram variantes em um *locus* de RNA não codificante não caracterizado (rs179393)[52] e nos genes *calmodulin-lysine N-methyltransferase (CAMKMT)*,[52] *transmembrane protein 106B (TMEM106B)*,[53] *neurotrophic receptor tyrosine kinase 2 (NTRK2)*[53] e *thrombospondin 2 (THBS2)*[54] como particularmente importantes na estrutura genética dos transtornos de ansiedade. A replicação de tais achados em amostras independentes é necessária para confirmar esses genes como clinicamente relevantes.

Da mesma forma, diversos achados em mecanismos epigenéticos demonstram um papel importante de alguns genes nos transtornos de ansiedade. Descobertas significativas foram encontradas com relação à metilação do gene *serine/threonine kinase 32B (STK32B)* em pacientes com TAG,[55] assim como dos genes *ankyrin repeat and SOCS box containing 1 (ASB1)*[56] e *nuclear receptor subfamily 3 group C member 1 (NR3C1)*.[57] Curiosamente, os genes *STK32B*, *ASB1* e *NR3C1* estão intimamente envolvidos na regulação do estresse, sugerindo, portanto, atuação relevante da regulação epigenética do eixo do estresse no risco para transtornos de ansiedade.

## TRANSTORNO DE DÉFICIT DE ATENÇÃO/HIPERATIVIDADE

Estudos sugerem que o transtorno de déficit de atenção/hiperatividade (TDAH) apresenta alta herdabilidade (70 a 80%) e, assim como no caso dos outros diagnósticos, tem um perfil genético altamente heterogêneo e poligênico.[7] De modo geral, um dos principais achados dos estudos genéticos nesse transtorno é o envolvimento do sistema de neurotransmissão glutamatérgica. Um GWAS recente, que comparou 20.183 pacientes com TDAH e 35.191 controles oriundos de 12 coortes independentes, foi o primeiro estudo desse tipo a identificar sinais significativos do sistema de neurotransmissão glutamatérgica no transtorno.[58] Especificamente, o estudo encontrou alterações em 304 variantes genéticas localizadas em 12 *loci* independentes, os quais incluem os genes *forkhead box protein P2 (FOXP92)*, *dual specificity phosphatase 6 (DUSP6)*, *semaphorin 6D (SEMA6D)*, *ST3 beta-galactosidase alpha-2,3--sialyltransferase 3 (ST3GAL3)*, *protein tyrosine phosphatase, receptor type F (PTPRF)*, *transmembrane protein 161B (TMEM161B)* e outros. Outro GWAS recente com uma amostra independente (porém menor) identificou uma associação interessante do TDAH com o gene *tenascin R (TNR)*, o qual está envolvido com a adesão celular de neurônios e o crescimento de neuritos.[59]

Similarmente, diversos estudos sugerem envolvimento de mecanismos epigenéticos no transtorno, o que inclui alterações na metilação de genes diversos e nos níveis de microRNAs (como miR-26b-5p, miR-185-5p e miR-191-5p).[60] Genes diferencialmente metilados em pacientes incluem *dopamine receptor 4 (DRD4)*,[61] *SKI proto-oncogene (SKI)*, *zinc finger protein 544 (ZNF544)*, *ST3 beta-galactoside alpha-2,3-sialyltransferase 3 (ST3GAL3)* e *peroxisomal biogenesis factor 2 (PEX2)*,[62] porém o papel específico de cada um deles na fisiopatologia do transtorno ainda não está definido.

## CONSIDERAÇÕES FINAIS

Como discutido ao longo deste capítulo, vários avanços metodológicos, como o foco em análises de varredura genômica e o desenvolvimento do sequenciamento genômico de nova geração, aliados à formação de grandes colaborações entre diferentes grupos de pesquisa, foram fundamentais para o progresso da área da genética psiquiátrica. Diversos *loci* independentes já foram descritos e estão começando a ser explorados por estudos funcionais, como é o caso do C4 e o envolvimento do sistema do complemento na esquizofrenia.

Ainda assim, o entendimento da genética e da epigenética dos transtornos psiquiátricos, de modo geral, permanece muito limitado. Entre as possíveis limitações, está a grande heterogeneidade clínica apresentada por muitos dos diagnósticos estudados. De fato, há consenso de que "[...] o nosso DNA não leu o manual diagnóstico dos transtornos mentais [...]",[7] uma vez que muitos achados genéticos não classificam os pacientes de acordo com os mesmos critérios utilizados atualmente no diagnóstico clínico. Nesse sentido, um fato curioso advindo de estudos genéticos recentes é a grande sobreposição genética entre diferentes diagnósticos clínicos.[63,64] Em virtude disso, uma discussão científica atual se refere à possibilidade de identificar grupos de pacientes distintos ("biotipos") a partir de seus dados genéticos (e biológicos de forma geral), possivelmente ultrapassando os limites impostos pelos critérios diagnósticos clínicos. A identificação de subgrupos mais homogêneos e determinados biologicamente tem o potencial de gerar tratamentos mais específicos e com maiores chances de sucesso (como prometido pela "farmacogenômica" e, mais recentemente, pela "farmacoepigenômica"),[65] o que reflete a ideia da psiquiatria personalizada (ou de precisão).[66] Além disso, conforme os estudos genéticos moleculares aumentam o entendimento das bases biológicas dos trantornos psiquiátricos, é possível que fármacos ou suplementos já existentes no mercado possam ser direcionados ao tratamento dessas condições (o chamado "reposicionamento de medicamentos").[7]

De modo geral, o estudo dos mecanismos genéticos em psiquiatria continua sendo de extrema importância para o entendimento dos transtornos mentais e, como discutido neste capítulo, tem o importante potencial de revolucionar critérios diagnósticos e recomendações de tratamento e, em última instância, de melhorar a qualidade de vida de muitos pacientes.

## REFERÊNCIAS

1. Smoller JW. A quarter century of progress in psychiatric genetics. Harv Rev Psychiatry. 2017;25(6):256-8.
2. Fries GR. Genetics and epigenetics as tools to inform the pathophysiology of neuropsychiatric disorders. Braz J Psychiatry. 2019;41(1):5-6.
3. Smoller JW, Andreassen OA, Edenberg HJ, Faraone SV, Glatt SJ, Kendler KS. Psychiatric genetics and the structure of psychopathology. Mol Psychiatry. 2019;24(3);409-20.
4. Sullivan PF, Agrawal A, Bulik CM, Andreassen OA, Børglum AD, Breen G, et al. Psychiatric genomics: an update and an agenda. American J Psychiatry. 2018;175(1):15-27.
5. Biological insights from 108 schizophrenia-associated genetic loci. Nature. 2014;511(7510):421-7.
6. Hou L, Bergen SE, Akula N, Song J, Hultman CM, Landén M, et al. Genome-wide association study of 40,000 individuals identifies two novel loci associated with bipolar disorder. Hum Mol Genet. 2016;25(15):3383-94.
7. Michaelson JJ. Genetic approaches to understanding psychiatric disease. Neurotherapeutics. 2017;14(3):564-81.
8. Wray NR, Lee SH, Mehta D, Vinkhuyzen AA, Dudbridge F, Middeldorp CM. Research review: polygenic methods and their application to psychiatric traits. J Child Psychol Psychiatry. 2014;55(10):1068-87.
9. Mistry S, Harrison JR, Smith DJ, Escott-Price V, Zammit S. The use of polygenic risk scores to identify phenotypes associated with genetic risk of bipolar disorder and depression: a systematic review. J Affect Disord. 2018;234:148-55.
10. Schmitt A, Malchow B, Hasan A, Falkai P. The impact of environmental factors in severe psychiatric disorders. Frontiers in neuroscience. 2014;8:19.
11. Assary E, Vincent JP, Keers R, Pluess M. Gene-environment interaction and psychiatric disorders: review and future directions. Semin Cell Dev Biol. 2018;77:133-43.
12. Klengel T, Pape J, Binder EB, Mehta D. The role of DNA methylation in stress-related psychiatric disorders. Neuropharmacology. 2014;80:115-32.
13. Liu C, Jiao C, Wang K, Yuan N. DNA methylation and psychiatric disorders. Prog Mol Biol Transl Sci. 2018;157:175-232.
14. Wang H, Lou D, Wang Z. Crosstalk of genetic variants, allele-specific DNA methylation, and environmental factors for complex disease risk. Front Genet. 2018;9:695.
15. Sekar A, Bialas AR, de Rivera H, Davis A, Hammond TR, Kamitaki N, et al. Schizophrenia risk from complex variation of complement component 4. Nature. 2016;530(7589):177-83.
16. Hodgson K, McGuffin P, Lewis CM. Advancing psychiatric genetics through dissecting heterogeneity. Hum Mol Genet. 2017;26(R2):R160-5.
17. Pardiñas AF, Holmans P, Pocklington AJ, Escott-Price V, Ripke S, Carrera N, et al. Common schizophrenia alleles are enriched in mutation-intolerant genes and in regions under strong background selection. Nat Genet. 2018;50(3):381-9.
18. Sharma RP, Grayson DR, Gavin DP. Histone deactylase 1 expression is increased in the prefrontal cortex of schizophrenia subjects: analysis of the National Brain Databank microarray collection. Schizophr Res. 2008;98(1-3):111-7.
19. Veldic M, Caruncho HJ, Liu WS, Davis J, Satta R, Grayson DR, et al. DNA-methyltransferase 1 mRNA is selectively overexpressed in telencephalic GABAergic interneurons of schizophrenia brains. Proc Natl Acad Sci U S A. 2004;101(1):348-53.
20. Zhubi A, Veldic M, Puri NV, Kadriu B, Caruncho H, Loza I, et al. An upregulation of DNA-methyltransferase 1 and 3a expressed in telencephalic GABAergic neurons of schizophrenia patients is also detected in peripheral blood lymphocytes. Schizophr Res. 2009;111(1-3):115-22.
21. Ovenden ES, McGregor NW, Emsley RA, Warnich L. DNA methylation and antipsychotic treatment mechanisms in schizophrenia: progress and future directions. Prog Neuropsychopharmacol Biol Psychiatry. 2018;81:38-49.
22. Montano C, Taub MA, Jaffe A, Briem E, Feinberg JI, Trygvadottir R, et al. Association of DNA methylation differences with

schizophrenia in an epigenome-wide association study. JAMA Psychiatry. 2016;73(5):506-14.
23. Hoffmann A, Sportelli V, Ziller M, Spengler D. Epigenomics of major depressive disorders and schizophrenia: early life decides. Int J Mol Sci. 2017;18(8): pii: E1711.
24. Teixeira AL, Colpo GD, Fries GR, Bauer IE, Selvaraj S. Biomarkers for bipolar disorder: current status and challenges ahead. Expert Rev Neurother. 2019;19(1):67-81.
25. Gonzalez S, Camarillo C, Rodriguez M, Ramirez M, Zavala J, Armas R, et al. A genome-wide linkage scan of bipolar disorder in Latino families identifies susceptibility loci at 8q24 and 14q32. Am J Med Genet B Neuropsychiatr Genet. 2014;165B(6):479-91.
26. Ruderfer DM, Fanous AH, Ripke S, McQuillin A, Amdur RL, Gejman PV, et al. Polygenic dissection of diagnosis and clinical dimensions of bipolar disorder and schizophrenia. Mol Psychiatry. 2014;19(9):1017-24.
27. Chen DT, Jiang X, Akula N, Shugart YY, Wendland JR, Steele CJ, et al. Genome-wide association study meta-analysis of European and Asian-ancestry samples identifies three novel loci associated with bipolar disorder. Mol Psychiatry. 2013;18(2):195-205.
28. Sleiman P, Wang D, Glessner J, Hadley D, Gur RE, Cohen N, et al. GWAS meta analysis identifies TSNARE1 as a novel Schizophrenia / Bipolar susceptibility locus. Sci Rep. 2013;3:3075.
29. Mühleisen TW, Leber M, Schulze TG, Strohmaier J, Degenhardt F, Treutlein J, et al. Genome-wide association study reveals two new risk loci for bipolar disorder. Nat Commun. 2014;5:3339.
30. Ikeda M, Takahashi A, Kamatani Y, Okahisa Y, Kunugi H, Mori N, et al. A genome-wide association study identifies two novel susceptibility loci and trans population polygenicity associated with bipolar disorder. Mol Psychiatry. 2018;23(3):639-47.
31. Fullerton JM, Koller DL, Edenberg HJ, Foroud T, Liu H, Glowinski AL, et al. Assessment of first and second degree relatives of individuals with bipolar disorder shows increased genetic risk scores in both affected relatives and young At-Risk Individuals. Am J Med Genet B Neuropsychiatr Genet. 2015;168(7):617-29.
32. Dezhina Z, Ranlund S, Kyriakopoulos M, Williams SCR, Dima D. A systematic review of associations between functional MRI activity and polygenic risk for schizophrenia and bipolar disorder. Brain Imaging Behav. 2018. [Epub ahead of print].
33. Amare AT, Schubert KO, Hou L, Clark SR, Papiol S, Heilbronner U, et al. Association of polygenic score for schizophrenia and HLA Antigen and inflammation genes with response to lithium in bipolar affective disorder: a genome-wide association study. JAMA Psychiatry. 2018;75(1):65-74.
34. Fries GR, Li Q, McAlpin B, Rein T, Walss-Bass C, Soares JC, et al. The role of DNA methylation in the pathophysiology and treatment of bipolar disorder. Neurosci Biobehav Rev. 2016;68:474-88.
35. Fries GR, Quevedo J, Zeni CP, Kazimi IF, Zunta-Soares G, Spiker DE, et al. Integrated transcriptome and methylome analysis in youth at high risk for bipolar disorder: a preliminary analysis. Transl Psychiatry. 2017;7(3):e1059.
36. Fries GR, Bauer IE, Scaini G, Wu MJ, Kazimi IF, Valvassori SS, et al. Accelerated epigenetic aging and mitochondrial DNA copy number in bipolar disorder. Transl Psychiatry. 2017;7(12):1283.
37. Houtepen LC, van Bergen AH, Vinkers CH, Boks MP. DNA methylation signatures of mood stabilizers and antipsychotics in bipolar disorder. Epigenomics. 2016;8(2):197-208.
38. Walss-Bass C, Fries GR. Are lithium effects dependent on genetic/epigenetic architecture? Neuropsychopharmacology. 2019;44(1):228.
39. Shadrina M, Bondarenko EA, Slominsky PA. Genetics factors in major depression disease. Front Psychiatry. 2018;9:334.
40. Muñoz M, Pong-Wong R, Canela-Xandri O, Rawlik K, Haley CS, Tenesa A. Evaluating the contribution of genetics and familial shared environment to common disease using the UK Biobank. Nat Genet. 2016;48(9):980-3.
41. Cross-Disorder Group of the Psychiatric Genomics Consortium. Identification of risk loci with shared effects on five major psychiatric disorders: a genome-wide analysis. Lancet. 2013;381(9875):1371-9.
42. Gonda X, Petschner P, Eszlari N, Baksa D, Edes A, Antal P, et al. Genetic variants in major depressive disorder: From pathophysiology to therapy. Pharmacol Ther. 2019;194:22-43.
43. Wray NR, Pergadia ML, Blackwood DH, Penninx BW, Gordon SD, Nyholt DR, et al. Genome-wide association study of major depressive disorder: new results, meta-analysis, and lessons learned. Mol Psychiatry. 2012;17(1):36-48.
44. Nishino J, Ochi H, Kochi Y, Tsunoda T, Matsui S. Sample size for successful genome-wide association study of major depressive disorder. Front Genet. 2018;9:227.
45. Wray NR, Ripke S, Mattheisen M, Trzaskowski M, Byrne EM, Abdellaoui A, et al. Genome-wide association analyses identify 44 risk variants and refine the genetic architecture of major depression. Nat Genet. 2018;50(5):668-81.
46. Howard DM, Adams MJ, Clarke T-K, Hafferty JD, Gibson J, Shirali M, et al. Genome-wide meta-analysis of depression identifies 102 independent variants and highlights the importance of the prefrontal brain regions. Nat Neurosci. 2019;22:343-52.
47. Chen D, Meng L, Pei F, Zheng Y, Leng J. A review of DNA methylation in depression. J Clin Neurosci. 2017;43:39-46.
48. Sales AJ, Biojone C, Terceti MS, Guimarães FS, Gomes MV, Joca SR. Antidepressant-like effect induced by systemic and intra-hippocampal administration of DNA methylation inhibitors. Br J Pharmacol. 2011;164(6):1711-21.
49. Sales AJ, Joca SR. Effects of DNA methylation inhibitors and conventional antidepressants on mice behaviour and brain DNA methylation levels. Acta Neuropsychiatr. 2016;28(1):11-22.
50. Sales AJ, Joca SRL. Antidepressant administration modulates stress-induced DNA methylation and DNA methyltransferase expression in rat prefrontal cortex and hippocampus. Behav Brain Res. 2018;343:8-15.
51. Shimada-Sugimoto M, Otowa T, Hettema JM. Genetics of anxiety disorders: genetic epidemiological and molecular studies in humans. Psychiatry Clin Neurosci. 2015;69(7):388-401.
52. Otowa T, Hek K, Lee M, Byrne EM, Mirza SS, Nivard MG, et al. Meta-analysis of genome-wide association studies of anxiety disorders. Mol Psychiatry. 2016;21(10):1391-9.
53. Purves KL, Coleman JRI, Rayner C, Hettema JM, Deckert J, McIntosh AM, et al. The common genetic architecture of anxiety disorders. bioRxiv. 2017:203844.
54. Dunn EC, Sofer T, Gallo LC, Gogarten SM, Kerr KF, Chen CY, et al. Genome-wide association study of generalized anxiety symptoms in the Hispanic Community Health Study/Study of Latinos. Am J Med Genet B Neuropsychiatr Genet. 2017;174(2):132-43.
55. Ciuculete DM, Boström AE, Tuunainen AK, Sohrabi F, Kular L, Jagodic M, et al. Changes in methylation within the STK32B promoter are associated with an increased risk for generali-

zed anxiety disorder in adolescents. J Psychiatr Res. 2018;102:44-51.
56. Emeny RT, Baumert J, Zannas AS, Kunze S, Wahl S, Iurato S, et al. Anxiety associated increased CpG methylation in the promoter of Asb1: a translational approach evidenced by epidemiological and clinical studies and a murine model. Neuropsychopharmacology. 2018;43(2):342-53.
57. Wang W, Feng J, Ji C, Mu X, Ma Q, Fan Y, et al. Increased methylation of glucocorticoid receptor gene promoter 1F in peripheral blood of patients with generalized anxiety disorder. J Psychiatr Res. 2017;91:18-25.
58. Demontis D, Walters RK, Martin J, Mattheisen M, Als TD, Agerbo E, et al. Discovery of the first genome-wide significant risk loci for attention deficit/hyperactivity disorder. Nat Genet. 2019;51(1):63-75.
59. Hawi Z, Yates H, Pinar A, Arnatkeviciute A, Johnson B, Tong J, et al. A case-control genome-wide association study of ADHD discovers a novel association with the tenascin R (TNR) gene. Transl Psychiatry. 2018;8(1):284.
60. Sánchez-Mora C, Soler Artigas M, Garcia-Martinez I, Pagerols M, Rovira P, Richarte V, et al. Epigenetic signature for attention-deficit/hyperactivity disorder: identification of miR-26b-5p, miR-185-5p, and miR-191-5p as potential biomarkers in peripheral blood mononuclear cells. Neuropsychopharmacology. 2019;44(5):890-97.
61. Hamza M, Halayem S, Bourgou S, Daoud M, Charfi F, Belhadj A. Epigenetics and ADHD: toward an integrative approach of the disorder pathogenesis. J Atten Dis. 2017:1087054717696769.
62. Walton E, Pingault JB, Cecil CA, Gaunt TR, Relton CL, Mill J, et al. Epigenetic profiling of ADHD symptoms trajectories: a prospective, methylome-wide study. Mol Psychiatry. 2017;22(2):250-6.
63. Schork AJ, Won H, Appadurai V, Nudel R, Gandal M, Delaneau O, et al. A genome-wide association study of shared risk across psychiatric disorders implicates gene regulation during fetal neurodevelopment. Nat Neurosci. 2019;22:353-61.
64. O'Donovan MC, Owen MJ. The implications of the shared genetics of psychiatric disorders. Nat Med. 2016;22(11):1214-9.
65. Bousman CA, Menke A, Müller DJ. Towards pharmacogenetic-based treatment in psychiatry. J Neural Transm. 2019;126(1):1-3.
66. Fernandes BS, Williams LM, Steiner J, Leboyer M, Carvalho AF, Berk M. The new field of 'precision psychiatry'. BMC Med. 2017;15:80.

# CAPÍTULO [6]

# DISFUNÇÃO MITOCONDRIAL E TRANSTORNOS PSIQUIÁTRICOS

GISELLI SCAINI
DEBORAH BENEVENUTO
JOÃO QUEVEDO

As mitocôndrias desempenham papel crucial na função neuronal, não só por sua ação bioenergética central de produção de adenosina trifosfato (ATP), mas também porque são a principal fonte de espécies reativas de oxigênio (EROs), sendo responsáveis por manter a homeostase do cálcio. Assim, não surpreende que estudos recentes tenham mostrado que perturbações na fisiologia mitocondrial exercem efeitos profundos no desenvolvimento e na função neuronais, bem como que estejam relacionadas com a fisiopatologia dos transtornos psiquiátricos. Neste capítulo, são apresentados e revisados os mais recentes achados que corroboram a teoria da disfunção mitocondrial nos transtornos psiquiátricos, fornecendo uma visão geral atualizada sobre os componentes genéticos e fisiológicos das mitocôndrias e as evidências de anormalidades mitocondriais nos transtornos psiquiátricos.

Apesar do constante avanço da neurobiologia dos transtornos psiquiátricos nos últimos anos, há ainda considerável limitação envolvendo, principalmente, a área da psicofarmacologia. Um bom exemplo está relacionado ao transtorno depressivo. É surpreendente o fato de que, apesar de décadas após a divulgação da teoria das monoaminas e sua relação com a patogênese da depressão, o principal pilar dos atuais antidepressivos ainda se baseie nesse conceito, quando se sabe que há diversos outros mecanismos envolvidos na fisiopatologia desse transtorno. Com base nesse argumento, tornam-se primordiais a investigação e a descoberta de novas opções que possam atuar de forma mais ampla e eficiente em diversos componentes envolvidos com os transtornos psiquiátricos.

A mitocôndria tem-se tornado alvo de diversos estudos nos últimos anos. O conceito inicial de que tal organela tem propriedades autônomas está se tornando cada vez menos plausível, visto que, atualmente, a célula é considerada um maquinário integrado de proteínas que exercem suas funções de maneira simultânea e codependente. Sabe-se, por exemplo, que o aporte energético neuronal é estreitamente dependente da fosforilação oxidativa mitocondrial e que o comprometimento desta dificulta a obtenção da energia necessária ao bom funcionamento celular, uma vez que o aporte energético neuronal proveniente da glicólise é limitado. Se as mitocôndrias são necessárias para essas funções neuronais, faz sentido que o dano mitocondrial possa afetar o sistema nervoso central (SNC). Tal fato é visto constantemente em doenças genéticas mitocondriais que não só apresentam manifestações neurológicas, mas também maior incidência de transtornos psiquiátricos. Embora se possa dizer que esse aumento na prevalência de sintomas psiquiátricos em pacientes com doenças mitocondriais pode ser atribuído ao estresse crônico da doença, há um crescente corpo de evidências que sugerem que o comprometimento mitocondrial pode causar doenças psiquiátricas. Tais estudos têm explorado as conexões potenciais entre características mitocondriais, incluindo variação genética, comprometimento funcional e morfologia, com diversas doenças neuropsiquiátricas. Nesse contexto, o objetivo deste capítulo é revisar, de forma sintetizada, informações recentes a respeito da disfunção mitocondrial em relação a diversas condições psiquiátricas, com foco em transtorno bipolar (TB), esquizofrenia, transtorno depressivo maior, transtorno do espectro autista e transtorno de ansiedade generalizada.

## MITOCÔNDRIAS

Durante muito tempo, as mitocôndrias foram consideradas principalmente como a "casa de força" da célula, produzindo a energia necessária para o metabolismo celular pela fosforilação oxidativa.[1] Entretanto, sabe-se que elas também estão envolvidas em numerosos outros processos fisiológicos, como morte celular programada, imunidade inata, autofagia, sinalização redox, homeostase de cálcio ($Ca^{2+}$), reprogramação de células-tronco, bem como na modulação da atividade neuronal, na morfogênese e na neuroplasticidade. Assim, ocupam uma posição estratégica na hierarquia das organelas celulares no que diz respeito a promover a vida celular ou terminá-la.[2]

As mitocôndrias são organelas únicas, pois contêm seu próprio DNA circular e maquinário de transcrição/tradução, que consistem de uma membrana externa e interna, um espaço intermembranoso e uma matriz mitocondrial. A matriz contém as enzimas necessárias para o ciclo de Krebs, que fornece doadores de prótons/elétrons para a cadeia de transporte de elétrons, a qual levará ao bombeamento de prótons (íons hidrogênio) pela membrana mitocondrial interna, criando um gradiente eletroquímico. Esse gradiente representa energia potencial armazenada e fornece a base do mecanismo de acoplamento, que recebe o nome de acoplamento quimiosmótico, o qual é usado para a síntese de ATP (do inglês *adenosine triphosphate*) por meio da enzima ATP sintase (complexo V).[1]

As mitocôndrias desempenham papel crucial na sinalização intracelular, particularmente por meio do $Ca^{2+}$ intracelular. Tal elemento é o principal segundo mensageiro celular e contribui para a regulação da neurotransmissão e da plasticidade neuronal de curto e longo prazos no cérebro. A captação de $Ca^{2+}$ do citosol pela mitocôndria regula a taxa de produção de ATP por meio da regulação de desidrogenases acopladas ao ciclo de Krebs. Além disso, o influxo de $Ca^{2+}$ é responsável pela modulação da sinalização intracelular desse ciclo, regulando a motilidade e a morfologia mitocondriais, podendo levar à morte celular.[3] Outro papel importante da mitocôndria é a regulação redox, uma vez que as mitocôndrias são a principal fonte intracelular de EROs, e estas influenciam a maioria das funções celulares, como, por exemplo, a diferenciação, a proliferação e a apoptose. Em situações patológicas, as EROs contribuem para o dano mitocondrial, e este, quando extenso, pode induzir a apoptose a partir de diferentes vias, por exemplo, por meio da liberação do citocromo *c* e de outros agentes pró-apoptóticos.[4] Nesse contexto, processos de controle de qualidade mitocondrial são essenciais para prevenir o dano celular. Vários sistemas de controle de qualidade mitocondrial evoluíram para garantir a manutenção adequada e, quando necessário, o reparo da mitocôndria, incluindo defesas antioxidantes e regulação da produção de EROs, chaperonas, proteases, resposta a proteínas malformadas (UPR, do inglês *unfolded protein response*), biogênese e controle da capacidade mitocondrial por meio da transcrição, assim como alterações na dinâmica da morfologia mitocondrial, que ocorrem a partir de eventos de fusão e fissão, permitindo a troca de conteúdo mitocondrial e a segregação de mitocôndrias com danos terminais a fim de possibilitar a degradação por mitofagia.[5]

Uma vez que a organização temporal e espacial da função mitocondrial é tão crítica nos neurônios, o número de mitocôndrias disponíveis, assim como o controle de qualidade mitocondrial, é de primordial importância. A biogênese, a mitofagia (depuração mitocondrial) e a capacidade que as mitocôndrias têm de se unir e aumentar a massa mitocondrial (fusão) ou se dividir e aumentar os números mitocondriais (fissão) contribuem para isso. Assim, mitocôndrias danificadas ou subótimas podem sofrer fusão com mitocôndrias saudáveis para criar mitocôndrias-filhas plenamente funcionais nas quais o dano é diluído por meio da troca de materiais, permitindo a comunicação entre as mitocôndrias.[6] Além disso, o aumento do número dessas organelas por meio do processo de fissão pode facilitar a distribuição das mitocôndrias ao longo do comprimento das neurites.[5] Tal processo também pode servir para segregar os componentes mitocondriais danificados para posterior remoção por mitofagia.[6] Segue-se que, se a motilidade é defeituosa ou o número de mitocôndrias é reduzido, elas podem suprimir as taxas de fusão ou diminuir o processo de mitofagia e, por fim, diminuir a saúde do *pool* mitocondrial.

Dada a importância dos processos de produção de ATP, sinalização de $Ca^{2+}$, metabolismo de neurotransmissores e sinalização das EROs na transmissão sináptica, não surpreende que estudos recentes tenham mostrado que perturbações na fisiologia mitocondrial exercem efeitos profundos no desenvolvimento e na função neuronais, uma vez que tais eventos são regulados espacial e temporalmente nos neurônios por meio de localização, bioenergética e biogênese mitocondrial, todos fortemente influenciados pela dinâmica mitocondrial, o que implica fissão, fusão e transporte mitocondrial.[7] Para sua atividade, os neurônios têm de manter a concentração intracelular de íons contra o gradiente de concentração por meio das bombas de $Na^+/K^+$- e $Ca^{2+}$-ATPase, a partir de um processo de transporte ativo envolvendo a hidrólise do ATP para o fornecimento energético necessário. De fato, sabe-se que em células nervosas o gasto para o transporte de íons pode chegar a até 25% da ATP por elas produzida. Nesse sentido, estudos histoquímicos têm demonstrado que as mitocôndrias são recrutadas para zonas de alta atividade no neurônio durante a liberação de neurotransmissores em resposta ao aumento na atividade sináptica. Sabe-se que mitocôndrias em neurônios imaturos são mais móveis, menores e ocupam uma porcentagem menor do comprimento total do processo neuronal em comparação com os neurônios sinapticamente maduros, sugerindo que as exigências energéticas dinâmicas do desenvolvimento de neurônios, especialmente no que diz respeito à sinaptogênese, são atendidas por mitocôndrias altamente móveis que adotam uma morfologia menor para otimizar a motilidade. À medida que os neurônios envelhecem e estabelecem sinapses maduras, as mitocôndrias apresentam diminuição na motilidade e alongam-se para melhor atender aos múltiplos sítios.[8] Como consequência, cada vez mais estudos têm sido desenvolvidos para avaliar se a disfunção mitocondrial pode contribuir para a disfunção sináptica nas doenças psiquiátricas.

## COMPROMETIMENTO MITOCONDRIAL E TRANSTORNOS PSIQUIÁTRICOS

O cérebro, como tecido intensamente dependente de energia, é particularmente vulnerável aos efeitos da disfunção mitocondrial. Nas últimas décadas, tem havido considerável interesse na possibilidade de a disfunção mitocondrial ter papel na fisiopatologia de doenças psiquiátricas, assim como nos processos de envelhecimento, no câncer, em doenças metabólicas e neurodegenerativas.[2]

Como já citado, a ATP é um composto de alta energia usado para os processos metabólicos dos neurônios, sendo produzida principalmente nas mitocôndrias como produto da fosforilação oxidativa. Portanto, a disfunção mitocondrial resulta em diminuição da produção de ATP, consequentemente alterando a funcionalidade da $Na^+/K^+$- e $Ca^{2+}$-ATPase e levando a aumento nas concentrações de $Na^+$ e $Ca^{2+}$ intracelular, resultando em alterações no potencial de ação. Além disso, o aumento na concentração de $Ca^{2+}$ no interior da célula também pode induzir a desmielinização, desregular a apoptose e afetar os mecanismos de armazenamento, liberação ou captação de neurotransmissores, inclusive dopamina, glutamato e ácido gama-aminobutírico

(GABA, do inglês *gamma-aminobutyric acid*).[9] Todas essas alterações resultariam em remodelação estrutural e funcional das sinapses, alterando as transduções de sinalização intracelular e a projeção axonal. Assim, é proposto que a disfunção mitocondrial e a deficiência de ATP provavelmente estejam relacionadas à etiologia e à patogênese dos transtornos psiquiátricos.

Corroborando essa hipótese há um número crescente de evidências a respeito da associação entre disfunção mitocondrial e doenças psiquiátricas, em estudos tanto *in vitro* como *in vivo*. Déficits mitocondriais em transtornos psiquiátricos são sugeridos a partir de alterações no metabolismo energético cerebral, assim como por alterações na morfologia, na localização, no número e na função das mitocôndrias.[10] Além disso, a redução de genes do DNA mitocondrial (mtDNA), a redução na expressão de subunidades da cadeia transportadora de elétrons, as alterações no sistema de defesa antioxidante e uma disfunção global do metabolismo cerebral em nível mitocondrial também foram descritas em associação a transtornos psiquiátricos. Em conjunto, esses achados sugerem que um déficit mitocondrial é suficiente para desencadear um ou mais transtornos psiquiátricos (Fig. 6.1).[10] Entretanto, dados sugerindo um papel para alterações mitocondriais em transtornos psiquiátricos são apenas correlações; portanto, resta determinar se tais alterações contribuem para o processo da doença ou se são apenas epifenômenos.

Ao mesmo tempo, está se tornando cada vez mais aparente que pacientes com distúrbios mitocondriais podem apresentar doença psiquiátrica comórbida. Há crescente conscientização de que a sintomatologia psiquiátrica é comum entre pacientes com citopatias mitocondriais conhecidas. Relatórios recentes indicam que 70% dos pacientes adultos com distúrbios mitocondriais terão evidência de transtorno mental

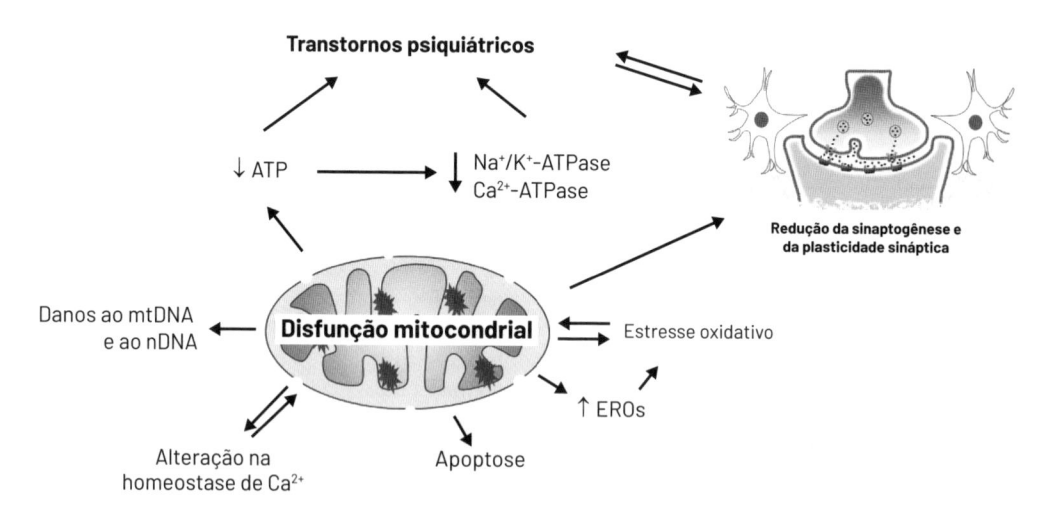

[ **FIGURA 6.1** ]

As mitocôndrias são comumente conhecidas por seu importante papel na síntese de ATP a partir da cadeia de transporte de elétrons. No entanto, elas também operam em diferentes sistemas de controle, como o metabolismo de EROs e a homeostase do $Ca^{+2}$. Vários eventos podem comprometer a função e a integridade mitocondriais, inclusive alterações na homeostase de $Ca^{2+}$, danos ao mtDNA e ao nDNA, ativação de processos apoptóticos, aumento na produção de EROs, os quais estão relacionados com o estresse oxidativo, assim como diminuição na produção de ATP, o que resulta em diminuição da atividade das bombas $Na^+/K^+$ e $Ca^{2+}$-ATPase e desencadeia diferentes respostas que levam à redução da sinaptogênese e da plasticidade sináptica. Em conjunto, tais alterações estão relacionadas à fisiopatologia dos transtornos psiquiátricos.

importante em algum momento de suas vidas.[11] Além disso, um estudo que usou espectroscopia de prótons por ressonância magnética demonstrou que os sintomas de ansiedade em pacientes com distúrbios mitocondriais correlacionaram-se com maiores níveis de creatina, glicerofosfocolina, mioinositol e glutamato + glutamina no hipocampo, enquanto a alteração dos níveis globais de testes de funcionabilidade correlacionou-se com maiores níveis de glutamato + glutamina e glicerofosfocolina no córtex cingulado.[12]

Em conjunto, as linhas de evidência revisadas, incluindo dados ultraestruturais, neurorradiológicos, bioquímicos e genéticos, parecem apontar para um possível papel da disfunção mitocondrial no mecanismo patológico de alguns transtornos psiquiátricos. No entanto, os mecanismos exatos pelos quais ocorrem déficits de metabolismo energético no cérebro de indivíduos afetados por transtornos psiquiátricos não são completamente compreendidos. Neste capítulo, exploramos os mecanismos da disfunção mitocondrial na fisiopatologia das doenças psiquiátricas.

## TRANSTORNO BIPOLAR

O TB é um transtorno psiquiátrico grave e altamente incapacitante. Sua progressão está associada a prejuízos cognitivos e alterações neuroanatômicas aparentemente irreversíveis. O entendimento da fisiopatologia do TB se expandiu muito nos últimos anos, porém ainda se sabe pouco sobre os mecanismos dessa doença.[13] A concordância entre gêmeos idênticos (monozigóticos) varia de 61 a 75%, e o risco mórbido de parentes de primeiro grau varia entre 1,5 e 15,5%, sugerindo que o TB tem alta herdabilidade, mas em modo de herança não mendeliana, uma vez que depende da presença de genes de vulnerabilidade e de sua interação com a influência ambiental.[14] Análises de modelagem matemática sugerem que o TB é uma doença multigênica, com o envolvimento de grupamentos poligenéticos e variações alélicas em inúmeros *locus* distribuídos na população, sendo necessária, talvez, a combinação de vários desses *locus* para tornar o indivíduo suscetível a desenvolver o transtorno.[14]

Estudos de associação genômica ampla (GWAS, do inglês *genome-wide association study*) têm demonstrado associações significativas, robustas e replicáveis em vários polimorfismos comuns, incluindo variantes nos genes CACNA1C, ODZ4 e NCAN, assim como evidências de contribuição poligênica ao risco (muitos alelos de risco de pequeno efeito). Por sua vez, a análise do mtDNA tem demonstrado que polimorfismos funcionais em genes relacionados à homeostase do $Ca^{2+}$, bem como em genes que codificam subunidades dos complexos I e II da cadeia transportadora de elétrons, estão associados ao TB.[15] Além disso, estudos têm sugerido que alterações na expressão das proteínas DISC1 (do inglês *disrupted-in-schizophrenia gene 1*) e G72, as quais têm funções na fisiologia mitocondrial, podem estar relacionadas a aumento na suscetibilidade para desenvolver TB.[16-17]

Alterações bioenergéticas no TB têm sido descritas há mais de meio século. Diversos estudos apresentaram evidências robustas que apoiam o envolvimento da disfunção mitocondrial na fisiopatologia do TB, por meio de alterações que envolvem a fosforilação oxidativa, a via glicolítica, o metabolismo de fosfolipídeos, a diminuição na produção total de energia e/ou na disponibilidade de substratos, bem como anormalidades na morfologia e na distribuição intracelular das mitocôndrias.[18] De fato, uma recente revisão integrativa da literatura, envolvendo estudos de neuroimagem, tem demonstrado níveis aumentados de lactato em várias regiões cerebrais e no líquido cerebrospinal em pacientes com o transtorno, o que indica aumento do metabolismo anaeróbico e extramitocondrial da glicose, consistente com um quadro de metabolismo mitocondrial debilitado no TB. Tal fato é consolidado por dados que demonstram que pacientes com TB também apresentam níveis cerebrais significativamente mais baixos de fosfocreatina (PCr, um composto de alta energia), bem como redução nos níveis de N-acetil-aspartato (NAA), juntamente com correlação negativa entre os níveis de NAA/creatina + PCr ou os níveis de NAA e a duração da doença, o que indica alterações de neurodesenvolvimento e fornece evidências indiretas de que a disfunção mitocondrial pode desempenhar um papel na progressão da doença.[18-19]

Além disso, demonstrou-se que pacientes com esse transtorno apresentam níveis reduzidos do fosfato inorgânico, um regulador da fosforilação oxidativa, e da atividade da Na$^+$/K$^+$-ATPase, assim como diminuição significativa nos níveis de adenosina difosfato (ADP, do inglês *adenosine diphosphate*), mas não nas concentrações de ATP, sugerindo que a redução pode ser impulsionada pelo aumento da atividade da adenilato-cinase, que pode reabastecer a ATP à custa da ADP.[18] Agrega-se a essa hipótese o fato de que, durante o processo de estimulação visual, indivíduos saudáveis apresentam reduções significativas nos níveis de PCr, mas não nos níveis de ATP, como esperado uma vez que a PCr está sendo usada para a síntese de ATP a partir da reação da creatina-cinase. Porém, pacientes com TB apresentam um perfil diferenciado, uma vez que foram observadas reduções significativas nos níveis de ATP, mas não nos níveis de PCr. Além disso, nesses pacientes, o nível basal foi menor, e a mudança média durante a estimulação foi maior para a razão PCr/ATP, sugerindo que uma redução nos níveis de ATP durante a estimulação visual pode estar relacionada com o comprometimento da síntese *de novo* de ATP ou com a diminuição da transferência de fosfato de alta energia da PCr por meio da reação catalisada pela enzima creatina-cinase,[20] a qual está alterada em pacientes com TB.[18] Adicionalmente, um estudo recente demonstrou redução significativa na taxa de reação direta da creatina-cinase na ausência de alterações de concentração em ATP e PCr em pacientes com TB durante o primeiro episódio,[21] corroborando os dados previamente apresentados, segundo os quais pacientes com o transtorno apresentam concentrações basais e normais de ATP e PCr, mas incapacidade de repor as concentrações de ATP no cérebro durante os períodos de alta demanda energética.[20-21]

Além de dados que mostram mutações no mtDNA e alterações no metabolismo energético cerebral, evidências também têm demonstrado alterações nos níveis de transcritos de genes, bem como nos níveis proteicos de subunidades dos complexos da cadeia transportadora de elétrons e enzimas do ciclo de Krebs. Uma reanálise recente dos estudos de *microarray* em cérebros *post-mortem* de pacientes com TB demonstrou diminuição na expressão de genes que codificam as subunidades dos complexos I-V da cadeia transportadora de elétrons, bem como em genes que codificam a isocitrato desidrogenase, sugerindo que os pacientes com o transtorno podem ser mais propensos a apresentar disfunção na atividade do ciclo de Krebs, assim como no processo de transferência de elétrons.[18] Níveis inferiores dessas subunidades centrais podem aumentar a taxa de vazamento de elétrons por meio do complexo I, o que resulta em aumento na produção de EROs. De fato, diversos estudos têm apontado evidências de aumento na produção de EROs e estresse oxidativo em pacientes com TB. Em recente metanálise que integrou estudos que avaliaram marcadores de estresse oxidativo em pacientes com TB *versus* indivíduos saudáveis, foi demonstrado que os primeiros apresentam níveis mais elevados de dano lipídico, assim como dano ao DNA/RNA e níveis mais elevados de óxido nítrico.[22]

Corroborando o envolvimento da disfunção mitocondrial na fisiopatologia do TB, um recente estudo demonstrou que pacientes com o transtorno apresentam desequilíbrio entre os processos de fusão e fissão mitocondrial, observados por aumento nos níveis proteicos da proteína de fissão (Fis-1) e diminuição dos níveis de proteínas de fusão (Mfn-2 e Opa-1), sugerindo que o processo de dinâmica mitocondrial em pacientes com TB está disfuncional, o que pode resultar em aumento na fragmentação mitocondrial.[23] De fato, observaram-se anormalidades morfológicas (mais mitocôndrias de menor tamanho) e um padrão anormal de aglomeração e marginalização na distribuição intracelular das mitocôndrias em neurônios do córtex pré-frontal de cérebro *post-mortem* e células periféricas de pacientes com TB.[24] Além disso, sabe-se que alterações morfológicas e no processo de dinâmica mitocondrial podem diretamente ativar a via apoptótica. Tal fato foi evidenciado por aumento nos níveis proteicos da forma ativa da caspase-3, que se mostrou negativamente correlacionado com os níveis proteicos de Mfn-2 e Opa-1, bem como por diminuição em fatores antiapoptóticos (Bcl-xL, survivina e Bcl-xL/Bak dimer). Além disso, o mesmo estudo indicou que as alterações observadas perifericamente se correlacionaram diretamente com declínio funcional em pacientes com TB.[23]

Como descrito anteriormente, a dinâmica mitocondrial envolve não apenas os processos de fissão e fusão, mas também o movimento das mitocôndrias através dos neurônios, processo influenciado pela concentração de ATP e $Ca^{+2}$. Além de alterações nos níveis de ATP, como já mencionado, estudos têm apontado que pacientes com TB apresentam alteração na sinalização intracelular de $Ca^{+2}$, ocasionando aumento nas concentrações citosólicas de $Ca^{+2}$, relacionado com excitotoxicidade, diminuição da viabilidade mitocondrial e, por fim, morte celular.[9]

## ESQUIZOFRENIA

A esquizofrenia é uma doença devastadora que afeta mais de 21 milhões de pessoas em todo o mundo, com custo anual à sociedade de 33 a 40 bilhões de dólares. A esquizofrenia tem sido amplamente considerada como um transtorno do neurodesenvolvimento, de causa multifatorial, envolvendo fatores genéticos e ambientais. Um corpo crescente de evidências sugere que a fisiopatologia do transtorno está relacionada a uma função bioenergética anormal.[25]

De fato, diversos estudos têm mostrado que a patologia da esquizofrenia apresenta várias anormalidades associadas ao metabolismo da glicose, ao transporte de lactato e ao acoplamento bioenergético, sugerindo déficits de armazenamento e uso de energia no cérebro. Análises proteômicas destacam a expressão anormal de alvos bioenergéticos na esquizofrenia, incluindo reduções significativas na expressão de genes que codificam proteínas envolvendo a lançadeira do malato-aspartato, o ciclo de Krebs e enzimas que controlam a glicólise no córtex pré-frontal dorsolateral e no giro temporal posterossuperior de pacientes com o transtorno.[26] Estudos *post-mortem* têm demonstrado que vários componentes dos complexos da cadeia transportadora de elétrons são regulados negativamente em cérebros de pacientes com esquizofrenia.[27] Além disso, estudos de neuroimagem indicaram reduções em compostos de alta energia, como ATP e PCr, no lobo frontal, no núcleo caudado, no lobo temporal e nos gânglios da base em pacientes com esquizofrenia que não estão sob tratamento com antipsicóticos.[28] Confirmando esses achados, estudos apontaram redução no consumo de oxigênio celular (respiração mitocondrial), assim como inibição da respiração celular causada pela dopamina em células-tronco pluripotentes induzidas (iPSCs) derivadas de folículos capilares e em linfoblastoides de pacientes com esquizofrenia.[29]

Além da função energética prejudicada, há evidências de alterações na dinâmica mitocondrial em pacientes com esquizofrenia. Pesquisas recentes demonstram alteração em proteínas ligadas aos processos de fusão e fissão mitocondrial, ambos em termos de mRNA e níveis proteicos. A primeira evidência de anormalidades na dinâmica intracelular da rede mitocondrial foi demonstrada em 2011, quando pesquisadores observaram que linfoblastoides derivados de pacientes com esquizofrenia exibiam uma estrutura de rede mitocondrial anormal, visto que as mitocôndrias pareciam estar em uma forma mais filamentosa e tendiam a se concentrar em uma área limitada da célula, diferentemente das células-controle, nas quais as mitocôndrias estavam uniformemente distribuídas por todo o citosol. O mesmo estudo indicou que essa anormalidade estrutural estava associada a alterações significativas na conectividade da rede mitocondrial, sugerindo que, embora as mitocôndrias em linfoblastoides derivados de pacientes com esquizofrenia tendessem a ser mais agrupadas, sua conectividade funcional estava alterada.[30] Posteriormente, os achados prévios foram replicados em queratinócitos e neurônios dopaminérgicos derivados de iPSCs desses pacientes com esquizofrenia. Curiosamente, em neurônios glutamatérgicos derivados de iPSCs desses pacientes foi observada anormalidade na distribuição celular, mas, contrariamente aos neurônios dopaminérgicos, a conectividade não foi prejudicada, em virtude da redução da gravidade dos déficits na respiração basal e na eficiência de diferenciação notados nesses neurônios, sugerindo que a agregação é uma compensação para a conectividade reduzida.[29] Ambos os estudos associaram a redução na conectividade mitocondrial com menores níveis da proteína Opa-1, uma das principais reguladoras da fusão mitocondrial, em linfoblastoides, neurônios dopaminérgicos derivados de iPSCs e em espécimes de córtex pré-frontal *post-mortem* de pacientes com esquizofrenia. Recentemente, um estudo complementar demonstrou diminuição nos níveis de proteínas relacionadas aos processos de fusão e fissão, Mfn-2 e Drp-1, respectivamente, em células mononucleares do sangue periférico e em linhas celulares linfoblastoides de pacientes com esquizofrenia.[31]

Além disso, o G72, um gene candidato para a suscetibilidade à esquizofrenia, mostrou afetar a fragmentação mitocondrial em várias linhas celulares de mamíferos, bem como em neurônios primários.[17] Entretanto, ainda faltam evidências que demonstrem se o polimorfismo de nucleotídeo simples (SNP, do inglês *single nucleotide polymorphism*) encontrado no gene que codifica o G72 em pacientes com esquizofrenia altera a atividade de G72. No decorrer dos experimentos, observou-se que a superexpressão de G72 aumenta a fissão mitocondrial e promove a ramificação dendrítica em neurônios primários, mas sem alterar significativamente o comprimento total da árvore dendrítica, refletindo aumento no número de ramos mais curtos em detrimento dos mais longos. O aumento da fragmentação leva a números mais altos de mitocôndrias menores que se mostraram mais móveis, como mencionado anteriormente, e, portanto, podem ser rapidamente transportadas para locais de intenso crescimento, facilitando o aumento da complexidade dendrítica. Por sua vez, neurônios mais maduros transfectados com G72 apresentam fragmentação mitocondrial robusta, mas nenhum efeito na ramificação dendrítica, sugerindo que a superexpressão de G72 promove a ramificação dendrítica apenas no período de dendritogênese ativa em neurônios sinápticos imaturos.[17] Outro forte gene candidato à suscetibilidade para esquizofrenia é o DISC1, uma vez que diversos achados apontam para uma complexa associação entre esquizofrenia e DISC1, incluindo a presença de diferentes *locus* de risco e efeitos de interação de SNPs.[32] O DISC1 já foi identificado como regulador do tráfego mitocondrial em axônios em diversos estudos de *knockdown* e superexpressão. Um estudo mais recente realizou o silenciamento gênico do DISC1 em linhagem de células SH-SY5Y e observou que a ausência dessa proteína leva à desmontagem do complexo de organização das cristas mitocondriais, bem como à desmontagem dos complexos da cadeia respiratória mitocondrial, levando a graves defeitos bioenergéticos, evidenciados pelo baixo consumo de oxigênio, síntese de ATP e potencial de membrana mitocondrial, os quais foram restaurados pela transfecção do hDISC1, enquanto a superexpressão da forma truncada do DISC1 ($\Delta$597-854), conhecida por ser patogênica, não foi capaz de recuperar o dano bioenergético causado pelo *knockdown* do DISC1.[33]

## TRANSTORNO DEPRESSIVO MAIOR

A etiologia do transtorno depressivo maior (TDM), apesar de não ser completamente compreendida, está associada à combinação de diversos fatores, entre os quais fatores biológicos, psicológicos e socioculturais. A patogênese do TDM foi, por muitas décadas, majoritariamente atribuída à hipótese das monoaminas e embasada nos mecanismos de ação de diversas medicações antidepressivas, como tricíclicos, inibidores da monoaminoxidase (IMAOs) e inibidores da recaptação de serotonina. Entretanto, avanços recentes em relação aos aspectos neurobiológicos dos transtornos psiquiátricos vêm demonstrando que a compreensão a respeito da fisiopatologia da depressão clínica não se limita apenas ao desequilíbrio de neurotransmissores, como dopamina, norepinefrina e dopamina.[34] De fato, várias linhas de evidência sugerem que anormalidades em nível mitocondrial também desempenham papel fundamental na patogênese do TDM.

Partindo desse pressuposto, uma recente revisão da literatura apontou certas mutações no mtDNA envolvendo os genes ATP sintase 8 (*ATP8*), ATP sintase 6 (*ATP6*), *ND5* e citocromo b (*CYTB*), as quais levam a alterações funcionais e podem estar relacionadas a danos cognitivos observados nos pacientes com TDM.[35] Uma recente avaliação sistemática utilizando PCr mitocondrial identificou 16 genes que foram diferencialmente expressos no córtex pré-frontal dorsolateral *post-mortem* de pacientes com TDM, sendo eles genes funcionais relacionados aos processos de estresse oxidativo, assim como nos níveis neuronais de ATP,[36] sugerindo uma ligação intrigante entre o mtDNA e/ou a expressão gênica com a fisiopatologia do TDM.[37] Tais dados estão de acordo com achados observados em estudos de neuroimagem, os quais revelaram que pacientes com TDM apresentam níveis reduzidos do fluxo sanguíneo e do metabolismo bioenergético no córtex pré-frontal, no giro do cíngulo e nos gânglios da base.[37] Acompanhando tais evidências, observou-se diminuição nos níveis de ATP no córtex pré-frontal dorsolateral *post-mortem* de pacientes com TDM,[38] a qual pode estar relacionada às alterações na plasticidade neuronal e à neurogênese prejudicada no TDM, visto que, como mencionado, os processos de plasticidade e neurogênese demandam grande aporte energético.[8]

Além disso, uma recente revisão da literatura indicou que, em estudos tanto com humanos como com modelos animais de TDM, há evidências de alterações no metabolismo energético, observadas por meio de diminuição do consumo de oxigênio mitocondrial e eficiência de acoplamento, assim como por diminuição dos níveis proteicos e da atividade dos complexos da cadeia respiratória mitocondrial, as quais, em alguns casos, se correlacionam com os escores de depressão. Seguindo tal pressuposto, a mesma revisão sumarizou os estudos proteômicos conduzidos em cérebros *post-mortem* de pacientes com TDM e em modelos animais até então publicados, observando que, tanto em humanos quanto em modelos animais, há evidências de alterações na expressão de proteínas envolvidas no processo de fosforilação oxidativa, assim como em diferentes vias metabólicas e energéticas, salientando ainda mais a relação entre a disfunção mitocondrial e a fisiopatologia do TDM.[37]

Por fim, sabe-se que o eixo hipotalâmico-hipofisário-suprarrenal (HHS) é um dos principais componentes envolvidos no TDM, particularmente os hormônios do estresse conhecidos como glicocorticoides e, sobretudo, cortisol, uma vez que estão relacionados a alterações na função mitocondrial, já que a exposição prolongada aos glicocorticoides tem diversas consequências, inclusive disfunção da fosforilação oxidativa, geração de EROs, apoptose e morte celular.[39]

## TRANSTORNO DO ESPECTRO AUTISTA

O transtorno do espectro autista (TEA) caracteriza-se pelo acometimento do desenvolvimento neurológico, com consequente déficit na linguagem, na comunicação e na interação social, além de padrões de comportamento limitados e repetitivos. Embora o conhecimento sobre a etiologia do TEA ainda seja restrito, acredita-se que diversos fatores ambientais e genéticos, além de um componente neuroinflamatório, estejam interligados, e tal fato justifica a heterogeneidade fenotípica e genotípica encontrada nos indivíduos com TEA. Atualmente, diversas evidências apontam que a disfunção metabólica mais relacionada ao TEA é a de origem mitocondrial, de forma que 5 a 80% das crianças com autismo apresentam evidências de anormalidades na função dessa organela.[40] Uma análise recente da literatura revelou que, embora alguns estudos tenham demonstrado aumento da atividade de certos complexos da cadeia respiratória mitocondrial, a maioria dos estudos em tecidos periféricos e cerebrais indicou diminuição nos níveis proteicos de complexos da cadeia transportadora de elétrons, assim como níveis plasmáticos mais elevados de piruvato, consistentes com menor atividade da piruvato desidrogenase. Além disso, observou-se que pacientes com TEA apresentam aumento na produção de peróxido de hidrogênio mitocondrial e aumento significativo nos níveis de hidroperóxidos lipídicos, um marcador de estresse oxidativo.[41] Um estudo recente envolvendo uma análise comparativa entre sequências de RNA provenientes de amostras de tecido cerebral *post-mortem* de pacientes com TEA e indivíduos saudáveis revelou que há diminuição na expressão de genes relacionados à função mitocondrial em córtex cerebral de pacientes com TEA. O mesmo estudo constatou que esses mesmos genes estão correlacionados com a transmissão sináptica, de forma que há redução quantitativa de interneurônios inibitórios, em semelhança à esquizofrenia.[42]

Seguindo a hipótese de disfunção mitocondrial, um resumo dos estudos realizados nos últimos anos identificou evidências indiretas dessa disfunção em uma variedade de tecidos e amostras obtidos de crianças com autismo, incluindo deficiência de carnitina no plasma, acompanhada por níveis cerebrais diminuídos de NAA, creatina, PCr, colina e mioinositol, e elevações nos níveis de alanina e amônia, assim como uma taxa significativamente maior de lactato e distribuição heterogênea desse metabólito em locais como corpo caloso, giro temporal superior, giros pré e pós-central, porém o giro cingulado foi identificado como o local preferencial para sua detecção.[41,43] Enriquecendo as evidências do envolvimento da disfunção mitocondrial no TEA, tem-se observado que a coexistência de doença mitocondrial em coortes com TEA é maior do que na população em geral.[43] Além disso, tem sido demonstrado que o autismo apresenta associações com anormalidades na expressão de vários genes envolvidos na função mitocondrial, incluindo a sinalização de $Ca^{2+}$.[41]

O coativador-1α do receptor ativado por proliferadores de peroxissomo gama (PGC-1α) desempenha uma função primordial em relação aos processos de biogênese mitocondrial, estresse oxidativo e metabolismo celular, de forma que a ausência desse fator compromete a viabilidade dos neurônios, tornando-os mais sensíveis ao estresse oxidativo. Com base nesse argumento, um experimento realizado recentemente verificou os efeitos do estresse oxidativo em pacientes com TEA, em comparação com indivíduos saudáveis, e concluiu que células linfoblásticas provenientes de pacientes com TEA apresentaram maior concentração intracelular e mitocondrial de EROs. Em decorrência disso, essas mesmas amostras exibiram menor atividade dos complexos I e III da cadeia respiratória mitocondrial. Ainda nesse estudo, as amostras desses pacientes com TEA foram manipuladas de forma que passassem a produzir maiores quantidades de PGC-1α, concluindo-se, então, que as células linfoblásticas tornaram-se mais resilientes ao estresse oxidativo, bem como permaneceram menos vulneráveis ao processo de apoptose.[44] Tal evidência é sustentada por estudos anteriores que demonstram que pacientes com TEA apresentam níveis maiores de dano a DNA, proteínas e lipídeos e diminuição nas defesas antioxidantes enzimáticas e não enzimáticas.[41]

## TRANSTORNO DE ANSIEDADE GENERALIZADA

O transtorno de ansiedade generalizada (TAG) caracteriza-se sobretudo por ansiedade e preocupações em demasia, associadas a prejuízos na vida social, ocupacional e outros. Embora os fatores genéticos desempenhem papel importante e inquestionável na etiologia do TAG, estudos baseados nas análises de proteoma, metaboloma e bioinformática têm apontado que a fisiopatologia do TAG pode estar relacionada a alterações no metabolismo energético, no transporte mitocondrial, bem como no estresse oxidativo. Entretanto, cabe ressaltar que a grande maioria dos estudos que avaliaram a função mitocondrial no TAG foi desenvolvida usando modelos animais.[45-46] Tais estudos demonstraram aumento da expressão de mais de 60 proteínas em todas as subunidades da cadeia de transporte de elétrons, resultando em aumento do estresse oxidativo e diminuição da capacidade antioxidante em camundongos com alto comportamento relacionado à ansiedade alta (HAB, do inglês *high anxiety-related behavior*).[45-46] Baseando-se nessa hipótese, estudos têm indicado que a manipulação farmacológica da mitocôndria exerce efeitos ansiolíticos *in vivo*. De fato, um estudo que avaliou o efeito da administração de MitoQ, um composto responsável por aumentar a proteção mitocondrial contra danos oxidativos, apontou diminuição do comportamento relacionado à ansiedade em camundongos HAB, efeito caracterizado por expressão proteica alterada no cérebro e assinatura distinta de metabólitos no cérebro e no plasma de camundongos HAB. Observou-se que, após o tratamento com MitoQ, ocorreu aumento nos níveis cerebrais da xantosina 5-fosfato, difosfato de uridina, assim como na atividade da catalase e na expressão da malato desidrogenase. Já no plasma, observou-se aumento nos níveis plasmáticos de sete metabólitos (2-ceto-isovalerato, alanina, dCMP, fumarato, ácido málico, mio-inositol e prolina), diminuição nos níveis de quatro metabólitos (frutose-6-fosfato, dissulfeto de glutationa, hexose-fosfato e ácido metilmalônico) e aumento significativo na expressão da peroxirredoxina, uma enzima antioxidante.[45] Além disso, a exposição crônica ao estresse pode promover redução nos níveis de Bcl-2, um fator antiapoptótico, tornando as células mais propensas a danos que podem estar relacionados à fisiopatologia do TAG, uma vez que camundongos geneticamente modificados heterozigotos para o gene Bcl-2 apresentaram maior proporção de comportamentos de ansiedade.[47] Seguindo a mesma linha de raciocínio, evidências demonstraram, em mitocôndrias isoladas, que a superexpressão de Bcl-2 aumenta a capacidade de captação mitocondrial de $Ca^{2+}$, aumentando a resistência da mitocôndria à inibição da respiração induzida por $Ca^{2+}$.[48]

Evidências adicionais do envolvimento da disfunção mitocondrial foram sumarizadas em uma atualização que indica que o tratamento com IMAOs, conhecidos por suas propriedades ansiolíticas, está relacionado à melhoria da função mitocondrial, a qual pode estar relacionada à ativação dos receptores benzodiazepínicos mitocondriais, bem como com a modulação do efluxo mitocondrial de $Ca^{2+}$ causada pelos neuroesteroides, visto que estes têm sítios de ligação específicos nas mitocôndrias.[49] Por último, algumas evidências relataram que o uso de ansiolíticos em combinação com certos antioxidantes que atuam no fator nuclear eritroide 2 relacionado ao fator 2 (Nrf2) parece promissor e tem-se tornado alvo de ensaios clínicos prospectivos.[50]

## CONSIDERAÇÕES FINAIS

Além de fornecerem a maior parte da ATP celular, as mitocôndrias também desempenham papel central em uma ampla variedade de vias metabólicas e funções celulares. Uma vez que o cérebro utiliza cerca de 20% da ATP total do organismo, a disfunção mitocondrial impacta grandemente as funções cerebrais. Embora muitas questões permaneçam abertas, muitos estudos têm demonstrado que a disfunção mitocondrial, em nível tanto periférico quanto no SNC, está relacionada à fisiopatologia dos transtornos psiquiátricos; por conseguinte, a modulação da função mitocondrial pode ser promissora como nova modalidade de tratamento.

Esses estudos destacam a necessidade urgente de testar estratégias farmacológicas e comportamentais voltadas para a função mitocondrial no tratamento dos transtornos psiquiátricos. Além disso, espera-se que estudos futuros confirmem os modelos integrados que envolvem a causalidade correta da disfunção mitocondrial no desenvolvimento das doenças psiquiátricas.

## REFERÊNCIAS

1. Kadenbach B, Ramzan R, Wen L, Vogt S. New extension of the Mitchell Theory for oxidative phosphorylation in mitochondria of living organisms. Biochim Biophys Acta. 2010;1800(3):205-12.
2. Chakrabarty S, Kabekkodu SP, Singh RP, Thangaraj K, Singh KK, Satyamoorthy K. Mitochondria in health and disease. Mitochondrion. 2018;(18):30144-2.
3. Spinelli JB, Haigis MC. The multifaceted contributions of mitochondria to cellular metabolism. Nat Cell Biol. 2018;20(7):745-54.
4. Dan Dunn J, Alvarez LA, Zhang X, Soldati T. Reactive oxygen species and mitochondria: A nexus of cellular homeostasis. Redox Biol. 2015;6:472-85.
5. Kornmann B. Quality control in mitochondria: use it, break it, fix it, trash it. F1000Prime Rep. 2014;6:15.
6. Ashrafi G, Schwarz TL. The pathways of mitophagy for quality control and clearance of mitochondria. Cell Death Differ. 2013;20(1):31-42.
7. Devine MJ, Kittler JT. Mitochondria at the neuronal presynapse in health and disease. Nat Rev Neurosci. 2018;19(2):63-80.
8. Chang DT, Reynolds IJ. Mitochondrial trafficking and morphology in healthy and injured neurons. Prog Neurobiol. 2006;80(5):241-68.
9. Duchen MR. Mitochondria and Ca(2+)in cell physiology and pathophysiology. Cell Calcium. 2000;28(5-6):339-48.
10. Marazziti D, Baroni S, Picchetti M, Landi P, Silvestri S, Vatteroni E, et al. Mitochondrial alterations and neuropsychiatric disorders. Curr Med Chem. 2011;18(30):4715-21.
11. Fattal O, Link J, Quinn K, Cohen BH, Franco K. Psychiatric comorbidity in 36 adults with mitochondrial cytopathies. CNS Spectr. 2007;12(6):429-38.
12. Anglin RE, Tarnopolsky MA, Mazurek MF, Rosebush PI. The psychiatric presentation of mitochondrial disorders in adults. J Neuropsychiatry Clin Neurosci. 2012;24(4):394-409.
13. Zarate CA, Jr., Singh J, Manji HK. Cellular plasticity cascades: targets for the development of novel therapeutics for bipolar disorder. Biol. psychiatry. 2006;59(11):1006-20.
14. Craddock N, Sklar P. Genetics of bipolar disorder. Lancet. 2013;381(9878):1654-62.

15. Andreazza AC, Duong A, Young LT. Bipolar disorder as a mitochondrial disease. Biol psychiatry. 2018;83(9):720-1.
16. Maeda K, Nwulia E, Chang J, Balkissoon R, Ishizuka K, Chen H, et al. Differential expression of disrupted-in-schizophrenia (DISC1) in bipolar disorder. Biol. psychiatry. 2006;60(9):929-35.
17. Detera-Wadleigh SD, McMahon FJ. G72/G30 in schizophrenia and bipolar disorder: review and meta-analysis. Biol. psychiatry. 2006;60(2):106-14.
18. Scaini G, Rezin GT, Carvalho AF, Streck EL, Berk M, Quevedo J. Mitochondrial dysfunction in bipolar disorder: Evidence, pathophysiology and translational implications. Neurosci Biobehav Rev. 2016;68:694-713.
19. Kraguljac NV, Reid M, White D, Jones R, den Hollander J, Lowman D, et al. Neurometabolites in schizophrenia and bipolar disorder – a systematic review and meta-analysis. Psychiatry res. 2012;203(2-3):111-25.
20. Yuksel C, Du F, Ravichandran C, Goldbach JR, Thida T, Lin P, et al. Abnormal high-energy phosphate molecule metabolism during regional brain activation in patients with bipolar disorder. Mol Psychiatry. 2015;20(9):1079-84.
21. Du F, Yuksel C, Chouinard VA, Huynh P, Ryan K, Cohen BM, et al. Abnormalities in high-energy phosphate metabolism in first-episode bipolar disorder measured using (31)P-magnetic resonance spectroscopy. Biol. psychiatry. 2017.
22. Brown NC, Andreazza AC, Young LT. An updated meta-analysis of oxidative stress markers in bipolar disorder. Psychiatry res. 2014;218(1-2):61-8.
23. Scaini G, Fries GR, Valvassori SS, Zeni CP, Zunta-Soares G, Berk M, et al. Perturbations in the apoptotic pathway and mitochondrial network dynamics in peripheral blood mononuclear cells from bipolar disorder patients. Transl Psychiatry. 2017;7(5):e1111.
24. Cataldo AM, McPhie DL, Lange NT, Punzell S, Elmiligy S, Ye NZ, et al. Abnormalities in mitochondrial structure in cells from patients with bipolar disorder. Am J Pathol. 2010;177(2):575-85.
25. Prabakaran S, Swatton JE, Ryan MM, Huffaker SJ, Huang JT, Griffin JL, et al. Mitochondrial dysfunction in schizophrenia: evidence for compromised brain metabolism and oxidative stress. Mol Psychiatry. 2004;9(7):684-97.
26. Middleton FA, Mirnics K, Pierri JN, Lewis DA, Levitt P. Gene expression profiling reveals alterations of specific metabolic pathways in schizophrenia. J Neurosci. 2002;22(7):2718-29.
27. Maurer I, Zierz S, Moller H. Evidence for a mitochondrial oxidative phosphorylation defect in brains from patients with schizophrenia. Schizophrenia res. 2001;48(1):125-36.
28. Volz HR, Riehemann S, Maurer I, Smesny S, Sommer M, Rzanny R, et al. Reduced phosphodiesters and high-energy phosphates in the frontal lobe of schizophrenic patients: a (31) P chemical shift spectroscopic-imaging study. Biol. psychiatry. 2000;47(11):954-61.
29. Robicsek O, Karry R, Petit I, Salman-Kesner N, Muller FJ, Klein E, et al. Abnormal neuronal differentiation and mitochondrial dysfunction in hair follicle-derived induced pluripotent stem cells of schizophrenia patients. Mol Psychiatry. 2013;18(10):1067-76.
30. Rosenfeld M, Brenner-Lavie H, Ari SG, Kavushansky A, Ben-Shachar D. Perturbation in mitochondrial network dynamics and in complex I dependent cellular respiration in schizophrenia. Biol. psychiatry. 2011;69(10):980-8.
31. Scaini G, Quevedo J, Velligan D, Roberts DL, Raventos H, Walss-Bass C. Second generation antipsychotic-induced mitochondrial alterations: Implications for increased risk of metabolic syndrome in patients with schizophrenia. European neuropsychopharmacology. 2018;28(3):369-80.
32. Schumacher J, Laje G, Abou Jamra R, Becker T, Muhleisen TW, Vasilescu C, et al. The DISC locus and schizophrenia: evidence from an association study in a central European sample and from a meta-analysis across different European populations. Human molecular genetics. 2009;18(14):2719-27.
33. Pinero-Martos E, Ortega-Vila B, Pol-Fuster J, Cisneros-Barroso E, Ruiz-Guerra L, Medina-Dols A, et al. Disrupted in schizophrenia 1 (DISC1) is a constituent of the mammalian mitochondrial contact site and cristae organizing system (MICOS) complex, and is essential for oxidative phosphorylation. Human molecular genetics. 2016;25(19):4157-69.
34. Kalia M. Neurobiological basis of depression: an update. Metabolism. 2005;54(5 Suppl 1):24-7.
35. Petschner P, Gonda X, Baksa D, Eszlari N, Trivaks M, Juhasz G, et al. Genes linking mitochondrial function, cognitive impairment and depression are associated with endophenotypes serving precision medicine. Neurosci. 2018;370:207-17.
36. Wang Q, Timberlake MA, 2nd, Prall K, Dwivedi Y. The recent progress in animal models of depression. Progress in neuro-psychopharmacology & biological psychiatry. 2017;77:99-109.
37. Allen J, Romay-Tallon R, Brymer KJ, Caruncho HJ, Kalynchuk LE. Mitochondria and mood: mitochondrial dysfunction as a key player in the manifestation of depression. Front Neurosci. 2018;12:386.
38. Martins-de-Souza D, Guest PC, Harris LW, Vanattou-Saifoudine N, Webster MJ, Rahmoune H, et al. Identification of proteomic signatures associated with depression and psychotic depression in post-mortem brains from major depression patients. Transl Psychiatry. 2012;2:e87.
39. Price JB, Bronars C, Erhardt S, Cullen KR, Schwieler L, Berk M, et al. Bioenergetics and synaptic plasticity as potential targets for individualizing treatment for depression. Neurosci Biobehav Rev. 2018;90:212-20.
40. Rossignol DA, Frye RE. Mitochondrial dysfunction in autism spectrum disorders: a systematic review and meta-analysis. Mol Psychiatry. 2012;17(3):290-314.
41. Griffiths KK, Levy RJ. Evidence of mitochondrial dysfunction in autism: Biochemical Links, Genetic-Based Associations, and Non-Energy-Related Mechanisms. Oxid Med Cell Longev. 2017;2017:4314025.
42. Schwede M, Nagpal S, Gandal MJ, Parikshak NN, Mirnics K, Geschwind DH, et al. Strong correlation of downregulated genes related to synaptic transmission and mitochondria in post-mortem autism cerebral cortex. J Neurodev Disord. 2018;10:18.
43. Haas RH. Autism and mitochondrial disease. Dev Disabil Res Rev. 2010;16(2):144-53.
44. Bu X, Wu, Lu X, Yang L, Xu X, Wang J, et al. Role of SIRT1/PGC-1alpha in mitochondrial oxidative stress in autistic spectrum disorder. Neuropsychiatr Dis Treat. 2017;13:1633-45.
45. Nussbaumer M, Asara JM, Teplytska L, Murphy MP, Logan A, Turck CW, et al. Selective mitochondrial targeting exerts anxiolytic effects in vivo. Neuropsychopharmacology: official publication of the American College of Neuropsychopharmacology. 2016;41(7):1751-8.
46. Filiou MD, Zhang Y, Teplytska L, Reckow S, Gormanns P, Maccarrone G, et al. Proteomics and metabolomics analysis of a trait anxiety mouse model reveals divergent mitochondrial pathways. Biological psychiatry. 2011;70(11):1074-82.

47. Einat H, Yuan P, Manji HK. Increased anxiety-like behaviors and mitochondrial dysfunction in mice with targeted mutation of the Bcl-2 gene: further support for the involvement of mitochondrial function in anxiety disorders. Behav Brain Res. 2005;165(2):172-80.
48. Murphy AN, Bredesen DE, Cortopassi G, Wang E, Fiskum G. Bcl-2 potentiates the maximal calcium uptake capacity of neural cell mitochondria. Proceedings of the National Academy of Sciences of the United States of America. 1996;93(18):9893-8.
49. Streck EL, Goncalves CL, Furlanetto CB, Scaini G, Dal-Pizzol F, Quevedo J. Mitochondria and the central nervous system: searching for a pathophysiological basis of psychiatric disorders. Rev Bras Psiquiatr. 2014;36(2):156-67.
50. Fedoce ADG, Ferreira F, Bota RG, Bonet-Costa V, Sun PY, Davies KJA. The role of oxidative stress in anxiety disorder: cause or consequence? Free Radic Res. 2018;52(7):737-50.

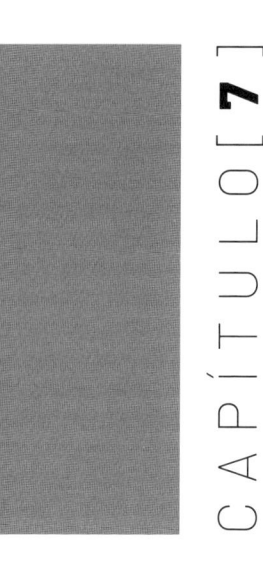

# MODELOS ANIMAIS DE TRANSTORNOS PSIQUIÁTRICOS

CRISTIANE R. G. FURINI
JOCIANE DE CARVALHO MYSKIW
IVAN IZQUIERDO

Os modelos animais têm sido amplamente usados em psiquiatria para se entender os mecanismos fisiopatológicos dos transtornos psiquiátricos, bem como para a busca de novos tratamentos farmacológicos. Para que um modelo animal de transtorno psiquiátrico seja válido, é preciso que atenda três características principais: 1) mimetize os sintomas da doença (validade de face); 2) seja capaz de reproduzir alguns aspectos fisiopatológicos da doença (validade de construto); 3) os agentes terapêuticos usados no tratamento devem reverter os sintomas induzidos no modelo animal (validade preditiva).

Mesmo com críticas quanto à aplicabilidade de modelos animais para doenças em seres humanos, é evidente sua contribuição para uma melhor compreensão dos transtornos psiquiátricos, pois modelos animais, sobretudo pequenos roedores, como camundongos e ratos, podem contribuir para a determinação dos mecanismos neurológicos envolvidos nos transtornos psiquiátricos e possibilitar a aplicação de novas terapias a eles. Neste capítulo, são descritos alguns dos principais modelos animais usados para estudar os seguintes transtornos psiquiátricos: depressão, ansiedade, esquizofrenia, mania e dependência química.

## DEPRESSÃO

### MODELO DE SEPARAÇÃO MATERNA

Quando roedores são isolados de suas progenitoras, apresentam comportamentos do tipo depressivo. Esse efeito deve-se ao fato de eles serem animais sociais. Nesse modelo, os filhotes são separados diariamente da mãe durante o período pós-natal, por períodos que podem variar de 15 a 180 minutos. Ao se retirar o filhote do contato da mãe, ele é privado de estímulos térmicos, nutricionais, sensoriais, visuais, olfatórios e auditivos. A separação pode desencadear comportamentos do tipo depressivo, que são revertidos com a administração de fármacos antidepressivos.

### TESTE DO NADO FORÇADO

Um dos testes mais usados para avaliar substâncias antidepressivas e mecanismos neurobiológicos da depressão em roedores é o teste do nado forçado. Ele consiste em submeter os roedores a nadar em um cilindro do qual não há escapatória. Uma vez que os animais percebem que não há como escapar, acabam assumindo uma postura imóvel, exceto pelos mínimos movimentos necessários para manter a cabeça fora da água. As medidas do tempo de imobilidade e natação são avaliadas e baseiam-se no fato de que a postura imóvel reflete uma forma de desamparo/desespero ante uma situação inescapável, que se assemelha à sintomatologia da depressão, supondo que o animal desiste de escapar. Esse teste apresenta boa resposta aos fármacos antidepressivos, os quais diminuem o tempo de imobilidade dos roedores.

## TESTE DE SUSPENSÃO DA CAUDA

Este teste apresenta semelhança com o teste do nado forçado no que se refere ao comportamento de imobilidade que o animal adota após diversas tentativas de escapar da situação adversa. O camundongo é suspenso pela cauda, e a frequência e o tempo tentando retornar à postura normal são considerados para se avaliar o efeito de fármacos antidepressivos; ou seja, após tentativas frustradas de escapar, os animais adotam uma postura imóvel, que é revertida pelos antidepressivos. É importante ressaltar que esse teste só pode ser realizado com roedores de pequeno porte, como camundongos, pois ratos são mais pesados e a suspensão poderia lesionar sua cauda, machucando-o.

## MODELO DE ESTRESSE CRÔNICO VARIADO

Neste modelo, os roedores são expostos por 2 a 8 semanas a diferentes estressores. Tais estressores são apresentados por curtos períodos ao longo do experimento e consistem de: privação de comida e água, frio, mudanças de companheiros na caixa moradia, luz piscante, contenção, movimentação das caixas moradia e isolamento social. Considerando que camundongos e ratos preferem ingerir água contendo sacarose do que somente água, o principal sintoma observado nos animais nesse modelo é a anedonia, que consiste na diminuição do consumo de sacarose. Assim, após o período de estresse, são oferecidas aos animais uma garrafa contendo água e outra com solução de sacarina algumas horas por dia, por alguns dias, e mede-se o nível de consumo de cada solução nesse período. A redução do consumo da solução de sacarina é considerada sinal de depressão, sendo que os antidepressivos são capazes de reverter esse efeito.

# ANSIEDADE

## LABIRINTO EM CRUZ ELEVADO

Este teste é o mais usado para avaliação da ansiedade em roedores. Consiste em um labirinto elevado do chão, contendo dois braços abertos em contraposição a dois braços fechados (com paredes), formando uma cruz. Avaliam-se o número de entradas e o tempo de permanência nos braços abertos, nos braços fechados e na área neutra (entre os braços). Os roedores tendem a explorar menos os braços abertos, por considerarem-no um ambiente adverso devido ao fato de ser novo, à luminosidade e ao medo de cair, pois os braços são estreitos, enquanto os braços fechados têm paredes altas que garantem proteção. O aumento da exploração dos braços abertos é verificado após a administração de fármacos com propriedades ansiolíticas, e a redução nessa exploração é observada com fármacos ansiogênicos.

## CAIXA CLARO-ESCURO

Consiste em uma caixa dividida em dois compartimentos, um deles iluminado. Os roedores apresentam hábitos noturnos e, assim, têm aversão natural a ambientes com iluminação, o que, nesse caso, faz com que tendam a permanecer no ambiente escuro. Avaliam-se, assim, o tempo de permanência e a frequência de transição para o ambiente iluminado. A administração de ansiolíticos aumenta o número de entradas e o tempo de permanência no ambiente iluminado.

## EXPOSIÇÃO AOS ODORES DO PREDADOR

Mesmo não tendo nenhuma experiência prévia com seus predadores naturais, roedores de laboratório reagem defensivamente aos sinais de sua presença, como, por exemplo, ao odor de um gato. Nesse teste, o animal é colocado em um aparato com dois compartimentos, um aberto e um fechado, e deixado para explorar livremente. No dia seguinte a essa apresentação, ele retorna para o aparato, mas agora no ambiente aberto é colocado um pano impregnado com o odor de um gato. Avaliam-se a frequência e o tempo de aproximação ao odor, o tempo de permanência no ambiente fechado e os cruzamentos entre os compartimentos. Fármacos ansiolíticos tendem a aumentar o tempo e o número de aproximações do roedor ao odor.

## TESTE DO CAMPO ABERTO

Este teste consiste em colocar o roedor em uma arena circundada por paredes (uma caixa) e com assoalho dividido em 16 quadrantes. Os animais são colocados individualmente no centro da arena. São considerados a latência para o primeiro movimento, a frequência de ambulação na área junto à parede ou no centro, bem como frequência e o tempo em que o animal executa os movimentos de levantar (*rearing*) e de autolimpeza (*grooming*), além do número de bolos fecais ao final da exposição. A arena pode ser quadrada ou redonda, e as dimensões variam com o tamanho do roedor, pois o tamanho do quadrante deve possibilitar que ele o ocupe com as quatro patas. O campo aberto pode ser usado para avaliar o efeito ansiolítico e ansiogênico de substâncias, mas também é muito empregado para a avaliação da atividade locomotora e exploratória de roedores.

# ESQUIZOFRENIA

## MODELO FARMACOLÓGICO

Os modelos animais para estudar a esquizofrenia podem ser farmacológicos; os mais validados são aqueles com uso de anfetamina ou fenciclidina/cetamina. O papel do glutamato na esquizofrenia está relacionado com o fato de antagonistas dos receptores de N-metil-D-aspartato (NMDA), como a cetamina ou a fenciclidina, induzirem delírios e alucinações em indivíduos saudáveis, sintomas comumente observados na esquizofrenia. Por essa razão, tem sido usado para produzir um modelo farmacológico de esquizofrenia em roedores, observando-se que a administração aguda de fenciclidina causa hiperlocomoção, isolamento social e prejuízo na inibição de pré-pulso e cognição.

A anfetamina é uma amina simpatomimética de ação indireta que libera tanto a dopamina quanto a noradrenalina (também chamada de norepinefrina) e tem sido usada como modelo farmacológico para esquizofrenia devido à observação de que a hiperfunção do sistema dopaminérgico é uma das teorias subjacentes à base da esquizofrenia. Assim, os primeiros modelos animais foram desenvolvidos com base na manipulação farmacológica para tentar imitar essa característica. Em roedores, a administração crônica de anfetamina induz sensibilização persistente, exacerbando a hiperatividade causada pelo desafio agudo da anfetamina, o qual se acredita ser um modelo mais robusto dos sintomas do que o uso de uma única administração de anfetamina.

## MODELOS DE NEURODESENVOLVIMENTO

Modelos animais de desenvolvimento da esquizofrenia utilizam manipulações do ambiente ou a administração de drogas durante o período perinatal, o que desencadeia modificações irreversíveis no desenvolvimento do sistema nervoso central (SNC). Entre os modelos neurodesenvolvimentais que reproduzem muitos dos sintomas da esquizofrenia estão o bloqueio da neurogênese durante o período gestacional crítico, assim como lesões. Devido ao fato de as mudanças comportamentais a longo prazo aparecerem após a puberdade, esse modelo reproduz a cronologia dos sintomas observados em pacientes com esquizofrenia.

## MODELOS GENÉTICOS

Estudos demonstram que a esquizofrenia é predominantemente um transtorno genético, com hereditariedade estimada em cerca de 80%. Porém, não se sabe sobre uma única alteração genética causal ou suficiente para explicá-la. Uma grande variedade de genes candidatos tem sido associada a risco aumentado de esquizofrenia. Entre estes, estão genes envolvidos na função dopaminérgica e na função glutamatérgica, na plasticidade neuronal e na sinaptogênese, os quais têm sido alvos para a produção de animais geneticamente modificados. Entre os genes modificados, temos, por exemplo, o DISC1 (do inglês *disrupted-in-schizophrenia gene 1*), a NRG1 (neurregulina 1) e a reelina.

# DEPENDÊNCIA QUÍMICA

## TESTE DE LOCOMOÇÃO

As drogas com ação estimulante no SNC tendem a aumentar a locomoção de animais, enquanto as drogas depressoras a diminuem. O aparato usado é o campo aberto, o mesmo usado para avaliar a ansiedade (ver "Teste do campo aberto" neste capítulo).

## SENSIBILIZAÇÃO COMPORTAMENTAL

Este teste é usado para avaliar os efeitos da administração repetida de substâncias, principalmente psicoestimulantes. A sensibilização é verificada em resposta a repetidas administrações de uma mesma dose da substância em determinados intervalos. Esses intervalos são como períodos de abstinência, fazendo com que se observe aumento da resposta do animal quando recebe a dose novamente. São observados aumento da locomoção e movimentos estereotipados.

## PREFERÊNCIA CONDICIONADA DE LUGAR

Neste teste, a avaliação ocorre pela preferência do animal por permanecer em local previamente associado aos efeitos subjetivos produzidos por uma substância de abuso. Pode ser usado para avaliar os efeitos reforçadores positivos da substância ou os efeitos negativos da abstinência. Consiste em colocar os animais em uma caixa com dois ambientes que devem variar quanto a cor, odor, textura ou iluminação e uma área central neutra que divide esses ambientes. Se a substância testada produz efeitos recompensadores, o animal tem preferência pelo ambiente em que permaneceu sob seu efeito.

## AUTOADMINISTRAÇÃO DE SUBSTÂNCIAS DE ABUSO

Este modelo permite avaliar se uma substância é capaz de produzir dependência. O animal tem acesso à substância para usar quando achar conveniente, e pode-se controlar a frequência e a quantidade ingerida (oral ou endovenosa) devido a mecanismos que permitem a autoadministração. No modelo frequentemente utilizado, o animal tem acesso a duas garrafas, uma contendo a substância em estudo e a outra contendo a solução-veículo em que a substância foi dissolvida. As garrafas são pesadas antes e depois do experimento para se medir a quantidade ingerida.

Outro modelo envolve a autoadministração por condicionamento operante. Nesse caso, é necessário um equipamento especial que consiste em uma caixa com duas alavancas – uma delas libera a substância (oral ou endovenosa) e está pareada com um estímulo luminoso ou sonoro, enquanto a outra também deve estar associada a um estímulo necessariamente diferente do estímulo associado à barra relacionada à substância. Após a autoadministração crônica da substância em estudo, interrompe-se o fornecimento, porém o animal segue pressionando a alavanca, mas não recebe mais o reforço. Assim, esse teste permite avaliar os mecanismos de abstinência e recidiva.

# MANIA

## MODELOS FARMACOLÓGICOS DE MANIA

Os modelos animais de mania dependem fortemente da indução de hiperatividade em resposta a substâncias. Os psicoestimulantes, como a anfetamina, podem produzir sintomas que se assemelham à mania humana em indivíduos saudáveis, bem como exacerbar os sintomas ou induzir um episódio maníaco em pacientes com transtorno bipolar. A administração de anfetamina induz a hiperlocomoção, a alteração das fases do sono e a anorexia em roedores, o que pode ser bloqueado pela administração de lítio em algumas linhagens de camundongos. Ainda, a hiperatividade induzida pela metanfetamina pode ser bloqueada pela infusão de ácido valproico no ventrículo, na amígdala, no estriado e no córtex pré-frontal de roedores. A administração aguda de lamotrigina, retigabina e carbamazepina também demonstrou reverter o efeito da anfetamina.

Outra substância que tem sido usada como modelo de mania é a ouabaína, um inibidor da $Na^+/K^+$-ATPase. Sua administração intracerebroventricular em ratos é considerada um bom modelo de mania, pois induz a hiperlocomoção persistente por até sete dias nos animais, e esse comportamento é inibido pela administração de lítio, haloperidol e carbamazepina.

## MODELOS GENÉTICOS DE MANIA

Linhagens de camundongos transgênicos têm sido desenvolvidas como modelo de mania. Alguns modelos são capazes de induzir a alternância entre comportamentos maníacos e depressivos relacionados a diferentes estímulos ambientais ou potencial variação circadiana desses comportamentos, melhorando, assim, sua validade como modelo da condição humana. Entre os genes que têm sido modificados para a obtenção de modelos de mania estão: GSK-3β, *Clock*Δ19, GSK-3β, transportador de dopamina, SHANK3, ANK3, $Na^+$, $K^+$-ATPase.

## LEITURAS RECOMENDADAS

Bale TL, Abel T, Akil H, Carlezon WA Jr, Moghaddam B, Nestler EJ, et al. The critical importance of basic animal research for neuropsychiatric disorders. Neuropsychopharmacology. 2019. [Epub ahead of print]

Cryan JF, Markou A, Lucki I. Assessing antidepressant activity in rodents: recent developments and future needs. Trends Pharmacol Sci. 2002;23(5):238-45.

Fernando AB, Robbins TW. Animal models of neuropsychiatric disorders. Annu Rev Clin Psychol. 2011;7:39-61.

Frey BN, Andreazza AC, Ceresér KM, Martins MR, Valvassori SS, Réus GZ, et al. Effects of mood stabilizers on hippocampus BDNF levels in an animal model of mania. Life Sci. 2006;79(3):281-6.

Jones CA, Watson DJ, Fone KC. Animal models of schizophrenia. Br J Pharmacol. 2011;164(4):1162-94.

Jornada LK, Moretti M, Valvassori SS, Ferreira CL, Padilha PT, Arent CO, et al. Effects of mood stabilizers on hippocampus and amygdala BDNF levels in an animal model of mania induced by ouabain. J Psychiatr Res. 2010;44(8):506-10.

Kalivas PW, Peters J, Knackstedt L. Animal models and brain circuits in drug addiction. Mol Interv. 2006;6(6):339-44.

Krishnan V, Nestler E. Animal models of depression: molecular perspectives. Curr Top Behav Neurosci. 2011;7:121-47.

Logan RW, McClung CA. Animal models of bipolar mania: the past, present and future. Neuroscience. 2016;321:163-88.

Lynch WJ, Roth ME, Carroll ME. Biological basis of sex differences in drug abuse: preclinical and clinical studies. Psychopharmacology (Berl). 2002;164(2):121-37.

McGonigle P. Animal models of CNS disorders. Biochem Pharmacol. 2014;87(1):140-9.

McGonigle P, Ruggeri B. Animal models of human disease: challenges in enabling translation. Biochem Pharmacol. 2014;87(1):162-71.

Porsolt RD. Animal models of depression: utility for transgenic research. Rev Neurosci. 2000;11(1):53-8.

Sun T, Hu G, Li M. Repeated antipsychotic treatment progressively potentiates inhibition on phencyclidine-induced hyperlocomotion, but attenuates inhibition on amphetamine-induced hyperlocomotion: relevance to animal models of antipsychotic drugs. Eur J Pharmacol. 2009;602(2-3):334-42.

Walf AA, Frye CA. The use of the elevated plus maze as an assay of anxiety-related behavior in rodents. Nat Protoc. 2007;2(2):322-8.

Wang Q, Timberlake MA 2nd, Prall K, Dwivedi Y. The recent progress in animal models of depression. Prog Neuropsychopharmacol Biol Psychiatry. 2017;77:99-109.

Yankelevitch-Yahav R, Franko M, Huly A, Doron R. The forced swim test as a model of depressive-like behavior. J Vis Exp. 2015;(97):52587.

# CAPÍTULO [8]
# BIOLOGIA DO APRENDIZADO E DA MEMÓRIA

IVAN IZQUIERDO
JOCIANE DE CARVALHO MYSKIW
CRISTIANE R. G. FURINI

Denomina-se *memória* a *aquisição*, o *armazenamento* e a *evocação* de informações. A aquisição é também denominada *aprendizado*, e a evocação, *lembrança* ou *recordação*. Os termos *lembrar*, *evocar* e *recordar* são sinônimos. Só podemos medir ou avaliar a memória por meio da recordação.

As memórias são adquiridas por meio das experiências, sejam estas originadas pela percepção sensorial, sejam originadas pelo processamento interno de memórias preexistentes (*insight*), modificadas ou não.

As memórias podem ser classificadas pelo conteúdo (declarativas e de procedimentos), pela duração (imediata, curta e longa) e pelos sistemas utilizados no aprendizado e na evocação (visuais, auditivas, olfativas, táteis, gustativas, proprioceptivas, de linguagens e musicais).

O estudo da memória como função neural pertence à neurociência, disciplina fundada pela obra de Santiago Ramón y Cajal (1952-1934), Charles Sherrington (1857-1952) e Ivan Petrovich Pavlov (1849-1946), que é a base biológica da neurologia e da psiquiatria modernas.

## BASES HISTÓRICAS DA NEUROCIÊNCIA, SUA RELAÇÃO COM A PSIQUIATRIA MODERNA E DEFINIÇÕES ESSENCIAIS

Muito do enorme progresso ocorrido na psiquiatria nos últimos cem anos surgiu dos estudos comportamentais da psicologia experimental, cuja base está no aprendizado e na memória. Esses estudos fazem parte da neurociência moderna (como sinônimo de "aprendizado", usa-se a palavra "aprendizagem"; aqui utilizaremos ambas indistintamente).

Considera-se que a origem da neurociência, com a qual a psiquiatria tem hoje em dia um relacionamento estreito, é o conjunto do trabalho do espanhol Santiago Ramón y Cajal,[1] do inglês Sir Charles Sherrington e do russo Ivan Petrovich Pavlov.[2] Os três tiveram como objetivo a solução dos problemas do aprendizado e da memória.

Cajal descreveu nada menos que toda a **anatomia** do sistema nervoso em sua gigantesca obra principal *Anatomie du système nerveux de l'homme et des vertebrés*,[1] mais a estrutura das sinapses como separações anatômicas entre neurônios funcionalmente ativas para transmitir os sinais de um neurônio para outro. Cajal deixou bem clara sua ideia de que o aprendizado e a memória deviam constituir uma função essencial das sinapses, hipótese que cobraria atualidade nos seguintes anos. Recebeu o Prêmio Nobel em 1906, compartilhado com o italiano Camilo Golgi, que erradamente supunha que, nas sinapses, havia continuidade formando um sincício e não quase-contiguidade das células nervosas, mas criou o método de tinção de cortes histológicos que Cajal usou para muitas de suas descobertas, além de vários achados próprios importantes, como o aparelho celular metabólico que leva seu nome.

Sherrington especializou-se no estudo dos **reflexos**, ou seja, a emissão de respostas por uma via nervosa eferente à estimulação de outra, aferente. O exemplo típico é o reflexo patelar: estimulando-se a rótula com um leve toque, ativam-se músculos que fazem mexer o pé. Foi o fundador da extraordinariamente produtiva escola inglesa de neurofisiologia e, como alguém disse, "quem pôs a enorme máquina descrita por Cajal em movimento". Recebeu o Prêmio Nobel em 1932.

Na Rússia, Ivan Petrovich Pavlov iniciou as pesquisas sobre comportamento e demonstrou a existência dos **reflexos condicionados**,[2] pelos quais, devido ao pareamento de dois estímulos, o primeiro passa a produzir uma reposta igual ou muito semelhante à do segundo. Por exemplo, se um cachorro produz salivação ante a apresentação de um pedaço de carne, após o pareamento desse reflexo com o som de uma campainha, passará a salivar em resposta à campainha também, resposta que está condicionada ao pareamento de ambos os estímulos. Pavlov recebeu o Prêmio Nobel em 1904.

Em 1937, o polonês Jerzy Konorski,[3] trabalhando no laboratório de Pavlov, descobriu que, se à resposta condicionada é dada a capacidade de determinar o estímulo que o sujeito iria receber, ocorre novo reflexo condicionado, que ele denominou "do tipo II" e que, depois, foi chamado por outros de "instrumental" (a resposta passa a ser um instrumento com o qual o sujeito de fato determina o estímulo que quer receber). No exemplo já citado do cachorro, se o animal não saliva em resposta à campainha, não recebe carne, e se saliva, sim. Logo, aprende a usar essa resposta para que receba a carne. Nos Estados Unidos, Burrhus Skinner chegou, também em 1937, ao mesmo resultado, usando um dispositivo mecânico (um *gadget*) para emitir a resposta instrumental, e chamou seu sistema de "operante". Nos Estados Unidos, essa denominação predomina sobre a "instrumental".

**Aprendizado** é a aquisição, e **memória**, a retenção, a manutenção e a evocação de informação pelo sistema nervoso central (SNC). Às vezes, utilizam-se ambas as palavras metaforicamente para designar a aquisição e a retenção de outros tipos de informação por outros órgãos (o coração deve "lembrar da diástole para fazer sístole") ou máquinas (computadores). Contudo, no seu sentido lato, aplica-se a informação de índole cognitiva, e o aprendizado e a memória dos humanos são usados como paradigmas daqueles dos animais, os quais, por sua vez, fornecem muitas das bases experimentais dessa área de estudo.

A informação a ser aprendida e memorizada origina-se habitualmente na periferia e é levada ao SNC por sinais elétricos (potenciais de ação) por **vias aferentes**. Muitas vezes, porém, a informação que será ou não memorizada é endógena (pensamentos, ideias, ordens). No SNC, é transformada em **sinais bioquímicos** que se armazenam e se autorreproduzem por diversos períodos de tempo (**memória imediata**: segundos; **memórias de curta duração**: minutos, horas; **memórias de longa duração**: mais de seis horas, dias, anos). No momento da **evocação**, esses sinais são reconvertidos em sinais elétricos que se dirigem aos órgãos efetores (conjuntos musculares, glândulas), produzindo a evocação específica de cada informação.

Não cabe a menor dúvida de que o aprendizado e a memória têm lugar nos **neurônios**. A evidência recolhida até o momento confere papel primordial aos neurônios **glutamatérgicos**, ou seja, aqueles que são estimulados pelo neurotransmissor excitatório mais abundante, o ácido glutamato. Os demais neurotransmissores, acetilcolina (ACh), noradrenalina (NA), dopamina (DA), serotonina (5-HT), etc., muitas vezes são moduladores dos neurônios que aprendem e fazem memórias.[4]

Cabe mencionar, também, como integrador das bases neurocientíficas da psiquiatria moderna, o australiano Sir John C. Eccles,[5] que elucidou o mecanismo primordial pelo qual as sinapses funcionam: mediante a promoção de fluxos iônicos positivos ($Na^+$, $K^+$, $Ca^{++}$) ou negativos ($Cl^-$) pelos neurotransmissores que agem sobre proteínas chamadas de **receptores**, abrindo poros na membrana pós-sináptica para permitir justamente esses fluxos. Por isso ele recebeu o Prêmio Nobel em 1963. Em 1994, os estadunidenses Alfred Gilman e Martin Rodbell receberam outro Prêmio Nobel pela descoberta de um segundo modo de funcionamento das sinapses: a ligação de complexos neurotransmissor-receptor a proteínas pós-sinápticas denominadas **proteínas G**, por depender da ligação do nucleotídeo guanosina monofosfato (GMP), que bioquimicamente afetam funções celulares.

O trabalho e os achados de Cajal, Sherrington e Pavlov são considerados a base da fundação de uma nova ciência, a **neurociência**, na qual estão radicadas as bases da moderna **psiquiatria**, que, assim, cobrou distância das teorizações existentes até então e ocupa seu lugar relacionado com as ciências biológicas, a psicologia e a medicina. Sobre essas bases, às quais se somam as descobertas de Eccles, Konorski e Skinner, muitas delas galardoadas com Prêmios Nobel, mais a revolução farmacológica da década de 1950 e os avanços posteriores, foi construída a moderna psiquiatria biológica, enraizada na neurociência.

Hoje, a psiquiatria tem fundamentação biológica sólida, cumprindo talvez o sonho de seus precursores, como William James, Charcot e Freud. Os três, em sua época, aventuraram hipóteses importantes na base dos conhecimentos que deram lugar à psiquiatria moderna.

Porém, nada foi mais importante no desenvolvimento da psiquiatria do que a gigantesca revolução farmacológica que mudou os parâmetros na década de 1950.

## A REVOLUÇÃO FARMACOLÓGICA

A aparição da neurociência motivou a busca por fármacos que pudessem modificar os processos fisiológicos, e isso levou ao surgimento de uma disciplina dentro da neurociência: a neuropsicofarmacologia. Dentro dela, coexistem a neurofarmacologia, que concentra seus esforços nos processos fisiológicos, e a psicofarmacologia, que se dedica aos processos comportamentais.

O surgimento da psicofarmacologia foi na década de 1950, com a aparição quase simultânea da reserpina, princípio ativo de uma planta indiana, e da clorpromazina, produto dos laboratórios de síntese da química orgânica, e, logo a seguir, do meprobamato e pouco depois dos primeiros benzodiazepínicos (BZDs), o clordiazepóxido (Librium®) e o diazepam (Valium®), todos eles produtos da indústria farmacêutica.

A reserpina e a clorpromazina foram eficazes na diminuição de sintomas da esquizofrenia; foram logo denominadas **tranquilizantes maiores**. Até então, não havia um fármaco que tivesse tal efeito. Atualmente, os fármacos com esse efeito são chamados de **antipsicóticos**. O meprobamato e, com mais intensidade, os BZDs foram eficazes em diminuir a ansiedade e receberam a denominação de **tranquilizantes menores**. Estes, atualmente, são denominados **ansiolíticos**. Até então, também não eram conhecidos outros agentes farmacológicos com efeito semelhante e distintos dos sedativos e hipnóticos comuns. Os primeiros testes pré-clínicos demonstraram que ambos os tipos de "tranquilizante" são mais eficientes para inibir reflexos condicionados do que reflexos incondicionados, à diferença dos sedativos/hipnóticos conhecidos até então (os barbitúricos e outros). A arquitetura dos reflexos condicionados, então, passou a ser o alvo da pesquisa da indústria farmacêutica. Dessa forma, a indústria farmacêutica passou a utilizar técnicas pavlovianas ou konorski/skinnerianas na procura de mais e melhores psicofármacos, o que resultou no *boom* dessa indústria e no aumento substancial das publicações sobre psicofarmacologia.[6]

A reserpina e a clorpromazina foram abandonadas e substituídas por outros medicamentos com menos efeitos colaterais.

O mesmo aconteceu com o meprobamato, agente de pouca potência substituído pouco depois de lançado pelos BZDs, muito mais eficazes. Os medicamentos mudaram, mas o *boom* do tratamento farmacológico dos transtornos psiquiátricos persiste até hoje, 60 anos mais tarde. Atualmente, é difícil encontrar algum psiquiatra que trate seus pacientes sem fármacos.

A psiquiatria virou alvo do interesse da indústria farmacêutica, e isso marcou um momento histórico. Pela primeira vez na história da medicina, um grande segmento industrial em vários países do mundo revelava interesse no desenvolvimento de um ramo como aplicador de seus produtos, e isso aumentou o peso relativo da psiquiatria na vida diária e até na economia.

## TIPOS DE MEMÓRIA DE ACORDO COM SUA DURAÇÃO

A memória de duração mais curta é a **memória imediata**, também chamada de **memória de trabalho**, pela analogia de sua função com a memória de trabalho dos computadores. Ela mantém a informação "viva" durante segundos, tempo suficiente para conectá-la com a informação imediatamente precedente e com a que ocorre logo a seguir. Por exemplo, quem lê estas linhas guardará cada palavra o tempo suficiente para conectá-la com a anterior e com a que segue, mas segundos mais tarde esquecerá as três. Se isso não acontecesse, a leitura seria sem sentido. A memória de trabalho é processada pelo córtex pré-frontal anterolateral e supraorbitário, com papel menor do núcleo basolateral da amígdala, no lobo temporal. Não deixa qualquer traço bioquímico, sendo atribuída exclusivamente à atividade elétrica (trens de potenciais de ação) das células dessas regiões. A memória imediata costuma estar prejudicada na esquizofrenia, falha que pode explicar o caráter alucinatório de percepções, pensamentos e recordações dos pacientes. Além disso, lesões vasculares e tumorais nas áreas do córtex pré-frontal que processam a memória imediata podem levar a alterações na capacidade de julgamento de valores; os indivíduos não conseguem relacionar a realidade com aspectos emocionais ou cognitivamente importantes, como, por exemplo, os relacionados às implicações de seus atos.

As memórias que duram de 1 a 6 horas são chamadas de **memórias de curta duração**. Até há poucos anos, achava-se que existia um só tipo de memória de curta duração. É o tipo de memória usado para lembrar a primeira página de um livro ou o início de um filme, minutos ou poucas horas mais tarde, para entender o livro ou o filme. É o tipo de memória usado para conversar, para o diálogo. Essas memórias, que alguns autores pensam que abrangem vários tipos (de até 30 minutos, de até 2 a 3 horas), dependem de processos bioquímicos no hipocampo, nos córtices entorrinal e perirrinais, fundamentalmente da atividade de enzimas que fosforilam (i.e., acrescem uma ou mais moléculas de íon fosfato provenientes do nucleotídeo adenosina trifosfato [ATP] a determinadas proteínas), aumentando sua função (Fig. 8.1). Até há poucos anos, pensava-se que as memórias de curta duração eram os moldes ou a matriz sobre os quais se edificavam as de longa duração, mas experimentos em que a memória medida 1,5 hora após a aquisição é totalmente inibida por muitas substâncias sem que isso afete a formação de memória de longa duração demonstraram que ambas se devem a processos independentes entre si.[7]

As memórias que duram além de 6 a 24 horas são chamadas de **memórias de longa duração**.[8-10] Algumas dessas memórias duram anos (a memória de nossa infância, já na velhice) e são chamadas de **memórias remotas**. Tais memórias são armazenadas em diversas áreas do cérebro que sempre incluem o hipocampo e abrangem a amígdala, o cerebelo, o septo, o estriado e regiões diversas do córtex: área cingulada, neocórtex temporal, áreas pré-frontais, córtex retrosplenial e córtex parietal posterior.[11] A antiga hipótese de que as memórias são formadas no hipocampo e depois transladadas ao resto do córtex foi derrubada por numerosas experiências recentes que demonstram sua formação e evocação simultânea ou quase simultânea pelo hipocampo e uma ou mais estruturas cerebrais,[12-14] ou seja, as memórias de longa duração são formadas e armazenadas no hipocampo **e** em outras regiões cerebrais também, mais ou menos ao mesmo tempo. Seu processamento é paralelo,[14] contrariamente ao imaginado poucos anos atrás.

Os mecanismos envolvidos na persistência das memórias de longa duração além de 6 horas, muitas vezes por anos e até décadas, não são conhecidos. Nas primeiras horas (6 a 24 horas), a persistência depende de fatores que envolvem a síntese do fator neurotrófico derivado do cérebro (BDNF, do inglês *brain derived neurotrophic fator*) no hipocampo e talvez em outras regiões cerebrais e é controlada por vias dopaminérgicas[10] e possivelmente obedeça também a alterações vinculadas ao ritmo circadiano. Sob o ponto de vista eletrofisiológico, a formação de memórias depende do fenômeno denominado **potenciação de longa duração**, por meio do qual uma resposta eletrofisiológica a um estímulo cresce com sua repetição até atingir um nível mais alto, no qual se mantém durante horas ou dias. Esse processo obedece a bases estruturais, possivelmente associadas com a metilação de bases do ácido desoxirribonucleico (DNA) na região estimulada e/ou na(s) célula(s) que responde(m) a ela, ou à ligação de outras moléculas pequenas a esse DNA.

O armazenamento de cada memória de longa duração em diversos lugares do cérebro explica a sobrevivência delas ao longo dos anos e dos provavelmente inúmeros acidentes vasculares ou de outro tipo que afetam o sistema nervoso ao longo da vida dos vertebrados, inclusive os humanos.

## CLASSIFICAÇÃO DAS MEMÓRIAS: MEMÓRIAS DECLARATIVAS E MEMÓRIAS DE PROCEDIMENTOS

De acordo com sua função, é conveniente dividir as memórias em **declarativas** e **de procedimentos**.

As **memórias declarativas** são aquelas que envolvem fatos, conhecimentos e eventos ou episódios. As memórias de eventos e/ou episódios podem ser chamadas também de **memórias autobiográficas**. As memórias de fatos e conhecimentos são denominadas também **memórias semânticas** (i.e., o inglês, a química, uma partitura, a história do Brasil). As memórias declarativas são aprendidas e memorizadas com o uso da maior parte do cérebro anterior, os córtices pré-frontal, temporal e parietal, o hipocampo e a amígdala.

As **memórias de procedimentos** são aquelas que envolvem as habilidades necessárias para fazer ou desfazer algo, tangível ou não: como construir um castelo de naipes ou de peças de madeira, como encher ou esvaziar uma seringa ou uma caixa de guloseimas, como encadernar um livro, como andar de bicicleta, nadar, surfar, como construir um soneto, mas não o soneto em si, que é semântico, etc. As memórias de procedimentos utilizam várias estruturas cerebrais, em particular o estriado e o cerebelo. É importante salientar que as memórias de procedimentos geralmente são adquiridas em aulas, ou seja, por meio de eventos, e isso faz a distinção entre umas e outras, tão importante até alguns anos atrás, ser vista hoje com mais parcimônia.

O *priming* (não existe palavra em português para designá-lo) é uma forma peculiar de memória na qual o sujeito guarda fragmentos de uma memória (p. ex., das asas e da cauda de um avião, das árvores que rodeiam uma casa) e, com esses fragmentos, consegue recuperar uma memória inteira (o avião, a casa) no momento da evocação. Frequentemente, um ou outro autor levanta a questão de que talvez todas as memórias sejam assim: o que guardamos são só fragmentos e com eles reconstruímos um todo. A resposta a essa questão ainda não existe e está no terreno das hipóteses que não são possíveis de provar.

## CONSOLIDAÇÃO CELULAR DA MEMÓRIA

A **consolidação celular das memórias** foi descoberta pelo estadunidense James L. McGaugh. Na década de 1950, ele observou que tratamentos dados **após** a aprendizagem (após uma sessão de treino) eram capazes de aumentar ou diminuir a memória.[4] Assim, a eletroconvulsoterapia ou os anestésicos diminuíam a memória, enquanto os estimulantes convulsivantes (picrotoxina, estricnina) a aumentavam. A explicação desses fatos requeria um processo peculiarmente sensível a tratamentos dados depois do treinamento no qual a construção das memórias fosse suscetível a alterações induzidas. Estudos posteriores revelaram[8] que esse período, que inicialmente se julgou que devia ser muito breve, na verdade durava por volta de 3 a 6 horas (i.e., coincidia no tempo com a duração das memórias de curta duração, embora não fosse parte dela).[7]

Conforme mencionado no início deste capítulo, o aprendizado e a memória se desenvolvem em neurônios glutamatérgicos.[15-17] Existem três grandes tipos de receptores glutamatérgicos: os receptores ácido α-amino-3-hidroxi-5-metil-4-isoxazolepropiônico (AMPA), os receptores N-metil-D-aspartato (NMDA) e os metabotrópicos. Os dois primeiros são ionotrópicos e mediados pelo influxo de $Na^+$ à célula pós-sináptica, e os metabotrópicos são mediados por proteínas G. Os dois primeiros designam os compostos pelos quais têm grande afinidade: o AMPA e o NMDA, respectivamente. Os receptores NMDA, que se dedicam ao funcionamento regular das sinapses glutamatérgicas, foi estudado em detalhes no hipocampo, na crença de que ele seria a única estrutura nervosa em que se iniciaria uma memória. Hoje sabemos que não é assim: a formação de uma memória ocorre de modo simultâneo em várias estruturas cerebrais, uma das quais aparentemente é, sim, o hipocampo.

Os três tipos de receptores glutamatérgicos têm forma e função diferentes. O receptor NMDA, ilustrado na Figura 8.1, é parte das células que participam da aprendizagem e da memória. O receptor AMPA pertence às sinapses encarregadas da transmissão regular das células glutamatérgicas e, se participa das vias relacionadas com a aprendizagem, não desempenha nenhuma função específica nestas. Já o receptor metabotrópico governa aspectos metabólicos dessas células, e sua ativação é necessária para a formação de memórias.

O receptor NMDA, quando ativado, permite a entrada de $Na^+$ e $Ca^{2+}$. O $Ca^{2+}$ soma-se ao $Ca^{2+}$ existente no interior do neurônio e estimula a proteinoquinase dependente de $Ca^{2+}$/calmodulina II (CaMKII), enzima que promove a fosforilação, ou seja, a ligação de íons fosfato a proteínas, que está na membrana. Logo a seguir, a onda de $Ca^{2+}$ faz o mesmo com as enzimas proteinoquinases A (PKA, do inglês *protein kinase A*, em que A representa o nucleotídeo adenosina 3',5'-monofosfato cíclico [AMP cíclico ou cAMP], do inglês *cyclic adenosine monophosphate*). Ao efeito de PKA e cAMP, somam-se a proteinoquinase C (PKC, do inglês *protein kinase $Ca^{2+}$-dependent family*) e a proteinoquinase regulada por estímulos extracelulares (ERK, do inglês *extracellularly responsive kinase*), também chamada de proteinoquinase ativada por mitógeno (MAPK, do inglês *mitogen-activated kinase*). Na instância seguinte, PKA e ERK podem entrar no núcleo e fosforilar o fator de transcrição de ligação do elemento de resposta do cAMP (CREB, do inglês *cyclic AMP-response binding protein*). Numerosas evidências apontam a fosforilação do CREB como crucial para que as memórias de longa duração sejam gravadas.[16,18,19] Os níveis de CREB fosforilado aumentam quando ocorre a consolidação das memórias, fato que foi demonstrado bioquimicamente e por histoquímica no hipocampo de ratos e em espécies de insetos.[18-20] Recentemente, foi descrito que a proteína de ligação ao CREB (CBP) é crítica para a memória de longa duração dependente do hipocampo e para a plasticidade sináptica do hipocampo. Como uma coativadora intrínseca da atividade da histona acetiltransferase, a CBP interage com numerosos fatores de transcrição e contém múltiplos domínios funcionais (Fig. 8.1).[21]

A consolidação celular que dura até 6 horas é uma fase da memória particularmente sensível a modificações em seu conteúdo. Em um experimento famoso, a psicóloga estadunidense Elizabeth Loftus demonstrou que uma palavra apresentada nesse período pode alterar o conteúdo de toda uma memória precedente. Loftus apresentou a jovens um filme no qual havia um acidente envolvendo automóveis. Em seguida, perguntou a alguns deles: "A que velocidade iam os carros quando bateram um no outro?". A outros, perguntou: "A que velocidade iam quando colidiram um com o outro?". A outros, ainda, perguntou: "A que velocidade iam quando se estraçalharam um com o outro?". Depois, perguntou a cada um dos grupos se havia vidros quebrados no filme. A outros, perguntou se havia vítimas no filme. Uma porcentagem dos que receberam a pergunta com a palavra "colidiram" disse que a velocidade era baixa. Todos os que receberam a pergunta com a palavra "estraçalharam" afirmaram que havia não só vidro quebrado, mas também vítimas, na cena. Inclusive, relataram que os carros tinham batido quando circulavam em alta velocidade. Uma palavra *a posteriori* podia mudar o conteúdo da memória de algo que os jovens haviam efetivamente visto. Por isso, os advogados não devem dirigir-se, em

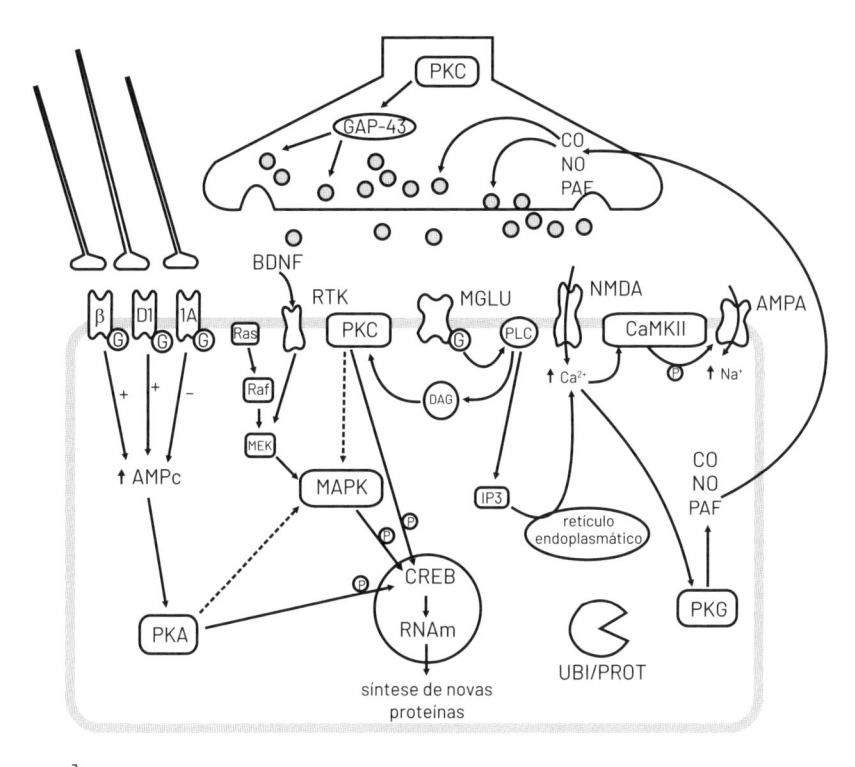

[ **FIGURA 8.1** ]
Principais sistemas moleculares envolvidos na formação de memórias de curta e longa duração na região CA1 do hipocampo e em outras regiões cerebrais.
1A – um subtipo de receptor serotonérgico; AMPA – um dos receptores ionotrópicos ao glutamato; AMPc – adenosina monofosfato cíclico; β – receptor betanoradrenérgico; CaMKII – proteína quinase dependente de cálcio e calmodulina; CO – monóxido de carbono, neuromodulador retrógrado; CREB – fator de transcrição que responde ao AMPc; DAG – dialilglicerol; D1 – receptor dopaminérgico tipo 1; G – proteína G; GAP43 – substrato da PKC; IP3 – inositol trifosfato; MAPK, MEK – proteína quinase ativada por mitógenos e/ou fatores extracelulares; MGLU – receptor metabotrópico ao glutamato; NO – óxido nítrico, mensageiro retrógrado; NMDA – o outro receptor ionotrópico ao glutamato; PAF – fator de ativação plaquetária, mensageiro retrógrado; PKA – proteína quinase dependente de AMPc; PKC – proteína quinase dependente de cálcio; PKG – proteína quinase dependente de GMPc; PLC – fosfolipase C; Ras, Raf – proteínas vinculadas a ERKs ou MAPKs; RNAm – ácido ribonucleico mensageiro; RTK – receptor para tirosina quinase; UBI/PROT – sistema ubiquitina/proteassoma.
Fonte: Kapczinski e colaboradores.[22]

juízo, ao réu como "culpado", mas como "acusado"; fazê-lo seria induzir uma resposta.

## CONSOLIDAÇÃO DE SISTEMAS

As possibilidades de modificação do conteúdo das memórias não acabam no período de consolidação celular.[23] As memórias podem mudar depois de muito tempo (meses, anos); é comum uma pessoa idosa atribuir a um filho coisas que tinha feito, por exemplo, seu irmão menor ou um companheiro de aula. Tal circunstância deu lugar ao conceito de **falsas memórias**, em que o conteúdo de uma memória pode variar devido a alterações nos sítios de armazenamento extra-hipocampais. Até há pouco tempo, a consolidação de sistemas era vista como um processo de duração indefinida que começa com a consolidação celular e persiste ao longo do córtex. Nunca ficou claro seu mecanismo até que, em época mais recente, surgiram as hipóteses sobre modificações por covalência puntiformes e pontuais no DNA das regiões envolvidas.

## EVOCAÇÃO

A evocação das memórias é seu aspecto menos conhecido e mais misterioso. Muitas evidências indicam que ela pode ocorrer a partir de um ou muito mais sítios em que esteja armazenada: hipocampo, córtex entorrinal, córtex perirrinal, amígdala basolateral, muitas áreas do córtex parietal, etc. Até pouco tempo atrás, a evocação era vista como um processo com epicentro no hipocampo.[24] Hoje, considera-se que o epicentro pode ter origem em qualquer um dos sítios, sendo possível obter a evocação (ver anteriormente), inclusive no hipocampo. Em todos esses sítios, ou pelo menos na maioria, a evocação pode ser modulada (aumentada ou diminuída) pela NA, DA, ACh ou outros neurotransmissores, bem como por hormônios periféricos (hormônio adrenocorticotrófico [ACTH], corticoides, etc.).[25,26]

Em todos os casos, a evocação pode ser considerada a reconstrução de uma realidade a partir de informação eletrofisiológica que chega aos níveis superiores do cérebro, ou seja, um processo inverso daquele que ocorre na aquisição ou na transição entre a aquisição e a consolidação. Transforma-se um tipo de sinais em outro, as duas vezes.

Muitos consideram dois aspectos da evocação: a recordação (*recall*) e o reconhecimento (*recognition*). Outros consideram tal distinção irrelevante, uma vez que não aborda o principal processo envolvido: a transformação de informação eletrofisiológica em uma realidade. Porém, é evidente que recordação e reconhecimento envolvem dois processos diferenciados. Há pacientes amnésicos que apresentam mais distúrbios em uma do que na outra forma de evocação.

## RECONSOLIDAÇÃO

A reativação de uma memória, por meio de sua evocação, pode resultar em desestabilização do traço e levar a sua modificação. Esse processo é denominado **reconsolidação**. A reconsolidação é um novo processo de estabilização, dependente de síntese proteica, que permite que memórias já consolidadas, quando evocadas e labilizadas, se tornem novamente estáveis. Tal processo pode fornecer uma janela de oportunidades para a manutenção, o fortalecimento e a atualização do traço mnemônico evocado, permitindo, ainda, a incorporação de informações adicionais. A reconsolidação não é recapitulação ou repetição da consolidação, pois o curso temporal de ambos os processos, bem como algumas das estruturas cerebrais e processos moleculares envolvidos, são diferentes. Enquanto a consolidação foi detectada em todos os tipos de memórias de longa duração, a reconsolidação não é um processo unívoco, visto que vários pesquisadores falharam em detectá-la em paradigmas comportamentais muito conhecidos. Contudo, vários tratamentos que impedem a consolidação também são capazes de prejudicar a reconsolidação, o que evidenciou que ambos os processos parecem partilhar de alguns mecanismos.

Pesquisas relacionadas ao bloqueio da reconsolidação estão ganhando destaque, pois ele parece ser um possível mecanismo para melhorar o transtorno de estresse pós-traumático (TEPT) em humanos. Acredita-se que, ao reativar a memória traumática e desencadear a reconsolidação, a administração de agentes farmacológicos, como o β-bloqueador propranolol, que iniba respostas emocionais, seja capaz de reduzir os sintomas do TEPT.

## EXTINÇÃO E HABITUAÇÃO

A inibição de uma resposta aprendida é chamada de **extinção**. Foi descoberta por Pavlov, assim como a **habituação**, que é a inibição de uma resposta não aprendida. Tanto a extinção quanto a habituação compreendem aspectos tão importantes do comportamento humano e animal como as respostas em si.

A extinção e a habituação envolvem a inibição de respostas, não em sua supressão (não no **esquecimento** propriamente dito). Dado um curto intervalo (segundos, minutos), as respostas extintas ou habituadas podem reaparecer com a mesma força inicial, assim como podem, após nova repetição, ser inibidas novamente. A criança extingue o caminho para a escola quando deixa de ir à escola durante um tempo prolongado e o reaprende logo depois de voltar às aulas, geralmente mais rápido do que quando o adquiriu pela primeira vez. Essa maior rapidez na reaquisição é evidência de que a extinção não apagou as respostas a cada "dica" do caminho (o quiosque, a farmácia, o armazém), mas simplesmente a enfraqueceu. O cachorro, na experiência de Pavlov, deixa de salivar à campainha quando esta não vem mais seguida da apresentação de carne; volta a fazê-lo se a carne é reapresentada 1 a 2 vezes com a campainha. Ambos os processos, habituação e extinção, cumprem um papel fisiológico. O funcionário do aeroporto deixa de se surpreender e de cobrir seus ouvidos no final de sua primeira jornada de trabalho. A criança deixa de se assustar com a cara do tio (não é a mãe) nos primeiros dias de vida.

A extinção só pode ser estudada com respostas aprendidas (reflexos condicionados). A habituação só pode ser estudada com respostas não aprendidas (naturais; reflexos incondicionados).

Ambos os processos representam economia de esforços: omitem reflexos desnecessários ou não mais necessários.

O esquecimento real (a perda da resposta condicionada ou incondicionada) só ocorre quando a(s) via(s) nervosas(s) pertinente(s) deixa(m) de ser utilizada(s) e há atrofia por falta de uso, que é acompanhada por desaparição (reabsorção) da(s) sinapse(s) correspondente(s). Isso foi estudado por Eccles[5] na sinapse entre o nervo frênico e o diafragma, que, após a secção do nervo, desaparece, reabsorvida, tanto do lado dos terminais do nervo como do lado do músculo.

A extinção tem importante papel terapêutico, em particular na terapia das memórias de medo no TEPT. Nessa terapia, que é chamada de terapia de exposição, análogos orais e fotográficos de uma situação estressante (p. ex., incêndio, encarceramento, etc.) são apresentados ao paciente com uma demonstração real de que o fato não está mais ocorrendo, de que o paciente está livre e protegido em um ambiente médico de terapia psiquiátrica. Assim, aos poucos, o paciente deixa de associar esses estímulos à situação real que o levou ao trauma e vai inibindo a memória deste.

Devido a sua importância psiquiátrica, a extinção é hoje uma das áreas mais investigadas da psicologia experimental e/ou da neurociência como um todo. O combate à memória de medo excessiva ou desproporcional tem relação também com o tratamento da ansiedade, e os ansiolíticos estão entre os fármacos mais prescritos.

## AMNÉSIA E HIPERMNÉSIA

A perda da memória é chamada de **amnésia**, e a posse de uma memória superior, de alta capacidade, denomina-se **hipermnésia**.

Há vários tipos de amnésia. Aqui vamos mencionar os mais comuns. Comumente, o **politraumatismo craniano** produz amnésia (p. ex., nos lutadores de boxe). O **álcool** tem dois tipos de efeito sobre a memória: em doses únicas, mas pesadas, pode fazer o sujeito esquecer o que estava dizendo ou fazendo no momento da ingestão, havendo, às vezes, a possibilidade de que o relembre quando estiver novamente sob sua influência (ver "Dependência de estado", a seguir). Em forma crônica, o álcool pode causar lesões de áreas envolvidas na memória e desencadear uma doença degenerativa em uma ou outra região cerebral (notadamente o lobo temporal) e produzir amnésia maior e permanente. Entre as **substâncias de abuso**, a cocaína, em suas diferentes apresentações (pó, *crack*), os opiáceos e o *ecstasy* podem causar um quadro amnésico sob uso reiterado e persistente.

A amnésia produzida pelo álcool e outras substâncias é tratada por meio da interrupção do consumo. A amnésia por politraumatismo craniano, uma vez estabelecida, é de difícil regressão.

A **hipermnésia** ocorre ocasionalmente em determinados indivíduos e se limita às memórias de longa duração. Quem mais a estudou é o estadunidense James McGaugh.[27] Certamente, não se trata a hipermnésia; porém é interessante observar que as pessoas com essa característica (que não é um transtorno) levam geralmente vidas tranquilas e de pouco destaque em qualquer atividade, exceto Mozart, que, aos 7 anos de idade, era capaz de ouvir uma obra sinfônica e vertê-la a seguir no pentagrama. Todavia, desde Mozart, não houve outros hipermnésicos de destaque nem na música, nem em outras profissões nos últimos 200 anos.

## DEPENDÊNCIA DE ESTADO

Em alguns casos, o ambiente em si ou um tratamento farmacológico passam a atuar como um estímulo adicional àqueles utilizados em um aprendizado. Tal fato pode ser notado na hora da evocação como facilitação da resposta, como se o ambiente ou a substância fossem incorporados à memória correspondente.

O exemplo característico é o da obra *O médico e o monstro* (*The Strange Case of Dr. Jekyll and Mr. Hyde*), de Robert Louis Stevenson, na qual uma bebida preparada pelo Dr. Jekyll converte o próprio médico no monstruoso Mr. Hyde, autor de crimes horríveis. Efeito semelhante tem a bebida alcoólica ingerida por um milionário do filme de Chaplin *Luzes da cidade* (*City Lights*), que, quando está bêbado, passa a se sentir amigo e protetor do vagabundo interpretado por Chaplin, mas, quando sóbrio, desconhece-o por completo, como se nunca o tivesse visto.

Outro exemplo vem do próprio título da música *Estou a fim do amor* (*I'm in the Mood for Love*), de Dorothy Fields; se não está no ânimo (*in the mood*), para o qual só precisa da presença da pessoa amada, não há amor.

Muitos fármacos e situações da vida diária são capazes de induzir um estado que, só ele, é capaz de produzir uma condição na qual as respostas aprendidas sob sua influência são mais bem executadas. Esse tipo de aprendizado no qual a execução da resposta é dependente da reexposição ao mesmo estado vigente na hora da aquisição denomina-se **dependência de estado**. Quando o agente (ou agentes) determinante de um estado específico é endógeno (p. ex., sede, desejo de fazer sexo, medo, etc.), ou seja, interno e gerado pelo próprio indivíduo, a dependência de estado é denominada **endógena**.[28]

## REFERÊNCIAS

1. Ramón y Cajal S. Anatomie du système nerveux de l'homme et des vertebrés. Paris: Masson; 1911.
2. Pavlov IP, Gantt WH, Folbort GV. Lectures on conditioned reflexes. New York: International Publishers; 1928.
3. Konorski JA, Miller SM. On two types of conditioned reflex. J Gen Psychol. 1937;16(1):264-72.
4. Izquierdo I. The art of forgetting. New York: Springer; 2015.
5. Eccles JC. The physiology of synapses. Berlin: Springer; 1964.
6. Izquierdo I, Ferreira M. Diazepam prevents posttraining drug effects related to state dependency, but not posttraining memory facilitation by epinephrine. Behav Neural Biol. 1989;51(1):73-9.
7. Izquierdo I, Barros DM, Mello e Souza T, de Souza MM, Izquierdo LA, Medina JH. Mechanisms for memory types differ. Nature. 1998;393(6686):635-6.
8. Izquierdo I, Bevilaqua LR, Rossato JI, Bonini JS, Medina JH, Cammarota M. Different molecular cascades in different sites of the brain control memory consolidation. Trends Neurosci. 2006;29(9):496-505.
9. Myskiw JC, Izquierdo I. Posterior parietal cortex and long-term memory: some data from laboratory animals. Front Integr Neurosci. 2012;6:8.
10. Rossato JI, Bevilaqua LRM, Izquierdo I, Medina JH, Cammarota M. Dopamine controls persistence of long-term memory storage. Science. 2009;325(5943):1017-20.
11. Izquierdo I, da Cunha C, Rosat R, Jerusalinsky D, Ferreira MB, Medina JH. Neurotransmitter receptors involved in post-training memory processing by the amygdala, medial septum, and hippocampus of the rat. Behav Neural Biol. 1992;58(1):16-26.
12. Tanaka KZ, Pevzner A, Hamidi AB, Nakazawa Y, Graham J, Wiltgen BJ. Cortical representations are reinstated by the hippocampus during memory retrieval. Neuron. 2014;84(2):347-54.
13. Cowansage KK, Shuman T, Dillingham BC, Chang A, Golshani P, Mayford M. Direct reactivation of a coherent neocortical memory of context. Neuron. 2014;84(2):432-41.
14. Izquierdo I, Furini CRG, Myskiw JC. Fear Memory. Physiol Rev. 2016;96(2):695-750.
15. Squire LR, Kandel ER. Memória. Porto Alegre: Artmed; 2003.
16. Whitlock JR, Heynen AJ, Shuler MG, Bear MF. Learning induces long-term potentiation in the hippocampus. Science. 2006;313(5790):1093-7.
17. Izquierdo I. Memória. 3. ed. Porto Alegre: Artmed; 2018.
18. Kandel ER, Dudai Y, Mayford MR. The molecular and systems biology of memory. Cell. 2014;157(1):163-86.
19. DeZazzo J, Tully T. Dissection of memory formation: from behavioral pharmacology to molecular genetics. Trends Neurosci. 1995;18(5):212-8.
20. Bernabeu R, Bevilaqua L, Ardenghi P, Bromberg E, Schmitz P, Bianchin M, et al. Involvement of hippocampal cAMP/cAMP-dependent protein kinase signaling pathways in a late memory consolidation phase of aversively motivated learning in rats. Proc Natl Acad Sci USA. 1997;94(13):7041-6.
21. Wood MA, Attner MA, Oliveira AMM, Brindle PK, Abel T. A transcription factor-binding domain of the coactivator CBP is essential for long-term memory and the expression of specific target genes. Learn Mem. 2006;13(5):609-17.
22. Kapczinski F, Quevedo J, Izquierdo I. Bases biológicas dos transtornos psiquiátricos. 3. ed. Porto Alegre: Artmed; 2011.

23. Squire LR. Memory and brain systems: 1969-2009. J Neurosci. 2009;29(41):12711-6.
24. Eldridge LL, Knowlton BJ, Furmanski CS, Bookheimer SY, Engel SA. Remembering episodes: a selective role for the hippocampus during retrieval. Nat Neurosci. 2000;3(11):1149-52.
25. Barros DM, Izquierdo LA, Mello e Souza T, Ardenghi PG, Pereira P, Medina JH, et al. Molecular signalling pathways in the cerebral cortex are required for retrieval of one-trial avoidance learning in rats. Behav Brain Res. 2000;114(1-2):183-92.
26. Barros DM, Mello e Souza T, De David T, Choi H, Aguzzoli A, Madche C, et al. Simultaneous modulation of retrieval by dopaminergic D(1), beta-noradrenergic, serotonergic-1A and cholinergic muscarinic receptors in cortical structures of the rat. Behav Brain Res. 2001;124(1):1-7.
27. LePort AKR, Mattfeld AT, Dickinson-Anson H, Fallon JH, Stark CEL, Kruggel F, et al. Behavioral and neuroanatomical investigation of Highly Superior Autobiographical Memory (HSAM). Neurobiol Learn Mem. 2012;98(1):78-92.
28. Izquierdo I. Endogenous state dependence: memory depends on the relation between the neurohumoral and hormonal states present after training and at the time of testing. In: Lynch G, McGaugh JL, Weinberger NM, editors. Neurobiology of learning and memory. New York: Guilford; 1984. p. 333-50.

# CAPÍTULO [9]
# NEUROIMAGEM EM PSIQUIATRIA

ANDRÉ ZUGMAN
ANDREA PAROLIN JACKOWSKI

"Neuroimagem" é um termo amplo que diz respeito a um conjunto de técnicas com o objetivo de realizar imagem do sistema nervoso central (SNC) in vivo. Entre essas técnicas, estão incluídas a tomografia computadorizada (TC), a tomografia por emissão de pósitrons (PET), a tomografia computadorizada por emissão de fóton único (SPECT, do inglês single photon emission computed tomography) e a imagem por ressonância magnética (IRM). Essas técnicas vêm sendo empregadas desde meados da década de 1970 para a pesquisa de mecanismos subjacentes aos transtornos psiquiátricos. No entanto, seu uso clínico permanece restrito ao diagnóstico diferencial e à exclusão de quadros neurológicos. Neste capítulo, vamos fazer uma revisão ampla sobre a aplicação desses métodos em psiquiatria. A literatura científica de neuroimagem aplicada à psiquiatria é vasta e ainda apresenta muitas técnicas e conceitos em evolução. Por se tratar do método mais utilizado para o estudo da estrutura e da função do cérebro relacionadas aos diferentes diagnósticos psiquiátricos, vamos focar principalmente os estudos de ressonância magnética.

## RADIOGRAFIA E TOMOGRAFIA COMPUTADORIZADA

Os métodos de imagem in vivo na medicina têm como objetivo empregar técnicas que se baseiam na interação entre diferentes partes do corpo e uma fonte de energia para produzir imagens que permitam a avaliação de partes internas do corpo que não seriam disponíveis com a inspeção visual. O primeiro método foi a radiografia por raios X. Os raios X foram descobertos por Wilhelm Conrad Rontgen em 1895. O princípio para esse método de aquisição de imagem permanece relativamente inalterado desde então. Consiste em posicionar um objeto (ou parte do corpo) entre um emissor de raios X e um detector. Tecidos com alta absorção (p. ex., os ossos) dos raios X aparecem como branco, enquanto regiões com baixa absorção (como o ar dos pulmões) aparecem em tons escuros.

Um dos primeiros métodos de neuroimagem utilizados em psiquiatria foi a pneumoencefalografia. Esse método consistia na punção lombar para a substituição do líquido cerebrospinal (LCS) por um gás (normalmente ar), com o objetivo de realçar o contorno cerebral e os ventrículos. A pneumoencefalografia tem várias limitações técnicas e metodológicas.

Um estudo inicial de 1927[1] utilizou a pneumoencefalografia para estudar as diferenças entre pacientes com esquizofrenia e controles e descreveu alta prevalência de anormalidade cortical e subcortical no grupo de pacientes. Esse estudo foi seguido por outros, principalmente no Japão e na Alemanha.[2] Entre os achados mais consistentes, estavam o aparente aumento de volume do ventrículo em pacientes com esquizofrenia e a atrofia cortical.[2] Tais estudos baseavam-se em observações feitas pela inspeção visual das imagens que não tinham resolução para a distinção entre diferentes regiões cerebrais; além disso, tratava-se de um método invasivo com potenciais riscos aos sujeitos submetidos ao exame.[2] Por isso, a inclusão de um grupo controle nos estudos era eticamente questionável. Alguns estudos não utilizavam um grupo de indivíduos saudáveis, enquanto outros comparavam o exame de pacientes com aquele de sujeitos que foram submetidos ao mesmo exame por outro motivo, mas não tinham alterações observáveis. No entanto, cabe ressaltar que tais estudos foram conduzidos em uma época na qual a esquizofrenia e outros transtornos mentais não eram predominantemente vistos como tendo um substrato biológico no cérebro.

## TOMOGRAFIA COMPUTADORIZADA

A TC (também representada pela sigla TAC em português ou CT ou CAT em inglês) foi desenvolvida na década de 1970 por Hounsfield.[3] Essa técnica é capaz de reconstruir uma imagem em cortes tomográficos bidimensionais (2D) ou tridimensionais (3D) das estruturas do corpo humano. De maneira simplificada, consiste em um aparelho capaz de mover o emissor e o receptor de raios X de maneira axial ao longo do corpo. Em outras maneiras, a imagem é uma reconstrução feita pelo computador de múltiplas transmissões de raio x. Os aparelhos modernos são capazes de realizar imagens milimétricas em curto intervalo de tempo e com pouca dose de radiação.

Seu uso em pesquisa iniciou-se pouco após a descrição do método. O primeiro estudo em esquizofrenia é de 1976[4] e demonstrava aumento dos ventrículos em relação ao volume cerebral no grupo de pacientes. Esse achado foi replicado em outros estudos, fortalecendo as teorias que relacionavam a esquizofrenia a alterações cerebrais.[2] A TC também foi utilizada em pesquisa de outros transtornos, por exemplo, os transtornos do humor.[5] O desenvolvimento e a popularização da ressonância nuclear magnética (RNM) acabaram por suplantar o uso da TC em pesquisa. O uso da TC permanece importante na clínica, principalmente por esta ser mais rápida e mais acessível do que a RNM.

## RESSONÂNCIA NUCLEAR MAGNÉTICA

A RNM foi introduzida como método de imagem nos anos de 1970. Ela utiliza o fenômeno da ressonância magnética (RM) exibida por núcleos atômicos com número ímpar de prótons e/ou nêutrons. Esses núcleos, de forma simplificada, podem ser entendidos como pequenos ímãs. Eles absorvem e reemitem energia eletromagnética em uma frequência que é proporcional à força do campo eletromagnético. Por exemplo, o hidrogênio (1H) é o núcleo mais usado para produzir IRM. Em um campo magnético de 1,5 tesla (T), essa frequência é de aproximadamente 64 mega-hertz (MHz). A magnetização pode ser deslocada ao se aplicar um sinal de radiofrequência em outra direção (Figs. 9.1 e 9.2).

O deslocamento do campo eletromagnético pode, então, ser detectado por uma bobina receptora. O sinal recebido é influenciado pelo tempo para que o *spin* dos prótons seja realinhado ao campo eletromagnético (também chamado de tempo de relaxamento/ou relaxação longitudinal – T1; Fig. 9.2).

Além desse fenômeno, os *spins* influenciam o campo eletromagnético de outros *spins* ao redor deles. Quando o sinal de radiofrequência é interrompido, os *spins* perdem coerência com relação aos outros *spins*. Esse fenômeno é conhecido como T2 ou tempo de relaxamento transverso (Fig. 9.3) e é influenciado também por fatores locais e diferenças no campo magnético, levando a um tempo ainda mais curto, chamado de T2*.

As medidas de T1 e T2 são influenciadas pelo ambiente molecular dos prótons, logo pelo ti-

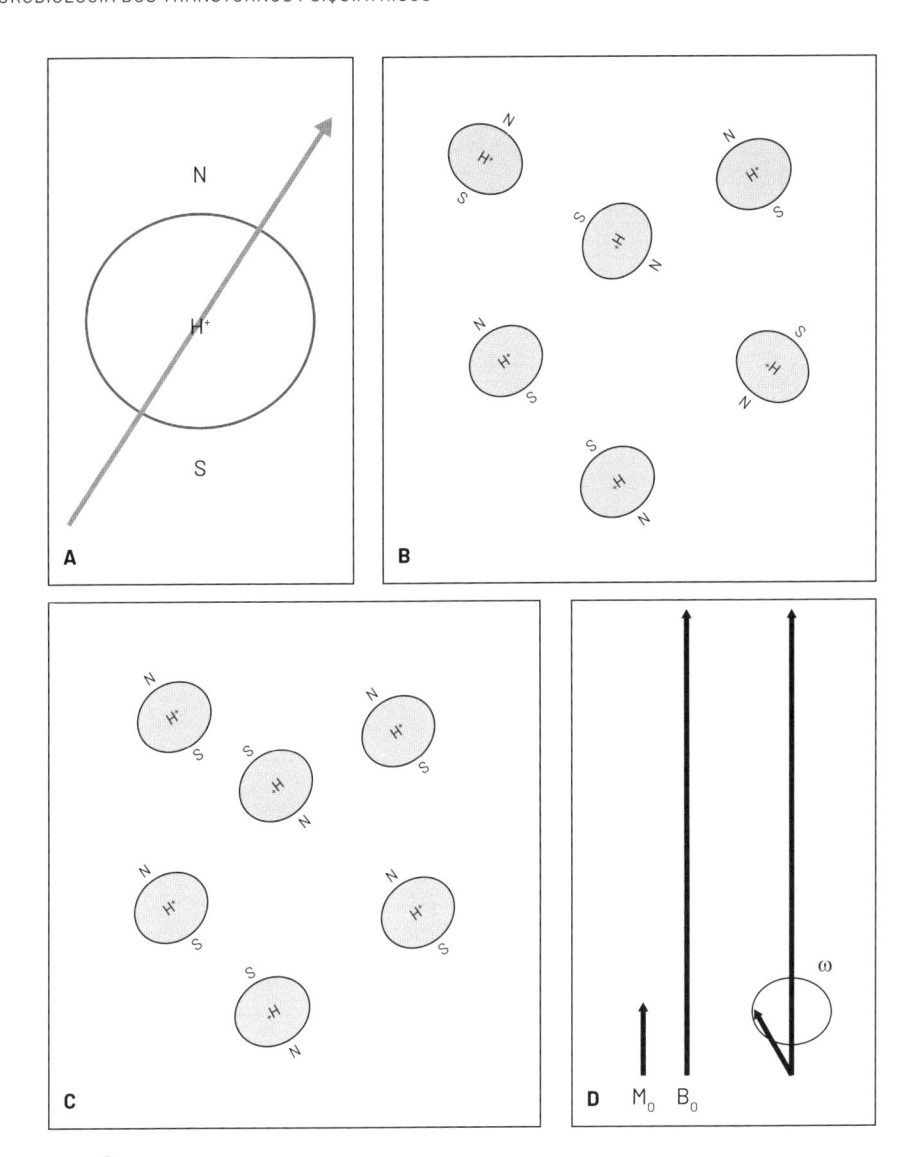

[ **FIGURA 9.1** ]
**(a)** Desenho esquemático de um próton gerando um pequeno campo magnético. **(b)** Em uma coleção, os prótons estão alinhados de maneira aleatória. **(c)** Na presença de um campo magnético $B_o$, eles ficam orientados ao campo, gerando um pequeno momento magnético ($M_o$). **(d)** Com precessão ao redor da direção de $B_o$ e na frequência de Larmor.

po de tecido subjacente. Diferentes tecidos têm medidas de T1 e T2 diferentes. Tecidos com valores de T1 e T2 semelhantes são difíceis de separar. Por exemplo, a substância branca e a cinzenta são de difícil distinção no T2, enquanto a diferença é mais facilmente observável em T1 (Fig. 9.4). A localização espacial é obtida a partir de variações espaciais do campo magnético.

As imagens em T1 são muito utilizadas para o estudo morfométrico do cérebro e sua correlação com sintomas ou diagnósticos psiquiátricos. Nos estudos iniciais com ressonância mag-

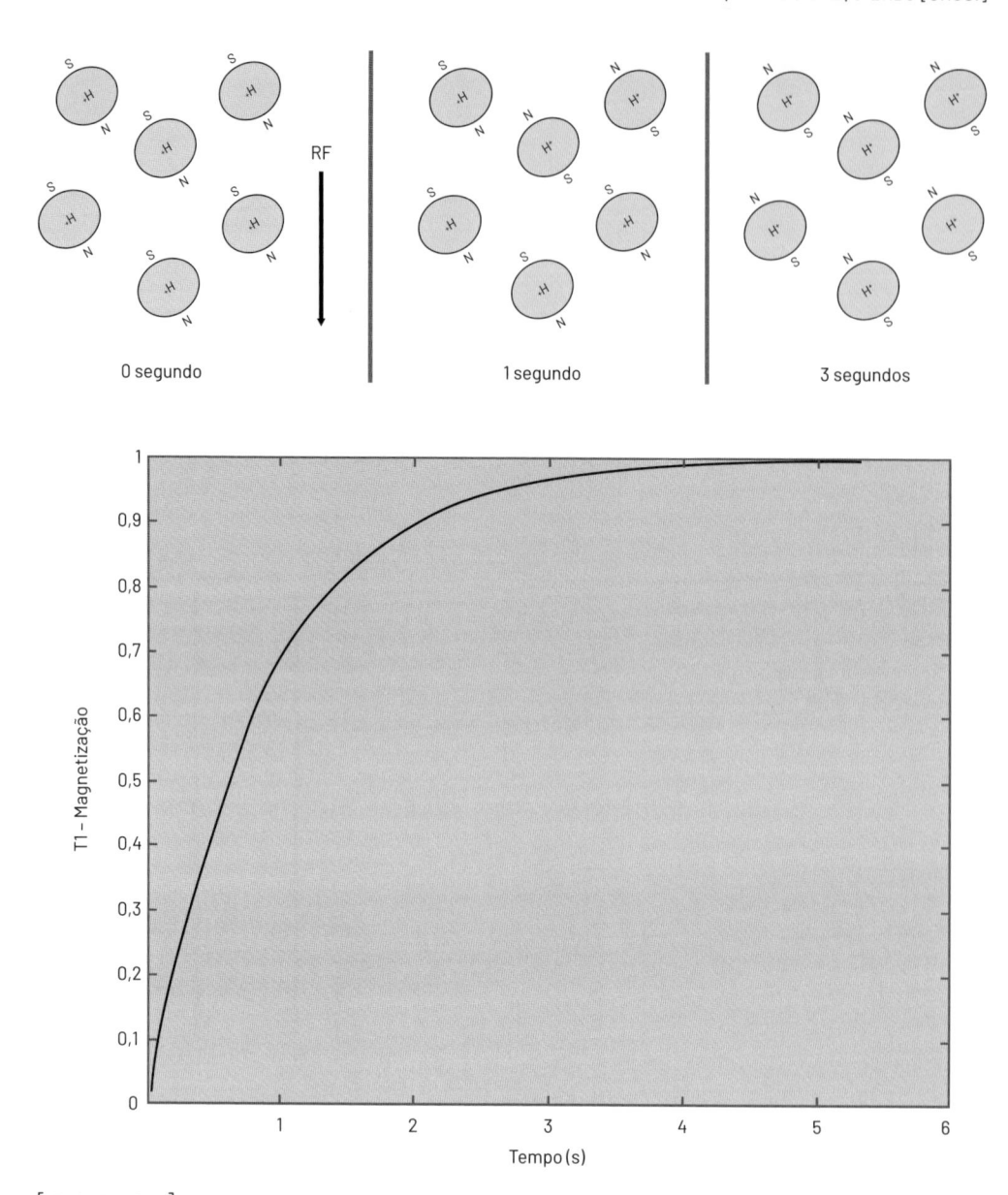

[ **FIGURA 9.2** ]
Ilustração do tempo T1. Um sinal eletromagnético "inverte" os prótons (no caso de um pulso em 180 graus). Quando retirado, os prótons voltam para seu alinhamento original.

nética estrutural, eram empregadas técnicas manuais para medir alguma região de interesse no cérebro. Era necessário que um radiologista experiente demarcasse a região, corte por corte, com o objetivo de estimar seu tamanho. Esse tipo de estudo ficou conhecido como estudo por *region of interest* (ROI). Apesar de ter aberto o caminho para evidências concretas ligando transtornos mentais e o cérebro, esses estudos são custosos, demorados e operador-dependentes.

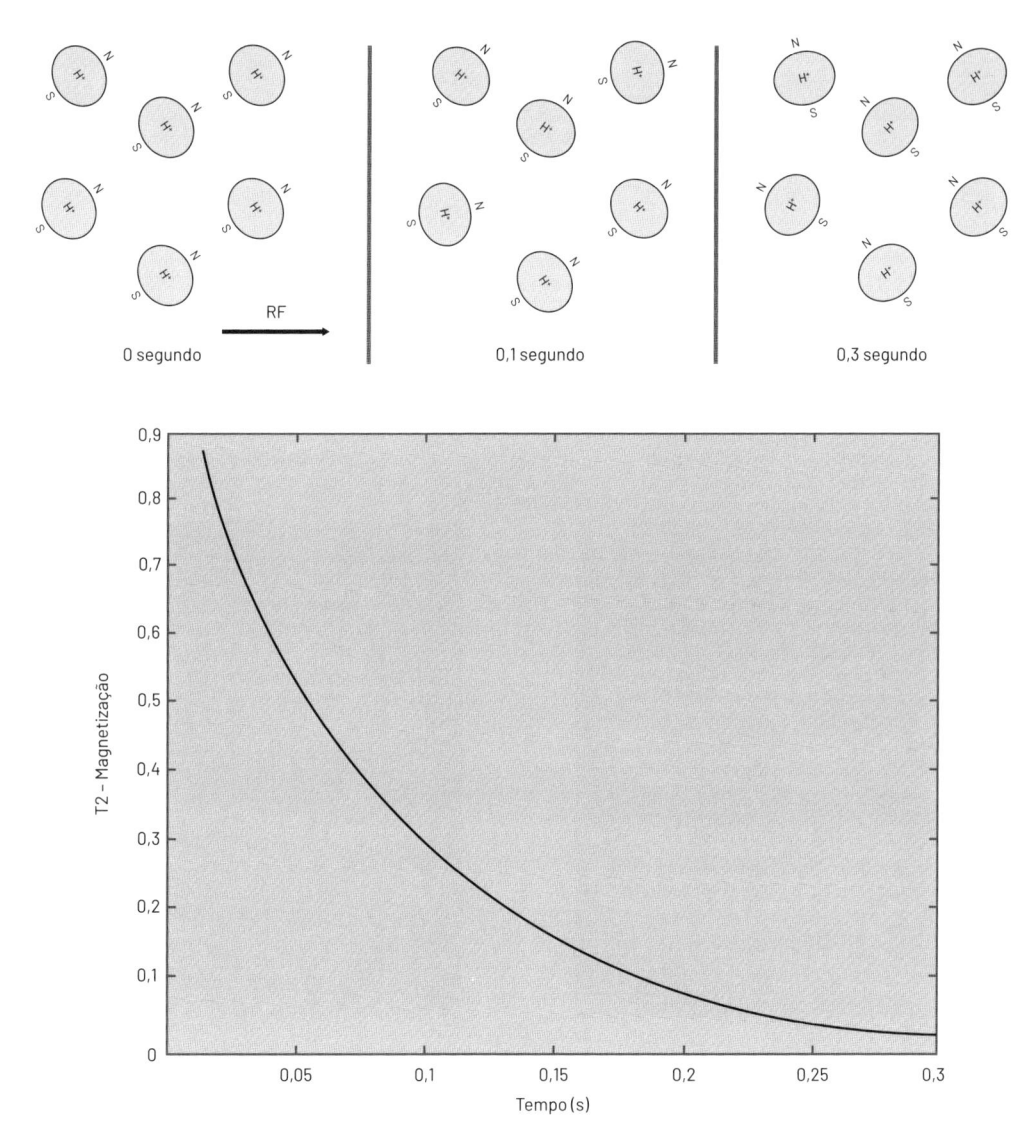

[ **FIGURA 9.3** ]
Desenho esquemático de decaimento T2. Ao aplicar um pulso (nesse exemplo de 90º), os momentos dos prótons se alinham no plano transverso. Quando esse pulso é retirado, os prótons começam a perder a coerência de fase. Assim a magnetização transversa é perdida.

A partir do final da década de 1990, técnicas automatizadas ou semiautomatizadas de processamento levaram à popularização de métodos de neuroimagem no estudo de doenças psiquiátricas. Entre as abordagens automatizadas, a morfometria baseada em voxel (VBM, do inglês *voxel-based morphometry*) e a análise baseada em vértice têm destaque na literatura científica.

A VBM, resumidamente, consiste no alinhamento das imagens de todos os sujeitos do estudo em um "cérebro-padrão" (*template*). As imagens de cada pessoa são, então, classificadas em

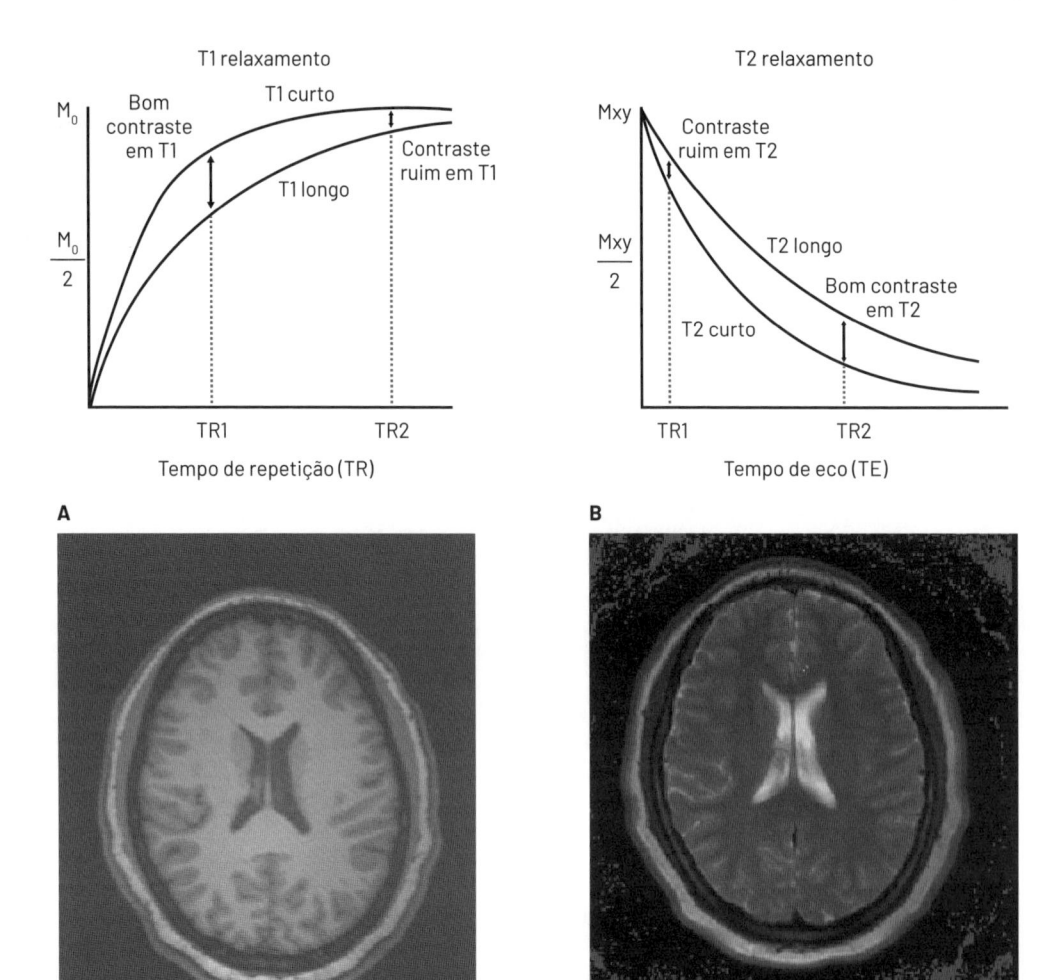

[ **FIGURA 9.4** ]
**(a)** Curvas demonstrando T1 e T2. Caso a medida em dois tecidos seja semelhante, o contraste entre eles na imagem será ruim. Caso exista uma diferença maior, o contraste será melhor. Os técnicos de ressonância magnética otimizam as sequências de aquisição a fim de potencializar o contraste e o efeito desejado. **(b)** Exemplos de imagem T1 e T2. Na imagem T1, é possível observar de maneira mais precisa a diferença entre a substância branca e a cinzenta. Na imagem T2, essa diferença não é tão precisa, porém é possível observar de maneira mais nítida a diferença entre o líquido cerebrospinal e a substância branca.
Fonte: Linden.[6]

cada voxel (unidade 3D de imagem) como substância cinzenta, substância branca ou LCS, com base na intensidade do sinal no voxel, bem como na probabilidade conhecida do voxel de pertencer a uma classe específica. Isso permite estimar o volume estimado em cada voxel.

O *software* FreeSurfer, por sua vez, se baseia em identificar as fronteiras entre a substância cinzenta e a branca e entre a substância cinzenta e o LCS (superfície pial). O FreeSurfer faz isso por meio de um método que transforma cada uma dessas superfícies em uma "tela" de triângulos. Cada triângulo é chamado de face, e a junção de três triângulos é chamada de vértice. O programa consegue calcular a distância que separa a substância cinzenta da substância branca da superfície pial, produzindo uma medida estimada da medida cortical. Ao transformar as superfícies em uma tela, o FreeSurfer consegue deformar essas superfícies, inflando-as e transformando-as em uma esfera. Essa esfera é normalizada para uma esfera comum de todos os sujeitos, e as outras informações são transferidas para esse espaço, permitindo a análise estatística de dados de espessura cortical e área em cada vértice da imagem.

Ambas as técnicas são usadas extensivamente em pesquisa para comparar grupos de pacientes com controles saudáveis ou, ainda, para buscar correlatos de determinadas alterações comportamentais. Existem relatos de alterações estruturais em diversos transtornos psiquiátricos, como o transtorno bipolar (TB),[7] o transtorno obsessivo-compulsivo (TOC),[8] o transtorno de estresse pós-traumático (TEPT),[9] a depressão,[10] entre outros. Como exemplo, um dos achados mais replicados é a diminuição de volume cortical em diversas regiões e o alargamento dos ventrículos na esquizofrenia,[11,12] presentes desde o primeiro episódio psicótico em algumas regiões.[11]

As diferentes possibilidades de aquisição e análise de dados produzem dificuldade na interpretação dos resultados de neuroimagem, e artigos que mostram resultados conflitantes são frequentes. Por exemplo, no autismo, existem artigos mostrando tanto volume maior do estriado[13] quanto volume menor da mesma estrutura.[14] Isso pode ocorrer devido a alguns fatores. A variação em estudo do tipo caso-controle pode ser explicada por outros fatores, por exemplo, a idade dos sujeitos, o uso de medicamento, gênero, comorbidade, etc. Porém, as escolhas de parâmetros de aquisição e do *software* de processamento podem levar a resultados diferentes. O Enhancing Neuroimaging Genetics Through Meta-Analysis (ENIGMA) é um consórcio que busca unir os dados de vários centros com o objetivo de unificar os métodos de análise para a obtenção de resultados mais consistentes, além de permitir análises que seriam possíveis apenas com muitos participantes. No autismo, a análise de dados de 49 centros, totalizando 1.571 pacientes e 1.651 controles, revelou diminuição de estruturas subcorticais, além de aumento de espessura do córtex frontal e diminuição de espessura do córtex temporal.[15] O ENIGMA conta com grupos focados em estudar vários transtornos neuropsiquiátricos que também utilizam outras modalidades de imagem, como imagem do tensor de difusão (DTI, do inglês *diffusion tensor imaging*) e de ressonância magnética funcional (IRMf). Uma lista completa dos trabalhos está disponível no *site* ENIGMA.*

## IMAGEM DO TENSOR DE DIFUSÃO

Imagens ponderadas em difusão (DWI, do inglês *diffusion weighted imaging*) capturam diferenças no movimento das moléculas de água nos tecidos. Quando a difusão da água ocorre de maneira livre (sem barreiras), seu movimento tende a ser isotrópico. Todavia, quando existe alguma barreira, por exemplo, as fibras de substância branca, a difusão da água ocorre de maneira anisotrópica (Fig. 9.5). Com a aquisição de pelo menos seis direções de difusão (apesar de atualmente serem mais comuns sequências de aquisição com mais de 30 direções), a técnica de tensor de difusão fornece informações úteis. O tensor de difusão pode ser ilustrado como uma elipse, para cada unidade da imagem, ou seja, voxel (Fig. 9.5). Essa técnica é de grande importância, pois permite o estudo da conectividade estrutural do cérebro, por meio de medidas relacionadas aos feixes de substância branca. Por exemplo, é possível reconstruir tratos de substância branca (tractografia) ou obter medidas quantitativas de integridade da substância branca. A medida mais utilizada em pesquisa nos transtornos psiquiátricos é a anisotropia fracional (FA, do inglês *fractional anisotropy*). Trata-se de uma medida de 0 a 1, em que 0 corresponde à difusão totalmente isotrópica, e 1, à difusão totalmente anisotrópica.

---

* Disponível em: http://enigma.ini.usc.edu/publications/

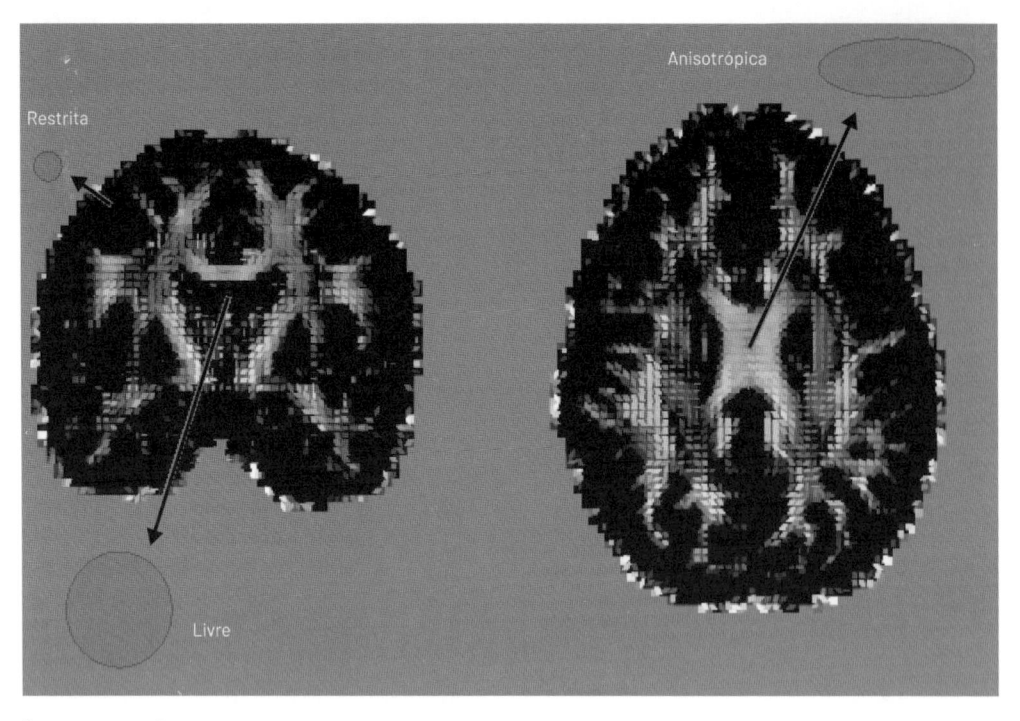

[ **FIGURA 9.5** ]
As imagens representam a visualização do vetor principal de movimento da água, modulada pelo valor da FA. É possível a visualização dos principais tratos de substância branca. A difusão pode ser anisotrópica, quando é restrita pelas fibras do axônio (valor de FA próximo a 1), ou isotrópica, quando se dá de maneira igual em todas as direções (valor de FA próximo a 0), seja por ocorrer livremente, como no líquido cerebrospinal, seja por ocorrer de maneira igualmente restrita, como na substância cinzenta.

A medida de FA é a mais utilizada em pesquisa em psiquiatria. De maneira geral, a FA e outras medidas de DTI costumam ser utilizadas como marcador das propriedades da microestrutura da substância branca. Elas estão relacionadas a integridade dos feixes de substância branca, coesão dos tratos, densidade das fibras e mielinização. Assim, é esperado que feixes de fibras mais coesos tenham valores mais altos de FA, enquanto, em um processo patológico com perda de coesão das fibras de substância branca, ocorre diminuição dos valores de FA. Por exemplo, na esquizofrenia, são encontradas alterações de FA em vários tratos de substância branca (de maneira mais consistente a cápsula interna, o corpo caloso, o feixe do cíngulo e o fascículo uncinado) em pacientes crônicos, em primeiro episódio psicótico e até mesmo em alto risco para psicose.[16] De maneira conjunta, esses achados fortalecem a hipótese de que alterações na conectividade estrutural são centrais na patogênese do transtorno.

## RESSONÂNCIA MAGNÉTICA FUNCIONAL

A técnica de imagem de ressonância magnética é dita funcional quando reflete mudanças em um processo fisiológico, por exemplo, no fluxo sanguíneo, não apenas em uma imagem estrutural estática do cérebro. A IRMf utiliza um componente de sinal chamado de dependente do nível de oxigênio no sangue (BOLD, do inglês *blood oxygen level-dependent*).[17]

A imagem BOLD utiliza como contraste diferenças nas propriedades magnéticas da hemoglobina ligada ou não ao oxigênio. Quando expostos a um campo eletromagnético, os materiais são classificados como:

- **Ferromagnéticos.** Fortemente atraídos pelo campo magnético. Mantêm a propriedade após retirados do campo.
- **Paramagnéticos.** Elementos levemente atraídos pelo campo magnético.
- **Diamagnéticos.** Elementos levemente repelidos pelo campo magnético.

A desoxi-hemoglobina é paramagnética, enquanto a oxi-hemoglobina é diamagnética. A base para a IRMf é que a presença maior de desoxi-hemoglobina induz alterações no campo magnético que levariam a um tempo T2* mais rápido. No entanto, o que se vê durante a atividade cerebral é o inverso (aumento do sinal T2*). Isso ocorre devido ao fato de que a atividade cerebral induz aumento do fluxo sanguíneo local, levando à diminuição relativa da desoxi-hemoglobina. Isso leva a aumento do tempo T2* e ao consequente aumento do sinal captado pelo equipamento de ressonância magnética (Fig. 9.6).[17] Na IRMf, essa variação do sinal é captada ao longo do tempo; assim, é registrada uma série temporal da flutuação do sinal ao longo do tempo para cada unidade da imagem (voxel).

Os estudos de IRMf podem ser realizados por meio de uma tarefa durante o exame (*task-based* IRMf) ou em repouso (*resting-state* IRMf [rsIRMf]). Um experimento típico de *task-based* IRMf emprega um (ou mais) estímulo sensorial (geralmente sonoro ou visual) e uma resposta ao estímulo pelo participante (p. ex., apertar um botão

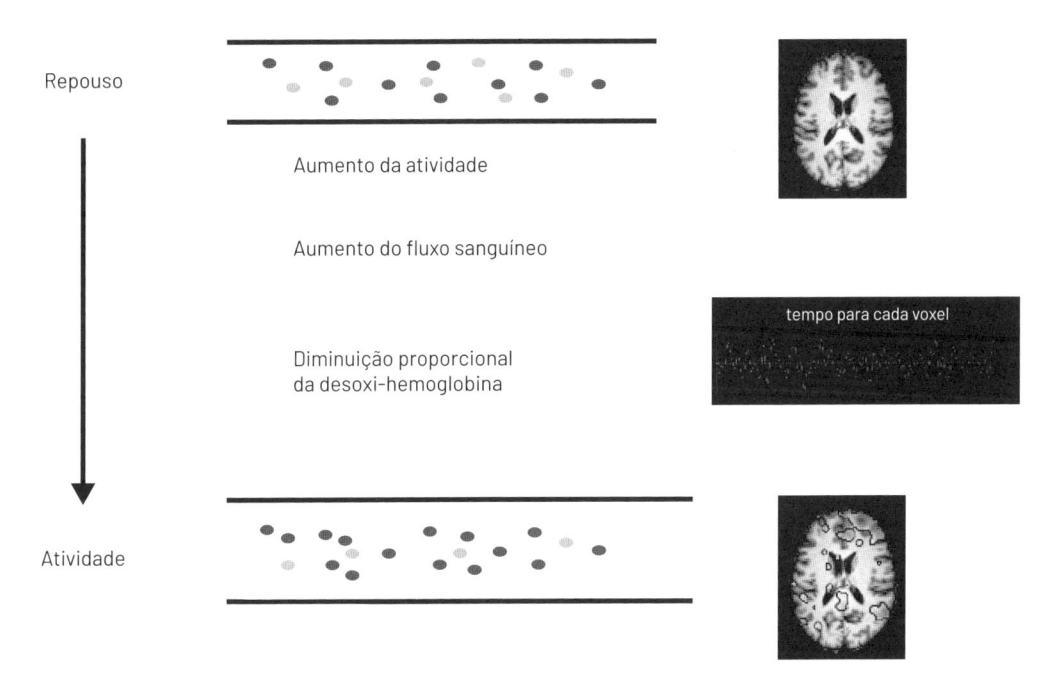

[ **FIGURA 9.6** ]
A IRMf captura mudança de sinal T2*. O aumento de atividade cerebral leva a aumento do fluxo sanguíneo, o que ocasiona mudança na proporção de desoxi-hemoglobina, ocasionando, por conseguinte, o aumento do sinal T2*. As variações no sinal são captadas ao longo do tempo para cada voxel.

ao ler determinada palavra). De maneira simplificada, na *task-based* IRMf, procura-se a correlação do sinal captado em cada voxel com o que seria esperado, uma vez que o tempo de início e a duração dos estímulos são conhecidos. Assim, é possível identificar quais regiões são ativadas durante determinada condição.[18]

Na rsIRMf, a análise tem a intenção de encontrar regiões em que a flutuação do sinal ocorre de maneira semelhante ao longo do tempo, ou seja, encontrar padrões de atividades em uma rede de atividade coerente. Diferentemente do que ocorre na *task-based* IRMf, em que o indivíduo deve executar uma tarefa específica, na rsIRMf, ele é orientado a olhar apenas para um ponto fixo.[18]

A primeira abordagem de análise de rsIRMf é chamada de *seed based*. Após a extração da série temporal de uma região-alvo (*seed*), tipicamente delineada de um estudo prévio de *task-based* IRMf, é feita a correlação dessa série temporal com o restante do cérebro. Assim, é possível encontrar a topografia da rede conectada à região de interesse (*seed*). Esse padrão pode ser comparado em diferentes grupos de indivíduos, por exemplo, entre pacientes e controles. Uma segunda maneira é utilizar uma abordagem baseada somente nos dados (chamada de *data-driven* ou *model-free*), sem seleção *a priori* de uma região ou de uma rede. Um exemplo desse tipo de análise é a análise de componentes independentes (ICA, do inglês *independent component analysis*). De maneira muito breve, a ICA separa os voxels do cérebro em subcomponentes, assumindo que esses componentes são estaticamente independentes um do outro. Os padrões especiais dos componentes são semelhantes ao padrão encontrado nas análises baseadas em regiões-alvo (*seed*).[18]

Um terceiro tipo de análise subdivide as diferentes regiões do cérebro em nodos e computa a relação entre cada região, para obter medidas globais da conexão entre diferentes regiões cerebrais. Geralmente, o cérebro é dividido em regiões com base em um atlas anatômico ou funcional. A série temporal de ativação para cada região é calculada e depois comparada com a série temporal de todas as outras regiões.[18]

Ambas as modalidades de IRMf são muito utilizadas em pesquisa, e sua aplicação depende do objetivo do estudo. O pesquisador pode estar interessado em encontrar um correlato relacionado a um déficit específico, por exemplo, de função executiva ou linguagem em esquizofrenia e utilizar uma tarefa para investigar especificamente as mudanças que ocorrem durante a execução de determinada função.[19] De metodologia mais fácil, a rsIRMf é muito utilizada em estudos multicêntricos, o que torna seu resultado mais fácil de replicar e de ser analisado em estudos com número grande de sujeitos.[20] É interessante ressaltar que os principais circuitos cerebrais foram identificados de maneira consistente em mais de um tipo de análise de rsIRMf em diferentes amostras.[21]

## PET E SPECT

Consideradas modalidades de imagem molecular, a PET e a SPECT se baseiam em princípios semelhantes. Ambas dependem da administração de um radiofármaco (também chamado de traçador) que emite um fóton único (no caso da SPECT) ou um raio gama (no caso da PET).[22] O decaimento radioativo é um processo no qual o núcleo de um átomo instável perde energia pela emissão espontânea de radiação ionizante. Na SPECT, um dos radioisótopos mais comumente utilizado é o tecnécio-99m ($^{99m}$TC).[22] A detecção dos fótons é realizada por um detector chamado de câmara gama. Após a aquisição do sinal, a imagem é reconstruída de maneira semelhante a uma TC. Na PET, o radiofármaco (mais comumente marcado com flúor-18 [$^{18}$F]) emite um pósitron.[22] Esse pósitron, por sua vez, é destruído e emite dois fótons em direções contrárias. O princípio da PET é captar os dois fótons simultaneamente e, assim, determinar o local da emissão e formar a imagem. A PET tem resolução temporal e espacial melhor, porém o radiofármaco utilizado apresenta meia-vida muito mais curta (minutos a horas) e necessita ser produzido em um cíclotron, o que torna a PET um exame mais caro e com logística mais difícil. Já a SPECT tem resolução espacial e temporal pior, porém o processo de obtenção do radiofármaco e a meia-vida mais longa tornam o exame mais barato e de fácil acesso.[22]

A PET e a SPECT têm como principais vantagens sobre outras modalidades de imagem o fato de permitirem o estudo *in vivo* de características específicas do funcionamento cerebral.[23] Existem vários traçadores disponíveis, e a escolha do traçador é um passo importante em estudos de PET e SPECT. Existem radiofármacos desenvolvidos para a avaliação de metabolismo fluorodesoxiglicose [$^{18}$F]FDG ou fluxo cerebral [$^{99m}$Tc] exametazime ou hexametilpropilenoaminoxima (HMPAO), para marcarem alvos específicos, como placas amiloides [N-Metil--$^{11}$C]2-(4'-metilaminofenil)-6-hidroxibenzotiazol ([$^{11}$C]PIB, "composto de Pittsburgh B), presentes na doença de Alzheimer,[23] ou traçadores para transporte de dopamina (DA) que são úteis na avaliação de pacientes com doença de Parkinson,[23] e também para uso na pesquisa da esquizofrenia[24] e de outros transtornos mentais (sendo um dos mais amplamente disponíveis o [99mTc]-Trodat).[23,25]

## NEUROIMAGEM E A PRÁTICA CLÍNICA ATUAL

Apesar de muitos avanços na compreensão dos mecanismos acerca dos transtornos mentais e dos circuitos envolvidos nos sintomas e nas alterações de comportamento, são poucas as aplicações da neuroimagem na prática clínica atual. Como citado na introdução, seu uso permanece restrito ao diagnóstico diferencial de transtornos mentais com patologias orgânicas ou no diagnóstico diferencial de quadros demenciais. A principal dificuldade é extrapolar os achados de grupo para o âmbito individual. Em outras palavras, a maioria dos estudos e métodos de análise de imagem se dedicou a encontrar diferenças entre grupos de pacientes e grupos de pessoas saudáveis.[26] Porém, apesar de existirem diferenças de grupo, há sobreposição nas medidas de indivíduos saudáveis e grupos de pessoas com um transtorno mental. Dessa maneira, torna-se difícil a descrição de um marcador diagnóstico de doença. De modo semelhante, outros marcadores úteis, por exemplo, resposta terapêutica, são de difícil identificação por meio de métodos estatísticos tradicionais.[26]

Abordagens recentes estão tentando trazer os resultados para o âmbito individual mediante algoritmos de aprendizado de máquina. É possível treinar um algoritmo para utilizar dados de IRM para identificar se a pessoa pertence a determinado grupo ou qual o risco de ela vir a desenvolver um transtorno mental. No entanto, a capacidade de discriminação entre pacientes e indivíduos saudáveis ainda se encontra aquém da desejável, com a acurácia variando muito de estudo para estudo. Existem dificuldades para aplicar esses algoritmos de maneira generalizada ao redor do mundo, além de ainda não haver um consenso para a aplicação desses métodos. Porém, os resultados iniciais são animadores. Um dos maiores estudos até o momento, o ENIGMA, reportou acurácia de 45,23% a 81,07% na identificação de pacientes com TB, considerando 13 amostras independentes de pacientes, sendo que, ao combinar os dados, foi obtida acurácia de 65.23%.[27] O ideal para algum uso clínico seria acurácia de pelo menos 80%, todavia esse estudo mostra que é possível a combinação de diferentes amostras no treinamento de tais algoritmos. A integração de diferentes modalidades de imagem, com dados de genética, neuropsicologia e aspectos clínicos, pode melhorar ainda mais o resultado de tais algoritmos e é de grande interesse para pesquisas atuais e futuras.[26]

## REFERÊNCIAS

1. Jacobi W, Winkler H. Encephalographische Studien an chronisch Schizophrenen. Archiv für Psychiatrie und Nervenkrankheiten. 1927;81(1):299-332.
2. Johnstone E, Owens DG. Early studies of brain anatomy in schizophrenia. In: Lawrie S, Johnstone E, Weinberger D, editors. Schizophrenia: from neuroimaging to neuroscience. Oxford: Oxford University Press; 2004.
3. Hounsfield GN. Computerized transverse axial scanning (tomography). 1. Description of system. Br J Radiol. 1973;46(552):1016-22.
4. Johnstone EC, Crow TJ, Frith CD, Husband J, Kreel L. Cerebral ventricular size and cognitive impairment in chronic schizophrenia. Lancet. 1976;2(7992):924-6.
5. Soares JC, Mann JJ. The anatomy of mood disorders: review of structural neuroimaging studies. Biol Psychiatr. 1997;41(1):86-106.
6. Linden D. Techniques of neuroimaging: X-ray, CT, MRI, PET, and SPECT. In: Linden D, editor. Neuroimaging and Neurophysiology in Psychiatry. Oxford: Oxford University; 2016.

7. Maggioni E, Bellani M, Altamura AC, Brambilla P. Neuroanatomical voxel-based profile of schizophrenia and bipolar disorder. Epidemiol Psychiatr Sci. 2016;25(4):312-6.
8. Piras F, Piras F, Chiapponi C, Girardi P, Caltagirone C, Spalletta G. Widespread structural brain changes in OCD: a systematic review of voxel-based morphometry studies. Cortex. 2015;62:89-108.
9. Childress JE, McDowell EJ, Dalai VV, Bogale SR, Ramamurthy C, Jawaid A, et al. Hippocampal volumes in patients with chronic combat-related posttraumatic stress disorder: a systematic review. J Neuropsychiatry Clin Neurosci. 2013;25(1):12-25.
10. Zhang H, Li L, Wu M, Chen Z, Hu X, Chen Y, et al. Brain gray matter alterations in first episodes of depression: a meta-analysis of whole-brain studies. Neurosci Biobehav Rev. 2016;60:43-50.
11. Haijma SV, Van Haren N, Cahn W, Koolschijn PCMP, Hulshoff Pol HE, Kahn RS. Brain volumes in schizophrenia: a meta-analysis in over 18 000 subjects. Schizopr Bull. 2012;39(5):1129-38.
12. Wright IC, Rabe-Hesketh S, Woodruff PW, David AS, Murray RM, Bullmore ET. Meta-analysis of regional brain volumes in schizophrenia. Am J Psychiatry. 2000;157(1):16-25.
13. Turner AH, Greenspan KS, van Erp TGM. Pallidum and lateral ventricle volume enlargement in autism spectrum disorder. Psychiatry Res Neuroimaging. 2016;252:40-5.
14. Sussman D, Leung RC, Vogan VM, Lee W, Trelle S, Lin S, et al. The autism puzzle: diffuse but not pervasive neuroanatomical abnormalities in children with ASD. Neuroimage Clin. 2015;8:170-9.
15. van Rooij D, Anagnostou E, Arango C, Auzias G, Behrmann M, Busatto GF, et al. Cortical and subcortical brain morphometry differences between patients with autism spectrum disorder and healthy individuals across the lifespan: results from the ENIGMA ASD Working Group. Am J Psychiatry. 2018;175(4):359-69.
16. Wheeler AL, Voineskos AN. A review of structural neuroimaging in schizophrenia: from connectivity to connectomics. Front Hum Neurosci. 2014;8:653.
17. Logothetis NK. The neural basis of the blood-oxygen-level-dependent functional magnetic resonance imaging signal. Philos Trans R Soc Lond B Biol Sci. 2002;357(1424):1003-37.
18. Lv H, Wang Z, Tong E, Williams LM, Zaharchuk G, Zeineh M, et al. Resting-state functional MRI: everything that nonexperts have always wanted to know. AJNR Am J Neuroradiol. 2018;39(8):1390-9.
19. Mwansisya TE, Hu A, Li Y, Chen X, Wu G, Huang X, et al. Task and resting-state fMRI studies in first-episode schizophrenia: a systematic review. Schizophr Res. 2017;189:9-18.
20. Adhikari BM, Jahanshad N, Shukla D, Glahn DC, Blangero J, Reynolds RC, et al. Heritability estimates on resting state fMRI data using ENIGMA analysis pipeline. Pac Symp Biocomput. 2018;23:307-18.
21. van den Heuvel MP, Hulshoff Pol HE. Exploring the brain network: a review on resting-state fMRI functional connectivity. Eur Neuropsychopharmacol. 2010;20(8):519-34.
22. Livieratos L. Basic principles of SPECT and PET imaging. In: Fogelman I, Gnanasegaran G, van der Wall H, editors. Radionuclide and hybrid bone imaging. Berlin: Springer; 2012. p. 345-59.
23. George N, Gean EG, Nandi A, Frolov B, Zaidi E, Lee H, et al. Advances in CNS imaging agents: focus on PET and SPECT tracers in experimental and clinical use. CNS Drugs. 2015;29(4):313-30.
24. Howes OD, Egerton A, Allan V, McGuire P, Stokes P, Kapur S. Mechanisms underlying psychosis and antipsychotic treatment response in schizophrenia: insights from PET and SPECT imaging. Curr Pharm Des. 2009;15(22):2550-9.
25. Salatino-Oliveira A, Rohde LA, Hutz MH. The dopamine transporter role in psychiatric phenotypes. Am J Med Genet B Neuropsychiatr Genet. 2018;177(2):211-31.
26. McGuire P, Sato JR, Mechelli A, Jackowski A, Bressan RA, Zugman A. Can neuroimaging be used to predict the onset of psychosis? Lancet Psychiatry. 2015;2(12):1117-22.
27. Nunes A, Schnack HG, Ching CRK, Agartz I, Akudjedu TN, Alda M, et al. Using structural MRI to identify bipolar disorders – 13 site machine learning study in 3020 individuals from the ENIGMA Bipolar Disorders Working Group. Mol Psychiatry. 2018. [Epub ahead of print].

# PARTE [2]
## AS TERAPIAS BIOLÓGICAS

# CAPÍTULO [10]

# PSICOFARMACOLOGIA

TIAGO C. RAMACCIOTTI
RICARDO HENRIQUE-ARAÚJO
EDUARDO PONDÉ DE SENA

A psicofarmacologia é um vasto campo da farmacologia, compreendendo desde o desenvolvimento dos agentes terapêuticos, passando por diversas etapas pré-clínicas e clínicas, até o uso do medicamento para fins terapêuticos. Para todo médico interessado em prescrição medicamentosa, convém entender questões relacionadas a farmacocinética e farmacodinâmica. Ademais, eficácia e segurança são importantes aspectos a serem observados na psicofarmacoterapia.

Os psicofármacos têm ação terapêutica ao promoverem eventos relacionados à neurotransmissão central. Há mais de século, a ciência se debate sobre a natureza do sistema nervoso central (SNC). Camilo Golgi defendia que os neurônios estavam conectados em uma "rede nervosa", enquanto Ramon y Cajal acreditava que os neurônios estavam separados por pequenos espaços chamados de sinapses.[1] Ramon y Cajal, como averiguado mais tarde, estava correto. Posteriormente, observou-se que os neurônios se comunicavam por meio da liberação de substâncias químicas (os neurotransmissores) ou mesmo mediante sinapses elétricas. Sabe-se que a neurotransmissão química é muito mais comum do que a neurotransmissão elétrica. Dessa forma, os neurotransmissores precisam ser produzidos e liberados para atuação em receptores específicos.[1]

Assim, o objetivo deste capítulo é sintetizar dados sobre os medicamentos disponíveis no arsenal terapêutico psiquiátrico.

## ANTIPSICÓTICOS

O início da psicofarmacologia moderna é atribuído ao emprego da clorpromazina no começo da década de 1950 na França. Observou-se, com a clorpromazina, a capacidade de melhorar os sintomas psicóticos, possibilitando-se o tratamento de pacientes outrora cronicamente internados em ambulatório.[2]

A descoberta fortuita da clorpromazina e o desenvolvimento da clozapina no final dos anos de 1960 (com sua reintrodução nos Estados Unidos em 1989) representaram dois marcos importantes na farmacoterapia da esquizofrenia.[3] Durante os últimos 50 anos, diversos antipsicóticos de primeira (APGs), de segunda (ASGs) e de terceira gerações (ATGs) foram desenvolvidos, promovendo crescimento drástico da pesquisa na área do tratamento farmacológico da esquizofrenia e levando a melhor compreensão da neurobiologia e da neurofarmacologia da doença.[4,5] No entanto, a etiologia precisa da esquizofrenia, incluindo diáteses genéticas e ambientais, permanece pouco entendida.[6]

Desde a clorpromazina, muitos outros antipsicóticos foram descobertos e comercializados nas últimas seis décadas. As estruturas químicas dos diversos antipsicóticos são muito diversas; contudo, esses fármacos têm ação farmacológica similar ao produzirem bloqueio do receptor de dopamina D2. Os antipsicóticos são geralmente classificados como "típicos" e "atípicos", com base em seus efeitos clínicos e mecanismo de ação.[7]

Os antipsicóticos típicos ou convencionais (também chamados de APGs) podem ser classificados como de baixa potência (clorpromazina, tioridazina), média potência (perfenazina, trifluoperazina) e alta potência (pimozida, flufenazina e haloperidol).[1] Além disso, podem ser divididos de acordo com sua estrutura química, conforme listado na Tabela 10.1.

Os APGs exibem alta afinidade pelos receptores D2 e são antagonistas totais destes, enquanto os ASGs são antagonistas dos receptores D2, mas têm maior afinidade por outros neurorreceptores, entre os quais os receptores serotonérgicos 5-HT2A.[12] Mais recentemente, foram desenvolvidos compostos representando variações nessa superfamília dos receptores D2, por exemplo, os agonistas parciais nos receptores D2 (aripiprazol e brexpiprazol)[13] e compostos com seletividade para o receptor dopaminérgico D3 (cariprazina).[14]

Os APGs produzem vários efeitos colaterais, inclusive síndromes extrapiramidais (SEPs) agudas, bem como discinesia tardia associada à exposição a longo prazo, que são causadas pelo bloqueio das vias nigroestriatais dopaminérgicas. Os APGs de baixa potência têm alta afinidade pelo receptor colinérgico M1 muscarínico, além de produzirem bloqueios de receptores histaminérgicos H1 e $\alpha_1$-adrenérgicos, resultando em perfis de efeitos colaterais parcialmente distintos e sobrepostos (p. ex., déficits cognitivos e sedação).[15] Em grande parte, devido às SEPs, muitos clínicos argumentam que os únicos pacientes para quem os antipsicóticos típicos são claramente preferíveis são aqueles com histórico de boa resposta e efeitos colaterais toleráveis durante o tratamento com um APG.

Um episódio de esquizofrenia aguda apresenta sintomas psicóticos graves e pode incluir alucinações, delírios, desorganização do pensamento, desconfiança e excitação psicomotora. Aqui, há necessidade de intervenção rápida, muitas vezes demandando hospitalização para proteção do paciente e de terceiros. Há muito se sabe da eficácia dos agentes antipsicóticos no controle dos sintomas positivos da esquizofrenia, portanto esses agentes terapêuticos são utilizados no episódio agudo. A capacidade dos APGs de reduzir os sintomas positivos e o risco de recaída contribuiu para os desfechos clínicos de muitos indivíduos com esquizofrenia. No entanto, cerca de 30% dos pacientes com exacerbações psicóticas agudas têm pouca ou nenhuma resposta aos APGs, e até 50% apresentam apenas resposta parcial. Além disso, os APGs oferecem pouco benefício para melhora dos sintomas negativos ou do comprometimento cognitivo.[12]

O tratamento de manutenção continuado para indivíduos com esquizofrenia é considerado, em geral, como a melhor conduta, para evitar retorno dos sintomas após a resolução dos sintomas do episódio agudo. O argumento presente em algumas publicações[16-18] é o de que o impacto a curto e a longo prazos das exacerbações e das hospitalizações no bem-estar dos pacientes justifica os efeitos adversos imediatos e cumulativos dos medicamentos. Como não existem marcadores diagnósticos que distingam entre indivíduos que podem manter períodos muito longos de estabilidade (com remissão dos sintomas) na ausência de agentes antipsicóticos *versus* aqueles que podem experimentar exacerbação,[19] e uma vez que o impacto da exacerbação é prejudicial e desmoralizante, todos os indivíduos afetados por esquizofrenia crônica são encorajados a aceitar o tratamento de manutenção contínuo.

O bloqueio permanente dos receptores pode causar supersensibilidade, que pode, após a interrupção abrupta dos antipsicóticos, contribuir para a exacerbação rápida e frequente.[20,21] Essa ideia é apoiada por estudos em roedores que demonstram que o tratamento crônico com an-

**TABELA 10.1**
CLASSIFICAÇÃO DOS ANTIPSICÓTICOS TÍPICOS CONFORME A ESTRUTURA QUÍMICA

| Princípio ativo | Meia-vida (em horas) | Dose equivalente a 100 mg de clorpromazina (mg) | Faixa terapêutica (mg) |
|---|---|---|---|
| **Fenotiazinas alifáticas** | | | |
| Clorpromazina | 24 | 100 | 50-1.200 |
| Levomepromazina | 16-77 | 120 | 400-600 |
| **Fenotiazinas piperidínicas** | | | |
| Periciazina | - | - | 15-75 |
| Pipotiazina | - | - | 10-20 |
| Tioridazina | 7-9 | 100 | 300-800 |
| **Fenotiazinas piperazínicas** | | | |
| Flufenazina | 24 | 1-2 | 2,5-20 |
| Trifluoperazina | 11-13 | 2-8 | 5-30 |
| **Butirofenonas** | | | |
| Haloperidol | 24 | 1,6-2 | 10-20 |
| Droperidol | 2 | 1 | 2,5-10 |
| **Tioxantenos** | | | |
| Zuclopentixol | 20 | 50 | 10-75 |
| **Difenilbutilpiperidinas** | | | |
| Pimozida | 50-200 | 2 | 2-20 |

Fonte: Dahl e colaboradores,[8] Danivas e Venkatasubramanian,[9] Cordioli e colaboradores,[10] e Lin e colaboradores.[11]

tipsicóticos aumenta as densidades do receptor dopaminérgico.[22] Argumenta-se que o agravamento dos sintomas após a interrupção dos antipsicóticos pode refletir o efeito da abstinência, em vez da perda do benefício dos medicamentos.[23] Uma explicação alternativa para o rápido agravamento da descontinuação do medicamento é a possibilidade de agentes antipsicóticos com efeitos anticolinérgicos intrínsecos produzirem rebote colinérgico após sua retirada, que se manifesta como mal-estar geral e pode ser confundido com piora dos sintomas.[24] No entanto, uma metanálise que comparou a descontinuação abrupta *versus* gradual dos fármacos bloqueadores dopaminérgicos não encontrou diferenças entre as duas modalidades quanto à piora dos sintomas.[25] Publicações recentes apoiam essa afirmação, mostrando que a maioria das recaídas ocorre meses e anos após a interrupção, em vez de após ou imediatamente após a interrupção.[26]

## ANTIPSICÓTICOS ATÍPICOS

O antagonismo serotonérgico-dopaminérgico explica algumas das ações clínicas atípicas de vários antipsicóticos atípicos. A serotonina

(5-HT), quando ativa o heterorreceptor pré-sináptico 5-HT2A, inibe a liberação de dopamina (DA). Assim, o antagonismo 5-HT2A do antipsicótico atípico vai impedir essa inibição, predominando a liberação de DA. Esse efeito compensa a ação do antagonismo D2, o que pode diminuir efeitos colaterais extrapiramidais, por exemplo.[27,28] Outro aspecto relevante diz respeito à rápida dissociação dos antipsicóticos atípicos dos receptores D2, favorecendo que os receptores fiquem livres para serem estimulados também pela DA endógena em algumas horas do dia, sem comprometer o efeito antipsicótico.[29] Outro aspecto relacionado a alguns antipsicóticos atípicos é o agonismo parcial D2, em que a função dopaminérgica é diminuída, mas não bloqueada totalmente.[30]

A clozapina é considerada o protótipo dos ASGs, demonstrando eficácia elevada sem produzir SEPs. Além disso, a clozapina mostrou-se superior à clorpromazina na esquizofrenia resistente ao tratamento. No entanto, a clozapina também foi associada a risco elevado de toxicidade hematológica potencialmente letal (agranulocitose).[31] Consequentemente, ASGs adicionais foram introduzidos, entre os quais risperidona, olanzapina, quetiapina e ziprasidona, no esforço de manter os benefícios terapêuticos da clozapina sem o risco associado de discrasias sanguíneas.[32,33] O aripiprazol é outro agente farmacologicamente diferente que, às vezes, é considerado um ATG.[34] A menor incidência de SEPs é a principal vantagem dos antipsicóticos de nova geração em comparação com a maioria dos APGs.[35] Entretanto, a maioria dos ASGs tem risco maior de causar ganho de peso[36] e distúrbios no metabolismo glicídico[37] e lipídico.[38]

Os antipsicóticos atípicos (alguns não disponíveis no Brasil) dividem-se em classes,[39] conforme mostra a Tabela 10.2.

## CLOZAPINA

A clozapina tem farmacologia muito rica (uma forma talvez mais elegante de dizer que é um fármaco "sujo", por atuar em diversos receptores). Ela atinge receptores adrenérgicos, muscarínicos, histaminérgicos, dopaminérgicos e serotonérgicos. A clozapina foi introduzida na Europa na década de 1970 e retirada do mercado após relatos de agranulocitose, levando alguns pacientes à morte.[44] Ela causa ganho de peso e distúrbios metabólicos e está associada a aumento da incidência de convulsões e miocardite.[45] Apesar das preocupações em relação à segurança, a clozapina é o medicamento antipsicótico mais eficaz e foi reintroduzida no mercado dos Estados Unidos em 1990, mas usada apenas para esquizofrenia resistente ao tratamento.[31] A clozapina sofre metabolismo oxidativo no fígado, predominantemente pela CYP1A2.[46] O tabagismo leva a uma potente indução da atividade enzimática da CYP1A2, o que resulta em níveis sanguíneos de clozapina significativamente menores em fumantes em comparação a não fumantes.[47]

## EFEITOS COLATERAIS DOS ANTIPSICÓTICOS

### SÍNDROMES EXTRAPIRAMIDAIS

**Parkinsonismo**
Esse tipo de sintoma extrapiramidal é assim denominado por ser fenomenologicamente similar aos sintomas de rigidez, tremor, bradicinesia e instabilidade postural encontrados na doença de Parkinson. Não obstante o advento da clozapina e de outros agentes antipsicóticos atípicos, os agentes antipsicóticos convencionais (típicos) continuam sendo utilizados. O parkinsonismo induzido por antipsicóticos é um efeito adverso altamente frequente. O exame neurológico é geralmente suficiente para a detecção do início do parkinsonismo e deve ser realizado com frequência nos primeiros três meses de tratamento. Além de diminuir o desconforto do paciente, o monitoramento do parkinsonismo induzido por antipsicóticos também serve para identificar a dosagem minimamente eficaz necessária para cada paciente individual. Várias estratégias são utilizadas no manejo do parkinsonismo induzido por antipsicóticos, entre as quais redução da dose, mudança para outros agentes antipsicóticos e uso de medicamentos antiparkinsonianos, como agentes anticolinérgicos e amantadina. No Brasil, é comum a utilização da prometazina, um agente anti-histamínico com propriedades anticolinérgicas, no ma-

**TABELA 10.2**
CLASSIFICAÇÃO DOS ANTIPSICÓTICOS ATÍPICOS CONFORME A ESTRUTURA QUÍMICA

| Princípio ativo | Meia-vida (em horas) | Dose equivalente a 100 mg de clorpromazina (mg) | Faixa terapêutica (mg) |
|---|---|---|---|
| **Benzodiazepínicos** | | | |
| Asenapina | 13-39 | 4-5 | 10-20 |
| Clozapina | 10-17 | 50-100 | 200-900 |
| Olanzapina | 21-54 | 5 | 7,5-25 |
| Quetiapina | 7-12 | 75-150 | 400-800 |
| **Indolonas** | | | |
| Lurasidona | 20-40 | 16-20 | 40-120 |
| Paliperidona | 23 | 1,5-2 | 6-12 |
| Risperidona | 3-24 | 1-2 | 2-6 |
| Ziprasidona | 7 | 40-60 | 80-160 |
| **Benzamidas** | | | |
| Amissulprida | 12-19 | 100 | 600-1.200 |
| Sulpirida | 7 | 200 | 400-1.800 |
| **Agonistas parciais D2** | | | |
| Aripiprazol | 75 | 7,5 | 10-30 |
| Brexpiprazol | 91 | - | 1-4 |

Fonte: Danivas e Venkatasubramanian,[9] Cordioli e colaboradores,[10] Lin e colaboradores,[11] Cruz e Vieta,[40] Citrome,[41] Loebel e Citrome,[42] e Diefenderfer e Iuppa.[43]

nejo de sintomas extrapiramidais induzidos por antipsicóticos. Os agentes anticolinérgicos continuam sendo a base do tratamento farmacológico do parkinsonismo induzido por antipsicóticos em pacientes mais jovens. A amantadina é um agente mais bem tolerado para pacientes idosos, com eficácia semelhante à dos agentes anticolinérgicos. O uso rotineiro de anticolinérgicos profiláticos é claramente contraindicado em idosos. Uma avaliação de risco-benefício individualizada é necessária para o uso profilático de agentes anticolinérgicos em pacientes mais jovens. O parkinsonismo induzido por antipsicóticos ocorre mais frequentemente nos indivíduos tratados com antipsicóticos típicos nas primeiras 10 semanas de tratamento. Pacientes idosos são o grupo de maior risco para o desenvolvimento de parkinsonismo. Muitas vezes, torna-se difícil a distinção entre depressão e sintomas negativos de parkinsonismo. A resposta à redução do medicamento antipsicótico ou ao uso de antiparkinsonianos pode diferenciar o parkinsonismo da depressão ou dos sintomas negativos da esquizofrenia. Contudo, um quadro depressivo pode coexistir com parkinsonismo.[48]

### Distonia aguda

A distonia aguda pode ser causada por medicamentos antipsicóticos, antieméticos e antidepressivos e é muito mais frequente com a utilização de antipsicóticos, particularmente com os APGs. A distonia aguda causada pelo tratamento medicamentoso pode perturbar gravemente a relação entre médico e paciente e deve ser evitada. Pacientes que desenvolvem postura anormal ou que apresentam espasmos musculares dentro de sete dias do início da farmacoterapia ou de rápido aumento na dose de um medicamento podem ser diagnosticados com distonia aguda induzida por tratamento medicamentoso. Para tratar a condição, é necessário administrar 5 mg de biperideno por via intramuscular; isso é quase sempre efetivo em 20 minutos. Os fatores de risco para distonia aguda induzida por medicamentos incluem idade jovem, sexo masculino, uso de cocaína e história de distonia aguda. A distonia induzida por medicamentos pode ser evitada adicionando-se, durante os primeiros 4 a 7 dias de tratamento, agentes anticolinérgicos à farmacoterapia com antipsicóticos ou iniciando-se o tratamento com antipsicóticos atípicos.[49]

### Acatisia

A acatisia é um transtorno do movimento caracterizado por sentimentos subjetivos de inquietação interna ou nervosismo com um desejo irresistível de se mover, levando à realização de movimentos repetitivos, como balanço e cruzamento de pernas, oscilação ou mudança persistente de um pé para outro. O primeiro relato de acatisia relacionada a medicamentos ocorreu a partir de 1960, quando Kruse[50] descreveu três pacientes que desenvolveram "inquietação muscular" enquanto tomavam fenotiazinas. A acatisia foi subsequentemente agrupada com outros transtornos do movimento induzidos por antipsicóticos, entre os quais parkinsonismo e distonia, sob a denominação de SEPs.[51]

A acatisia representa um desafio significativo na prática clínica. A apresentação clínica da acatisia pode ser de difícil reconhecimento naqueles pacientes que frequentemente descrevem queixas vagas e inespecíficas, como nervosismo, tensão interna, desconforto, inquietação e/ou incapacidade de relaxar. Como resultado, esses sintomas costumam ser diagnosticados erroneamente como ansiedade e/ou agitação persistentes, e um aumento subsequente da dose não é apenas ineficaz, mas muitas vezes exacerba a acatisia induzida por antipsicóticos[52,53] ou por inibidores seletivos da recaptação de serotonina (ISRSs).[54] A falha em identificar corretamente a acatisia pode ter implicações catastróficas, uma vez que o aumento de sua gravidade tem sido associado ao surgimento e/ou ao agravamento de ideação suicida, agressão e violência.[55]

### Discinesia tardia

A discinesia tardia é uma das complicações mais temidas do tratamento com antipsicóticos, embora também possa ocorrer com outras classes de medicamentos.[56] Ela tipicamente se desenvolve após meses ou anos de exposição e é caracterizada por movimentos atetoides ou coreiformes involuntários da face inferior, extremidades e/ou músculos do tronco. Mais comumente, tais movimentos apresentam-se como caretas, estalos, movimentos da língua e piscar de modo excessivo. Representando desconforto maior, os sintomas podem persistir por muito tempo depois que o medicamento é descontinuado e ser permanentes em alguns casos (a discinesia com duração inferior a um mês após a retirada do antipsicótico pode ser considerada uma entidade clínica separada, a "discinesia de retirada").[57] As estimativas de prevalência variam, mas uma grande revisão sistemática de aproximadamente 40 mil pacientes, publicada em 1992,[58] sugeriu que cerca de 24% dos pacientes tratados com antipsicóticos tinham discinesia tardia. Acredita-se que a prevalência tenha declinado desde então, devido ao uso de medicamentos mais novos e a doses mais moderadas. A presença precoce de SEPs é um fator de risco particularmente útil, justificando a redução da dose ou a substituição do antipsicótico antes que a discinesia tardia seja induzida.[59]

### Síndrome neuroléptica maligna

A síndrome neuroléptica maligna é um dos efeitos adversos mais perigosos dos antipsicóticos. Os sinais da síndrome são febre, instabilidade autonômica, rigidez e estado mental alterado, associados a leucocitose e elevação da creatinofosfoquinase (CPK). A mortalidade foi estimada em cerca de 5%.[60] A síndrome neuroléptica maligna relacionada a ASGs, particularmente a clozapina, pode ser menos provável de apresentar sinais de parkinsonismo.[61,62] As estimativas de incidência variam amplamente, com os maiores estudos recentes relatando taxas de 0,02 a 0,04%.[60,63,64] O fator de risco mais importante é história prévia da síndrome. Os fatores de risco farmacológicos incluem polifarmácia antipsicótica, antipsicóticos de alta potência, administração parenteral, aumento rápido da dose e uso de aripiprazol, lítio e benzodiazepínicos (BZDs).[60,63,64] Diversas comorbidades médicas, exposição ao calor, desidratação e contenção também estão associados à síndrome.[63,65]

A síndrome neuroléptica maligna é uma emergência médica, muitas vezes exigindo cuidados intensivos. A evidência encontra-se em relatos de casos, em vez de ensaios clínicos randomizados. Para o psiquiatra, os primeiros passos são a retirada imediata de todos os antipsicóticos e medicamentos relacionados (p. ex., metoclopramida), medidas de resfriamento e transferência para um nível mais intensivo de atendimento.[64] A hidratação intravenosa agressiva e a correção de desequilíbrios eletrolíticos são essenciais. Os BZDs podem ser úteis no tratamento da síndrome e são preferíveis à contenção física em pacientes agitados.[61] O relaxante muscular dantrolene e o agonista D2 bromocriptina estão entre os medicamentos de primeira linha para o tratamento da síndrome maligna ou neuroléptica maligna moderada.[60] A eletroconvulsoterapia (ECT) tem sido usada com sucesso em casos refratários ao tratamento.[66]

## EFEITOS METABÓLICOS

Muitos medicamentos antipsicóticos estão associados, em graus variáveis, a ganho de peso, hipertensão e efeitos adversos no metabolismo de lipídeos e glicose.[67] Vários antipsicóticos estão associados a ganho de peso significativo, e praticamente todos os antipsicóticos são conhecidos por causar ganho de peso entre os jovens.[68] O ganho de peso está entre os efeitos colaterais mais importantes dos antipsicóticos, porque é angustiante para os indivíduos e aumenta o risco de eventos adversos à saúde, como doença articular degenerativa, diabetes melito tipo 2 e suas complicações, doenças cardiovasculares e cerebrovasculares, bem como alguns tipos de câncer e patologias hepáticas e renais. Embora o ganho de peso comumente acompanhe outros efeitos metabólicos colaterais, alterações adversas nos lipídeos e sensibilidade à insulina podem ocorrer independentemente do ganho de peso.[68]

### Ganho de peso

Os antipsicóticos apresentam diversos efeitos colaterais. De maneira geral, há uma diferença no perfil de tolerabilidade entre os agentes antipsicóticos típicos e os atípicos, refletindo propriedades farmacológicas distintas.[69,70] Os antipsicóticos atípicos têm maior propensão a produzir ganho de peso e obesidade. Uma metanálise[36] concluiu que a clozapina e a olanzapina estão associadas a maior ganho de peso, com efeitos intermediários demonstrados para a quetiapina, a risperidona e a clorpromazina e alterações menores ou mínimas no peso com haloperidol, ziprasidona e aripiprazol. Nessa metanálise,[37] foi verificado que ganhos de peso em 10 semanas foram de 4,45 kg para a clozapina, 4,15 kg para a olanzapina, 2,10 kg para a risperidona e 0,04 kg para a ziprasidona. Aumentos acima de 4 kg podem representar ganho superior a 5% do peso total, o que está associado a aumento da morbidade e da mortalidade. Esses efeitos relativos para os ASGs foram aceitos por uma conferência de consenso em 2004, que enfatizou que a clozapina e a olanzapina não são apenas diferenciadas dos outros ASGs em seus efeitos sobre o peso corporal, o diabetes e a hiperlipidemia, mas também dos agentes antipsicóticos clássicos de primeira geração.[71]

### Hiperprolactinemia

Há associação entre hiperprolactinemia de longa duração e osteoporose, fraturas do quadril e até câncer de mama. Estudos mostram aumento de risco para o câncer de mama em mulheres com esquizofrenia de 20 a 42% e de 16% em usuárias de antipsicóticos antagonistas dopaminérgicos. Queixas de amenorreia também são comuns em pacientes com a doença medicadas com antagonistas dopaminérgicos. A risperidona e a amissulprida apresentam taxas de hiperprolactinemia em mulheres de 80 a 90%. A olanzapina produz taxas mais baixas do que os agentes típicos. A quetiapina e o aripiprazol apresentam as menores taxas, e a clozapina raramente promove o desenvolvimento de hiperprolactinemia.[72]

Uma revisão[73] mostrou que, embora a hiperprolactinemia geralmente seja definida como um nível sustentado de prolactina acima do limite superior, os valores limites mostram algum grau de variabilidade nos relatórios clínicos, dificultando a interpretação e a comparação de dados entre os estudos. Além disso, muitos relatos clínicos fornecem pouco ou nenhum dado detalhando a medição da prolactina. As maiores taxas de hiperprolactinemia são consistentemente relatadas com amissulprida, risperidona e paliperidona, enquanto aripiprazol e quetiapina têm o perfil mais favorável em relação a esse desfecho. Entretanto, todos os ASGs podem promover elevações de prolactina, especialmente no início do tratamento. Considerando a propensão dos antipsicóticos mais recentes de elevar a prolactina, evidências parecem indicar que esses agentes têm um perfil de prolactina comparável ao da clozapina (asenapina e iloperidona) ou ao da ziprasidona e da olanzapina (lurasidona). Elevações de prolactina com medicamentos antipsicóticos geralmente são dose-dependentes. No entanto, os antipsicóticos com alto potencial de elevação da prolactina (amissulprida, risperidona e paliperidona) podem ter profundo impacto nos níveis desse hormônio mesmo em doses relativamente baixas. Já aqueles com efeito mínimo na prolactina, na maioria dos casos, podem manter os níveis dela inalterados (quetiapina) ou reduzir (aripiprazol) em todas as doses. Embora a tolerância e a diminuição dos valores de prolactina após a administração a longo prazo de antipsicóticos que elevam esse hormônio possam ocorrer, as elevações, na maioria dos casos, permanecem acima do limite normal. Apesar de os antipsicóticos serem a causa mais comum de hiperprolactinemia induzida por medicamentos, pesquisas recentes demonstraram que a hiperprolactinemia pode ser preexistente em uma parcela substancial de pacientes sem experiência prévia com antipsicóticos com primeiro episódio de psicose ou estado mental de risco.[73]

## EFEITOS CARDIOVASCULARES

### Hipotensão ortostática

Todos os antipsicóticos apresentam algum risco de hipotensão ortostática, definida como queda ≥ 20 mmHg na pressão arterial sistólica ou ≥ 10 mmHg na pressão arterial diastólica dentro de três minutos após o indivíduo levantar-se. A hipotensão ortostática pode levar a tontura, síncope, quedas e piora da angina e deve ser avaliada tanto pela história quanto pela medida. Os fatores de risco incluem doenças sistêmicas que causam instabilidade autonômica (p. ex., diabetes, dependência de álcool, doença de Parkinson), desidratação, interações medicamentosas e idade.[74] Clorpromazina, sertindol (não disponível no Brasil), clozapina e quetiapina parecem apresentar o maior risco,[75,76] e dados sugerem que a iloperidona (outro antipsicótico não disponível no Brasil) também é de alto risco.[77] A hipotensão ortostática é mais comum nos primeiros dias de tratamento ou quando a dosagem do fármaco é aumentada. A maioria dos pacientes desenvolve tolerância a esse efeito após 4 a 6 semanas de tratamento.[78]

### Morte cardíaca súbita

Os antipsicóticos estão associados a aumento de 1,5 a 4 vezes no risco de morte cardíaca súbita.[79-82] Os fatores de risco incluem o uso de altas doses ou administração rápida de tioridazina ou antipsicóticos butirofenônicos, hipertensão preexistente ou doença cardíaca isquêmica.[81,83,84] Existem dados conflitantes em relação à associação com a idade.[81,85] Não há evidências de que os ASGs sejam mais seguros do que os APGs como classe.[80]

O principal mecanismo proposto para a morte cardíaca súbita associada aos antipsicóticos é o bloqueio das correntes de potássio repolarizantes e o prolongamento do intervalo QT, levando a arritmias ventriculares. A medição do QT fornece orientação limitada em termos de risco. No entanto, o QTc maior que 500 ms ou um aumento de 60 ms acima do valor basal são considerados uma preocupação clara.[86] É essencial que o médico considere todos os medicamentos que o paciente esteja tomando, pois um conjunto diversificado de fármacos causa o prolongamento do intervalo QT.[87] Alguns fatores de risco podem tornar perigoso um prolongamento modesto do intervalo QT, entre eles bradicardia, hipocalemia, hipomagnesemia, insuficiência cardíaca congestiva, fibrilação atrial, sexo feminino, polimorfismos do canal iônico[87] e uso crônico de cocaína e álcool.[86]

## ANTIDEPRESSIVOS

Conforme mencionado no início deste capítulo, o surgimento da clorpromazina na década de 1950 caracteriza o início da psicofarmacologia moderna, deflagrando a busca por outros psicofármacos que resultou, ainda na mesma década, na descoberta – por meio do teste de moléculas estruturalmente similares à clorpromazina – do primeiro antidepressivo, a imipramina.[88]

Esse é o início do uso terapêutico dos antidepressivos tricíclicos (ADTs), classe da imipramina, para os pacientes com humor rebaixado. Ao conhecer melhor as outras classes atualmente disponíveis de antidepressivos, é possível notar que os ADTs são, entre as principais, a única nomeada por sua estrutura química (possuem três anéis, o que embasou a nomenclatura); todas as demais apresentam nomes em referência ao mecanismo de ação proposto. Esse fato, para além de mera curiosidade, é importante por ilustrar a indisponibilidade inicial de informações técnicas acerca das substâncias utilizadas e sua farmacodinâmica; tais incertezas se inserem também no contexto maior de dúvidas sobre a etiologia e as alterações biológicas dos transtornos mentais em si.

Contudo, o avanço no entendimento dos circuitos de neurotransmissão envolvidos na ação terapêutica dos antidepressivos ajudou a formular hipóteses ainda essenciais para o entendimento atual desses transtornos, como a hipótese monoaminérgica.[89-91] Esse foi o pilar de todos os tratamentos farmacológicos propostos para a depressão por um bom tempo, com base na observação de que as moléculas clinicamente relevantes atingiam seus efeitos por meio da regulação de vias serotonérgicas, noradrenérgicas ou dopaminérgicas. Atualmente, há outras hipóteses em circulação, bem como investimento em terapias que atuem mediante vias diferentes,[92-94] sendo a cetamina um bom exemplo disso.[95]

O restante de tal tópico tenta traçar um panorama dos mecanismos de ação implicados nesse processo e as classificações dos fármacos de acordo com suas características partilhadas. Devido ao escopo do capítulo, não serão exploradas as idiossincrasias de cada molécula disponível no mercado nacional.

### PRINCIPAIS MECANISMOS DE AÇÃO DOS ANTIDEPRESSIVOS

Em geral, os medicamentos listados nesta seção otimizam a neurotransmissão nas três vias já citadas: a serotonérgica, a noradrenérgica e/ou a dopaminérgica. As formas distintas de atingir esses efeitos e os agrupamentos diferentes dessas ações determinam a classe do antidepressivo em questão.

No que concerne à via serotonérgica, as principais ações descritas são: redução da recaptação da 5-HT por meio da inibição de seu transportador (SERT), inibição da enzima monoaminoxidase (MAO), com consequente redução da degradação de 5-HT, e modulação dos neurônios serotonérgicos mediante a interação noradrenérgica com os heterorreceptores $\alpha_2$-pré-sinápticos.

A via noradrenérgica, por sua vez, é estimulada por meio da redução de recaptação da NA pela inibição do transportador de noradrenalina (NAT), da modulação dos neurônios noradrenérgicos por antagonismo nos autorreceptores α2-pré-sinápticos, bem como da inibição da MAO agindo nos mesmos moldes relatados para a 5-HT.

Já para a otimização de neurotransmissão da DA, os principais mecanismos implicados são a redução de recaptação dessa monoamina pela inibição de seu transportador (DAT) e, mas apenas em uma área específica do SNC, pelo bloqueio do NAT (i.e., devido à baixa concentração de DAT no córtex pré-frontal, é o NAT que exerce essa função para a DA, portanto, aumentando a disponibilidade e o raio de difusão dopaminérgico nessa área cerebral).

Ademais, há outros efeitos mediados pelas moléculas não relatados anteriormente que interferem em sua tolerabilidade ou seu perfil de efeitos colaterais, o que será mencionado a seguir nos subtópicos de cada classe.

## PRINCIPAIS CLASSES DISPONÍVEIS DOS ANTIDEPRESSIVOS

### ANTIDEPRESSIVOS TRICÍCLICOS

Os fármacos pertencentes a essa classe são caracterizados por, além da estrutura química já citada, atingirem seu efeito terapêutico por meio da inibição de recaptação tanto da 5-HT quanto da NA (agindo no SERT e no NAT conforme já mencionado).[96] Contudo, no caso dos ADTs, tão importante quanto os mecanismos que geram a ação benéfica é o entendimento do que medeia seus efeitos colaterais, já que – comprovadamente efetivos na depressão – [97,98] esse é o maior impedimento ao uso dos agentes dessa classe na prática clínica.[99] Tais características adicionais das moléculas também são o que as diferencia dos inibidores da recaptação de serotonina e noradrenalina (IRSNs), ou antidepressivos duais, já que essa outra classe utiliza os mesmos mecanismos de ação dos ADTs (convém lembrar que, por inibirem o NAT, ambas as classes causam otimização da neurotransmissão dopaminérgica no córtex pré-frontal).

Esses efeitos paralelos dos ADTs ocorrem por sua marcante interferência nas vias colinérgicas, histamínicas e adrenérgicas (todos em bloqueio), o que explica boa parte dos sintomas adversos mais relatados com os agentes dessa classe (p. ex., xerostomia, obstipação, hipotensão postural, taquicardia, ganho de peso e sonolência). Entre os efeitos adversos dessa classe, é necessário dar atenção especial para o risco cardíaco aumentado devido ao bloqueio dos canais de sódio sensíveis à voltagem (VSSC) no coração, o que pode gerar arritmias e constitui grande preocupação em caso de intoxicação por ADTs.[100,101]

São exemplos de fármacos dessa classe a imipramina, a desipramina, a clomipramina, a nortriptilina e a amitriptilina.

### INIBIDORES DA MONOAMINOXIDASE

Os inibidores da monoaminoxidase (IMAOs) competem com os ADTs em importância histórica (a iproniazida, primeiro fármaco que teve seu efeito antidepressivo observado e atribuído à inibição da MAO, foi descoberta por serendipismo na mesma década da imipramina)[102] e, além disso, partilham com eles o fato de terem eficácia terapêutica confirmada, mas uso prático restrito devido a seu perfil de segurança.

A MAO é uma enzima com dois subtipos, A e B, que apresentam padrão de distribuição diferente pelo corpo e metabolizam um grupo distinto de substâncias. Nosso interesse recai sobre a MAO-A, já que é esse o subtipo implicado no efeito antidepressivo da classe.[103]

A preocupação clássica com esses fármacos está vinculada à orientação dietética acerca dos alimentos com tiramina (p. ex., queijos envelhecidos), já que a inibição da MAO-A gera dificuldade de processar essa substância, e, caso o paciente consuma algum alimento rico nela, pode haver picos pressóricos com graves repercussões clínicas. Essa reação é conhecida como *cheese effect*, embora esse não seja o único alimento passível de restrição, tampouco todos os queijos causem o descontrole tensional.[104]

Outra preocupação pertinente em relação à utilização dos IMAOs é o uso concomitante com outros fármacos, marcadamente os ADTs serotonérgicos (p. ex., clomipramina), pelo risco de síndrome serotonérgica,[105] e os agentes simpaticomiméticos, pelo risco de crise hipertensiva. Nesses casos, é interessante, como princípio geral, apenas introduzir IMAO após dias da suspensão de fármacos como os recém-citados.

Apesar de haver outros fármacos dessa classe disponíveis no mercado nacional, o medicamento de maior interesse psiquiátrico comercializado atualmente é a tranilcipromina.

### INIBIDORES SELETIVOS DA RECAPTAÇÃO DE SEROTONINA

Os ISRSs foram, devido a sua tolerabilidade e eficácia clínica,[106] os principais responsáveis pela difusão do tratamento farmacológico para a depressão.

Apesar de haver particularidades farmacodinâmicas de cada molécula (como é o caso, p. ex., da interação com o $\sigma_1$ descrita na fluvoxamina), o mecanismo antidepressivo característico dessa classe é a inibição do SERT.

Os principais efeitos colaterais relatados são desconforto gastrintestinal (geralmente presente durante a introdução, melhorando após adaptação ao medicamento) e disfunções sexuais.

A fluoxetina, a fluvoxamina, a sertralina, o citalopram/escitalopram e a paroxetina são os ISRSs disponíveis no Brasil.

## INIBIDORES DA RECAPTAÇÃO DE SEROTONINA E NORADRENALINA

Como mencionado na seção sobre os ADTs, os IRSNs apresentam efeitos terapêuticos similares[107-110] aos proporcionados pelos ADTs, mas melhor perfil de segurança.

Devido a seu mecanismo noradrenérgico adicional, os medicamentos listados aqui apresentam um perfil melhor do que os ISRSs para sintomas anérgicos, cognitivos e dolorosos. Entretanto, haverá maior ocorrência de descontrole pressórico nos pacientes tratados com duais do que naqueles tratados com ISRSs.

Os fármacos estudados aqui são a duloxetina, a venlafaxina e a desvenlafaxina, sendo esta última o metabólito da anterior, resultante da passagem da venlafaxina pelo sistema CYP450 hepático.

## ANTAGONISTAS $\alpha_2$-ADRENÉRGICOS

Essa classe responde pelos mecanismos anteriormente descritos que utilizam interações com auto e heterorreceptores $\alpha_2$-adrenérgicos para liberação dos neurônios noradrenégicos e serotonérgicos, otimizando a sensibilidade deles aos neurotransmissores disponibilizados.

Devido a esse mecanismo distinto de aumento das sinapses relacionadas às monoaminas, essa classe tem lugar especial na associação com outros antidepressivos, o que é sustentado pelo racional de que a junção de mecanismos distintos de incentivo à via geraria agonismo farmacodinâmico e, portanto, seria benéfico ao paciente. Em geral, essa associação é feita com um IRSN.

No mercado nacional, o fármaco dessa classe comercializado é a mirtazapina; é importante mencionar que algumas de suas características agregadas (como o antagonismo 5-HT3, que ajuda a reduzir náusea, e o bloqueio H1, que confere sonolência) são de grande importância para a escolha dessa opção terapêutica em detrimento de alguma outra.

A mirtazapina é destituída de efeitos sexuais adversos, mas pode promover hiperfagia e ganho de peso significativo.

## MULTIMODAIS

Os fármacos considerados multimodais são assim chamados devido ao fato de reunirem formas distintas de ativar as vias monoaminérgicas por meio de uma mesma molécula; o melhor exemplo é a vortioxetina (molécula que age mediante inibição do SERT, agonismo de 5-HT1A/5-HT1B/D e antagonismo de 5-HT7 e 5-HT3).[111]

A vilazodona também é um exemplo de fármaco multimodal; já a antiga trazodona reúne as características necessárias para ser cunhada com esse termo (age por antagonismo 5-HT2A/5-HT2C, bem como por inibição do SERT), embora seja historicamente classificada como antidepressivo atípico.

## OUTROS

Há outras classes de antidepressivos ainda não listadas, por exemplo, os inibidores da recaptação de noradrenalina e dopamina (IRNDs, como a bupropiona) e os inibidores seletivos da recaptação de noradrenalina (ISRNs, como a atomexetina, antidepressivo indicado para tratamento do transtorno de déficit de atenção/hiperatividade [TDAH], mas não para depressão).

Outro medicamento ainda não descrito que tem suscitado grande interesse por seu efeito antidepressivo é a cetamina. Esse fármaco age por meio do sistema glutamatérgico (por inibição dos receptores N-metil-D-aspartato [NMDA]), fugindo do padrão monoaminérgico delineado até então, e demonstra resposta antidepressiva consideravelmente mais rápida do que os agentes disponíveis hoje (velocidade comparável apenas à da ECT). Todavia, os estudos sobre o uso psiquiátrico desse anestésico estão em plena vigência, e ainda não há protocolos bem-

-estabelecidos regulando sua utilização clínica.[112-116]

## PRINCIPAIS INDICAÇÕES DOS ANTIDEPRESSIVOS

Além do efeito benéfico no tratamento de transtornos depressivos primários, os psicofármacos aqui agrupados também demonstram eficácia em outros transtornos, tais como transtorno obsessivo-compulsivo (TOC), transtorno de ansiedade generalizada (TAG), transtorno de pânico, transtorno disfórico pré-menstrual, dor crônica e climatério. Apesar de terem espaço no tratamento do transtorno bipolar, esses medicamentos devem ser usados em associação com um estabilizador do humor, devido ao risco de virada maníaca, especialmente se o antidepressivo utilizado for um ADT.

Apesar de terem indicações nessas patologias, é pertinente pontuar que as evidências apontam para a possibilidade de os antidepressivos funcionarem melhor em condições mais graves, tendo menor tamanho de efeito em quadros leves.[117-119] Portanto, pacientes com condições leves são elegíveis para abordagens não farmacológicas, como psicoterapia exclusiva, por exemplo.

## ESTABILIZADORES DO HUMOR

Há, em psiquiatria, certa tendência a utilizar o termo "estabilizadores do humor" em referência àqueles fármacos com utilidade no manejo do transtorno bipolar, seja no tratamento de crises de ambas polaridades, seja na profilaxia de novos episódios agudos de humor. Entretanto, essa alcunha é problemática por intersectar outras classes, já que, com exceção do lítio, os medicamentos classicamente considerados estabilizadores são, em sua maior parte, anticonvulsivantes ou antipsicóticos atípicos.[120,121]

Como os ASGs já foram elucidados anteriormente, esse subtópico vai abordar apenas o lítio e os anticonvulsivantes, mesmo os que não têm indicação comprovada para o transtorno bipolar.

## LÍTIO

O lítio é o único elemento químico descoberto por um brasileiro, José Bonifácio de Andrada e Silva,[122] e, no fim dos anos de 1940, teve sua aplicabilidade para o manejo do transtorno bipolar difundida por John Cade, psiquiatra australiano.[123] No Brasil, o primeiro médico a utilizar o lítio para o tratamento desse transtorno foi Luís Meira Lessa, professor da Universidade Federal da Bahia, na década de 1970.[124] Desde então, essa substância tem integrado o arsenal farmacoterapêutico da psiquiatria, devido a sua eficácia no cuidado de todas as fases do transtorno bipolar, mesmo com seus potenciais efeitos adversos.[125]

Pouco se sabe sobre o mecanismo responsável pelas propriedades estabilizadoras do humor desse íon, contudo aventam-se diversas possibilidades, como a inibição da enzima inositol monofosfatase e da glicogênio sintase quinase 3 (GSK-3).[126] Já quanto aos efeitos positivos do fármaco, sabe-se que, além de tratar episódios agudos das duas polaridades e prevenir recorrência dos sintomas de humor, o lítio tem propriedades antissuicídio comprovadas,[127] fato apenas partilhado pela clozapina em pacientes com esquizofrenia.[128]

O efeito terapêutico do lítio se dá em níveis de concentração sérica específicos (entre 0,6 mmol/L até 1,2 mmol/L, sendo que, em episódios agudos, o limite inferior passa a ser 0,8 mmol/L), fato que, somado ao risco de intoxicação aguda pela substância em concentrações superiores à desejável, determina a necessidade de monitoramento regular da litemia. Em caso de intoxicação aguda – quadro potencialmente grave, com importante sintomatologia neurológica e gastrintestinal –, pode-se lançar mão de hemodiálise, já que o lítio é excretado pelo rim nos mesmos moldes do $Na^+$ (o que justifica o aumento da concentração sérica do lítio com o uso de alguns diuréticos).

Além disso, é necessário o monitoramento da função tireoidiana (a substância pode induzir hipotireoidismo) e renal (tanto pelo impacto da insuficiência renal na depuração do íon quanto pela possibilidade de diabetes insípido nefrogênico induzido por fármaco).

## ANTICONVULSIVANTES

Os fármacos explorados neste tópico têm em comum, além das propriedades originalmente voltadas para o controle de epilepsia, o fato de que há pouca definição sobre seus mecanismos implicados no controle do humor. Existe, em linhas gerais, a ideia de que eles seriam úteis por reduzirem a excitabilidade neuronal, uma vez que geralmente medeiam o aumento da transmissão GABAérgica, a redução da transmissão glutamatérgica ou a inibição de canais de sódio/cálcio voltagem-dependentes.[129]

A seguir, são apresentadas breves considerações acerca da indicação desses fármacos no transtorno bipolar.

### VALPROATO DE SÓDIO

Esse fármaco é indicado para tratamento e profilaxia de crises, especialmente aquelas de polaridade positiva, sendo o valproato, junto ao lítio, o principal agente na farmacopeia de estabilização do humor e apontado por alguns como melhor opção em casos de má resposta ao lítio (como em pacientes de ciclagem rápida).[130]

### CARBAMAZEPINA E OXCARBAZEPINA

A carbamazepina e a oxcarbazepina são medicamentos estruturalmente similares; contudo, a diferença sutil em suas estruturas químicas é responsável por melhorar a tolerabilidade da segunda em relação à primeira. Ademais, é importante frisar que outra diferença essencial entre esses medicamentos é que a carbamazepina tem eficácia comprovada na polaridade positiva do transtorno bipolar, enquanto a oxcarbazepina não tem essa comprovação.

Deve-se evitar associar a carbamazepina com a clozapina, devido ao risco hematológico oferecido por ambas.

### LAMOTRIGINA

A lamotrigina é o único anticonvulsivante que, em vez da polaridade positiva, é efetivo para o manejo de episódios depressivos em pacientes com transtorno bipolar, bem como na profilaxia de recorrência de rebaixamento do humor. Contudo, sua dificuldade posológica no escalonamento inicial (deve ser progredida lentamente para evitar farmacodermia grave) prejudica seu uso nos episódios depressivos agudos.

A lamotrigina deve ser aumentada com celeridade ainda menor quando associada ao valproato de sódio. O uso concomitante desses fármacos aumenta a disponibilidade sérica da lamotrigina e, portanto, incrementa o risco de *rash* cutâneo durante a introdução.

### PREGABALINA E GABAPENTINA

A pregabalina e a gabapentina são muito similares, ambas com função adjuvante no transtorno bipolar, uma vez que são úteis no tratamento de transtornos de ansiedade associados, mas não como estabilizadores do humor. Apresentam maior utilidade em psiquiatria em outros quadros, como dor crônica e TAG, do que em transtornos do humor.

## ANSIOLÍTICOS E HIPNÓTICOS

Esta seção envolve fármacos cujas finalidades prioritárias na psiquiatria são os efeitos sobre a ansiedade (ansiolíticos) e a indução do sono (hipnóticos). Alguns deles apresentam um desses efeitos terapêuticos (p. ex., o zolpidem é apenas indutor do sono), ambos os efeitos (p. ex., o clonazepam e o diazepam são ansiolíticos e sedativos) ou, ainda, outros efeitos adicionais aos recém-citados (p. ex., os BZDs também têm ação anticonvulsivante e de relaxamento muscular). É importante que a prescrição para tratar transtornos psiquiátricos não se baseie exclusivamente nesses medicamentos, devendo-se buscar aqueles que são de primeira linha para esses quadros, e que sejam instituídas estratégias não farmacológicas (psicoterapia e higiene do sono). Destarte, reserva-se aos ansiolíticos/indutores do sono a utilização preferencialmente por curtos períodos e nas menores doses possíveis, principalmente no caso dos

BZDs e das drogas-z. A Tabela 10.3 apresenta a equivalência de dose, a meia-vida e a faixa terapêutica dos ansiolíticos e hipnóticos.

## BENZODIAZEPÍNICOS

Um número considerável de medicamentos faz parte dessa classe farmacológica. O clordiazepóxido foi o primeiro deles, comercializado desde 1960.[138] A partir daí, vários outros foram lançados e são muito utilizados até os dias atuais. O largo repertório de condições psiquiátricas e clínicas que podem ser tratadas com BZDs (transtornos de ansiedade, fobias, agressividade, efeito agudo de substâncias estimulantes, acatisia, insônia, epilepsia, quadros espásticos, abstinência de álcool e sedação para procedimentos médicos)[139-141] e o uso e a prescrição excessivos, sobre os quais se faz necessário um

**TABELA 10.3**
EQUIVALÊNCIA DE DOSE, MEIA-VIDA E FAIXA TERAPÊUTICA DOS ANSIOLÍTICOS E HIPNÓTICOS

| Princípio ativo | Meia-vida (em horas) | Dose equivalente à do diazepam 5 mg | Faixa terapêutica (mg) |
|---|---|---|---|
| **Benzodiazepínicos (ação curta a intermediária)** | | | |
| Alprazolam | 6-25 | 0,5 | 0,5-10 |
| Bromazepam | 8-30 | 3 | 1,5-18 |
| Clobazam | 12-60 | 10 | 30-120 |
| Estazolam | 8-31 | 1 | 1-2 |
| Flunitrazepam | 18-30 | 0,5-1 | 0,5-2 |
| Flurazepam | 25-114 | 15 | 15-30 |
| Lorazepam | 8-20 | 0,5-1 | 1-10 |
| Midazolam | 1-3,5 | 7,5 | 2,5-15 |
| Nitrazepam | 15-48 | 5 | 5-20 |
| **Benzodiazepínicos (ação longa)** | | | |
| Clonazepam | 18-56 | 0,25-0,5 | 0,5-16 |
| Clordiazepóxido | 5-30 | 12,5-15 | 10-150 |
| Cloxazolam | 20-90 | 2 | 1-12 |
| Diazepam | 20-100 | 5 | 5-40* |
| **Drogas-z** | | | |
| Zolpidem | 2-4 | 10 | 5-12,5 |
| Zopiclona | 4-8 | 7,5 | 7,5 |

* Na síndrome de abstinência de álcool, podem ser necessárias doses de 60 mg/dia ou até mesmo superiores.

Fonte: Cordioli e colaboradores,[10] Bernik e Corregiari,[131] Lader,[132] Sordi e colaboradores,[133] Hara e colaboradores,[134] Brett e Murnion,[135] Ochoa e Kilgo,[136] e Henrique-Araújo e colaboradores.[137]

esclarecimento de longo alcance dirigido à população em geral e aos médicos no sentido de evitá-los, concorrem para o amplo emprego desses agentes.

Os BZDs apresentam em sua estrutura química um anel benzênico que se liga a um anel diazepínico e, em conjunto com um grupamento 5-arila, constituem o 5-aril-1,4-benzodiazepínico.[142,143] Essa classe de medicamentos age sobre o ácido γ-aminobutírico (GABA), neurotransmissor inibitório fundamental do SNC, e eleva sua atividade em importantes áreas na regulação de estados emocionais, a saber: amígdala, córtex pré-frontal e alças corticoestriadas-talâmicas-corticais.[144] Os BZDs atuam nos receptores GABAérgicos, sobremaneira nos receptores GABA-A (ionotrópicos), modulando-os alostericamente, ou seja, mediante ligação em um local diferente do agonista no complexo receptor. Por meio dessa ligação, ocorre a ampliação da condutância de íons cloreto pelo canal iônico,[144,145] gerando a hiperpolarização da membrana e, por conseguinte, a redução da geração dos potenciais de ação (efeito inibitório).[145]

Os BZDs diferem entre si por características tanto farmacocinéticas quanto farmacodinâmicas. Os efeitos predominantes (ansiolítico, hipnótico, miorrelaxante, anticonvulsivante e amnéstico), do mesmo modo, são peculiares a cada medicamento[146] e decorrem do subtipo de receptor GABA-A (determinado a partir das subunidades α, β, γ e δ que formam suas estruturas pentaméricas) que é alvo da ação do fármaco.[136,145] O conhecimento das características de cada BZD permite que o médico escolha o mais adequado, considerando o efeito desejado, a partir do quadro a ser tratado, e o perfil de segurança.

A via hepática de metabolização é a preponderante, geralmente por meio das enzimas 2C19 e 3A4.[133,147] Em hepatopatas, o oxazepam (indisponível no Brasil) e o lorazepam (disponível no Brasil apenas por via oral) devem ser priorizados, pois são metabolizados apenas pelo mecanismo de fase II (conjugação) e não geram metabólitos ativos.[133]

Alguns problemas podem estar associados aos BZDs, sobretudo diante de uso indiscriminado. São capazes de induzir quadros de dependência química, com evidente desenvolvimento de tolerância e síndrome de abstinência.[138,148,149] Vários efeitos colaterais podem decorrer do uso de BZDs, como modificações na arquitetura do sono, prejuízos nas funções motoras e cognitivas, quedas e acidentes, que podem ser particularmente preocupantes em idosos e em pessoas que exercem atividades que envolvam condução de veículos.[149,150]

## AGONISTAS DOS RECEPTORES BENZODIAZEPÍNICOS

Os medicamentos desse grupo, chamados de drogas-z, são também conhecidos como hipnóticos GABAérgicos não BZDs. Modulam a ligação do GABA no receptor GABA-A,[151] a partir de modulação alostérica, assim como os BZDs.[140,147] Comparados aos BZDs, as drogas-z são mais seletivas em nível da subunidade alfa, o que, em associação a meia-vida mais curta, confere a esses agentes possível maior segurança quanto à fadiga no dia seguinte.[150]

O zolpidem é considerado mundialmente o mais prescrito do grupo[152] e, no Brasil, existe em várias apresentações que variam entre 5 e 12,5 mg, de liberação imediata ou controlada e para uso por via oral ou sublingual, e a escolha deve ser feita de acordo com as características da insônia. A apresentação de liberação imediata pode ser utilizada em horário próximo ao deitar à noite, para facilitar a indução do sono; em padrões de despertares ao longo da madrugada, deve ser dada preferência às apresentações de liberação controlada ou, ainda, pode ser utilizada a apresentação de liberação imediata no momento da interrupção do sono (quando ainda há pelo menos quatro horas para dormir, ressaltando-se que essa estratégia está mais relacionada a efeito residual no período matutino).[151]

As drogas-z são capazes de gerar um sono cuja arquitetura é mais próxima do sono natural.[140,153] A princípio, foram consideradas como de elevada segurança, mas foi identificado posteriormente que tais agentes requerem cuidados no uso, em qualquer circunstância, e, com maior importância, na população idosa, levando em conta, sobretudo, o risco de quedas.[154]

Uma revisão forneceu dados de pesquisas que verificaram que a zopiclona e o zolpidem podem aumentar o risco de acidente automobilístico em decorrência de efeito residual. O conjunto de estudos para as drogas-z nesse tipo de acidente gerou resultados controversos. De antemão, deve haver cautela no uso desses fármacos associado à prática de direção de veículos, principalmente em pessoas com idade mais avançada (um estudo mostrou alterações significativas em funções essenciais para a direção automotiva entre indivíduos entre 55 e 65 anos).[155] As seguintes manifestações também podem estar associadas ao uso de drogas-z, notadamente nos idosos: alterações da marcha, desequilíbrio, amnésia anterógrada, sintomas psicóticos, *delirium*, excitabilidade e atividades anormais durante o sono (p. ex., conversar, manter relações sexuais, alimentar-se, dirigir).[133,150,156]

## AGONISTAS DE MELATONINA

O ramelteon (ainda não disponível no Brasil) é o primeiro agonista melatonérgico aprovado pela Food and Drug Administration (FDA) para a insônia inicial. Por meio de sua ação potente e seletiva sobre o receptor MT1, promove sonolência, enquanto, pela estimulação no receptor MT2, sincroniza o relógio circadiano.[149,150] Além disso, tem afinidade fraca pelos receptores MT3. É um análogo sintético tricíclico da melatonina, porém mais lipofílico que o hormônio e com maior facilidade para atravessar a barreira hematoencefálica (BHE). Apresenta meia-vida que varia entre 0,83 e 1,90 hora, que é maior que a da melatonina, e, portanto, melhor capacidade de manutenção do sono. De modo geral, uma revisão de literatura revelou que o ramelteon conseguiu melhorar diversos parâmetros, como diminuição do tempo para adormecer e aumento do tempo total do sono, sem afetar de forma clinicamente significativa sua arquitetura, gerando, assim, um sono eficiente e de boa qualidade. Sua metabolização é quase totalmente hepática (predomínio da atividade enzimática da CYP1A2), e a eliminação ocorre principalmente pela via renal.[149]

# MEDICAMENTOS USADOS EM DEPENDÊNCIA QUÍMICA: ÁLCOOL E OUTRAS SUBSTÂNCIAS

Tratamentos de dependência química geralmente não devem se basear de modo exclusivo em condutas farmacológicas, necessitando de abordagem multifacetada e multiprofissional. Dessa forma, deve-se ter cuidado para que o médico, o usuário e os familiares não desenvolvam otimismo exagerado em relação à eficácia da intervenção psicofarmacológica. *Grosso modo*, os fármacos em si não suscitam motivação para a interrupção do consumo, mas podem favorecer esse desfecho em pessoas já motivadas e/ou submetidas a intervenções não medicamentosas que promovam o desenvolvimento de motivação e de prevenção de recaída. A prescrição deve ser feita de forma racional, abordando a dependência química em si (quando envolve uma substância para cuja dependência há medicamentos com algum nível de evidência) e as comorbidades psiquiátricas que frequentemente acompanham esses quadros.

## NALTREXONA

Aprovada desde 1994 pela FDA para tratar a dependência de álcool, a naltrexona e seu metabólito ativo 6β-naltrexol exercem ação de antagonismo nos receptores opioides μ (principalmente) e κ, além de, em menor magnitude, nos receptores δ.[157,158] O álcool é capaz de induzir a liberação de opioides endógenos, que vão atuar sobre os receptores μ, o que explica em parte os efeitos prazerosos de seu consumo. A dopamina é liberada indiretamente no *nucleus accumbens* em decorrência da ativação dos receptores μ em uma via que envolve neurônios GABAérgicos e dopaminérgicos na área tegmentar ventral (ATV). O bloqueio em nível de receptores μ pela naltrexona mitiga essa liberação de dopamina, e, dessa forma, há redução do efeito de recompensa e da busca pela ingesta do álcool.[159,160]

Do ponto de vista clínico, a naltrexona gera efeitos de diminuição das fissuras e do consumo tanto de quantidade quanto de número de dias do ato de beber.[157,160] Efeitos significativamente favoráveis à naltrexona em comparação ao placebo foram evidenciados por meio de metanálise para a diminuição da autoadministração do álcool e para a redução do *craving* em humanos no contexto de laboratório.[160] Em outra metanálise, foi encontrada proteção contra retornos ao consumo pesado (*number need to treat* [NNT] = 12) quando a naltrexona foi usada na dose de 50 mg/dia.[161] Para os indivíduos que não respondem a doses habituais de 50 mg/dia, é possível que doses maiores, 100 mg/dia, produzam melhores desfechos.[162] Além da apresentação de comprimidos de 50 mg para uso diário por via oral, existe a formulação de depósito de 380 mg (não disponível no Brasil) para aplicação intramuscular em pacientes que apresentam dificuldade de adesão.[163]

A naltrexona apresenta aplicabilidade na dependência de opioides, mas requer alguns cuidados para essa finalidade, como não iniciar o uso antes de uma semana da superação dos sintomas de abstinência. Há risco potencial de *overdose* em pacientes que descontinuam a naltrexona e recaem no uso de opioide, após longo período de abstinência, devido à perda da tolerância. Por fim, as taxas de continuidade no tratamento costumam ser consideravelmente baixas.[164]

## DISSULFIRAM

Aprovado pela FDA desde 1951 para a condução médica da dependência de álcool, o dissulfiram é considerado um agente aversivo. Promove a inibição da enzima aldeído desidrogenase mitocondrial, que é a responsável pela conversão do acetaldeído em acetato. Portanto, quando o indivíduo que está utilizando o dissulfiram ingere álcool, mesmo que em pequenas quantidades, ocorre acúmulo de acetaldeído, o que desencadeia reação tóxica (Antabuse), cuja sintomatologia é rubor facial, cefaleia, dispneia, náuseas, vômitos, sudorese, sede, dor torácica, visão turva, estado confusional, com possibilidade de evolução para quadros mais graves, como depressão respiratória, arritmias cardíacas, infarto agudo do miocárdio, insuficiência cardíaca congestiva aguda, perda de consciência, convulsões, coma e morte.[157,165]

O dissulfiram apresenta um mecanismo adicional de inibição da DA β-hidroxilase, que catalisa a conversão da DA à NA. Por conseguinte, há elevação por acúmulo de DA em nível central e periférico,[157,159,165] o que pode colaborar para os efeitos benéficos do fármaco quanto a quadros de dependência de cocaína, mesmo que não haja comorbidade com o uso problemático de álcool. O aumento da DA evita o rápido decréscimo desse neurotransmissor no sistema nervoso após a interrupção do uso da cocaína, evitando a fissura e a anedonia. Já durante a intoxicação aguda, o dissulfiram pode gerar efeitos desagradáveis pelo acentuado acúmulo de DA decorrente das ações conjuntas com a cocaína.[165,166] Uma pesquisa com uma pequena amostra encontrou que, na presença do dissulfiram, as concentrações sanguíneas de cocaína atingiram níveis mais elevados, por mecanismos que não foram esclarecidos.[167]

A prescrição do dissulfiram, para qualquer uma das situações descritas, deve estar atrelada à assinatura de termo de consentimento e a orientações sobre a interação com o álcool (evitar o uso/consumo de bebidas, alimentos, produtos de higiene pessoal e perfumaria e produtos de limpeza que contenham álcool em sua composição).[168]

## ACAMPROSATO (ACETIL--HOMOTAURINATO DE CÁLCIO)

O acamprosato (acetil-homotaurinato de cálcio) foi aprovado pela FDA em 2006 para a dependência de álcool. Ele atenua a atividade glutamatérgica no sítio da glicina do receptor NMDA[168,169] e no receptor metabotrópico do glutamato 5 (mGlu5),[169] além de aumentar a atividade GABAérgica. Dessa forma, modula essas vias de neurotransmissão, que estão em desequilíbrio após exposição crônica ao álcool, sem maiores riscos de desenvolvimento de tolerância e síndromes de abstinência e de dependência.[163,169]

Em diversas pesquisas, diminuiu o padrão de consumo de álcool e aumentou o período de manutenção em sobriedade, aumentando o tempo médio para o primeiro consumo.[170] Jonas e colaboradores[161] encontraram em metanálise que o acamprosato preveniu qualquer consumo de bebida alcoólica (NNT = 12). A posologia padronizada do acamprosato é de dois comprimidos de 333 mg, três vezes ao dia para peso corporal acima de 60 kg, com doses mais baixas em casos de insuficiência renal (o uso não é recomendado em quadros de prejuízo renal grave).[163,169]

## NICOTINA

A terapia de reposição de nicotina (TRN) cria a oportunidade de manutenção da autoadministração de nicotina sem a exposição aos demais produtos nocivos decorrentes da reação de combustão associada ao tabagismo. A oferta da nicotina é feita normalmente em concentrações um pouco menores que as consumidas por meio dos cigarros, em processo de decréscimo a médio e longo prazos e em apresentações que permitem liberação mais lenta[171] – até mesmo as versões em gomas de mascar, *spray* nasal, inaladores e pastilhas liberam nicotina mais lentamente que o cigarro.[172]

Atualmente, a reposição de nicotina está disponível em adesivos transdérmicos (liberação mais longa), gomas de mascar, pastilhas, inalatório e *spray* nasal (os dois últimos não estão disponíveis no Brasil), e essas apresentações podem ser usadas isoladamente ou em combinação. As melhores evidências de encontram-se nos adesivos transdérmicos e nas gomas de mascar, e as piores, no *spray* nasal.[172,173] O uso combinado de adesivos com alguma apresentação de liberação mais rápida pode promover resultados ainda mais promissores.[174,175]

## BUPROPIONA

Pertence à classe dos antidepressivos e tem eficácia sobre o tabagismo, o que independe da presença de quadro depressivo comórbido. Foi o primeiro medicamento não nicotínico instituído para a dependência de nicotina, atuando em vias de neurotransmissão relacionadas ao quadro. Além do mecanismo de inibição da recaptação de NA e DA (produz efeito estimulante semelhante ao da nicotina, em um mecanismo de simulação), promove inibição não competitiva em diversos receptores colinérgicos nicotínicos (α7, α4β2, α3β4, entre outros), e a soma dessas ações parece relevante para a eficácia antitabagística, com resultados positivos em pesquisas envolvendo modelos animais e humanos.[171,176] Um estudo ainda evidenciou que, em ratos, a bupropiona ocasionou inibição dos efeitos da nicotina nos neurônios da ATV e aumentou a liberação de DA via bloqueio de receptores nicotínicos não α7 em neurônios GABAérgicos, colaborando possivelmente para o sucesso no controle do tabagismo.[177] Uma metanálise revelou que a associação de bupropiona e TRN foi mais exitosa que o tratamento apenas com bupropiona.[178]

## VARENICLINA

É um agente não nicotínico que, com elevada afinidade e seletividade, atua como agonista parcial dos receptores nicotínicos colinérgicos α4β2, que são os principais responsáveis pelos efeitos aditivos da nicotina, por sua característica de mediar a liberação de DA na ATV. A vareniclina reduz a liberação de DA em 35 a 60% do observado com a ocupação pela nicotina.[171,179-181] Mediante agonismo parcial, há alívio tanto dos sintomas de abstinência quanto dos relacionados à fissura. Por ocupar os receptores, a vareniclina bloqueia os efeitos da nicotina (em situações de lapsos no tabagismo) e, assim, reduz o efeito de recompensa, minimizando a satisfação e o reforço e, consequentemente, a continuidade no consumo.[171,180,182] A vareniclina tem ação agonista total nos receptores nicotínicos homoméricos α7, que também contribuem para a liberação de DA decorrente dos efeitos agudos da nicotina; essa ação parece colaborar para o efeito antitabagístico.[180] Apresenta baixo nível de ligação a proteínas plasmáticas (menos de 20%). É pouco metabolizada e excretada em maior parte de forma inalterada pela via renal.[180,181]

Por meio de ensaios clínicos, foram encontradas taxas maiores de interrupção do tabagismo ao longo de semanas a meses no grupo que utilizou a vareniclina em comparação com outras estratégias farmacológicas.[180] O uso em associação com a bupropiona vem demonstrando resultados ainda mais satisfatórios que o uso isolado, o que pode ser considerado para indivíduos que não obtiveram êxito previamente com a monoterapia.[179,183] Em ensaio clínico, foi evidenciado que o uso associado à TRN foi mais bem-sucedido que a vareniclina isolada na manutenção da interrupção do tabagismo (quatro semanas e seis meses), apesar da maior incidência de efeitos colaterais.[184]

## METADONA

A metadona é um agonista de receptores opioides μ (mistura racêmica, o enantiômero R apresenta maior afinidade pelos receptores) de uso por via oral e de meia-vida de 13 a 50 horas (permite uso uma vez ao dia em pacientes estáveis). A grande variabilidade farmacocinética entre indivíduos decorre de aspectos como biodisponibilidade, ligação a proteínas plasmáticas, volume de distribuição e taxas de eliminação. Desencadeia aumento nos níveis de DA na via mesolímbica (agindo no circuito de recompensa cerebral) e, adicionalmente, antagonismo não competitivo de receptores NMDA (atuando em processos relacionados a aprendizagem e memória). Vem mostrando bons resultados em diversas pesquisas para a dependência de opioides nas situações de síndrome de abstinência (em plano de diminuição gradual em 2 a 3 semanas ou mais) e, ainda mais importante, como estratégia de manutenção a longo prazo (em doses que variam entre 60 e 100 mg/dia), sob supervisão profissional, colaborando para a prevenção de recaídas.[164,185-187]

## BUPRENORFINA

É um agonista parcial de receptores opioides μ que, na presença de agonistas opioides, age como antagonista competitivo, conferindo a esse fármaco a característica de atenuar sintomas da síndrome de abstinência e os efeitos agudos da intoxicação por outros opioides.[164] Assim como a metadona, tem eficácia terapêutica nas síndromes de abstinência de opioides e no tratamento de manutenção da dependência, com a ressalva de que a buprenorfina apresenta maior nível de segurança em relação à depressão respiratória, considerando seu agonismo parcial, e menor risco cardiotóxico e de prolongamento do intervalo QT.[164,188] Adicionalmente, é agonista de receptores δ e de receptores opioides nociceptivos e antagonista de receptores κ.[164]

A biodisponibilidade por via sublingual permite que essa forma de administração seja factível para o tratamento (a via oral, em contrapartida, apresenta baixa biodisponibilidade, devido ao intenso metabolismo de primeira passagem). A absorção sublingual é rápida, porém ocorre demora para a absorção sistêmica, o que torna essa forma de administração útil na dependência de opioide. Outras características, como meia-vida e duração mais longa de seu efeito, tornam a buprenorfina opção favorável para a terapia de manutenção, inclusive permitindo posologia menor que uma vez ao dia e menor risco de instalação de síndrome de abstinência.[164,188]

## OUTROS FÁRMACOS

Outros fármacos (p. ex., topiramato, modafinil, baclofeno, nalmefeno, ondansetrona, etc.) estão sendo investigados em relação à abordagem da dependência química, porém ainda geram resultados menos robustos, inconclusivos e/ou contraditórios. Diante do desafio do tratamento voltado à dependência química e do arsenal psicofarmacológico pouco extenso atualmente, novas pesquisas são necessárias para que se possa ampliar o repertório medicamentoso. Da mesma forma, o maior conhecimento das características individuais que melhor respondem a cada intervenção terapêutica deve constituir a base dos estudos que estão por vir.

## CONSIDERAÇÕES FINAIS

Diante do exposto, fica patente a complexidade dos sistemas neuronais envolvidos na ação dos psicofármacos, bem como a riqueza de mecanismos possivelmente implicados e as dúvidas subsequentes a essa mesma complexidade e riqueza. Portanto, o prescritor deve estar atento a esses diversos aspectos quando da formulação de uma prescrição, buscando, sempre que possível, racionalizar a escolha dos medicamentos de modo a potencializar os efeitos desejados na menor quantidade possível.

Além disso, devemos considerar sempre os aspectos socioculturais de que se imbui a prática clínica, visto que a utilidade dos fármacos está atrelada não só a sua eficácia, mas sobretudo a sua efetividade.

## REFERÊNCIAS

1. Kelsey JE, Nemeroff CB, Newport DJ. Principles of psychopharmacology for mental health professionals. Hoboken: John Wiley & Sons; 2006.
2. Ban TA. Fifty years chlorpromazine: a historical perspective. Neuropsychiatr Dis Treat. 2007;3(4):495-500.
3. Miyamoto S, Merril DB, Lieberman JA, Fleischacker WW, Marder SR. Antipsychotic drugs. In: Tasman A, Kay J, Lieberman JA, First MB, Maj M, editors. Psychiatry. Chichester: John Wiley & Sons; 2008. p. 2161-201.
4. Biedermann F, Fleischhacker WW. Emerging drugs for schizophrenia. Expert Opin Emerg Drugs. 2011;16(2):271-82.
5. Jarskog LF, Miyamoto S, Lieberman JA. Schizophrenia: new pathological insights and therapies. Annu Rev Med. 2007;58:49-61.
6. Insel TR. Rethinking schizophrenia. Nature. 2010;468(7321):187-93.
7. Li P, Snyder GL, Vanover KE. Dopamine targeting drugs for the treatment of schizophrenia: past, present and future. Curr Top Med Chem. 2016;16(29):3385-403.
8. Dahl S, Strandjord R, Sigfusson S. Pharmacokinetics and relative bioavailability of levomepromazine after repeated administration of tablets and syrup. Eur J Clin Pharmacol. 1977;11(4):305-10.
9. Danivas V, Venkatasubramanian G. Current perspectives on chlorpromazine equivalents: comparing apples and oranges! Indian J Psychiatry. 2013;55(2):207-8.
10. Cordioli AV, Gallois CB, Isolan L, organizadores. Psicofármacos: consulta rápida. 5. ed. Porto Alegre: Artmed; 2015.
11. Lin S-K, Lin Y-F, Yang S-Y, He Y-L, Kato TA, Hayakawa K, et al. Comparison of the defined daily dose and chlorpromazine equivalent methods in antipsychotic drug utilization in six Asian countries. Neuropsychiatry. 2018;8(6):1847-52.
12. Miyamoto S, Miyake N, Jarskog LF, Fleischhacker WW, Lieberman JA. Pharmacological treatment of schizophrenia: a critical review of the pharmacology and clinical effects of current and future therapeutic agents. Mol Psychiatry. 2012;17(12):1206-27.
13. Girgis RR, Zoghbi AW, Javitt DC, Lieberman JA. The past and future of novel, non-dopamine-2 receptor therapeutics for schizophrenia: a critical and comprehensive review. J Psychiatr Res. 2019;108:57-83.
14. Durgam S, Starace A, Li D, Migliore R, Ruth A, Nemeth G, et al. An evaluation of the safety and efficacy of cariprazine in patients with acute exacerbation of schizophrenia: a phase II, randomized clinical trial. Schizophr Res. 2014;152(2-3):450-7.
15. Hill SK, Bishop JR, Palumbo D, Sweeney JA. Effect of second-generation antipsychotics on cognition: current issues and future challenges. Expert Rev Neurother. 2010;10(1):43-57.
16. Correll CU, Solmi M, Veronese N, Bortolato B, Rosson S, Santonastaso P, et al. Prevalence, incidence and mortality from cardiovascular disease in patients with pooled and specific severe mental illness: a large-scale meta-analysis of 3,211,768 patients and 113,383,368 controls. World Psychiatry. 2017;16(2):163-80.
17. Goff DC, Falkai P, Fleischhacker WW, Girgis RR, Kahn RM, Uchida H, et al. The long-term effects of antipsychotic medication on clinical course in schizophrenia. Am J Psychiatry. 2017;174(9):840-9.
18. Hui CLM, Honer WG, Lee EHM, Chang WC, Chan SKW, Chen ESM, et al. Long-term effects of discontinuation from antipsychotic maintenance following first-episode schizophrenia and related disorders: a 10 year follow-up of a randomised, double-blind trial. Lancet Psychiatry. 2018;5(5):432-42.
19. Bowtell M, Ratheesh A, McGorry P, Killackey E, O'Donoghue B. Clinical and demographic predictors of continuing remission or relapse following discontinuation of antipsychotic medication after a first episode of psychosis: a systematic review. Schizophr Res. 2017;S0920-9964(17)30687-4.
20. Chouinard G, Jones BD. Neuroleptic-induced supersensitivity psychosis: clinical and pharmacologic characteristics. Am J Psychiatry. 1980;137(1):16-21.
21. Murray RM, Quattrone D, Natesan S, van Os J, Nordentoft M, Howes O, et al. Should psychiatrists be more cautious about the long-term prophylactic use of antipsychotics? Br J Psychiatry. 2016;209(5):361-5.
22. Muller P, Seeman P. Dopaminergic supersensitivity after neuroleptics: time-course and specificity. Psychopharmacology (Berl). 1978;60(1):1-11.
23. Moncrieff J. Antipsychotic maintenance treatment: time to rethink? PLoS Med. 2015;12(8):e1001861.
24. Shiovitz TM, Welke TL, Tigel PD, Anand R, Hartman RD, Sramek JJ, et al. Cholinergic rebound and rapid onset psychosis following abrupt clozapine withdrawal. Schizophr Bull. 1996;22(4):591-5.
25. Leucht S, Tardy M, Komossa K, Heres S, Kissling W, Salanti G, et al. Antipsychotic drugs versus placebo for relapse prevention in schizophrenia: a systematic review and meta-analysis. Lancet. 2012;379(9831):2063-71.
26. Tiihonen J, Tanskanen A, Taipale H. 20-year nationwide follow-up study on discontinuation of antipsychotic treatment in first-episode schizophrenia. Am J Psychiatry. 2018;175(8):765-73.
27. Markowitz JS, Brown CS, Moore TR. Atypical antipsychotics. Part I: pharmacology, pharmacokinetics, and efficacy. Ann Pharmacother. 1999;33(1):73-85.
28. Meltzer HY. Pre-clinical pharmacology of atypical antipsychotic drugs: a selective review. Br J Psychiatry Suppl. 1996;168(29):23-31.
29. Kapur S, Seeman P. Does fast dissociation from the dopamine D2 receptor explain the action of atypical antipsychotics? A new hypothesis. Am J Psychiatry. 2001;158(3):360-9.
30. Mailman RB, Murthy V. Third generation antipsychotic drugs: partial agonism or receptor functional selectivity? Curr Pharm Des. 2010;16(5):488-501.

31. Kane J, Honigfeld G, Singer J, Meltzer H. Clozapine for the treatment-resistant schizophrenic. A double-blind comparison with chlorpromazine. Arch Gen Psychiatry. 1988;45(9):789-96.
32. Lieberman JA, Stroup TS, McEvoy JP, Swartz MS, Rosenheck RA, Perkins DO, et al. Effectiveness of antipsychotic drugs in patients with chronic schizophrenia. N Engl J Med. 2005;353(12):1209-23.
33. Miyamoto S, Duncan GE, Marx CE, Lieberman JA. Treatments for schizophrenia: a critical review of pharmacology and mechanisms of action of antipsychotic drugs. Mol Psychiatry. 2005;10(1):79-104.
34. Keltner NL, Johnson V. Biological perspectives. Aripiprazole: a third generation of antipsychotics begins? Perspect Psychiatr Care. 2002;38(4):157-9.
35. Leucht S, Corves C, Arbter D, Engel RR, Li C, Davis JM. Second-generation versus first-generation antipsychotic drugs for schizophrenia: a meta-analysis. Lancet. 2009;373(9657):31-41.
36. Allison DB, Mentore JL, Heo M, Chandler LP, Cappelleri JC, Infante MC, et al. Antipsychotic-induced weight gain: a comprehensive research synthesis. Am J Psychiatry. 1999;156(11):1686-96.
37. de Sena EP, Sampaio AS, Quarantini LC, Oliveira IR. Diabetes mellitus e antipsicóticos atípicos. Rev Bras Psiquiatr. 2003;25(4):253-7.
38. Cerqueira Filho EA, Arandas FS, Oliveira IR, Sena EP. Dislipidemias e antipsicóticos atípicos. J Bras Psiquiatr. 2006;55(4):296-307.
39. Keshavan MS, Lawler AN, Nasrallah HA, Tandon R. New drug developments in psychosis: challenges, opportunities and strategies. Prog Neurobiol. 2017;152:3-20.
40. Cruz N, Vieta E. Asenapine: a new focus on the treatment of mania. Rev Psiquiatr Salud Ment. 2011;4(2):101-8.
41. Citrome L. Oral paliperidone extended-release: chemistry, pharmacodynamics, pharmacokinetics and metabolism, clinical efficacy, safety and tolerability. Expert Opin Drug Metab Toxicol. 2012;8(7):873-88.
42. Loebel A, Citrome L. Lurasidone: a novel antipsychotic agent for the treatment of schizophrenia and bipolar depression. BJPsych Bull. 2015;39(5):237-41.
43. Diefenderfer L, Iuppa C. Brexpiprazole: a review of a new treatment option for schizophrenia and major depressive disorder. Ment Health Clin. 2017;7(5):207-12.
44. Crilly J. The history of clozapine and its emergence in the US market: a review and analysis. Hist Psychiatry. 2007;18(1):39-60.
45. Nielsen J, Correll CU, Manu P, Kane JM. Termination of clozapine treatment due to medical reasons: when is it warranted and how can it be avoided? J Clin Psychiatry. 2013;74(6):603-13.
46. Buur-Rasmussen B, Brosen K. Cytochrome P450 and therapeutic drug monitoring with respect to clozapine. Eur Neuropsychopharmacol. 1999;9(6):453-9.
47. Rostami-Hodjegan A, Amin AM, Spencer EP, Lennard MS, Tucker GT, Flanagan RJ. Influence of dose, cigarette smoking, age, sex, and metabolic activity on plasma clozapine concentrations: a predictive model and nomograms to aid clozapine dose adjustment and to assess compliance in individual patients. J Clin Psychopharmacol. 2004;24(1):70-8.
48. Mamo DC, Sweet RA, Keshavan MS. Managing antipsychotic-induced parkinsonism. Drug Saf. 1999;20(3):269-75.
49. van Harten PN, Hoek HW, Kahn RS. Acute dystonia induced by drug treatment. BMJ. 1999;319(7210):623-6.
50. Kruse W. Treatment of drug-induced extrapyramidal symptoms. (A comparative study of three antiparkinson agents). Dis Nerv Syst. 1960;21:79-81.
51. Salem H, Nagpal C, Pigott T, Teixeira AL. Revisiting antipsychotic-induced akathisia: current issues and prospective challenges. Curr Neuropharmacol. 2017;15(5):789-98.
52. Vučić Peitl M, Prološčić J, Blažević-Zelić S, Škarpa-Usmian I, Peitl V. Symptoms of agitated depression and/or akathisia. Psychiatr Danub. 2011;23(1):108-10.
53. Young SL, Taylor M, Lawrie SM. "First do no harm." A systematic review of the prevalence and management of antipsychotic adverse effects. J Psychopharmacol. 2015;29(4):353-62.
54. Lane RM. SSRI-induced extrapyramidal side-effects and akathisia: implications for treatment. J Psychopharmacol. 1998;12(2):192-214.
55. Lipinski JF Jr, Mallya G, Zimmerman P, Pope HG Jr. Fluoxetine-induced akathisia: clinical and theoretical implications. J Clin Psychiatry. 1989;50(9):339-42
56. Cornett EM, Novitch M, Kaye AD, Kata V, Kaye AM. Medication-induced tardive dyskinesia: a review and update. Ochsner J. 2017;17(2):162-74.
57. Stroup TS, Gray N. Management of common adverse effects of antipsychotic medications. World Psychiatry. 2018;17(3):341-56.
58. Yassa R, Jeste DV. Gender differences in tardive dyskinesia: a critical review of the literature. Schizophr Bull. 1992;18(4):701-15.
59. Tenback DE, van Harten PN, Slooff CJ, van Os J. Evidence that early extrapyramidal symptoms predict later tardive dyskinesia: a prospective analysis of 10,000 patients in the European Schizophrenia Outpatient Health Outcomes (SOHO) study. Am J Psychiatry. 2006;163(8):1438-40.
60. Pileggi DJ, Cook AM. Neuroleptic Malignant Syndrome. Ann Pharmacother. 2016;50(11):973-81.
61. Trollor JN, Chen X, Chitty K, Sachdev PS. Comparison of neuroleptic malignant syndrome induced by first- and second-generation antipsychotics. Br J Psychiatry. 2012;201(1):52-6.
62. Trollor JN, Chen X, Sachdev PS. Neuroleptic malignant syndrome associated with atypical antipsychotic drugs. CNS Drugs. 2009;23(6):477-92.
63. Nielsen RE, Wallenstein Jensen SO, Nielsen J. Neuroleptic malignant syndrome-an 11-year longitudinal case-control study. Can J Psychiatry. 2012;57(8):512-8.
64. Strawn JR, Keck PE Jr, Caroff SN. Neuroleptic malignant syndrome. Am J Psychiatry. 2007;164(6):870-6.
65. Tse L, Barr AM, Scarapicchia V, Vila-Rodriguez F. Neuroleptic malignant syndrome: a review from a clinically oriented perspective. Curr Neuropharmacol. 2015;13(3):395-406.
66. Patel AL, Shaikh WA, Khobragade AK, Soni HG, Joshi AS, Sahastrabuddhe GS. Electroconvulsive therapy in drug resistant neuroleptic malignant syndrome. J Assoc Physicians India. 2008;56:49-50.
67. Tse L, Procyshyn RM, Fredrikson DH, Boyda HN, Honer WG, Barr AM. Pharmacological treatment of antipsychotic-induced dyslipidemia and hypertension. Int Clin Psychopharmacol. 2014;29(3):125-37.
68. Schimmelmann BG, Schmidt SJ, Carbon M, Correll CU. Treatment of adolescents with early-onset schizophrenia spectrum disorders: in search of a rational, evidence-informed approach. Curr Opin Psychiatry. 2013;26(2):219-30.
69. Reynolds GP, Kirk SL. Metabolic side effects of antipsychotic drug treatment–pharmacological mechanisms. Pharmacol Ther. 2010;125(1):169-79.

70. Tandon R, Nasrallah HA, Keshavan MS. Schizophrenia,"Just the Facts" 5. Treatment and prevention past, present, and future. Schizophr Res. 2010;122(1-3):1-23.
71. American Diabetes Association. Consensus development conference on antipsychotic drugs and obesity and diabetes. J Diabetes Care. 2004;27(2):596-601.
72. Bushe C, Shaw M, Peveler RC. A review of the association between antipsychotic use and hyperprolactinaemia. J Psychopharmacol. 2008;22(2 Suppl):46-55.
73. Peuskens J, Pani L, Detraux J, De Hert M. The effects of novel and newly approved antipsychotics on serum prolactin levels: a comprehensive review. CNS Drugs. 2014;28(5):421-53.
74. Gugger JJ. Antipsychotic pharmacotherapy and orthostatic hypotension: identification and management. CNS Drugs. 2011;25(8):659-71.
75. Drici MD, Priori S. Cardiovascular risks of atypical antipsychotic drug treatment. Pharmacoepidemiol Drug Saf. 2007;16(8): 882-90.
76. Stroup TS, Lieberman JA, McEvoy JP, Davis SM, Swartz MS, Keefe RS, et al. Results of phase 3 of the CATIE schizophrenia trial. Schizophr Res. 2009;107(1):1-12.
77. Citrome L. Iloperidone for schizophrenia: a review of the efficacy and safety profile for this newly commercialised second-generation antipsychotic. Int J Clin Pract. 2009;63(8):1237-48.
78. Young CR, Bowers MB Jr, Mazure CM. Management of the adverse effects of clozapine. Schizophr Bull. 1998;24(3):381-90.
79. Hou PY, Hung GC, Jhong JR, Tsai SY, Chen CC, Kuo CJ. Risk factors for sudden cardiac death among patients with schizophrenia. Schizophr Res. 2015;168(1-2):395-401.
80. Ray WA, Chung CP, Murray KT, Hall K, Stein CM. Atypical antipsychotic drugs and the risk of sudden cardiac death. N Engl J Med. 2009;360(3):225-35.
81. Straus SM, Bleumink GS, Dieleman JP, van der Lei J, 't Jong GW, Kingma JH, et a. Antipsychotics and the risk of sudden cardiac death. Arch Intern Med. 2004;164(12):1293-7.
82. Wu CS, Tsai YT, Tsai HJ. Antipsychotic drugs and the risk of ventricular arrhythmia and/or sudden cardiac death: a nation-wide case-crossover study. J Am Heart Assoc. 2015;4(2). pii: e001568.
83. Mehtonen OP, Aranko K, Malkonen L, Vapaatalo H. A survey of sudden death associated with the use of antipsychotic or antidepressant drugs: 49 cases in Finland. Acta Psychiatr Scand. 1991;84(1):58-64.
84. Reilly JG, Ayis SA, Ferrier IN, Jones SJ, Thomas SH. Thioridazine and sudden unexplained death in psychiatric in-patients. Br J Psychiatry. 2002;180:515-22.
85. Ray WA, Meredith S, Thapa PB, Meador KG, Hall K, Murray KT. Antipsychotics and the risk of sudden cardiac death. Arch Gen Psychiatry. 2001;58(12):1161-7.
86. Haddad PM, Anderson IM. Antipsychotic-related QTc prolongation, torsade de pointes and sudden death. Drugs. 2002;62(11):1649-71.
87. Heist EK, Ruskin JN. Drug-induced proarrhythmia and use of QTc-prolonging agents: clues for clinicians. Heart Rhythm. 2005;2(2 Suppl):S1-8.
88. Domino E. History of modern psychopharmacology: a personal view with an emphasis on antidepressants. Psychosom Med. 1999;61(5):591-8.
89. Mulinari S. Monoamine theories of depression: historical impact on biomedical research. J Hist Neurosci. 2012;21(4):366-92.
90. Goldberg J, Bell C, Pollard D. Revisiting the monoamine hypothesis of depression: a new perspective. Perspect Medicin Chem. 2014;6:1-8.
91. Freis ED. Mental depression in hypertensive patients treated for long periods with large doses of reserpine. N Engl J Med. 1954;251(25):1006-8.
92. Boer JAD. Looking beyond the monoamine hypothesis. Eur Neurol Rev. 2006;6(1):87-92.
93. Massart R, Mongeau R, Lanfumey L. Beyond the monoaminergic hypothesis: neuroplasticity and epigenetic changes in a transgenic mouse model of depression. Philos Trans R Soc Lond B Biol Sci. 2012;367(1601):2485-94.
94. Smith D. Next generation antidepressants: moving beyond monoamines to discover novel treatment strategies for mood disorders. In: Beyer CE, Stahl SM, editors. Cambridge: Cambridge University Press; 2010.
95. Gillman P. Tricyclic antidepressant pharmacology and therapeutic drug interactions updated. Br J Pharmacol. 2007;151(6):737-48.
96. Arroll B. Efficacy and tolerability of tricyclic antidepressants and SSRIs compared with placebo for treatment of depression in primary care: a meta-analysis. Ann Fam Med. 2005;3(5):449-56.
97. Undurraga J, Baldessarini R. Tricyclic and selective serotonin-reuptake-inhibitor antidepressants compared with placebo in randomized trials for acute major depression. J Psychopharmacol. 2017;31(12):1624-5.
98. Machado M, Iskedjian M, Ruiz I, Einarson T. Remission, dropouts, and adverse drug reaction rates in major depressive disorder: a meta-analysis of head-to-head trials. Curr Med Res Opin. 2006;22(9):1825-37.
99. Kerr G. Tricyclic antidepressant overdose: a review. Emerg Med J. 2001;18(4):236-41.
100. Potočnjak I, Degoricija V, Vukičević Baudoin D, Čulig J, Jakovljević M. Cardiovascular side effects of psychopharmacologic therapy. Int J Cardiol. 2016;219:367-72.
101. Bittencourt S, Caponi S, Maluf S. Medicamentos antidepressivos: inserção na prática biomédica (1941 a 2006) a partir da divulgação em um livro-texto de farmacologia. Mana. 2013;19(2):219-47.
102. Entzeroth M, Ratty A. Monoamine oxidase inhibitors: revisiting a therapeutic principle. Open J Depres. 2017;6(2):31-68.
103. Flockhart D. Dietary restrictions and drug interactions with monoamine oxidase inhibitors. J Clin Psychiatry. 2012;73(Suppl 1):17-24.
104. LoCurto M. The serotonin syndrome. Emerg Med Clin North Am. 1997;15(3):665-75.
105. Steelman BC. A pivot from synaptic monoamine processes to further downstream processes: the impact of ketamine research. Perspect Psychiatr Care. 2019;55(2):190-3.
106. Barth M, Kriston L, Klostermann S, Barbui C, Cipriani A, Linde K. Efficacy of selective serotonin reuptake inhibitors and adverse events: meta-regression and mediation analysis of placebo-controlled trials. Br J Psychiatry. 2016;208(02):114-9.
107. Raskin J, Wiltse C, Siegal A, Sheikh J, Xu J, Dinkel J, et al. Efficacy of duloxetine on cognition, depression, and pain in elderly patients with major depressive disorder: an 8-week, double-blind, placebo-controlled trial. Am J Psychiatry. 2007;164(6):900-9.
108. Goldstein D. Duloxetine in the treatment of major depressive disorder. Neuropsychiatr Dis Treat. 2007;3(2):193-209.
109. Thase M, Asami Y, Wajsbrot D, Dorries K, Boucher M, Pappadopulos E. A meta-analysis of the efficacy of venlafaxine extended release 75-225 mg/day for the treatment of major depressive disorder. Curr Med Res Opin. 2017;33(2):317-26.
110. Zerjav S, Tse G, Scott M. Review of duloxetine and venlafaxine in depression. Can Pharm J. 2009;142(3):144-52.e6.

111. Ma D, Li G, Wang X. The efficacy and safety of 10 mg vortioxetine in the treatment of major depressive disorder: a meta-analysis of randomized controlled trials. Neuropsychiatr Dis Treat. 2016;12:523-31.
112. Schwartz J, Murrough JW, Iosifescu D. Ketamine for treatment-resistant depression: recent developments and clinical applications: table 1. Evid Based Ment Health. 2016;19(2):35-8.
113. Ryan W, Marta C, Koek R. Ketamine and depression: a review. Int J Transpersonal Studies. 2014;33(2):40-74.
114. Serafini G, Howland R, Rovedi F, Girardi P, Amore M. The role of ketamine in treatment-resistant depression: a systematic review. Curr Neuropharmacol. 2014;12(5):444-61.
115. Domany Y, Bleich-Cohen M, Tarrasch R, Meidan R, Litvak-Lazar O, Stoppleman N, et al. Repeated oral ketamine for out-patient treatment of resistant depression: randomised, double-blind, placebo-controlled, proof-of-concept study. Br J Psychiatry. 2018;214(1):20-6.
116. Schoevers R, Chaves T, Balukova S, Rot M, Kortekaas R. Oral ketamine for the treatment of pain and treatment-resistant depression. Br J Psychiatry. 2016;208(02):108-13.
117. de Vries Y, Roest A, Burgerhof J, de Jonge P. Initial severity and antidepressant efficacy for anxiety disorders, obsessive-compulsive disorder, and posttraumatic stress disorder: an individual patient data meta-analysis. Depress Anxiety. 2018;35(6):515-22.
118. Rabinowitz J, Werbeloff N, Mandel F, Menard F, Marangell L, Kapur S. Initial depression severity and response to antidepressants v. placebo: patient-level data analysis from 34 randomised controlled trials. Br J Psychiatry. 2016;209(5):427-8.
119. de Vries Y, de Jonge P, van den Heuvel E, Turner E, Roest A. Influence of baseline severity on antidepressant efficacy for anxiety disorders: meta-analysis and meta-regression. Br J Psychiatry. 2016;208(6):515-21.
120. Ghaemi S. A new drug nomenclature for psychiatry: prospects and hazards. Br J Clin Pharmacol. 2017;83(8):1617-8.
121. Malhi G, Porter R, Irwin L, Hamilton A, Morris G, Bassett D, et al. Defining a mood stabiliser: novel framework for research and clinical practice. BJPsych Open. 2018;4(4):278-81.
122. Chagas CS, Correa THB. As contribuições científicas de José Bonifácio e a descoberta do lítio: um caminhar pela história da ciência. RECM. 2017;7(1):201-12.
123. Shorter E. The history of lithium therapy. Bipolar Disord. 2009;11(Suppl 2):4-9.
124. Coutinho D, Saback E. O histórico da psiquiatria na Bahia. Gazeta Médica da Bahia. 2007;77:210-8.
125. Shulman K, Almeida O, Herrmann N, Schaffer A, Strejilevich S, Paternoster C, et al. Delphi survey of maintenance lithium treatment in older adults with bipolar disorder: an ISBD task force report. Bipolar Disord. 2018;21(2):117-23.
126. Malhi G, Tanious M, Das P, Coulston C, Berk M. Potential mechanisms of action of lithium in bipolar disorder. CNS Drugs. 2013;27(2):135-53.
127. Cipriani A, Hawton K, Stockton S, Geddes J. Lithium in the prevention of suicide in mood disorders: updated systematic review and meta-analysis. BMJ. 2013;346:f3646.
128. Disease Management. Despite safety concerns, clozapine has a unique profile of clinical benefits in patients with treatment-resistant schizophrenia or schizophrenia-associated suicidality. Drugs Ther Perspect. 2007;23(10):9-13.
129. Li X. Synaptic, intracellular, and neuroprotective mechanisms of anticonvulsants: are they relevant for the treatment and course of bipolar disorders? J Affect Disord. 2002;69(1-3):1-14.
130. Bowden C, Brugger AM, Swann AC, Calabrese JR, Janicak PG, Petty F, et al. Efficacy of divalproex vs lithium and placebo in the treatment of mania. JAMA. 1994;271(12):918-24.
131. Bernik M, Corregiari F. Psicofarmacologia em psiquiatria: hipnóticos e ansiolíticos. In: Miguel EC, Gentil V, Gattaz WF, editores. Clínica psiquiátrica. São Paulo: Manole; 2011.
132. Lader M. Benzodiazepines revisited: will we ever learn? Addiction. 2011;106(12):2086-109.
133. Sordi AO, Rodriguez VCR, Kessler F. Benzodiazepínicos, hipnóticos e ansiolíticos. In: Diehl A, Cordeiro DC, Larnjeira R, editors. Dependência química: prevenção, tratamento e políticas públicas. Porto Alegre: Artmed; 2011. p. 180-8.
134. Hara C, Murad MGR, Rocha FL. Aspectos gerais da psicofarmacoterapia nas urgências e emergências psiquiátricas. In: Rocha FL, Coelho OFL, Hara C, editores. Atendimento às urgências e emergências psiquiátricas no pronto-socorro: uma abordagem para o clínico. São Paulo: Atheneu; 2014. cap. 2, p. 15-30.
135. Brett J, Murnion B. Management of benzodiazepine misuse and dependence. Aust Prescr. 2015;38(5):152-5.
136. Ochoa JG, Kilgo WA. The role of benzodiazepines in the treatment of epilepsy. Curr Treat Options Neurol. 2016;18(4):18.
137. Henrique-Araújo R, Araújo NA, Sena EP. Ansiolíticos e hipnóticos. In: Rocha FL, Hara C. Psicofármacos na prática clínica. Belo Horizonte: Folium; 2017. p. 135-58.
138. Azevedo AJP, Araújo AA, Ferreira MAF. Consumo de ansiolíticos benzodiazepínicos: uma correlação entre dados do SNGPC e indicadores sociodemográficos nas capitais brasileiras. Cienc Saude Colet. 2016;21(1):83-90.
139. Fukasawa T, Suzuki A, Otani K. Effects of genetic polymorphism of cytochrome P450 enzymes on the pharmacokinetics of benzodiazepines. J Clin Pharm Ther. 2007;32(4):333-41.
140. Quarantini LC, Nogueira LB, Rocha M, Netto LR, Sena EP. Ansiolíticos benzodiazepínicos. In: Sena EP, Miranda-Scippa AMA, Quarantini LC, Oliveira IR, editors. IRISMAR: psicofarmacologia clínica. 3. ed. Rio de Jnaeiro: Medbook; 2011. p. 261-72.
141. Takeshima N, Ogawa Y, Hayasaka Y, Furukawa TA. Continuation and discontinuation of benzodiazepine prescriptions: a cohort study based on a large claims database in Japan. Psychiatry Res. 2016;237:201-7.
142. Geovanini GR, Pinna FR, Prado FAP, Tamaki WT, Marques E. Padronização da Anestesia em suínos para procedimentos cirúrgicos cardiovasculares experimentais. Rev Bras Anestesiol. 2008;58(4):363-70.
143. Oga S, Camargo MMA, Batistuzzo JAO. Fundamentos de toxicologia. 3. ed. São Paulo: Atheneu; 2014.
144. Stahl SM. Stahl psicofarmacologia: bases neurocientíficas e aplicações práticas. 4. ed. Rio de Janeiro: Guanabara Koogan; 2014.
145. Jembrek MJ, Vlainic J. GABA receptors: pharmacological potential and pitfalls. Curr Pharm Des. 2015;21(34):4943-59.
146. Nielsen S. Benzodiazepines. In: Nielsen S, Bruno R, Schenk Susan, editors. Non-medical and illicit use of psychoactive drugs. New York: Springer; 2015. p. 141-59.
147. Bernik M, Corregiari F, Corchs F. Tratamento de transtornos de ansiedade: transtorno de ansiedade generalizada, transtorno de pânico e fobia social. In: Sena EP, Miranda-Scippa AMA, Quarantini LC, Oliveira IR, editors. IRISMAR: psicofarmacologia clínica. 3. ed. Rio de Jnaeiro: Medbook; 2011. p. 331-7.
148. Hood SD, Norman A, Hince DA, Melichar JK, Hulse GK. Benzodiazepine dependence and its treatment with low dose flumazenil. Br J Clin Pharmacol. 2014;77(2):285-94.

149. Spadoni G, Bedini A, Lucarini S, Mor M, Rivara S. Pharmacokinetic and pharmacodynamic evaluation of ramelteon: an insomnia therapy. Expert Opin Drug Metab Toxicol. 2015;11(7):1145-56.
150. Asnis GM, Thomas M, Henderson MA. Pharmacotherapy treatment options for insomnia: a primer for clinicians. Int J Mol Sci. 2015;17(1):50.
151. MacFarlane J, Morin CM, Montplaisir J. Hypnotics in insomnia: the experience of zolpidem. Clin Ther. 2014;36(11):1676-701.
152. Sukys-Claudino L, Moraes WA, Tufik S, Poyares D. Novos sedativos hipnoticos. Rev Bras Psiquiatr. 2010;32(3):288-93.
153. Sutton EL. Insomnia. Med Clin North Am. 2014;98(3):565-81.
154. US Food and Drug Admnistration. Highlights of precribing information: AMBIEN CR [Internet]. 2017 [capturado em 06 maio 2019]. Disponível em: https://www.accessdata.fda.gov/drugsatfda_docs/label/2017/019908s038lbl.pdf. Acesso em: 06 maio 2019.
155. Brandt J, Leong C. Benzodiazepines and z-drugs: an updated review of major adverse outcomes reported on in epidemiologic research. Drugs R D. 2017;17(4):493-507.
156. Ramos MG, Hara C, Rocha FL. Uso de psicofármacos em idosos: ansiolíticos e hipnóticos. In: Sena EP, Miranda-Scippa AMA, Quarantini LC, Oliveira IR, editors. IRISMAR: psicofarmacologia clínica. 3. ed. Rio de Jnaeiro: Medbook; 2011. p. 439-48.
157. Akbar M, Egli M, Cho YE, Song BJ, Noronha A. Medications for alcohol use disorders: an overview. Pharmacol Ther. 2018;185:64-85.
158. Garbutt JC. Efficacy and tolerability of naltrexone in the management of alcohol dependence. Curr Pharm Des. 2010;16(19):2091-7.
159. Garbutt JC. The state of pharmacotherapy for the treatment of alcohol dependence. J Subst Abuse Treat. 2009;36(1):S15-23; quiz S4-5.
160. Hendershot CS, Wardell JD, Samokhvalov AV, Rehm J. Effects of naltrexone on alcohol self-administration and craving: meta-analysis of human laboratory studies. Addict Biol. 2017;22(6):1515-27.
161. Jonas DE, Amick HR, Feltner C, Bobashev G, Thomas K, Wines R, et al. Pharmacotherapy for adults with alcohol use disorders in outpatient settings: a systematic review and meta-analysis. JAMA. 2014;311(18):1889-900.
162. Anton RF, O'Malley SS, Ciraulo DA, Cisler RA, Couper D, Donovan DM, et al. Combined pharmacotherapies and behavioral interventions for alcohol dependence: the COMBINE study: a randomized controlled trial. JAMA. 2006;295(17):2003-17.
163. Kim Y, Hack LM, Ahn ES, Kim J. Practical outpatient pharmacotherapy for alcohol use disorder. Drugs Context. 2018;7:212308.
164. Schuckit MA. Treatment of opioid-use disorders. N Engl J Med. 2016;375(4):357-68.
165. Weinshenker D, Schroeder JP. There and back again: a tale of norepinephrine and drug addiction. Neuropsychopharmacology. 2007;32(7):1433-51.
166. Alves HNP, Ribeiro M, Castro DS. Cocaína e crack. In: Diehl A, Cordeiro DC, Larnjeira R, organizadores. Dependência química: prevenção, tratamento e políticas públicas. Porto Alegre: Artmed; 2011. p. 170-19.
167. Hameedi FA, Rosen MI, McCance-Katz EF, McMahon TJ, Price LH, Jatlow PI, et al. Behavioral, physiological, and pharmacological interaction of cocaine and disulfiram in humans. Biol Psychiatry. 1995;37(8):560-3.
168. Diehl A, Cordeiro D, Laranjeira R. Dependência química: prevenção, tratamento e políticas públicas. Porto Alegre: Artmed Editora; 2011.
169. Plosker GL. Acamprosate: a review of its use in alcohol dependence. Drugs. 2015;75(11):1255-68.
170. Esel E, Dinc K. Neurobiology of alcohol dependence and implications on treatment. Turk Psikiyatri Derg. 2017;28(1):51-60.
171. Prochaska JJ, Benowitz NL. The past, present, and future of nicotine addiction therapy. Annu Rev Med. 2016;67:467-86.
172. Hartmann-Boyce J, Chepkin SC, Ye W, Bullen C, Lancaster T. Nicotine replacement therapy versus control for smoking cessation. Cochrane Database Syst Rev. 2018;(5):CD000146.
173. Hajek P, West R, Foulds J, Nilsson F, Burrows S, Meadow A. Randomized comparative trial of nicotine polacrilex, a transdermal patch, nasal spray, and an inhaler. Arch Intern Med. 1999;159(17):2033-8.
174. Cahill K, Stevens S, Lancaster T. Pharmacological treatments for smoking cessation. JAMA. 2014;311(2):193-4.
175. Cahill K, Stevens S, Perera R, Lancaster T. Pharmacological interventions for smoking cessation: an overview and network meta-analysis. Cochrane Database Syst Rev. 2013(5):CD009329.
176. Arias HR. Is the inhibition of nicotinic acetylcholine receptors by bupropion involved in its clinical actions? Int J of Biochem Cell Biol. 2009;41(11):2098-108.
177. Mansvelder HD, Fagen ZM, Chang B, Mitchum R, McGehee DS. Bupropion inhibits the cellular effects of nicotine in the ventral tegmental area. Biochem Pharmacol. 2007;74(8):1283-91.
178. Stead LF, Perera R, Bullen C, Mant D, Hartmann-Boyce J, Cahill K, et al. Nicotine replacement therapy for smoking cessation. Cochrane Database Syst Rev. 2012;(11):CD000146.
179. Ebbert JO, Hatsukami DK, Croghan IT, Schroeder DR, Allen SS, Hays JT, et al. Combination varenicline and bupropion SR for tobacco-dependence treatment in cigarette smokers: a randomized trial. JAMA. 2014;311(2):155-63.
180. Kaur K, Kaushal S, Chopra SC. Varenicline for smoking cessation: a review of the literature. Curr Ther Res Clin Exp. 2009;70(1):35-54.
181. Lam S, Patel PN. Varenicline: a selective alpha4beta2 nicotinic acetylcholine receptor partial agonist approved for smoking cessation. Cardiol Rev. 2007;15(3):154-61.
182. Brandon TH, Drobes DJ, Unrod M, Heckman BW, Oliver JA, Roetzheim RC, et al. Varenicline effects on craving, cue reactivity, and smoking reward. Psychopharmacology (Berl). 2011;218(2):391-403.
183. Rose JE, Behm FM. Combination varenicline/bupropion treatment benefits highly dependent smokers in an adaptive smoking cessation paradigm. Nicotine Tob Res. 2016;19(8):999-1002.
184. Koegelenberg CF, Noor F, Bateman ED, van Zyl-Smit RN, Bruning A, O'Brien JA, et al. Efficacy of varenicline combined with nicotine replacement therapy vs varenicline alone for smoking cessation: a randomized clinical trial. JAMA. 2014;312(2):155-61.
185. Fonseca F, Torrens M. Pharmacogenetics of methadone response. Mol Diagn Ther. 2018;22(1):57-78.
186. Levran O, Peles E, Randesi M, Shu X, Ott J, Shen PH, et al. Association of genetic variation in pharmacodynamic factors with methadone dose required for effective treatment of opioid addiction. Pharmacogenomics. 2013;14(7):755-68.
187. Nielsen S, Larance B, Degenhardt L, Gowing L, Kehler C, Lintzeris N. Opioid agonist treatment for pharmaceutical opioid dependent people. Cochrane Database Syst Rev. 2016;(5):CD011117.

188. Elkader A, Sproule B. Buprenorphine: clinical pharmacokinetics in the treatment of opioid dependence. Clin Pharmacokinet. 2005;44(7):661-80.

## LEITURAS RECOMENDADAS

Lee JW. Serum iron in catatonia and neuroleptic malignant syndrome. Biol Psychiatry. 1998;44(6):499-507.

Patil BS, Subramanyam AA, Singh SL, Kamath RM. Low serum iron as a possible risk factor for neuroleptic malignant syndrome. Int J Appl Basic Med Res. 2014;4(2):117-8.

Rosebush PI, Mazurek MF. Serum iron and neuroleptic malignant syndrome. Lancet. 1991;338(8760):149-51.

Shah AA, Aftab A, Coverdale J. QTc prolongation with antipsychotics: is routine ECG monitoring recommended? J Psychiatr Pract. 2014;20(3):196-206.

Su YP, Chang CK, Hayes RD, Harrison S, Lee W, Broadbent M, et al. Retrospective chart review on exposure to psychotropic medications associated with neuroleptic malignant syndrome. Acta Psychiatr Scand. 2014;130(1):52-60.

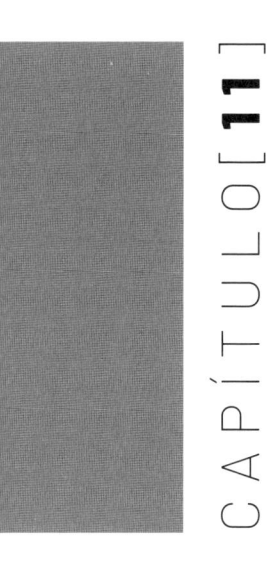

# CAPÍTULO [11]
# TERAPIAS BIOLÓGICAS NÃO INVASIVAS

PAULO J. C. SUEN
ANDRE RUSSOWSKY BRUNONI

As terapias biológicas não invasivas se apresentam como campo promissor para o desenvolvimento de novos protocolos de tratamento de transtornos neuropsiquiátricos. Elas se baseiam na estimulação de redes neurais com o intuito de modular a atividade sináptica delas para níveis adequados. Para isso, é necessária a determinação precisa de quais redes estão relacionadas a quais funções cerebrais e do nível de ativação normal de cada uma dessas redes, para que seja possível direcionar a estimulação às redes afetadas a fim de induzir os efeitos desejados. Essas relações estão sob intensa investigação pela comunidade científica e vão contribuir para o avanço dos tratamentos por neuroestimulação, com o surgimento de protocolos cada vez mais precisos e efetivos para diferentes transtornos. Atualmente, as técnicas não invasivas mais utilizadas são a estimulação transcraniana por corrente contínua (ETCC) e a estimulação magnética transcraniana (EMT), a aplicação mais comum no tratamento do transtorno depressivo maior (TDM). A eletroconvulsoterapia (ECT) continua sendo o tratamento mais eficaz para o TDM, porém com efeitos colaterais importantes. O avanço das pesquisas possivelmente determinará novas redes-alvo para estimulação no tratamento de outros transtornos, estendendo a aplicação dessas técnicas, bem como o conhecimento sobre o funcionamento cerebral.

O uso de corrente elétrica como forma de tratamento de doenças neurológicas remonta à Antiguidade Clássica, desde as primeiras documentações da prática médica. *De compositionibus medicamentorum*, escrito por Scribonius Largus, o médico romano do imperador Claudius, descreve em detalhes um conjunto de substâncias e receitas utilizadas pelos médicos da época e inclui o uso de raias elétricas para tratamento de cefaleia e dores.[1,2] A etimologia do nome das raias elétricas em inglês, *torpedo fish*, é indicativo dessa origem: a palavra "torpedo" vem do latim *torpere*, que significa entorpecido.

O fim do século XVIII foi marcado pela introdução da eletrofisiologia como disciplina científica, tendo início com as descobertas de Galvani a respeito da excitabilidade elétrica dos nervos em 1791.[3,4] Essa noção foi expandida para o córtex cerebral com os trabalhos de Fritsch e Hitzig[5] e outros pesquisadores da época,[6-9] cujas investigações produziram evidência conclusiva da relação funcional de diferentes regiões cerebrais por meio de mapeamento com estímulos elétricos.[10]

Na década de 1960, os cientistas começaram a investigar a modulação da atividade neuronal por corrente elétrica de polaridade específica. Bindman e colaboradores mostraram que correntes de 0,25 µA/mm² aplicadas à pia-máter interfeririam por horas na atividade espontânea e nos potenciais evocados de neurônios após minutos de estimulação elétrica em cérebros de ratos.[11] Purpura e McMurtry[12] observaram o mesmo fenômeno com correntes de 20 µA/mm² aplicadas ao córtex cerebral em gatos. Esses experimentos indicam que correntes muito inferiores àquelas necessárias para evocar um potencial de ação (PA) podem alterar a excitabilidade de neurônios e criam a base teórica para a estimulação elétrica transcraniana (EET).

Em 1985, Barker e colaboradores introduziram a EMT,[13] após resolverem os desafios técnicos associados à criação de um campo magnético de curta duração e de intensidade suficiente para penetrar o crânio que fosse capaz de gerar corrente elétrica induzida significativa nos circuitos cerebrais. Eles mostraram que um pulso magnético aplicado sobre o córtex motor era capaz de provocar contração muscular gerando um potencial evocado motor (PEM) medido por eletromiografia (EMG).

Atualmente, a neuroestimulação se divide em um amplo campo de pesquisa com diferentes aplicações. Diferentemente das terapias invasivas, como a estimulação cerebral profunda (DBS, do inglês *deep brain stimulation*) e a estimulação do nervo vago (VNS, do inglês *vagus nerve stimulation*), ou de terapias convulsivas, como a ECT e a magnetoconvulsoterapia (MCT), as terapias biológicas não invasivas não requerem sedação ou anestesia, ao mesmo tempo que possibilitam modular a atividade cortical e a excitabilidade de neurônios através do crânio intacto. Suas duas principais técnicas de estimulação são EMT repetitiva (EMTr) e EET, cuja variante mais difundida é a ETCC, reintroduzida em 2000 sob forma mais moderna.[14]

O objetivo deste capítulo é apresentar de modo preciso e sucinto as terapias não invasivas de estimulação, EMTr e ETCC, e as terapias convulsivas, ECT e MCT. Serão apresentadas as bases teóricas de cada uma delas, explicando-se seus mecanismos de funcionamento, bem como as aplicações clínicas emergentes para os transtornos psiquiátricos. Por fim, será fornecido um registro dos principais desafios enfrentados e do futuro dessas aplicações para a psiquiatria.

## MECANISMOS DE AÇÃO

### ESTIMULAÇÃO MAGNÉTICA TRANSCRANIANA

A EMT é baseada no princípio de indução de corrente elétrica em um circuito a partir de um campo magnético variante, conforme mostrado por Michael Faraday em 1832.[15] O aparelho de EMT conta com uma bobina, chamada de bobina de campo, na qual uma corrente elétrica passa e gera um pulso de campo magnético. O campo gerado tem direção perpendicular às bobinas de campo e atinge intensidade similar àquela produzida por aparelhos de ressonância magnética (1,5 a 3 T), porém por curto tempo (ms).[16] Um campo elétrico é induzido nos circuitos cerebrais atingidos pelo campo magnético. A voltagem do campo induzido pode excitar neurônios *per se*, mas é provável que as correntes induzidas sejam as mais importantes para os efeitos observados.[17]

Em meio homogêneo, a corrente elétrica é induzida em circuitos paralelos à bobina de campo, que, no cérebro, se traduz em correntes de direção principalmente tangencial à superfície do crânio. Os circuitos de maior corrente são aqueles de circunferência similar à da bobina, com a corrente induzida diminuindo conforme se aproxima do centro dela.[17] Os íons dissolvidos no citosol dos neurônios são deslocados com o surgimento de campo elétrico induzido pela bobina de campo, sendo esse deslocamento maior conforme o gradiente de campo gerado dentro do elemento neuronal. É interessante que esse gradiente de campo perpasse a membrana neuronal de forma a induzir a passagem de corrente pela membrana e a consequente ativação do neurônio.

Os efeitos excitatórios e inibitórios gerados pela EMTr são similares aos efeitos de potenciação de longa duração (LTP) e depressão de longa duração (LTD). A LTP e a LTD são dois mecanismos de plasticidade sináptica causados por fenômenos biológicos que levam ao reforço (LTP) ou ao enfraquecimento (LTD) da sinapse, o que acarreta aumento ou diminuição de sua eficiência. Entre as similaridades observadas, destacam-se: 1) a EMTr induz efeitos que perduram além do período de estimulação; 2) o padrão temporal de estimulação é importante para a determinação do efeito fisiológico; 3) os efeitos da EMTr dependem do estado prévio da rede neural estimulada; 4) a EMTr está envolvida na expressão de fator neurotrófico derivado do cérebro (BDNF) e de c-Fos, moléculas associadas à LTP; 5) os efeitos da EMTr são diminuídos por bloqueio de receptores de N-metil-D-aspartato (NMDA); e 6) os efeitos da EMTr estão associados a polimorfismos de BDNF.[18,19]

## ESTIMULAÇÃO TRANSCRANIANA POR CORRENTE CONTÍNUA

A ETCC é tecnicamente uma das formas mais simples de se estimular o cérebro. Ela consiste na passagem de corrente elétrica de baixa intensidade por meio de eletrodos posicionados sobre o couro cabeludo com o intuito de provocar alterações na atividade cerebral, modificando a excitabilidade das regiões afetadas. A corrente injetada altera o potencial de membrana de repouso, hiperpolarizando-a ou despolarizando-a, de acordo com o sentido da corrente em relação à orientação axonal, mas sem produzir disparos.[11,12] Nesse sentido, a técnica é puramente neuromodulatória, diferente da EMT, que, além de ser neuromodulatória, também é neuroestimulatória.[2] De forma geral, correntes anódicas aumentam a excitabilidade neuronal, demonstrado por aumento da amplitude dos PEMs à excitação por EMT, enquanto correntes catódicas a diminuem.[14] Uma estimulação com duração de poucos segundos é suficiente para induzir essas alterações de excitabilidade, mas que não duram além do período de estimulação.[20] Uma modulação efetiva da atividade neuronal que perdura por pelo menos 1 hora requer tempo de estimulação na casa de minutos.[21]

Os efeitos duradouros da ETCC estão provavelmente relacionados a diversos mecanismos diferentes. Farmacologicamente, evidências apontam que esses efeitos estão relacionados à plasticidade sináptica de neurônios glutamatérgicos, já que o bloqueio de receptores NMDA reduz os efeitos da ETCC.[22,23] Também foi demonstrado que a ETCC reduz a concentração local de ácido gama-aminobutírico (GABA), o que também pode impactar a plasticidade glutamatérgica devido à relação próxima entre esses dois neurotransmissores.[24] A ETCC também pode influenciar a conectividade funcional das redes neuronais, impactando suas oscilações e a sincronização entre elas.[25,26] Há também a contribuição de efeitos não sinápticos, uma vez que a presença de um campo elétrico pode causar o deslocamento de moléculas envolvidas no transporte iônico transmembrana, na estrutura da membrana celular, no citoesqueleto celular ou no transporte de substâncias dentro da célula.[27,28]

A relação clássica ânodo-excitatório e cátodo-inibitório ("AeCi") é válida para o córtex motor, mas não pode ser generalizada para todo o cérebro. Por exemplo, foi observado, em um estudo com voluntários saudáveis, que os efeitos esperados "AeCi" ocorreram em apenas um terço dos casos, sendo que 40% deles apresentaram efeitos excitatórios com ânodo e cátodo e, em 21%, os efeitos foram invertidos (ânodo-inibitório/cátodo-excitatório).[29] Além disso, uma intensidade maior de corrente elétrica por períodos mais prolongados pode melhorar a eficácia da técnica em algumas aplicações,[30] mas isso também não pode ser considerado regra. De fato, foi observado que, ao dobrar a intensidade de corrente para 2 mA (vs. 1 mA), o cátodo produziu efeitos excitatórios, em vez dos efeitos inibitórios esperados,[31] enquanto a estimulação anódica a 1 mA por longos períodos levou a efeitos inibitórios.[32] Em parte, esses efeitos podem ser explicados pelo fato de que um aumento da intensidade de corrente cria um campo elétrico que penetra mais no cérebro e se torna capaz de influenciar a atividade de redes neurais mais profundas, que, por sua vez, impactam os efeitos biológicos e clínicos de forma inesperada.[33]

Outra relação a ser considerada é que, mesmo que as correntes injetadas induzam despolarização ou hiperpolarização coerentes com a polaridade dos eletrodos, os efeitos fisiológicos observados dependem da função da rede afetada, que, por sua vez, pode exercer efeitos excitatórios ou inibitórios no restante do cérebro. Por fim, o tamanho dos eletrodos e a disposição deles sobre o couro cabeludo influenciam diretamente a difusão de corrente e a geometria dos campos elétricos induzidos no cérebro.[34,35] Dessa forma, a variabilidade dos resultados clínicos observada com os tratamentos por ETCC pode estar diretamente relacionada a diferenças anatômicas entre os cérebros dos indivíduos, que alteram a magnitude e a direção do campo elétrico resultante da estimulação.[36,37]

## ELETROCONVULSOTERAPIA E MAGNETOCONVULSOTERAPIA

A ECT e a MCT têm por objetivo induzir convulsão dentro de ambiente controlado em pacientes sob anestesia geral via despolarização de grande número de neurônios. A ECT é feita por meio de dois eletrodos posicionados na cabeça que descarregam uma corrente elétrica de baixa duração e alta intensidade,[38] enquanto a MCT aplica pulsos magnéticos que despolarizam os neurônios da região atingida.[39] A maior focalização dos campos elétricos induzidos pela MCT possivelmente está relacionada a menor prejuízo das funções cognitivas, como desorientação espacial e perda de memória, do que as convulsões induzidas por ECT, sendo mantida a capacidade terapêutica da técnica.[40] Ainda assim, a ECT tem um histórico de mais de 80 anos de aplicação na psiquiatria e é considerada uma das terapias mais efetivas para transtornos do humor, enquanto a MCT ainda é um tratamento sob estudo.[38]

Os mecanismos da convulsoterapia ainda são pouco conhecidos, e as maiores evidências são provenientes de estudos de ECT na depressão.[41] Entre aqueles propostos, a teoria da inflamação se mostra promissora, pois há evidência de diminuição das citocinas inflamatórias em pacientes deprimidos após ECT.[42,43] A inflamação ativa a via da quinurenina, levando ao estresse oxidativo e à depleção de serotonina (5-HT);[44] portanto, uma redução acentuada da inflamação poderia diminuir os sintomas depressivos.[45] Outras linhas mostram que a ECT aumenta os níveis de BDNF,[46] o volume do hipocampo e da amígdala[47,48] e a conectividade funcional do hipocampo.[49]

## PARÂMETROS DE ESTIMULAÇÃO

### ESTIMULAÇÃO MAGNÉTICA TRANSCRANIANA

A EMT pode produzir diferentes efeitos, e sua aplicabilidade difere dependendo da região cerebral estimulada, se essa região está engajada em alguma atividade ou não, e da frequência, da intensidade e do ciclo dos pulsos magnéticos gerados. Em geral, as EMTs de pulso único e de pulsos pareados são utilizadas para investigar o funcionamento cerebral, enquanto a EMTr é usada para induzir mudanças na atividade cerebral que se estendem além do período de estimulação.[50]

A combinação de EMT de pulso único e pulsos pareados com medições de EMG permite investigar diversos processos do córtex motor, como excitabilidade, plasticidade, conectividade cortical, assim como interações entre processos corticais excitatórios e inibitórios.[51] Além disso, também se apresenta como ferramenta valiosa para compreensão dos processos patológicos relacionados a transtornos neurológicos e psiquiátricos, tais como doença de Parkinson, doença de Alzheimer (DA), esquizofrenia, transtorno obsessivo-compulsivo (TOC), TDM e transtorno bipolar.[52]

A EMTr é utilizada como ferramenta terapêutica por induzir efeitos excitatórios ou inibitórios de longo prazo em circuitos cerebrais, com aplicabilidade para tratar transtornos neurológicos e psiquiátricos caracterizados por disfunção em redes neurais específicas. Essa modulação da atividade cortical é dependente principalmente da frequência de estimulação, sendo as baixas frequências (≤ 1 Hz) associadas a efeito inibitório da excitabilidade do córtex motor,[53] e as altas frequências (5 a 20 Hz), a aumento da excitabilidade cortical.[54,55] Recentemente, outro protocolo de EMTr, a *theta-burst stimulation* (TBS), foi aprovado pela Food and Drug Administration (FDA). A TBS recebe esse nome por utilizar um trem de pulsos de baixa intensidade e 50 Hz repetidos a cada 200 milissegundos (5 Hz),[56] que imita as ondas teta (4 a 7 Hz) endógenas do cérebro, e se parece com os modelos experimentais de indução de LTP e LTD da atividade sináptica. Diferentes padrões de estimulação por TBS (contínua ou intermitente) produzem efeitos opostos no córtex motor estimulado.[56] A TBS intermitente (iTBS) aplica 600 pulsos em três minutos e induz o aumento da excitabilidade cortical motora similar à LTP, enquanto a TBS contínua (cTBS) induz a redução da excitabilidade cortical motora similar à LTD.[56]

Um protocolo de EMTr envolve a seleção desses parâmetros de estimulação e deve levar em consideração o efeito fisiológico desejado e a existência de evidência para o tratamento com EMTr da condição do paciente.[57] Uma sessão de EMTr inclui geralmente a aplicação de 600 a 3.000 pulsos.

## FREQUÊNCIA DE ESTIMULAÇÃO

Os padrões típicos para EMTr de alta frequência envolvem um trem de pulsos de 10 Hz emitidos durante cinco segundos, com pausa de 20 a 40 segundos entre trens de pulsos, com total de 1.200 a 3.000 pulsos emitidos em intervalo de tempo de 15 a 45 minutos. Essa pausa entre trens é recomendada, e seu tempo deve estar de acordo com as orientações de segurança mais atuais.[58] A EMTr de baixa frequência não requer intervalo entre trens, portanto a sessão de estimulação consiste em uma sequência de pulsos de 1 Hz com 600 a 1.500 pulsos emitidos em intervalo de tempo relativamente menor.

A TBS consiste na aplicação de um trem de 3 a 5 pulsos de 50 Hz emitidos na frequência de 5 Hz. A iTBS, de efeito excitatório, costuma ser aplicada com intervalos de dois segundos de pulsos e oito segundos de pausa, com uma sessão de 1.200 pulsos durando menos de oito minutos. A cTBS, de efeito inibitório, não aplica intervalo de pausa, e uma sessão de 1.200 pulsos emitidos dura aproximadamente três minutos.[56]

Existem ainda outras intervenções que combinam protocolos de alta e baixa frequências em uma mesma sessão. Um dos métodos é chamado de EMTr bilateral, que aplica estimulação de alta frequência em um dos lados do cérebro simultaneamente, ou com mais frequência de modo sequencial, à estimulação de baixa frequência no outro lado. Há também o método chamado de *priming*, quando um protocolo específico é aplicado em determinada região cerebral antes de outro, com o intuito de intensificar os efeitos do segundo protocolo.[59]

## LIMIAR MOTOR DE REPOUSO (LMR)

O LMR é classicamente definido como o menor percentual da intensidade máxima de campo necessário para gerar PEM de 50 µV ou mais em pelo menos 5 de 10 tentativas. O LMR costuma ser determinado pela estimulação da região do córtex motor que codifica os movimentos da mão e pela realização de EMG em um dos pequenos músculos da mão (i.e., abdutor curto do polegar, primeiro interósseo dorsal ou abdutor do dedo mínimo). A medição do LMR é importante para demonstrar que determinada intensidade de pulso magnético causa despolarização do córtex motor, de forma que esse efeito pode ser extrapolado para outras regiões corticais. Em geral, os protocolos de estimulação por EMTr utilizam intensidades de 100 a 120% do LMR, enquanto os protocolos de TBS empregam intensidades de 80 a 100%.

## BOBINA DE CAMPO

O formato da bobina está relacionado ao formato do campo magnético gerado, o qual, por sua vez, determina a intensidade, a precisão e a profundidade da estimulação. A bobina de campo mais comumente utilizada é a de formato de oito, que cria um padrão de campo muito focalizado no centro. Também são utilizadas bobinas no formato de H e de duplo cone.

## POSICIONAMENTO DA BOBINA

O alvo cortical da estimulação é um parâmetro crucial para o efeito terapêutico da EMT, já que as ações fisiológicas desejadas dependem de se estimular corretamente as áreas estipuladas. Ao determinar a região a ser estimulada, é importante posicionar a bobina corretamente de forma que o campo gerado atinja aquela região. O padrão-ouro para localização dos alvos é por meio da neuronavegação, que consiste em utilizar imagens de ressonância magnética (IRMs) do cérebro do paciente integradas a um sistema de posicionamento espacial e a um grupo de sensores por um *software* que indica a posição relativa dos sensores no cérebro. Na ausência da neuronavegação, métodos anatômicos podem ser utilizados. Esses métodos empregam pontos de referência do crânio para estimar o alvo. O mais utilizado é o sistema internacional 10-20 para eletrencefalografia (EEG).

## ESTIMULAÇÃO TRANSCRANIANA POR CORRENTE CONTÍNUA

Os principais parâmetros da ETCC são a intensidade da corrente elétrica administrada, a duração da sessão de estimulação, o tamanho e o posicionamento dos eletrodos no couro cabeludo, o número de sessões e o intervalo entre as sessões.[60] As correntes aplicadas estão entre 0,5 e 2 mA; as sessões duram de 9 a 30 minutos; o tamanho dos eletrodos vai de 3,5 a 100 cm², sendo os mais comuns de 25 e 35 cm². O posicionamento dos eletrodos deve ser feito de forma a direcionar a corrente para a região-alvo, sendo o sistema internacional 10-20 para EEG a referência mais comum para esse posicionamento. Os efeitos resultantes de uma única sessão de estimulação duram em geral alguns poucos minutos, enquanto diversas sessões prolongam esses efeitos por até semanas[61] e são utilizadas em âmbito clínico. No campo da pesquisa, diferentes configurações desses parâmetros estão sendo exploradas de forma a expandir a compreensão da técnica e encontrar novas configurações que possam ser efetivas como forma de tratamento.

## ELETROCONVULSOTERAPIA E MAGNETOCONVULSOTERAPIA

Os parâmetros de estimulação da ECT são o posicionamento dos eletrodos, a intensidade e a largura dos pulsos elétricos. As montagens mais comuns são a bitemporal (BT), a bifrontal (BF) e a unilateral direita (RUL). A intensidade é medida de acordo com a menor intensidade que produz convulsão, chamada de limiar de convulsão (LC). Os tratamentos bilaterais (BT e BF) em geral utilizam 1,5 a 2 vezes o LC, enquanto a RUL aplica de 5 a 8 vezes o LC.[38] Uma metanálise[62] comparou os três posicionamentos e encontrou eficácia similar entre eles, porém com efeitos diferentes sobre as funções cognitivas. As ECTs BF e RUL são consideradas tratamentos de primeira linha, e a ECT BT é recomendada como tratamento de segunda linha devido a um índice maior de efeitos adversos de curto prazo sobre a cognição.[38] Normalmente, são utilizados pulsos breves (PBs, 0,5 a 1,5 ms de duração) ou pulsos ultrabreves (PUB, duração inferior a 0,5 ms). Os PUBs podem estar associados a menores prejuízos cognitivos, especificamente em relação à perda de memória,[63] mas também podem apresentar ritmo de melhora mais lento e requerer mais sessões do que os PBs.[64]

Os parâmetros da MCT ainda estão sob estudo. A maioria dos estudos posiciona a bobina no vértice (equivalente ao Cz no sistema internacional 10-20 para EEG), aplica frequência de estimulação de 100 Hz, largura de pulso de 0,2 a 0,4 milissegundos e estimulação de 10 segundos. O tratamento em geral é feito de 2 a 3 vezes por semana, em um total de 12 sessões.[38]

## CONTRAINDICAÇÕES, EFEITOS ADVERSOS E SEGURANÇA

As contraindicações para EMTr e ETCC são muito semelhantes e incluem a presença de peças ferromagnéticas ou dispositivos eletrônicos próximos à área de estimulação que possam aquecer ou sofrer danos pelas correntes elétricas induzidas.

A EMTr pode, em alguns casos, causar convulsão. Todavia, o número de ocorrências reportadas é muito pequeno (< 0,1%), e em nenhuma dessas ocorrências houve sequela irreversível ou morte.[58] O risco de convulsão está associado a maiores LMRs, maiores frequências de estimulação, maior duração de trens de pulsos e menor intervalo entre os trens.[58] A experiência obtida com os ensaios clínicos permite o desenvolvimento de protocolos cada vez mais seguros, de modo a estipular os limites para os diferentes parâmetros de estimulação. Para pacientes com história prévia de convulsões, recomenda-se EMTr de baixa frequência, que não está associada a risco de convulsões e pode até exercer efeitos protetores.[65] Outros efeitos adversos de EMTr incluem dor de cabeça e desconforto no local de estimulação.[58] Os efeitos adversos de ETCC incluem formigamento, parestesia, vermelhidão e desconforto no local de estimulação.

Não existem contraindicações absolutas para ECT e MCT. As seguintes condições estão associadas a maiores riscos: lesão cerebral, pressão intracraniana elevada, infarto do miocárdio recente, hemorragia cerebral recente, presença de aneurisma, feocromocitoma e risco de anestesia de classe 4 ou 5.[38] Os efeitos adversos mais comuns são déficits cognitivos de curto prazo, como desorientação espacial, amnésia retrógrada e anterógrada, que podem durar de semanas a alguns meses, e sintomas que aparecem durante o tratamento, como cefaleia, dores musculares e náusea.

# EVIDÊNCIAS CLÍNICAS

## TRANSTORNO DEPRESSIVO MAIOR

### ESTIMULAÇÃO MAGNÉTICA TRANSCRANIANA

De acordo com a Canadian Network for Mood and Anxiety Treatments (CANMAT), a EMTr é tratamento de primeira linha para pacientes que não tiveram melhora após pelo menos uma tentativa de farmacoterapia. Os parâmetros de estimulação recomendados são de 110 a 120% do LMR para EMTr de alta e baixa frequências e de 70 a 80% do LMR para TBS, com sessões de cinco vezes por semana, com total de 20 a 30 sessões, ou menos se for obtida resposta clínica.[38] A região estimulada é o córtex pré-frontal dorsolateral (DLPFC) esquerdo, no caso da EMTr de alta frequência, ou o DLPFC direito, no caso da EMTr de baixa frequência, ambos protocolos considerados de primeira linha. Existe a sugestão de que pacientes que não responderem ao tratamento com EMTr de baixa frequência no DLPFC direito possam responder ao de alta frequência no DLPFC esquerdo, e vice-versa. Dessa forma, uma recomendação de segunda linha para pacientes não responsivos é substituir por outro protocolo de tratamento.[38]

A FDA também aprovou um protocolo de tratamento de TDM por EMTr que envolve estimulação do DLPFC esquerdo durante 37,5 minutos com pulsos de 10 Hz (total de 3.000 pulsos por sessão) a 120% do LMR, cinco dias por semana por um período de 4 a 6 semanas.[66] Apesar de ser um protocolo-padrão para o tratamento de TDM em pacientes resistentes a medicamentos, quando comparado à ECT, apresentou-se inferior, especialmente em indivíduos psicóticos.[67] Além disso, a EMTr se mostrou pouco efetiva em pacientes resistentes à ECT, indicando que o tratamento não deve ser utilizado se a ECT não foi bem-sucedida.

Recentemente, a FDA também aprovou um protocolo de TBS para o tratamento de TDM após um ensaio clínico que não indicou inferioridade da TBS em relação ao protocolo-padrão de EMTr de alta frequência.[68] O ensaio clínico utilizou iTBS aplicada ao DLPFC esquerdo com intensidade de 120% do LMR, trem de três pulsos de 50 Hz repetidos em 5 Hz, dois segundos ativo e oito segundos inativo, em um total de 600 pulsos emitidos em três minutos e nove segundos por cinco dias na semana durante quatro semanas. A principal vantagem desse novo protocolo de três minutos com relação ao padrão de 37,5 minutos é o tempo de estimulação menor. Apesar de o número de pulsos ser muito diferente entre os dois tratamentos, a resposta terapêutica por iTBS é similar à do protocolo-padrão. Além disso, um resultado positivo do estudo é que os pacientes avaliados apresentavam TDM resistente a medicamentos, sem mostrar resposta, em média, em 1 a 2 tratamentos farmacológicos prévios.[68]

### ESTIMULAÇÃO TRANSCRANIANA POR CORRENTE CONTÍNUA

A CANMAT classifica a ETCC como tratamento de terceira linha para o TDM. Isso se deve às metodologias heterogêneas de aplicação de corrente e aos resultados inconsistentes de metanálises, sendo necessários futuros estudos para estipular parâmetros ótimos de estimulação para ETCC como monoterapia ou em terapias combinadas.[38]

O papel da ETCC como terapia combinada ou substituta de antidepressivos foi investigado em dois grandes ensaios clínicos. O Sertraline vs. Electric Current Therapy for Treating Depression Clinical Study (SELECT-TDCS)[69] recrutou 120 pacientes com depressão moderada a grave que não haviam feito uso prévio de antidepressivos e os randomizou em quatro grupos: ETCC placebo e placebo, ETCC placebo e sertralina, ETCC ativa e placebo, e ETCC ativa e sertralina. Os parâmetros de estimulação foram: 2 mA, 30 minutos por dia durante duas semanas, seguidos de duas sessões de ETCC a cada duas semanas até a sexta semana. A dose de sertralina foi de 50 mg/dia. As conclusões principais foram: 1) o tratamento combinado foi significativamente mais eficaz do que os tratamentos em monoterapia; 2) a ETCC ativa como monoterapia foi mais eficaz do que o placebo; e 3) a ETCC foi bem-tolerada, com poucos efeitos adversos, apesar de terem sido reportados cinco casos de mania/hipomania no grupo combinado.

Os achados de que a ETCC e a sertralina não são estatisticamente diferentes são limitados, pois a dose de sertralina era baixa e o estudo não havia sido desenhado para comparar superioridade/inferioridade. O Escitalopram vs. Electric Current Therapy to Treat Depression Clinical Study (ELECT-TDCS)[70] procurou comparar a ETCC com relação à dose máxima de escitalopram (20 mg/dia). O ELECT-TDCS teve duração de 10 semanas (em vez de 6 semanas do SELECT-TDCS), e mais sessões de ETCC foram aplicadas (22 em vez de 12). O ELECT-TDCS falhou em demonstrar a superioridade da ETCC em comparação ao escitalopram, ou seja, o ELECT-TDCS mostrou que a estimulação não é inferior ao antidepressivo administrado. Análises de superioridade mostraram que o escitalopram foi superior à ETCC e ao placebo, enquanto a ETCC se mostrou superior ao placebo. O protocolo de ETCC utilizado nesse estudo foi de cinco sessões semanais durante três semanas, seguidas de sessões intermitentes nas outras sete semanas; um protocolo de estimulação mais intenso poderia ter sido eficaz, da mesma forma que os estudos primitivos de EMTr com duas semanas de estimulação mostraram resultados modestos comparados aos estudos que envolveram de 4 a 6 semanas de estimulação.

Um estudo multicêntrico[71] envolvendo 130 participantes diagnosticados com TDM e randomizados para receber ETCC ativa (2,5 mA por 30 min) ou placebo (0,034 mA e duas rampas de corrente de 60 s para imitar a sensação da estimulação na pele) aplicados ao DLPFC esquerdo, administrados em 20 sessões dentro de quatro semanas, não encontrou diferença significativa entre a estimulação ativa e o placebo. Inclusive, para os pacientes com depressão unipolar, o placebo resultou em maior taxa de remissão do que a ETCC ativa. Esse achado aponta para a possibilidade de que a corrente aplicada na ETCC placebo seja biologicamente ativa, ainda mais quando aplicada durante 20 sessões ao longo de quatro semanas. Outra consideração importante é a respeito da "dose" ideal de corrente. Não se sabe a intensidade de corrente ótima para a obtenção dos efeitos terapêuticos da ETCC, e pode ser que 2,5 mA por 30 minutos em 20 sessões excedam a "dose" ótima para muitos dos participantes.

## ELETROCONVULSOTERAPIA

A ECT é um dos tratamentos mais eficazes para TDM. Os índices de resposta ao tratamento alcançam 70%, com índices de remissão de 50% ou superiores, dependendo da população e do tipo de estímulo utilizado.[38] Por exemplo, um estudo multicêntrico (n = 230) reportou índices de remissão de 55% para RUL, 61% para BF e 64% para BT em um grupo misto de pacientes com depressão unipolar (77%) e bipolar (23%).[72] O maior preditor de não resposta à ECT é a resistência a tratamentos prévios; em pacientes com graus de resistência a tratamentos farmacológicos e psicológicos, o índice de resposta à ECT foi de aproximadamente 50%, em comparação a 65% em pacientes não resistentes.[73] O índice de recaída da doença, com ou sem manutenção do tratamento, também é alto. Uma metanálise de 32 estudos de 1962 até 2013 que analisou o índice de recaída após tratamento bem-sucedido com ECT reportou que essa taxa é maior nos seis meses pós-tratamento (37,7%).[74] Mesmo naqueles recebendo tratamento de manutenção pós-ECT, foram observados índices de recaída de aproximadamente 50% após um ano.

## ESQUIZOFRENIA

Técnicas de estimulação não invasivas têm sido utilizadas para o tratamento de alucinações auditivas e sintomas negativos na esquizofrenia.[75-78] Pacientes com alucinações auditivas apresentam fluxo de sangue aumentado no hemisfério esquerdo cerebral, particularmente no giro temporal superior.[78] Dessa forma, soluções que aplicam EMTr de baixa frequência ou ETCC catódica sobre essa região têm sido investigadas. Uma metanálise[76] recente demonstrou efeito clínico importante de EMTr de baixa frequência sobre a região temporoparietal esquerda, mas nenhum ensaio clínico grande confirmou esse achado. Em um ensaio clínico de 30 pacientes que aplicou ETCC, estimulação anódica sobre T3P3 e catódica sobre F3, houve diminuição das alucinações auditivas por até três meses após aplicação.[75]

A EMTr de alta frequência tem sido utilizada para tratamento de sintomas negativos da esquizofrenia. Os pulsos são aplicados sobre o DLPFC, a região cerebral que exibe redução de fluxo sanguíneo e metabolismo nessas condições,[79] e, apesar de os resultados iniciais serem promissores,[77] um ensaio clínico recente que recrutou 156 pacientes com esquizofrenia e sintomas negativos exacerbados não mostrou superioridade da EMTr de alta frequência aplicada ao DLPFC nos 105 dias de acompanhamento posterior ao tratamento.[80] Estudos com pequenos grupos de pacientes recebendo ETCC sugerem eficácia de um protocolo de estimulação anódica sobre o DLPFC e associação de melhora clínica com aumento da conectividade do DLPFC esquerdo e o giro temporal esquerdo.[75,81]

## TRANSTORNO OBSESSIVO--COMPULSIVO

O papel da EMTr no tratamento do TOC ainda é incerto. Uma metanálise mostrou que a EMTr é mais efetiva do que o placebo, porém incluía estudos que utilizavam protocolos e alvos de estimulação diferentes.[82] Ainda assim, os resultados indicam que a EMTr de baixa frequência sobre a área motora suplementar, com objetivo de reduzir o excesso de atividade do circuito frontoestriado-pálido-talâmico, seja o protocolo mais eficaz.[83] Ainda não foi finalizado ensaio clínico controlado avaliando a eficácia da ETCC no TOC. Um estudo está investigando a eficácia de estimulação catódica sobre a área motora suplementar com 2 mA.[84] Outros estudos indicam resultados promissores utilizando essa montagem.[85,86]

## PERSPECTIVAS FUTURAS

### NOVOS ALVOS TERAPÊUTICOS

O DLPFC é o alvo mais comum para tratamento de depressão com as técnicas não invasivas. Apesar de estar envolvido na fisiopatologia da doença, ele foi escolhido como alvo inicialmente por ser facilmente acessível, além do fato de o conhecimento a respeito dos outros circuitos envolvidos na depressão ser limitado.[87]

É interessante notar que a maior parte das evidências de assimetria pré-frontal e hipoatividade do DLPFC na depressão vem dos próprios estudos de EMTr.[87] A evidência mais consistente é a de que o DLPFC está envolvido nos processamentos que não incluem emoções e que, apesar de fazerem parte do espectro da depressão, não estão entre os principais sintomas da doença.[87] Assim, os efeitos antidepressivos da EMTr sobre o DLPFC podem ocorrer por mecanismos indiretos, mediante mudanças na conectividade das redes neurais.

Um possível alvo para futuros estudos de EMTr na depressão é o córtex pré-frontal dorsomedial (DMPFC). O DMPFC é um centro de convergência de diversas redes neurais envolvidas no controle cognitivo, na regulação de afeto e nos pensamentos acerca de si próprio.[88] Lesões nessa região causam transtornos do humor em mais de 80% dos casos.[89] Uma metanálise de morfometria cerebral mostrou redução de substância cinzenta no DMPFC e no córtex cingulado anterior em pacientes com depressão, ao mesmo tempo que reportam poucas alterações no DLPFC.[90]

Outras áreas envolvidas na fisiopatologia da depressão são o córtex frontopolar (FPC), o córtex pré-frontal ventromedial (VMPFC) e o córtex pré-frontal ventrolateral (VLPFC), que estão hiperativos na depressão e associados a melhora sintomática quando desativados.[87,89] O inconveniente é que o VMPFC e o VLPFC não são facilmente acessíveis, enquanto o FPC está em uma região em que a estimulação pode ser desconfortável ao causar contração muscular da face e percepções visuais ao se estimular a retina.[87]

## BIOMARCADORES

O uso de biomarcadores para as terapias não invasivas pode ser útil para identificar grupos de pacientes que tenham maior resposta à EMTr em comparação a outras intervenções ou placebo. Dois estudos recentes indicam possíveis preditores de resposta.

O primeiro estudo[91] mostrou que os pacientes que não respondiam ao tratamento por EMTr apresentavam, no começo do tratamento, maior anedonia e menor conectividade de um circuito neural classicamente associado à recompensa, que inclui o tegmento, o corpo estriado e uma parte do VMPFC. Esse estudo identificou que determinado subtipo de depressão em pacientes, definido a partir de características sindrômicas e de neuroimagem, pode responder melhor à EMTr.

O outro estudo[92] utilizou imagem de ressonância magnética funcional (IRMf) em uma amostra multicêntrica de 1.188 pacientes com depressão e identificou quatro subtipos ("biotipos") neurofisiológicos baseados em padrões distintos de conectividade disfuncional de redes frontoestriatais e límbicas. Pacientes do "biotipo 1" tinham aproximadamente três vezes mais chance de se beneficiar do tratamento com EMTr do que os pacientes dos "biotipos 2 e 4". Os autores sugeriram que existe uma assinatura neural associada à resposta clínica da EMTr.

## CONSIDERAÇÕES FINAIS

As técnicas não invasivas – a EMTr e a ETCC os métodos mais comuns – estão cada vez mais sendo aplicadas na prática clínica, a partir do progresso nas pesquisas das últimas décadas. Os resultados mais promissores são de aplicações para tratar o TDM e, em menor escala, a esquizofrenia. As vantagens incluem os efeitos colaterais leves e a ausência de contraindicações impeditivas. Todavia, os efeitos terapêuticos dessas técnicas ainda são modestos, possivelmente pela compreensão limitada de seus efeitos sobre a função cerebral em pacientes saudáveis e doentes. O desenvolvimento contínuo das técnicas não invasivas é crucial para elucidar seu papel no arsenal terapêutico dos transtornos psiquiátricos.

## REFERÊNCIAS

1. Bussel B. History of electrical stimulation in rehabilitation medicine. Ann Phys Rehabil Med. 2015:58(4);198-200.
2. Fregni F, Pascual-Leone A. Technology insight: noninvasive brain stimulation in neurology-perspectives on the therapeutic potential of rTMS and tDCS. Nat Clin Pract Neurol. 2007;3(7):383-93.
3. Heathcote, N. H. V. Reviewed Work: Commentary on the Effects of Electricity on Muscular Motion by Luigi Galvani, Margaret Glover Foley. Isis. 1955;46(3):305-9.
4. Piccolino M. Luigi Galvani and animal electricity: two centuries after the foundation of electrophysiology. Trends Neurosci. 1997;20(10):443-8.
5. Fritsch G, Hitzig E. Electric excitability of the cerebrum (T. Crump & S. Lama, Trans.). Epilepsy Behav. 1870;15:123-30.
6. Ferrier D. The localization of function in the brain. Proc R Soc Lond. 1874;22:228-32.
7. Munk H. On the functions of the vortex (Von Bonin, Trans.). In: Thomas CC, Von Bonin G, editors. Some papers on the cerebral cortex. Springfield: Charles C Thomas; 1881. p. 97-117.
8. Rabagliati A. Luciani and Tamburini on the functions of the brain: psycho-sensory cortical centres. Brain. 1879;1:529-44.
9. Gross CG. Brain, vision, memory: tales in the history of neuroscience. Cambridge: MIT; 1998.
10. Lewis PM, Rosenfeld JV. Electrical stimulation of the brain and the development of cortical visual prostheses: an historical perspective. Brain Res. 2016;1630:208-24.
11. Bindman LJ, Lippold OC, Redfearn JW. The action of brief polarizing currents on the cerebral cortex of the rat (1) during current flow and (2) in the production of long-lasting after-effects. J Physiol. 1964;172(3):369-82.

12. Purpura DP, McMurtry JG. Intracellular activities and evoked potential changes during polarization of motor cortex. J Neurophysiol. 1965;28(1):166-85.
13. Barker AT, Jalinous R, Freeston IL. Non-invasive magnetic stimulation of human motor cortex. Lancet. 1985;1(8437):1106-7.
14. Nitsche MA, Paulus W. Excitability changes induced in the human motor cortex by weak transcranial direct current stimulation. J Physiol. 2000;527 Pt 3:633-9.
15. Thompson SP. Michael Faraday: his life and work. London: Cassel and Company; 1898.
16. George MS, Aston-Jones G. Noninvasive techniques for probing neurocircuitry and treating illness: vagus nerve stimulation (VNS), transcranial magnetic stimulation (TMS) and transcranial direct current stimulation (tDCS). Neuropsychopharmacology. 2010;35(1):301-16.
17. Hallett M. Transcranial magnetic stimulation: a primer. Neuron. 2007;55(2):187-99.
18. Cooke SF, Bliss TV. Plasticity in the human central nervous system. Brain. 2006;129(Pt 7):1659-73.
19. Karabanov A, Ziemann U, Hamada M, George MS, Quartarone A, Classen J, et al. Consensus paper: probing homeostatic plasticity of human cortex with non-invasive transcranial brain stimulation. Brain Stimul. 2015;8(3):442-54.
20. Priori A, Berardelli A, Rona S, Accornero N, Manfredi M. Polarization of the human motor cortex through the scalp. Neuroreport. 1998;9(10):2257-60.
21. Nitsche MA, Paulus W. Sustained excitability elevations induced by transcranial DC motor cortex stimulation in humans. Neurology. 2001;57(10):1899-901.
22. Liebetanz D, Nitsche MA, Tergau F, Paulus W. Pharmacological approach to the mechanisms of transcranial DC-stimulation-induced after-effects of human motor cortex excitability. Brain. 2002;125(Pt 10):2238-47.
23. Nitsche MA, Fricke K, Henschke U, Schlitterlau A, Liebetanz D, Lang N, et al. Pharmacological modulation of cortical excitability shifts induced by transcranial direct current stimulation in humans. J Physiol. 2003;553(Pt 1):293-301.
24. Stagg CJ, Best JG, Stephenson MC, O'Shea J, Wylezinska M, Kincses ZT, et al. Polarity-sensitive modulation of cortical neurotransmitters by transcranial stimulation. J Neurosci. 2009;29(16):5202-6.
25. Polanía R, Nitsche MA, Paulus W. Modulating functional connectivity patterns and topological functional organization of the human brain with transcranial direct current stimulation. Hum Brain Mapp. 2011;32(8):1236-49.
26. Keeser D, Meindl T, Bor J, Palm U, Pogarell O, Mulert C, et al. Prefrontal transcranial direct current stimulation changes connectivity of resting-state networks during fMRI. J Neurosci. 2011;31(43):15284-93.
27. Jefferys JG. Nonsynaptic modulation of neuronal activity in the brain: electric currents and extracellular ions. Physiol Rev. 1995;75(4):689-723.
28. Ardolino G, Bossi B, Barbieri S, Priori A. Non-synaptic mechanisms underlie the after-effects of cathodal transcutaneous direct current stimulation of the brain. J Physiol. 2005;568(Pt 2):653-63.
29. Wiethoff S, Hamada M, Rothwell JC. Variability in response to transcranial direct current stimulation of the motor cortex. Brain Stimul. 2014;7(3):468-75.
30. Shekhawat GS, Sundram F, Bikson M, Truong D, De Ridder D, Stinear CM, et al. Intensity, duration, and location of high-definition transcranial direct current stimulation for tinnitus relief. Neurorehabil Neural Repair. 2016;30(4):349-59.
31. Batsikadze G, Moliadze V, Paulus W, Kuo MF, Nitsche MA. Partially non-linear stimulation intensity-dependent effects of direct current stimulation on motor cortex excitability in humans. J Physiol. 2013;591(7):1987-2000.
32. Monte-Silva K, Kuo MF, Hessenthaler S, Fresnoza S, Liebetanz D, Paulus W, et al. Induction of late LTP-like plasticity in the human motor cortex by repeated non-invasive brain stimulation. Brain Stimul. 2013;6(3):424-32.
33. Lefaucheur JP. Neurophysiology of cortical stimulation. Int Rev Neurobiol. 2012;107:57-85.
34. Faria P, Hallett M, Miranda PC. A finite element analysis of the effect of electrode area and inter-electrode distance on the spatial distribution of the current density in tDCS. J Neural Eng. 2011;8(6):066017.
35. Saturnino GB, Antunes A, Thielscher A. On the importance of electrode parameters for shaping electric field patterns generated by tDCS. Neuroimage. 2015;120:25-35.
36. Laakso I, Tanaka S, Mikkonen M, Koyama S, Sadato N, Hirata A. Electric fields of motor and frontal tDCS in a standard brain space: a computer simulation study. Neuroimage. 2016;137:140-51.
37. Brunoni AR, Shiozawa P, Truong D, Javitt DC, Elkis H, Fregni F, et al. Understanding tDCS effects in schizophrenia: a systematic review of clinical data and an integrated computation modeling analysis. Expert Rev Med Devices. 2014;11(4):383-94.
38. Milev RV, Giacobbe P, Kennedy SH, Blumberger DM, Daskalakis ZJ, Downar J, et al. Canadian Network for Mood and Anxiety Treatments (CANMAT) 2016 clinical guidelines for the management of adults with major depressive disorder: section 4. Neurostimulation treatments. Can J Psychiatry. 2016;61(9):561-75.
39. Cretaz E, Brunoni AR, Lafer B. Magnetic seizure therapy for unipolar and bipolar depression: a systematic review. Neural Plast. 2015:521398.
40. McClintock SM, Tirmizi O, Chansard M, Husain MM. A systematic review of the neurocognitive effects of magnetic seizure therapy. Int Rev Psychiatry. 2011;23(5):413-23.
41. van Buel EM, Patas K, Peters M, Bosker FJ, Eisel UL, Klein HC. Immune and neurotrophin stimulation by electroconvulsive therapy: is some inflammation needed after all? Transl Psychiatry. 2015;5:e609.
42. Hestad KA, Tønseth S, Støen CD, Ueland T, Aukrust P. Raised plasma levels of tumor necrosis factor ? in patients with depression: normalization during electroconvulsive therapy. J ECT. 2003;19(4):183-8.
43. Järventausta K, Sorri A, Kampman O, Björkqvist M, Tuohimaa K, Hämäläinen M, et al. Changes in interleukin-6 levels during electroconvulsive therapy may reflect the therapeutic response in major depression. Acta Psychiatr Scand. 2017;135(1):87-92.
44. Roman A, Kreiner G, Nalepa I. Macrophages and depression: a misalliance or well-arranged marriage? Pharmacol Rep. 2013;65(6):1663-72.
45. Yrondi A, Sporer M, Péran P, Schmitt L, Arbus C, Sauvaget A. Electroconvulsive therapy, depression, the immune system and inflammation: a systematic review. Brain Stimul. 2018;11(1):29-51.
46. Brunoni AR, Baeken C, Machado-Vieira R, Gattaz WF, Vanderhasselt MA. BDNF blood levels after electroconvulsive therapy in patients with mood disorders: A systematic review and meta-analysis. World J Biol Psychiatry. 2014;15(5):411-8.
47. Wilkinson ST, Sanacora G, Bloch MH. Hippocampal volume changes following electroconvulsive therapy: a systematic review and meta-analysis. Biol Psychiatry Cogn Neurosci Neuroimag. 2017;2(4):327-35.

48. Takamiya A, Chung JK, Liang KC, Graff-Guerrero A, Mimura M, Kishimoto T. Effect of electroconvulsive therapy on hippocampal and amygdala volumes: systematic review and meta-analysis. Br J Psychiatry. 2018;212(1):19-26.
49. Bolwig TG. Neuroimaging and electroconvulsive therapy: a review. J ECT. 2014;30(2):138-42.
50. Klomjai W, Katz R, Lackmy-Vallée A. Basic Principles of transcranial magnetic stimulation (TMS) and repetitive TMS (rTMS). Ann Phys Rehab Med. 2015;58(4):208-13.
51. Rossini PM, Rossi S. Transcranial magnetic stimulation: diagnostic, therapeutic, and research potential. Neurology. 2007;68(7):484-8.
52. Radhu N, Blumberger DM, Daskalakis ZJ. Cortical inhibition and excitation in neuropsychiatric disorders using transcranial magnetic stimulation. In: Brunoni A, Nitsche M, Loo C, editors. Transcranial direct current stimulation in neuropsychiatric disorders. Cham: Springer; 2016.
53. Hoffman RE, Cavus I. Slow transcranial magnetic stimulation, long-term depotentiation and brain hyperexcitability disorders. Am J Psychiatry. 2002;159(7):1093-102.
54. Berardelli A, Inghilleri M, Rothwell JC, Romeo S, Currà A, Gilio F, et al. Facilitation of muscle evoked responses after repetitive stimulation in man. Exp Brain Res. 1998;122(1):79-84.
55. Pascual-Leone A, Tormos JM, Keenan J, Tarazona F, Cañete C, Catalá MD. Study and modulation of human cortical excitability with transcranial magnetic stimulation. J Clin Neurophysiol. 1998;15(4):333-43.
56. Huang YZ, Edwards MJ, Rounis E, Bhatia KP, Rothwell JC. Theta burst stimulation of the human motor cortex. Neuron. 2005;45(2):201-6.
57. Lefaucher JP, André-Obadia N, Antal A, Ayache SS, Baeken C, Benninger DH, et al. Evidence-based guidelines on the therapeutic use of repetitive transcranial magnetic stimulation (rTMS). Clin Neurophysiol. 2014;125(11):2150-206.
58. Rossi S, Hallett M, Rossini PM, Pascual-Leone A; Safety of TMS Consensus Group. Safety, ethical considerations, and application guidelines for the use of transcranial magnetic stimulation in clinical practice and research. Clin Neurophysiol. 2009;120(12):2008-39.
59. Iyver MB, Schleper N, Wassermann EM. Priming stimulation enhances the depressant effect of low-frequency repetitive transcranial magnetic stimulation. J Neurosci. 2003;23(34):10867-72.
60. Dedoncker J, Brunoni AR, Baeken C, Vanderhasselt MA. A systematic review and meta-analysis of the effects of transcranial direct current stimulation (tDCS) over the dorsolateral prefrontal cortex in healthy and neuropsychiatric samples: influence of stimulation parameters. Brain Stimul. 2016;9(4):501-17.
61. Boggio PS, Rigonatti SP, Ribeiro RB, Myczkowski ML, Nitsche MA, Pascual-Leone A, et al. A randomized, double-blind clinical trial on the efficacy of cortical direct current stimulation for the treatment of major depression. Int J Neuropsychopharmacol. 2008;11(2):249-54.
62. Dunne RA, McLaughlin DM. Systematic review and meta-analysis of bifrontal electroconvulsive therapy versus bilateral and unilateral electroconvulsive therapy in depression. World J Biol Psychiatry. 2012;13(4):248-58.
63. Verwijk E, Comijs HC, Kok RM, Spaans HP, Stek ML, Scherder EJ. Neurocognitive effects after brief pulse and ultrabrief pulse unilateral electroconvulsive therapy for major depression: a review. J Affect Disord. 2012;140(3):233-43.
64. Loo CK, Garfield JB, Katalinic N, Schweitzer I, Hadzi-Pavlovic D. Speed of response in ultrabrief and brief pulse width right unilateral ECT. Int J Neuropsychopharmacol. 2013;16(4):755-61.
65. Fertonani A, Rosini S, Cotelli M, Rossini PM, Miniussi C. Naming facilitation induced by transcranial direct current stimulation. Behav Brain Res. 2010;208(2):311-8.
66. O'Reardon JP, Solvason HB, Janicak PG, Sampson S, Isenberg KE, Nahas Z, et al. Efficacy and safety of transcranial magnetic stimulation in the acute treatment of major depression: a multisite randomized controlled trial. Biol Psychiatry. 2007;62(11):1208-16.
67. Ren J, Li H, Palaniyappan L, Liu H, Wang J, Li C, et al. Repetitive transcranial magnetic stimulation versus electroconvulsive therapy for major depression: a systematic review and meta-analysis. Prog Neuropsychopharmacol Biol Psychiatry. 2014;51:181-9.
68. Blumberger DM, Vila-Rodriguez F, Thorpe KE, Feffer K, Noda Y, Giacobbe P, et al. Effectiveness of theta burst versus high-frequency repetitive transcranial magnetic stimulation in patients with depression (THREE-D): a randomized non-inferiority trial. Lancet. 2018;391(10131):1683-92.
69. Brunoni AR, Valiengo L, Baccaro A, Zañao TA, de Oliveira JF, Goulart A, et al. The sertraline vs. electrical current therapy for treating depression clinical study: results from a factorial, randomized, controlled trial. JAMA Psychiatry. 2013;70(4):383-91.
70. Brunoni AR, Moffa AH, Sampaio-Junior B, Borrione L, Moreno ML, Fernandes RA, et al. Trial of electrical direct-current therapy versus escitalopram for depression. N Engl J Med. 2017;376:2523-33.
71. Loo CK, Husain MM, McDonald WM, Aaronson S, O'Reardon JP, Alonzo A, et al. International randomized-controlled trial of transcranial direct current stimulation in depression. Brain Stimul. 2018;11(1):125-33.
72. Kellner CH, Knapp R, Husain MM, Rasmussen K, Sampson S, Cullum M, et al. Bifrontal, bitemporal and right unilateral electrode placement in ECT: randomised trial. Br J Psychiatry. 2010;196(3):226-34.
73. Heijnen WT, Birkenhager TK, Wierdsma AI, van den Broek WW. Antidepressant pharmacotherapy failure and response to subsequent electroconvulsive therapy: a meta-analysis. J Clin Psychopharmacol. 2010;30(5):616-9.
74. Jelovac A, Kolshus E, McLoughlin DM. Relapse following successful electroconvulsive therapy for major depression: a meta-analysis. Neuropsychopharmacology. 2013;38(12):2467-74.
75. Brunelin J, Mondino M, Gassab L, Haesebaert F, Gaha L, Suaud-Chagny MF, et al. Examining transcranial direct-current stimulation (tDCS) as a treatment for hallucinations in schizophrenia. Am J Psychiatry. 2012;169(7):719-24.
76. Slotema CW, Blom JD, van Lutterveld R, Hoek HW, Sommer IE. Review of the efficacy of transcranial magnetic stimulation for auditory verbal hallucinations. Biol Psychiatry. 2014;76(2):101-10.
77. Shi C, Yu X, Cheung EF, Shum DH, Chan RC. Revisiting the therapeutic effect of rTMS on negative symptoms in schizophrenia: a meta-analysis. Psychiatry Res. 2014;215(3):505-13.
78. Homan P, Kindler J, Hauf M, Walther S, Hubl D, Dierks T. Repeated measurements of cerebral blood flow in the left superior temporal gyrus reveal tonic hyperactivity in patients with auditory verbal hallucinations: a possible trait marker. Front Hum Neurosci. 2013;7:304.
79. Hill K, Mann L, Laws KR, Stephenson CM, Nimmo-Smith I, McKenna PJ. Hypofrontality in schizophrenia: a meta-analysis of functional imaging studies. Acta Psychiatr Scand. 2004;110(4):243-56.

80. Wobrock T, Guse B, Cordes J, Wölwer W, Winterer G, Gaebel W, et al. Left prefrontal high-frequency repetitive transcranial magnetic stimulation for the treatment of schizophrenia with predominant negative symptoms: a sham-controlled, randomized multicenter trial. Biol Psychiatry. 2015;77(11):979-88.
81. Mondino M, Jardri R, Suaud-Chagny MF, Saoud M, Poulet E, Brunelin J. Effects of fronto-temporal transcranial direct current stimulation on auditory verbal hallucinations and resting-state functional connectivity of the left temporo-parietal junction in patients with schizophrenia. Schizophr Bull. 2016;42(2):318-26.
82. Berlim MT, Neufeld NH, Van den Eynde F. Repetitive transcranial magnetic stimulation (rTMS) for obsessive-compulsive disorder (OCD): An exploratory meta-analysis of randomized and sham-controlled trials. J Psychiatr Res. 2013;47(8):999-1006.
83. Mantovani A, Simpson HB, Fallon BA, Rossi S, Lisanby SH. Randomized sham-controlled trial of repetitive transcranial magnetic stimulation in treatment-resistant obsessive-compulsive disorder. Int J Neuropsychopharmacol. 2010;13(2):217-27.
84. Silva RM, Brunoni AR, Miguel EC, Shavitt RG. Transcranial direct current stimulation for treatment-resistant obsessive-compulsive disorder: report on two cases and proposal for a randomized, sham-controlled trial. Sao Paulo Med J. 2016;134(5):446-50.
85. Narayanaswamy JC, Jose D, Chhabra H, Agarwal SM, Shrinivasa B, Hegde A, et al. Successful application of add-on transcranial direct current stimulation (tDCS) for treatment of SSRI resistant OCD. Brain Stimul. 2015;8(3):655-7.
86. D'Urso G, Brunoni AR, Mazzaferro MP, Anastasia A, de Bartolomeis A, Mantovani A. Transcranial direct current stimulation for obsessive-compulsive disorder: a randomized, controlled, partial crossover trial. Depress Anxiety. 2016;33(12):1132-40.
87. Downar J, Daskalakis ZJ. New targets for rTMS in depression: a review of convergent evidence. Brain Stimul. 2013;6(3):231-40.
88. Bakker N, Shahab S, Giacobbe P, Blumberger DM, Daskalakis ZJ, Kennedy SH, et al. rTMS of the dorsomedial prefrontal cortex for major depression: safety, tolerability, effectiveness, and outcome predictors for 10 Hz versus intermittent theta-burst stimulation. Brain Stimul. 2015;8(2):208-15.
89. Koenigs M, Grafman J. The functional neuroanatomy of depression: distinct roles for ventromedial and dorsolateral prefrontal cortex. Behav Brain Res. 2009;201(2):239-43.
90. Bora E, Fornito A, Pantelis C, Yücel M. Gray matter abnormalities in major depressive disorder: a meta-analysis of voxel based morphometry studies. J Affect Disord. 2012;138(1-2):9-18.
91. Downar J, Geraci J, Salomons TV, Dunlop K, Wheeler S, McAndrews MP, et al. Anhedonia and reward-circuit connectivity distinguish non-responders from responders to dorsomedial prefrontal repetitive transcranial magnetic stimulation in major depression. Biol Psychiatry. 2014;76(3):176-85.
92. Drysdale AT, Grosenick L, Downar J, Dunlop K, Mansouri F, Meng Y, et al. Resting-state connectivity biomarkers define neurophysiological subtypes of depression. Nat Med. 2017;23(1):28-38.

# LEITURAS RECOMENDADAS

Brunoni AR, Chaimani A, Moffa AH, Razza LB, Gattaz WF, Daskalakis ZJ, et al. Repetitive transcranial magnetic stimulation for the acute treatment of major depressive episodes: a systematic review with network meta-analysis. JAMA Psychiatry. 2017;74(2):143-52.

Lefaucheur JP, Antal A, Ayache SS, Benninger DH, Brunelin J, Cogiamanian F, et al. Evidence-based guidelines on the therapeutic use of transcranial direct current stimulation (tDCS). Clin Neurophysiol. 2017;128(1):56-92.

# CAPÍTULO [12]
# TERAPIAS BIOLÓGICAS INVASIVAS

DOUGLAS AFFONSO FORMOLO
HIAGO MURILO DE MELO
ALEXANDRE PAIM DIAZ
MARCELO N. LINHARES
ROGER WALZ

Praticamente todos os órgãos, sistemas e funções fisiológicas de nosso corpo podem ser influenciados direta ou indiretamente por circuitos neuronais. O uso de impulsos elétricos para controlar e restituir as funções normais de circuitos disfuncionais, via sistema nervoso central (SNC) ou periférico, é denominado de *electroceuticals*.[1] Apesar de apenas recentemente o termo ter ganho destaque na literatura médica, o uso de equipamentos destinados a modular circuitos neuronais não é novidade (p. ex., marca-passos cardíacos). O primeiro relato moderno do uso de corrente elétrica na psiquiatria foi publicado por Aldini, em 1803, para o tratamento da "melancolia".[2] Contemporaneamente, a modulação elétrica da atividade neuronal pode ser alcançada por meio de terapias não invasivas (conforme discutido em outros capítulos) ou invasivas. As terapias invasivas envolvem a realização de procedimento cirúrgico para implantação de um sistema de neuromodulação, que irá gerar e conduzir impulsos elétricos até a região de interesse.[2] Neste capítulo, abordaremos alguns avanços da estimulação cerebral profunda (ECP) e da estimulação do nervo vago (ENV) no tratamento de doenças psiquiátricas.

A investigação do uso da ECP no tratamento de transtornos psiquiátricos foi motivada fundamentalmente pelos avanços na neurocirurgia funcional com o advento da estereotaxia (1947) e o uso de registro e estimulação elétrica para localização somatotópica por meio de eletrodos implantados em estruturas subcorticais.[3] Atualmente, a ECP é muito utilizada no tratamento de transtornos do movimento, tais como doença de Parkinson, tremor essencial e distonia. A ECP também apresenta potencial de aplicação para outras doenças refratárias a tratamentos não farmacológicos e farmacológicos convencionais.[4] Nos últimos 20 anos, a ECP tem sido investigada no tratamento de diversas condições psiquiátricas resistentes aos tratamentos convencionais, como transtorno obsessivo-compulsivo (TOC), depressão, transtorno de Tourette, transtornos alimentares, síndrome de dependência e adição, déficits de memória, transtorno de estresse pós-traumático (TEPT), agressividade e epilepsia.

A ENV é uma técnica de neuromodulação terapêutica que envolve a implantação de um estimulador conectado a eletrodos posicionados no nervo vago esquerdo, cujos efeitos autonômicos colaterais são menos intensos em comparação ao homólogo contralateral.[5] A utilização da ENV como técnica terapêutica em transtornos resistentes a tratamentos farmacológicos surge em 1988, inicialmente com o objetivo de reduzir a frequência de crises epilépticas em pacientes com epilepsias resistentes à farmacoterapia, em especial nos casos em que a cirurgia convencional não é viável.[6] O procedimento é considerado paliativo, uma vez que as chances de remição completa das crises é pequena; porém, em casos selecionados, a redução da frequência de crises epilépticas pode ser significativa. Em 2000, um trabalho publicado por Elger e colaboradores reportou que, além da redução de crises, a ENV parecia ter efeito significativo para a melhora do estado do humor em alguns pacientes com epilepsia.[7] Esses resultados forneceram subsídios para a potencial aplicabilidade da ENV em pacientes com transtornos psiquiátricos resistentes ao tratamento farmacológico. Atualmente, essa técnica vem se tornando promissora para o tratamento da depressão, embora também venha sendo investigada para o tratamento de outros transtornos psiquiátricos, como TOC, TEPT e esquizofrenia.[5]

Neste capítulo, vamos discutir alguns dos principais estudos clínicos e avanços da ECP, no tratamento da depressão e do TOC, e da ENV, no tratamento da depressão.

## ESTIMULAÇÃO CEREBRAL PROFUNDA

A estimulação elétrica invasiva de estruturas encefálicas passou a ser utilizada principalmente após o advento da estereotaxia, em 1947.[2] A princípio, foi empregada como forma de rastrear a posição específica de eletrodos na realização de procedimentos ablativos, e não como recurso terapêutico.[3] No entanto, desde o princípio, observou-se que a estimulação elétrica era, por si só, capaz de induzir efeitos clínicos. Hassler, em 1960, relata que a aplicação de pulsos elétricos ao globo pálido interno induzia ou suprimia os tremores em pacientes com distúrbios motores extrapiramidais, dependendo da frequência de estimulação aplicada.[8] Porém, foram necessários quase 30 anos para que os primeiros pacientes com transtornos do movimento fossem tratados por meio de estimulação elétrica crônica.[9] A partir desses estudos seminais, e com a aprovação da agência reguladora americana Food and Drug Administration (FDA), a ECP passou a ser mais amplamente utilizada no tratamento do tremor essencial e na doença de Parkinson.[10] Em 2009, a FDA também aprovou a ECP para o tratamento do TOC resistente às demais intervenções convencionais, sendo esta a primeira condição psiquiátrica a ser aprovada para o tratamento por meio de ECP.

De forma breve, a ECP envolve a inserção cirúrgica subcutânea de um gerador de pulsos externo sob a clavícula esquerda ou parede abdominal. O eletrodo, de formato cilíndrico e com quatro contatos para estimulação, é inserido por meio de estereotaxia na estrutura cerebral de interesse e conectado por meio de um fio inserido ao longo de um trajeto subcutâneo originado no orifício de trepanação do crânio até o gerador de pulsos. A estimulação é programada transcutaneamente por meio de um programador, que permite o ajuste dos parâmetros de estimulação mais indicados a cada paciente. Para transtornos do movimento, comumente se utilizam frequências em torno de 100 a 150 Hz, com 60 a 450 μs de largura de pulso e 2 a 4 V de estímulo, ou equivalente em amperes (para geradores mais modernos). Conforme descrito por Hassler e colaboradores[8] e, mais adiante, comprovado por Benabid e colaboradores,[11] a alta frequência (~130 Hz) produz efeitos clínicos semelhantes àqueles encontrados após lesão de estruturas como o núcleo subtalâmico ou o globo pálido interno, sugerindo, de forma simplista, que a estimulação com alta frequência produz um efeito do tipo "lesão funcional", porém reversível, da estrutura estimulada. No entanto, os mecanismos de ação da ECP são mais complexos que isso e englobam um conjunto de ativação e inibição de todo o circuito envolvido.[12] A amplitude de pulso, por sua vez, refere-se à quantidade de energia que será efetivamente aplicada na região de interesse, sendo diretamente proporcional à área afetada pela estimulação. Dessa forma, amplitudes de pulso e voltagem (ou corrente) mais elevadas podem ser necessárias para aumentar o efeito terapêutico, mas com o inconveniente de poder acarretar efeitos colaterais decorrentes da propagação indesejada da corrente para estruturas vizinhas. Os eventos graves relacionados à ECP em transtornos do movimento são inferiores a 5%, e a ocorrência de óbito foi reduzida drasticamente com as técnicas modernas de estereotaxia, sendo considerada incomum conforme observado em vários ensaios clínicos multicêntricos.[13]

## ESTIMULAÇÃO CEREBRAL PROFUNDA E DEPRESSÃO

A depressão afeta milhões de pessoas e é a principal causa de incapacidade em todo o mundo.[14] Os tratamentos convencionais conferem taxa de resposta de 50%,[15] e, após diferentes combinações farmacológicas, aproximadamente 20% dos pacientes permanecem resistentes ao tratamento.[16] Entre estes, a ocorrência de ideação suicida é de 15%, e a chance de responderem a novas intervenções farmacológicas reduz para 36%.[16] A investigação de novas modalidades de tratamento para depressão é, portanto, de fundamental importância. Os critérios propostos para considerar a inclusão e a exclusão de pacientes com depressão resistente aos tratamentos convencionais em estudos envolvendo ECP são citados na Tabela 12.1.

Análises *post-mortem* sugerem que pacientes com depressão maior apresentam número reduzido de espinhas sinápticas no córtex pré-frontal.[17] Estudos posteriores de neuroimagem demonstraram alterações na integridade da substância branca,[18] bem como redução no volume hipocampal médio.[19] Tanto o córtex pré-frontal quanto o hipocampo fazem parte dos circuitos límbicos responsáveis pela regulação do humor. Esses estudos sugerem, portanto, associação com anormalidades estruturais em tais estruturas, as quais poderiam resultar em modificações funcionais em circuitos límbicos. Consequentemente, infere-se que

**TABELA 12.1**
CRITÉRIOS DE INCLUSÃO E EXCLUSÃO COMUMENTE SUGERIDOS PARA INDICAR ECP EM PACIENTES COM DEPRESSÃO

**Critérios de inclusão**

- Depressão unipolar grave crônica (≥ 24 meses, HDRS-17* ≥ 20 pontos) ou recorrente (≥ 4 episódios).
- Episódio depressivo atual com duração mínima de 12 meses.
- Resistência devidamente documentada a, pelo menos, quatro tratamentos antidepressivos ao longo da vida (inclusive terapia cognitivo-comportamental) e três antidepressivos de três categorias diferentes no episódio depressivo atual.
- Não responsivo ou intolerante à eletroconvulsoterapia (6 sessões ou mais).
- Entre 18 e 70 anos de idade.**
- Avaliação do funcionamento global ≤ 50.
- Regime de medicamento antidepressivo estável ou livre de medicamento por, pelo menos, quatro semanas.

**Critérios de exclusão**

- Declínio cognitivo global (Miniexame do Estado Mental < 27).
- Risco substancial de suicídio (plano ou intenção imediata de autoagressão).
- Histórico de abuso de substâncias nos últimos 12 meses.
- Doença neurológica que afete funções motoras, cognitivas ou sensoriais.
- Doença cardiovascular estabelecida.
- Contraindicação cirúrgica.
- Gravidez ou intenção de engravidar.

*HDRS-17: Escala de Avaliação da Depressão de Hamilton de 17 itens.
**Diferentes estudos optam por diferentes faixas de idade, sem exceder, porém, a faixa dos 18 aos 70 anos.

anormalidades nessas regiões e em suas conexões possam apresentar algum nível de causalidade com a modulação do humor e a depressão.[20] Nesse sentido, o emprego da neuromodulação por meio da ECP em regiões que possam modular tais circuitos seria útil no tratamento da depressão (Tab. 12.2).

A seguir, vamos discutir algumas das estruturas cerebrais que estão sendo consideradas potenciais alvos terapêuticos para a ECP no tratamento da depressão em caráter experimental.

## CÓRTEX CINGULADO ANTERIOR SUBGENUAL

O córtex cingulado anterior subgenual compreende a área de Brodmann 25 e partes das áreas 24 e 32,[21] e estudos de neuroimagem funcional demonstram que sua atividade está associada a regulação do humor e expressão de tristeza autoinduzida tanto em sujeitos saudáveis[22] quanto em pacientes com depressão maior.[23] Tratamentos antidepressivos efetivos têm sido igualmente associados à modulação da atividade dessa estrutura.[21] Com base nessa premissa, Mayberg e colaboradores[24] conduziram a primeira série de casos de ECP para depressão em 2005. Desde então, a ECP do córtex cingulado anterior subgenual tem sido efetiva no tratamento de aproximadamente 50% dos pacientes com depressão maior resistente às abordagens convencionais.

Seus efeitos clínicos tendem a aparecer a longo prazo, culminando com 50% de redução dos sintomas depressivos após seis meses de estimulação[25,26] em associação com marcada melhora na qualidade de vida. Os resultados parecem duradouros, mas dependem da estimulação continuada, conforme demonstrado por um estudo com seguimento mínimo de três anos.[27] Por exemplo, em um estudo cruzado, duplo-cego e randomizado, avaliou-se o efeito da descontinuação da estimulação em cinco pacientes remitentes de depressão maior após ECP do córtex cingulado anterior subgenual. A descontinuidade do estímulo resultou na piora progressiva dos sintomas em três pacientes, culminando com reincidência de episódio depressivo maior em dois dos oito pacientes ao fim do terceiro mês.[28]

No que diz respeito aos parâmetros de estimulação, larguras de pulso elevadas (150 a 450 μs) e alta frequência (130 Hz) parecem associadas à melhor resposta clínica.[29,30] No entanto, ansiedade e insônia podem surgir em pacientes estimulados com largura de pulso de 450 μs, melhorando, no entanto, com o ajuste dos parâmetros de estimulação.[29] Hipomania leve durante a primeira semana de estimulação é o principal efeito colateral agudo, enquanto desconforto no pescoço (decorrente da passagem do cabo) é o principal efeito colateral crônico. Infecção no local da implantação do gerador (em geral tratável com antibióticos), dores de cabeça, náusea e vômito são menos frequentes. Não foram relatados efeitos significativos nas funções cognitivas decorrentes da estimulação em comparação ao desempenho neuropsicológico pré e pós-ECP. Em geral, observa-se melhora substancial dos sintomas na primeira semana de estimulação, a qual tende a retroceder rapidamente ao longo das semanas seguintes.[25,31] Tal efeito agudo está associado à reação inflamatória local decorrente da inserção do eletrodo e pode ser bloqueado pelo tratamento pré-operatório com anti-inflamatórios.[32]

## FEIXE PROSENCEFÁLICO MEDIAL

O feixe prosencefálico medial interconecta estruturas envolvidas no circuito de recompensa, ou seja, o *nucleus accumbens*, os núcleos hipotalâmicos ventromedial e lateral, a amígdala e a área tegmental ventral (ATV). A porção superolateral desse feixe tem sido o alvo de escolha por conectar as vias dopaminérgicas da ATV com o córtex pré-frontal. A ECP do feixe prosencefálico medial foi investigada por apenas dois grupos até o momento[33,34] e vem despertando grande interesse devido ao rápido e substancial efeito antidepressivo em grande parcela de pacientes.

Durante a estimulação para identificação da posição do eletrodo ainda na cirurgia, os pacientes demonstraram efeitos positivos semelhantes envolvendo aumento do engajamento na conversação e estabelecimento de contato visual com o terapeuta.[33,34] Schlaepfer e colaboradores[35] relataram que, após dois dias de estimulação, seis de sete pacientes reportaram redução aguda dos sintomas, e, ao final da primeira semana, quatro pacientes atingiram o critério de resposta, enquanto em Fenoy e colaboradores[34] três de quatro pacientes atingiram o critério de resposta ao final da primeira semana. Tais efeitos se mantêm estáveis a longo prazo[36] e estão associados a melhora considerável dos sintomas de ansiedade e da qualidade de vida nos pacientes respondentes.

Até o momento, está sendo utilizada alta frequência (130 Hz) associada a largura de pulso e amplitude de estimulação relativamente baixas (60 μs, 3 V). Parâmetros de estimulação mais intensos podem provocar diplopia devido à propagação da corrente para área vizinhas e à consequente estimulação do nervo oculomotor. Não foram relatados outros efeitos colaterais significativos, inclusive sobre as funções cognitivas.[33,34,36]

## NUCLEUS ACCUMBENS

O *nucleus accumbens* localiza-se na porção ventral do corpo estriado, uma região envolvida no processamento de recompensas e prazer. Estudos de neuroimagem demonstram aumento da atividade dessa região em associação a diversos estímulos prazerosos e de recompensa, o que inclui substâncias, música e dinheiro. Em 2008, Schlaepfer e colaboradores[35] relataram efeitos agudos positivos decorrentes da ECP do *nucleus accumbens* em três pacientes. Desde então, dois estudos investigaram a ECP de tal estrutura, apresentando resultados muito semelhantes.[37,38] Os pacientes apresentam melhora significativa dos sintomas no primeiro mês de estimulação, e aproximadamente 50% deles atingem o critério de resposta ao final do estudo. Tais efeitos são duradouros e estáveis.[38] Apenas uma parcela muito pequena de pacientes (apenas 1 de 21 tratados) atinge os critérios de remissão. Os parâmetros de estimulação encontram-se dentro das margens descritas anteriormente (5 a 8 V, 90 μs, 130 Hz), sendo que valores elevados de largura de pulso e frequência estão associados a aumento da ansiedade, inquietude e sudorese, porém sem repercussão significativa sobre as funções cognitivas. Os efeitos indesejáveis são abolidos com adaptações na programação do estímulo.

Parte das estruturas e dos circuitos envolvidos na fisiopatologia da depressão e do TOC se sobrepõe, e, conforme esperado, a ECP da cápsula ventral/do estriado ventral no tratamento do TOC (descrita a seguir) também resultou em melhora nos sintomas de depressão observados nesses pacientes. Apesar dos resultados promissores inicialmente publicados por Malone e colaboradores,[39] a ECP da cápsula ventral/do estriado ventral no tratamento da depressão tem sido desencorajada por Dougherty e colaboradores,[40] cujo estudo falhou em demonstrar a efetividade desse tratamento. Nesse ensaio clínico duplo-cego, os pacientes foram rando-

**TABELA 12.2**
PRINCIPAIS ESTUDOS ENVOLVENDO ECP PARA DEPRESSÃO GRAVE RESISTENTE AO TRATAMENTO

| Autores, ano | N | Tempo de seguimento em meses | Pacientes respondentes | Pacientes remitentes |
|---|---|---|---|---|
| **Córtex cingulado anterior subgenual** | | | | |
| Mayberg e colaboradores[24] | 6 | 6 | 4 (66%) | 2 (33%) |
| Lozano e colaboradores[25] | 20 | 12 | 11 (55%) | 7 (35%) |
| Puigdemont e colaboradores[31] | 8 | 12 | 6 (62,5%) | – |
| Lozano e colaboradores[26] | 21 | 6 | 10 (48%) | – |

*Continua*

## TABELA 12.2
## PRINCIPAIS ESTUDOS ENVOLVENDO ECP PARA DEPRESSÃO GRAVE RESISTENTE AO TRATAMENTO

| Autores, ano | N | Tempo de seguimento em meses | Pacientes respondentes | Pacientes remitentes |
|---|---|---|---|---|
| Ramasubbu e colaboradores[29] | 4 | 6 | 2 (50%) | – |
| Merkl e colaboradores[41] | 6 | 6 | 2 (33,3%) | 2 (33,33%) |
| Merkl e colaboradores[42] | 8 | 24 | 2 (25%) | – |
| Eitan e colaboradores[30] | 9 | 12 | 4 (44%)* | – |
| Resumo: | | De 82 pacientes tratados, 41 (50%) apresentaram melhora de 50% ou mais dos sintomas depressivos ao final de 10 meses, em média, de seguimento. | | |
| **Feixe prosencefálico medial** | | | | |
| Schlaepfer e colaboradores[33] | 7 | 3 | 6 (85%) | 4 (57%) |
| Fenoy e colaboradores[34] | 4 | 6 | 2† (50%) | –† |
| Bewernick e colaboradores[36,§] | 8 | 12 | 6 (75%) | 4 (50%) |
| Resumo: | | De 19 pacientes tratados, 14 (~73%) apresentaram melhora de 50% ou mais dos sintomas depressivos ao final de 7 meses, em média, de seguimento. | | |
| *Nucleus accumbens* | | | | |
| Bewernick e colaboradores, 2010[37] | 10 | 12 | 5 (50%) | 0 (0%) |
| Bewernick e colaboradores[38] | 11 | 48 | 5 (45%) | 1 (9%) |
| Resumo: | | De 21 pacientes tratados, 10 (~47%) apresentaram melhora de 50% ou mais dos sintomas depressivos ao final de 30 meses, em média, de seguimento. | | |
| **Cápsula ventral/estriado ventral** | | | | |
| Malone e colaboradores[39] | 15‖ | 6 | 7 (46%) | 4 (26%) |
| Dougherty e colaboradores[40] | 30 | 24 | 7 (23%) | 6 (20%) |
| Resumo: | | De 45 pacientes tratados, 14 (~31%) apresentaram melhora de 50% ou mais dos sintomas depressivos ao final de 15 meses, em média, de seguimento. | | |

Pacientes respondentes: redução de 50% ou mais na pontuação da Escala de Avaliação da Depressão de Hamilton de 17 itens (HDRS-17) ou de 24 itens (HDRS-24) ou na Escala de Avaliação da Depressão de Montgomery-Åsberg (MADRS); remissão: pontuação ≤ 7 na HDRS-17, pontuação ≤ 10 na HDRS-24 ou pontuação ≤ 10 na MADRS.

*40% na MADRS.

†Um paciente desistiu do estudo devido a problemas familiares após atingir o critério de resposta na primeira semana de estimulação.

‡Não definiu critérios para remissão, mas ambos os pacientes apresentaram melhora superior a 80% ao final de seis meses.

§Utilizou a mesma amostra de Schlaepfer e colaboradores,[33] com o acréscimo de mais um sujeito.

‖Um paciente com depressão bipolar.

mizados para um grupo de estimulação ativa ou de falsa estimulação pelas primeiras 16 semanas. Ambos os grupos apresentaram taxas de melhora semelhantes, e, após 24 meses de estimulação ativa para todos os pacientes, apenas 23% responderam propriamente ao tratamento.[40] A baixa efetividade para a depressão também foi acompanhada por agravamento dos sintomas depressivos e ideação suicida.

## ESTIMULAÇÃO CEREBRAL PROFUNDA E TRANSTORNO OBSESSIVO-COMPULSIVO

O TOC é caracterizado pela presença de pensamentos repetitivos e intrusivos (obsessão), que podem estar associados a comportamentos ritualísticos (compulsão) que o paciente não consegue evitar.[43] A prevalência ao longo da vida é de 1 a 3%,[44] e o tratamento de primeira linha associa o uso de inibidores seletivos da recaptação de serotonina (ISRSs) e terapia cognitivo-comportamental (TCC).[43] No entanto, a resposta a tais abordagens ocorre de forma tardia (após 8 a 12 semanas), e aproximadamente 25% dos pacientes permanecem resistentes ao tratamento.[43] Nesses casos, a associação com outras intervenções, por exemplo, a ECP, mostra-se efetiva.

Em 2009, a FDA aprovou o uso da ECP em casos refratários graves de TOC por meio de isenção humanitária do dispositivo.[45] Tal isenção é concedida em situações nas quais determinado dispositivo é destinado ao tratamento ou ao diagnóstico de uma condição que afeta menos de 4 mil pessoas ao ano, dificultando a realização de grandes estudos clínicos que indiquem a irrefutável eficácia do dispositivo.[45] Ainda assim, os estudos realizados até o momento têm demonstrado eficácia em aproximadamente 50% dos pacientes tratados (redução ≥ 35% dos sintomas, conforme pontuação na Escala de Sintomas Obsessivo-Compulsivos de Yale-Brown [Y-BOCS]). Os principais alvos de estimulação localizam-se nos núcleos da base e no núcleo subtalâmico, os quais apresentam disfunções em suas conexões com os córtices orbitofrontal e cingulado anterior em pacientes com TOC.[46]

## RAMO ANTERIOR DA CÁPSULA INTERNA

Grande parte das fibras que conectam os núcleos da base, o córtex orbitofrontal e o córtex cingulado anterior passa pelo ramo anterior da cápsula interna. Nuttin e colaboradores foram os primeiros a investigar a ECP dessa estrutura como alternativa à cirurgia ablativa de caráter irreversível empregada em casos resistentes ao tratamento.[47] A estimulação foi contínua por apenas alguns dias, mas três pacientes e seus familiares relataram melhora dos sintomas com alívio agudo dos pensamentos obsessivos e da ansiedade. Estudos posteriores relataram melhora superior a 35% em aproximadamente 50% dos pacientes,[48,49] que já se torna evidente na primeira semana após a estimulação.[48] Tal efeito agudo também se apresenta durante a programação dos parâmetros de estimulação, que tendem a ser definidos em alta frequência (>100 Hz), incrementando-se a amplitude de estimulação e a largura de pulso (entre 210 e 450 μs) até atingir-se melhora dos sintomas ou algum efeito colateral.[48] O efeito clínico é duradouro e dependente da estimulação continuada, já que a interrupção da ECP acarreta a recidiva dos sintomas.

## REGIÃO DA CÁPSULA VENTRAL/ESTRIADO VENTRAL

A região da cápsula ventral/estriado ventral, situada ventralmente ao ramo anterior da cápsula interna, foi o alvo que apresentou os desfechos mais promissores em cirurgias ablativas no tratamento do TOC em comparação ao ramo anterior da cápsula interna. Conforme esperado, a ECP dessa estrutura mostrou-se efetiva. Segundo três estudos clínicos, aproximadamente 57% dos pacientes tratados atingem o critério de resposta dentro de um período que pode variar de 1 a 24 meses após o início da estimulação.[50-52] Goodman e colaboradores[52] demonstraram a eficácia da técnica em seu estudo duplo-cego e randomizado com uma fase inicial de falsa estimulação, na qual os pacientes não apresentaram melhora dos sintomas.

Assim como na ECP do ramo anterior da cápsula interna, os resultados da ECP da região da cápsula ventral/estriado ventral estendem-se a longo prazo, conforme observado após nove anos de seguimento,[53] e são dependentes da estimulação continuada. Além disso, a melhora dos sintomas do TOC é acompanhada por melhora significativa dos sintomas depressivos e de ansiedade, motivando a realização de dois estudos para testar os efeitos da ECP da região da cápsula ventral/estriado ventral para o tratamento de depressão, conforme relatado anteriormente.[39,40] Embora não haja alteração cognitiva ou outros efeitos colaterais graves associados à estimulação crônica, alguns pacientes podem desenvolver hipomania transitória, que tende a desaparecer com a adequação dos parâmetros de estimulação.[52] Da mesma forma, durante a fase de ajuste da estimulação no período pós-operatório, tristeza, ansiedade, euforia e hipomania podem ser relatadas de forma aguda pelos pacientes, desaparecendo após segundos ou minutos.[50,51] Os parâmetros de estimulação são muito semelhantes aos já descritos, porém utilizando larguras de pulso de 210 μs majoritariamente.

## NÚCLEO SUBTALÂMICO

O núcleo subtalâmico anteroventral recebe projeções do córtex frontal e dos circuitos límbicos associados e é uma região associada a funções não motoras.[54] Em 2002, Mallet e colaboradores reportaram a inesperada melhora de aproximadamente 80% dos sintomas obsessivo-compulsivos (avaliados pela escala Y-BOCS) em dois pacientes submetidos à ECP do núcleo subtalâmico para o tratamento da doença de Parkinson.[4] Após duas semanas de ECP, uma paciente relatou estar mais satisfeita com a melhora do TOC do que dos sintomas motores associados ao Parkinson.[4] Motivado por tais resultados, o comitê de pesquisa francês conduziu um estudo multicêntrico em 2008, coordenado por Mallet e colaboradores,[55] com o objetivo de demonstrar a eficácia da ECP do núcleo subtalâmico no tratamento do TOC. Nesse estudo, 16 pacientes tiveram eletrodos implantados no centro subtalâmico límbico. Após definidos os parâmetros de estimulação mais efetivos (130 Hz, 60 μs, 2 a 4 V), os pacientes foram divididos de forma aleatória e cega (duplo-cego) em um grupo que receberia falsa estimulação e outro que receberia estimulação ativa pelos três meses seguintes. Após esse período, todos os pacientes tiveram os estimuladores desligados por um mês e, então, foram trocados de grupo e seguidos pelos próximos três meses. Ao final do estudo, a redução dos sintomas de TOC (conforme medido pela Y-BOCS) foi significativamente maior na fase ativa de estimulação, sendo que 12 dos 16 pacientes apresentaram melhora dos sintomas superior a 25%.[55] No entanto, a fase ativa de estimulação foi acompanhada por efeitos colaterais transitórios, como hipomania, ansiedade, impulsividade, e sintomas motores, como discinesias, assimetria facial, disartria e disfagia. Tais efeitos desapareceram após reajuste dos parâmetros de estimulação.

## *NUCLEUS ACCUMBENS*

O *nucleus accumbens* fica situado abaixo do ramo anterior da cápsula interna e é dividido nas porções central e periférica (ventromedial), associadas, respectivamente, a circuitos motores ou límbicos.[56] Dessa forma, é esperado que a modulação elétrica de tal estrutura possa modular os circuitos corticoestriatal e talamocorticais envolvidos na fisiopatologia do TOC. Em 2003, Sturm e colaboradores apresentaram uma série de casos em que a estimulação unilateral (hemisfério direito) da região periférica do *nucleus accumbens* promoveu a melhora dos sintomas TOC de forma tão eficiente quanto a estimulação bilateral, sugerindo que a estimulação unilateral à direita dessa região seria suficiente em futuros pacientes.[56] No entanto, os resultados foram questionados por um segundo estudo duplo-cego e randomizado com três meses de falsa estimulação. Não houve diferença significativa na porcentagem de redução dos sintomas de 10 pacientes submetidos à ECP unilateral à direita do *nucleus accumbens*, comparando-se os *scores* da Y-BOCS na fase ativa com os da fase de falsa estimulação.[57] Após 12 meses de seguimento, apenas um paciente atingiu critério de resposta.[57] No entanto, quando a estimulação foi realizada bilateralmente, 56% dos pacientes atingiram critério de resposta após oito meses de seguimento, assim como melhora significativa dos sintomas de depressão e ansiedade.[58] Da mesma forma que nos demais protocolos de ECP, os efeitos são dependentes da estimulação continuada.[59] O principal efeito adverso relatado durante a estimulação crônica foi hipomania; particularmente em um estudo, houve relato de aumento da libido.[58]

## ESTIMULAÇÃO DO NERVO VAGO

### ANATOMIA DAS VIAS DO NERVO VAGO

O nervo vago é conhecido tradicionalmente pelo papel de suas eferências sinápticas das vias parassimpáticas do sistema nervoso autônomo, regulando a frequência cardíaca, o trato gastrintestinal, os aparelhos respiratório e geniturinário, entre outras inúmeras funções autonômicas associadas ao processo de repouso do organismo após uma situação de luta ou fuga.[60] As vias eferentes do nervo vago são formadas por neurônios mielinizados localizados no núcleo ambíguo e no núcleo motor dorsal (NMD) do tronco cerebral, cujas funções principais estão associadas ao controle parassimpático.[61] Trata-se de um nervo misto, composto por aproximadamente 20% de fibras eferentes e 80% de fibras aferentes.[62] As vias aferentes do nervo vago estão localizadas no núcleo do trato solitário (NTS) e são formadas por fibras não mielinizadas do tipo C, permitindo que estimulações de baixa amplitude sejam suficientes para modificar o potencial de membrana dos neurônios dessa região.[63]

As sinapses do NTS são responsáveis por transmitir informações viscerais, somáticas e de sentidos especiais para o SNC. Entre as projeções do NTS para estruturas do SNC, três principais vias sinápticas se destacam quanto à ENV aplicada em transtornos psiquiátricos: a) via da substância cinzenta periaquedutal, que está associada à regulação dos níveis de serotonina (5-HT) devido às suas sinapses com o núcleo da rafe; b) via do núcleo parabraquial, que está associada à regulação do eixo hipotalâmico-hipofisário-suprarrenal (HHS), conectando-se à amígdala e ao hipotálamo lateral; c) via do *locus coeruleus*, que está associada à regulação de noradrenalina no *locus coeruleus*.[64]

Em humanos, há diferença entre a modulação do nodo sinoatrial e a do nodo atrioventricular pelos nervos vago direito e esquerdo.[65] A estimulação do nervo vago esquerdo promove menos efeitos sobre o sistema cardiovascular, justificando a implantação do estimulador para ENV no nervo esquerdo.[66] Outra característica importante para minimizar a incidência de eventos adversos está associada à proximidade dos eletrodos de estimulação ao NTS, que, além de ser um dos núcleos responsáveis pelas vias aferentes relacionadas aos efeitos terapêuticos, também é formado por fibras não mielinizadas do tipo C, as quais apresentam alta sensibilidade para respostas a baixas amplitudes de estimulação, evitando que as fibras eferentes mielinizadas sejam recrutadas.[64]

O primeiro estudo que evidenciou a viabilidade da ENV para transtornos psiquiátricos foi publicado por Rush e colaboradores.[67] Em seu estudo, 30 pacientes com depressão resistente à farmacoterapia receberam ENV durante 10 semanas. Os resultados demonstraram que 90% dos pacientes reduziram em média 50% dos sintomas comportamentais de depressão quantificados pela Escala de Avaliação da Depressão de Hamilton (HDRS), sugerindo que a ENV apresenta efeitos antidepressivos para pacientes com depressão resistente à farmacoterapia. Os resultados positivos observados nesse primeiro trabalho encorajaram demais pesquisadores a explorar os efeitos da ENV em pacientes com depressão resistente à farmacoterapia, cujos principais achados podem ser observados na Tabela 12.3.

Conforme demonstrado pelos estudos da Tabela 12.3, há evidências indicando que a ENV está associada à redução de sintomas depressivos avaliados por escalas psicométricas. Estudos recentes combinaram técnicas de neuroimagem em tempo real durante a ENV para investigar os potenciais mecanismos neuromodulatórios dessa técnica em humanos.[87-89]

Conforme demonstrado por Bohning e colaboradores,[87] os níveis de oxigenação do sangue medidos por imagem de ressonância magnética funcional (IRMf) de estruturas do SNC, como o córtex orbitofrontal, o córtex temporal, a amígdala e o hipotálamo, tiveram respostas dose-dependentes com a ENV. Os efeitos observados são dependentes dos parâmetros de estimulação utilizados, e a ativação dessas estruturas

## TABELA 12.3
PRINCIPAIS RESULTADOS DE PESQUISAS QUE INVESTIGARAM OS EFEITOS DA ESTIMULAÇÃO DO NERVO VAGO EM PACIENTES COM DEPRESSÃO

| Autores | Amostra | Tempo e parâmetros de estimulação | Resultados principais |
|---|---|---|---|
| Rush e colaboradores[67] | 30 pacientes com depressão resistente à farmacoterapia ou transtorno bipolar tipo I ou II | 10 semanas<br>0,25-3 mA<br>30 Hz<br>250-500 μs | ↓ 40% HDRS<br>↓ 50% MADRS |
| Sackeim[68] | 59 pacientes com depressão resistente à farmacoterapia ou transtorno bipolar tipo I ou II | 10 semanas<br>0,5-1,5 mA<br>20 Hz<br>500 μs | ↓ 30,5% HDRS<br>↓ 34% MADRS |
| Sackeim[68] | 27 pacientes com depressão ou transtorno bipolar tipo I ou II | 10 semanas<br>0,25-3 mA | Sem evidências de déficit neurocognitivo, melhora nas habilidades de velocidade motora, linguagem e funções executivas |
| George e colaboradores[69] | 329 pacientes com transtorno depressivo unipolar ou bipolar resistente à farmacoterapia | 12 meses<br>Parâmetros de estimulação não foram reportados | ↓ HDRS |
| Nahas e colaboradores[70] | 59 pacientes com depressão resistente à farmacoterapia ou transtorno bipolar tipo I ou II | 2 anos<br>0,75 mA | ↓ 31% HDRS (após 1 ano)<br>↓ 42% HDRS (após 2 anos) |
| Rush e colaboradores[71] | 205 pacientes com depressão unipolar ou bipolar não psicótica e resistente à farmacoterapia | 12 meses<br>0-2,25 mA<br>2-30 Hz<br>130-750 μs | ↓ 27,2% HDRS<br>↓ 28,2% MADRS |
| Rush e colaboradores[72] | 235 pacientes com depressão unipolar ou bipolar não psicótica e resistente à farmacoterapia | 10 semanas<br>0,25-3 mA<br>20 Hz<br>500 μs | ↓ 15,2% HDRS (grupo com estimulação)<br>↓ 10% HDRS (grupo placebo) |
| Corcoran e colaboradores[73] | 11 pacientes com depressão maior resistente à farmacoterapia | 12 meses<br>Parâmetros de estimulação não foram reportados | ↓ 19,27% HDRS<br>↓ 24,27% MADRS |
| Schlaepfer e colaboradores[74] | 74 pacientes com episódio depressivo maior unipolar ou bipolar resistente à farmacoterapia | 12 meses<br>0,25-3 m<br>20 Hz<br>500 μs | ↓ 50% HDRS (após 3 meses)<br>↓ 53% HDRS (após 1 ano) |

*Continua*

## TABELA 12.3
PRINCIPAIS RESULTADOS DE PESQUISAS QUE INVESTIGARAM OS EFEITOS DA ESTIMULAÇÃO DO NERVO VAGO EM PACIENTES COM DEPRESSÃO

| Autores | Amostra | Tempo e parâmetros de estimulação | Resultados principais |
|---|---|---|---|
| Sperling e colaboradores[75] | 18 pacientes com depressão maior resistente à farmacoterapia | 12 meses 0,25-2,5 mA 15-30 Hz | ↓ HDRS |
| Bajbouj e colaboradores[76] | 74 pacientes com depressão maior resistente à farmacoterapia | 24 meses Parâmetros de estimulação não foram reportados | ↓ 53,1% HDRS |
| Kosel e colaboradores[77] | 15 pacientes com depressão maior resistente à farmacoterapia | 10 semanas 0,75-2 mA 25 Hz 220 µs | ↓ 33% HDRS |
| Cristancho e colaboradores[78] | 15 pacientes com depressão maior resistente à farmacoterapia ou transtorno bipolar | 12 meses 0,25 mA 20 Hz 500 µs | ↓ 35% BDI ↓ 43% HDRS |
| Olin e colaboradores[79] | 636 pacientes com depressão unipolar ou bipolar resistente à farmacoterapia | 60 meses Parâmetros de estimulação não foram reportados | Diferença significativamente estatística para a redução do risco de ideação suicida |
| Aaronson e colaboradores[80] | 331 pacientes com depressão unipolar ou bipolar resistente à farmacoterapia | 22 semanas (fase aguda) e 50 semanas (fase longa) 0,25-1,5 mA 130-250 µs | Correlação significativa entre a carga de estimulação diária e a redução dos sintomas de depressão mensurados pelo IDS-C |
| Christmas e colaboradores[81] | 28 pacientes com depressão maior unipolar crônica resistente à farmacoterapia | 12 meses 1,25 mA 20 Hz 500 µs | ↓ HDRS ↓ MADRS |
| Muller e colaboradores[82] | 20 pacientes com depressão resistente à farmacoterapia | Duração da estimulação não foi reportada 1,5 mA 15-20 Hz | Apenas os pacientes que receberam a estimulação de alta frequência (20 Hz) reduziram os escores da HDRS |
| Tisi e colaboradores[83] | 27 pacientes com depressão resistente à farmacoterapia | 5 anos Parâmetros de estimulação não foram reportados | ↓ 38,9% HDRS (após 1 ano) ↓ 47,2% HDRS (após 3 anos) Em 5 anos, redução em média de 14,2 pontos comparando com a linha de base |

*Continua*

**TABELA 12.3**
PRINCIPAIS RESULTADOS DE PESQUISAS QUE INVESTIGARAM OS EFEITOS DA ESTIMULAÇÃO DO NERVO VAGO EM PACIENTES COM DEPRESSÃO

| Autores | Amostra | Tempo e parâmetros de estimulação | Resultados principais |
|---|---|---|---|
| Albert e colaboradores[84] | 5 pacientes com depressão maior bipolar ou unipolar resistente à farmacoterapia | 5 anos<br>1 mA<br>20 Hz<br>500 μs | ↓ 40% HDRS (após 1 ano)<br>↓ 60% HDRS (após 5 anos) |
| Rong e colaboradores[85] | 160 pacientes com depressão resistente à farmacoterapia[A] | Um grupo (n = 91), estimulação de 12 semanas, outro grupo (n = 69), estimulação placebo por 4 semanas e estimulação real por 8 semanas | Melhora significativa nos escores da HDRS medidos durante a linha de base, 4, 8 e 12 semanas |
| Liu e colaboradores[86] | 49 pacientes com depressão maior[A] | Um grupo estimulado por 12 semanas, outro grupo recebeu estimulação placebo por 4 semanas e estimulação real por 8 semanas<br>4-6 mA<br>20 Hz | Melhora dos escores da HDRS durante as quatro primeiras semanas do grupo de estimulação em comparação ao grupo placebo |

[A] Estudo realizado com estimulação do nervo vago não invasiva.
HDRS: Escala de Avaliação da Depressão de Hamilton; MADRS: Escala de Avaliação da Depressão de Montgomery-Åsberg; BDI: Inventário de Depressão de Beck; IDS-C: Inventário de Sintomatologia Depressiva (Avaliado por Clínicos).

ocorreu apenas em frequências de estimulação de 20 Hz[88] e larguras de pulso de 250 a 500 μs.[89] A associação dessas estruturas do SNC com o efeito antidepressivo observado nos estudos com amostras de pacientes com doenças psiquiátricas apoia, de forma indireta, a potencial aplicabilidade da ENV como método terapêutico para pacientes com depressão resistente à farmacoterapia.

Além dos efeitos observados na modulação de humor em pacientes com epilepsia[7] e depressão,[67] estudos recentes estão investigando a viabilidade da ENV em outros transtornos psiquiátricos e neurológicos, como ansiedade resistente à farmacoterapia,[90] esquizofrenia[91] e fibromialgia.[92] Os resultados positivos obtidos até o momento e a diversidade de diagnósticos psiquiátricos a serem investigados promovem a ENV a uma técnica promissora na aplicação clínica e na pesquisa científica.

## CONSIDERAÇÕES FINAIS

A neuromodulação invasiva é uma ferramenta terapêutica recente no campo da psiquiatria. Obviamente, seu uso em larga escala depende ainda da comprovação de seus efeitos por meio de estudos clínicos bem-conduzidos. Essa certamente é uma das grandes limitações a serem superadas, considerando os custos envolvidos nesse tipo de desenho experimental quando se trata de dispositivos implantáveis. Assim como as demais inovações, a relação custo-benefício inicialmente pode ser alta, mas, considerando-se a prevalência de pacientes com doenças psiquiátricas refratários às terapias convencionais, torna-se óbvia a janela de oportunidades para tais modalidades da recém-inaugurada área de *electroceuticals*. Estudos futuros deverão focar a melhor compreensão das características dos pacientes e identificar, mediante modelos prognósticos, quais pacientes se beneficiarão ou não de determinadas técnicas, parâmetros de estimulação e alvos terapêuticos. A identificação de sinais elétricos cerebrais ou externos ao cérebro, como, por exemplo, respostas autonômicas (variabilidade da frequência cardíaca), pode auxiliar no desenvolvimento da próxima geração de estimuladores autoprogramáveis por meio de sistemas de alça fechada (do inglês *closed-loop*). O desenvolvimento de técnicas ou dispositivos para estimulação ou inibição seletiva individual ou combinada de núcleos ou redes ajuda a aumentar a seletividade do tratamento, reduzindo efeitos colaterais e aumentando a eficácia e a efetividade. O aprimoramento de eletrodos, materiais, baterias e programação dos estímulos a distância via internet é um avanço esperado em curto espaço de tempo. Por fim, embora extremamente promissoras e motivadoras, essas técnicas exigem equipes multidisciplinares preparadas para lidar com seleção dos casos, realização da cirurgia, programação dos parâmetros de estimulação e acompanhamento pós-operatório, para que a relação custo-benefício-risco seja favorável para os pacientes candidatos a abordagens invasivas em doenças neuropsiquiátricas.

## REFERÊNCIAS

1. Famm K, Litt B, Tracey KJ, Boyden ES, Slaoui M. A jump-start for electroceuticals. Nature. 2013;496(7444):159-61.
2. Lewis PM, Thomson RH, Rosenfeld JV, Fitzgerald PB. Brain neuromodulation techniques: a review. Neuroscientist. 2016;22(4):406-21.
3. Gildenberg PL. Evolution of neuromodulation. Stereotact Funct Neurosurg. 2005;83(2-3):71-9.
4. Mallet L, Mesnage V, Houeto JL, Pelissolo A, Yelnik J, Behar C, et al. Compulsions, Parkinson's disease, and stimulation. Lancet. 2002;360(9342):1302-4.
5. Cimpianu C-L, Strube W, Falkai P, Palm U, Hasan A. Vagus nerve stimulation in psychiatry: a systematic review of the available evidence. J Neural Transm. 2017;124(1):145-58.
6. Penry JK, Dean JC. Prevention of intractable partial seizures by intermittent vagal stimulation in humans: preliminary results. Epilepsia. 1990;31(1):40-3.
7. Elger G, Hoppe C, Falkai P, Rush AJ, Elger CE. Vagus nerve stimulation is associated with mood improvements in epilepsy patients. Epilepsy Res. 2000;42(2-3):203-10.
8. Hassler R, Riechert T, Mundinger F, Umbach W, Ganglberger JA. Physiological observations in stereotaxic operations in extrapyramidal motor disturbances. Brain. 1960;83(2):337-50.
9. Benabid AL, Pollack P, Loveau A, Henry S, de Rougemont J. Combined (thalamototmy and stimulation) stereotactic surgery of the VM thalamic nucleus for bilateral Parkinson disease. Stereotact Funct Neurosurg. 1987;50(1-6):344-6.
10. Odekerken VJJ, van Laar T, Staal MJ, Mosch A, Hoffmann CFE, Nijssen PCG, et al. Subthalamic nucleus versus globus pallidus bilateral deep brain stimulation for advanced Parkinson's disease (NSTAPS study): A randomised controlled trial. Lancet Neurol. 2013;12(1):37-44.
11. Benabid AL, Pollak P, Gervason C, Hoffmann D, Gao DM, Hommel M, et al. Long-term suppression of tremor by chronic stimulation of the ventral intermediate thalamic nucleus. Lancet. 1991;337(8738):403-6.
12. Florence G, Sameshima K, Fonoff ET, Hamani C. Deep brain stimulation: more complex than the inhibition of cells and excitation of fibers. Neuroscientist. 2016;22(4):332-45.
13. Shukla AW, Bona A, Walz R. Troubleshooting in DBS. In: Mehanna R, editor. Deep brain stimulation. New York: Nova Science; 2015. p. 213-61.
14. Smith K. Mental health: a world of depression. Nature. 2014;515(7526):181.
15. Trivedi MH, Rush AJ, Wisniewski SR, Nierenberg AA, Warden D, Ritz L, et al. Evaluation of outcomes with citalopram for depression using measurement-based care in STAR*D: implications for clinical practice. Am J Psychiatry. 2006;163(1):28-40.
16. Mrazek DA, Hornberger JC, Altar CA, Degtiar I. A review of the clinical, economic, and societal burden of treatment-resistant depression: 1996-2013. Psychiatr Serv. 2014;65(8):977-87.
17. Kang HJ, Voleti B, Hajszan T, Rajkowska G, Stockmeier CA, Licznerski P, et al. Decreased expression of synapse-related genes and loss of synapses in major depressive disorder. Nat Med. 2012;18(9):1413-7.
18. Shen X, Reus LM, Cox SR, Adams MJ, Liewald DC, Bastin ME, et al. Subcortical volume and white matter integrity abnormalities in major depressive disorder: findings from UK Biobank imaging data. Sci Rep. 2017;7(1):5547.
19. Schmaal L, Veltman DJ, Van Erp TGM, Smann PG, Frodl T, Jahanshad N, et al. Subcortical brain alterations in major depressive disorder: findings from the ENIGMA Major Depressive Disorder working group. Mol Psychiatry. 2016;21(6):806-12.
20. Marsden WN. Synaptic plasticity in depression: molecular, cellular and functional correlates. Prog Neuropsychopharmacology Biol Psychiatry. 2013;43:168-84.
21. Hamani C, Mayberg H, Stone S, Laxton A, Haber S, Lozano AM. The subcallosal cingulate gyrus in the context of major depression. Biol Psychiatry. 2011;69(4):301-8.
22. Liotti M, Mayberg HS, Brannan SK, McGinnis S, Jerabek P, Fox PT. Differential limbic-cortical correlates of sadness and anxiety in healthy subjects: Implications for affective disorders. Biol Psychiatry. 2000;48(1):30-42.

23. Drevets WC, Price JL, Simpson JR, Todd RD, Reich T, Vannier M, et al. Subgenual prefrontal cortex abnormalities in mood disorders. Nature. 1997;386(6627):824-7.
24. Mayberg HS, Lozano AM, Voon V, McNeely HE, Seminowicz D, Hamani C, et al. Deep brain stimulation for treatment-resistant depression. Neuron. 2005;45(5):651-60.
25. Lozano AM, Mayberg HS, Giacobbe P, Hamani C, Craddock RC, Kennedy SH. Subcallosal cingulate gyrus deep brain stimulation for treatment-resistant depression. Biol Psychiatry. 2008;64(6):461-7.
26. Lozano AM, Giacobbe P, Hamani C, Rizvi SJ, Kennedy SH, Kolivakis TT, et al. A multicenter pilot study of subcallosal cingulate area deep brain stimulation for treatment-resistant depression. J Neurosurg. 2012;116(2):315-22.
27. Kennedy SH, Giacobbe P, Rizvi SJ, Placenza FM, Yasunori N, Mayberg HS, et al. Deep brain stimulation for treatment-resistant depression: follow-up after 3 to 6 years. Am J Psychiatry. 2011;168(5):502-10.
28. Puigdemont D, Portella MJ, Pérez-Egea R, Molet J, Gironell A, de Diego-Adeliño J, et al. A randomized double-blind crossover trial of deep brain stimulation of the subcallosal cingulate gyrus in patients with treatment-resistant depression: A pilot study of relapse prevention. J Psychiatry Neurosci. 2015;40(4):224-31.
29. Ramasubbu R, Anderson S, Haffenden A, Chavda S, Kiss ZHT. Double-blind optimization of subcallosal cingulate deep brain stimulation for treatment-resistant depression: a pilot study. J Psychiatry Neurosci. 2013;38(5):325-32.
30. Eitan R, Fontaine D, Benoît M, Giordana C, Darmon N, Israel Z, et al. One year double blind study of high vs low frequency subcallosal cingulate stimulation for depression. J Psychiatr Res. 2018;96:124-34.
31. Puigdemont D, Pérez-Egea R, Portella MJ, Molet J, De Diego-Adeliño J, Gironell A, et al. Deep brain stimulation of the subcallosal cingulate gyrus: Further evidence in treatment-resistant major depression. Int J Neuropsychopharmacol. 2012;15(1):121-33.
32. Perez-Caballero L, Pérez-Egea R, Romero-Grimaldi C, Puigdemont D, Molet J, Caso JR, et al. Early responses to deep brain stimulation in depression are modulated by anti-inflammatory drugs. Mol Psychiatry. 2014;19(5):607-14.
33. Schlaepfer TE, Bewernick BH, Kayser S, Mädler B, Coenen VA. Rapid effects of deep brain stimulation for treatment-resistant major depression. Biol Psychiatry. 2013;73(12):1204-12.
34. Fenoy AJ, Schulz P, Selvaraj S, Burrows C, Spiker D, Cao B, et al. Deep brain stimulation of the medial forebrain bundle: distinctive responses in resistant depression. J Affect Disord. 2016;203:143-51.
35. Schlaepfer TE, Cohen MX, Frick C, Kosel M, Brodesser D, Axmacher N, et al. Deep brain stimulation to reward circuitry alleviates anhedonia in refractory major depression. Neuropsychopharmacology. 2008;33(2):368-77.
36. Bewernick BH, Kayser S, Gippert SM, Switala C, Coenen VA, Schlaepfer TE. Deep brain stimulation to the medial forebrain bundle for depression- long-term outcomes and a novel data analysis strategy. Brain Stimul. 2017;10(3):664-71.
37. Bewernick BH, Hurlemann R, Matusch A, Kayser S, Grubert C, Hadrysiewicz B, et al. Nucleus accumbens deep brain stimulation decreases ratings of depression and anxiety in treatment-resistant depression. Biol Psychiatry. 2010;67(2):110-6.
38. Bewernick BH, Kayser S, Sturm V, Schlaepfer TE. Long-term effects of nucleus accumbens deep brain stimulation in treatment-resistant depression: Evidence for sustained efficacy. Neuropsychopharmacology. 2012;37(9):1975-85.
39. Malone DA, Dougherty DD, Rezai AR, Carpenter LL, Friehs GM, Eskandar EN, et al. Deep brain stimulation of the ventral capsule/ventral striatum for treatment-resistant depression. Biol Psychiatry. 2009;65(4):267-75.
40. Dougherty DD, Rezai AR, Carpenter LL, Howland RH, Bhati MT, O'Reardon JP, et al. A randomized sham-controlled trial of deep brain stimulation of the ventral capsule/ventral striatum for chronic treatment-resistant depression. Biol Psychiatry. 2015;78(4):240-8.
41. Merkl A, Schneider GH, Schönecker T, Aust S, Kühl KP, Kupsch A, et al. Antidepressant effects after short-term and chronic stimulation of the subgenual cingulate gyrus in treatment-resistant depression. Exp Neurol. 2013;249:160-8.
42. Merkl A, Aust S, Schneider GH, Visser-Vandewalle V, Horn A, Kühn AA, et al. Deep brain stimulation of the subcallosal cingulate gyrus in patients with treatment-resistant depression: a double-blinded randomized controlled study and long-term follow-up in eight patients. J Affect Disord. 2017;227:521-9.
43. Hirschtritt ME, Bloch MH, Mathews CA. Obsessive-compulsive disorder advances in diagnosis and treatment. JAMA. 2017;317(13):1358-67.
44. Ruscio AM, Stein DJ, Chiu WT, Kessler RC. The epidemiology of obsessive-compulsive disorder in the National Comorbidity Survey Replication. Mol Psychiatry. 2010;15(1):53-63.
45. Erickson-Davis C. Ethical concerns regarding commercialization of deep brain stimulation for obsessive compulsive disorder. Bioethics. 2012;26(8):440-6.
46. Giffin M, Figee M, Denys D. Deep brain stimulation for the treatment of obsessive-compulsive disorder. In: Hamani C, Holtzheimer P, Lozano AM, Mayberg H. Neuromodulation in psychiatry. New York: John Wiley & Sons; 2016. p. 295-307.
47. Nuttin B, Cosyns P, Demeulemeester H, Gybels J, Meyerson B. Electrical stimulation in anterior limbs of internal capsules in patients with obsessive-compulsive disorder. Lancet. 1999;354(9189):1526.
48. Nuttin B, Gabriëls LA, Cosyns PR, Meyerson BA, Andréewitch S, Sunaert SG, et al. Long-term electrical capsular stimulation in patients with obsessive-compulsive disorder. Neurosurgery. 2003;62(6 Suppl 3):966-77.
49. Abelson JL, Curtis GC, Sagher O, Albucher RC, Harrigan M, Taylor SF, et al. Deep brain stimulation for refractory obsessive-compulsive disorder. Biol Psychiatry. 2005;57(5):510-6.
50. Greenberg BD, Malone DA, Friehs GM, Rezai AR, Kubu CS, Malloy PF, et al. Three-year outcomes in deep brain stimulation for highly resistant obsessive-compulsive disorder. Neuropsychopharmacology. 2006;31(11):2384-93.
51. Tsai HC, Chang CH, Pan JI, Hsieh HJ, Tsai ST, Hung HY, et al. Pilot study of deep brain stimulation in refractory obsessive-compulsive disorder ethnic Chinese patients. Psychiatry Clin Neurosci. 2012;66(4):303-12.
52. Goodman WK, Foote KD, Greenberg BD, Ricciuti N, Bauer R, Ward H, et al. Deep brain stimulation for intractable obsessive-compulsive disorder: pilot study using a blinded, staggered-onset design. Biol Psychiatry. 2010;67(6):535-42.
53. Fayad SM, Guzick AG, Reid AM, Mason DM, Bertone A, Foote KD, et al. Six-nine year follow-up of deep brain stimulation for obsessive-compulsive disorder. PLoS One. 2016;11(12):1-11.
54. Chabardès S, Polosan M, Krack P, Bastin J, Krainik A, David O, et al. Deep brain stimulation for obsessive-compulsive disor-

der: subthalamic nucleus target. World Neurosurg. 2013;80(3-4):S31.e1-S31.e8.
55. Mallet L, Polosan M, Jaafari N, Baup N, Welter M-L, Fontaine D, et al. Subthalamic nucleus stimulation in severe obsessive-compulsive disorder. N Engl J Med. 2008;359(20):2121-34.
56. Sturm V, Lenartz D, Koulousakis A, Treuer H, Herholz K, Klein JC, et al. The nucleus accumbens: a target for deep brain stimulation in obsessive-compulsive- and anxiety-disorders. J Chem Neuroanat. 2003;26(4):293-9.
57. Huff W, Lenartz D, Schormann M, Lee SH, Kuhn J, Koulousakis A, et al. Unilateral deep brain stimulation of the nucleus accumbens in patients with treatment-resistant obsessive-compulsive disorder: outcomes after one year. Clin Neurol Neurosurg. 2010;112(2):137-43.
58. Denys D, Mantione M, Figee M, van den Munckhof P, Koerselman F, Westenberg H, et al. Deep brain stimulation of the nucleus accumbens for treatment-refractory obsessive-compulsive disorder. Arch Gen Psychiatry. 2010;67(10):1061-8.
59. Ooms P, Blankers M, Figee M, Mantione M, Van Den Munckhof P, Schuurman PR, et al. Rebound of affective symptoms following acute cessation of deep brain stimulation in obsessive-compulsive disorder. Brain Stimul. 2014;7(5):727-31.
60. Groves DA, Brown VJ. Vagal nerve stimulation: a review of its applications and potential mechanisms that mediate its clinical effects. Neurosci Biobehav Rev. 2005;29(3):493-500.
61. Thayer JF, Lane RD. Claude Bernard and the heart-brain connection: further elaboration of a model of neurovisceral integration. Neurosci Biobehav Rev. 2009;33(2):81-8.
62. George MS, Sackeim HA, Rush AJ, Marangell LB, Nahas Z, Husain MM, et al. Vagus nerve stimulation: a new tool for brain research and therapy. Biol Psychiatry. 2000;47(4):287-95.
63. Foley J, Dubois FS. Quantitative studies of the vagus nerve in the cat: the ratio of sensory to motor fibers. J Comp Neurol. 1936;67(1):49-67.
64. Conway CR, Xong W. The mechanism of action of vagus nerve stimulation in treatment-resistant depression. Psychiatr Clin N Am. 2018;41(3):395-407.
65. Mauro MPS, Patronelli F, Spinelli E, Cordero A, Covello D, Gorostiaga JA. Nerves of the heart: a comprehensive review with a clinical point of view. Neuroanatomy. 2009;8:26-31.
66. Banzett RB, Guz A, Paydarfar D, Shea SA, Schachter SC. Cardiorespiratory variables and sensation during stimulation of the left vagus in patients with epilepsy. Epilepsy Res. 1999;35(1):1-11.
67. Rush AJ, George MS, Sackeim HA, Marangell LB, Husain MM, Giller C, et al. Vagus Nerve Stimulation (VNS) for treatment-resistant depressions: a multicenter study. Biol Psychiatry. 2000;47(4):276-86.
68. Sackeim H. Vagus Nerve Stimulation (VNSTM) for treatment-resistant depression efficacy, side effects, and predictors of outcome. Neuropsychopharmacology. 2001;25(5):713-28.
69. George MS, Rush AJ, Marangell LB, Sackeim HA, Brannan SK, Davis SM, et al. A one-year comparison of vagus nerve stimulation with treatment as usual for treatment-resistant depression. Biol Psychiatry. 2005;58(5):364-73.
70. Nahas Z, Marangell LB, Husain MM, Rush AJ, Sackeim HA, Lisanby SH, et al. Two-year outcome of vagus nerve stimulation (VNS) for treatment of major depressive episodes. J Clin Psychiatry. 2005;66(9):1097-104.
71. Rush AJ, Sackeim HA, Marangell LB, George MS, Brannan SK, Davis SM, et al. Effects of 12 months of vagus nerve stimulation in treatment-resistant depression: a naturalistic study. Biol Psychiatry. 2005;58(5):355-63.
72. Rush AJ, Marangell LB, Sackeim HA, George MS, Brannan SK, Davis SM, et al. Vagus nerve stimulation for treatment-resistant depression: a randomized, controlled acute phase trial. Biol Psychiatry. 2005;58(5):347-54.
73. Corcoran CD, Thomas P, Phillips J, O'Keane V. Vagus nerve stimulation in chronic treatment-resistant depression. Br J Psychiatry. 2006;189(03):282-3.
74. Schlaepfer TE, Frick C, Zobel A, Maier W, Heuser I, Bajbouj M, et al. Vagus nerve stimulation for depression: efficacy and safety in a European study. Psychol Med. 2008;38(5):651-61.
75. Sperling W, Reulbach U, Kornhuber J. Clinical benefits and cost effectiveness of vagus nerve stimulation in a long term treatment of patients with major depression. Pharmacopsychiatry. 2009;42(3):85-8.
76. Bajbouj M, Merkl A, Schlaepfer TE, Frick C, Zobel A, Maier W, et al. Two-year outcome of vagus nerve stimulation in treatment-resistant depression. J Clin Psychopharmacol. 2010;30(3):273-81.
77. Kosel M, Brockmann H, Frick C, Zobel A, Schlaepfer TE. Chronic vagus nerve stimulation for treatment-resistant depression increases regional cerebral blood flow in the dorsolateral prefrontal cortex. Psychiatry Res. 2011;191(3):153-9.
78. Cristancho P, Cristancho MA, Baltuch GH, Thase ME, O'Reardon JP. Effectiveness and safety of vagus nerve stimulation for severe treatment-resistant major depression in clinical practice after FDA approval: outcomes at 1 year. J. Clin. Psychiatry. 2011;72(10):1376-82.
79. Olin B, Jayewardene AK, Bunker M, Moreno F. Mortality and suicide risk in treatment-resistant depression: an observational study of the long-term impact of intervention. PLoS One. 2012;7(10):1-11.
80. Aaronson ST, Carpenter LL, Conway CR, Reimherr FW, Lisanby SH, Schwartz TL, et al. Vagus nerve stimulation therapy randomized to different amounts of electrical charge for treatment-resistant depression: acute and chronic effects. Brain Stimul. 2013;6(4):631-40.
81. Christmas D, Steele JD, Tolomeo S, Eljamel MS, Matthews K. Vagus nerve stimulation for chronic major depressive disorder: 12-month outcomes in highly treatment-refractory patients. J Affect Disord. 2013;150(3):1221-5.
82. Müller HH, Kornhuber J, Maler JM, Sperling W. The effects of stimulation parameters on clinical outcomes in patients with vagus nerve stimulation implants with major depression. J ECT. 2013;29(3):e40-2.
83. Tisi G, Franzini A, Messina G, Savino M, Gambini O. Vagus nerve stimulation therapy in treatment-resistant depression: a series report. Psychiatry Clin Neurosci. 2014;68(8):606-11.
84. Albert U, Maina G, Aguglia A, Vitalucci A, Bogetto F, Fronda C, et al. Vagus nerve stimulation for treatment-resistant mood disorders: a long-term naturalistic study. BMC Psychiatry. 2015;15(1):1-9.
85. Rong P, Liu J, Wang L, Liu R, Fang J, Zhao J, et al. Effect of transcutaneous auricular vagus nerve stimulation on major depressive disorder: a nonrandomized controlled pilot study. J Affect Disord. 2016;195(2016):172-9.
86. Liu J, Fang J, Wang Z, Rong P, Hong Y, Fan Y, et al. Transcutaneous vagus nerve stimulation modulates amygdala functional connectivity in patients with depression. J Affect Disord. 2016;205:319-26.

87. Bohning DE, Lomarev MP, Denslow S, Nahas Z, George MS. Feasibility of vagus nerve stimulation – synchronized blood oxygenation level – dependent functional MRI. Invest Radiol. 2001;36(8):470-9.
88. Lomarev M, Denslow S, Nahas Z, Chae J. Vagus Nerve Stimulation (VNS) synchronized BOLD fMRI suggests that VNS in depressed adults has frequency/dose dependent effects. J Psychiatr Res. 2002;36(4):219-27.
89. Mu Q, Bohning DE, Nahas Z, Walker J, Anderson B, Johnson KA, et al. Acute vagus nerve stimulation using different pulse widths produces varying brain effects. Biol Psychiatry. 2004;55(8):816-25.
90. George MS, Ward HE, Ninan PT, Pollack M, Nahas Z, Anderson B, et al. A pilot study of vagus nerve stimulation (VNS) for treatment-resistant anxiety disorders. Brain Stimul. 2008;1(2):112-21.
91. Hasan A, Wolff-Menzler C, Pfeiffer S, Falkai P, Weidinger E, Jobst A, et al. Transcutaneous noninvasive vagus nerve stimulation (tVNS) in the treatment of schizophrenia: a bicentric randomized controlled pilot study. Eur Arch Psychiatry Clin Neurosci. 2015;265(7):589-600.
92. Lange G, Janal MN, Maniker A, FitzGibbons J, Fobler M, Cook D, et al. Safety and efficacy of vagus nerve stimulation in fibromyalgia: a phase I/II proof of concept trial. Pain Med. 2011;12(9):1406-13.

# PARTE [3]

# OS TRANSTORNOS PSIQUIÁTRICOS

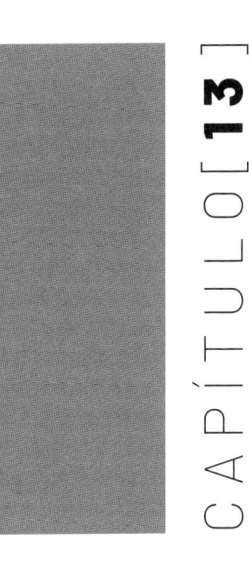

# CAPÍTULO [13]
# TRANSTORNOS DE ANSIEDADE

LAIANA AZEVEDO QUAGLIATO
ANTONIO E. NARDI

Os transtornos de ansiedade constituem uma das principais causas de incapacidade ao redor do mundo. Como características essenciais desses transtornos, podemos citar o medo excessivo e persistente, bem como mecanismos evitativos de ameaças percebidas. Embora a neurobiologia de cada transtorno de ansiedade seja amplamente desconhecida, algumas generalizações foram identificadas para a maioria deles, como alterações no sistema límbico, disfunção do eixo hipotalâmico-hipofisário-suprarrenal (HHS) e determinados fatores genéticos. Este capítulo revisará a neurocircuitaria da ansiedade, buscando compreender os mecanismos fisiopatológicos envolvidos nos transtornos de ansiedade sob a luz dos mais recentes achados da neurobiologia.

A ansiedade é um estado mental que é suscitado em antecipação de ameaça ou de ameaça potencial, resultando em estado de maior vigilância mesmo na ausência de ameaça imediata.[1,2] Ela é caracterizada por experiências subjetivas, como tensão, preocupação excessiva e pensamentos negativos, bem como alterações fisiológicas, entre as quais sudorese, tontura, aumento da pressão arterial e da frequência cardíaca.[1] Esse estado emocional pode ser desencadeado por estímulos que não representam perigo imediato ou por estímulos internos (p. ex., sensações corporais).[3] A ansiedade ocasional é um aspecto normal do repertório emocional e ajuda na sobrevivência, aumentando a consciência e permitindo respostas rápidas a possíveis perigos, sendo uma experiência humana comum.[3] Embora indivíduos saudáveis experimentem episódios esporádicos de ansiedade, a ansiedade persistente, disruptiva ou desproporcional ao perigo real pode tornar-se debilitante e, portanto, ser considerada patológica.[1]

A quinta edição do *Manual diagnóstico e estatístico de transtornos mentais* (DSM-5)[4] divide a ansiedade patológica nos seguintes transtornos: transtorno de ansiedade de separação (TAS), mutismo seletivo, fobia específica, transtorno de pânico (TP), agorafobia, transtorno de ansiedade generalizada (TAG), transtorno de ansiedade devido a outra condição médica, transtorno de ansiedade sem outra especificação ou não especificado.[4] Os estímulos precipitantes diferem entre esses diagnósticos. No entanto, em todos os casos, as manifestações somáticas, cognitivas e comportamentais da ansiedade interferem no funcionamento normal e levam a prejuízos pessoais e econômicos.[5,6] Uma breve descrição dos transtornos de ansiedade é fornecida na Tabela 13.1.

Indivíduos diagnosticados com transtornos de ansiedade, de maneira geral, têm percepção elevada de perigo ou ameaça, geralmente associada a percepção de baixa capacidade de lidar

**TABELA 13.1**
BREVE DESCRIÇÃO DOS TRANSTORNOS DE ANSIEDADE, SEGUNDO O DSM-5

| | |
|---|---|
| TP | Caracterizado por ataques de pânico recorrentes, que são períodos de ansiedade e desconforto intensos, acompanhados por sintomas somáticos e psíquicos. |
| Agorafobia | Medo em locais ou situações (p. ex., multidões, transporte público) dos quais a fuga pode ser difícil ou em que a ajuda pode não estar disponível. |
| TAG | Os pacientes sofrem de ansiedade e preocupação excessivas, acompanhadas por sintomas de ansiedade somática, inquietação, irritabilidade, dificuldade de concentração, tensão muscular, distúrbios do sono e fadiga. |
| Fobia específica | Medo excessivo ou irracional de objetos isolados ou situações (p. ex., voar, altura, animais, sangue, etc.). |
| TAS | Experiência de sofrimento excessivo quando a separação de figuras de apego é antecipada ou ocorre. As pessoas se preocupam com o bem-estar ou a morte potencial das figuras de apego, particularmente quando separadas delas, e se sentem compelidas a permanecer em contato com elas. |
| Mutismo seletivo | Fracasso persistente para falar em situações sociais específicas nas quais existe a expectativa para tal (p. ex., na escola), apesar de falar em outras situações. |

TP: transtorno de pânico; TAG: transtorno de ansiedade generalizada; TAS: transtorno de ansiedade de separação.
Fonte: American Psychiatric Association.[4]

com essa ameaça.[7] Pacientes com o diagnóstico de TAG, por exemplo, apresentam preocupações constantes em relação ao futuro.[8] Tal preocupação caracteriza-se por tendência a interpretar as situações ambíguas como ameaçadoras, a estimar de forma elevada os riscos e a considerar as situações ambíguas como negativas.[8] De maneira similar, o modelo de Barlow[9] para o TP apresenta como cerne a interpretação de sensações corporais como ameaçadoras, já que o medo primário no TP é o medo das sensações físicas, particularmente associadas à ativação autonômica.[9] Essas sensações corporais passam por condicionamento interoceptivo e acabam associadas a qualquer mudança percebida no funcionamento geral do organismo. A interpretação dessas sensações como perigosas e ameaçadoras facilita a apreensão crônica e a hipervigilância dos indivíduos com o diagnóstico de TP.[9] Na fobia específica, por sua vez, o medo excessivo ou irracional de um objeto ou situação é a tônica;[10] na fobia social, o indivíduo apresenta medo persistente de episódios de desempenho social, interação verbal ou potencial avaliação por terceiros.[11] Tais indivíduos têm a tendência de perceber o mundo externo como ameaçador, acreditam estar em permanente perigo social ou em risco de agir de forma imprópria e, como consequência, de serem avaliados negativamente pelos outros.[11] No TAS, há o medo envolvendo a separação de figuras de apego,[12] e, no mutismo seletivo, existe temor diante de uma situação ou objeto particular.[13] Dessa forma, a interpretação exacerbada de comportamentos neutros como se fossem ameaças é uma das principais semelhanças entre condições classificadas sob o espectro de transtornos de ansiedade.

A fim de uma melhor compreensão da neurobiologia dos transtornos de ansiedade, vamos discutir sobre a neurocircuitaria da ansiedade e identificar os aspectos que poderiam influenciar em tal circuito à luz das especificidades dos diferentes transtornos de ansiedade.

## CIRCUITOS NEURAIS NA ANSIEDADE

Para avaliar uma situação como ameaçadora e gerar uma resposta semelhante à ansiedade, um indivíduo deve primeiro detectar estímulos ambientais por meio dos sistemas sensoriais e, em seguida, identificá-los como aversivos ou potencialmente perigosos. As ações combinadas de circuitos neurais distribuídos que emergem da amígdala, do núcleo leito da estria terminal (BNST), do hipocampo ventral e do córtex pré-frontal medial resultam na interpretação e na avaliação do valor emocional dos estímulos ambientais.[14] Se tais estímulos são identificados como ameaçadores com base nessa avaliação, podem resultar em comportamentos defensivos por meio do recrutamento do tronco cerebral e de núcleos hipotalâmicos, originando sintomas ansiosos.[14]

A amígdala é uma das principais estruturas responsáveis na caracterização de um estímulo ambiental como ameaçador ou não.[15] O principal núcleo de entrada da amígdala, a amígdala basolateral (estrutura que se divide em núcleo lateral, basal e basomedial), recebe aferências excitatórias referentes a estímulos sensoriais do tálamo e dos córtices sensoriais.[14] O processamento dessa informação sensorial na amígdala basolateral torna possível a formação de associações entre estímulos preditivos neutros e desfechos de valência positiva ou negativa.[16] Assim, os momentos que sinalizam uma ameaça são reconhecidos como ameaçadores, e, da mesma forma, aqueles que predizem recompensa tornam-se recompensadores.[16] Dessa maneira, a valência emocional de tais episódios determina se vias de medo ou de recompensa do sistema nervoso central (SNC) serão recrutadas.[16]

Em circunstâncias que provocam medo ou ansiedade, projeções da amígdala basolateral em direção à amígdala central e ao BNST estão ativadas.[17] É importante ressaltar que a atividade dos neurônios da amígdala basolateral não é exclusivamente moldada pela entrada sensorial.[14] Os principais neurônios e interneurônios da amígadala basolateral recebem informações do córtex pré-frontal medial e do hipocampo ventral e enviam projeções recíprocas para ambas as regiões.[14] A atividade nessas vias pode tanto estimular diretamente respostas de ansiedade (p. ex., por meio de projeções do hipocampo ventral para o septo lateral e os núcleos hipotalâmicos) como influenciar a avaliação de uma ameaça (p. ex., mediante a memória de medo por intermédio de projeções do córtex pré-frontal medial para a amígdala).[14,16]

Dentro desse macrocircuito citado, ocorre o processamento de informação local.[18] Dessa forma, cada tipo celular dentro da amígdala, do córtex pré-frontal medial, do hipocampo ventral, do BNST e de outras regiões do SNC tem o potencial para modificar o processamento da informação e interferir no macrocircuito descrito.[18] Por exemplo, caso um animal seja confrontado por um estímulo de choque nas patas, os neurônios da amígdala lateral desenvolverão respostas às indicações preditivas de choque, o que corresponderá ao comportamento de *freezing* (congelamento) efetuado pelo animal assim que as indicações preditivas do estímulo sejam apresentadas.[19] Nessa situação, os sinais glutamatérgicos da amígdala basolateral são conduzidos para a subdivisão lateral da amígdala central, onde atingem neurônios GABAérgicos inibitórios que são ativados durante a apresentação de estímulos condicionados: os neurônios CEI *on*.[20] Esses neurônios inibem os neurônios CEI *off*.[20] Os neurônios CEI *off*, por sua vez, são aqueles que expressam a proteinoquinase C (PKC) delta.[20,21] A inibição evocada pelo estímulo condicionado dos neurônios CEI *off* facilita a desinibição dos neurônios da subdivisão centromedial da amígdala que se projetam para a substância cinzenta periaquedutal (SPAQ) durante a expressão do medo, resultando no comportamento de *freezing* feito pelo animal.[22] Além dessa via, foi demonstrado que neurônios CEI expressando somatostatina (SOM+) podem modular o comportamento do medo independentemente da subdivisão centromedial da amígdala, por meio de projeções diretas à SPAQ.[23] Os autores observaram que a inibição optogenética dos neurônios CEI SOM+ suprime a expressão do medo, enquanto sua ativação optogenética leva à expressão de medo incondicionado.[24,25] Projeções individuais de neurônios na mesma região podem exercer efeitos comportamentais opostos conforme seus alvos.[23]

O medo e as respostas sustentadas de ansiedade requerem o recrutamento do BNST, que ocorre em parte como resultado da inervação direta de aferentes da amígdala basolateral, bem como por meio de contribuições glutamatérgicas densas do hipocampo e dos córtices pré-frontal medial, entorrinal e insular.[14,26-28] Algumas redundâncias na função da amígdala e do BNST garantem que o aprendizado do medo permaneça intacto em face de lesões localizadas ou disfunção de qualquer uma dessas regiões.[29] Por exemplo, na ausência de amígdala basolateral funcional, o BNST atua como local compensatório na aquisição de memórias de medo.[29] Além disso, sub-regiões do BNST mostraram diferenciar algumas características dos fenótipos de ansiedade.[30] Enquanto as aferências da amígdala basolateral ao BNST anterodorsal promovem a ansiólise comportamental e fisiológica,[31] a inibição local do BNST anterodorsal pelo núcleo oval do BNST é ansiogênica.[31] Ademais, as aferências da amígdala basolateral ao BNST ventrolateral promovem o comportamento de *freezing* (congelamento) durante o estresse e a subsequente diminuição na interação social, sendo que ambas as respostas são reduzidas pela inibição do BNST ventrolateral.[30] O BNST ventral também regula a ansiedade por meio de sua inervação na área tegmental ventral (ATV): o aumento da atividade de neurônios do BNST ventral glutamatérgicos, que se projetam para a ATV, produz comportamentos parecidos com a ansiedade, enquanto os neurônios GABAérgicos do BNST exercem ansiólise por via paralela.[30] As contribuições da amígdala basolateral para o hipocampo ventral também contribuem para o desenvolvimento de comportamentos ansiosos.[32] Projeções da amígdala basolateral para a formação do hipocampo por meio do córtex entorrinal são necessárias para a aquisição de memórias contextuais de medo.[33] Além disso, terminais glutamatérgicos de fibras da amígdala basolateral em neurônios piramidais na região CA1 do hipocampo ventral controlam bidirecionalmente os comportamentos inatos relacionados à ansiedade em modelos animais, de modo que o aumento da atividade nessa projeção aumenta o comportamento semelhante à ansiedade e a inativação dessa via reduz os comportamentos de ansiedade.[34,35] Os efeitos da ativação do hipocampo ventral sobre os comportamentos relacionados à ansiedade ocorrem parcialmente por meio de suas conexões com o septo lateral, que, por sua vez, está conectado de forma recíproca ao hipotálamo.[36]

As projeções ipsilaterais do hipocampo ventral ao septo lateral transmitem um sinal de ansiedade,[36] e a ativação do receptor do fator de liberação da corticotrofina (CRF) no septo lateral aumenta fenótipos relacionados à ansiedade.[37]

Além de produzir comportamentos parecidos com a ansiedade por meio de projeções para o septo lateral, o hipocampo ventral apoia a interpretação de determinada situação como ameaçadora mediante sua conexão recíproca com a amígdala basolateral, bem como por meio de suas projeções eferentes ao córtex pré-frontal medial.[38] O hipocampo ventral serve como importante fonte de sincronia entre a amígdala e o córtex pré-frontal medial durante situações ameaçadoras.[38]

## HIPÓTESE DA REGULAÇÃO DA INTERPRETAÇÃO NA AVALIAÇÃO DE AMEAÇA

No momento em que estímulos ambientais ambíguos são interpretados como ameaçadores, origina-se a ansiedade. Para que essa interpretação ocorra, um organismo deve detectar primeiro que os estímulos existem por meio de seus sistemas sensoriais.[39] Uma vez que ameaças importantes são detectadas, os circuitos altamente interconectados "interpretam" o significado desses estímulos e determinam se eles pressagiam o perigo.[39] Tal interpretação é ditada, em parte, pela experiência anterior do indivíduo e inclui a atribuição de valência ao estímulo via circuitos da amígdala basolateral.[39] Seguindo a interpretação de um evento ambíguo, circuitos adicionais, que inlcuem o córtex pré-frontal e núcleos na interseção do sistema límbico e motor efetores, devem avaliar se os eventos externos refletem as expectativas e se eles estão em consonância com as necessidades do indivíduo ou se as contradizem, a fim de desenvolver a resposta comportamental apropriada.[39] Consequentemente, essa resposta é iniciada por meio das vias motoras, dos núcleos do tronco encefálico, do sistema autônomo e do sistema neuroendócrino.[40] A ativação desses sistemas efetores resulta nas respostas observáveis que são identificadas como ansiedade ou falta dela (Fig. 13.1).

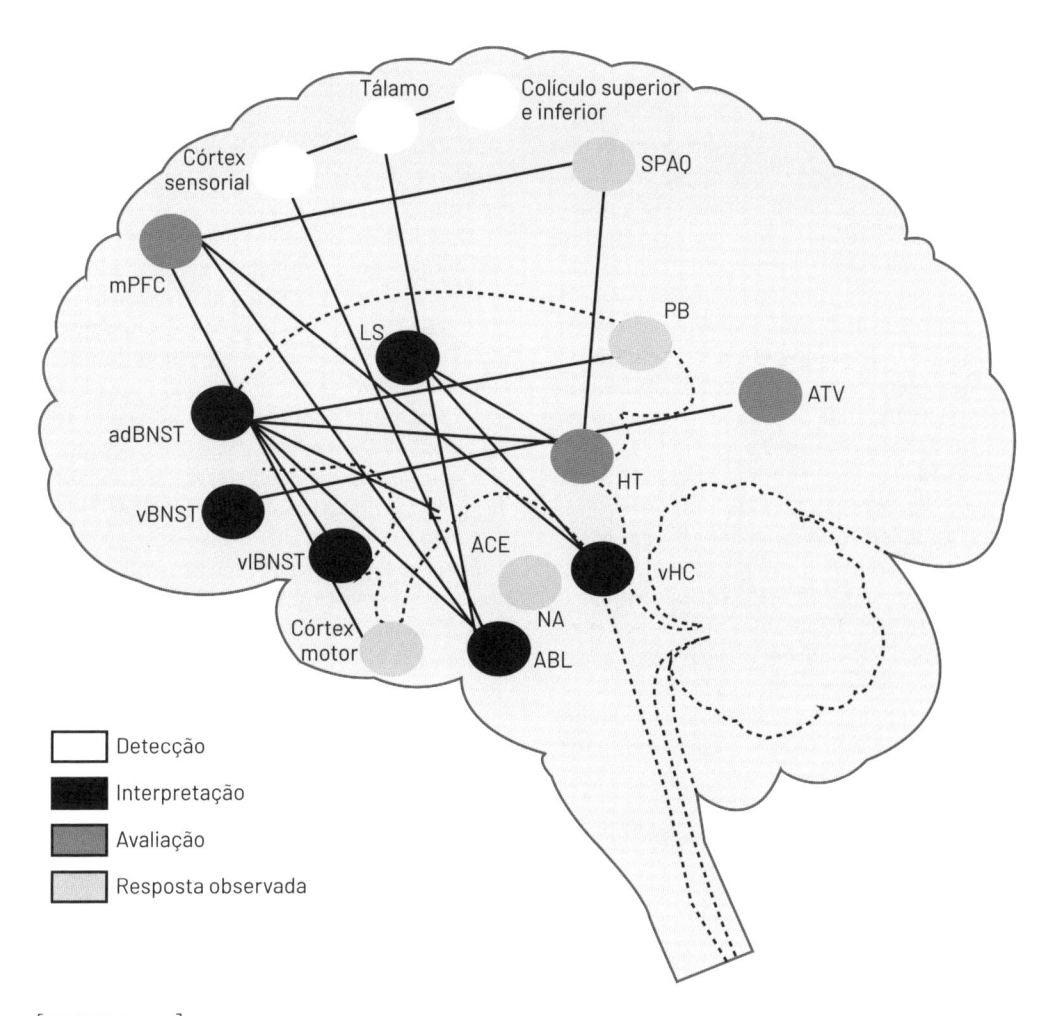

[ **FIGURA 13.1** ]
Simplificação dos circuitos neurais na ansiedade. Eventos externos são detectados, interpretados, avaliados e respondidos por níveis sucessivos de circuitos neurais altamente interconectados. A interpretração dos eventos como ameaçadores ou não ameaçadores depende do equilíbrio entre circuitos opostos. Na ansiedade, o equilíbrio é deslocado em direção a projeções que interpretam os eventos como ameaçadores.
BNST: núcleo leito da estria terminal (ad: anterodorsal; v: ventral; vl: ventrolateral); ACE: amígdala central; ABL: amígdala basolateral; HT: hipotálamo; ATV: área tegmental ventral; mPFC: córtex pré-frontal medial; NA: *nucleus accumbens*; LS: septo lateral; vHC: hipocampo ventral; SPAQ: substância cinzenta periaquedutal; PB: núcleo parabraquial.

Dessa forma, dois indivíduos podem equivalentemente detectar um estímulo, mas diferentes interpretações desse estímulo resultam na seleção de respostas comportamentais opostas. Se os eventos são ou não interpretados como ameaçadores depende do equilíbrio entre os circuitos de apoio exploratório *versus* comportamentos defensivos.[41,42] Um mecanismo importante que pode permitir que um sistema se sobreponha ao outro é o recrutamento de determinadas populações definidas pela projeção de neurônios na amígdala basolateral.[41] A valência positiva e a negativa são codificadas por neurônios da amígdala basolateral e são interpretadas como situações de recompensa ou medo (sistemas *nucleus accumbens* e subdivisão centromedial da amígdala, respectivamente).[41,42] Especificamente, a ativação específica de neurônios da amígdala basolateral que se projetam para a subdivisão centromedial da amígdala podem influenciar o sistema de interpretação em direção a uma avaliação de ameaça.[14,39] Outros fatores que podem contribuir para interpretações de perigo no meio ambiente são a exposição repetida a fatores estressantes ou estímulos de ameaça que podem causar a potencialização específica de circuitos que promovem comportamentos relacionados à ansiedade, tal que, em situações ambíguas, os circuitos de ansiedade prevalecem.[43] Variações na expressão de certos genes também podem influenciar a função do sistema de interpretação. A liberação de monoaminas, como a serotonina (5-HT), em diferentes núcleos da rede corticolímbica afeta a ansiedade (comportamentos ansiosos estão associados à diminuição dos níveis de 5-HT no córtex pré-frontal medial, na amígdala e no hipocampo). Além disso, polimorfismos no gene transportador de 5-HT foram encontrados em humanos com sintomatologia ansiosa.[44,45]

À luz das hipóteses explanadas, torna-se mais fácil compreender o motivo pelo qual um ruído alto e súbito pode ser interpretado como fogos de artifício por uma pessoa e como um tiro por outra, levando a primeira a curiosamente olhar para o céu e a segunda a se abaixar e se cobrir. Dessa forma, nas próximas seções, vamos abordar a vulnerabilidade para os transtornos de ansiedade, bem como elucidar a forma como determinados genes, neurotransmissores, fatores neurotróficos e sistema imune podem interferir no sistema de interpretação de medo/ameaça e na circuitaria da ansiedade. Ademais, vamos discorrer sobre a eletrofisiologia, a cognição e a neuroimagem nos mais variados transtornos de ansiedade.

## VULNERABILIDADE ASSOCIADA AOS TRANSTORNOS DE ANSIEDADE

Diversos fatores de risco podem promover a modificação do curso da ansiedade normal para a patológica, inclusive ser do sexo feminino e ter histórico familiar de transtornos de ansiedade ou depressivos.[46,47] Especificamente, o sexo feminino duplica o risco de desenvolver transtornos de ansiedade, embora as razões para esse fato ainda não sejam claras.[47]

Os filhos de indivíduos que têm pelo menos um transtorno de ansiedade apresentam risco aumentado de 2 a 4 vezes para o desenvolvimento de transtornos de ansiedade.[48] Ademais, esses indivíduos têm maiores chances de desenvolver transtornos de ansiedade em uma idade mais precoce do que os filhos de indivíduos sem ansiedade.[48] Ter pais com ansiedade e depressão amplifica o risco de desenvolver um transtorno de ansiedade, particularmente TP e TAG.[48] Outros fatores de risco para o desenvolvimento de transtornos de ansiedade incluem vulnerabilidades temperamentais específicas, em especial temperamentos inibidos,[49] interações entre pais e filhos que são caracterizadas por envolvimento excessivo e negatividade,[50,51] além de relacionamentos reduzidos com pares.[50] Estressores de vida episódicos (p. ex., problemas financeiros, doença familiar e divórcio) em adultos jovens podem prever sintomas e diagnósticos de transtornos de ansiedade subsequentes.[50]

## FATORES GENÉTICOS

Os transtornos de ansiedade têm forte base hereditária, e a maioria deles apresenta estimativas de herdabilidade entre 30 e 40%.[52] No entanto, como é o caso de outros transtornos mentais, os *loci* de risco genético específico e os mecanismos de transmissão familiar ainda não foram estabelecidos.[52] Espera-se que a maioria das variantes genéticas associadas aos transtornos de ansiedade contribua para um risco geral relacionado à ansiedade, mas que algumas variantes genéticas sejam específicas de determinados transtornos.[53] Estudos apontam para vários genes candidatos nos transtornos de ansiedade. A Tabela 13.2 mostra alguns desses genes e sua associação com os diferentes transtornos de ansiedade.

Investigações recentes identificaram influências genéticas no nível da circuitaria neural, incluindo genes implicados na atividade e na interconectividade de regiões do cérebro que

**TABELA 13.2**
TRANSTORNOS DE ANSIEDADE E SUA ASSOCIAÇÃO COM GENES CANDIDATOS

| Sistemas | Genes | TP | TAG | Fobia social | TAS | Mutismo seletivo |
|---|---|---|---|---|---|---|
| Sistema serotonérgico | MAOA[54,55] | X | X | X | | |
| | SLC6A4[54,55] | | X | X | | |
| | HTR1A[56] | | | | | |
| | HTR2A[56] | | | | | |
| | TPH2[57] | | | | | |
| Sistema dopaminérgico/noradrenérgico | COMT[58] | X | X | | | |
| | NET[59] | X | | X | | |
| | DAT[57] | X | | X | X | |
| Canal iônico com detecção de ácido | ACCN2[60] | X | | | | |
| Neuropeptídeo S | NPSR1[61] | X | | | | |
| Eixo HHS | CRHR1, alelo A[56] | X | | | | |
| Ocitocina | OXTR[62] | | | | X | |
| Proteína contactina | CNTNAP2[63] | | | X | | X |

TP: transtorno de pânico; TAG: transtorno de ansiedade generalizada; TAS: transtorno de ansiedade de separação; HHS: hipotalâmico-hipofisário-suprarrenal.

estão relacionadas com a sintomatologia ansiosa.[59] Essa abordagem tem sido importante para entender como determinados genes podem conferir risco maior aos transtornos de ansiedade, alterando as formas como a ameaça é processada em regiões como o córtex pré-frontal ventromedial e a amígdala. Por exemplo, o gene FKBP5,[59] que codifica uma molécula reguladora do receptor de glicocorticoide (RG), o gene FAAH,[64] que codifica uma enzima endocanabinoide, e o gene PACAP[65] foram associados com o aumento da reatividade da amígdala e a redução do acoplamento da amígdala a outras regiões cerebrais, como o hipocampo. Tomadas em conjunto com os estudos de associação genômica ampla (GWAS, do inglês *genome-wide association study*) de larga escala, essas análises mais focadas mecanisticamente prometem identificar os substratos neurobiológicos subjacentes à genética dos transtornos de ansiedade.

## INTERAÇÕES GENE E AMBIENTE

Fatores de risco genético podem influenciar a sintomatologia ansiosa em um contexto ambiental.[66] Essas observações estão de acordo com estudos pré-clínicos que investigam o efeito do estresse no início da vida nos circuitos neurais que promovem a ansiedade.[67] A interação entre os genes e o meio ambiente pode assumir várias formas.

A variante genética mais amplamente examinada nos transtornos de ansiedade é a 5-HTTLPR, polimorfismo de SLC6A4 (que codifica o transportador de 5-HT), um marcador funcional com duas variantes associadas a diferentes níveis de transcrição de 5-HT.[68] O polimorfismo 5-HTTLPR está associado a traços de ansiedade e pode aumentar o risco de ansiedade e depressão quando relacionado a maus-tratos e outros eventos negativos da vida.[69] Em uma amostra independente, avaliaram-se centenas de variantes genéticas com o intuito de observar a responsividade emocional diferencial aos ambientes e como essas variantes interagiam com padrões paternais associados à negatividade, gerando sintomatologia ansiosa.[70] Observou-se que crianças com altos escores poligênicos para responsividade ambiental se beneficiaram mais da terapia cognitivo-comportamental (TCC) do que aquelas com baixos escores poligênicos.[70,71] Assim, levar em conta as interações ambientais ao explorar o papel dos fatores genéticos nos transtornos de ansiedade é essencial tanto para entender a interação complexa entre os diferentes tipos de risco para o desenvolvimento de um transtorno quanto para melhor compreender as respostas às intervenções terapêuticas mediadas pelo ambiente, como psicoterapias.

Uma importante linha de investigação é o delineamento dos processos biológicos pelos quais o ambiente pode remodelar a expressão gênica, por meio de mecanismos epigenéticos, para alterar funções cerebrais, comportamento e risco para transtornos de ansiedade.[72] Por exemplo, evidências crescentes sugerem que o estresse é transmitido ao longo do tempo e das gerações por meio de processos epigenéticos.[72] Genes candidatos podem estar sujeitos a alterações epigenéticas devido a fatores estressores que incluem o gene NR3C1 (que codifica o RG) e outros genes que regulam a função dos glicocorticoides, como o FKBP5.[73] Apesar de grandes avanços no campo da psiquiatria genética nos últimos anos, ainda há a necessidade de maior uso de métodos genômicos em grandes populações clínicas para identificar possíveis influências genéticas e epigenéticas não apenas no desenvolvimento de transtornos de ansiedade, mas também na resposta a intervenções psicoterapêuticas e medicamentosas.

## EIXO HIPOTALÂMICO-HIPOFISÁRIO-SUPRARRENAL

Níveis reduzidos de cortisol circulante e hipersensibilidade a glicocorticoides têm sido observados nos transtornos de ansiedade.[74] Além de estudos genéticos que apontaram variações nos genes relacionados com glicocorticoides e risco aumentado de desenvolver transtornos de ansiedade,[56] a literatura pré-clínica também demonstrou que o eixo HHS encontra-se hiperativado em ampla gama de modelos animais de ansiedade.[74] Esses achados, por sua vez, remetem a disfunções cerebrais e límbicas encontradas nos transtornos de ansiedade, demostrando que os glicocorticoides são mediadores cruciais de anormalidades funcionais nesses sistemas cerebrais.[74] No entanto, uma relação entre o eixo HHS e a ansiedade não é encontrada em todas as investigações.[74] As razões para essa variabilidade de resultados ainda não foram totalmente compreendidas, mas parecem resultar de diferenças no curso do desenvolvimento do transtorno e na sua cronicidade.

## MARCADORES IMUNOLÓGICOS

Marcadores inflamatórios, como citocinas, podem alterar a atividade da amígdala e aumentar o comportamento semelhante à ansiedade em estudos pré-clínicos. Ademais, as altas taxas de comorbidade entre os transtornos de ansiedade e várias condições médicas inflamatórias têm sido interpretadas como resultado de vias inflamatórias específicas.[75-77] Embora os transtornos depressivos, que são altamente comórbidos com transtornos de ansiedade, tenham sido repetidamente associados ao sistema imune,[78] apenas alguns estudos investigaram a relação entre transtornos de ansiedade e inflamação.[79] Esses estudos indicaram que certos marcadores inflamatórios encontram-se elevados nos transtornos de ansiedade.[79]

## FATOR NEUROTRÓFICO DERIVADO DO CÉREBRO

O fator neurotrófico derivado do cérebro (BDNF, do inglês *brain derived neurotrophic factor*) atua nos neurônios do SNC e do sistema nervoso periférico (SNP), envolvidos na neurogênese e na formação de sinapses.[80] Há hipóteses que demonstram o BDNF nas etiologias de depressão e ansiedade.[81] A Tabela 13.3 apresenta algumas alterações de BDNF, marcadores imunológicos e cortisol no TP, no TAG e na fobia social.

**TABELA 13.3**
ALTERAÇÕES DE FATOR NEUROTRÓFICO DERIVADO DO CÉREBRO, MARCADORES IMUNOLÓGICOS E CORTISOL NO TRANSTORNO DE PÂNICO, NO TRANSTORNO DE ANSIEDADE GENERALIZADA E NA FOBIA SOCIAL

| Transtorno de ansiedade | BDNF | Marcadores imunológicos | Eixo HHS basal |
|---|---|---|---|
| TP | Níveis séricos de BDNF reduzidos.[82] | Aumento das citocinas inflamatórias.[79] | Níveis plasmáticos basais de cortisol elevados durante o dia.[83] |
| TAG | Sem associação significativa entre os níveis de BDNF no plasma e a gravidade do TAG.[84] | PCR aumentada em alguns estudos.[85] | Maior resposta de despertar de cortisol do que os controles, apenas quando também sofriam de TDM.[86] |
| Fobia social | Não foram encontradas diferenças nos níveis de BDNF em comparação a controles saudáveis.[88] | Níveis mais baixos de PCR e IL-6 em comparação a outros transtornos de ansiedade.[89] | Níveis basais de cortisol semelhantes entre pacientes e controles.[90] |

TP: transtorno de pânico; TAG: transtorno de ansiedade generalizada; BDNF: fator neurotrófico derivado do cérebro; PCR: proteína C-reativa; IL-6: interleucina 6; TDM: transtorno depressivo maior.

## NEUROTRANSMISSORES

Foi proposto que diferentes subpopulações de neurônios serotonérgicos do núcleo dorsal e mediano da rafe, por meio de projeções topograficamente organizadas, direcionadas a diferentes alvos cerebrais, tinham funções relevantes para a fisiopatologia dos transtornos de ansiedade.[91] Essas diferentes subpopulações de neurônios serotonérgicos incluem: neurônios serotonérgicos do núcleo dorsal da rafe, que se projetam para a amígdala e facilitam a expressão do medo condicionado e da ansiedade, neurônios serotonérgicos do núcleo dorsal da rafe, que se projetam para a SPAQ, inibindo as respostas comportamentais do tipo fuga, e neurônios serotonérgicos do núcleo mediano da rafe, que apresentam a capacidade de aumentar a resiliência ao estresse.[91] Além disso, o receptor serotonérgico 5-HT1A foi considerado modulador da ansiedade em suas formas normais e patológicas,[92] e, de maneira global, os níveis plasmáticos de 5-HT estão reduzidos nos diversos transtornos de ansiedade.

Já a noradrenalina (NA), também conhecida como norepinefrina (NE), uma catecolamina produzida principalmente no *locus coeruleus* na ponte, é um neurotransmissor importante no sistema nervoso autônomo (SNA).[93] O metabolismo e as funções da NA têm sido estudados nos transtornos de ansiedade, uma vez que sua hiperfunção é evidenciada em tais transtornos, sendo considerada, portanto, um marcador para monitorar a atividade simpática.[93]

O sistema do ácido gama-aminobutírico (GABA) serve como o mais importante sistema neurotransmissor inibitório do SNC.[94] Evidências crescentes apontam para o envolvimento desse sistema na fisiopatologia dos transtornos de ansiedade, sendo que os benzodiazepínicos (BZDs), que atuam no sistema GABA, são utilizados para tratar tais condições.[94]

A Tabela 13.4 apresenta algumas alterações de neurotransmissores no TP, no TAG e na fobia social, como forma de ilustrar as semelhanças e as divergências encontradas nos mais variados transtornos.

**TABELA 13.4**
ALTERAÇÕES DE NEUROTRANSMISSORES NO TRANSTORNO DE PÂNICO, NO TRANSTORNO DE ANSIEDADE GENERALIZADA E NA FOBIA SOCIAL

| Transtorno de ansiedade | 5-HT | DA | NA |
|---|---|---|---|
| TP | Níveis plasmáticos de 5-HT reduzidos.[95] | Nenhuma alteração significativa nos níveis de HVA, o principal metabólito da DA, no LCS de pacientes.[96] | Estimulação do sistema noradrenérgico aumenta a ansiedade.[97] |
| TAG | Sítio de ligação de 5-HT em plaquetas reduzido.[95-99] | Receptores DAT e D2 alterados no estriado.[99] | Regulação negativa dos receptores adrenérgicos α2 pré-sinápticos.[99] |
| Fobia social | Sem diferenças na densidade de receptores plaquetários 5-HT2 entre pacientes e controles.[100] | Receptor D2 reduzido no estriado.[101] | Níveis mais altos de NA plasmática em pacientes comparados a controles, nas posições em pé e supina.[102] |

TP: transtorno de pânico; TAG: transtorno de ansiedade generalizada; 5-HT: serotonina; DA: dopamina; NA: noradrenalina; LCS: líquido cerebrospinal; HVA: ácido homovanílico; GABA: ácido gama-aminobutírico.

## ELETROFISIOLOGIA, COGNIÇÃO E NEUROIMAGEM NOS TRANSTORNOS DE ANSIEDADE

Atualmente, a literatura de neuroimagem funcional, avaliação cognitiva e eletrofisiologia não permite distinções sistemáticas entre os transtornos de ansiedade individuais baseados em diferentes perfis de anormalidades.[103] De um ponto de vista global, a instabilidade basal do sistema de excitação cortical foi relatada em estudos quantitativos de eletrencefalografia (qEEG) como característica comum da maioria dos pacientes com transtornos de ansiedade.[104] Isso se manifesta como poder espectral alterado de bandas de frequência EEG específicas nas faixas teta (4 a 8 Hz) e alfa (8 a 13 Hz) na maioria das áreas cerebrais e na faixa beta (acima de 13 Hz), especialmente nas regiões frontal e central do cérebro.[104] A neuroimagem funcional evidencia amígdala, córtex pré-frontal, hipocampo e hipotálamo como áreas envolvidas nos transtornos de ansiedade.[105] Ademais, déficits em testagens neuropsicológicas são demonstrados nas investigações desses transtornos. Entretanto, até o momento, tais défcits são incapazes de caracterizar um fenótipo específico.[106] A Tabela 13.5 mostra certas características neurofisiológicas, de neuroimagem e cognitivas de alguns dos transtornos de ansiedade.

## CONSIDERAÇÕES FINAIS

Os transtornos de ansiedade são um grupo diversificado de condições, e a compreensão atual dos mecanismos fisiopatológicos subjacentes às formas patológicas de ansiedade reflete essa heterogeneidade. Entretanto, em tais transtornos, a apreensão excessiva ocorre em resposta a estímulos minimamente ameaçadores ou mesmo na ausência de provocação, implicando disfunção na interpretação. O viés do sistema para interpretar uma ameaça na ausência de perigo provável pode resultar de plasticidade indevida nas vias límbicas ou pode ser fruto de ruptura da homeostase entre circuitos que suportam comportamentos defensivos *versus* comportamentos exploratórios.

**TABELA 13.5**
CARACTERÍSTICAS NEUROFISIOLÓGICAS, DE NEUROIMAGEM E COGNITIVAS DOS TRANSTORNOS DE ANSIEDADE

| Transtorno de ansiedade | Neuroimagem (IRM) | Neurofisiologia | Cognição |
|---|---|---|---|
| TP | Alterações na amígdala, nos giros hipocampais e para-hipocampais e nos núcleos do tronco encefálico.[107] | Aumento de potência beta no EEG.[108] | Prejuízo na memória de curto prazo, na função executiva, na memória de longo prazo, nas habilidades visuoespaciais ou perceptivas e na memória de trabalho.[106] |
| TAG | Aumento dos volumes de substância cinzenta na amígdala, alterações no CPF dorsomedial, diminuição dos volumes do hipocampo.[109] | Assimetria alfa no lobo frontal direito.[110] | Prejuízo na memória executiva e não verbal.[111] |
| Fobia social | Alterações da espessura cortical (aumento e diminuição) da ínsula, volumes da amígdala e do hipocampo significativamente reduzidos, volume do hipocampo significativamente relacionado a sintomas mais graves de fobia social.[112] | Aumento de potência beta no EEG.[113] | Desempenho reduzido em testes de função da memória verbal.[114] |
| Fobia específica | Maior ativação na ínsula, na amígdala e no CPF de pacientes expostos a situações relacionadas à fobia em comparação a controles saudáveis.[112] | Aumento de potência beta no EEG.[115] | Prejuízos na memória episódica e na função executiva.[116] |
| TAS | Aumento da ativação da amígdala.[109] | Assimetria alfa.[110] | Prejuízo na atenção.[116] |
| Mutismo seletivo | Alterações na ínsula.[109] | Supressão de P50.[117] | Déficits na memória auditivo-verbal e na atenção.[118] |

IRM: imagem de ressonância magnética; TP: transtorno de pânico; TAG: transtorno de ansiedade generalizada; TAS: transtorno de ansiedade de separação; EEG: eletrencefalografia; CPF: córtex pré-frontal.

Embora determinados tratamentos farmacológicos, como os inibidores seletivos da recaptação de serotonina (ISRSs) e BZDs, apresentem eficácia comprovada nos transtornos de ansiedade, muitos pacientes permanecem refratários.[119] Considerando que o tratamento de transtornos mentais complexos, que surgem da interrupção de sistemas neurais enigmáticos e altamente interconectados, requer abordagem ampla em nível de circuito, talvez seja importante que ocorra uma mudança de paradigma na consideração dos substratos neurais que sustentam a ansiedade a fim de se desenvolverem novas terapêuticas para os transtornos. Dessa forma, é necessária uma compreensão abrangente das interações dinâmicas que ocorrem dentro das redes distribuídas subjacentes à ansiedade. Estudos optogenéticos de vias individuais dentro de circuitos que auxiliam na interpretação e na avaliação de estímulos externos fornecem informações valiosas sobre como os componentes individuais do sistema de ansiedade funcionam. A identificação de novas vias entre populações geneticamente definidas de células possivelmente fornecerá caminhos para futuras descobertas. O desafio será traduzir a compreensão dos substratos neurais da ansiedade em biomarcadores clinicamente tratáveis para prever o risco dos transtornos de ansiedade e melhorar sua terapêutica. Entretanto, ainda há muito para investigar sobre a fisiopatologia de tais transtornos, e são necessários muitos estudos para o conhecimento pleno da psicopatologia dos transtornos de ansiedade e o alcance da melhor abordagem terapêutica para os pacientes.

## REFERÊNCIAS

1. Russell JA. A circumplex model of affect. J Personal Social Psychology. 1980;39(6):1161.
2. Nardi AE, Fontenelle LF, Crippa JAS. New trends in anxiety disorders. Braz J Psychiatr. 2012;34(supl 1):5-6.
3. Davis M, Walker DL, Miles L, Grillon C. Phasic vs sustained fear in rats and humans: role of the extended amygdala in fear vs anxiety. Neuropsychopharmacology. 2010;35(1):105-35.
4. American Psychiatry Association. Diagnostic and statistical manual of mental disorders: DSM-5™. 5th ed. Arlington: APP; 2013.
5. Wittchen HU, Jacobi F, Rehm J, Gustavsson A, Svensson M, Jonsson B, et al. The size and burden of mental disorders and other disorders of the brain in Europe 2010. Eur Neuropsychopharmacol. 2011;21(9):655-79.
6. de Souza IM, Machado-de-Sousa JP. Brazil: world leader in anxiety and depression rates. Rev Bras Psiquiatr. 2017;39(4):384.
7. Freeston MH, Rhéaume J, Letarte H, Dugas MJ, Ladouceur R. Why do people worry? Pers Individ Dif. 1994;17(6):791-802.
8. Vasey MW, Borkovec TD. A catastrophizing assessment of worrisome thoughts. Cogn Ther Res. 1992;16(5):505-20.
9. Barlow DH. Anxiety and its disorders: the nature and treatment of anxiety and panic. 2nd ed. New York: Guilford, 1988.
10. Stefanescu MR, Endres RJ, Hilbert K, Wittchen HU, Lueken U. Networks of phobic fear: Functional connectivity shifts in two subtypes of specific phobia. Neurosci Lett. 2018;662:167-72.
11. Vassilopoulos SP, Banerjee R, Prantzalou C. Experimental modification of interpretation bias in socially anxious children: changes in interpretation, anticipated interpersonal anxiety, and social anxiety symptoms. Behav Res Ther. 2009;47(12):1085-9.
12. Bowlby J. Separation anxiety: a critical review of the literature. J Child Psychol Psychiatr. 1960;1:251-69.
13. Black B, Uhde TW. Psychiatric characteristics of children with selective mutism: a pilot study. J Am Acad Child Adolesc Psychiatr. 1995;34(7):847-56.
14. McDonald AJ. Cortical pathways to the mammalian amygdala. Prog Neurobiol. 1998;55(3):257-332.
15. Adhikari A. Distributed circuits underlying anxiety. Front Behav Neurosci. 2014;8:112.
16. Janak PH, Tye KM. From circuits to behaviour in the amygdala. Nature. 2015;517(7534):284.
17. Rogan MT, Stäubli UV, LeDoux JE. Fear conditioning induces associative long-term potentiation in the amygdala. Nature. 1997;390(6660):604.
18. Hübner C, Bosch D, Gall A, Lüthi A, Ehrlich I. Ex vivo dissection of optogenetically activated mPFC and hippocampal inputs to neurons in the basolateral amygdala: implications for fear and emotional memory. Front Behav Neurosci. 2014;8:64.
19. Johansen JP, Hamanaka H, Monfils MH, Behnia R, Deisseroth K, Blair HT, et al. Optical activation of lateral amygdala pyramidal cells instructs associative fear learning. Proc Natl Acad Sci U S A. 2010;107(28):12692-7.
20. Ciocchi S, Herry C, Grenier F, Wolff SB, Letzkus JJ, Vlachos I, et al. Encoding of conditioned fear in central amygdala inhibitory circuits. Nature. 2010;468(7321):277-82.
21. Cai H, Haubensak W, Anthony TE, Anderson DJ. Central amygdala PKC-δ+ neurons mediate the influence of multiple anorexigenic signals. Nat Neurosci. 2014;17(9):1240-8.
22. Haubensak W, Kunwar PS, Cai H, Ciocchi S, Wall NR, Ponnusamy R, et al. Genetic dissection of an amygdala microcircuit that gates conditioned fear. Nature. 2010;468(7321):270-6.
23. Li H, Penzo MA, Taniguchi H, Kopec CD, Huang ZJ, Li B. Experience-dependent modification of a central amygdala fear circuit. Nat Neurosci. 2013;16(3):332-9.
24. Penzo MA, Robert V, Li B. Fear conditioning potentiates synaptic transmission onto long-range projection neurons in the lateral subdivision of central amygdala. J Neurosci. 2014;34(7):2432-7.
25. Penzo MA, Robert V, Tucciarone J, De Bundel D, Wang M, Van Aelst L, et al. The paraventricular thalamus controls a central amygdala fear circuit. Nature. 2015;519(7544):455-9.
26. Cullinan WE, Herman JP, Watson SJ. Ventral subicular interaction with the hypothalamic paraventricular nucleus: evidence for a relay in the bed nucleus of the stria terminalis. J Compar Neurol. 1993;332(1):1-20.
27. Dong H-W, Petrovich GD, Swanson LW. Topography of projections from amygdala to bed nuclei of the stria terminalis. Brain Res Rev. 2001;38(1-2):192-246.
28. Stamatakis AM, Sparta DR, Jennings JH, McElligott ZA, Decot H, Stuber GD. Amygdala and bed nucleus of the stria terminalis

circuitry: implications for addiction-related behaviors. Neuropharmacology. 2014;76 Pt B:320-8.
29. Poulos AM, Ponnusamy R, Dong H-W, Fanselow MS. Compensation in the neural circuitry of fear conditioning awakens learning circuits in the bed nuclei of the stria terminalis. Proc Natl Acad Sci. 2010;107(33):14881-6.
30. Christianson JP, Jennings JH, Ragole T, Flyer JG, Benison AM, Barth DS, et al. Safety signals mitigate the consequences of uncontrollable stress via a circuit involving the sensory insular cortex and bed nucleus of the stria terminalis. Biol Psychiatry. 2011;70(5):458-64.
31. Kim S-Y, Adhikari A, Lee SY, Marshel JH, Kim CK, Mallory CS, et al. Diverging neural pathways assemble a behavioural state from separable features in anxiety. Nature. 2013;496(7444):219-23.
32. Van Strien NM, Cappaert N, Witter MP. The anatomy of memory: an interactive overview of the parahippocampal–hippocampal network. Nat Rev Neurosci. 2009;10(4):272-82.
33. Witter MP, Canto CB, Couey JJ, Koganezawa N, O'Reilly KC. Architecture of spatial circuits in the hippocampal region. Philos Trans R Soc Lond B Biol Sci. 2014;369(1635):20120515.
34. Degroot A, Treit D. Anxiety is functionally segregated within the septo-hippocampal system. Brain Res. 2004;1001(1-2):60-71.
35. Felix-Ortiz AC, Beyeler A, Seo C, Leppla CA, Wildes CP, Tye KM. BLA to vHPC inputs modulate anxiety-related behaviors. Neuron. 2013;79(4):658-64.
36. Risold P, Swanson L. Structural evidence for functional domains in the rat hippocampus. Science. 1996;272(5267):1484-6.
37. Henry B, Vale W, Markou A. The effect of lateral septum corticotropin-releasing factor receptor 2 activation on anxiety is modulated by stress. J Neurosci. 2006;26(36):9142-52.
38. Groenewegen HJ, Wright CI, Uylings HB. The anatomical relationships of the prefrontal cortex with limbic structures and the basal ganglia. J Psychopharmacol. 1997;11(2):99-106.
39. Gross JJ. The emerging field of emotion regulation: an integrative review. Rev Gen Psychol. 1998;2(3):271-99.
40. Byrne JH, Castellucci VF, Carew TJ, Kandel ER. Stimulus-response relations and stability of mechanoreceptor and motor neurons mediating defensive gill-withdrawal reflex in Aplysia. J Neurophysiol. 1978;41(2):402-17.
41. Orsini CA, Moorman DE, Young JW, Setlow B, Floresco SB. Neural mechanisms regulating different forms of risk-related decision-making: Insights from animal models. Neurosci Biobehav Rev. 2015;58:147-67.
42. Phillips PE, Walton ME, Jhou TC. Calculating utility: preclinical evidence for cost–benefit analysis by mesolimbic dopamine. Psychopharmacology. 2007;191(3):483-95.
43. Sugrue LP, Corrado GS, Newsome WT. Choosing the greater of two goods: neural currencies for valuation and decision making. Nat Rev Neurosci. 2005;6(5):363-75.
44. Carvalho MC, Albrechet-Souza L, Masson S, Brandão ML. Changes in the biogenic amine content of the prefrontal cortex, amygdala, dorsal hippocampus, and nucleus accumbens of rats submitted to single and repeated sessions of the elevated plus-maze test. Braz J Med Biol Res. 2005;38(12):1857-66.
45. Lesch KP, Bengel D, Heils A, Sabol SZ, Greenberg BD, Petri S, et al. Association of anxiety-related traits with a polymorphism in the serotonin transporter gene regulatory region. Science. 1996;274(5292):1527-31.
46. Costello EJ, Egger HL, Angold A. Developmental epidemiology of anxiety disorders. Child Adolesc Psychiatr Clin N Am. 2005;14(4):631-48, vii.
47. McLean CP, Asnaani A, Litz BT, Hofmann SG. Gender differences in anxiety disorders: prevalence, course of illness, comorbidity and burden of illness. J Psychiatr Res. 2011;45(8):1027-35.
48. Lieb R, Isensee B, Höfler M, Pfister H, Wittchen HU. Parental major depression and the risk of depression and other mental disorders in offspring: a prospective-longitudinal community study. Arch Gen Psychiatry. 2002;59(4):365-74.
49. Prior M, Smart D, Sanson A, Oberklaid F. Does shy-inhibited temperament in childhood lead to anxiety problems in adolescence? J Am Acad Child Adolesc Psychiatry. 2000;39(4):461-8.
50. Rapee RM, Schniering CA, Hudson JL. Anxiety disorders during childhood and adolescence: origins and treatment. Annu Rev Clin Psychol. 2009;5:311-41.
51. Castelli RD, Quevedo LÁ, Coelho FM, Lopez MA, Silva RA, Böhm DM, et al. Association between perception of maternal bonding styles and social anxiety disorder among young women. Rev Bras Psiquiatr. 2015;37(4):331-3.
52. Shimada-Sugimoto M, Otowa T, Hettema JM. Genetics of anxiety disorders: genetic epidemiological and molecular studies in humans. Psychiatry Clin Neurosci. 2015;69(7):388-401.
53. Otowa T, Hek K, Lee M, Byrne EM, Mirza SS, Nivard MG, et al. Meta-analysis of genome-wide association studies of anxiety disorders. Mol Psychiatry. 2016;21(10):1391-9.
54. Deckert J, Catalano M, Syagailo YV, Bosi M, Okladnova O, Di Bella D, et al. Excess of high activity monoamine oxidase A gene promoter alleles in female patients with panic disorder. Hum Mol Genet. 1999;8(4):621-4.
55. Dellava JE, Kendler KS, Neale MC. Generalized anxiety disorder and anorexia nervosa: evidence of shared genetic variation. Depress Anxiety. 2011;28(8):728-33.
56. Weber H, Richter J, Straube B, Lueken U, Domschke K, Schartner C, et al. Allelic variation in CRHR1 predisposes to panic disorder: evidence for biased fear processing. Mol Psychiatry. 2016;21(6):813-22.
57. Gottschalk MG, Domschke K. Genetics of generalized anxiety disorder and related traits. Dialogues Clin Neurosci. 2017;19(2):159-68.
58. Domschke K, Ohrmann P, Braun M, Suslow T, Bauer J, Hohoff C, et al. Influence of the catechol-O-methyltransferase val-158met genotype on amygdala and prefrontal cortex emotional processing in panic disorder. Psychiatry Res. 2008;163(1):13-20.
59. Arloth J, Bogdan R, Weber P, Frishman G, Menke A, Wagner KV, et al. Genetic differences in the immediate transcriptome response to stress predict risk-related brain function and psychiatric disorders. Neuron. 2015;86(5):1189-202.
60. Gugliandolo A, Gangemi C, Caccamo D, Currò M, Pandolfo G, Quattrone D, et al. The RS685012 polymorphism of ACCN2, the human ortholog of murine acid-sensing ion channel (ASIC1) gene, is highly represented in patients with panic disorder. Neuromolecular Med. 2016;18(1):91-8.
61. Domschke K, Reif A, Weber H, Richter J, Hohoff C, Ohrmann P, et al. Neuropeptide S receptor gene: converging evidence for a role in panic disorder. Mol Psychiatry. 2011;16(9):938-48.
62. Gottschalk MG, Domschke K. Oxytocin and anxiety disorders. Curr Top Behav Neurosci. 2018;35:467-98.
63. Stein MB, Yang BZ, Chavira DA, Hitchcock CA, Sung SC, Shipon-Blum E, et al. A common genetic variant in the neurexin superfamily member CNTNAP2 is associated with increased risk for selective mutism and social anxiety-related traits. Biol Psychiatry. 2011;69(9):825-31.
64. Gunduz-Cinar O, MacPherson K, Cinar R, Gamble-George J, Sugden K, Williams B, et al. Convergent translational eviden-

ce of a role for anandamide in amygdala-mediated fear extinction, threat processing and stress-reactivity. Mol Psychiatry. 2013;18(7):813-23.
65. Stevens JS, Almli LM, Fani N, Gutman DA, Bradley B, Norrholm SD, et al. PACAP receptor gene polymorphism impacts fear responses in the amygdala and hippocampus. Proce Natl Acad Sci U S A. 2014;111(8):3158-63.
66. Kendler KS, Baker JH. Genetic influences on measures of the environment: a systematic review. Psychol Med. 2007;37(5):615-26.
67. Caspi A, Sugden K, Moffitt TE, Taylor A, Craig IW, Harrington H, et al. Influence of life stress on depression: moderation by a polymorphism in the 5-HTT gene. Science. 2003;301(5631):386-9.
68. Homberg JR, Lesch K-P. Looking on the bright side of serotonin transporter gene variation. Biol Psychiatry. 2011;69(6):513-9.
69. Sharpley CF, Palanisamy SK, Glyde NS, Dillingham PW, Agnew LL. An update on the interaction between the serotonin transporter promoter variant (5-HTTLPR), stress and depression, plus an exploration of non-confirming findings. Behav Brain Res. 2014;273:89-105.
70. Keers R, Coleman JR, Lester KJ, Roberts S, Breen G, Thastum M, et al. A genome-wide test of the differential susceptibility hypothesis reveals a genetic predictor of differential response to psychological treatments for child anxiety disorders. Psychother Psychosom. 2016;85(3):146-58.
71. Coleman JR, Lester KJ, Keers R, Roberts S, Curtis C, Arendt K, et al. Genome-wide association study of response to cognitive-behavioural therapy in children with anxiety disorders. Br J Psychiatry. 2016;209(3):236-43.
72. Bale TL. Lifetime stress experience: transgenerational epigenetics and germ cell programming. Dialogues Clin Neurosci. 2014;16(3):297-305.
73. Turecki G, Meaney MJ. Effects of the social environment and stress on glucocorticoid receptor gene methylation: a systematic review. BiolPpsychiatry. 2016;79(2):87-96.
74. Faravelli C, Lo Sauro C, Lelli L, Pietrini F, Lazzeretti L, Godini L, et al. The role of life events and HPA axis in anxiety disorders: a review. Curr Pharm Des. 2012;18(35):5663-74.
75. Vogelzangs N, Seldenrijk A, Beekman AT, van Hout HP, de Jonge P, Penninx BW. Cardiovascular disease in persons with depressive and anxiety disorders. J Affect Disord. 2010;125(1-3):241-8.
76. Sardinha A, Araújo CG, Soares-Filho GL, Nardi AE. Anxiety, panic disorder and coronary artery disease: issues concerning physical exercise and cognitive behavioral therapy. Exper Rev Cardiovasc Ther. 2011;9(2):165-75.
77. Yuenyongchaiwat K, Baker IS, Sheffield D. Symptoms of anxiety and depression are related to cardiovascular responses to active, but not passive, coping tasks. Rev Bras Psiquiatr. 2017;39(2):110-7.
78. Schwarcz R, Bruno JP, Muchowski PJ, Wu HQ. Kynurenines in the mammalian brain: when physiology meets pathology. Nat Rev Neurosci. 2012;13(7):465-77.
79. Quagliato LA, Nardi AE. Cytokine alterations in panic disorder: a systematic review. J Affect Disord. 2018;228:91-6.
80. Rossi C, Angelucci A, Costantin L, Braschi C, Mazzantini M, Babbini F, et al. Brain-derived neurotrophic factor (BDNF) is required for the enhancement of hippocampal neurogenesis following environmental enrichment. Eur J Neurosci. 2006;24(7):1850-6.
81. Vithlani M, Hines RM, Zhong P, Terunuma M, Hines DJ, Revilla-Sanchez R, et al. The ability of BDNF to modify neurogenesis and depressive-like behaviors is dependent upon phosphorylation of tyrosine residues 365/367 in the GABA(A)-receptor γ2 subunit. Journal Neurosci. 2013;33(39):15567-77.
82. Kobayashi K, Shimizu E, Hashimoto K, Mitsumori M, Koike K, Okamura N, et al. Serum brain-derived neurotrophic factor (BDNF) levels in patients with panic disorder: as a biological predictor of response to group cognitive behavioral therapy. Prog Neuropsychopharmacol Biol Psychiatry. 2005;29(5):658-63.
83. Jakuszkowiak-Wojten K, Landowski J, Wiglusz MS, Cubała WJ. Cortisol awakening response in drug-naïve panic disorder. Neuropsychiatr Dis Treat. 2016;12:1581-5.
84. Ball S, Marangell LB, Lipsius S, Russell JM. Brain-derived neurotrophic factor in generalized anxiety disorder: results from a duloxetine clinical trial. Prog Neuropsychopharmacol Biol Psychiatry. 2013;43:217-21.
85. Copeland WE, Shanahan L, Worthman C, Angold A, Costello EJ. Generalized anxiety and C-reactive protein levels: a prospective, longitudinal analysis. Psychol Med. 2012;42(12):2641-50.
86. Lenze EJ, Mantella RC, Shi P, Goate AM, Nowotny P, Butters MA, et al. Elevated cortisol in older adults with generalized anxiety disorder is reduced by treatment: a placebo-controlled evaluation of escitalopram. Am J Geriatr Psychiatry. 2011;19(5):482-90.
87. Fischer S, Cleare AJ. Cortisol as a predictor of psychological therapy response in anxiety disorders-Systematic review and meta-analysis. J Anxiety Disord. 2017;47:60-8.
88. Suliman S, Hemmings SM, Seedat S. Brain-Derived Neurotrophic Factor (BDNF) protein levels in anxiety disorders: systematic review and meta-regression analysis. Front Integr Neurosci. 2013;7:55.
89. Vogelzangs N, Beekman AT, de Jonge P, Penninx BWJH. Anxiety disorders and inflammation in a large adult cohort. Transl Psychiatry. 2013;3(4):e249.
90. Lanzenberger R, Wadsak W, Spindelegger C, Mitterhauser M, Akimova E, Mien LK, et al. Cortisol plasma levels in social anxiety disorder patients correlate with serotonin-1A receptor binding in limbic brain regions. Int J Neuropsychopharmacol. 2010;13(9):1129-43.
91. Paul ED, Johnson PL, Shekhar A, Lowry CA. The Deakin/Graeff hypothesis: focus on serotonergic inhibition of panic. Neurosci Biobehav Rev. 2014;46 Pt 3:379-96.
92. Ferreira R, Brandão ML, Nobre MJ. 5-HT1A receptors of the prelimbic cortex mediate the hormonal impact on learned fear expression in high-anxious female rats. Horm Behav. 2016;84:84-96.
93. Cedarbaum JM, Aghajanian GK. Catecholamine receptors on locus coeruleus neurons: pharmacological characterization. Eur J Pharmacol. 1977;44(4):375-85.
94. Domschke K, Zwanzger P. GABAergic and endocannabinoid dysfunction in anxiety-future therapeutic targets? Curr Pharm Des. 2008;14(33):3508-17.
95. Maron E, Shlik J. Serotonin function in panic disorder: important, but why? Neuropsychopharmacology. 2006;31(1):1-11.
96. Johnson MR, Lydiard RB, Zealberg JJ, Fossey MD, Ballenger JC. Plasma and CSF HVA levels in panic patients with comorbid social phobia. Biol Psychiatry. 1994;36(6):425-7.
97. Wilkinson DC, Thompson JM, Lambert GW, Jennings GL, Schwarz RG, Jefferys D, et al. Sympathetic activity in patients with panic disorder at rest, under laboratory mental stress, and during panic attacks. Arch Gen Psychiatry. 1998;55(6):511-20.
98. Nuss P. Anxiety disorders and GABA neurotransmission: a disturbance of modulation. Neuropsychiatr Dis Treat. 2015;11:165-75.

99. Maron E, Nutt D. Biological markers of generalized anxiety disorder. Dialogues Clin Neurosci. 2017;19(2):147-58.
100. Frick A, Ahs F, Engman J, Jonasson M, Alaie I, Bjorkstrand J, et al. Serotonin synthesis and reuptake in social anxiety disorder: a positron emission tomography study. JAMA Psychiatry. 2015;72(8):794-802.
101. Schneier FR, Liebowitz MR, Abi-Dargham A, Zea-Ponce Y, Lin SH, Laruelle M. Low dopamine D(2) receptor binding potential in social phobia. Am J Psychiatry. 2000;157(3):457-9.
102. Stein MB, Tancer ME, Uhde TW. Heart rate and plasma norepinephrine responsivity to orthostatic challenge in anxiety disorders: comparison of patients with panic disorder and social phobia and normal control subjects. Arch Gen Psychiatry. 1992;49(4):311-7.
103. Mochcovitch MD, da Rocha Freire RC, Garcia RF, Nardi AE. A systematic review of fMRI studies in generalized anxiety disorder: evaluating its neural and cognitive basis. J Affect Dis. 2014;167:336-42.
104. Clark CR, Galletly CA, Ash DJ, Moores KA, Penrose RA, McFarlane AC. Evidence-based medicine evaluation of electrophysiological studies of the anxiety disorders. Clin EEG Neurosci. 2009;40(2):84-112.
105. Phelps EA, LeDoux JE. Contributions of the amygdala to emotion processing: from animal models to human behavior. Neuron. 2005;48(2):175-87.
106. Alves MR, Pereira VM, Machado S, Nardi AE, Oliveira e Silva AC. Cognitive functions in patients with panic disorder: a literature review. Rev Bras Psiquiatr. 2013;35(2):193-200.
107. Del Casale A, Serata D, Rapinesi C, Kotzalidis GD, Angeletti G, Tatarelli R, et al. Structural neuroimaging in patients with panic disorder: findings and limitations of recent studies. Psychiatr Danub. 2013;25(2):108-14.
108. Carvalho MRd, Velasques BB, Cagy M, Marques JB, Teixeira S, Nardi AE, et al. Electroencephalographic findings in panic disorder. Trends Psychiatry Psychother. 2013;35(4):238-51.
109. Holzschneider K, Mulert C. Neuroimaging in anxiety disorders. Dialogues Clin Neurosci. 2011;13(4):453-61.
110. Demerdzieva A, Pop-Jordanova N. Alpha asymmetry in QEEG recordings in young patients with anxiety. Prilozi. 2011;32(1):229-44.
111. Airaksinen E, Larsson M, Forsell Y. Neuropsychological functions in anxiety disorders in population-based samples: evidence of episodic memory dysfunction. J Psychiatr Res. 2005;39(2):207-14.
112. Etkin A, Wager TD. Functional neuroimaging of anxiety: a meta-analysis of emotional processing in PTSD, social anxiety disorder, and specific phobia. Am J Psychiatry. 2007;164(10):1476-88.
113. Sachs G, Anderer P, Dantendorfer K, Saletu B. EEG mapping in patients with social phobia. Psychiatry Res. 2004;131(3):237-47.
114. Amir N, Bomyea J. Working memory capacity in generalized social phobia. J Abnorm Psychol. 2011;120(2):504-9.
115. Van der Molen MJ, Poppelaars ES, Van Hartingsveldt CT, Harrewijn A, Gunther Moor B, Westenberg PM. Fear of negative evaluation modulates electrocortical and behavioral responses when anticipating social evaluative feedback. Front Hum Neurosci. 2013;7:936.
116. Vytal KE, Cornwell BR, Letkiewicz AM, Arkin NE, Grillon C. The complex interaction between anxiety and cognition: insight from spatial and verbal working memory. Front Hum Neurosci. 2013;7:93.
117. Henkin Y, Feinholz M, Arie M, Bar-Haim Y. P50 suppression in children with selective mutism: a preliminary report. J Abnorm Child Psychol. 2010;38(1):43-8.
118. Muller JL, Torquato KI, Manfro GG, Trentini CM. Executive functions as a potential neurocognitive endophenotype in anxiety disorders: a systematic review considering DSM-IV and DSM-5 diagnostic criteria classification. Dementia Neuropsychol. 2015;9(3):285-94.
119. Roy-Byrne P. Treatment-refractory anxiety; definition, risk factors, and treatment challenges. Dialogues Clin Neurosci. 2015;17(2):191-206.

# CAPÍTULO [14]

# TRANSTORNO DEPRESSIVO MAIOR

GISLAINE Z. RÉUS
MORGANA SONZA ABITANTE
RITELE HERNANDEZ DA SILVA
JOÃO QUEVEDO

O transtorno depressivo maior (TDM) é altamente prevalente e considerado um problema de saúde pública. Embora uma disfunção no sistema monoaminérgico seja a teoria mais aceita para explicar a fisiopatologia desse transtorno, vários estudos, e o fato de muitos pacientes não responderem aos antidepressivos que agem regulando a concentração de monoaminas, tornam essa teoria falha. Nos últimos anos, muitas pesquisas têm relatado o envolvimento de vias de sinalização implicadas na sobrevivência celular e na neuroplasticidade e de outros sistemas, como o glutamatérgico e o imune, na fisiopatologia do TDM, bem como na não resposta sintomatológica dos antidepressivos. Neste capítulo, são evidenciados estudos que mostram a relação dos principais sistemas e vias envolvidos na neurobiologia do TDM.

O TDM mostrou-se como desafio não só aos profissionais da saúde mental, mas à sociedade como um todo. O entendimento da fisiopatologia do TDM é de suma importância na busca de novas alternativas de tratamento. Desde a hipótese monoaminérgica até o reconhecimento do possível envolvimento inflamatório na fisiopatologia do TDM, diversos aspectos demonstram participação e relevância nos sintomas depressivos. Neste capítulo, serão apresentadas e discutidas, ainda que de forma resumida, as alterações do eixo hipotalâmico-hipofisário-suprarrenal (HHS) que relacionam o estresse como fator de risco para desencadear a resposta inflamatória, ainda que de baixo grau, com ativação de células microgliais, que, em última análise, culminariam em excitotoxicidade, evidenciando o envolvimento do sistema glutamatérgico. Além disso, será abordada a relação do TDM com alterações da microbiota intestinal, vias de sinalização e fatores neurotróficos.

## DA HIPÓTESE MONOAMINÉRGICA AO ENVOLVIMENTO GLUTAMATÉRGICO

Apesar de inúmeros grupos se dedicarem à pesquisa da fisiopatologia do TDM, sua etiologia ainda não é completamente compreendida. As primeiras teorias a respeito da etiologia da depressão surgiram a partir da observação clínica dos efeitos antidepressivos dos medicamentos iproniazida e imipramina.[1] A partir desses achados, considerou-se que a redução da atividade das monoaminas (serotonina [5-HT], noradrenalina [NA] e dopamina [DA]) no cérebro poderia levar à síndrome depressiva.[1] Essa teoria foi reforçada pela regulação do humor e pelo efeito antidepressivo dos fármacos que aumentam a disponibilidade desses neurotransmissores no sistema nervoso central (SNC).[2] Adicionalmente, outras evidências apontam para o envolvimento monoaminérgico no TDM. Alterações genéticas na neurotransmissão da 5-HT, como o polimorfismo do transportador de serotonina 5-HTTLPR ligado a essa molécula, foram associadas a redução na expressão serotonérgica e aumento da vulnerabilidade para depressão.[3] A DA, que está envolvida na modulação da proliferação e da migração neurais, no crescimento dos dendritos e dos axônios e na sinaptogênese e na espinogênese, parece alterada, conforme relatado em estudos clínicos com pacientes deprimidos.[4] O envolvimento dopaminérgico nos sistemas de motivação e recompensa também pode indicar sua participação na fisiopatologia do TDM, visto que os sintomas neurovegetativos de anedonia e falta de motivação, presentes na depressão, são modulados por essa via.[2]

Apesar desses achados, a teoria monoaminérgica não se mostra suficiente para explicar a neurobiologia do TDM. A intervenção medicamentosa com fármacos que atuam nesses neurotransmissores traz a remissão dos sintomas em apenas 30% dos indivíduos e necessita de longo tempo de ação das monoaminas.[1]

Nesse contexto, o sistema glutamatérgico passou a ser implicado na regulação do humor a partir da observação da rápida ação antidepressiva da cetamina, um potente antagonista dos receptores N-metil-D-aspartato (NMDA), que reduzem a inibição da liberação de glutamato nos neurônios glutamatérgicos.[2] O sistema glutamatérgico tornou-se interessante a muitos grupos a partir do reconhecimento de seu envolvimento na plasticidade sináptica e nos processos relacionados ao humor, à cognição, à aprendizagem e ao sistema de recompensa.[5] Os neurotransmissores glutamatérgicos exercem atividade excitatória no SNC e atuam na neuroplasticidade pela modulação no sistema de segundo mensageiro, na atividade de receptores de membrana e na expressão gênica.[5] O glutamato interage com receptores NMDA, ácido α-amino-3-hidroxi-5-metil-4-isoxazolepropiônico (AMPA), cainato e metabotrópicos. A ativação dos receptores NMDA de forma moderada promove neuroproteção e sobrevivência celular. No entanto, a sinalização excessiva pode promover efeitos deletérios por gerar estado de excitotoxicidade, que pode induzir atrofia sináptica e morte neuronal, efeitos que parecem estar envolvidos na fisiopatologia do TDM.[6] A atuação do glutamato na condução neural é influenciada pela glia (células de defesa do SNC), que realiza a limpeza dessa substância na fenda sináptica.[5] O reconhecimento de tais mecanismos aponta para interconexão de diversos sistemas na formação do TDM, bem como para a heterogeneidade dessa patologia.

## ESTRESSE COMO DESENCADEANTE DO TRANSTORNO DEPRESSIVO MAIOR

O estresse parece desempenhar papel importante na fisiopatologia do TDM. Diante de um evento estressor, ocorre a ativação do eixo HHS e do sistema nervoso simpático (SNS), que promovem o aumento de glicocorticoides (GCs) e catecolaminas na circulação e em órgãos-alvo, o que gera uma resposta fisiológica adaptativa ao estresse agudo.[7] Os GCs cruzam a barreira hematoencefálica (BHE), com auxílio das P-glicoproteínas (P-gp) transportadoras de células endoteliais, e ligam-se aos receptores de GC (RGs) no cérebro, interagindo com as células neuronais e microgliais para controle do processo inflamatório. No entanto, essa resposta parece não ocorrer da mesma forma mediante um estressor crônico. A hiper-reatividade desse sistema promove ativação contínua dessas células e a manutenção de um estado inflamatório (mesmo quando extinto o evento estressor) capaz de gerar alterações neurobiológicas deletérias na condução sináptica e na plasticidade neuronal, que levam a aumento no risco para o desenvolvimento de transtornos mentais.[8]

A ativação do eixo HHS induz a liberação de catecolaminas e GCs, que modulam a proliferação de células sanguíneas na medula óssea, desencadeando aumento dos monócitos e dos granulócitos circulantes.[7] O deslocamento de monócitos periféricos para o cérebro promove neuroinflamação pela ativação microglial.[7] Esse estímulo pode ser causado por outros sinalizadores, como os padrões moleculares associados a patógenos (PAMPs; p. ex., toxinas, estresse, infecções) e os padrões moleculares associados a danos (DAMPs; p. ex., proteínas do choque térmico). Essas moléculas se ligam aos receptores *toll-like* (TLRs) e aos receptores para produtos finais de glicação avançada (RAGE) localizados na micróglia e dão início a uma cascata de eventos que desencadeiam sistematicamente o processo inflamatório.[7] A perpetuação desse estado de neuroinflamação produz mudanças funcionais e estruturais na micróglia que suscitam sintomas depressivos e ansiosos.[7] Evidências desses prejuízos foram demonstradas em estudos *post-mortem* de indivíduos com TDM pelo achado de alterações no tamanho e na densidade das células da glia no córtex pré-frontal dorsolateral (DLPFC).[9] Além disso, roedores submetidos a estresse crônico apresentaram hiper-ramificação microglial e atrofia de astrócitos no córtex pré-frontal.[10]

## TRANSTORNO DEPRESSIVO MAIOR COMO PROCESSO NEUROINFLAMATÓRIO

As alterações imunológicas presentes no TDM podem representar um caminho para a compreensão da neurobiologia do transtorno.[7] Nos dias atuais, é amplamente referenciado na literatura científica a presença de maior número de monócitos e neutrófilos circulantes, maiores níveis de citocinas pró-inflamatórias (interleucinas [IL-1β e IL-6] e fator de necrose tumoral alfa [TNF-α]) e aumento das proteínas de fase aguda, como a proteína C-reativa (PCR), em indivíduos com TDM.[7,11]

Em concordância com esses achados, a indução de sintomas depressivos foi relatada após a administração de endotoxinas lipopolissacarídeas (LPSs) ou citocinas relacionadas com ativação neuroimunológica cerebral.[12] A grande proporção de doenças crônicas inflamatórias, como câncer, diabetes, doenças cardiovasculares e doença de Alzheimer, as quais são comórbidas com o TDM, também promovem a ideia do compartilhamento de mecanismos fisiopatológicos desses transtornos. Em tal contexto, indivíduos vulneráveis à depressão podem ter os sintomas desencadeados ou intensificados mediante um quadro de inflamação crônica.[7] O mecanismo pelo qual as alterações inflamatórias periféricas promovem alteração imunológica central parece ser pela ativação das células microgliais.[13] Evidências desse processo foram apontadas em estudos *post-mortem* de indivíduos deprimidos que apresentaram diminuição da glia em regiões corticais, especialmente no córtex pré-frontal e no córtex cingulado.[14] Também foram relatadas alterações nos níveis de citocinas e do sistema complemento no córtex pré-frontal e no hipocampo em análises *post-mortem* de pacientes deprimidos.[7] Adicionalmente, estudos de neuroimagem também apontaram ativação microgial significativa em diversas regiões do cérebro de indivíduos com sintomatologia depressiva ativa.[7]

O processo inflamatório ocorre por meio de comunicação rápida e eficaz entre o sistema imune periférico e central, intermediado por interação bioquímica complexa. A ativação do sistema inflamatório periférico, pela presença de PAMPs ou DAMPs, rapidamente é repercutida na micróglia do SNC mediante citocinas liberadas pelos neutrófilos e macrófagos mobilizados de modo periférico. O reconhecimento desses elementos pelos receptores TLRs desencadeia a ação de sinalizadores inflamatórios, como fator nuclear κB (NF-κB), oligomerização de ligação de nucleotídeos (NOD), repetição rica em leucina (LRR) e inflamossoma pirina contendo proteína 3 (NLRP3).[12] A estimulação do NF-κB resulta na produção de outras citocinas pró-inflamatórias, como TNF-α, IL-6, IL-1β e IL-18. A ativação do NLRP3 mobiliza a caspase 1 que cliva os RGs, gerando resistências aos efeitos desse hormônio, além de promover a maturação da IL-1β e da IL-18 para sua forma ativa.[12] A resistência aos GCs parece ser um dos fatores determinantes para manutenção do processo inflamatório cronicamente com desencadeamento de sintomas depressivos. A hiperatividade do eixo HHS foi associada a alteração do volume, da neuroplasticidade e da função do hipocampo.[15]

Essas moléculas provocam resposta imunológica central ao ativarem a micróglia após cruzarem a BHE. A micróglia responde à ativação de suas células com alterações em sua morfologia e funcionalidade.[13] O estresse crônico promove redução no número de conexões sinápticas nas espinhas dendríticas do córtex pré-frontal e hipocampo. Essa perda de conexões poderia contribuir para a desregulação do humor na depressão, especialmente se ocorrer nas regiões que regulam as emoções e o humor, por exemplo, a amígdala.[14]

Outra hipótese sobre o processo inflamatório no TDM propõe que as citocinas pró-inflamatórias estimulariam a indolamina-2,3-dioxigenase (IDO) nas células gliais a converter o triptofano em quinurenina, que se torna o ácido quinolínico (QA) no cérebro. Além da depleção do triptofano, esse agente neurotóxico também se ligaria aos receptores NMDA, promovendo redução significativa nos níveis de 5-HT e aumento da glutamina, ocasionando, por conseguinte, estado de excitotoxicidade.[15]

## PAPEL DA MICROBIOTA NO TRANSTORNO DEPRESSIVO MAIOR

O trato gastrintestinal humano é habitado por aproximadamente 100 trilhões de microrganismos que desempenham um importante papel na fisiologia.[16] Esses microrganismos, coletivamente conhecidos como microbiota intestinal, são muito importantes na manutenção da função imunológica, na homeostase e no metabolismo dos carboidratos.[17]

Nos últimos anos, muitos estudos têm destacado uma função importante da microbiota intestinal na fisiopatologia do TDM.[18-20] O chamado eixo intestino-microbiota-cérebro, um complexo sistema de sinalização bidirecional entre a microbiota e o cérebro, é crucial na fisiologia, na homeostase, no metabolismo e no desenvolvimento.[21-24] A colonização microbial durante o início da vida regula o sistema serotonérgico e tem efeitos duradouros, influenciando a regulação do humor em períodos tardios.[25]

A relação do eixo intestino-microbiota-cérebro com o TDM foi evidenciada quando resultados de um estudo mostraram que o transplante da microbiota intestinal de pacientes deprimidos para animais experimentais foi capaz de produzir comportamentos semelhantes à depressão.[26] Além disso, a diminuição na riqueza e na diversidade da microbiota intestinal foi associada a sintomas depressivos.[27] Todavia, estudos têm demonstrado que o tratamento com probióticos é capaz de reduzir comportamentos do tipo depressivo.[28,29]

Um estudo recente avaliou os efeitos do estresse crônico em ratos na microbiota intestinal. De modo interessante, o estudo revelou que alterações na abundância de metabólitos fecais foram associados a comportamentos do tipo depressivo e níveis alterados de neurotransmissores, tais como NA, 5-HT e DA, no hipocampo.[30] Os efeitos decorrentes do estresse na microbiota podem ser relacionados à superativação do eixo HHS. De fato, um estudo realizado por Amini-Khoei e colaboradores[31] demonstrou que camundongos expostos à separação materna apresentaram comportamento do tipo depressivo e ansioso. Além disso, a separação materna induziu ativação da resposta neuroimunológica no hipocampo e levou a alterações histopatológicas no cólon, bem como alterou a composição da microbiota. Entretanto, o estudo revelou que a depleção nos níveis de corticosterona (equivalente ao cortisol) foi capaz de modular tais efeitos negativos induzidos pela separação materna.[31] O aparecimento dos sintomas depressivos decorrentes de alteração na microbiota também pode ser relativo a aumento em bactérias gram-negativas. De fato, disfunção na mucosa intestinal devido a aumento de bactérias gram-negativas pode levar à elevação de LPS circulante e exacerbar uma resposta imunológica, que, por sua vez, culminaria em alterações de células cerebrais e indução de sintomas depressivos.[32]

## VIAS DE SINALIZAÇÃO ENVOLVIDAS NA NEUROBIOLOGIA DO TRANSTORNO DEPRESSIVO MAIOR

Ao longo do tempo, o entendimento sobre a fisiopatologia do TDM sofreu expansão. A ideia da diminuição ou do aumento de disponibilidade de neurotransmissores na fenda sináptica foi acrescida com o envolvimento de alterações de algumas vias de sinalização e fatores neurotróficos associados à resposta aos medicamentos com ação antidepressiva e, consequentemente, a sua fisiopatologia.

## PROTEINOQUINASE ATIVADA POR MITÓGENO E PROTEÍNA-ALVO DA RAPAMICINA EM MAMÍFEROS

Vários estudos têm demonstrado que alterações da via MAPK ou que proteínas relacionadas a essa cascata podem estar envolvidas na fisiopatologia do TDM. A via da MAPK contém uma cascata de proteínas com importante papel na transdução de sinais intracelulares, e sua ativação está relacionada a neuroplasticidade e apoptose,[33] funções necessárias para o funcionamento celular adequado. A proteinoquinase regulada por estímulos extracelulares (ERK), uma das proteínas presentes nessa via, está relacionada a processos de diferenciação, proliferação e sobrevivência neuronal. Além disso, alterações nessa via estão associadas ao comportamento depressivo, o que ficou evidenciado em um estudo com roedores, no qual foi realizada a inibição farmacológica da sinalização de ERK/MAPK por meio do uso do inibidor de MEK PD184161.[34] Soma-se a isso a diminuição da atividade da ERK, tanto em estudos experimentais como em humanos, associada aos sintomas depressivos.[35] Esses resultados indicam o envolvimento da via ERK/MAPK na fisiopatologia do TDM.

Outra proteína que está implicada no TDM é a mTOR, que está relacionada a sobrevivência celular e proliferação. A atividade da mTOR é determinante no início do processo de tradução e, consequentemente, na síntese proteica necessária para novas conexões sinápticas.[36] Estudos em modelos animais de depressão observaram níveis reduzidos na fosforilação da mTOR e de proteínas relacionadas às vias ativadas pela mTOR no córtex pré-frontal, na amígdala e no hipocampo.[37] Recentemente, as discussões a respeito dessa via se ampliaram devido à atuação de fármacos com ações antidepressivas sobre ela. A cetamina, antagonista do receptor NMDA, por exemplo, aumenta a fosforilação da mTOR, com consequente comportamento antidepressivo, em estudos em modelos animais. Já o uso da rapamicina, um inibidor da mTOR, impediu esse efeito. Em última análise, ocorreria a ativação dos receptores trkB pelo fator neurotrófico derivado do cérebro (BDNF), que ativaria a via PI3K/AKT, responsável pela fosforilação da mTOR, regulando a síntese de proteínas sinápticas. Dessa forma, haveria o aumento da tradução de proteínas associadas à sinaptogênese, o que possivelmente estaria relacionado ao rápido efeito antidepressivo da cetamina.[38] Fica evidente que as vias de sinalização celular apresentam envolvimento na fisiopatologia do TDM, abrindo espaço para novos alvos terapêuticos.

## VIA DAS QUINURENINAS

Uma das formas de conexão entre a excitotoxicidade e o TDM pode estar na via das quinureninas, uma vez que, após a ativação das células microgliais, pode ocorrer o aumento da disponibilidade de glutamato na fenda sináptica.[39] Tal processo, então, é seguido pela ativação da IDO, com consequente desvio do triptofano, precursor da 5-HT, para a via das quinureninas, culminando na liberação da quinurenina e auxiliando, assim, na diminuição de disponibilidade do neurotransmissor,[40] o que faz uma conexão clara com a hipótese monoaminérgica do TDM. A quinurenina pode ser convertida em um dos geradores de radicais livres, 3-hidroxiquinurenina ou ácido 3-hidroxiantranílico, além de QA, um agonista do receptor NMDA, que colaboraria com o ambiente de excitotoxicidade.[41] Além disso, a enzima IDO tem a capacidade de ativar genes pró-inflamatórios, aumentando ainda mais a neuroinflamação.[13]

## FATORES NEUROTRÓFICOS

A neuroplasticidade vem recebendo atenção na fisiopatologia do TDM, já que se relaciona diretamente com a qualidade das comunicações neuronais, que, por sua vez, têm sua manutenção, crescimento e arborização dendrítica definidas por vias e proteínas associadas com a sinalização intracelular. Uma delas é a via dos fatores neurotróficos, tais como o BDNF. Um estudo demonstrou que antidepressivos, como os inibidores seletivos da recaptação de serotonina (ISRSs) e os tricíclicos (ADTs), parecem induzir a expressão de BDNF,[42] relacionando a resposta desses fármacos à neuroplasticidade, além do aumento da disponibilidade de neurotransmissores na fenda sináptica. Da mesma forma, um estudo experimental demonstrou que ratos adultos, que foram submetidos ao modelo de privação materna, apresentaram comportamento do tipo depressivo e redução dos níveis de BDNF em áreas cerebrais associadas com a fisiopatologia do TDM.[43] Recentemente, a cetamina, um anestésico que vem sendo estudado como antidepressivo de ação rápida, demonstrou influência nos índices de BDNF.[44] A administração de (2R, 6R)-hidroxinicetamina [(2R, 6R)-HNK], um metabólito da cetamina que não parece apresentar os efeitos colaterais dela, também tem ação antidepressiva rápida que está relacionada a aumento nos níveis de BDNF.[45]

Outro fator que demonstra envolvimento com a fisiopatologia do TDM é o fator de crescimento endotelial vascular (VEGF). O VEGF mostrou ser necessário para os efeitos neurogênicos e comportamentais dos tratamentos com antidepressivos clássicos.[46] Estudos com modelos animais de depressão em roedores observaram redução dos níveis de VEGF em tecido hipocampal; todavia, os níveis desse fator são regulados após tratamento com antidepressivos clássicos,[47] o que indica a relação da neurogênese com as respostas a esses medicamentos.

O fator de crescimento de fibroblastos-2 (FGF-2) também apresenta ações no crescimento neuronal e na plasticidade sináptica, e seu envolvimento foi evidenciado no TDM. Um estudo experimental recente indicou que sintomas semelhantes aos da depressão podem ser aliviados pela administração periférica de FGF-2, sugerindo uso clínico potencial como tratamento do TDM.[48] Porém, mais estudos são necessários antes de conclusões definitivas. De qualquer forma, alterações na neuroplasticidade revelam um aspecto importante para o entendimento e a busca de novas terapêuticas para o TDM.

## CONSIDERAÇÕES FINAIS

Diante do exposto, é possível identificar que a neurobiologia do TDM tem origem multifatorial, envolvendo diversos sistemas, como o hormonal e o imune, com consequente associação de várias vias de sinalização (Fig. 14.1), e que o transtorno pode ser desencadeado pelo estresse ou mesmo por alterações da microbiota intestinal. Todas essas possibilidades ampliam os alvos terapêuticos e corroboram o entendimento desse transtorno, que apresenta um aspecto incapacitante, para a busca de alívio aos pacientes acometidos.

## AGRADECIMENTOS

Agradecemos aos seguintes: Programa de Psiquiatria Translacional (Estados Unidos), fundado pelo Department of Psychiatry and Behavioral Sciences, McGovern Medical School, The University of Texas Health Science Center at Houston (UTHealth) e Laboratório de Psiquiatria Translacional (Brasil), um dos membros do Centro de Excelência em Neurociências Aplicadas de Santa Catarina (NENASC). As pesquisas do laboratório recebem apoio financeiro do Conselho Nacional de Desenvolvimento Científico e Tecnológico (CNPq; João Quevedo e Gislaine Z. Réus), da Fundação de Amparo à Pesquisa e Inovação do Estado de Santa Catarina (FAPESC; João Quevedo e Gislaine Z. Réus), do Instituto Cérebro e Mente (João Quevedo e Gislaine Z. Réus) e da Universidade do Extremo Sul Catarinense (UNESC; João Quevedo e Gislaine Z. Réus). João Quevedo é pesquisador 1A do CNPq.

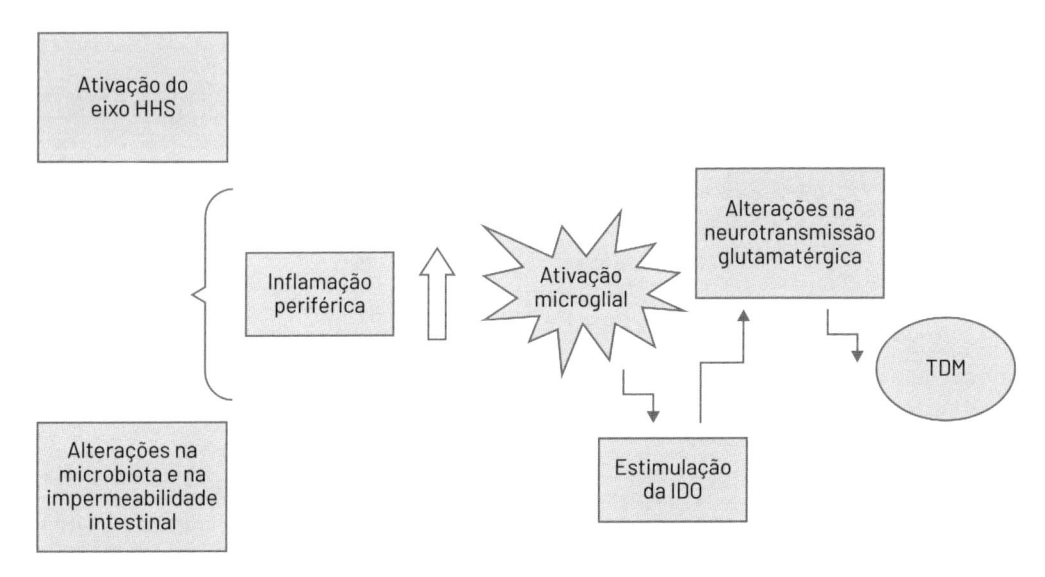

[ **FIGURA 14.1** ]
Mecanismos envolvidos na neurobiologia do transtorno depressivo maior (TDM). Situações estressantes ou vulnerabilidade genética podem levar a alterações no eixo hipotalâmico-hipofisário-suprarrenal (HHS), superestimulando esse eixo e produzindo aumento circulante de citocinas pró-inflamatórias. Alterações na microbiota intestinal devidas a aumento de bactérias gram-negativas e mudanças na permeabilidade intestinal podem também exacerbar a inflamação periférica. Uma vez que ocorra aumento de inflamação periférica, células microgliais podem ser ativadas e estimular a produção de mais citocinas pró-inflamatórias, que levariam a alterações na neurotransmissão glutamatérgica, devido a um estímulo da via da quinurenina, mediado pela enzima indoleamina-2,3-dioxigenase (IDO). Todos esses fatores prejudicariam cascatas de sinalização celulares ligadas a neuroplasticidade e sobrevivência celular, ocasionando morte celular, e estariam associados à fisiopatologia do TDM.

## REFERÊNCIAS

1. Krishnan V, Nestler EJ. The molecular neurobiology of depression. Nature. 2008;455(7215):894-902.
2. Dean J, Keshavan M. The neurobiology of depression: an integrated view. Asian J Psychiatr. 2017;27:101-11.
3. Caspi A, Hariri AR, Holmes A, Uher R, Moffitt TE. Genetic sensitivity to the environment: the case of the serotonin transporter gene and its implications for studying complex diseases and traits. Am J Psychiatry. 2010;67(5):509-27.
4. Lima-Ojeda JM, Rupprecht R, Baghai TC. Neurobiology of depression: a neurodevelopmental approach. World J Biol Psychiatry. 2018;19(5):349-59.
5. Murrough JW, Abdallah CG, Mathew SJ. Targeting glutamate signalling in depression: progress and prospects. Nat Rev Drug Discov. 2017;16(7):472-86.
6. Abdallah CG, Sanacora G, Duman RS, Krystal JH. Ketamine and rapid-acting antidepressants: a window into a new neurobiology for mood disorder therapeutics. Annu Rev Med. 2015;66:509-23.
7. Wohleb ES, Franklin T, Iwata M, Duman RS. Integrating neuroimmune systems in the neurobiology of depression. Nat Rev Neurosci. 2016;17(8):497-511.
8. Ménard C, Pfau ML, Hodes GE, Russo SJ. Immune and neuroendocrine mechanisms of stress vulnerability and resilience. Neuropsychopharmacology. 2017;42(1):62-80.
9. Brites D, Fernandes A. Neuroinflammation and depression: microglia activation, extracellular microvesicles and microRNA dysregulation. Front Cell Neurosci. 2015;9:476.
10. Tynan RJ, Beynon SB, Hinwood M, Johnson SJ, Nilsson M, Woods JJ, et al. Chronic stress-induced disruption of the astrocyte network is driven by structural atrophy and not loss of astrocytes. Acta Neuropathol. 2013;126(1):75-91.
11. Abelaira HM, Réus GZ, Petronilho F, Barichello T, Quevedo J. Neuroimmunomodulation in depression: a review of in-

flammatory cytokines involved in this process. Neurochem Res. 2014;39(9):1634-9.
12. Miller AH, Raison CL. The Role of inflammation in depression: from evolutionary imperative to modern treatment target. Nat Rev Immunol. 2016;16(1):22-34.
13. Réus GZ, Fries GR, Stertz L, Badawy M, Passos IC, Barichello T, et al. The role of inflammation and microglial activation in the pathophysiology of psychiatric disorders. Neuroscience. 2015;300:141-54.
14. Duman RS. Neurobiology of stress, depression, and rapid acting antidepressants: remodeling synaptic connections. Depress Anxiety. 2014;31(4):291-6.
15. Young JJ, Bruno D, Pomara N. A review of the relationship between proinflammatory cytokines and major depressive disorder. J Affect Disord. 2014;169:15-20.
16. Gill SR, Pop M, Deboy RT, Eckburg PB, Turnbaugh PJ, Samuel BS, et al. Metagenomic analysis of the human distal gut microbiome. Science. 2006;312(5778):1355-9.
17. Tremaroli V, Bäckhed F. Functional interactions between the gut microbiota and host metabolism. Nature. 2012;489(7415):242-9.
18. Macedo D, Filho AJMC, Soares de Sousa CN, Quevedo J, Barichello T, Júnior HVN, et al. Antidepressants, antimicrobials or both? Gut microbiota dysbiosis in depression and possible implications of the antimicrobial effects of antidepressant drugs for antidepressant effectiveness. J Affect Disord. 2017;208:22-32.
19. Tian P, Wang G, Zhao J, Zhang H, Chen W. Bifidobacterium with the role of 5-hydroxytryptophan synthesis regulation alleviates the symptom of depression and related microbiota dysbiosis. J Nutr Biochem. 2019;66:43-51.
20. Yang C, Fang X, Zhan G, Huang N, Li S, Bi J, et al. Key role of gut microbiota in anhedonia-like phenotype in rodents with neuropathic pain. Transl Psychiatry. 2019;9(1):57.
21. O'Hara AM, Shanahan F. Gut microbiota: mining for therapeutic potential. Clin Gastroenterol Hepatol. 2007;5(3):274-84.
22. de Weerth C. Do bacteria shape our development? Crosstalk between intestinal microbiota and HPA axis. Neurosci Biobehav Rev. 2017;83:458-71.
23. Crumeyrolle-Arias M, Jaglin M, Bruneau A, Vancassel S, Cardona A, Daugé V, et al. Absence of the gut microbiota enhances anxiety-like behavior and neuroendocrine response to acute stress in rats. Psychoneuroendocrinology. 2014;42;207-17.
24. O'Mahony SM, Clarke G, Dinan T, Cryan JF. Early-life adversity and brain development: is the microbiome a missing piece of the puzzle? Neuroscience. 2017;342:37-54.
25. Clarke G, Grenham S, Scully P, Fitzgerald P, Moloney RD, Shanahan F, et al. The microbiome-gut-brain axis during early life regulates the hippocampal serotonergic system in a sex-dependent manner. Mol Psychiatry. 2013;18(6):666-73.
26. Zheng P, Zeng B, Zhou C, Liu M, Fang Z, Xu X, et al. Gut microbiome remodeling induces depressive-like behaviors through a pathway mediated by the host's metabolism. Mol Psychiatry. 2016;21(6):786-96.
27. Jiang H, Ling Z, Zhang Y, Mao H, Ma Z, Yin Y, et al. Altered fecal microbiota composition in patients with major depressive disorder. Brain Behav Immun. 2015;48:186-94.
28. Bravo JA, Forsythe P, Chew MV, Escaravage E, Savignac HM, Dinan TG, et al. Ingestion of Lactobacillus strain regulates emotional behavior and central GABA receptor expression in a mouse via the vagus nerve. Proc Natl Acad Sci U S A 2011;108(38):16050-5.
29. Desbonnet L, Garrett L, Clarke G, Kiely B, Cryan JF, Dinan TG. Effects of the probiotic Bifidobacterium infantis in the maternal separation model of depression. Neuroscience. 2010;170(4):1179-88.
30. Jianguo L, Xueyang J, Cui W, Changxin W, Xuemei Q. Altered gut metabolome contributes to depression-like behaviors in rats exposed to chronic unpredictable mild stress. Transl Psychiatry. 2019;9(1):40.
31. Amini-Khoei H, Haghani-Samani E, Beigi M, Soltani A, Mobini GR, Balali-Dehkordi S, et al. On the role of corticosterone in behavioral disorders, microbiota composition alteration and neuroimmune response in adult male mice subjected to maternal separation stress. Int Immunopharmacol. 2019;66:242-50.
32. Maes M, Kubera M, Leunis JC. The gut-brain barrier in major depression: intestinal mucosal dysfunction with an increased translocation of LPS from gram negative enterobacteria (leaky gut) plays a role in the inflammatory pathophysiology of depression. Neuro Endocrinol Lett. 2008;29(1):117-24.
33. Sun C, Zhu L, Ma R, Ren J, Wang J, Gao S, et al. Astrocytic miR-324-5p is essential for synaptic formation by suppressing the secretion of CCL5 from astrocytes. Cell Death Dis. 2019;10(2):141.
34. Réus GZ, Vieira FG, Abelaira HM, Michels M, Tomaz DB, dos Santos MA, et al. MAPK signaling correlates with the antidepressant effects of ketamine. J Psychiatr Res. 2014;55:15-21.
35. Wang JQ, Mao L. The ERK Pathway: Molecular Mechanisms and Treatment of Depression. Mol Neurobiol. 2019. [First online: 9 Feb; 2019].
36. Hashimoto K. Role of the mTOR signaling pathway in the rapid antidepressant action of ketamine. Expert Rev Neurother. 2011;11(1):33-6.
37. Zhong P, Wang W, Pan B, Liu X, Zhang Z, Long JZ, et al. Monoacylglycerol lipase inhibition blocks chronic stress-induced depressive-like behaviors via activation of mTOR signaling. Neuropsychopharmacology. 2014;39(7):1763-76.
38. Duman RS, Li N. A neurotrophic hypothesis of depression: role of synaptogenesis in the actions of NMDA receptor antagonists. Philos Trans R Soc Lond B Biol Sci. 2012;367(1601):2475-84.
39. Fourier C, Singhal G, Baune BT. Neuroinflammation and cognition across psychiatric conditions. CNS Spectr. 2019;24(1):4-15.
40. Jeon SW, Kim YK. Inflammation-induced depression: Its pathophysiology and therapeutic implications. J Neuroimmunol. 2017;313:92-8.
41. Guillemin GJ, Kerr SJ, Smythe GA, Smith DG, Kapoor V, Armati PJ, et al. Kynurenine pathway metabolism in human astrocytes: a paradox for neuronal protection. J Neurochem. 2001;78(4):842-53.
42. Kittel-Schneider S, Kenis G, Schek J, van den Hove D, Prickaerts J, Lesch KP, et al. Expression of monoamine transporters, nitric oxide synthase 3, and neurotrophin genes in antidepressant-stimulated astrocytes. Front Psychiatry. 2012;3:33.
43. Réus GZ, Stringari RB, Ribeiro KF, Cipriano AL, Panizzutti BS, Stertz L, et al. Maternal deprivation induces depressive-like behaviour and alters neurotrophin levels in the rat brain. Neurochem Res. 2011;36(3):460-6.
44. Xie ZM, Wang XM, Xu N, Wang J, Pan W, Tang XH, et al. Alterations in the inflammatory cytokines and brain-derived neurotrophic factor contribute to depression-like phenotype af-

ter spared nerve injury: improvement by ketamine. Sci Rep. 2017;7(1):3124.
45. Fukumoto K, Fogaça MV, Liu RJ, Duman C, Kato T, Li XY, et al. Activity-dependent brain-derived neurotrophic factor signaling is required for the antidepressant actions of (2R,6R)-hydroxynorketamine. Proc Natl Acad Sci USA. 2019;116(1):297-302.
46. Warner-Schmidt JL, Duman RS. VEGF is an essential mediator of the neurogenic and behavioral actions of antidepressants. Proc Natl Acad Sci USA. 2007;104(11):4647-52.
47. Thakker-Varia S, Krol JJ, Nettleton J, Bilimoria PM, Bangasser DA, Shors TJ, et al. The neuropeptide VGF produces antidepressant-like behavioral effects and enhances proliferation in the hippocampus. J Neurosci. 2007;27(45):12156-67.
48. Wang L, Li XX, Chen X, Qin XY, Kardami E, Cheng Y. Antidepressant-like effects of low- and high-molecular weight FGF-2 on chronic unpredictable mild stress mice. Front Mol Neurosci. 2018;11:377.

# CAPÍTULO [15]

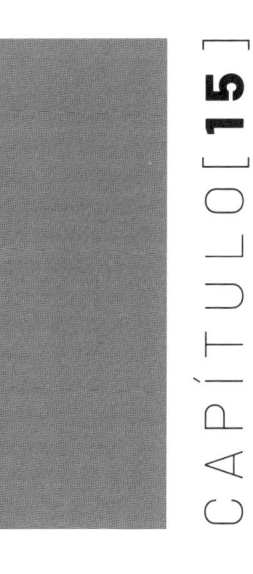

# TRANSTORNO BIPOLAR

SAMIRA S. VALVASSORI
JOÃO QUEVEDO

O transtorno bipolar (TB) é um grave transtorno do humor que afeta a vida de milhões de pessoas em todo o mundo. Apesar de o conhecimento e as pesquisas sobre essa condição terem evoluído muito, ainda não se conhece sua neurobiologia com precisão, o que dificulta o desenvolvimento de novos fármacos. De fato, as pesquisas sobre o TB são um verdadeiro desafio, pois o curso clínico desse transtorno envolve variações de humor, incluindo episódios maníacos, depressivos e mistos. Durante muito tempo, a hipótese monoaminérgica explicou tanto a fisiopatologia dos transtornos do humor quanto os mecanismos de ação dos psicofármacos. No entanto, essa teoria tem muitas limitações e não explica mecanismos adicionais, os quais, sabe-se, estão relacionados ao TB, como as alterações na sinalização intracelular. Estudos recentes mostraram que alterações em diversos mecanismos bioquímicos e moleculares também estão envolvidas no TB, incluindo a $Na^+K^+$-ATPase, a glicogênio sintase quinase-3 (GSK-3), a proteinoquinase C (PKC), o estresse oxidativo e fatores neurotróficos. Este capítulo procura apresentar e revisar os tradicionais e os recentes estudos relacionados aos mecanismos neurobiológicos do TB, fornecendo uma visão geral sobre os sistemas de neurotransmissores e as principais vias de sinalização envolvidas no transtorno.

## ASPECTOS CLÍNICOS

O TB é caracterizado pela alteração dos estados do humor, os quais se alternam entre mania/hipomania, depressão, estados mistos e eutimia. Apesar de os pacientes com o transtorno passarem a maior parte de suas vidas em depressão, o marco clínico do diagnóstico é a presença de episódio(s) maníaco(s). Durante o episódio de mania/hipomania, o paciente apresenta sintomas relacionados ao humor elevado, incluindo euforia, sentimento de grandeza, hiperatividade, aumento da atividade sexual, diminuição da necessidade de sono, comportamentos de risco e/ou irritação e agressividade. Já durante os episódios de depressão, o paciente apresenta sintomas como anedonia, sentimento de culpa, perda ou ganho de peso, insônia ou hipersonia e/ou ideação suicida. Os episódios mistos são caracterizados como estados simultâneos de mania e depressão.[1] É digno de nota que os pacientes com o transtorno têm sintomas que persistem mesmo com o tratamento adequado, como prejuízo cognitivo e funcional, deficiência psicossocial e diminuição da qualidade de vida.[2,3]

É importante ressaltar que o único fármaco considerado estabilizador do humor pela Food and Drug Administration (FDA) é o lítio, que foi descoberto como estabilizador do humor há mais de 70 anos. O lítio é eficaz em episódios de mania aguda e na manutenção do tratamento do TB; entretanto, tem modesta ação antidepressiva. Os anticonvulsivantes, como o valproato (VPA) e a carbamazepina, também são usados no tratamento desse transtorno do humor. Além disso, alguns antipsicóticos típicos, como o haloperidol e a clorpromazina, bem como antipsicóticos atípicos, como aripiprazol, clozapina, olanzapina, quetiapina, risperidona, ziprasidona e asenapina, também são usados no tratamento do TB. Esses fármacos podem ser combinados com o lítio para o tratamento agudo e de manutenção do TB.[4,5]

É digno de nota que os fármacos mais prescritos e estudados no TB são o lítio e o VPA, e alguns alvos bioquímicos e moleculares desses medicamentos já foram descritos. É importante enfatizar que, embora ambos tenham estruturas químicas diferentes – o lítio é um cátion monovalente, e o VPA é um ácido carboxílico –, eles têm diversos mecanismos de ação em comum. Entre as propriedades mais bem descritas desses medicamentos, podem-se citar as neuroprotetoras e as neurotróficas, que atenuam os prejuízos associados à plasticidade e à resiliência cclulares, ambas relacionadas ao TB.[6,7] Apesar da gama de fármacos disponíveis para a terapia dessa condição, grande parte dos pacientes continua apresentando certos sintomas, mesmo com o uso racional dos medicamentos; além disso, muitos descontinuam o tratamento devido aos efeitos colaterais.

O TB é considerado uma síndrome descritiva, pois carecemos de conhecimento suficiente para permitir sua caracterização ou contextualização baseada em etiologia ou fisiopatologia. Portanto, apesar de sua gravidade, ainda não se descobriu a neurobiologia precisa do TB, o que dificulta o desenvolvimento de novos fármacos para essa condição. Além disso, o TB apresenta um curso clínico complexo, envolvendo episódios maníacos, depressivos e/ou mistos, o que torna seu estudo um desafio para os pesquisadores da área. Uma das estratégias mais usadas pelos pesquisadores é estudar alvos bioquímicos de medicamentos terapeuticamente relevantes, verificando alterações desses alvos tanto em episódios maníacos quanto nos depressivos.[6] Os estudos pré-clínicos também ajudam a desvendar o papel desses alvos bioquímicos nos comportamentos dos tipos maníaco e depressivo.[8]

Alguns dos alvos bioquímicos e moleculares que se acredita estarem envolvidos na neurobiologia/fisiopatologia desse transtorno são: sistemas de neurotransmissores (dopaminérgico e glutamatérgico), fatores neurotróficos, PKC, GSK-3, mitocôndria e estresse oxidativo.[6] Este capítulo procura apresentar e revisar os tradicionais e os recentes estudos relacionados aos mecanismos neurobiológicos do TB, fornecendo uma visão geral sobre as principais vias de sinalização, as alterações bioquímicas e dos componentes genéticos envolvidos no transtorno.

## SISTEMA DOPAMINÉRGICO

A dopamina (DA) é um neurotransmissor catecolaminérgico presente nos sistemas nervosos central e periférico. A DA é sintetizada no cérebro a partir de L-di-hidroxifenilalanina (L-Dopa) e tem cinco receptores distintos, que apresentam diferentes afinidades pela DA. Os receptores de DA do tipo 1 incluem os receptores D1 e D5, enquanto os do tipo 2 incluem os receptores D2, D3 e D4.[9,10] Os receptores do tipo D1 estão acoplados à proteína Gαs, que ativa a adenilato ciclase, levando a aumento de monofosfato de adenosina cíclico (AMP cíclico), enquanto os receptores D2 estão acoplados à proteína Gαi, que inibe a adenilato ciclase, reduzindo a concentração citoplasmática de AMP cíclico. A DA está envolvida em funções fisiológicas como pressão arterial, função renal, homeostase de glicose, movimentos voluntários, cognição, sistema de recompensa, sono e memória.[10] Por isso, alguns pesquisadores descrevem que o sistema dopaminérgico está envolvido na fisiopatologia do TB, visto que a excessiva estimulação dopaminérgica está relacionada e desencadeia sintomas maníacos.

Provavelmente, um dos estudos mais antigos sobre alteração dopaminérgica no TB seja o de Joyce e colaboradores,[11] que demonstrou níveis elevados de DA na urina de pacientes com TB durante episódios maníacos. Além disso, um estudo clínico demonstrou que a administração de anfetamina (AMPH), uma substância agonista do sistema dopaminérgico, desencadeia sintomas maníacos tanto em pacientes com TB quanto em voluntários saudáveis, sendo que as alterações comportamentais naqueles com TB foram mais intensas.[12] De fato, estudos pré-clínicos utilizam AMPH para mimetizar sintomas maníacos em roedores, como hiperatividade, comportamento de risco, aumento da atividade sexual e diminuição do sono. O mais interessante é que, quando o lítio ou o VPA são usados em animais submetidos à administração prévia de AMPH, os comportamentos do tipo maníaco são revertidos.[13,14] Juntos, esses estudos sugerem que a fisiopatologia do TB pode estar ligada às alterações do sistema dopaminérgico e que os efeitos terapêuticos dos estabilizadores do humor podem estar ligados à modulação desse sistema.

Diversos outros estudos sugerem uma ligação entre alterações do sistema dopaminérgico e a fisiopatologia do TB. Um estudo *post-mortem* demonstrou aumento na expressão de receptores D1 e D2 no córtex pré-frontal dorsolateral de pacientes com TB, sugerindo excessiva estimulação dopaminérgica no TB.[15] Um estudo clínico que utilizou tomografia por emissão de pósitrons, também conhecida como PET (do inglês *positron emission tomography*), demonstrou que pacientes com TB não medicados apresentam diminuição da disponibilidade relativa do transportador de DA (DAT) no corpo estriado quando comparados com controles saudáveis.[12] A função do DAT é recaptar DA do meio extracelular, levando esse neurotransmissor ao neurônio pré-sináptico.[16] Portanto, a diminuição na expressão ou na atividade do DAT pode levar a aumento de DA extracelular, o que sugere que alterações nessa proteína podem contribuir para as manifestações clínicas do TB.

Conforme citado, a excessiva estimulação do sistema dopaminérgico é uma hipótese plausível para explicar os episódios maníacos do TB. Entretanto, como explicar os episódios depressivos? Seriam também devidos a alterações nesse sistema? Se a *hiperdopaminergia* for subjacente ao desenvolvimento de sintomas maníacos, a *hipodopaminergia* pode estar subjacente à fase depressiva do transtorno. Assim, é possível que mudanças opostas na função dopaminérgica fundamentem os episódios de humor opostos do TB.[17] Curiosamente, quando a AMPH é administrada a roedores, de forma crônica e excessiva, podem ser observados comportamentos do tipo maníaco; entretanto, quando essa substância é retirada por sete dias, são observados comportamentos do tipo depressivo nos mesmos animais.[18] Portanto, acredita-se que defeitos nos mecanismos homeostáticos que respondem à hiperdopaminergia, na fase maníaca, podem resultar em redução excessiva da função dopaminérgica, levando a um estado hipodopaminérgico e à depressão. Em contraste, uma resposta regulatória defeituosa à hipodopaminergia pode levar a um estado maníaco.

Outro fato digno de nota é que, quando o sistema dopaminérgico é estimulado em roedores por meio da administração de AMPH, além da indução de sintomas do tipo maníaco, ocorrem alterações bioquímicas e moleculares observadas no TB, como diminuição nos níveis de fatores neurotróficos, aumento de parâmetros de estresse oxidativo, aumento da atividade e dos níveis da PKC e aumento dos níveis da GSK-3β.[19] A seguir, será abordado e explicado o papel dessas alterações bioquímicas e das vias de sinalização no TB.

## SISTEMA GLUTAMATÉRGICO

Outro sistema de neurotransmissão que parece estar envolvido no TB é o sistema glutamatérgico. O glutamato é o principal neurotransmissor excitatório do sistema nervoso central, e sua concentração é muito mais elevada no cérebro do que em outros tecidos. Esse neurotransmissor atua em duas classes de receptores: os ionotrópicos e os metabotrópicos. Há três tipos de receptores ionotrópicos de glutamato: ácido α-amino-3-hidróxi-5-metilisoxazol-4-propriônico (AMPA), N-metil-D-aspartato (NMDA) e cainato. Essas três proteínas são canais iônicos que, quando ativados, geram potencial excitatório pós-sináptico.[20]

Os receptores metabotrópicos não são canais iônicos e não estão exclusivamente localizados na região da sinapse. Quando se ligam ao glutamato, ativam a proteína G, que é responsável por enviar a mensagem para o interior da célula. Existem oito tipos de receptores metabotrópicos, os quais são divididos em três subgrupos, com base em sua farmacologia, homologia e vias de transdução de sinal. O grupo I inclui os receptores mGluR1 e mGluR5; o grupo II inclui o mGluR2 e o mGluR3; e o grupo III inclui os receptores mGluR4, mGluR6, mGluR7 e mGluR8. Os receptores do grupo I ativam as vias da fosfolipase-C-inositol-1,4,5-trifosfato (PLC-IP3), levando à liberação de cálcio ($Ca^{2+}$) dos depósitos intracelulares. Sua localização é pós-sináptica, e alguns estudos apontam para alguma função desses receptores na transmissão do estímulo. Já os receptores dos grupos II e III inibem a atividade da adenilato ciclase. Sua localização é pré-sináptica, e eles atuam regulando a liberação de neurotransmissores.[21]

Apesar de todos os receptores do glutamato responderem ao mesmo neurotransmissor, eles desempenham funções muito distintas. Os receptores ionotrópicos de glutamato são canais iônicos e geram potencial excitatório pós-sináptico, enquanto os receptores metabotrópicos de glutamato modulam a intensidade e a natureza da resposta glutamatérgica. Em situações fisiológicas, os receptores ionotrópicos e metabotrópicos regulam a neurotransmissão por meio das sinapses excitatórias e modulam diversas funções fisiológicas no cérebro, o que inclui plasticidade sináptica, humor, aprendizado e memória.[20] Portanto, alterações nesse sistema podem estar envolvidas na fisiopatologia do TB.

Diversos grupos de pesquisa têm demonstrado alterações em receptores de glutamato no cérebro de pacientes com TB. Estudos *post-mortem* demonstraram diminuição na expressão de subunidades do receptor NMDA no hipocampo[22] e no córtex pré-frontal dorsolateral[23] de pacientes com o transtorno. Além disso, redução na expressão de subunidades de NMDA, AMPA e cainato também foi observada em estruturas do lobo temporal medial dos pacientes com TB.[24] Apesar de serem menos estudados, os receptores metabotrópicos também têm sido implicados na neurobiologia do TB. Uma redução nos níveis de receptores mGluR2 também foi encontrada no córtex pré-frontal de pacientes com TB.[25] Adicionalmente, dois grupos de pesquisa distintos encontraram expressão anormal de mGluR3 no cérebro de pacientes com TB suicidas.[26]

Outras evidências para o papel do glutamato no TB surgiram de intervenções farmacológicas. Por exemplo, a lamotrigina, um anticonvulsivante também utilizado na terapia do TB, inibe indiretamente a liberação de glutamato.[27] Além disso, embora ainda não tenha aprovação da FDA, a cetamina (um antagonista do NMDA) atraiu atenção por sua rápida atividade antidepressiva, inclusive em pacientes com depressão bipolar.[28] O lítio, estabilizador do humor padrão-ouro utilizado no tratamento do TB, atenua a liberação de $Ca^{2+}$ após atuar em receptores mGluR1 e mGluR5.[29] De fato, vários estudos têm demonstrado que a plasticidade sináptica mediada por glutamato está envolvida na terapia do TB.[30-33]

## $NA^+K^+$-ATPASE

Disfunções na regulação de íons têm sido identificadas em pacientes com TB. De fato, foram encontradas concentrações elevadas de $Ca^{2+}$ em plaquetas e em linfócitos de pacientes com mania e depressão bipolar.[34] Além disso, foi sugerido que os episódios de humor (mania e depressão) do TB estão associados ao aumento intracelular de sódio ($Na^+$).[35] Em conjunto, esses estudos sugerem que a diminuição do transporte de íons pela membrana pode estar envolvida nesse transtorno.

A $Na^+K^+$-ATPase é uma enzima eletrogênica, transmembrana, ativada por trifosfato de adenosina (ATP), que tem como função primária a regulação dos níveis de sódio e potássio intracelulares a fim de manter o potencial de membrana.[36] A $Na^+K^+$-ATPase é formada pelas subunidades α e β,[37] sendo que o $Na^+$ se liga à subunidade α (que tem três sítios de ligação ao $Na^+$), enquanto uma alteração conformacional da subunidade β gera um sítio de ligação ativo para o ATP. Então, o ATP é hidrolisado, dando origem a ADP e pirofosfato inorgânico. O fosfato resultante se liga à subunidade β, gerando energia que é usada para bombear $Na^+$ para o interior da célula. Depois, dois íons $K^+$ se ligam à subunidade β, e a molécula de fosfato liberada nesse processo se liga ao ADP, o qual, então, é convertido de volta a ATP. Assim, a Na⁺K⁺-ATPase transporta três íons de Na⁺ para fora da célula e dois íons de K⁺ para dentro dela[38] (Fig. 15.1).

Em uma metanálise, Looney e El-Mallakh[39] demonstraram diminuição na Na⁺K⁺-ATPase em eritrócitos de pacientes com TB, tanto na fase maníaca quando na fase depressiva, quando comparados com os pacientes que estavam em eutimia. Além disso, outro estudo avaliou vários aspectos de resposta à Na⁺K⁺-ATPase, como transcrição e tradução de proteínas, atividade e concentração intracelular de íons, em células linfoblastoides de pacientes com TB e de controles saudáveis. Nesse estudo, os pesquisadores observaram que, diferentemente do que ocorre nos controles, as células derivadas de pacientes com TB não alteram os parâmetros de resposta ao transporte de Na⁺ e, consequentemente, têm alta concentração de Na⁺ no meio intracelular.[39] A partir desses estudos, podemos sugerir que alterações na enzima Na⁺K⁺-ATPase constituem uma hipótese consistente para explicar, ao menos em parte, a fisiopatologia do TB.

Outro fato interessante envolvendo a Na⁺K⁺-ATPase é que, quando se administra ouabaína (um inibidor dessa enzima) a roedores, os animais apresentam sintomas do tipo maníaco, incluindo hiperatividade, comportamento de risco e movimentos estereotípicos.[40] Isso ocorre porque, ao inibir a Na⁺K⁺-ATPase, a ouabaína faz as células demorarem a voltar ao potencial de repouso, levando a aumento da excitabilidade neuronal.[41] Portanto, uma teoria atrativa para explicar os episódios maníacos do TB seria que essa diminuição na atividade da Na⁺K⁺-ATPase, observada nos pacientes, poderia estar aumentando a hiperexcitação neuronal, o que leva aos episódios maníacos. Contudo, conforme descrito, a diminuição na atividade dessa enzima também foi observada durante os episódios depressivos. Há relativamente poucos estudos que explicam de forma pormenorizada o papel da inibição da Na⁺K⁺-ATPase na depres-

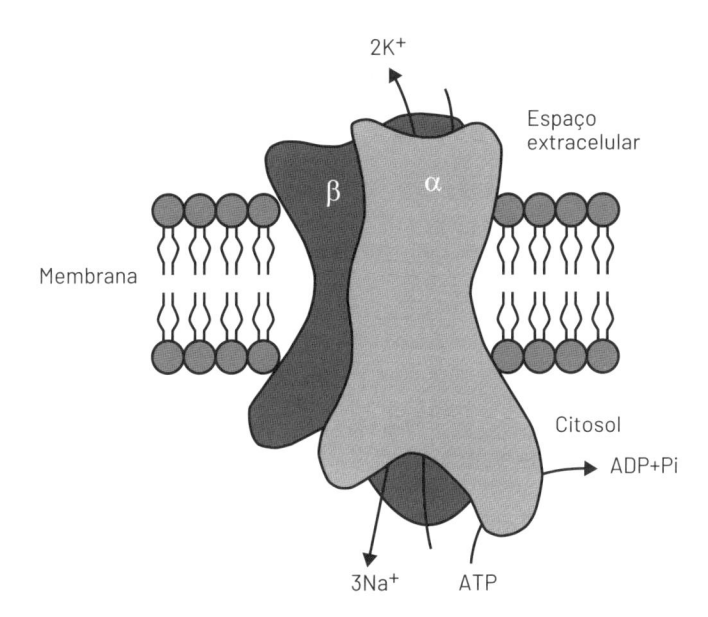

[ **FIGURA 15.1** ]
Mecanismo básico da atividade da enzima Na⁺K⁺-ATPase. Essa enzima é formada pelas subunidades α e β. O sódio se liga à subunidade α, enquanto o trifosfato de adenosina (ATP) se liga à subunidade β. O ATP é hidrolisado em difosfato de adenosina (ADP) e pirofosfato inorgânico (Pi). O Pi se liga à subunidade β, o que libera a energia necessária para bombear três unidades de sódio (3Na⁺) para o citosol.
2K⁺: duas unidades de íon potássio, propelidas para o espaço extracelular pela ação da enzima.

são bipolar. Entretanto, foi sugerido que a inibição duradoura dessa enzima, o que aumenta a excitabilidade celular e diminui o controle da repolarização neuronal, pode diminuir a velocidade de recuperação neuronal e, consequentemente, diminuir também a eficiência sináptica dos neurônios, levando aos episódios depressivos do TB.[42]

É importante destacar que estudos tanto clínicos quanto pré-clínicos têm associado as alterações na Na$^+$K$^+$-ATPase a outros eventos bioquímicos e moleculares observados no TB, como aumento de estresse oxidativo e diminuição de fatores neurotróficos[43,44] (Fig. 15.2). Isso torna ainda mais interessante a hipótese da alteração na Na$^+$K$^+$-ATPase para explicar a etiologia/fisiopatologia do TB.

## ESTRESSE OXIDATIVO

Diversos estudos clínicos e pré-clínicos têm sugerido o envolvimento do estresse oxidativo no TB.[44-46] A disfunção mitocondrial, com consequente comprometimento no metabolismo energético celular, foi descrita como o principal agente desencadeador desse sistema.[47] Um estado energético celular anormal pode levar à perda da função e da plasticidade neuronais e, consequentemente, a alterações cognitivas e comportamentais características do TB.[48]

As mitocôndrias são organelas intracelulares com papel fundamental na produção de ATP por meio da fosforilação oxidativa. Os neurônios apresentam membrana excitável, que permite a entrada de íons do meio extracelular por uma grande variedade de canais. Assim, o neurônio requer grande quantidade de energia para manter o equilíbrio intracelular de íons contra o gradiente de concentração. Os processos mediados pelas enzimas de membrana Na$^+$K$^+$-ATPase e Ca$^{2+}$ATPase são os que mais requerem investimento de energia neuronal.[49] Embora a fosforilação oxidativa seja fundamental para a formação de ATP, ela também produz espécies reativas de oxigênio (EROs), especialmente nos complexos I e III mitocondriais.[50]

Em situações em que a produção de EROs excede a capacidade de defesa antioxidante, uma condição chamada estresse oxidativo, as biomoléculas se tornam vulneráveis a danos, os quais, por sua vez, podem levar a célula à apoptose.[51] No grupo das EROs, encontram-se: o oxigênio singlete ($^1O_2$), o ânion superóxido ($O_2$•$^-$), o peróxido de hidrogênio ($H_2O_2$) e o radical hidroxila (•OH).[52,53] A célula tem uma série de defesas antioxidantes capazes de agir sobre essas entidades químicas neurotóxicas. O sistema antioxidante enzimático inclui a superóxido dismutase (SOD), a catalase (CAT), a glutationa peroxidase (GPx), a glutationa redutase (GR) e a glutationa S-transferase (GST).[52,54] A SOD converte $O_2$•$^-$ em $H_2O_2$, o qual é reduzido a $H_2O$ por ação da CAT. A GPx também converte $H_2O_2$ em $H_2O$, oxidando a glutationa reduzida (GSH) ao seu estado dissulfeto correspondente (GSSG). A GSH, por sua vez, é regenerada pela ação da GR, por meio da oxidação de NADPH.[55]

Marcadores de estresse oxidativo têm sido amplamente usados para o estudo do papel desse sistema nos transtornos psiquiátricos, como, por exemplo, quantificação de hidroperóxidos de lipídeo (LPH), dos níveis de malondialdeído (MDA), de 4-hidroxinonenal (4-HNE), de 8-isoprostano (8-ISO) e de proteínas carboniladas.[56,57] Entre os produtos finais formados durante o processo da oxidação de lipídeos (lipoperoxidação), destacam-se gases de hidrocarbonetos e os aldeídos, como o MDA e o 4-HNE. Entre os isoprostanos, o 8-ISO é um composto do tipo prostaglandina, da família F2-isoprostanos, produzido pela lipoperoxidação, derivado principalmente da oxidação do ácido araquidônico.[58] A formação de proteínas carboniladas representa um marcador da oxidação de proteínas. Esse processo envolve cátions do ciclo redox, como o ferro e o cobre, que têm locais de ligação nas proteínas, podendo transformar resíduos de aminoácidos em carbonilas na presença de $H_2O_2$ e $O_2$•$^-$. Os aminoácidos lisina, arginina, prolina e histidina são os mais propensos a gerar carbonilas.[59,60]

Diversos estudos encontraram níveis elevados de MDA e de grupamentos carbonila no sangue de pacientes com TB, quando comparados com controles saudáveis.[61,62] Estudos *post-mortem* têm demonstrado que o córtex pré-frontal de pacientes com TB apresenta níveis elevados de grupamentos carbonila, 4-HNE e 8-ISSO.[56,63,64]

```
Episódios depressivos
        e maníacos
            ▼
Aumentam os níveis          Estabilizadores do humor
de glicocorticoides         e antidepressivos
        ▼                           ▼
Diminuem a ativação         Aumentam os
da via de BDNF              níveis de BDNF
        ▼                           ▼
Induzem o                   Protegem contra o
Neurônio normal     estresse oxidativo          estresse oxidativo
```

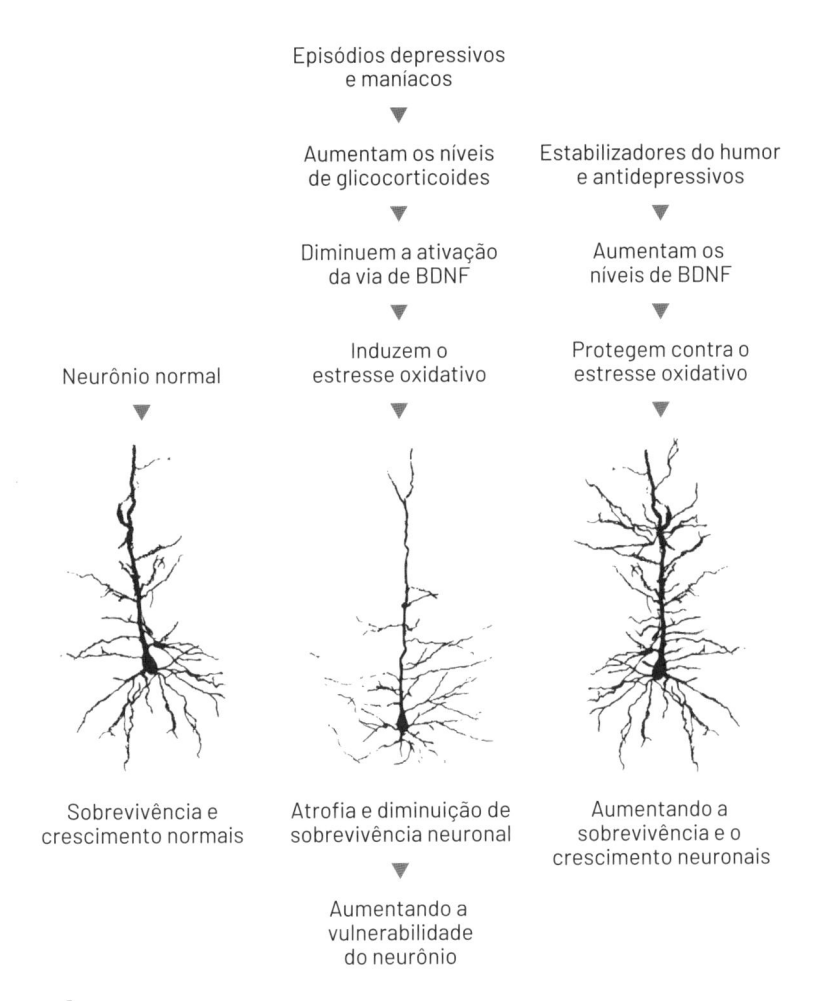

[ **FIGURA 15.2** ]

Possíveis consequências da inibição da Na⁺K⁺-ATPase sobre a plasticidade e o crescimento neuronais. Essa alteração enzimática demonstrada em pacientes com TB pode estar diretamente ligada ao aumento de glicocorticoides, à diminuição da ativação da via do fator neurotrófico derivado do cérebro (BDNF) e aos danos causados por estresse oxidativo. Todos esses processos levam a atrofia e diminuição da viabilidade neuronal, o que pode impactar nas alterações de humor e em déficits cognitivos que são típicos desses pacientes. Por sua vez, os estabilizadores do humor e os antidepressivos atuam contrabalançando essas alterações patológicas ao promoverem o crescimento e a sobrevivência neuronais, o que contribui para atenuar as características clínicas do transtorno.

Além disso, o sistema de defesa antioxidante também parece estar alterado no TB, até mesmo em estágios iniciais do transtorno. Andreazza e colaboradores[62] detectaram aumento de glutationa, tanto de GST quanto de GSR, no sangue de pacientes com TB em estágios iniciais do transtorno. A enzima SOD também foi encontrada aumentada em sangue de pacientes com TB, durante episódios de mania e de depressão.[65]

Em pesquisas pré-clínicas, os comportamentos do tipo maníaco e do tipo depressivo têm sido fortemente associados ao estresse oxidativo. A administração de AMPH ou de ouabaína a ratos, além de induzir sintomas do tipo maníaco nos animais, também induz alterações de parâmetros de estresse oxidativo no cérebro, como aumento de lipoperoxidação, oxidação de proteínas e alterações em enzimas antioxidantes.[44,45] Além disso, comportamentos do tipo depressivo, induzidos por privação materna ou estresse crônico em ratos, também foram associados a alterações em parâmetros de estresse oxidativo,[66,67] reforçando ainda mais o papel dessa condição no TB.

Outro ponto a ser ressaltado é o envolvimento dos fatores neurotróficos com o estresse oxidativo. Estudos têm demonstrado que o estresse oxidativo pode estar aumentado em situações em que o fator neurotrófico derivado do cérebro (BDNF) está diminuído em pacientes com TB,[62,68] indicando associação entre o BDNF e o estresse oxidativo no TB. Além disso, estudos pré-clínicos mostraram que os estabilizadores do humor lítio e VPA são capazes de aumentar os níveis de BDNF e proteger o cérebro de ratos contra danos oxidativos.[43,44]

Tendo em vista a redução da densidade neuronal e glial observada na região pré-frontal e no hipocampo de pacientes com TB,[69-71] podemos sugerir que o comprometimento dessas estruturas cerebrais está ligado às alterações cognitivas e comportamentais características do TB. Um corpo crescente de evidências indica que alterações em vias de sinalização do BDNF e o aumento de estresse oxidativo podem ser fatores cruciais para a morte celular observada no cérebro de pacientes com TB e, consequentemente, uma possível explicação para a fisiopatologia do TB.[62,68,72]

## FATORES NEUROTRÓFICOS

Os fatores neurotróficos correspondem a um grupo de proteínas responsáveis pela regulação dos processos de sobrevivência, crescimento neuronal, formação sináptica e plasticidade celular dos sistemas nervosos central e periférico.[73] O fator de crescimento do nervo (NGF), o BDNF, o fator neurotrófico derivado da glia (GDNF), a neurotrofina-3 (NT-3) e a neurotrofina-4 (NT-4) são os fatores neurotróficos mais estudados nos transtornos psiquiátricos. Entretanto, o BDNF é, certamente, a neurotrofina mais estudada no TB (Fig. 15.3).

As neurotrofinas constituem um tipo específico de fatores neurotróficos, e os membros dessa família incluem o BDNF, o NGF, a NT-3 e a NT-4. As neurotrofinas se ligam e ativam uma família específica de receptores do tipo tirosina quinase (TrK), promovendo, assim, importante modulação do sistema nervoso central. Existem ao menos três receptores Trk: o TrkA, que se liga ao NGF; o TrkB, que se liga ao BDNF e à NT-4; e o TrkC, que se liga à NT-3.[74] A ligação de cada neurotrofina ao seu receptor induz a dimerização e autofosforilação de resíduos específicos de tirosina quinase em seu domínio citoplasmático, o que resulta em ativação de vias de sinalização intracelular.[75] O GDNF difere dos demais fatores neurotróficos por se ligar a uma família diferente de receptores, denominada família de receptores de GDNF (GFR). Essa família tem quatro tipos de receptores – GFR$\alpha$1, GFR$\alpha$2, GFR$\alpha$3 e GFR$\alpha$4, e o GDNF tem maior afinidade pelos três primeiros.[76]

O grande interesse sobre o BDNF e outras neurotrofinas no TB iniciou-se a partir da descoberta de que antidepressivos e estabilizadores do humor poderiam agir sobre essas moléculas, modulando suas vias de sinalização.[77,78] Estudos pré-clínicos demonstraram que o uso crônico de antidepressivos e de estabilizadores do humor, como o lítio e o VPA, é capaz de aumentar os níveis de NGF, BDNF e GDNF no cérebro de ratos.[43,78-80]

Tendo em vista que as neurotrofinas são essenciais para o funcionamento e a sobrevivência neuronais, supõe-se que a viabilidade das células nervosas pode ser afetada pela redução persistente nessas moléculas no SNC[81] (ver Fig. 15.2). Diversos estudos têm demonstrado diminuição dos níveis de BDNF e do seu receptor, TrkB, tanto no sangue quanto no cérebro de pacientes com TB.[82-86] Além disso, um polimorfismo do gene do BDNF, caracterizado pela substituição de uma valina por metionina no códon 66 (Val66Met), pode estar envolvido na fisiopatologia do TB.[87] Foi também reportada na literatura diminuição dos níveis de NGF no plasma de pacientes com TB.[88] Além disso, foi demonstrado que polimorfismos no gene do GDNF estão

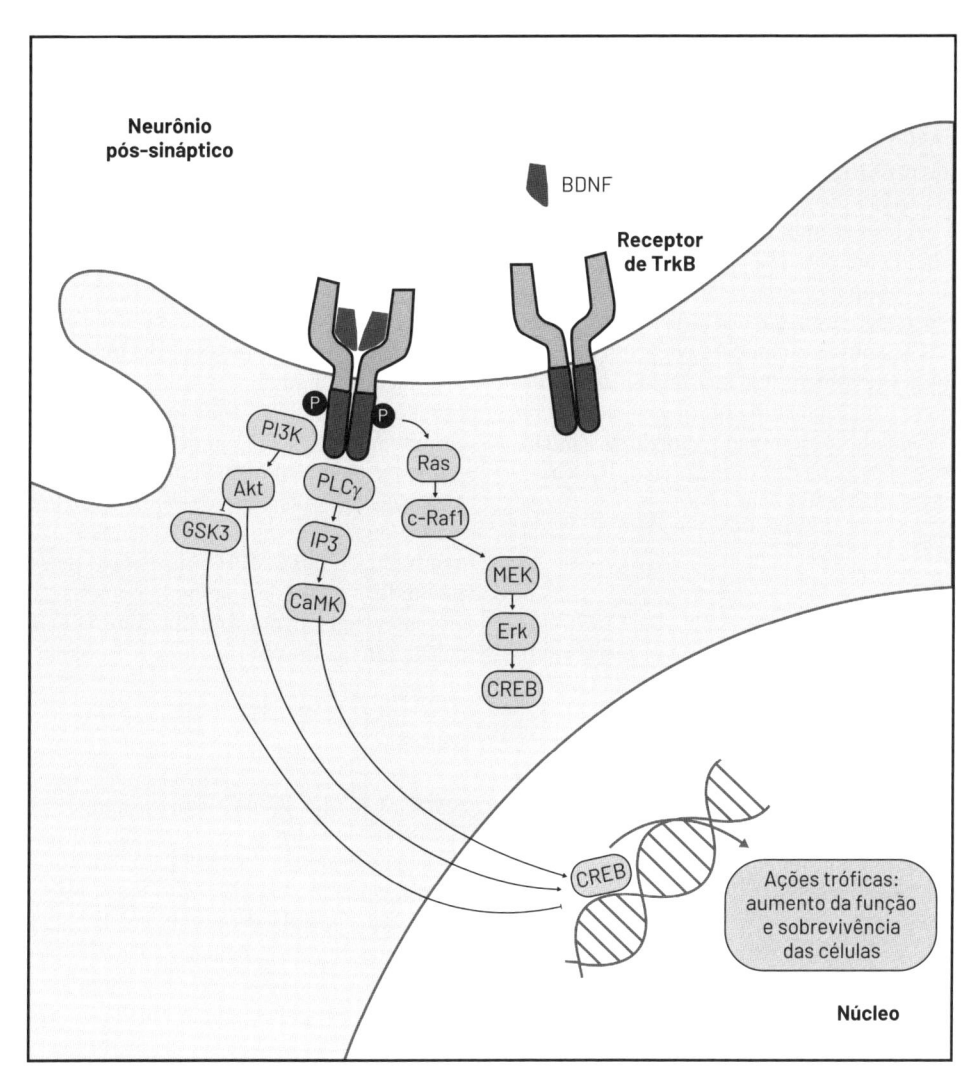

[ **FIGURA 15.3** ]
Vias de sinalização ativadas pelo complexo fator neurotrófico derivado do cérebro/receptor tirosina quinase do tipo B (BDNF/TrkB). As vias de sinalização implicadas nos efeitos neurotróficos do BDNF incluem: proteinoquinase ativada por mitógeno/proteinoquinase regulada por sinais extracelulares (MAPK/ERK), fosfolipase Cγ (PLCγ) e fosfatidilinositol-3-quinase (PI3K). Além disso, pequenas proteínas G, como a Ras e a Rap-1, também foram implicadas como efeito da ativação de TrkB. A sinalização de todas essas vias desencadeia a ativação da proteína ligante de elemento de resposta ao monofosfato de adenosina cíclico (CREB). A CREB é um fator de transcrição que induz a expressão de importantes proteínas com atividade neuroprotetora, bem como de proteínas com ações tróficas no neurônio.

associados com a gravidade e a funcionalidade no TB.[89] Alterações nos níveis de NT-3 e NT-4 também são observadas no TB. Por exemplo, um estudo clínico demonstrou que os níveis de NT-3 e NT-4 estão elevados na fase depressiva do TB.[90] Por sua vez, Barbosa e colaboradores[89] demonstraram que essas neurotrofinas estavam diminuídas na fase maníaca do TB.

Assim como nos estudos clínicos, as pesquisas pré-clínicas também demonstram que os comportamentos do tipo maníaco induzidos por AMPH ou ouabaína causam diminuição nos níveis de BDNF, NGF e GDNF no cérebro de ratos.[43,79] Além disso, os níveis dessas neurotrofinas também acompanharam o comportamento do tipo depressivo em animais submetidos ao modelo animal de depressão induzido por privação materna ou por estresse crônico variado.[80] Portanto, as alterações em fatores neurotróficos constituem um mecanismo molecular atrativo para explicar a diminuição da plasticidade celular, a progressão da gravidade dos sintomas e a piora na deterioração cognitiva observadas nos pacientes com TB.

## PKC

O interesse inicial sobre a PKC nos mecanismos fisiopatológicos do TB se deu pelo fato de essa enzima ser um alvo terapêutico tanto do lítio quanto do VPA. A PKC é encontrada, sobretudo, no cérebro, onde é fundamental em aspectos de neurotransmissão pré e pós-sináptica. A PKC regula sistemas neuronais envolvidos na modulação do humor, incluindo excitabilidade neuronal, liberação de neurotransmissores e plasticidade celular.[91]

Um corpo considerável de dados bioquímicos e moleculares demonstra o envolvimento da PKC na fisiopatologia e no tratamento do TB. Por exemplo, um estudo demonstrou que a atividade e a translocação da PKC estavam aumentadas no cérebro de pacientes com TB.[92] Além disso, foi encontrado aumento na atividade dessa proteína em pacientes com TB durante episódios maníacos quando comparados com controles saudáveis, com pacientes com depressão maior ou com esquizofrenia, indicando que as alterações na PKC podem ser um marcador específico do TB.[93] Curiosamente, as substâncias capazes de induzir sintomas do tipo maníaco em roedores, como a ouabaína e a AMPH, também ativam a PKC.[19,94]

Apesar de algumas evidências demonstrarem que a PKC parece estar envolvida na fisiopatologia do TB, a maior quantidade de estudos envolvendo a PKC e esse transtorno está relacionada com o tratamento do TB. Diversas pesquisas clínicas/pré-clínicas sugerem que o tamoxifeno – um inibidor da PKC – pode ser considerado um fármaco eficaz para a mania bipolar.[95,96] Assim como o lítio, o tamoxifeno também foi capaz de reverter comportamentos do tipo maníaco e diminuir os níveis de PKC em ratos submetidos ao modelo animal de mania induzido por AMPH ou por ouabaína.[19,94]

Além de reverter o comportamento do tipo maníaco, foi demonstrado que, ao inibir a PKC, o tamoxifeno modula a plasticidade neuronal, aumentando os níveis de BDNF, NGF, proteinoquinase A (PKA) e do fator de transcrição CREB (proteína ligante de elemento de resposta ao AMP cíclica).[19] Além disso, assim como o lítio, o tamoxifeno também reverteu o estresse oxidativo induzido por AMPH em cérebros de ratos submetidos ao modelo animal de mania.[97] Esses dados sugerem que a modulação da PKC tem papel fundamental no tratamento da mania.

## GSK-3

A GSK-3 é uma serina/treonina quinase, inicialmente descoberta por atuar na síntese do glicogênio. Seu funcionamento é diferente do da maioria das quinases, pois ela se encontra constantemente ativada dentro da célula; quando fosforilada, tem sua atividade inibida.[98,99] Existem duas isoformas de GSK-3 em mamíferos, a GSK-3α e a GSK-3β, e ambas atuam na regulação de processos de apoptose e de plasticidade celular.[100,101] Essa enzima é encontrada, principalmente, no citosol, mas também pode estar presente em outros compartimentos intracelulares, como nas mitocôndrias e no núcleo.[99]

A literatura demonstra que a atividade aumentada da GSK-3 pode induzir processos apoptóticos, ao passo que a inibição de sua atividade pode atenuar ou prevenir apoptose.[102] Além disso, a GSK-3 pode interagir com diversas vias de sinalização, como PI3K/Akt, MAPK, Wnt, entre outras.[94,98] O interesse sobre a GSK-3 como alvo terapêutico para os transtornos do humor iniciou-se com a observação de que lítio e VPA podiam inibir diretamente essa enzima.[6] A partir disso, diversos estudos pré-clínicos foram desenvolvidos a fim de demonstrar o papel da GSK-3 sobre os comportamentos dos tipos maníaco e depressivo.

Prickaerts e colaboradores[103] demonstraram que camundongos transgênicos que superexpressavam GSK-3 apresentavam um comportamento do tipo maníaco. Além disso, Beaulieu e colaboradores,[104] utilizando camundongos *knockout* para DAT, demonstraram que o lítio pode exercer efeitos antimaníacos ao inibir a GSK-3β. Experimentos em modelos animais (modelos genéticos e farmacológicos) têm demonstrado que a manipulação da cascata de sinalização da GSK-3 produz efeitos antidepressivos e antimaníacos em modelos de depressão e de mania.[104-106]

Diversos estudos pré-clínicos demonstraram que o inibidor de GSK-3 AR-AO14418 reduziu o comportamento do tipo depressivo[104] e reverteu comportamentos do tipo maníacos induzidos por AMPH ou ouabaína em ratos.[40,104,105] Além disso, ao reverter comportamento do tipo maníaco, o AR-AO14418 também reverteu o aumento em parâmetros de estresse oxidativo induzido por ouabaína.[40] Em conjunto, esses estudos sugerem que os efeitos neuroprotetores dos estabilizadores do humor são, ao menos em parte, devidos à inibição da GSK-3.

O que fica mais evidente é que todos os alvos biológicos descritos neste capítulo se associam no TB, de alguma forma. Um exemplo claro disso é que o aumento da ativação do sistema dopaminérgico e a inibição da Na$^+$K$^+$-ATPase levam a estresse oxidativo, alteração nos níveis de fatores neurotróficos, aumento da sinalização mediada por PKC e GSK-3. Apesar de não terem sido encontradas alterações importantes na PKC e na GSK-3 em pacientes com TB até o presente momento, essas duas proteínas são alvos biológicos que parecem ser importantes na terapêutica do TB, assim como os fatores neurotróficos, BDNF, NGF, NT-3, NT-4 e GDNF, os quais parecem não estar diretamente ligados com o desenvolvimento dos sintomas do TB; entretanto, a diminuição desses fatores parece ser relevante na gravidade dos sintomas e na piora do comprometimento cognitivo observada no TB.

Os tratamentos eficazes para o TB precisarão fornecer suporte trófico e neuroquímico, os quais servem para melhorar e manter a conectividade sináptica, permitindo, assim, que o sinal químico e as vias de sinalização restabeleçam o funcionamento ideal dos circuitos cerebrais necessários para o funcionamento afetivo saudável.

## CONSIDERAÇÕES FINAIS

O TB é considerado uma síndrome descritiva, pois carecemos de conhecimento suficiente para permitir sua caracterização ou contextualização com base em etiologia ou fisiopatologia. Os resultados provenientes de uma variedade de estudos experimentais clínicos e pré-clínicos sugerem uma série de alterações bioquímicas e moleculares envolvidas na neurobiologia do TB. Não é espantoso pensar que todas essas alterações estejam envolvidas na fisiopatologia desse transtorno se analisarmos o complexo curso clínico de TB, o qual envolve episódios maníacos, depressivos, mistos e eutímicos. De fato, o desafio enfrentado pelos pesquisadores é entender a base molecular que leva ao maior número possível de sintomas e alterações fisiopatológicas observadas nesse transtorno.

## REFERÊNCIAS

1. American Psychiatric Association. Manual diagnóstico e estatístico de transtornos mentais: DSM. 5. ed. Porto Alegre: Artmed; 2014.
2. Srivastava C, Bhardwaj A, Sharma M, Kumar S. Cognitive deficits in euthymic patients with bipolar disorder: state or trait marker? J Nerv Ment Dis. 2019;207(2):100-5.
3. Toyoshima K, Kako Y, Toyomaki A, Shimizu Y, Tanaka T, Nakagawa S, et al. Associations between cognitive impairment and quality of life in euthymic bipolar patients. Psychiatry Res. 2018;271:510-5.
4. Tohen M, Vieta E. Antipsychotic agents in the treatment of bipolar mania. Bipolar Disord. 2009;11(2):45-54.
5. Bowden CL. Anticonvulsants in bipolar disorders: current research and practice and future directions. Bipolar Disord. 2009;11(2):20-33.
6. Zarate CA Jr, Singh J, Manji HK. Cellular plasticity cascades: targets for the development of novel therapeutics for bipolar disorder. Biol Psychiatry. 2006;59(11):1006-20.
7. Bachmann RF, Wang Y, Yuan P, Zhou R, Li X, Alesci S, et al. Common effects of lithium and valproate on mitochondrial functions: protection against methamphetamine-in-

duced mitochondrial damage. Int J Neuropsychopharmacol. 2009;12(6):805-22.
8. Valvassori SS, Budni J, Varela RB, Quevedo J. Contributions of animal models to the study of mood disorders. Braz J Psychiatry. 2013;35(2):121-31.
9. Vallone D, Picetti R, Borrelli E. Structure and function of dopamine receptors. Neurosci Biobehav Rev. 2000;24(1):125-32.
10. Beaulieu JM, Gainetdinov RR. The physiology, signaling, and pharmacology of dopamine receptors. Pharmacol Rev. 2011;63(1):182-217.
11. Joyce PR, Fergusson DM, Woollard G, Abbott RM, Horwood LJ, Upton J. Urinary catecholamines and plasma hormones predict mood state in rapid cycling bipolar affective disorder. J Affect Disord. 1995;33(4):233-43.
12. Anand A, Barkay G, Dzemidzic M, Albrecht D, Karne H, Zheng QH, et al. Striatal dopamine transporter availability in unmedicated bipolar disorder. Bipolar Disord. 2011;13(4):406-13.
13. Valvassori SS, Tonin PT, Varela RB, Carvalho AF, Mariot E, Amboni RT, et al. Lithium modulates the production of peripheral and cerebral cytokines in an animal model of mania induced by dextroamphetamine. Bipolar Disord. 2015;17(5):507-17.
14. Valvassori SS, Resende WR, Varela RB, Arent CO, Gava FF, Peterle BR, et al. The effects of histone deacetylase inhibition on the levels of cerebral cytokines in an animal model of mania induced by dextroamphetamine. Mol Neurobiol. 2018;55(2):1430-9.
15. Kaalund SS, Newburn EN, Ye T, Tao R, Li C, Deep-Soboslay A, et al. Contrasting changes in DRD1 and DRD2 splice variant expression in schizophrenia and affective disorders, and associations with SNPs in postmortem brain. Mol Psychiatry. 2014;19(12):1258-66.
16. Bunney WE Jr, Garland BL. A second generation catecholamine hypothesis. Pharmacopsychiatria. 1982;15(4):111-5.
17. Berk M, Dodd S, Kauer-Sant'anna M, Malhi GS, Bourin M, Kapczinski F, et al. Dopamine dysregulation syndrome: implications for a dopamine hypothesis of bipolar disorder. Acta Psychiatr Scand Suppl. 2007;(434):41-9.
18. Valvassori SS, Mariot E, Varela RB, Bavaresco DV, Dal-Pont GC, Ferreira CL, et al. The role of neurotrophic factors in manic-, anxious- and depressive-like behaviors induced by amphetamine sensitization: implications to the animal model of bipolar disorder. J Affect Disord. 2019;245:1106-3.
19. Cechinel-Recco K, Valvassori SS, Varela RB, Resende WR, Arent CO, Vitto MF, et al. Lithium and tamoxifen modulate cellular plasticity cascades in animal model of mania. J Psychopharmacol. 2012;26(12):1594-604.
20. Kew JN, Kemp JA. Ionotropic andmetabotropic glutamate receptor structure and pharmacology. Psychopharmacology (Berl). 2005;179(1):4-29.
21. Baudry M, Greget R, Pernot F, Bouteiller JM, Xiaoning B. Roles of group I metabotropic glutamate receptors under physiological conditions and in neurodegeneration. WIREs Membr Transp Signal. 2012;1(4):523-32.
22. McCullumsmith RE, Kristiansen LV, Beneyto M, Scarr E, Dean B, Meador-Woodruff JH. Decreased NR1, NR2A, and SAP102 transcript expression in the hippocampus in bipolar disorder. Brain Res. 2007;1127(1):108-18.
23. Beneyto M, Meador-Woodruff JH. Lamina-specific abnormalities of NMDA receptor associated postsynaptic protein transcripts in the prefrontal cortex in schizophrenia and bipolar disorder. Neuropsychopharmacology. 2008;33(9):2175-86.
24. Beneyto M, Kristiansen LV, Oni-Orisan A, McCullumsmith RE, Meador-Woodruff JH. Abnormal glutamate receptor expression in the medial temporal lobe in schizophrenia and mood disorders. Neuropsychopharmacology. 2007;32(9),1888-902.
25. Beneyto M, Meador-Woodruff JH. Lamina-specific abnormalities of AMPA receptor trafficking and signaling molecule transcripts in the prefrontal cortex in schizophrenia. Synapse. 2006;60(8):585-98.
26. Devon RS, Anderson S, Teague PW, Burgess P, Kipari TM, Semple CA, et al. Identification of polymorphisms within Disrupted in Schizophrenia 1 and Disrupted in Schizophrenia 2, and an investigation of their association with schizophrenia and bipolar affective disorder Psychiatr Genet. 2001;11(2):71-8.
27. Martí SB, Cichon S, Propping P, Nöthen M. Metabotropic glutamate receptor 3 (GRM3) gene variation is not associated with schizophrenia or bipolar affective disorder in the German population. Am J Med Genet. 2002;114(1):46-50.
28. Leach MJ, Baxter MG, Critchley MA. Neurochemical and behavioral aspects of lamotrigine. Epilepsia. 1991;32(2):4-8.
29. Zarate CA Jr, Brutsche NE, Ibrahim L, Franco-Chaves J, Diazgranados N, Cravchik A, et al. Replication of ketamine's antidepressant efficacy in bipolar depression: a randomized controlled add-on trial. Biol Psychiatry. 2012;71(11):939-46.
30. Sourial-Bassillious N, Rydelius PA, Aperia A, Aizman O. Glutamate-mediated calcium signaling: a potential target for lithium action. Neuroscience. 2009;161(4):1126-34.
31. Coyle JT, Duman RS. Finding the intracellular signaling pathways affected by mood disorder treatments. Neuron. 2003;38(2):157-60.
32. Du J, Gray NA, Falke C, Yuan P, Szabo S, Manji HK. Structurally dissimilar antimanic agents modulate synaptic plasticity by regulating AMPA glutamate receptor subunit GluR1 synaptic expression. Ann N Y Acad Sci. 2003;1003:378-80.
33. Du J, Gray NA, Falke CA, Chen W, Yuan P, Szabo ST, et al. Modulation of synaptic plasticity by antimanic agents: the role of AMPA glutamate receptor subunit 1 synaptic expression. J Neurosci. 2004;24(29):6578-89.
34. Du J, Creson TK, Wu LJ, Ren M, Gray NA, Falke C, et al. The role of hippocampal GluR1 and GluR2 receptors in manic-like behavior. J Neurosci. 2008;28(1):68-79.
35. Dubovsky SL, Thomas M, Hijazi A, Murphy J. Intracellular calcium signalling in peripheral cells of patients with bipolar affective disorder. Eur Arch Psychiatry Clin Neurosci. 1994;243(5):229-34.
36. Coppen A, Shaw DM, Malleson A, Costain R. Mineral metabolism in mania. Br Med J. 1966;1(5479):71-5.
37. Jorgensen PL, Hakansson KO, Karlish SJ. Structure and mechanism of Na,K-ATPase: functional sites and their interactions. Annu Rev Physiol. 2003;65(1):817-49.
38. Jørgensen PL, Andersen JP. Structural basis for E1-E2 conformational transitions in Na, K-pump and Ca-pump proteins. J Membr Biol. 1988;103(2):95-120.
39. Looney SW, El-Mallakh RS. Meta-analysis of erythrocyte Na, K-ATPase activity in bipolar illness. Depress Anxiety. 1997;5(2):53-65.
40. Li R, El-Mallakh RS. Differential response of bipolar and normal control lymphoblastoid cell sodium pump to ethacrynic acid. J Affect Disord. 2004;80(1):11-7.
41. Dal-Pont GC, Resende WR, Varela RB, Menegas S, Trajano KS, Peterle BR, et al. Inhibition of GSK-3β on behavioral changes and oxidative stress in an animal model of mania. Mol Neurobiol. 2019;56(4)2379-93.
42. McCarren M, Alger BE. Sodium-potassium pump inhibitors increase neuronal excitability in the rat hippocampal sli-

ce: role of a Ca2+-dependent conductance. J Neurophysiol. 1987;57(2):496-509.
43. Lichtstein D, Ilani A, Rosen H, Horesh N, Singh SV, Buzaglo N, et al. Na$^+$, K$^+$-ATPase signaling and bipolar disorder. Int J Mol Sci. 2018;19(8):pii E2314.
44. Jornada LK, Moretti M, Valvassori SS, Ferreira CL, Padilha PT, Arent CO, et al. Effects of mood stabilizers on hippocampus and amygdala BDNF levels in an animal model of mania induced by ouabain. J Psychiatr Res. 2010;44(8):506-10.
45. Jornada LK, Valvassori SS, Steckert AV, Moretti M, Mina F, Ferreira CL, et al. Lithium and valproate modulate antioxidant enzymes and prevent ouabain-induced oxidative damage in an animal model of mania. J Psychiatr Res. 2011;45(2):162-8.
46. Frey BN, Valvassori SS, Réus GZ, Martins MR, Petronilho FC, Bardini K, et al. Effects of lithium and valproate on amphetamine-induced oxidative stress generation in an animal model of mania. J Psychiatry Neurosci. 2006;31(5):326-32.
47. Berk M, Kapczinski F, Andreazza AC, Dean OM, Giorlando F, Maes M, et al. Pathways underlying neuroprogression in bipolar disorder: focus on inflammation, oxidative stress and neurotrophic factors. Neurosci Biobehav Rev. 2011;35(3):804-17.
48. Kato T. Mitochondrial dysfunction as the molecular basis of bipolar disorder: therapeutic implications. CNS Drugs. 2007;21(1):1-11.
49. Steckert AV, Valvassori SS, Moretti M, Dal-Pizzol F, Quevedo J. Role of oxidative stress in the pathophysiology of bipolar disorder. Neurochem Res. 2010;35(9):1295-301.
50. Nicholls DG, Budd SL. Mitochondria and neuronal survival. Physiol Rev. 2000;80(1):315-60.
51. Green K, Brand MD, Murphy MP. Prevention of mitochondrial oxidative damage as a therapeutic strategy in diabetes. Diabetes. 2004;53(1):110-8.
52. Cochrane CG. Mechanisms of oxidant injury of cells. Mol Aspects Med. 1991;12(2):137-47.
53. Yu BP. Cellular defenses against damage from reactive oxygen species. Physiol Rev. 1994;74(1):139-62.
54. Halliwell B, Gutteridge JMC. Free radicals in biology and medicine. 4th ed. New York: Oxford University Press; 2016.
55. Chance B, Sies H, Boveris A. Hydroperoxide metabolism in mammalian organs. Physiol Rev. 1979;59(3):527-605.
56. Imai H, Nakagawa Y. Biological significance of phospholipid hydroperoxide glutathione peroxidase (PHGPx, GPx4) in mammalian cells. Free Radic Biol Med. 2003;34(2):145-69.
57. Andreazza AC, Wang JF, Salmasi F, Shao L, Young LT. Specific subcellular changes in oxidative stress in prefrontal cortex from patients with bipolar disorder. J Neurochem. 2013;127(4):552-61.
58. Gubert C, Stertz L, Pfaffenseller B, Panizzutti BS, Rezin GT, Massuda R, et al. Mitochondrial activity and oxidative stress markers in peripheral blood mononuclear cells of patients with bipolar disorder, schizophrenia, and healthy subjects. J Psychiatr Res. 2013;47(10):1396-402.
59. Moore K, Roberts LJ 2nd. Measurement of lipid peroxidation. Free Radic Res. 1998;28(6):659-71.
60. Descamps-Latscha B, Witko-Sarsat V. Importance of oxidatively modified proteins in chronic renal failure. Kidney Int Suppl. 2001;78(1)108-13.
61. Descamps-Latscha B, Drüeke T, Witko-Sarsat V. Dialysis-induced oxidative stress: biological aspects, clinical consequences, and therapy. Semin Dial. 2001;14(3):193-9.
62. Andreazza AC, Kapczinski F, Kauer-Sant'Anna M, Walz JC, Bond DJ, Gonçalves CA, et al. 3-Nitrotyrosine and glutathione antioxidant system in patients in the early and late stages of bipolar disorder. J Psychiatry Neurosci. 2009;34(4):263-71.
63. Kapczinski F, Dal-Pizzol F, Teixeira AL, Magalhaes PV, Kauer-Sant'Anna M, Klamt F, et al. Peripheral biomarkers and illness activity in bipolar disorder. J Psychiatr Res. 2011;45(2):156-61.
64. Wang JF, Shao L, Sun X, Young LT. Increased oxidative stress in the anterior cingulate cortex of subjects with bipolar disorder and schizophrenia. Bipolar Disord. 2009;11(5):523-9.
65. Andreazza AC, Shao L, Wang JF, Young LT. Mitochondrial complex I activity and oxidative damage to mitochondrial proteins in the prefrontal cortex of patients with bipolar disorder. Arch Gen Psychiatry. 2010;67(4):360-8.
66. Kunz M, Gama CS, Andreazza AC, Salvador M, Ceresér KM, Gomes FA, et al. Elevated serum superoxide dismutase and thiobarbituric acid reactive substances in different phases of bipolar disorder and in schizophrenia. Prog Neuropsychopharmacol Biol Psychiatry. 2008;32(7):1677-81.
67. Réus GZ, Fernandes GC, de Moura AB, Silva RH, Darabas AC, de Souza TG, et al. Early life experience contributes to the developmental programming of depressive-like behaviour, neuroinflammation and oxidative stress. J Psychiatr Res. 2017;95:196-207.
68. Réus GZ, Maciel AL, Abelaira HM, de Moura AB, de Souza TG, Dos Santos TR, et al. ω-3 and folic acid act against depressive-like behavior and oxidative damage in the brain of rats subjected to early- or late-life stress. Nutrition. 2018;53:120-33.
69. Kapczinski F, Frey BN, Andreazza AC, Kauer-Sant'Anna M, Cunha AB, Post RM. Increased oxidative stress as a mechanism for decreased BDNF levels in acute manic episodes. Rev Bras Psiquiatr. 2008;30(3):243-5.
70. Ongür D, Drevets WC, Price JL. Glial reduction in the subgenual prefrontal cortex in mood disorders. Proc Natl Acad Sci USA. 1998;95(22):13290-5.
71. Liu L, Schulz SC, Lee S, Reutiman TJ, Fatemi SH. Hippocampal CA1 pyramidal cell size is reduced in bipolar disorder. Cell Mol Neurobiol. 2007;27(3):351-8.
72. Vostrikov VM, Uranova NA, Orlovskaya DD. Deficit of perineuronal oligodendrocytes in the prefrontal cortex in schizophrenia and mood disorders. Schizophr Res. 2007;94(1-3):273-80.
73. Carter CJ. Multiple genes and factors associated with bipolar disorder converge on growth factor and stress activated kinase pathways controlling translation initiation: implications for oligodendrocyte viability. Neurochem Int. 2007;50(3):461-90.
74. Gómez-Palacio-Schjetnan A, Escobar ML. Neurotrophins and synaptic plasticity. Curr Top Behav Neurosci. 2013;15:117-36.
75. Kalb R. The protean actions of neurotrophins and their receptors on the life and death of neurons. Trends Neurosci. 2005;28(1):5-11.
76. Kaplan DR, Miller FD. Neurotrophin signal transduction in the nervous system. Curr Opin Neurobiol. 2000;10(3):381-91.
77. Airaksinen MS, Holm L, Hätinen T. Evolution of the GDNF family ligands and receptors. Brain Behav Evol. 2006;68(3):181-90.
78. Duman RS, Monteggia LM. A neurotrophic model for stress-related mood disorders. Biol Psychiatry. 2006;59(12):1116-27.
79. Banasr M, Duman RS. Keeping 'trk' of antidepressant actions. Neuron. 2008;59(3):349-51.
80. Frey BN, Andreazza AC, Ceresér KM, Martins MR, Valvassori SS, Réus GZ, et al. Effects of mood stabilizers on hippocampus BDNF levels in an animal model of mania. Life Sci. 2006;79(3):281-6.
81. Varela RB, Valvassori SS, Lopes-Borges J, Mariot E, Dal-Pont GC, Amboni RT, et al. Sodium butyrate and mood stabilizers

block ouabain-induced hyperlocomotion and increase BDNF, NGF and GDNF levels in brain of Wistar rats. J Psychiatr Res. 2015;61:114-21.
82. Manji HK, Chen G. Post-receptor signaling pathways in the pathophysiology and treatment of mood disorders. Curr Psychiatry Rep. 2000;2(6):479-89.
83. de Oliveira GS, Ceresér KM, Fernandes BS, Kauer-Sant'Anna M, Fries GR, Stertz L, et al. Decreased brain-derived neurotrophic factor in medicated and drug-free bipolar patients. J Psychiatr Res. 2009;43(14):1171-4.
84. Kapczinski F, Dias VV, Frey BN, Kauer-Sant'Anna M. Brain-derived neurotrophic factor in bipolar disorder: beyond trait and state: comment on 'Decreased levels of serum brain-derived neurotrophic factor in both depressed and euthymic patients with unipolar depression and in euthymic patients with bipolar I and II disorders'. Bipolar Disord. 2009;11(2):221-2.
85. Soontornniyomkij B, Everall IP, Chana G, Tsuang MT, Achim CL, Soontornniyomkij V. Tyrosine kinase B protein expression is reduced in the cerebellum of patients with bipolar disorder. J Affect Disord. 2011;133(3):646-54.
86. Thompson Ray M, Weickert CS, Wyatt E, Webster MJ. Decreased BDNF, trkB-TK+ and GAD67 mRNA expression in the hippocampus of individuals with schizophrenia and mood disorders. J Psychiatry Neurosci. 2011;36(3):195-203.
87. Huang TL, Hung YY, Lee CT, Chen RF. Serum protein levels of brain-derived neurotrophic factor and tropomyosin-related kinase B in bipolar disorder: effects of mood stabilizers. Neuropsychobiology. 2012;65(2):65-9.
88. Craddock N, O'Donovan MC, Owen MJ. The genetics of schizophrenia and bipolar disorder: dissecting psychosis. J Med Genet. 2005;42(3):193-204.
89. Barbosa IG, Huguet RB, Neves FS, Reis HJ, Bauer ME, Janka Z, et al. Impaired nerve growth factor homeostasis in patients with bipolar disorder. World J Biol Psychiatry. 2011;12(3):228-32.
90. Safari R, Tunca Z, Özerdem A, Ceylan D, Yalçın Y, Sakizli M. Glial cell-derived neurotrophic factor gene polymorpisms affect severity and functionality of bipolar disorder. J Integr Neurosci. 2017;16(4):471-81.
91. Barbosa IG, Morato IB, Huguet RB, Rocha FL, Machado-Vieira R, Teixeira AL. Decreased plasma neurotrophin-4/5 levels in bipolar disorder patients in mania. Braz J Psychiatry. 2014;36(4):340-3.
92. DiazGranados N, Zarate CA Jr. A review of the preclinical and clinical evidence for protein kinase C as a target for drug development for bipolar disorder. Curr Psychiatry Rep. 2008;10(6):510-9.
93. Wang HY, Friedman E. Enhanced protein kinase C activity and translocation in bipolar affective disorder brains. Biol Psychiatry. 1996;40(7):568-75.
94. Hahn CG, Friedman E. Abnormalities in protein kinase C signaling and the pathophysiology of bipolar disorder. Bipolar Disord. 1999;1(2):81-6.
95. Valvassori SS, Dal-Pont GC, Resende WR, Varela RB, Peterle BR, Gava FF, et al. Lithium and tamoxifen modulate behavior and protein kinase C activity in the animal model of mania induced by ouabain. Int J Neuropsychopharmacol. 2017;20(11):877-85.
96. Talaei A, Pourgholami M, Khatibi-Moghadam H, Faridhosseini F, Farhoudi F, Askari-Noghani A, et al. Tamoxifen: A protein kinase C inhibitor to treat mania: a systematic review and meta-analysis of randomized, placebo-controlled trials. J Clin Psychopharmacol. 2016;36(3):272-5.
97. Yildiz A, Guleryuz S, Ankerst DP, Ongür D, Renshaw PF. Protein kinase C inhibition in the treatment of mania: a double-blind, placebo-controlled trial of tamoxifen. Arch Gen Psychiatry. 2008;65(3):255-63.
98. Steckert AV, Valvassori SS, Mina F, Lopes-Borges J, Varela RB, Kapczinski F, et al. Protein kinase C and oxidative stress in an animal model of mania. Curr Neurovasc Res. 2012;9(1):47-57.
99. Doble BW, Woodgett JR. GSK-3: tricks of the trade for a multi--tasking kinase. J Cell Sci. 2003;116(Pt 7):1175-86.
100. Beurel E, Grieco SF, Jope RS. Glycogen synthase kinase-3 (GSK3): regulation, actions, and diseases. Pharmacol Ther. 2015;148:114-31.
101. Crowder RJ, Freeman RS. Glycogen synthase kinase-3 beta activity is critical for neuronal death caused by inhibiting phosphatidylinositol 3-kinase or Akt but not for death caused by nerve growth factor withdrawal. J Biol Chem. 2000;275(44):34266-71.
102. Zhao Y, Altman BJ, Coloff JL, Herman CE, Jacobs SR, Wieman HL, et al. Glycogen synthase kinase 3alpha and 3beta mediate a glucose-sensitive antiapoptotic signaling pathway to stabilize Mcl-1. Mol Cell Biol. 2007;27(12):4328-39.
103. Prickaerts J, Moechars D, Cryns K, Lenaerts I, van Craenendonck H, Goris I, et al. Transgenic mice overexpressing glycogen synthase kinase 3beta: a putative model of hyperactivity and mania. J Neurosci. 2006;26(35):9022-9.
104. Beaulieu JM, Sotnikova TD, Yao WD, Kockeritz L, Woodgett Jr, Gainetdinov RR, et al. Lithium antagonizes dopamine-dependent behaviors mediated by an AKT/glycogen synthase kinase 3 signaling cascade. Proc Natl Acad Sci U S A. 2004;101(14):5099-104.
105. Gould TD, Picchini AM, Einat H, Manji HK. Targeting glycogen synthase kinase-3 in the CNS: implications for the development of new treatments for mood disorders. Curr Drug Targets. 2006;7(11):1399-409.
106. Valvassori SS, Dal-Pont GC, Resende WR, Jornada LK, Peterle BR, Machado AG, et al. Lithium and valproate act on the GSK-3β signaling pathway to reverse manic-like behavior in an animal model of mania induced by ouabain. Neuropharmacology. 2017;117:447-59.

# LEITURAS RECOMENDADAS

Caldwell PC, Hodgkin AL, Keynes RD, Shaw TL. The effects of injecting 'energy-rich' phosphate compounds on the active transport of ions in the giant axons of Loligo. J Physiol. 1960;152(1):561-90.

Gould TD, Einat H, Bhat R, Manji HK. AR-A014418, a selective GSK-3 inhibitor, produces antidepressant-like effects in the forced swim test. Int J Neuropsychopharmacol. 2004;7(4):387-90.

Loch AA, Zanetti MV, de Sousa RT, Chaim TM, Serpa MH, Gattaz WF, et al. Elevated neurotrophin-3 and neurotrophin 4/5 levels in unmedicated bipolar depression and the effects of lithium. Prog Neuropsychopharmacol Biol Psychiatry. 2015;56:243-6.

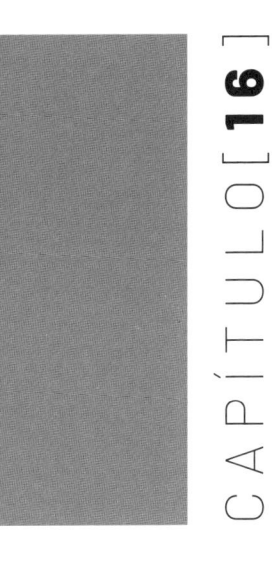

# ESQUIZOFRENIA

JAIME HALLAK
MARA ROCHA CRISÓSTOMO GUIMARÃES
TIAGO MORAES GUIMARÃES

A esquizofrenia é um dos mais, ou o mais, intrigantes e incapacitantes transtornos psiquiátricos. Caracteriza-se por sintomas psicóticos graves e persistentes, déficits cognitivos e prejuízos sociais. Os pacientes com diagnóstico de esquizofrenia apresentam alta morbidade e carecem de cuidados apropriados em várias regiões do globo.

Sintomas leves e inespecíficos estão, muitas vezes, presentes antes do primeiro episódio psicótico, que ocorre, sobretudo, entre o final da adolescência e o início da vida adulta e causa prejuízo significativo no funcionamento individual, social e ocupacional, gerando altos custos ao setor socioeconômico e aos sistemas de saúde.

A esquizofrenia é um transtorno crônico, incapacitante e com prevalência de 0,7% durante a vida. Os pacientes têm cerca de 13 a 15 anos potenciais de vida perdidos. A expectativa de vida é de 68 anos para mulheres e de 60 anos para homens. Estando entre as 10 causas mundiais de incapacidade ajustada por anos de vida, apesar dos avanços clínicos e científicos essa condição continua sendo um desafio etiológico, diagnóstico e terapêutico.

A apresentação desse transtorno é heterogênea, e sua psicopatologia pode se expressar de diferentes formas tanto entre os indivíduos como ao longo do curso do transtorno. Em termos clínicos, a esquizofrenia pode ser dividida em três dimensões ou síndromes principais: síndrome positiva (delírios, alucinações, desorganização), síndrome cognitiva (prejuízo nas funções executivas, na memória e na atenção) e síndrome negativa (embotamento afetivo, avolia, anedonia, isolamento social e alogia). Porém, ainda há controvérsia na literatura em relação às dimensões sintomatológicas da esquizofrenia, e, a depender do enfoque, outras dimensões são consideradas, como a afetiva e a de desorganização (discurso desorganizado, comportamento desorganizado). Tal heterogeneidade levou a vários questionamentos sobre a validade da categoria diagnóstica, e muitos pesquisadores já propuseram a revisão nosológica.

Uma evolução significativa na compreensão e no tratamento da esquizofrenia depende, em grande parte, da elucidação dos processos neurais por trás dos sintomas, o que permitiria a criação de novos alvos farmacológicos, novos tratamentos e categorias diagnósticas baseadas em fisiopatologia. É árdua a tarefa de delinear os processos neurais relacionados com alterações comportamentais tão amplas. A teoria biológica moderna para explicar os sintomas do transtorno iniciou com a descoberta de que os antipsicóticos eram antagonistas dos receptores de dopamina (DA) tipo 2 (D2R). Entretanto, as descobertas sobre a fisiopatologia cerebral encampadas pelas neurociências, associadas às observações clínicas, minaram a validade de uma simples disfunção dopaminérgica como modelo neurobiológico suficiente para explicar a sintomatologia da esquizofrenia.

Atualmente, há acúmulo significativo no corpo de evidências sobre a neurobiologia do transtorno. Alterações genéticas, moleculares e celulares, na morfologia cerebral e na funcionalidade cerebral já foram detectadas e replicadas em estudos confiáveis.

O objetivo deste capítulo é discutir de forma não exaustiva:

- as bases genéticas da esquizofrenia
- a neuropatologia celular e molecular básica da esquizofrenia
- a hipótese da esquizofrenia como um transtorno do neurodesenvolvimento
- os principais achados de neuroimagem estrutural, funcional e molecular

## A GENÉTICA DA ESQUIZOFRENIA

### ESTUDOS DE HERANÇA FAMILIAR

A forma mais antiga de demonstrar a carga genética de uma doença é por meio da análise dos parentes ou familiares do caso (ou casos) índice. Ao evidenciar que indivíduos de parentesco próximo apresentam risco aumentado da morbidade estudada e excluir a influência ambiental, infere-se que a chance aumentada se deve a fatores genéticos.

Ernst Rüdin, em 1916, foi o primeiro pesquisador a conduzir um trabalho sistematizado relacionando esquizofrenia com herança familiar. O psiquiatra alemão usou estritamente os critérios diagnósticos de Kraepelin e ficou atento a determinados aspectos, como a avaliação de pacientes e parentes por psiquiatras distintos. Seus estudos concluíram que há transmissão genética nos casos de esquizofrenia.[1]

Em 1976, Gottesman e colaboradores realizaram revisão dos estudos que abordaram herança familiar na esquizofrenia e concluíram que há aumento evidente nos casos da doença em parentes de pacientes com o transtorno.[2] Os autores observaram riscos tão altos quanto o de 46,3% nos indivíduos em que ambos os pais tinham o diagnóstico da doença (Fig. 16.1).

No fim dos anos de 1980, teve início uma nova onda de estudos avaliando herança familiar, em parte por desconhecimento dos estudos realizados anteriormente no continente europeu e sem tradução para o inglês, em parte por críticas aos métodos usados, tais como a ausência de diagnóstico categorial, a ausência de grupos controle com alocação aleatória e a ausência de cegamento. Essas pesquisas mantiveram o achado de que a esquizofrenia apresenta transmissão genética, porém com taxas de risco um pouco diferentes das previamente reportadas.

Os estudos mais novos se assemelham aos mais antigos nos dados relativos aos irmãos (redução para 7,4%) e aos filhos (aumento para 15%), porém apresentam taxa maior de discordância em relação aos pais (redução para 2,3%).[3] Independentemente da época em que foram realizados, os levantamentos epidemiológicos evidenciam aumentos significativos no risco de esquizofrenia em parentes de primeiro grau de pacientes afetados.

Chang e colaboradores[4] reportaram risco de morbidade de 3,9% em parentes de primeiro grau *versus* 0,27% na população geral do país em que foi feito o estudo (Taiwan). Em uma metanálise, Kendler e Gardner[5] encontraram razão de chances de 16,2 e risco de morbidade de 11% para parentes de primeiro grau. Em um estudo sul-africano, o risco de morbidade em parentes de primeiro grau foi de 10,9%.[6] Esses valores superam o de qualquer aspecto ambiental. Em consonância com os estudos antigos, um levantamento dinamarquês encontrou risco de 39,2% de que filhos que tenham ambos os pais com esquizofrenia sejam diagnosticados com transtornos do

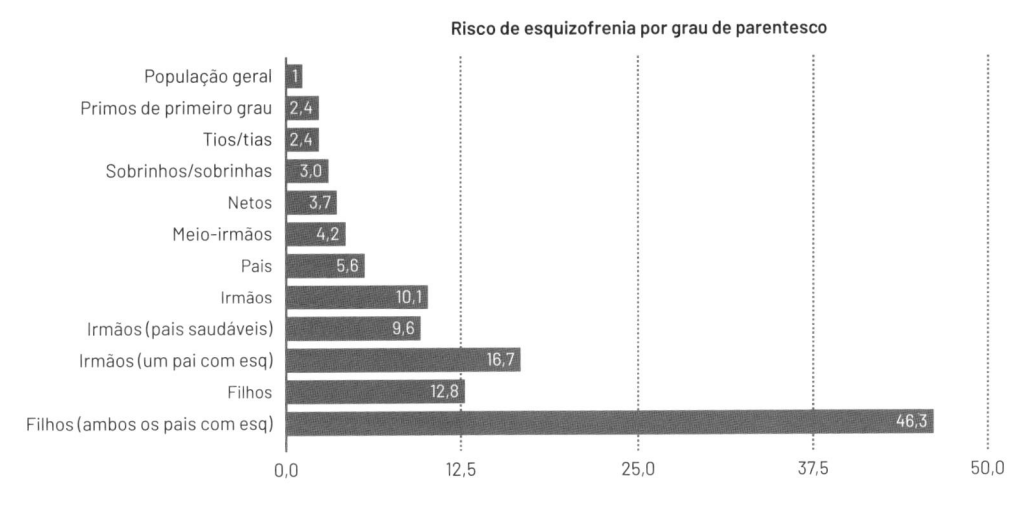

## Risco de esquizofrenia por grau de parentesco

| Grau de parentesco | % |
|---|---|
| População geral | 1 |
| Primos de primeiro grau | 2,4 |
| Tios/tias | 2,4 |
| Sobrinhos/sobrinhas | 3,0 |
| Netos | 3,7 |
| Meio-irmãos | 4,2 |
| Pais | 5,6 |
| Irmãos | 10,1 |
| Irmãos (pais saudáveis) | 9,6 |
| Irmãos (um pai com esq) | 16,7 |
| Filhos | 12,8 |
| Filhos (ambos os pais com esq) | 46,3 |

[ **FIGURA 16.1** ]
Risco de esquizofrenia por grau de parentesco (prevalência durante a vida, %).
Esq: esquizofrenia.
Fonte: Gottesman e colaboradores[2] e Sadock e colaboradores.[3]

espectro.[7] O leitor pode se aprofundar mais sobre os conceitos de risco de morbidade e prevalência ao longo da vida em Kessler e colaboradores.[8]

## ESTUDOS COM GÊMEOS

Gêmeos que não foram separados compartilham grande parte de seu ambiente, principalmente na fase de desenvolvimento. Estudo com gêmeos se propõem a comparar as diferenças entre gêmeos monozigóticos (MZ) e dizigóticos (DZ) em relação a alguma característica ou doença. Assume-se que uma maior concordância do fator estudado em gêmeos MZ representa a influência genética em tal fator. Os dois principais métodos usados para estimar a taxa de concordância entre gêmeos são o *pairwise* e o *probandwise*. No método *pairwise*, calcula-se a taxa de gêmeos afetados entre o total de gêmeos, ou seja, cada par é uma unidade. No *probandwise*, o mais usado, considera-se cada gêmeo separadamente para realizar o cálculo. No método *probandwise*, as taxas são mais altas que no método *pairwise*, porém diretamente comparáveis com as taxas dos estudos de herança familiar.

Em metanálise que incluiu 12 estudos com gêmeos, Sullivan e colaboradores[9] encontraram herdabilidade de 81% (intervalo de confiança [IC] = 95%, 73 a 90%) e influência ambiental de 11% (IC = 95%, 13 a 19%). Isso significa que, de acordo com os estudos com gêmeos, cerca de 80% da esquizofrenia é decorrente de fatores genéticos (Fig. 16.2).

## ESTUDOS DE ADOÇÃO

Nos estudos de adoção, tenta-se isolar o fator ambiental ao comparar os filhos adotivos com os pais biológicos e com os pais adotivos. Quanto maior a carga genética de uma característica ou doença, maior a concordância entre pais biológicos e filhos.

Apesar de não existirem metanálises específicas para os estudos de adoção, os resultados de vários estudos populacionais se assemelham aos de estudos familiares. A taxa de esquizofrenia de filhos adotados por pais saudáveis, porém com pais biológicos afetados pelo transtorno, é de aproximadamente 10%.[10,11]

## ESTUDOS DE ASSOCIAÇÃO GENÔMICA AMPLA

Os estudos de associação genômica ampla (GWAS, do inglês *genome-wide association studies*)

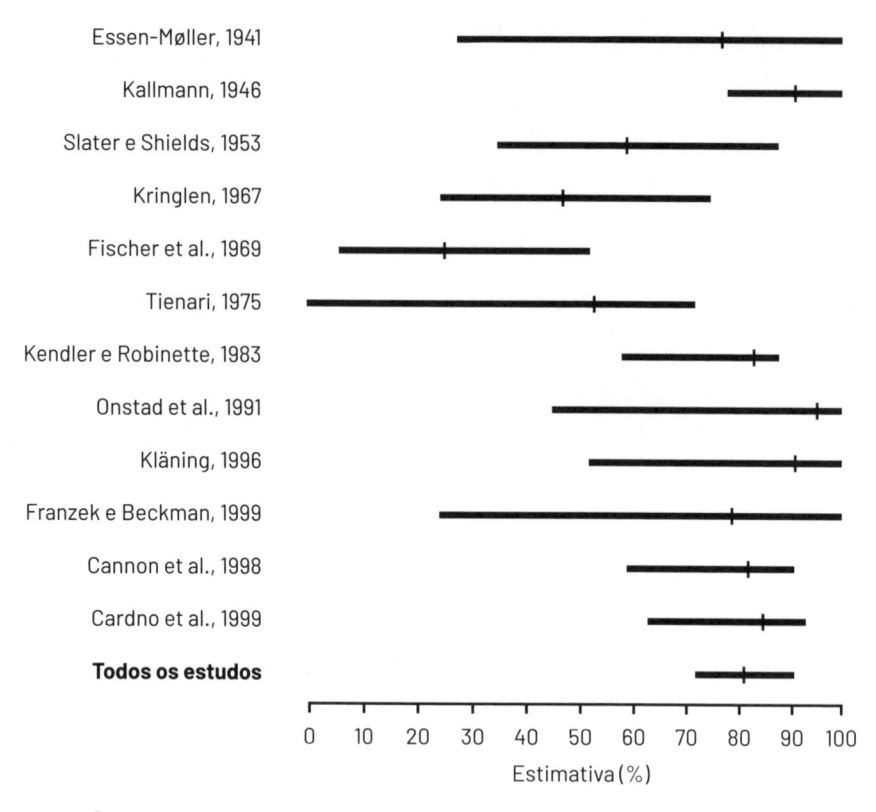

Essen-Møller, 1941
Kallmann, 1946
Slater e Shields, 1953
Kringlen, 1967
Fischer et al., 1969
Tienari, 1975
Kendler e Robinette, 1983
Onstad et al., 1991
Kläning, 1996
Franzek e Beckman, 1999
Cannon et al., 1998
Cardno et al., 1999
**Todos os estudos**

0  10  20  30  40  50  60  70  80  90  100
Estimativa (%)

[ **FIGURA 16.2** ]
A herdabilidade na esquizofrenia; metanálise de estudos com gêmeos. As barras representam a variância genética cumulativa em cada estudo. A última barra representa a síntese quantitativa.
Fonte: Sullivan e colaboradores.[9]

rastreiam por todo o genoma alelos comuns que apresentam variação, conhecidos como polimorfismos de nucleotídeos simples (SNPs, do inglês *single nucleotide polymorphisms*), para determinar se esses alelos variantes estão associados a alguma característica específica investigada. Devido ao minúsculo tamanho de efeito de cada alelo, amostras enormes devem ser rastreadas, e o alvo do IC em muitos desses estudos é de $P < 5 \times 10^{-8}$.

Em 2014, um grupo de pesquisadores que criou o Schizophrenia Working Group of the Psychiatric Genomic Consortium publicou um trabalho em que foram combinadas todas as amostras de pacientes com esquizofrenia dos GWAS realizados até aquela data. O trabalho incluiu 36.989 casos e 113.075 controles e encontrou 108 regiões (*loci*) no genoma com SNPs (108) especificamente relacionados à esquizofrenia. As associações não se mostraram distribuídas aleatoriamente nos genes e nas funções de todo o organismo, mas convergiram para tecidos e tipos celulares específicos e compatíveis com a esquizofrenia. Os achados incluíram moléculas que são os alvos atuais, ou os mais promissores, dos tratamentos e apontaram para sistemas que se alinham com as hipóteses etiológicas predominantes. Dos 108 *loci*, 75% faziam parte de genes codificadores de proteínas, e 8% estavam a poucas bases nitrogenadas de distância de um gene e se associaram ao D2R e a vários genes relacionados à transmissão glutamatérgica e à plasticidade sináptica (p. ex., GRM3, GRIN2A). Também foram encontrados alelos de genes codificadores de canais de cálcio (p. ex., CACNA1C, CACNB2). A maioria desses *loci* exerce seus efeitos modificando a expressão gênica. Além disso, alelos implicados no sistema imune, especificamente da linhagem de linfócitos B (CD19 e CD 20), também atingiram relevância estatística.[12]

## VARIAÇÕES NO NÚMERO DE CÓPIAS

As variações no número de cópias (CNVs, do inglês *copy number variation*) são deleções ou duplicações cromossômicas de pelo menos 1 *kilobit*\* (kb) de bases nitrogenadas. O primeiro relato de uma CNV relacionada à esquizofrenia foi o da deleção de 2,5 megabits (mb) no cromossomo 22q11.2. Essa deleção é causa de uma grave doença congênita conhecida como síndrome velocardiofacial, de DiGeorge ou de Shprintzen. A chance de desenvolver esquizofrenia ou outras síndromes psicóticas crônicas é de 30% para esses pacientes.

Em uma iniciativa semelhante à do grupo criado para os GWAS em esquizofrenia, pesquisadores criaram o Psychiatric Genomics Consortium CNV Analysis Group com o objetivo de viabilizar a análise em grande escala e com métodos uniformes de CNVs em pacientes com esquizofrenia. O estudo incluiu 21.094 casos e 20.227 controles, e foram encontrados oito *loci* com significância estatística: 1q21.1, 2p16.3 (NRXN1), 3q29, 7q11.2, 15q13.3, 16p11.2 distal, 16p11.2 proximal e 22q11.2. Todos eles estão relacionados à função sináptica, como adesão celular, proteínas de arcabouço e receptores glutamatérgicos ionotrópicos, e a fenótipos neurocomportamentais presentes em modelos animais. Além destes, mais oito *loci* foram sugeridos tanto como fatores protetores quanto como fatores de risco (Tab. 16.1). Segundo os autores, apenas 1,4% dos pacientes avaliados apresentaram algum dos oito *loci* que conferem risco para esquizofrenia, e somente 0,85% dos casos pode ser explicado pela presença desses CNVs de risco. Em termos comparativos, os 108 *loci* dos GWAS citados explicam 3,4% dos casos. Menos de 5% da herdabilidade na esquizofrenia é explicada, então, por SNPs e CNVs. Contudo, quando um indivíduo apresenta alguma dessas CNVs, como a deleção 22q11.2, o risco individual pode aumentar em mais de 400 vezes (ver coluna Razão de possibilidades na Tab. 16.1), o que representa penetrância de quase 90%.[13]

## ESTUDOS DE SEQUENCIAMENTO

Os GWAS são usados para detectar variações comuns no genoma, como os SNPs, e suas plataformas de genotipagem são aproveitadas para detectar CNVs. Todavia, esses métodos não detectam mutações raras como as variantes de nucleotídeo único (SNVs, do inglês *single nucleotide variants*) e pequenas inserções ou deleções (*indels*). O sequenciamento do exoma\*\* é uma forma de detectar essas variantes raras, inclusive mutações *de novo*.\*\*\*

Dois grandes estudos de sequenciamento publicados em 2014 demonstraram a participação dessas variantes raras no risco para esquizofrenia. Um deles, conduzido por Purcell e colaboradores[14] e que incluiu 2.536 casos e 2.543 controles, encontrou influência significativa de mutações raras distribuídas em diversos genes, entre eles o gene dos canais de cálcio voltagem-dependente e o do complexo pós-sináptico formado pela proteína de arcabouço associada ao citoesqueleto regulada por actina (ARC, do inglês *activity-regulated cytoskeleton-associated protein*), regiões já implicadas em GWAS e CNVs. No outro estudo, conduzido por Fromer e colaboradores[15] e que incluiu 623 trios (pacientes + pais), foram encontradas mutações *de novo* afetando um ou poucos nucleotídeos de genes relacionados aos complexos ARC e aos receptores de glutamato do tipo N-metil-D-aspartato (NMDARs). Os autores também apontaram superposição de mutações entre esquizofrenia, autismo e deficiência intelectual.

---

\* O *bit* é a unidade mínima de informação; aqui, cada *bit* representa uma base nitrogenada.

\*\* Exoma é a fração do genoma que codifica os genes.
\*\*\* Não herdadas.

**TABELA 16.1**
*LOCI* COM SIGNIFICÂNCIA ESTATÍSTICA NO TESTE DE ASSOCIAÇÃO BASEADO EM GENES

| CHR | Locus do gene | CNV | Direção | FWER (<0,05) | BH-FDR | Razão de possibilidades (IC = 95%) |
|---|---|---|---|---|---|---|
| 22 | 22q11.21 | Deleção | Risco | Sim | 3.54E-15 | 67,7 (9,3-492,8) |
| 16 | 16p11.2 (proximal) | Deleção | Risco | Sim | 5.82E-10 | 9,4 (4,2-20,9) |
| 2 | 2p16.3 | Deleção | Risco | Sim | 3.52E-07 | 14,4 (4,2-46,9) |
| 15 | 15q13.3 | Deleção | Risco | Sim | 2.22E-05 | 15,6 (3,7-66,5) |
| 1 | 1q21.1 | Deleção + duplicação | Risco | Sim | 0,00011 | 3,8 (2,1-6,9) |
| 3 | 3q29 | Deleção | Risco | Sim | 0,00024 | INF |
| 16 | 16p11.2 (distal) | Deleção | Risco | Sim | 0,0029 | 20,6 (2,6-162,2) |
| 7 | 7q11.23 | Duplicação | Risco | Sim | 0,0048 | 16,1 (3,1-125,7) |
| X | Xq28 (distal) | Duplicação | Risco | Não | 0,049 | 8,9 (2,0-39,9) |
| 22 | 22q11.21 | Duplicação | Protetor | Não | 0,024 | 0,15 (0,04-0,52) |
| 7 | 7q11,21 | Deleção + duplicação | Protetor | Não | 0,033 | 0,66 (0,52-0,84) |
| 13 | 13q12.11 | Duplicação | Protetor | Não | 0,024 | 0,36 (0,19-0,67) |
| X | Xq28 | Duplicação | Protetor | Não | 0,044 | 0,35 (0,18-0,68) |
| 15 | 15q11.2 | Deleção | Risco | Não | 0,044 | 1,8 (1,2-2,6) |
| 9 | 9p24.3 | Deleção + duplicação | Risco | Não | 0,049 | 12,4 (1,6-98,1) |
| 8 | 8q22.2 | Deleção | Risco | Não | 0,048 | 14,5 (1,7-122,2) |
| 7 | 7p36.3 | Deleção + ganho | Risco | Não | 0,046 | 3,5 (1,3-9,0) |

CHR: cromossomo; CNV: variações no número de cópias; FWER: taxa de erro familiar; BH-FDR: Taxa de descoberta de Benjamini-Hochberg; INF: *infimum*.

Fonte: Com base em Marshall e colaboradores.[13]

## NEUROPATOLOGIA CELULAR E MOLECULAR

### MORFOMETRIA E CITOARQUITETURA

**ASPECTOS GERAIS**

A aparência macroscópica do cérebro *post- -mortem* de um paciente com esquizofrenia é indistinta de um controle saudável. Estudos que avaliaram o cérebro inteiro de pacientes já falecidos encontraram pequenos efeitos de grupo, porém inespecíficos, como leve redução do peso e do volume total, alterações em espinhas dendríticas (Tab. 16.2) e aumento do volume do terceiro ventrículo e dos ventrículos laterais.[16]

**CÓRTEX PRÉ-FRONTAL**

O córtex pré-frontal está reduzido de 3 a 12% em pacientes com esquizofrenia em relação a controles saudáveis, e a maior parte dessa redução se dá na substância cinzenta, região que é composta por neurônios, células da glia e neu-

**TABELA 16.2**
DENSIDADE DENDRÍTICA EM PACIENTES COM ESQUIZOFRENIA

| Região | Densidade | Sub-região |
| --- | --- | --- |
| Córtex pré-frontal | Reduzida | Camada 3 |
| Córtex temporal | Reduzida | Camada 3 |
| Córtex visual | Inalterada | Camada 3 |
| **Hipocampo** | | |
| Subículo | Reduzida | Dendritos apicais |
| CA3 | Aumentada | Dendritos apicais |

Fonte: Sadock e colaboradores.[3]

rópilo.* A redução de espinhas dendríticas (componente do neurópilo, Fig. 16.3) e do volume dos corpos somáticos das células piramidais na terceira camada do córtex é a principal responsável por essa redução de volume, o que leva a consequente aumento da densidade neuronal.[17]

## HIPOCAMPO
O hipocampo mostra-se reduzido cerca de 4% e apresenta redução também no volume dos neurônios piramidais. Em relação às espinhas dendríticas, pode haver tanto aumento quanto redução, dependendo da região hipocampal.[18]

## TÁLAMO
O tálamo pode ser considerado uma estação de retransmissão de informações e faz a ponte tanto entre as regiões corticais e subcorticais como entre aferentes de todo o corpo para a região cortical. Não existem achados neuropatológicos consistentes nessa área cerebral, exceto a sub-região posterior (pulvinar), que apresenta redução de volume e de células.[19]

---

\* Dá-se o nome de neurópilo às regiões da substância cinzenta que não são compostas por corpos celulares.

## NÚCLEOS DA BASE
Os achados são inconclusivos e apontam para aumento no número de sinapses, muito provavelmente secundário ao uso de antipsicóticos (Tab 16.3).

## SUBSTÂNCIA BRANCA
Região composta por axônios e células da glia que corresponde a 50% do volume cerebral. Os tratos axonais, mielinizados ou não, conectam regiões corticais entre si e com regiões subcorticais, o que é conhecido como "conectoma".

Genes relacionados à via dos oligodendrócitos, as células responsáveis pela bainha de mielina, apresentam expressão reduzida em pacientes com esquizofrenia. Alterações sutis, como na compactação da mielina e no arranjo lamelar, também foram descritas. Há evidências de alterações na morfologia dos oligodendrócitos e de redução de seu volume. O glutamato, que está intimamente ligado à esquizofrenia, também é liberado e recapturado por células da glia na substância branca. As outras duas células da glia, os astrócitos e a micróglia, também apresentam implicações na fisiopatologia do transtorno. Mighdoll e colaboradores[20] realizaram uma revisão extensa sobre o assunto e concluíram que a mielinização e os fatores que interferem na mielinização, como o funcionamento dos oligodendrócitos, influenciam redes neuronais e sua conectividade e que esses pro-

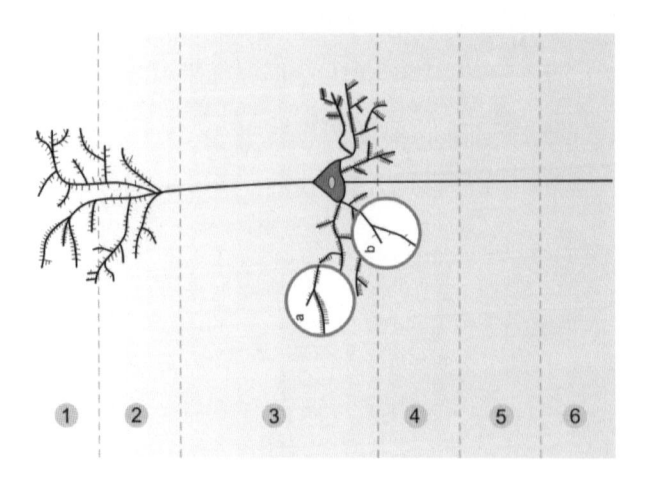

[ **FIGURA 16.3** ]
Representação esquemática da densidade das espinhas dendríticas de um neurônio piramidal na terceira camada do córtex pré-frontal. (a) Controle saudável; (b) paciente com esquizofrenia.

cessos e fatores estão alterados em pacientes com esquizofrenia. Contudo, é importante salientar que, nos estudos genéticos citados anteriormente, genes relacionados à mielina e aos processos de mielinização, como *neuregulin* 1 (NRG1), ErbB4, *disrupted-in-schizophrenia 1* (DISC1), *reticulon 4 receptor* (RTN4R), não atingiram relevância estatística. Isso pode significar que as alterações na substância branca são secundárias ou se dão em nível pós-transcricional.

**TABELA 16.3**
PRINCIPAIS ACHADOS MORFOLÓGICOS EM ESTUDOS *POST-MORTEM*

| Região | Macroscopia | Tamanho neuronal | Quantidade neuronal | Observações |
|---|---|---|---|---|
| Ventrículos | Alargamento | NA | NA | Presente no início da doença |
| Córtex pré-frontal | Espessura reduzida | Reduzido | Inalterado | Reduções nas espinhas dendríticas |
| Hipocampo | Volume reduzido | Reduzido | Inalterado | Alterações maiores à esquerda |
| Tálamo | Volume reduzido (pulvinar) | Inalterado | Reduzida no pulvinar | |
| Núcleos da base | Achados inconsistentes | | | Número aumentado de sinapses. Possível efeito medicamentoso. |

NA: não se aplica.

Fonte: Sadock e colaboradores.[3]

## SISTEMAS DE NEUROTRANSMISSORES

### DOPAMINA

A desregulação dopaminérgica subcortical é considerada a via final na fisiopatologia da esquizofrenia. A versão atual da teoria dopaminérgica postula que há excesso de funcionamento na via nigroestriatal, que se relaciona com os sintomas positivos, e déficit de funcionamento na via mesocortical, que se relaciona com os sintomas negativos e os déficits cognitivos.

Os estudos *post-mortem* que avaliaram disfunções no sistema dopaminérgico se mostraram conflitantes, assim como os que mediram os níveis de DA e de seus metabólitos no líquido cerebrospinal (LCS). Investigações da expressão de receptores de DA tipo (D1R) no córtex pré-frontal e no estriado foram negativas. O aumento na expressão dos D2R é um achado reproduzido em vários estudos e é considerado consequência direta do uso de antipsicóticos. Avaliações *post-mortem* dos D3R, D4R e do transportador de dopamina (DAT) também não encontraram diferenças significativas entre casos e controles. Contudo, um estudo que avaliou o ácido ribonucleico mensageiro (mRNA) de 12 moléculas relacionadas ao metabolismo e à sinalização da DA relatou os seguintes resultados relevantes: 1) redução significativa do mRNA do D2R curto, do transportador vesicular de monoaminas (VMAT2) e do DAT, e 2) aumento significativo do mRNA da monoaminoxidase A (MAO-A), o que sugere desregulação dopaminérgica pós-transcricional. Apesar da escassez de achados neuropatológicos, existem estudos recentes de neuroimagem que trazem novas informações em relação ao sistema dopaminérgico, as quais serão discutidas mais adiante.[21]

### GLUTAMATO

A hipótese glutamatérgica da esquizofrenia apoia-se no fato de que antagonistas dos receptores NMDA, como a cetamina e a fenciclidina (PCP), podem induzir uma síndrome semelhante à esquizofrenia. O córtex pré-frontal, o tálamo e o hipocampo são regiões relacionadas à fisiopatologia do transtorno, e as principais conexões nessas áreas envolvem o glutamato, que teria papel regulador sobre os neurônios dopaminérgicos (Fig. 16.4).

Esse neurotransmissor apresenta dois grandes grupos de neurotransmissores, os ionotrópicos e os metabotrópicos (mGluRs). O primeiro grupo é composto pelos receptores NMDA, ácido α-amino-3-hidroxi-5-metil-4-isoxazolepropiônico (AMPA) e cainato e foi extensivamente investigado em pacientes com esquizofrenia. Os achados mais consistentes são a redução da expressão do mRNA e da expressão proteica dos receptores AMPA no hipocampo, *down-regulation* da subunidade GluN1 do NMDAR no córtex temporal, no hipocampo e no tálamo e *up-regulation* da subunidade GluN2B no córtex temporal e no hipocampo. Outro relato é o de hipofunção do NMDAR, que se baseia nos achados de expressão reduzida dos complexos proteicos cascata abaixo, como o de densidade pós-sináptica 95 (PSD-95), o que leva a déficit na sinalização mesmo com a ligação do glutamato ao receptor. Alguns estudos também apontam para alterações nas vias dos receptores metabotrópicos em pacientes com esquizofrenia.[22,23]

### ÁCIDO GAMA-AMINOBUTÍRICO

Alterações em diversos marcadores relacionados ao ácido gama-aminobutírico (GABA) foram relatadas no córtex pré-frontal de pacientes com esquizofrenia. Estudos *post-mortem* recentes mostraram alterações epigenéticas, transcricionais, proteicas e sinápticas relacionadas ao GABA, principalmente nos neurônios GABAérgicos que contêm a proteína parvalbumina (PV), presentes na terceira camada do córtex cerebral. O microcircuito existente entre esses neurônios GABAérgicos e os neurônios piramidais glutamatérgicos é essencial para a formação das oscilações gama,* que são consideradas fundamentais no processamento cognitivo. Postula-se que os prejuízos nessa via sejam compensatórios[24] (Fig. 16.5).

---

* Frequência de 30 a 60 Hz detectada em estudos eletrencefalográficos durante atividades cognitivas de alta ordem.

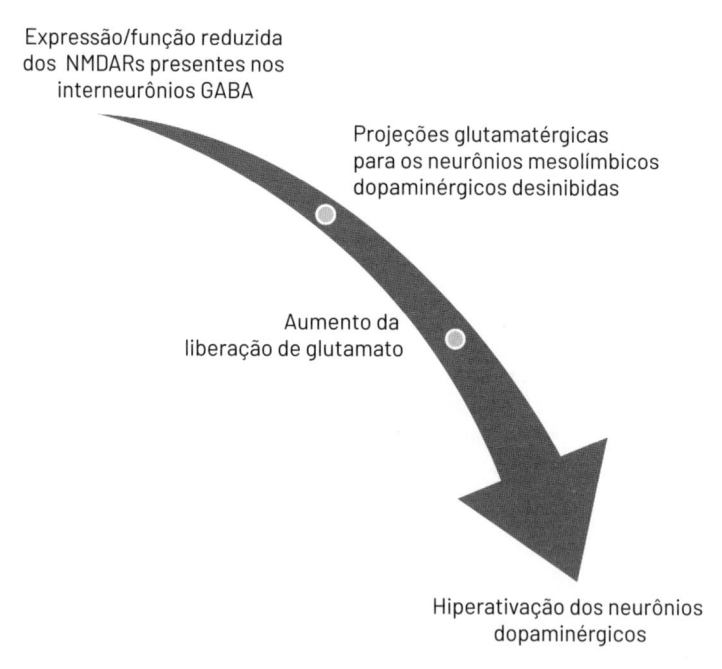

Expressão/função reduzida dos NMDARs presentes nos interneurônios GABA

Projeções glutamatérgicas para os neurônios mesolímbicos dopaminérgicos desinibidas

Aumento da liberação de glutamato

Hiperativação dos neurônios dopaminérgicos

[ **FIGURA 16.4** ]
Interações entre as vias dopaminérgicas e glutamatérgicas na região mesolímbica. Modelo explicativo dos sintomas positivos.
NMDARs: receptores N-metil-D-aspartato; GABA: ácido gama-aminobutírico.
Fonte: Howes e colaboradores.[22]

## ACETILCOLINA

A literatura é mais escassa e conflitante em relação ao papel do sistema colinérgico na fisiopatologia da esquizofrenia. A taxa de tabagismo é elevada em pacientes com o transtorno, e umas das hipóteses é a de que isso funcione como automedicação, tendo em vista o papel do sistema colinérgico na cognição. Foi relatada a redução da afinidade por nicotina dos receptores nicotínicos e dos receptores muscarínicos tipo 1 (M1) e tipo 4 (M4) em pacientes.[25]

## OUTROS SISTEMAS

O óxido nítrico (NO) é um gás que medeia a comunicação neuronal por diversas vias devido a sua capacidade de rápida difusão intra e extracelular. Sua liberação ocorre após a ativação dos NMDARs, dos quais o gás parece ser um segundo mensageiro. Estudos apontam que, antes de iniciarem antipsicóticos, os pacientes apresentam níveis reduzidos de NO e que esses níveis aumentam após tratamento. A enzima que sintetiza esse gás, a óxido nítrico sintase neuronal, encontra-se com expressão reduzida no cerebelo e no putâmen de pacientes com esquizofrenia crônica.[26]

Outro sistema que tem recebido interesse crescente é o endocanabinoide. O sistema endocanabinoide é composto por receptores, neurotransmissores endógenos e enzimas de síntese e degradação, como os sistemas clássicos, porém uma de suas características específicas é a sinalização retrógrada, que vai do neurônio pós-sináptico para o pré-sináptico. Evidências recentes mostraram aumento na expressão de receptores canabinoides tipo 1 (CB1) em algumas regiões cerebrais de pacientes com esquizofrenia.[27,28]

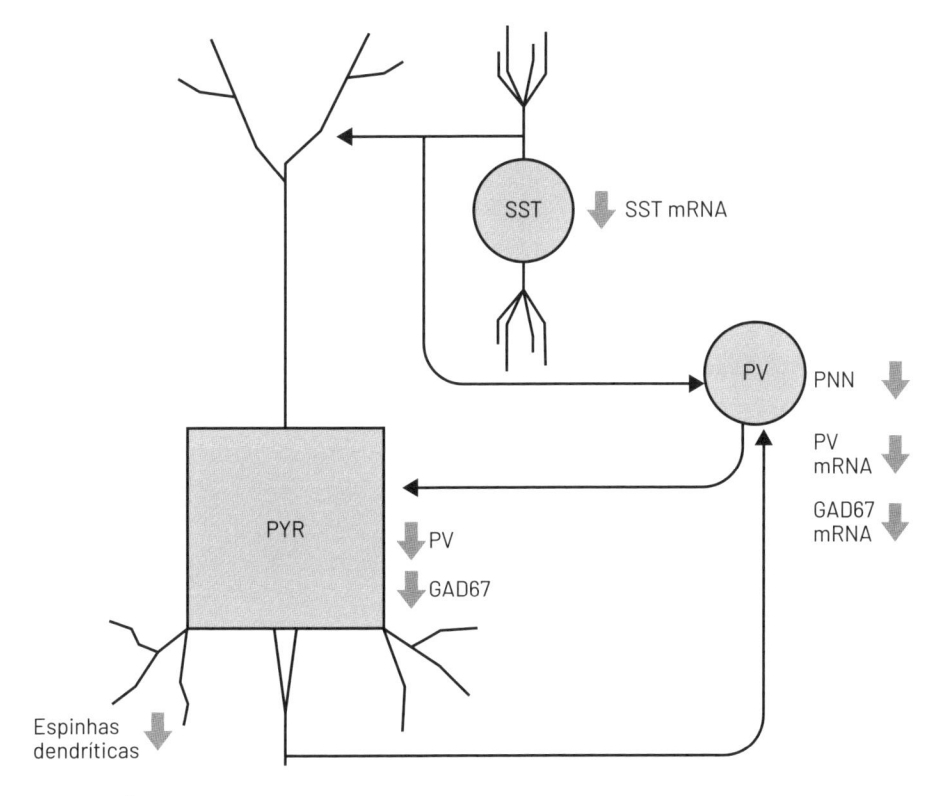

**[ FIGURA 16.5 ]**
Anormalidades no sistema do ácido gama-aminobutírico (GABA) presentes em pacientes com esquizofrenia. No córtex pré-frontal, neurônios GABAérgicos contendo parvalbumina (PV) e neurônios piramidais glutamatérgicos (PYR) fazem conexões recíprocas. Esse microcircuito é fundamental para a formação das oscilações gama. Neurônios GABAérgicos contendo somatostatina (SST) inervam tanto os neurônios PV como os PYR. Na esquizofrenia, os três tipos de neurônios apresentam alterações: baixa densidade de espinhas dendríticas nos PYR; PV (mRNA e proteína), GAD67 e rede perineuronal (PNN) reduzidos nos neurônios PV; expressão reduzida do mRNA de SST nos neurônios SST. mRNA: ácido ribonucleico mensageiro; GAD67: ácido glutâmico descarboxilase 67, uma das duas enzimas que sintetizam o GABA a partir do glutamato.

## ESQUIZOFRENIA E NEURODESENVOLVIMENTO

Na década de 1980, Weinberber[29] propôs a "hipótese neurodesenvolvimental da esquizofrenia" após algumas importantes observações. A primeira se referia aos achados de que os pacientes com esquizofrenia apresentavam alargamento ventricular mesmo antes de desenvolverem o primeiro episódio psicótico e que essa característica não se relacionava com o tempo de doença.

Outra descoberta importante mostrava que adaptação social pobre nos primeiros anos de vida estava relacionada ao alargamento de ventrículos na vida adulta. Além disso, pacientes com o diagnóstico de esquizofrenia não apresentavam gliose, o que afastava a hipótese neurodegenerativa e apontava para alterações que se dariam em períodos iniciais.

Por último, observou-se que, em muitas síndromes genéticas associadas à psicose, os pacientes não apresentavam sintomas psicóticos até a adolescência. Daí veio a pergunta: poderia a esquizofrenia estar relacionada com alterações precoces do neurodesenvolvimento que apenas se manifestariam completamente em período mais tardio da maturação cerebral? Seguem algumas evidências.

## GENES E NEURODESENVOLVIMENTO

Além das alterações genéticas já citadas, uma abordagem metodológica recente tenta distinguir o impacto de genes específicos relacionados à esquizofrenia em diferentes períodos de maturação cerebral, como o fetal vs. o pós-natal. Impressiona o fato de que genes reconhecidamente relacionados à esquizofrenia apresentam expressão aumentada no período fetal, o que sugere a participação deles no neurodesenvolvimento precoce. Em contraste, por exemplo, genes relacionados a doenças neurodegenerativas, como a doença de Alzheimer, apresentam expressão aumentada apenas tardiamente.[30]

## NEUROGÊNESE, MIGRAÇÃO NEURONAL, FORMAÇÃO DE ESPINHAS DENDRÍTICAS, PODA SINÁPTICA E MIELINIZAÇÃO

Os achados consistentes relativos à migração neuronal e à neurogênese precoces são escassos. Evidências iniciais de células ectópicas não foram replicadas em estudos posteriores, e genes relacionados a esses processos e inicialmente implicados na esquizofrenia não atingiram relevância estatística nos grandes estudos genéticos realizados até o momento.

Pacientes com esquizofrenia apresentam menor quantidade de sinapses em regiões cerebrais específicas; grande parte dos estudos genéticos citados anteriormente aponta para alterações nos genes relacionados à função sináptica, que está intimamente associada às espinhas dendríticas e à poda sináptica. É provável que os pacientes apresentem poda sináptica excessiva na adolescência ou que haja déficit no desenvolvimento e na estabilização das espinhas dendríticas.[31] Conforme já mencionado, as alterações na substância branca são provavelmente secundárias ou pós-transcricionais e estão presentes em vários estudos de pacientes com esquizofrenia. Considerando as evidências de expressão aumentada dos genes de risco e dos fatores epigenéticos em fases precoces da vida do indivíduo, também se supõe que as alterações na mielina estejam presentes desde as fases iniciais do desenvolvimento.

## MEIO AMBIENTE E NEURODESENVOLVIMENTO

Com todas as evidências já citadas neste capítulo, fica claro que apenas a herdabilidade não explica o desenvolvimento da doença. Fatores ambientais também são relevantes, porém difíceis de isolar. Evidências indiretas advindas de complicações na gestação e no período perinatal como fatores de risco para a esquizofrenia foram demonstradas em casos de prematuridade, pré-eclâmpsia, infecção intrauterina e incompatibilidade imunológica maternofetal.[32] Estudos de epigenética* identificaram marcadores capazes de detectar o período em que houve alteração da expressão gênica e de relacionar essa alteração com mudanças no meio ambiente. Genes relacionados à esquizofrenia e detectados em estudos de epigenética apresentaram expressão aumentada no período fetal e reduzida no início da vida adulta em um estudo realizado por Jaffe e colaboradores.[33]

Ursini e colaboradores[34] conduziram um estudo complexo, multicêntrico e extenso relacionando os escores de risco poligênicos (PRSs) dos GWAS com o ambiente intrauterino. Adversidades uterinas e perinatais foram chamadas de "complicações no início da vida" (ELCs, do inglês *early-life complications*). A predisposição à esquizofrenia explicada pelos PRSs foi aumen-

---

* Ramo da genética que estuda mudanças na expressão gênica adquiridas na interação com o meio ambiente e que não envolvem alterações na sequência do ácido desoxirribonucleico (DNA). Podem, contudo, ser transmitidas para os herdeiros. Um dos principais marcadores epigenéticos é a metilação do DNA.

tada em cinco vezes quando associada às ELCs. Todavia, pacientes com ELCs apresentavam PRSs significativamente superiores quando comparados aos que não haviam tido ELCs. Os genes relacionados ao risco de esquizofrenia que interagiram com as ELCs apresentaram alta expressão placentária, alta expressão no sexo masculino e expressão distinta entre gestações com complicações e sem complicações. Genes relacionados à resposta celular ao estresse foram os principais envolvidos na interação entre PRSs e ELCs. Os autores concluem que alguns genes associados ao risco de esquizofrenia regulam a fisiologia placentária, o risco para ELCs e, secundariamente, o desenvolvimento do cérebro, interagindo de modo potencial com outros mecanismos de regulação gênica que agem diretamente no cérebro do feto.[34]

# ESTUDOS DE NEUROIMAGEM

## NEUROIMAGEM ESTRUTURAL

O alargamento dos ventrículos cerebrais em pacientes com esquizofrenia é um dos achados de neuroimagem mais replicados na psiquiatria e ainda constitui uma das mais pujantes alterações associadas ao transtorno. Entretanto, apresenta baixa sensibilidade e baixa especificidade, o que o torna inadequado, na prática clínica diária, para a diferenciação entre pacientes com esquizofrenia e controles saudáveis ou entre esquizofrenia e outros transtornos psicóticos. Ressalta-se, contudo, que, por ser um achado com efeito robusto de grupo, uma IRM com alargamento ventricular é mais comum em um paciente com esquizofrenia do que em indivíduos com outros transtornos psiquiátricos ou em indivíduos saudáveis.[35]

Em consonância com o aumento do volume ventricular, tanto a substância cinzenta como a substância branca estão reduzidas em pacientes com esquizofrenia. Essa redução pode progredir de forma limitada em relação ao tempo de doença e é mais pronunciada na substância cinzenta; também pode ser agravada com o uso de antipsicóticos típicos e atenuada com o uso de antipsicóticos atípicos.[36]

Haijma e colaboradores[37] observaram redução de volume assimétrica no plano temporal, onde a diminuição foi maior à esquerda que à direita. Esse plano é anatômica e funcionalmente lateralizado, é maior no hemisfério dominante e medeia o processamento da linguagem na área de Wernicke.

## NEUROIMAGEM ESTRUTURAL – PACIENTES CRÔNICOS

Os achados nesse grupo de pacientes são consistentes e mostram anormalidades em estruturas corticais, tais como os córtices pré-frontal, frontal, temporal e parietal, e em estruturas subcorticais, tais como a amígdala e o hipocampo. Devido ao aumento da resolução das máquinas de neuroimagem, regiões menores podem ser estudadas e correlacionadas com sintomas. O giro fusiforme e a amígdala estão associados a prejuízos no reconhecimento facial; o giro temporal superior, a alucinações; o córtex pré-frontal dorsolateral, a sintomas negativos; o cíngulo anterior, a prejuízos na cognição social; o lobo temporal medial, a alterações na linguagem; o lobo temporal posterior e o giro temporal superior, a transtorno do pensamento, entre outros.[37]

Estudos recentes têm conseguido separar os efeitos da cronicidade, do uso de substâncias e do envelhecimento nas alterações encontradas, com o objetivo de determinar se elas se devem ao efeito da doença. Como citado, os antipsicóticos podem contribuir para a perda de volume cerebral, assim como o envelhecimento e o tempo decorrido desde o primeiro episódio psicótico.

O método de medida da superfície cortical, que avalia tanto a espessura cortical quanto a área da superfície do córtex, também tem sido usado. O objetivo é determinar com maior especificidade a perda de volume cortical. A espessura e a área da superfície cortical apresentam características morfológicas distintas geneticamente e estão reduzidas nos pacientes com esquizofrenia. Walton e colaboradores[38] encontraram relação entre espessura reduzida do córtex medial orbitofrontal e gravidade de sintomas negativos, que se manteve significativa após correção para idade, tempo de doença e uso de antipsicóticos. O método também permite o estudo do padrão dos giros corticais, chamado de "índice de girificação local". Pacientes com alucinações visuais refratárias, por exemplo, apresentam índice de girificação reduzido em relação a controles saudáveis e indivíduos sem alucinações auditivas persistentes.[39]

## NEUROIMAGEM ESTRUTURAL – PRIMEIRO EPISÓDIO PSICÓTICO

Os estudos em pacientes no primeiro episódio psicótico se propõem a responder algumas questões. São elas:

1 As alterações encontradas nos estudos com pacientes crônicos estão presentes no início da doença?
2 Se presentes, essas alterações são estáticas ou progressivas? Se progressivas, até onde vai a progressão e quais as consequências?
3 As alterações presentes no início da doença são específicas da esquizofrenia?

As pesquisas apontam que as alterações estão presentes desde o início da doença, porém em menor magnitude e extensão, e que pode haver progressão por período limitado após o primeiro episódio psicótico. O principal achado precoce é a redução do volume cortical nos lobos frontais e temporais associada a aumento no volume dos ventrículos laterais. As mudanças progressivas limitadas são congruentes com a perda de neurópilo encontrada em estudos *post-mortem*, porém aparentemente incongruentes com os relatos de melhora sintomática e cognitiva que ocorre após a estabilização do episódio psicótico.[40]

## NEUROIMAGEM ESTRUTURAL – IMAGEM POR TENSOR DE DIFUSÃO

A imagem por tensor de difusão (DTI) é o principal método, e a anisotropia fracionada a principal medida, usado para avaliar a integridade estrutural da substância branca, estrutura composta por axônios e onde ocorre a conexão entre as várias regiões cerebrais. A hipótese da "desconectividade" na esquizofrenia postula que há déficit nas conexões intra e inter-hemisféricas que é consequência não apenas das alterações na substância cinzenta, mas também na substância branca dos pacientes com esquizofrenia. Em metanálise de 59 estudos publicada no fim de 2017, os autores encontraram déficits envolvendo circuitos cerebrais específicos, porém amplos. Fibras de projeção longa, fibras comissurais e calosais, fibras motoras descendentes e vias frontotemporolímbicas foram as mais detectadas, mais especificamente na comissura anterior, no corpo caloso, no fórnice, na cápsula interna, no segmento anterior do fascículo arqueado, entre outros.[41]

## NEUROIMAGEM FUNCIONAL

A imagem é considerada funcional quando o sinal obtido pela técnica deriva do fluxo sanguíneo ou de processos elétricos e químicos que refletem o funcionamento dos tecidos em análise. No caso da neuroimagem funcional, os principais parâmetros utilizados para a aferição são as diferenças na oxigenação, o metabolismo da glicose, as mudanças no fluxo sanguíneo ou as diferenças de sinal geradas pela ligação de neurotransmissores e outras moléculas de sinalização. Uma evolução dessa técnica são os estudos de conectividade, que estimam quais regiões se ativam ou desativam sincronicamente em repouso ou em atividades preestabelecidas. Conforme discutido previamente, nos estudos de DTI, a integridade física da substância branca entre várias regiões cerebrais se mostra prejudicada nos pacientes com esquizofrenia, assim como existem déficits na substância cinzenta, no neurópilo e em genes relacionados à função sináptica. Essas alterações se manifestam nos estudos de neuroimagem funcional.

Em um grande estudo multicêntrico de neuroimagem funcional, foram avaliados 343 pacientes (446 controles), sendo 17 em alto risco, 197 no primeiro episódio psicótico e livres de antipsicóticos, em sua maioria (76%), e 146 crônicos. No grupo de pacientes em alto risco para esquizofrenia, as alterações se concentraram no lobo frontal, principalmente entre a parte orbital do giro inferior frontal e o giro angular; entre a parte inferior do giro inferior frontal e o pré-cúneo; e entre a parte medial do giro frontal superior e o giro temporal inferior. Essas regiões incluem a área de Broca e estão relacionadas à linguagem. Nos pacientes em primeiro episódio psicótico, as alterações predominaram no lobo frontal (94%) e envolveram mais regiões, principalmente as regiões opercular e triangular do giro frontal inferior (área de Broca) e a parte orbital do giro frontal inferior, que também inclui parte da área de Broca; a maioria das alterações ocorreu no sentido de aumento da conectividade. Nos pacientes crônicos, as alterações se mostraram muito mais espraiadas, envolvendo o tálamo, o giro do cíngulo, os núcleos da base, o cúneo e o lobo occipital. O mais importante achado foi o aumento da conectividade do tálamo com áreas somatossensoriais e motoras; os achados de conectividade frontal se mantiveram nesse grupo.[42]

## NEUROIMAGEM MOLECULAR

A neuroimagem molecular consiste nas técnicas que permitem a visualização *in vivo* da química cerebral. As mais usadas são a tomografia por emissão de pósitrons (PET), a tomografia computadorizada por emissão de fóton único (SPECT) e a espectroscopia de ressonância magnética (MRS). Expressão de neurotransmissores e de seus metabólitos, ocupação de receptores, diferenças de afinidades entre moléculas por seus receptores, determinação de agonismo, antagonismo ou agonismo inverso são dados que podem ser obtidos por meio dos estudos de neuroimagem molecular *in vivo*. Esses estudos são mais comuns em pesquisas farmacológicas do que em pesquisas clínicas.

### DOPAMINA

A maioria dos estudos com esse neurotransmissor na esquizofrenia focou a avaliação do estriado e aponta para redução na liberação tônica (estado de repouso) e aumento na liberação de pico (quando induzida farmacologicamente ou durante sintomas positivos) nessa região. Em outras pesquisas, também foram avaliados os subtipos de receptores e os precursores de DA em pacientes com esquizofrenia com o objetivo de determinar o *status* dopaminérgico, principalmente no estriado. No córtex pré-frontal dorsolateral, um estudo mostrou liberação de pico induzida por anfetamina reduzida, em contraste com os resultados clássicos no estriado, porém em congruência com a hipótese de baixa DA pré-frontal.[43]

### SEROTONINA

A serotonina (5-HT) foi o segundo neurotransmissor mais estudado na esquizofrenia; o interesse inicial foi devido à ação dos antipsicóticos atípicos nos receptores 5-HT2A. Em pacientes com esquizofrenia que não estão em tratamento com antipsicóticos, os estudos são escassos e apontam para a redução desses receptores no córtex pré-frontal. Em relação aos receptores 5-HT1A, que também são alvo de alguns antipsicóticos, os resultados são conflitantes em pacientes não medicados. Quanto ao transportador de serotonina (SERT), as poucas evidências não mostram alterações entre pacientes e controles. Em uma revisão sistemática sobre o sistema serotonérgico, os autores não conseguiram realizar a síntese quantitativa (metanálise) devido ao reduzido número de estudos com neuroimagem molecular.[44]

### OUTROS SISTEMAS

Em um estudo que avaliou a disponibilidade dos receptores nicotínicos de alta afinidade, os pacientes com esquizofrenia apresentaram níveis reduzidos desses receptores em relação aos controles sem diagnóstico. Contudo, os pacientes fumantes tiveram níveis maiores que os pacientes não fumantes, e a disponibilidade dos receptores foi inversamente proporcional aos sintomas negativos nos fumantes, isto é, quanto maior a disponibilidade desses receptores, menor a gravidade dos sintomas negativos. É controversa a afirmação de que os pacientes fumam para reduzir sintomas negativos, e as evidências são conflitantes, porém essa é uma possível conclusão desses resultados.[45]

Nos estudos que avaliaram o sistema glutamatérgico em pacientes de alto risco ou em primeiro episódio, foram encontrados níveis elevados de glutamato, glutamina (precursora do glutamato) e glutamina mais glutamato (GLX) na maioria das regiões cerebrais, assim como aumento dos níveis de ocupação dos NMDARs. Em contraste, nos pacientes crônicos, os resultados foram inversos. Níveis dos receptores GABA se mostraram aumentados em um estudo que avaliou tais receptores em pacientes sem uso de medicamentos.[46]

## CONSIDERAÇÕES FINAIS

Os achados dos GWAS, das CNVs e dos estudos de sequenciamento apontam para o envolvimento de genes relacionados com plasticidade neuronal, aprendizado e memória. Proteínas dos complexos ARC e NMDARs, dos canais de cálcio voltagem-dependentes e relacionadas à síndrome do X frágil estão diretamente ligadas a esses genes. CNVs específicas e presentes em apenas 2,5% dos casos são as únicas evidências capazes de, na atualidade, ter algum valor preditivo para o desenvolvimento do transtorno no futuro. Tomados em conjunto, os resultados apontam para a presença de alelos raros de alto impacto e de alelos comuns de baixo impacto, e os estudos de herança familiar reforçam o papel da herdabilidade.

Não existem alterações neuropatológicas patognomônicas na esquizofrenia nem evidências de um processo neurodegenerativo como na doença de Alzheimer. O córtex pré-frontal, o hipocampo e o tálamo são as regiões mais implicadas e apresentam redução volumétrica, redução no tamanho dos neurônios, porém sem perda celular, e redução das espinhas dendríticas. Alterações na substância branca estão presentes, mas sem gliose, como se acreditou inicialmente.

A neuroimagem molecular ainda é menos usada que as outras técnicas na pesquisa clínica da esquizofrenia, mas também evidencia alterações nos sistemas-chave do transtorno.

Os achados de neuroimagem estrutural corroboram os de neuropatologia, e os de neuroimagem funcional acrescentam a informação de que a conectividade das várias regiões cerebrais está prejudicada nos pacientes com o transtorno. Tanto os achados de neuroimagem funcional quanto os de neuroimagem estrutural apontam para diferenças entre as fases da doença, o que pode ser chamado de "neuroprogressão".

Não há dúvidas de que a esquizofrenia é uma doença que envolve alterações cerebrais. Resta a capacidade de detectar riscos precocemente e, quiçá, impedir o desenvolvimento do primeiro e devastador episódio psicótico.

## REFERÊNCIAS

1. Zerbin-Rüdin E, Kendler KS. Ernst Rüdin (1874–1952) and his genealogic-demographic department in Munich (1917–1986): an introduction to their family studies of schizophrenia. Am J Med Genet. 1996;67(4):332-7.
2. Gottesman II, Irving I, Shields J. A critical review of recent adoption, twin, and family studies of schizophrenia: behavioral genetics perspectives. Schizophr Bull. 1976;2(3):360-401.
3. Sadock BJ, Sadock VA, Ruiz P, editors. Kaplan and Sadock's comprehensive textbook of psychiatry. 10th ed. Philadelphia: Lippincott Williams & Wilkins; 2017.
4. Chang C-J, Chen WJ, Liu SK, Cheng JJ, Ou-Yang W-C, Chang H-J, et al. Morbidity risk of psychiatric disorders among the first-degree relatives of schizophrenia patients in Taiwan. Schizophr Bull. 2002;28(3):379-92.
5. Kendler KS, Gardner CO. The risk for psychiatric disorders in relatives of schizophrenic and control probands: a comparison of three independent studies. Psychol Med. 1997;27(2):411-9.
6. Onu JU, Ohaeri JU, Unaogu NN, Inechi CM, Nweze NB, Ubochi VN, et al. Morbid risk of schizophrenia amongst relatives of schizophrenia probands: a family-controlled study. S Afr J Psychiatr. 2018;24:1173.
7. Gottesman II, Laursen TM, Bertelsen A, Mortensen PB. Severe mental disorders in offspring with 2 psychiatrically ill parents. Arch Gen Psychiatry. 2010;67(3):252-7.
8. Kessler RC, Petukhova M, Sampson NA, Zaslavsky AM, Wittchen H-U. Twelve-month and lifetime prevalence and lifetime morbid risk of anxiety and mood disorders in the United States. Int J Methods Psychiatr Res. 2012;21(3):169-84.
9. Sullivan PF, Kendler KS, Neale MC. Schizophrenia as a complex trait. Arch Gen Psychiatry. 2003;60(12):1187-92.
10. Tienari P, Wynne LC, Läksy K, Moring J, Nieminen P, Sorri A, et al. Genetic boundaries of the schizophrenia spectrum: evidence from the Finnish Adoptive Family Study of Schizophrenia. Am J Psychiatry. 2003;160(9):1587-94.
11. Lichtenstein P, Yip BH, Björk C, Pawitan Y, Cannon TD, Sullivan PF, et al. Common genetic determinants of schizophrenia and bipolar disorder in Swedish families: a population-based study. Lancet. 2009;373(9659):234-9.

12. Schizophrenia Working Group of the Psychiatric Genomics Consortium. Biological insights from 108 schizophrenia-associated genetic loci. Nature. 2014;511(7510):421-7.
13. Marshall CR, Howrigan DP, Merico D, Thiruvahindrapuram B, Wu W, Greer DS, et al. Contribution of copy number variants to schizophrenia from a genome-wide study of 41,321 subjects. Nat Genet. 2017;49(1):27-35.
14. Purcell SM, Moran JL, Fromer M, Ruderfer D, Solovieff N, Roussos P, et al. A polygenic burden of rare disruptive mutations in schizophrenia. Nature. 2014;506(7487):185-90.
15. Fromer M, Pocklington AJ, Kavanagh DH, Williams HJ, Dwyer S, Gormley P, et al. De novo mutations in schizophrenia implicate synaptic networks. Nature. 2014;506(7487):179-84.
16. Roberts GW, Bruton CJ. Notes from the graveyard: neuropathology and schizophrenia. Neuropathol Appl Neurobiol. 1990;16(1):3-16.
17. Moyer CE, Shelton MA, Sweet RA, Edu S. Dendritic spine alterations in schizophrenia. Neurosci Lett. 2015;601:46-53.
18. Harrison P. The hippocampus in schizophrenia: a review of the neuropathological evidence and its pathophysiological implications. Psychopharmacology. 2004;174(1):151-62.
19. Dorph-Petersen KA, Lewis DA. Postmortem structural studies of the thalamus in schizophrenia. Schizophr Res. 2017;180:28-35.
20. Mighdoll MI, Tao R, Kleinman JE, Hyde TM. Myelin, myelin-related disorders, and psychosis. Schizophr Res. 2015;161(1):85-93.
21. Purves-Tyson TD, Owens SJ, Rothmond DA, Halliday GM, Double KL, Stevens J, et al. Putative presynaptic dopamine dysregulation in schizophrenia is supported by molecular evidence from post-mortem human midbrain. Transl Psychiatry. 2017;7(1):e1003.
22. Howes O, McCutcheon R, Stone J. Glutamate and dopamine in schizophrenia: an update for the 21st century. J Psychopharmacol. 2015;29(2):97-115.
23. Catts VS, Lai YL, Weickert CS, Weickert TW, Catts SV. A quantitative review of the postmortem evidence for decreased cortical N-methyl-d-aspartate receptor expression levels in schizophrenia: how can we link molecular abnormalities to mismatch negativity deficits? Biol Psychol. 2016;116:57-67.
24. Glausier JR, Lewis DA. GABA and schizophrenia: Where we stand and where we need to go. Schizophr Res. 2017;181:2-3.
25. Gibbons A, Dean B. The Cholinergic System: An Emerging Drug Target for Schizophrenia. Curr Pharm Des. 2016;22(14):2124-33.
26. Maia-de-Oliveira JP, Kandratavicius L, Nunes EA, Machado-de-Sousa JP, Hallak JE, Dursun SM. Nitric oxide's involvement in the spectrum of psychotic disorders. Curr Med Chem. 2016;23(24):2680-91.
27. Zuardi AW, Guimarães FS, Hallak JEC, Crippa JAS. Is the highest density of CB1 receptors in paranoid schizophrenia a correlate of endocannabinoid system functioning? Expert Rev Neurother. 2011;11(8):1111-4.
28. Fakhoury M. Role of the endocannabinoid system in the pathophysiology of schizophrenia. Mol Neurobiol. 2017;54(1):768-78.
29. Weinberger DR. Future of days past: neurodevelopment and schizophrenia. Schizophr Bull. 2017;43(6):1164-8.
30. Birnbaum R, Jaffe AE, Hyde TM, Kleinman JE, Weinberger DR. Prenatal expression patterns of genes associated with neuropsychiatric disorders. Am J Psychiatry. 2014;171(7):758-67.
31. MacDonald ML, Alhassan J, Newman JT, Richard M, Gu H, Kelly RM, et al. Selective loss of smaller spines in schizophrenia. Am J Psychiatry. 2017;174(6):586-94.
32. Murray RM, Bhavsar V, Tripoli G, Howes O. 30 years on: how the neurodevelopmental hypothesis of schizophrenia morphed into the developmental risk factor model of psychosis. Schizophr Bull. 2017;43(6):1190-6.
33. Jaffe AE, Gao Y, Deep-Soboslay A, Tao R, Hyde TM, Weinberger DR, et al. Mapping DNA methylation across development, genotype and schizophrenia in the human frontal cortex. Nat Neurosci. 2016;19(1):40-7.
34. Ursini G, Punzi G, Chen Q, Marenco S, Robinson JF, Porcelli A, et al. Convergence of placenta biology and genetic risk for schizophrenia. Nat Med. 2018;24(6):792-801.
35. McDonald C, Marshall N, Sham PC, Bullmore ET, Schulze K, Chapple B, et al. Regional brain morphometry in patients with schizophrenia or bipolar disorder and their unaffected relatives. Am J Psychiatry. 2006;163(3):478-87.
36. Vita A, De Peri L, Deste G, Barlati S, Sacchetti E. The effect of antipsychotic treatment on cortical gray matter changes in schizophrenia: does the class matter? A meta-analysis and meta-regression of longitudinal magnetic resonance imaging studies. Biol Psychiatry. 2015;78(6):403-12.
37. Haijma S V, Van Haren N, Cahn W, Koolschijn PCMP, Hulshoff Pol HE, Kahn RS. Brain volumes in schizophrenia: a meta-analysis in over 18 000 subjects. Schizophr Bull. 2013;39(5):1129-38.
38. Walton E, Hibar DP, van Erp TGM, Potkin SG, Roiz-Santiañez R, Crespo-Facorro B, et al. Prefrontal cortical thinning links to negative symptoms in schizophrenia via the ENIGMA consortium. Psychol Med. 2018;48(1):82-94.
39. Kubera KM, Thomann PA, Hirjak D, Barth A, Sambataro F, Vasic N, et al. Cortical folding abnormalities in patients with schizophrenia who have persistent auditory verbal hallucinations. Eur Neuropsychopharmacol. 2018;28(2):297-306.
40. Torres US, Duran FLS, Schaufelberger MS, Crippa JAS, Louzã MR, Sallet PC, et al. Patterns of regional gray matter loss at different stages of schizophrenia: a multisite, cross-sectional VBM study in first-episode and chronic illness. NeuroImage Clin. 2016;12:1-15.
41. Vitolo E, Tatu MK, Pignolo C, Cauda F, Costa T, Ando' A, et al. White matter and schizophrenia: a meta-analysis of voxel-based morphometry and diffusion tensor imaging studies. Psychiatry Res Neuroimaging. 2017;270:8-21.
42. Li T, Wang Q, Zhang J, Rolls ET, Yang W, Palaniyappan L, et al. Brain-wide analysis of functional connectivity in first-episode and chronic stages of schizophrenia. Schizophr Bull. 2016;43(2):436-48.
43. Slifstein M, van de Giessen E, Van Snellenberg J, Thompson JL, Narendran R, Gil R, et al. Deficits in prefrontal cortical and extrastriatal dopamine release in schizophrenia. JAMA Psychiatry. 2015;72(4):316-24.
44. Selvaraj S, Arnone D, Cappai A, Howes O. Alterations in the serotonin system in schizophrenia: A systematic review and meta-analysis of postmortem and molecular imaging studies. Neurosci Biobehav Rev. 2014;45:233-45.
45. Esterlis I, Ranganathan M, Bois F, Pittman B, Picciotto MR, Shearer L, et al. In vivo evidence for β2 nicotinic acetylcholine receptor subunit upregulation in smokers as compared with nonsmokers with schizophrenia. Biol Psychiatry. 2014;76(6):495-502.
46. Salavati B, Rajji TK, Price R, Sun Y, Graff-Guerrero A, Daskalakis ZJ. Imaging-based neurochemistry in schizophrenia: a systematic review and implications for dysfunctional long-term potentiation. Schizophr Bull. 2015;41(1):44-56.

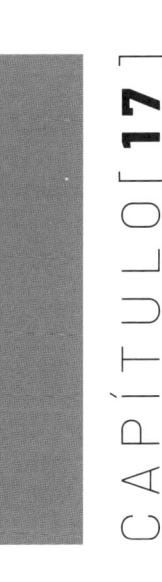

# CAPÍTULO [17]
# BASES BIOLÓGICAS DOS TRANSTORNOS RELACIONADOS AO USO DE SUBSTÂNCIAS

FELIPE ORNELL
LISIA VON DIEMEN
FELIX HENRIQUE PAIM KESSLER

Os transtornos por uso de substâncias (TUSs) estão entre as psicopatologias mais prevalentes no mundo.[1-4] De acordo com a Organização Mundial da Saúde (OMS), cerca de 10% da população dos centros urbanos consome substâncias psicoativas (SPAs) de forma nociva, independentemente de sexo, idade e nível socioeducacional,[5] e 5% da população adulta (247 milhões de pessoas) faz uso de drogas ilícitas. E, entre essas pessoas, 11,74% (29 milhões) apresentam critérios para dependência. Isso torna os TUSs um problema de saúde pública desafiador em todo o planeta.[6-9] Historicamente, observa-se que essa condição foi contemplada por muito tempo sob uma ótica moralista, gerando a percepção errônea de que a continuidade do uso estava relacionada à falta de vontade ou a algum tipo de fraqueza. Por algumas décadas, isso moldou a visão dos TUSs como uma questão social ou mesmo criminal, e não como um problema de saúde, o que contribuiu para a desassistência histórica a essa população.[10,11]

Avanços significativos referentes à neurobiologia dos TUSs ocorreram nas últimas décadas, reforçando a compreensão desses transtornos como uma doença crônica e recidivante associada ao sistema nervoso central (SNC). Apesar de os TUSs terem os componentes "voluntário" e motivacional, estima-se que a redução da capacidade em resistir à fissura e controlar o consumo, bem como o consequente padrão compulsivo e mal-adaptativo de uso – ainda que haja consciência sobre as consequências negativas e o desejo de parar –, poderiam ser decorrentes das alterações cerebrais disfuncionais associadas ao uso da substância.[11,12] Tal progresso forneceu *insights* sobre a perturbação nos processos biológicos fundamentais e sobre a modificação na capacidade de controle comportamental voluntário, desencadeadas pelo consumo de SPAs, que parecem estar relacionadas à transição do uso recreativo para a dependência. Em conjunto, as descobertas da neurociência possibilitaram que as abordagens terapêuticas voltadas aos TUSs começassem a ser construídas sob o mesmo rigor científico e comprometimento que outras condições de saúde física e mental,[9] como o diabetes melito, a hipertensão e a asma, por exemplo, doenças crônicas incuráveis, com altas taxas de recaída e interrupção do tratamento, mas cuja terapêutica está associada à melhora na qualidade de vida.[10]

O objetivo deste capítulo é abordar os mecanismos neurobiológicos relacionados aos TUSs e explorar os avanços científicos, novas teorias e descobertas nessa área, perpassando os processos celulares e moleculares que mediam a transição entre o uso recreativo de substâncias até a perpetuação de um comportamento alterado para sua busca.

## BREVE HISTÓRICO

Em meados do século XIX, teorias gerais da motivação postulavam que o comportamento aditivo resultava, primariamente, de "instintos subconscientes". No século XX, outras teorias tentavam explicar que os usuários compulsivos de substâncias tinham um distúrbio psíquico preexistente, chamado, naquela época, de "personalidade adicta", que impelia o comportamento de uso de substâncias. Contudo, nenhuma dessas teorias conseguia explicar de maneira geral todos os elementos envolvidos nos TUSs, tanto pelo aspecto psicológico quanto pelos aspectos neurobiológicos.

Apenas no início da década de 1940 uma explicação alternativa surgiu, abrangendo conceitos da psicologia e da psiquiatria. Essa explicação recebeu a denominação de "teoria do reforço" e foi testada em laboratórios de pesquisa. Um trabalho pioneiro, realizado por Spragg, demonstrou que animais voluntariamente se engajavam em comportamentos que levavam à injeção habitual de substâncias. Os chimpanzés utilizados em tal experimento, após um período de uso de opioide, solicitavam ao pesquisador o contato com a morfina, as seringas e as agulhas e assumiam a posição própria para receber as injeções, contrariando o esperado de seus comportamentos instintivos programados geneticamente, o que aguçou a curiosidade da comunidade científica por esse tema.

Uma descoberta interessante, obtida por Olds e Milner, em 1954, evidenciou que certos animais (roedores), com eletrodos implantados em regiões profundas do cérebro, executavam autoestimulação exagerada em detrimento de atividades como comer e dormir. Esse achado foi de extrema importância por muitas razões: em primeiro lugar, porque a estimulação cerebral parecia agir precisamente como reforçador positivo; em segundo, porque observou-se que somente um limitado número de regiões cerebrais ocasionava tais comportamentos; e, em terceiro, pelo fato de que estimulações elétricas nessas regiões também evocavam comportamentos naturais de consumo de água e alimento, implicando sensações de recompensa e motivação.

A partir dessa descoberta, foram apresentados as regiões cerebrais e os circuitos de recompensa envolvidos nesse sistema. Em 1962, Weeks demonstrou que animais também se autoadministravam substâncias (p. ex., cocaína), por meio de um mecanismo de infusão cirurgicamente implantado com um cateter venoso, resultando em vários casos de *overdose*.

## NEUROBIOLOGIA DOS TRANSTORNOS POR USO DE SUBSTÂNCIAS

Atualmente, sabe-se que os TUSs são uma condição multifatorial, na qual aspectos psicossociais, ambientais, genéticos e epigenéticos se inter-relacionam no processo de predisposição, facilitação e manutenção do consumo.[13] Nesse cenário, os avanços científicos sobre as bases biológicas dos TUSs têm proporcionado perspectivas clínicas promissoras que permitem compreender as alterações neurobiológicas desses transtornos e sua relação com os desencadeantes fisiológicos e comportamentais e os estados emocionais característicos da condição que tornam o tratamento complexo.

A quinta edição do *Manual diagnóstico e estatístico de transtornos mentais* (DSM-5) pondera a premissa neurobiológica dos TUSs. Apesar de o DSM-5 usar critérios predominantemente comportamentais, já que não há exames clínicos específicos para realizar a classificação diagnóstica, estima-se que a gravidade dos TUSs possa estar relacionada com a intensidade das alterações neuroadaptativas. Nesse sentido, o DSM-5 avança ao incorporar uma perspectiva de avaliação que considera diferentes estágios de gravidade: leve, moderada ou grave, definidos a partir do número de critérios satisfeitos.[14]

De forma reducionista, três questionamentos são pertinentes para compreender a importância do entendimento sobre as bases biológicas dos TUSs:[15]

1. Por que o desejo por consumir substâncias ocorre? Qual a base neurobiológica e psicológica da fissura?

2 Por que o desejo por consumir substâncias persiste mesmo depois de longos períodos de abstinência?
3 A fissura é atribuível a "gostar" de consumir substâncias (aos efeitos prazerosos subjetivos das substâncias)?

Leva-se em consideração que, embora a experimentação inicial de substâncias seja um comportamento voluntário e influenciado pelo contexto do indivíduo, a continuação do consumo pode ativar ou prejudicar circuitos neuronais no cérebro que envolvem o livre-arbítrio, transformando o uso de substâncias em um comportamento compulsivo automático.[16] Assim, em âmbito biológico, um vasto corpo de evidências permite classificar os TUSs como uma doença do cérebro, caracterizada pela ocorrência de neuroadaptações disfuncionais e persistentes no SNC. Evidências pré-clínicas e clínicas indicam que a intensidade das alterações em circuitos cerebrais parece estar relacionada à gravidade dos TUSs. Além disso, essas mudanças podem persistir mesmo após a desintoxicação, sobretudo em casos mais graves, o que pode explicar as recaídas e a fissura intensa.[12]

Quatro sistemas neuronais estão particularmente envolvidos na fisiopatologia dos TUSs: (1) o sistema de recompensa cerebral (em especial o *nucleus accumbens*); (2) o sistema de motivação (o córtex orbitofrontal); (3) o circuito de memória e aprendizagem (a amígdala e o hipocampo); (4) e a área de controle e planejamento (o córtex pré-frontal e o giro do cíngulo anterior).

Estima-se que a exposição repetida a substâncias de abuso possa tornar esses circuitos cerebrais hipersensíveis, alterando persistentemente seu funcionamento e afetando a regulação da atribuição de estímulos de incentivo envolvidos no comportamento motivado.[12,15] Possivelmente, esses sistemas estão envolvidos na transição do uso recreativo para a dependência, e os reflexos das neuroadaptações são observados na gravidade dos sinais e sintomas evidenciados em âmbito clínico.[11]

A partir desse conjunto de informações, algumas hipóteses podem ser consideradas:

- Substâncias psicoativas com potencial de dependência compartilham a capacidade de alterar a estrutura e o funcionamento cerebrais.
- Os principais sistemas cerebrais alterados na dependência são aqueles relacionados ao processo de incentivo, motivação e recompensa.
- As neuroadaptações tornam o sistema de recompensa cerebral hipersensível ("sensibilizado") a substâncias e a estímulos associados às substâncias.
- Os sistemas cerebrais sensibilizados não são mediadores dos efeitos prazerosos ou eufóricos das substâncias, mas do subcomponente de recompensa: a "saliência de incentivo".

## SISTEMA CEREBRAL DE RECOMPENSA

Em meados da década de 1950, o cientista americano James Olds descreveu um sistema de neurotransmissão de dopamina (DA) no cérebro, denominado sistema mesolímbico-mesocortical.[17] Mais adiante, ele o batizou de sistema cerebral de recompensa (SCR). Anatomicamente, o SCR se projeta a partir da área tegmental ventral (ATV) para o córtex pré-frontal e para o estriado ventral (*nucleus accumbens*), conforme ilustrado na Figura 17.1. Esse sistema tem participação na busca de estímulos causadores de prazer (p. ex., alimentos, sexo, relaxamento). Por meio de reforço positivo, há o impulso de manter o prazer repetidas vezes, criando-se uma memória específica.[18-20]

O abuso de substâncias produz alteração nos processos fisiológicos de recompensa, instalando um ciclo de reforço negativo nas vias de gratificação cerebral.[18,20] Apesar de cada substância ter um mecanismo de ação particular e de diversos outros núcleos cerebrais serem afetados com a administração, em última instância, todas as SPAs, direta ou indiretamente, acarretam alterações no SCR. A ativação dessa área, primariamente relacionada ao sentimento de prazer desencadeado diante de eventos de potencial reforçador, é intensificada com o abuso de substâncias.[21-24]

Tal processo resulta no aumento – direto ou indireto – da concentração de DA extracelular

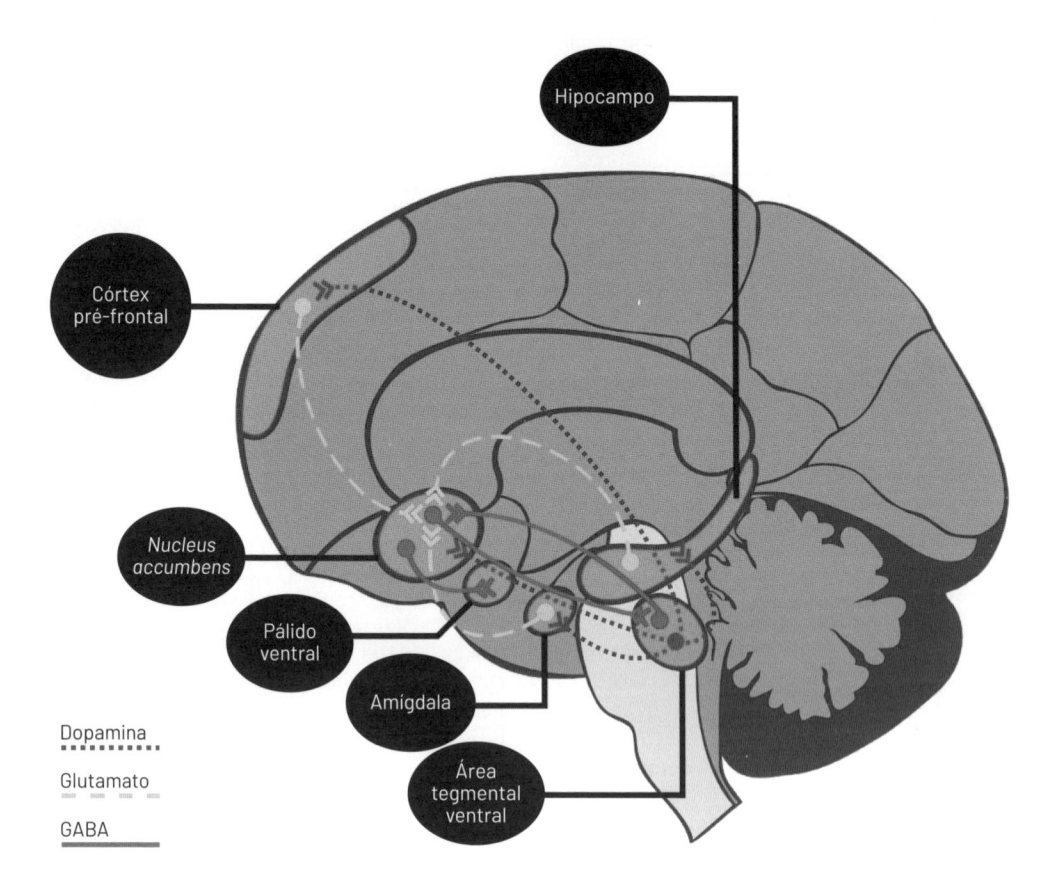

[ **FIGURA 17.1** ]
Principais neurocircuitos cerebrais envolvidos nos transtornos por uso de substâncias.
Fonte: Ilustração de Thyago Moura, elaborada com base em https://pubs.niaaa.nih.gov/publications/arcr344/506-515.htm

no SCR, sobretudo no *nucleus accumbens*, estendendo-se para a amígdala e induzindo, assim, o estado de excitação.[11,25-29] A DA é um neurotransmissor envolvido na modulação de diversas funções fisiológicas e no desempenho de comportamentos motivados dirigidos a metas. O aumento de sua concentração sináptica em regiões específicas do cérebro é associado à sensação de prazer e bem-estar desencadeada diante de certos comportamentos.[21]

A DA também desempenha papel-chave nos processos de aprendizagem e está associada a recompensas e à definição de eventos de potencial gratificante. Diante de estímulos desencadeadores de prazer (p. ex., alimentos, sexo, fuga em situações de perigo, entre outros), a ativação do SCR ocorre pela expressão de DA, criando uma memória específica que estimula o organismo a buscá-la novamente.[28,30-33] Dessa forma, a DA está fortemente relacionada ao reforço e à consolidação da memória, abrangendo também processos como atenção, aprendizagem, cognição, humor, emoções, regulação do sono, alimentação, controle dos movimentos voluntários, entre outros.[28,29,34]

De acordo com Volkow e colaboradores, o uso de substâncias produz um efeito agudo de superliberação de DA, acarretando concentrações muito superiores aos níveis basais, com intensidade e duração que excedem aquelas desencadeadas por reforçadores naturais.[31,32,35,36] Postula-se que esse processo ocasiona o desequilíbrio entre os circuitos dopaminérgicos relacionados à recompensa, prejudicando o condicionamento e as seguintes funções executivas: planejamento, regulação emocional e tomada de decisão.[22,35] Além disso, acredita-se que as alterações na neurotransmissão cerebral de DA, adjacentes ao uso crônico de substâncias, estariam relacionadas a um estado hipodopaminérgico que conduziria à desregulação dos circuitos de recompensa.[37] Possivelmente, a repetição crônica da atividade da DA, no SCR, pode promover desequilíbrio neuroquímico, conduzindo a uma homeostase alterada ao gerar neuroadaptações estruturais e funcionais permanentes na neuroplasticidade cerebral.[38,39] Esse desequilíbrio estaria relacionado ao processo de transição do uso recreativo para a dependência.[40]

Volkow e colaboradores[22] também sugerem a presença de diferenças marcantes em circuitos cerebrais em pacientes com dependência de substâncias, quando comparados a indivíduos sem dependência. De acordo com esse modelo, a dependência envolve outros circuitos além do sistema de recompensa (*nucleus accumbens,* córtex pré-frontal, ATV), como memória e condicionamento (amígdala, córtex orbitofrontal, hipocampo e estriado dorsal), controle executivo (córtex pré-frontal dorsolateral, giro cingulado anterior, córtex frontal inferior e córtex orbitofrontal lateral) e motivação (córtex orbitofrontal medial para atribuição de saliência, giro cingulado anterior, ATV, estriado dorsal e córtex motor), conforme ilustrado na Figura 17.2. Durante os TUSs, quando há saliência da substância nos circuitos de recompensa, a motivação e a memória superam os circuitos de controle e ocorre retroalimentação positiva iniciada pelo consumo da substância e perpetuada pelo aumento da ativação dos circuitos de motivação e memória. Além da DA, outros neurotransmissores estão envolvidos nessas neuroadaptações, entre os quais o glutamato, o ácido gama-aminobutírico (GABA), a noradrenalina (NA), o fator de liberação da corticotrofina (CRF) e receptores opioides (ver Fig. 17.1).[22]

Mudanças na plasticidade encefálica podem ser adaptativas, quando associadas a ganho de função, ou mal-adaptativas, quando estão associadas à perda de funções e a consequências negativas, como é observado em indivíduos com dependência química. A liberação ou a inibição da recaptação de DA e de outros neurotransmissores, como a serotonina (5-HT) e a NA, desencadeadas pelas substâncias de abuso, produzem alterações na forma como os neurônios integram a neurotransmissão excitatória e inibitória, dando início a uma cascata de sinalização complexa. Essas mudanças comprometem a neuroplasticidade relacionada à aprendizagem e ao desenvolvimento de comportamentos de procura pela substância.[38]

## AÇÕES DAS SUBSTÂNCIAS NO SISTEMA CEREBRAL DE RECOMPENSA

Como mencionado, todas as substâncias de abuso agem direta ou indiretamente nas vias dopaminérgicas do SCR, e a primeira etapa é caracterizada por desregulação nos circuitos dos núcleos da base dentro da rede mesolímbica, alterando a forma como esse sistema é ativado.[28] Alguns exemplos podem ajudar a compreensão de seus mecanismos de ação.

Os psicoestimulantes, como a cocaína e as anfetaminas, elevam a DA extracelular pela inibição da recaptação de DA pelos transportadores dopaminérgicos e, no caso das anfetaminas, também promovem transporte reverso da DA. Doses intoxicantes de SPAs induzem liberação súbita e intensa de DA e de peptídeos opioides no *nucleus accumbens*, ativando receptores dopaminérgicos D1 de baixa afinidade, causando a sensação de prazer e maximizando o aprendizado.[41] Tal processo induz a nova busca pela mesma sensação por meio de um novo uso de substâncias – esse aumento na probabilidade do uso é chamado de reforço positivo.[42]

Já os sedativos-hipnóticos, entre eles o etanol, provavelmente produzam suas ações reforçadoras por meio de diversos sistemas de neurotransmissão. Um dos principais locais de ação propostos para o álcool seria a modulação dos

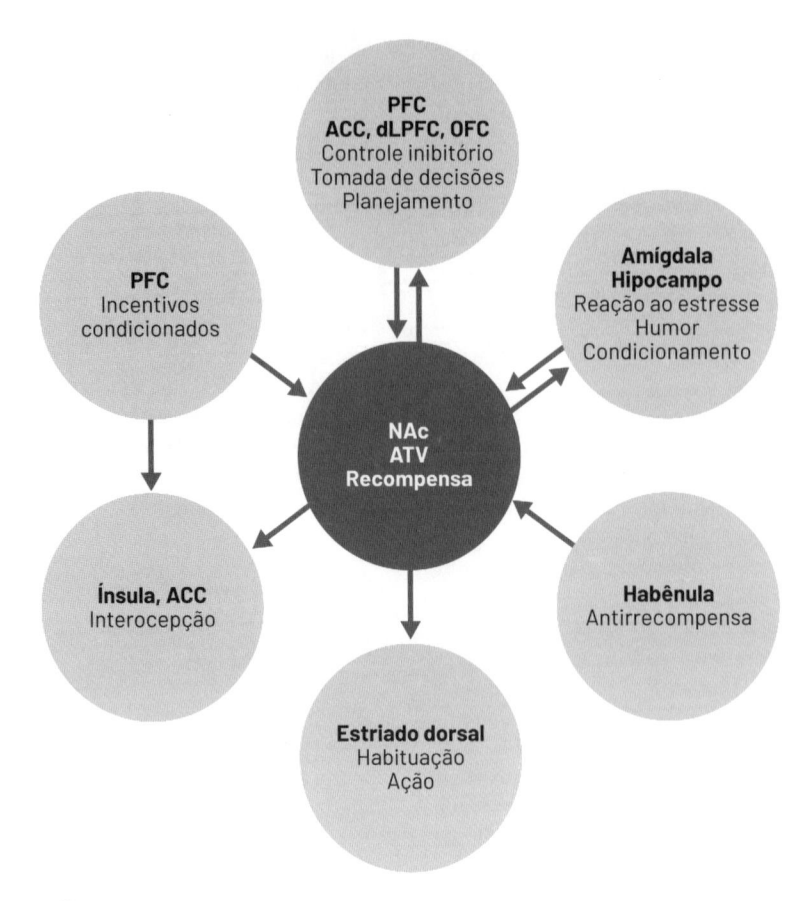

[ **FIGURA 17.2** ]
Neurocircuito das adições. Esse modelo propõe que o aumento da expectativa em utilizar a substância modifica os circuitos de controle (recompensa, motivação e memória), favorecendo um ciclo de *feedback* positivo que se inicia com o consumo da substância. Tais circuitos também interagem com aqueles envolvidos na regulação do humor, na reatividade ao estresse (que inclui amígdala, hipotálamo e habênula) e na interocepção (ínsula, ACC).
NAc: *nucleus accumbens*; ATV, área tegmental ventral; PFC: córtex pré-frontal; OFC: córtex orbitofrontal; ACC: córtex cingulado anterior; dLPFC: córtex pré-frontal dorsolateral.
Fonte: Ilustração de Thyago Moura.

receptores GABAérgicos, além de sistemas glutamatérgicos (receptores N-metil-D-aspartato [NMDA]) e opioides, com projeções para as regiões dopaminérgicas. Estudos recentes também sugerem interação complexa entre os sistemas serotonérgicos e o reforço do etanol.

O tetraidrocanabinol (THC), presente na maconha e que age nos receptores canabinoides, compartilha efeitos nos modelos animais de reforço de modo similar às outras substâncias de abuso.

## PRINCIPAIS FASES DOS TUSs E RESPECTIVAS ALTERAÇÕES NEUROBIOLÓGICAS

Os TUSs são caracterizados por sintomas de ordem cognitiva, comportamental e fisiológica, que acarretam um padrão patológico e mal-adaptativo de uso, promovendo a continuidade do consumo, apesar das consequências negativas.[43,44] Do ponto de vista clínico, os elementos de impulsividade e compulsividade produzem um ciclo que envolve a compulsão em conseguir e usar a substância, a perda de controle sobre o uso e o surgimento de estados emocionais negativos (disforia, irritabilidade, ansiedade) quando o consumo é impossibilitado. Evidências pré-clínicas e clínicas sugerem que esse processo decorra de sucessivas neuroadaptações em diferentes circuitos cerebrais, modificando as respostas emocionais fisiológicas e a ruptura da homeostase. Como resultado, o uso agudo e impulsivo pode se tornar compulsivo e, assim, desenvolver o uso crônico, a fissura, a tolerância e a recaída.[11,33,45-47]

Tal processo pode ser resumido em três fases principais (Fig. 17.3):

1 **Compulsão para busca e obtenção da substância, intoxicação e perda do controle sobre o consumo.** Envolve principalmente a rede ventromedial e o SCR.
2 **Apresentação de alterações clínicas e estados emocionais negativos (disforia, ansiedade, irritabilidade) quando o acesso à substância é impossibilitado (abstinência).** Envolve principalmente a rede da amígdala estendida e o sistema cerebral de estresse.

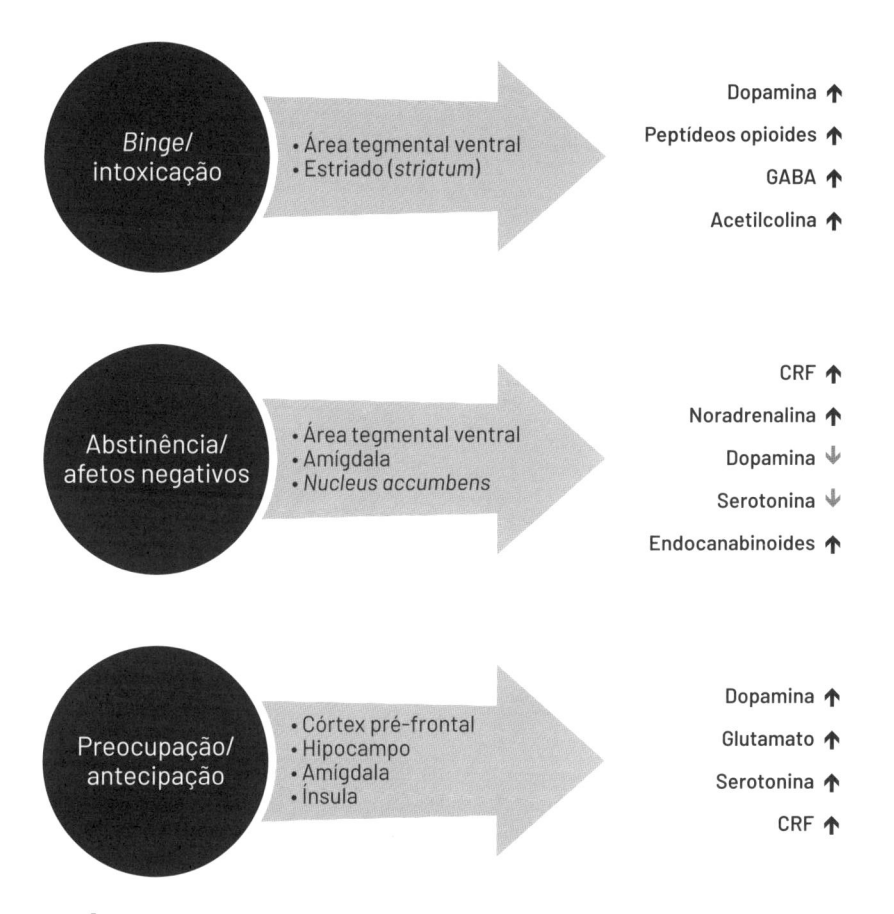

**Binge/intoxicação**
- Área tegmental ventral
- Estriado (*striatum*)

Dopamina ↑
Peptídeos opioides ↑
GABA ↑
Acetilcolina ↑

**Abstinência/afetos negativos**
- Área tegmental ventral
- Amígdala
- *Nucleus accumbens*

CRF ↑
Noradrenalina ↑
Dopamina ↓
Serotonina ↓
Endocanabinoides ↑

**Preocupação/antecipação**
- Córtex pré-frontal
- Hipocampo
- Amígdala
- Ínsula

Dopamina ↑
Glutamato ↑
Serotonina ↑
CRF ↑

[ **FIGURA 17.3** ]
Neurocircuitos e neurotransmissões envolvidos nas três fases dos TUSs. GABA: ácido gama-aminobutírico; CRF: fator de liberação de corticotrofina.
Fonte: Ilustração de Thyago Moura, elaborada com base em Koob e Volkow.[26]

3 **Preocupação e antecipação.** Envolve a rede de saliência e o sistema cognitivo.

Segundo esse modelo proposto por Volkow e Koob, tais estágios envolvem mudanças neuroplásticas no SCR, no sistema cerebral de estresse e nas funções executivas .[11,12,23,48,49] Cada uma dessas etapas está relacionada a alterações moleculares, químicas e anatômicas em circuitos cerebrais específicos e parece estar associada à transição entre o uso eventual e a dependência.[45] O delineamento do neurocircuito dos estágios evolutivos da síndrome da dependência forma uma base heurística para a busca das neuroadaptações moleculares, genéticas e neurofarmacológicas que são fundamentais para a vulnerabilidade e para o desenvolvimento e a manutenção da doença.[11] Tal processo envolve alterações na neuroplasticidade em todas as estruturas citadas anteriormente. Essas alterações, que podem começar com mudanças no sistema dopaminérgico mesolímbico, produzem uma cascata de neuroadaptações do estriado ventral ao estriado dorsal e córtex orbitofrontal e, eventualmente, desregulação do córtex pré-frontal, do giro do cíngulo e da amígdala estendida (Fig. 17.4).[50]

É importante ressaltar que os estágios interagem entre si e tornam-se mais intensos conforme o consumo de SPAs progride. Juntos, esses domínios podem explicar como tais alterações persistem e criam vulnerabilidade à recaí-

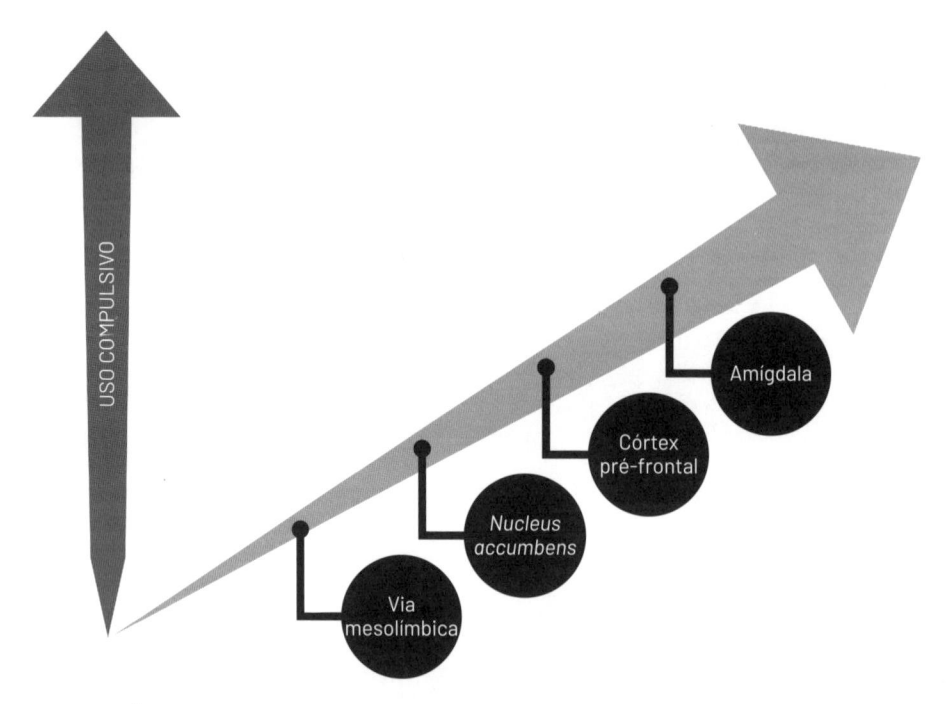

[ **FIGURA 17.4** ]
Mudanças neuroadaptativas que contribuem para a neuroplasticidade causada pelo uso compulsivo de substâncias. Em um estágio inicial, o uso agudo aumenta a excitabilidade da via mesolímbica dopaminérgica. Após, a ativação da dopamina aumenta a excitabilidade no estriado ventral (*nucleus accumbens*). O estriado dorsal parece contribuir para a criação de hábitos e automação do comportamento compulsivo. Conforme o uso se torna crônico, a perda de funções no córtex pré-frontal (que controla as funções executivas e a tomada de decisão) torna-se mais proeminente. Por fim, as modificações no sistema cerebral de estresse (amígdala) são acentuadas, aumentando o reforço negativo das substâncias psicoativas.
Fonte: Ilustração de Thyago Moura, elaborada com base em Schuch.[50]

da.[11] Além dessas fases, outros aspectos são evidenciados e especificados pelos manuais diagnósticos (CID e DSM), como o aumento da tolerância aos efeitos das substâncias, o tempo despendido no envolvimento com elas e os prejuízos físicos e sociofamiliares associados ao seu consumo.

## PRIMEIRA ETAPA: COMPULSÃO E INTOXICAÇÃO

O SCR corresponde à rede mesocorticolímbica, que pode ser dividida em dois subsistemas: mesolímbico e mesocortical. O subsistema mesolímbico ativa principalmente o estriado (a ATV e o *nucleus accumbens*), mas também envolve o septo, a amígdala e o hipocampo. Esse subsistema está associado ao movimento com base em gratificações, incluindo os processos de antecipação e aprendizado de recompensas. Já o subsistema mesocortical inclui, além do estriado, o córtex pré-frontal medial, o córtex orbitofrontal, o giro do cíngulo e o córtex perirrinal. Embora essas áreas corticais estejam relacionadas principalmente com as funções executivas, elas também têm papéis importantes no processamento de recompensa, sendo envolvidas tanto na codificação do valor relativo da recompensa quanto no planejamento do comportamento aprendido e direcionado a metas.[11,51]

Quando o indivíduo é exposto repetidamente a um reforço positivo, tal como o abuso de substâncias, o cérebro identifica informações ambientais associadas ao uso de substância (pistas) e as transforma em sinais preditivos da recompensa, estimulando o *nucleus accumbens* e causando a sensação de gratificação antes mesmo de recebê-la, ou seja, a antecipação de recompensa.[52] Os sinais (p. ex., aroma) que remetem a uma recompensa são capazes de potencializar a liberação de DA e de ativar o *nucleus accumbens*, causando a conhecida sensação agradável.[53]

Uma vez consolidada a associação de que a presença de determinados estímulos prediz a obtenção de recompensa, diz-se que há pareamento entre estímulo e recompensa, resultando em gatilhos, que, quando ativados, estimulam neurônios dopaminérgicos a disparar em resposta ao estímulo antes mesmo de receber a recompensa.[54]

Nos TUSs, essas alterações são gravadas no cérebro a ponto de modificarem o comportamento, mesmo após a cessação do efeito da substância. Isso ocorre porque diversos comportamentos, sinais e sintomas do uso de substâncias coexistem clinicamente, mas, dependendo da substância e do estágio da doença, podem envolver diversos mecanismos moleculares, ocorrendo em muitos circuitos neurais. Os tipos de mecanismos moleculares que se relacionam com os efeitos a longo prazo podem ser divididos em duas classes principais: as adaptações homeostáticas e o aprendizado associativo.

As adaptações homeostáticas podem ser entendidas como respostas compensatórias das células ou dos circuitos ao bombardeio excessivo por uma substância ou à estimulação excessiva dos neurotransmissores induzida pela substância (p. ex., estimulação dopaminérgica excessiva). Tais adaptações assumem um papel crítico na tolerância, na dependência e na abstinência e tendem a ser tipicamente reversíveis, dissipando-se após alguns dias ou semanas de cessação do uso.

Já o aprendizado associativo está relacionado às recaídas, que muitas vezes ocorrem pela reexposição a estímulos associados ao uso de substâncias. Postula-se que esse aprendizado represente alterações duradouras nos padrões de conectividade sináptica, que contém os códigos para informações específicas, atuando como memória celular.

No processo fisiológico, a liberação dopaminérgica cessa gradualmente ao se obter a recompensa.[55] As SPAs, entretanto, estimulam diretamente a liberação de DA, rompendo o mecanismo natural da saciedade ao promoverem a sensação agradável, mesmo quando a recompensa já foi obtida.[34] Essa liberação patológica de DA não só ocasiona o comportamento compulsivo, mas também distorce o aprendizado ao intensificar as associações (pareamento) aos estímulos relacionados da substância.[56] Estímulos simples, como ver um amigo com quem se usa a substância, passar na rua em que se compra, ou mesmo emoções, como angústia, raiva, tristeza ou alegria, podem ser pareados ao uso de substâncias, ocasionando a liberação de DA em virtude da antecipação de recompensa, promovendo, assim, motivação intensa para o uso, mesmo sem a presença da substância em si.[15]

Em diversos estudos, observou-se que a administração direta de substâncias de abuso não só aumenta a disponibilidade de DA, elevando a excitabilidade de neurônios mesencefálicos e a consequente liberação dopaminérgica, mas também aumenta a sensibilidade ao neurotransmissor em neurônios-alvo no córtex pré-frontal.[57] Esse fenômeno de aumento da reatividade dopaminérgica com o uso de substâncias se chama sensibilização.

Dessa forma, pulsos patologicamente altos de DA em neurônios já mais sensíveis ao estímulo geram hiperatividade mesocorticolímbica (SCR) direcionada não apenas à substância em si, mas a todos os estímulos relacionados ao uso de substâncias devido à distorção ocasionada pelo aprendizado associativo.[58]

Essa hiperatividade distorcida do SCR faz o estímulo dopaminérgico, decorrente das atividades relacionadas ao consumo de SPAs, sobrepujar ao de atividades habituais, maximizando o valor da recompensa obtida "no mundo das drogas" e minimizando os valores das recompensas advindas de quaisquer outras atividades. Essa hiperestimulação neuronal também ocasiona mudança no disparo elétrico; logo, estímulos que antes geravam disparos neuronais discretos, após exposições repetidas, passam a causar despolarizações mais intensas. Esse fenômeno neuronal, secundário à ativação persistente, é chamado de *kindling*[59] e foi primeiramente estudado em alcoolistas crônicos, nos quais se observou maior probabilidade de episódios convulsivos,[60] mas pode ser aplicável a outras SPAs. Também se percebeu que o próprio *kindling* aumenta a probabilidade de recaída em pacientes abstinentes. Além disso, alguns estudos mostraram que os próprios sintomas de abstinência acabam tornando-se mais prováveis e mais intensos com o desenvolvimento do *kindling*. Esse desequilíbrio impacta os valores de recompensa, fazendo o indivíduo reorganizar seu funcionamento de maneira a buscar os estímulos relacionados à substância, já que, nesse contexto, são de maior valor relativo.[61]

Conforme o usuário obtém a recompensa desejada ao longo do tempo (habituação) e a adição se desenvolve, as substâncias induzem *down-regulation* de receptores dopaminérgicos, principalmente D2, em uma aparente estratégia homeostática para equilibrar os níveis de sinalização dopaminérgica, ou seja, a tolerância.[57] Além disso, ocorrem também picos menores de DA, resultando em um SCR menos ativado, tanto por estímulos relacionados como não relacionados à substância, caracterizando uma supressão dopaminérgica mesolímbica. Por esse motivo, o sujeito com TUS não só necessita de quantidades maiores da substância – para maior ativação dopaminérgica –, como também sente menos satisfação e prazer em atividades que antes causavam essas sensações.

## SEGUNDA ETAPA: ABSTINÊNCIA E DISFORIA

Além de ocasionar supressão dopaminérgica global, a exposição crônica a picos elevados de DA reduz a ativação serotonérgica e aumenta a atividade do sistema cerebral de estresse por meio de hormônios, como o adrenocorticotrófico (ACTH), a corticosterona e o CRF.[62]

Com a progressão da abstinência, outros hormônios relacionados ao estresse, como a NA e a dinorfina, são recrutados e o circuito da amígdala estendida é ativado, ocasionando sintomas disfóricos, como angústia, insatisfação e anedonia. As regiões envolvidas nesse circuito são a amígdala, o núcleo leito da estria terminal, a habênula lateral, o estriado ventral e o córtex orbitofrontal.[63] Esse sistema cerebral contrapõe-se ao mesocorticolímbico e, por esse motivo, é denominado "sistema antirrecompensa". Enquanto o sistema de recompensa se mantém ativado, o antirrecompensa permanece contraposto e controlado; porém, quando cessa a ativação da recompensa, o sistema antirrecompensa sobrepõe-se, resultando em disforia intensa.[64] Esse fenômeno pode ser evidenciado, por exemplo, quando o sujeito é impedido de fazer uso da substância de dependência. A exacerbação de sintomas negativos decorrentes da hiperativação amigdaliana devida à privação da recompensa é o que caracteriza o segundo estágio, chamado de abstinência e disforia.

Quando o sujeito com TUS torna-se abstinente* por um período, a disforia induz um movimento em busca de amenizar esse sofrimento emocional, mesmo que seja com o uso da substância, a própria causadora do desconforto. Esse processo de busca da recompensa para alívio da sensação desagradável denomina-se reforço negativo e aumenta a probabilidade da realização do comportamento aprendido, ou seja, o uso da substância. Assim, um indivíduo que antes fazia uso de substâncias em busca de euforia, nessa etapa a usa buscando alívio da disforia, reforçando, assim, a dependência.

## TERCEIRA ETAPA: PREOCUPAÇÃO, ANTECIPAÇÃO E FISSURA

O ressurgimento do desejo de usar uma substância (comportamento aprendido), tanto pela sensação agradável (reforço positivo) quanto para alívio da sensação desagradável (reforço negativo), é absolutamente esperado dentro do ciclo dos TUSs. Nesse momento, a saliência do estímulo pareado ao uso da substância intensifica-se e exige recursos de controle no processo de tomada de decisão. O mecanismo neurobiológico desse processo resulta em um sistema de "vá/não vá em busca da recompensa".[65] Esse sistema é intimamente influenciado por capacidades cognitivas, como a de manter um comportamento direcionado a metas e a de flexibilizar aprendizados associativos. A supressão dopaminérgica evidenciada no SCR também acomete o córtex pré-frontal, prejudicando funções cognitivas.[66] Dessa forma, as alterações cerebrais ocasionadas pelos TUSs resultam não apenas na intensificação do desejo de usar SPAs (fissura), mas também na diminuição da capacidade do sujeito de resistir à tentação. Essa combinação ocasiona novo episódio de compulsão e intoxicação, reiniciando, assim, o ciclo dos TUSs.

Nessa etapa do ciclo, a neuroplasticidade evidenciada no sistema glutamatérgico corticoestriatal relaciona-se com a incapacidade do indivíduo de ponderar a saliência do estímulo e de controlar o comportamento aprendido. O córtex pré-frontal modula a saliência por meio da resposta a recompensas por projeções glutamatérgicas para a ATV, cujos neurônios liberam DA diretamente no *nucleus accumbens*. De maneira semelhante, o controle do comportamento aprendido é exercido pelas projeções glutamatérgicas do córtex pré-frontal para o núcleo caudado e para o estriado ventral.[67] As alterações desse circuito tornam a saliência mais intensificada, resultando na fissura e no comportamento associado ao uso da substância favorecido pelo sistema "vá/não vá", dificultando, assim, que o córtex executivo "resista às tentações" e impeça comportamentos disfuncionais.

A fissura, ou *craving*, é definida pela OMS como "desejo de experimentar o(s) efeito(s) de uma substância psicoativa previamente utilizada". Entretanto, várias definições foram propostas com o intuito de descrever esse fenômeno, que engloba características subjetivas e alterações físicas. O fenômeno é descrito como desejo urgente e quase incontrolável que invade o pensamento do usuário de substâncias, alterando seu humor, provocando sensações físicas e modificando seu comportamento.

Muitos estudos clínicos prospectivos concluíram que a fissura não prediz com confiabilidade as recaídas e seria um conceito de pouca ou nenhuma utilidade clínica. Além disso, modelos mais recentes sobre os TUSs não requerem que a fissura esteja presente para que a recaída inicie. Os medicamentos que demonstraram causar diminuição da fissura em humanos foram testados em laboratório e obtiveram pouca efetividade clínica em ambiente natural.

Pesquisas de neuroimagem analisaram a fissura utilizando vídeos com imagens relacionadas à substância para induzir essa condição. Tais vídeos foram comparados a outros neutros e/ou com estímulos eróticos, cenas tristes ou alegres. Os principais achados foram a ativação mais intensa da amígdala e do cingulado ante-

---

* Nesse contexto, o termo "abstinência" refere-se à privação do uso de substância, e não a todo mecanismo fisiopatológico com manifestações somáticas autonômicas e complicações clínicas.

rior em relação aos córtices orbitofrontal e dorsolateral pré-frontal e cerebelo durante a exposição aos vídeos relacionados à substância nos indivíduos com dependência. Os estudos foram realizados com indivíduos com dependência de cocaína, álcool, opioides e nicotina, e as análises estatísticas demonstraram que as áreas de ativação cerebral durante a fissura eram semelhantes nos sujeitos com TUSs.

A hiperexcitabilidade da amígdala leva a uma resposta emocional exacerbada ante estressores ambientais antes não tão graves que, com as associações aprendidas para o consumo de substâncias, favoreçam a recaída na presença de tristeza, raiva, ansiedade e outras emoções desconfortáveis para o indivíduo. Há pesquisadores que argumentam que essas alterações são temporárias, pois são uma forma de adaptação do neurônio ante a exposição às substâncias, e, com a abstinência prolongada, o próprio organismo recuperaria o equilíbrio na neurotransmissão dopaminérgica. No entanto, o fenômeno de *incubation of craving* não parece depender do período de abstinência e, infelizmente, mostra-se um fator favorável à recaída por tempo indeterminado.

## PERSPECTIVAS FUTURAS

Conforme discutido no decorrer deste capítulo, a compreensão dos mecanismos neurobiológicos dos TUSs requer a integração da neurociência básica com a psicologia social, a psicologia experimental e a psiquiatria. Nesse sentido, os TUSs são apresentados como um ciclo de desregulação progressiva, sobretudo no SCR, que resulta no uso compulsivo de substâncias e na perda de controle sobre o consumo. Acredita-se que o processo de sensibilização e as neuroadaptações decorrentes do consumo de SPAs contribuam para uma desregulação homeostática hedônica, que envolve mecanismos neurobiológicos, sobretudo do sistema dopaminérgico mesolímbico, além dos sistemas peptidérgicos opioides, cerebral de estresse e hormonal. Esse quadro fornece uma abordagem realista para identificar os fatores neurobiológicos que produzem vulnerabilidade aos TUSs e ao processo de recaída[68] e, ao mesmo tempo, lança o desafio de ampliar a compreensão psicobiológica, que pode permitir tecer terapêuticas mais assertivas.

## BIOMARCADORES

Apesar da disponibilidade de diversas estratégias terapêuticas, e de a farmacoterapia associada ao tratamento psicológico ser preditora de melhores resultados terapêuticos,[69] sabe-se que os pacientes com TUS apresentam sintomatologia heterogênea e, portanto, respostas diferentes às intervenções.[70] A avaliação apropriada dos TUSs é essencial, tanto no processo diagnóstico – frequentemente associado a outras comorbidades – quanto no planejamento terapêutico.[71,72] Apesar do avanço do conhecimento neurobiológico, ele ainda não foi incorporado ao processo diagnóstico, que continua sobretudo clínico. Mesmo que as dosagens de algumas enzimas sejam úteis na avaliação do funcionamento hepático e cardiovascular, não existem análises bioquímicas ou medidas biológicas específicas para os TUSs, e o diagnóstico é realizado a partir de critérios estabelecidos na *Classificação internacional de doenças e problemas relacionados à saúde* (CID)[73] ou no DSM.[14]

Compreender as neuroadaptações a partir de uma perspectiva fisiopatológica do transtorno é útil no estabelecimento de ferramentas analíticas que potencializem o entendimento da variabilidade interindividual relacionada ao processo de progressão do uso recreativo para a dependência e a resposta terapêutica.[74-76] De acordo com a diretora do National Institute on Drug Abuse (NIDA), Nora Volkow, há necessidade urgente de identificar parâmetros biológicos, clínicos e neuronais que reflitam a gravidade dos TUSs e que prevejam ou se correlacionem com as trajetórias de doença e as respostas terapêuticas,[77] possibilitando uma atenção mais individualizada que influencie significativamente na elaboração de novas estratégias de prevenção e tratamento.[76,78,79]

Marcadores relacionados às citocinas inflamatórias, ao estresse oxidativo, às alterações nas neurotrofinas, incluindo o fator neurotrófico derivado do cérbero (BDNF) e marcadores cerebrais avaliados por exames de neuroimagem, têm sido estudados como potenciais biomarcadores nos transtornos psiquiátricos. Estudos prévios encontraram resultados promissores na avaliação desses biomarcadores, sinalizando que o uso de SPAs ocasiona aumento no dano e que fatores neurotróficos, como o BDNF, podem contribuir para a recuperação do dano oxidativo.[80-84] Esses dados prévios permitem hipotetizar que a alteração de biomarcadores pode diferir entre estágios precoces e tardios dos TUSs. Assim, tais alterações podem estar relacionadas a mudanças estruturais, neurocognitivas e periféricas, sobretudo nas vias oxidativa, inflamatória e neurotrófica, associadas a cada estágio. Todavia, não está claro se os biomarcadores estão relacionados à progressão no TUS e a fatores que interferem na neuroprogressão e na neuroproteção. Essa compreensão pode possibilitar implicações clínicas relevantes, uma vez que pode auxiliar na identificação de alvos terapêuticos potenciais e no desenvolvimento ou na reorganização de métodos farmacológicos e psicossociais mais específicos relacionados à adesão, à recaída, à resposta terapêutica e ao prognóstico.

Essa proposição está em linha com a proposta de compreensão dos TUSs na qualidade de doença neuroprogressiva. Tal hipótese encontra consonância em estudos prévios sobre outros transtornos psiquiátricos, nos quais modelos de neuroprogressão e estadiamento clínico têm emergido como paradigmas novos e úteis para a compreensão e o diagnóstico de transtornos mentais.[85,86] O termo "neuroprogressão" tem sido usado para definir a reorganização patológica do SNC[87] presente no curso dos transtornos psiquiátricos.[85,86,88-93]

A neuroprogressão é um processo multifatorial que, em última instância, conduz à perda de resiliência neuronal, envolvendo alterações neuroanatômicas e funcionais, principalmente nos sistemas dopaminérgico, de citocinas inflamatórias, de estresse oxidativo e mitocondrial e em neurotrofinas, como o BDNF. Já o termo "estadiamento" postula que cada estágio da neuroprogressão da doença é caracterizado pela alteração de um suposto conjunto específico de biomarcadores.[88,94,95]

Transpondo o conceito de neuroprogressão para os TUSs, esse processo poderia ser explicado pelo recrutamento excessivo e duradouro de mecanismos regulatórios decorrentes do uso crônico da substância.[11,26,40,77,96,97] Como resultado, conforme o uso da substância avança, o eixo de estresse desregula e desencadeia uma cascata de alterações cerebrais e seus correspondentes periféricos.[33,77,84]

## REGULAÇÃO EMOCIONAL

A regulação emocional tem sido cada vez mais incorporada à compreensão das psicopatologias, trazendo a perspectiva de entendimento dos processos emocionais e comportamentais a partir de uma visão neurobiológica.[98,99] Isso é particularmente interessante na clínica dos TUSs, que tem como características centrais: a) os estados emocionais negativos; b) a desregulação da emoção; c) a reatividade ao estresse; e d) a impulsividade e o autocontrole prejudicados.[100]

Essas características sintomatológicas estão relacionadas ao autocontrole comprometido, o que, em âmbito biológico, envolve a atividade reduzida em redes de controle, incluindo o córtex cingulado anterior, o córtex pré-frontal adjacente e o estriado.[100,101] Além disso, as alterações na excitabilidade da amígdala basolateral e de regiões do *nucleus accumbens*, do hipocampo e do rombencéfalo também estão envolvidas no processo regulatório da motivação, da cognição e da resposta ao estresse.[102] Esse crescente corpo de evidências, que sustentam a conceituação da regulação emocional como um construto transdiagnóstico, tem possibilitado que tais resultados sejam direcionados para o desenvolvimento de tratamentos unificados que visam à regulação da emoção.[103]

Dessa forma, a dificuldade de regulação emocional tem sido considerada preditor de comportamentos aditivos,[104] já que emoções mal reguladas podem potencializar o uso de substâncias como uma estratégia de automedicação que possibilita escapar do sofrimento ou regular as emoções.[105]

Assim, métodos farmacológicos inovadores e de treinamento comportamental que permitam o aprimoramento das habilidades gerais de regulação de emoções – especialmente a capacidade de autocontrole das funções executivas, de tolerância de emoções negativas e resposta adaptativa ao estresse – mostram-se como alvo importante no tratamento dos TUSs.[98] Nesse sentido, técnicas de regulação emocional, principalmente oriundas da terapia cognitivo-comportamental (TCC), e terapias contextuais, como a meditação (p. ex., *mindfulness*), podem ser usadas para induzir mudanças nos circuitos neurobiológicos envolvidos no autocontrole, que parecem prejudicados nos TUSs.[101] Esse construto abre a possibilidade de novos caminhos e novas oportunidades de intervenções terapêuticas focadas em medidas de reatividade fisiológica relacionadas à inibição e à regulação emocional.[100]

## REFERÊNCIAS

1. Regier DA, Farmer ME, Rae DS, Locke BZ, Keith SJ, Judd LL, et al. Comorbidity of mental disorders with alcohol and other drug abuse. Results from the Epidemiologic Catchment Area (ECA) Study. JAMA. 1990;264(19):2511-8.
2. Kessler RC, McGonagle KA, Zhao S, Nelson CB, Hughes M, Eshleman S, et al. Lifetime and 12-month prevalence of DSM-III-R psychiatric disorders in the United States. Results from the National Comorbidity Survey. Arch Gen Psychiatry. 1994;51(1):8-19.
3. Compton WM, Thomas YF, Conway KP, Colliver JD. Developments in the epidemiology of drug use and drug use disorders. Am J Psychiatry. 2005;162(8):1494-502.
4. Kessler RC, Chiu WT, Demler O, Merikangas KR, Walters EE. Prevalence, severity, and comorbidity of 12-month DSM-IV disorders in the National Comorbidity Survey Replication. Arch Gen Psychiatry. 2005;62(6):617-27.
5. World Health Organization. The world health report 2001: mental health: new understanding, new hope. Geneva: WHO; 2001.
6. Brorson HH, Ajo Arnevik E, Rand-Hendriksen K, Duckert F. Drop-out from addiction treatment: a systematic review of risk factors. Clin Psychol Ver. 2013;33(8):1010-24.
7. United Nations. World Drug Report 2014. Vienna: United Nations; 2014.
8. . Schoenthaler SJ, Blum K, Braverman ER, Giordano J, Thompson B, Oscar-Berman M, et al. NIDA-Drug Addiction Treatment Outcome Study (DATOS) relapse as a function of spirituality/religiosity. J Reward Defic Syndr. 2015;1(1):36-45.
9. Volkow ND, Poznyak V, Saxena S, Gerra G; UNODC-WHO Informal International Scientific Network. Drug use disorders: impact of a public health rather than a criminal justice approach. World Psychiatry. 2017;16(2):213-4.
10 . McLellan AT, Lewis DC, O'Brien CP, Kleber HD. Drug dependence, a chronic medical illness: implications for treatment, insurance, and outcomes evaluation. Jama. 2000;284(13):1689-95.
11. Koob GF, Volkow ND. Neurocircuitry of addiction. Neuropsychopharmacology. 2010;35(1):217-38.
12. Volkow ND, Koob GF, McLellan AT. Neurobiologic advances from the brain disease model of addiction. N Engl J Med. 2016;374(4):363-71.
13. Volkow ND, Baler RD. Addiction science: uncovering neurobiological complexity. Neuropharmacology. 2014;76(Pt B):235-49.
14. American Psychiatric Association. Diagnostic and statistical manual of mental disorders: DSM-5. 5th. ed. Washington: APA; 2013.
15. Robinson TE, Berridge KC. Review. The incentive sensitization theory of addiction: some current issues. Philos Trans R Soc Lond B Biol Sci. 2008;363(1507(:3137-46.
16. Volkow ND, Wang GJ, Fowler JS, Tomasi D, Telang F, Baler R. Addiction: decreased reward sensitivity and increased expectation sensitivity conspire to overwhelm the brain's control circuit. Bioessays. 2010;32(9):748-55.
17. Olds J. A preliminary mapping of electrical reinforcing effects in the rat brain. J Comp Physiol Psychol. 1956;49(3):281-5.
18. Esch T, Stefano GB. The neurobiology of pleasure, reward processes, addiction and their health implications. Neuro Endocrinol Lett. 2004;25(4):235-51.
19. Berridge KC, Kringelbach ML. Pleasure systems in the brain. Neuron. 2015;86(3):646-64.
20. Volkow ND, Wise RA, Baler R. The dopamine motive system: implications for drug and food addiction. Nat Rev Neurosci. 2017;18(12):741-52.
21. Arias-Carrión O, Stamelou M, Murillo-Rodríguez E, Menéndez-González M, Pöppel E. Dopaminergic reward system: a short integrative review. Int Arch Med. 2010;3:24.
22. Volkow ND, Wang GJ, Fowler JS, Tomasi D, Telang F. Addiction: beyond dopamine reward circuitry. Proc Natl Acad Sci U S A. 2011;108(37):15037-42.
23. Koob GF, Volkow ND. Neurobiology of addiction: a neurocircuitry analysis. Lancet Psychiatry. 2016;3(8):760-73.
24. Berridge KC. Is addiction a brain disease? Neuroethics. 2017;10(1):29-33.
25. Di Chiara G, Imperato A. Drugs abused by humans preferentially increase synaptic dopamine concentrations in the mesolimbic system of freely moving rats. Proc Natl Acad Sci U S A. 1988;85(14):5274-8.
26. Koob GF. Drugs of abuse: anatomy, pharmacology and function of reward pathways. Trends Pharmacol Sci. 1992;13(5):177-84.
27. Olive MF, Koenig HN, Nannini MA, Hodge CW. Stimulation of endorphin neurotransmission in the nucleus accumbens by ethanol, cocaine, and amphetamine. J Neurosci. 2001;21(23):RC184.
28. Di Chiara G, Bassareo V. Reward system and addiction: what dopamine does and doesn't do. Curr Opin Pharmacol. 2007;7(1):69-76.
29. Le Foll B, Gallo A, Le Strat Y, Lu L, Gorwood P. Genetics of dopamine receptors and drug addiction: a comprehensive review. Behav Pharmacol. 2009;20(1):1-17.
30. Di Chiara G. Drug addiction as dopamine-dependent associative learning disorder. Eur J Pharmacol. 1999;375(1-3):13-30.
31. Volkow ND, Wang GJ, Fischman MW, Foltin R, Fowler JS, Franceschi D, et al. Effects of route of administration on cocaine induced dopamine transporter blockade in the human brain. Life Sci. 2000;67(12):1507-15.

32. Volkow ND, Fowler JS, Wang GJ. Role of dopamine in drug reinforcement and addiction in humans: results from imaging studies. Behav Pharmacol. 2002;13(5-6):355-66.
33. Koob GF. Neurobiological substrates for the dark side of compulsivity in addiction. Neuropharmacology. 2009;56(Suppl 1):18-31.
34. Wise RA. Dopamine, learning and motivation. Nat Rev Neurosci. 2004;5(6):483-94.
35. Volkow ND, Fowler JS, Wang GJ, Swanson JM. Dopamine in drug abuse and addiction: results from imaging studies and treatment implications. Mol Psychiatry. 2004;9(6):557-69.
36. Volkow ND, Fowler JS, Wang GJ, Swanson JM, Telang F. Dopamine in drug abuse and addiction: results of imaging studies and treatment implications. Arch Neurol. 2007;64(11):1575-9.
37. Koob GF, Bloom FE. Cellular and molecular mechanisms of drug dependence. Science. 1988;242(4879):715-23.
38. Kalivas PW, O'Brien C. Drug addiction as a pathology of staged neuroplasticity. Neuropsychopharmacology. 2008;33(1):166-80.
39. Olsen CM. Natural rewards, neuroplasticity, and non-drug addictions. Neuropharmacology. 2011;61(7):1109-22.
40. George O, Le Moal M, Koob GF. Allostasis and addiction: role of the dopamine and corticotropin-releasing factor systems. Physiol Behav. 2012;106(1):58-64.
41. Volkow ND, Fowler JS, Wang GJ. The addicted human brain: insights from imaging studies. J Clin Invest. 2003;111(10):1444-51.
42. Steinberg EE, Boivin JR, Saunders BT, Witten IB, Deisseroth K, Janak PH. Positive reinforcement mediated by midbrain dopamine neurons requires D1 and D2 receptor activation in the nucleus accumbens. PLoS One. 2014;9(4):e94771.
43. Wikler A. Dynamics of drug dependence. Implications of a conditioning theory for research and treatment. Arch Gen Psychiatry. 1973;28(5):611-6.
44. American Psychiatric Association. Manual diagnóstico e estatístico de transtornos mentais: DSM-5. 5. ed. Porto Alegre: Artmed; 2014.
45. Koob GF. Addiction is a reward deficit and stress surfeit disorder. Front Psychiatry. 2013a;4:72.
46. Koob GF. Negative reinforcement in drug addiction: the darkness within. Curr Opin Neurobiol. 2013b;23(4):559-63.
47. Koob GF. The dark side of emotion: the addiction perspective. Eur J Pharmacol. 2015;753:73-87.
48. Volkow ND, Koob G. Brain disease model of addiction: why is it so controversial? Lancet Psychiatry. 2015;2(8):677-9.
49. Volkow ND, Morales M. The brain on drugs: from reward to addiction. Cell. 2015;162(4):712-25.
50. Schuch SB. Alterações de volumes corticais e subcorticais em usuários de crack [tese]. Porto Alegre: UFRGS; 2018.
51. Walter H, Abler B, Ciaramidaro A, Erk S. Motivating forces of human actions. Neuroimaging reward and social interaction. Brain Res Bull. 2005;67(5):368-81.
52. Nunnally JC, Knott PD, Duchnowski AJ. Association of neutral objects with rewards: effects of different numbers of conditioning trials and of anticipated reward versus actual reward. J Exp Child Psychol. 1967;5(2):249-62.
53. Aron A, Fisher H, Mashek DJ, Strong G, Li H, Brown LL. Reward, motivation, and emotion systems associated with early-stage intense romantic love. J Neurophysiol. 2005;94(1):327-37.
54. Schultz W, Dayan P, Montague PR. A neural substrate of prediction and reward. Science. 1997;275(5306):1593-9.
55. Day JJ, Roitman MF, Wightman RM, Carelli RM. Associative learning mediates dynamic shifts in dopamine signaling in the nucleus accumbens. Nat Neurosci. 2007;10(8):1020-8.
56. Belin D, Jonkman S, Dickinson A, Robbins TW, Everitt BJ. Parallel and interactive learning processes within the basal ganglia: relevance for the understanding of addiction. Behav Brain Res. 2009;199(1):89-102.
57. Leyton M, Vezina P. Striatal ups and downs: their roles in vulnerability to addictions in humans. Neurosci Biobehav Rev. 2013;37(9 Pt A):1999-2014.
58. Weiss F. Neurobiology of craving, conditioned reward and relapse. Curr Opin Pharmacol. 2005;5(1):9-19.
59. Modesto-Lowe V, Huard J, Conrad C. Alcohol withdrawal kindling: is there a role for anticonvulsants? Psychiatry. 2005;2(5):25-31.
60. Ballenger JC, Post R. M. Kindling as a model for alcohol withdrawal syndromes. Br J Psychiatry. 1978;133:1-14.
61. Goldstein RZ, Volkow N. D. Dysfunction of the prefrontal cortex in addiction: neuroimaging findings and clinical implications. Nat Rev Neurosci. 2011;12(11):652-69.
62. Koob GF, Buck CL, Cohen A, Edwards S, Park PE, Schlosburg JE, et al. Addiction as a stress surfeit disorder. Neuropharmacology. 2014;76(Pt B):370-82.
63. Loonen AJ, Ivanova SA. Circuits regulating pleasure and happiness: the evolution of the amygdalar-hippocampal-habenular connectivity in vertebrates. Front Neurosci. 2016;10:539.
64. Koob GF. Antireward, compulsivity, and addiction: seminal contributions of Dr. Athina Markou to motivational dysregulation in addiction. Psychopharmacology (Berl). 2017;234(9-10):1315-32.
65. Balconi M, Finocchiaro R. Deficit in rewarding mechanisms and prefrontal left/right cortical effect in vulnerability for internet addiction. Acta Neuropsychiatr. 2016;28(5):272-85.
66. Griffiths KR, Morris RW, Balleine BW. Translational studies of goal-directed action as a framework for classifying deficits across psychiatric disorders. Front Syst Neurosci. 2014;8:101.
67. Jentsch JD, Taylor JR. Impulsivity resulting from frontostriatal dysfunction in drug abuse: implications for the control of behavior by reward-related stimuli. Psychopharmacology (Berl). 1999;146(4):373-90.
68. Koob GF, Le Moal M. Drug abuse: hedonic homeostatic dysregulation. Science. 1997;278(5335):52-8.
69. Jhanjee S. Evidence based psychosocial interventions in substance use. Indian J Psychol Med. 2014;36(2):112-8.
70. Bough KJ, Amur S, Lao G, Hemby SE, Tannu NS, Kampman KM, et al. Biomarkers for the development of new medications for cocaine dependence. Neuropsychopharmacology. 2014;39(1):202-19.
71. Mueser KT, Noordsy DL, Drake RE, Fox L. Integrated treatment for severe mental illness and substance abuse: effective components of programs for persons with co-occurring disorders. Sante Ment Que. 2001;26(2):22-46.
72. Samet S, Waxman R, Hatzenbuehler M, Hasin DS. Assessing addiction: concepts and instruments. Addict Sci Clin Pract. 2007;4(1):19-31.
73. World Health Organization. ICD-11 [Internet]. Geneva: WHO; 2018 [capturado em 22 maio 2019]. Disponível em: http://www.who.int/classifications/icd/en/index.html.
74. Seger D. Cocaine, metamfetamine, and MDMA abuse: the role and clinical importance of neuroadaptation. Clin Toxicol (Phila). 2010;48(7):695-708.
75. Büttner A. Review: the neuropathology of drug abuse. Neuropathol Appl Neurobiol. 2011;37(2):118-34.
76. Mendelson J, Baggott MJ, Flower K, Galloway G. Developing biomarkers for methamphetamine addiction. Curr Pharmacol. 2011;9(1):100-3.

77. Volkow ND, Koob G, Baler R. Biomarkers in substance use disorders. ACS Chem Neurosci. 2015;6(4):522-5.
78. Sinha R. New findings on biological factors predicting addiction relapse vulnerability. Curr Psychiatry Rep. 2011;13(5):398-405.
79. Volkow ND, Boyle M. Neuroscience of addiction: relevance to prevention and treatment. Am J Psychiatry. 2018;175(8):729-40.
80. Narvaez JC, Magalhães PV, Fries GR, Colpo GD, Czepielewski LS, Vianna P, et al. Peripheral toxicity in crack cocaine use disorders. Neurosci Lett. 2013;544:80-4.
81. Sordi AO, Pechansky F, Kessler FH, Kapczinski F, Pfaffenseller B, Gubert C, et al. Oxidative stress and BDNF as possible markers for the severity of crack cocaine use in early withdrawal. Psychopharmacology (Berl). 2014;231(20):4031-9.
82. Scherer JN, Schuch S, Ornell F, Sordi AO, Bristot G, Pfaffenseller B, et al. High levels of brain-derived neurotrophic factor are associated with treatment adherence among crack-cocaine users. Neurosci Lett. 2016;630:169-175.
83. Pianca TG, Rosa RL, Ceresér KMM, de Aguiar BW, de Abrahão RC, Lazzari PM, et al. Differences in biomarkers of crack-cocaine adolescent users before/after abstinence. Drug Alcohol Depend. 2017;177:207-213.
84. Ornell F, Hansen F, Schuch FB, Pezzini Rebelatto F, Tavares AL, Scherer JN, et al. Brain-derived neurotrophic factor in substance use disorders: a systematic review and meta-analysis. Drug Alcohol Depend. 2018;193:91-103.
85. Gama CS, Kunz M, Magalhães PV, Kapczinski F. Staging and neuroprogression in bipolar disorder: a systematic review of the literature. Braz J Psychiatry. 2013;35(1):70-4.
86. Kapczinski F, Streb LG. Neuroprogression and staging in psychiatry: historical considerations. Braz J Psychiatry. 2014;36(3):187-8.
87. Dodd S, Maes M, Anderson G, Dean OM, Moylan S, Berk M. Putative neuroprotective agents in neuropsychiatric disorders. Prog Neuropsychopharmacol Biol Psychiatry. 2013;42:135-45.
88. Kapczinski F, Dias VV, Kauer-Sant'Anna M, Frey BN, Grassi-Oliveira R, Colom F, et al. Clinical implications of a staging model for bipolar disorders. Expert Rev Neurother. 2009;9(7):957-66.
89. Berk M, Kapczinski F, Andreazza AC, Dean OM, Giorlando F, Maes M, et al. Pathways underlying neuroprogression in bipolar disorder: focus on inflammation, oxidative stress and neurotrophic factors. Neurosci Biobehav Rev. 2011;35(3):804-17.
90. Kapczinski F, Magalhães PV, Balanzá-Martinez V, Dias VV, Frangou S, Gama CS, et al. Staging systems in bipolar disorder: an International Society for Bipolar Disorders Task Force Report. Acta Psychiatr Scand. 2014;130(5):354-63.
91. Vaváková M, Ďuračková Z, Trebatická J. Markers of oxidative stress and neuroprogression in depression disorder. Oxid Med Cell Longev. 2015;2015:898393.
92. Perna G, Iannone G, Alciati A, Caldirola D. Are anxiety disorders associated with accelerated aging? A focus on neuroprogression. Neural Plast. 2016;2016:8457612.
93. Boufidou F, Halaris A. Pharmacological and nonpharmacological interventions to arrest neuroprogression in psychiatric disorders. Mod Trends Pharmacopsychiatry. 2017;31:162-76.
94. Kapczinski F, Dias VV, Kauer-Sant'Anna M, Brietzke E, Vázquez GH, Vieta E, et al. The potential use of biomarkers as an adjunctive tool for staging bipolar disorder. Prog Neuropsychopharmacol Biol Psychiatry. 2009;33(8):1366-71.
95. Fries GR, Pfaffenseller B, Stertz L, Paz AV, Dargél AA, Kunz M, et al. Staging and neuroprogression in bipolar disorder. Curr Psychiatry Rep. 2012;14(6):667-75.
96. Koob GF, Le Moal M. Drug addiction, dysregulation of reward, and allostasis. Neuropsychopharmacology. 2001;24(2):97-129.
97. Koob GF, Ahmed SH, Boutrel B, Chen SA, Kenny PJ, Markou A, et al. Neurobiological mechanisms in the transition from drug use to drug dependence. Neurosci Biobehav Rev. 2004;27(8):739-49.
98. Berking M, Margraf M, Ebert D, Wupperman P, Hofmann SG, Junghanns K. Deficits in emotion-regulation skills predict alcohol use during and after cognitive-behavioral therapy for alcohol dependence. J Consult Clin Psychol. 2011;79(3):307-18.
99. Kelly TH, Bardo MT. Emotion regulation and drug abuse: Implications for prevention and treatment. Drug Alcohol Depend. 2016;163(Suppl 1):S1-2.
100. Tang YY, Posner MI, Rothbart MK, Volkow ND. Circuitry of self-control and its role in reducing addiction. Trends Cogn Sci. 2015;19(8):439-44.
101. Tang YY, Tang R, Posner MI. Mindfulness meditation improves emotion regulation and reduces drug abuse. Drug Alcohol Depend. 2016;163(Suppl 1):S13-8.
102. Sharp BM. Basolateral amygdala, nicotinic cholinergic receptors, and nicotine: pharmacological effects and addiction in animal models and humans. Eur J Neurosci. 2018 Mayo 26. Epub ahead of print.
103. Sloan E, Hall K, Moulding R, Bryce S, Mildred H, Staiger PK. Emotion regulation as a transdiagnostic treatment construct across anxiety, depression, substance, eating and borderline personality disorders: a systematic review. Clin Psychol Rev. 2017;57:141-63.
104. Estévez A, Jáuregui P, Sánchez-Marcos I, López-González H, Griffiths MD. Attachment and emotion regulation in substance addictions and behavioral addictions. J Behav Addict. 2017;6(4):534-44.
105. Khantzian EJ. The self-medication hypothesis of substance use disorders: a reconsideration and recent applications. Harv Rev Psychiatry. 1997;4(5):231-44.

# CAPÍTULO [18]
# IMPULSIVIDADE

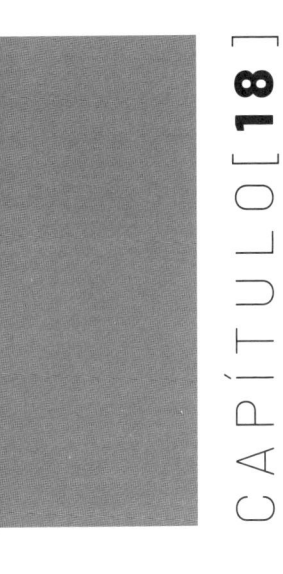

YGOR ARZENO FERRÃO

> Sou o que se chama de pessoa impulsiva. Como descrever? Acho que assim: vem-me uma ideia ou um sentimento, e eu, em vez de refletir sobre o que me veio, ajo quase imediatamente. O resultado tem sido meio a meio: às vezes acontece que agi sob uma intuição dessas que não falham, às vezes erro completamente, o que prova que não se tratava de intuição, mas de simples infantilidade.
> Clarice Lispector

> O valor está no ponto intermédio entre a covardia e a impetuosidade irreflexiva.
> Aristóteles

Este capítulo não pretende esgotar o conhecimento vigente sobre a neurobiologia da impulsividade, mas verificar o que já está consolidado, levantar as possibilidades de acordo com a literatura atual e instigar pessoas a pesquisar o cenário neurobiológico e ambiental justo e perfeito em que a impulsividade pode servir de tempero para tomadas de decisão.

## DEFININDO IMPULSIVIDADE

O entendimento do que chamamos de impulsividade é motivo de interesse há mais tempo do que se imagina, e sua total compreensão é necessária para o conhecimento exato de sua neurobiologia, ou, de outra forma, estaremos falando de várias neurobiologias, uma para cada significado do termo "impulsividade".

Não surpreende que Aristóteles não tenha usado exatamente esse termo em seus estudos sobre a alma (psiquê) em *Da alma* e a ética em *Ética a Nicômaco*,[1] pois ele só apareceu oficialmente pela primeira vez em meados do século XVIII,[2] tendo sua origem no latim *impulsus*, significando "pressão, empurrão contra, choque" ou "incitamento, instigação", sendo também o particípio passado de *impellere* (empurrar contra).[3] Segundo Aristóteles, os comportamentos voltados para os objetivos mais primitivos, como nutrição, defesa, ataque e reprodução, seriam os "comportamentos apetitivos". Ou seja, as funções vegetativas e sensitivas corresponderiam ao aspecto irracional da alma (psiquê) humana, mas poderiam também subordinar-se, em parte, à razão, especialmente em sujeitos "continentes". A interface entre o irracional e o racional está bem-descrita em suas elocubrações:

Seja como for, não devemos duvidar de que haja, na alma, um elemento além da razão (o elemento irracional), resistindo e opondo-se a ela (a razão) [...] Mas mesmo esse elemento (que se opõe à razão) parece participar da razão, como dissemos; de qualquer forma, nas pessoas dotadas de continência, ele obedece à razão e, presumivelmente, ele é ainda mais obediente nas pessoas moderadas e valorosas, pois nestas ele fala, em todos os casos, em uníssono com a razão.[1]

De lá para cá, definir impulsividade persiste como missão complexa, pois o termo parece ser um construto multifatorial. Do ponto de vista dimensional, impulsividade constituiria um *continuum* entre motivação/ação irreflexiva máxima e ausência de motivação/ação, passando por vários estágios de reflexão/continência. Diversos aspectos, contudo, poderiam interferir nesse *continuum*: estado do humor, ansiedade/medo, experiências prévias (aprendizado), vulnerabilidades biológicas (heredogenéticas, neurobiológicas, imunoendocrinológicas), meio ambiente (facilitador ou preventivo), entre outros. Um modelo que ajuda a construir um mapa conceitual dimensional sobre o termo é o modelo psicobiológico de Patrick e Bernat,[4] em que internalização e externalização são tidas como dimensões emocionais básicas de funcionamento independente que se mostram relacionadas por meio de processos superiores de monitoramento e regulação (Fig. 18.1).

Dessa forma, a impulsividade poderia ser considerada como um aspecto do comportamento que envolve tendência a agir devido a necessidade ou motivação, exibindo comportamento caracterizado por pouca ou nenhuma premeditação, reflexão ou consideração das consequências. Em geral, os comportamentos impulsivos são "mal concebidos, prematuramente expressos, arriscados ou inadequados à situação e muitas vezes resultam em consequências indesejáveis", culminando em possível perigo a longo prazo e dificuldades para obtenção de sucesso. Entretanto, quando esses comportamentos são convenientes e ade-

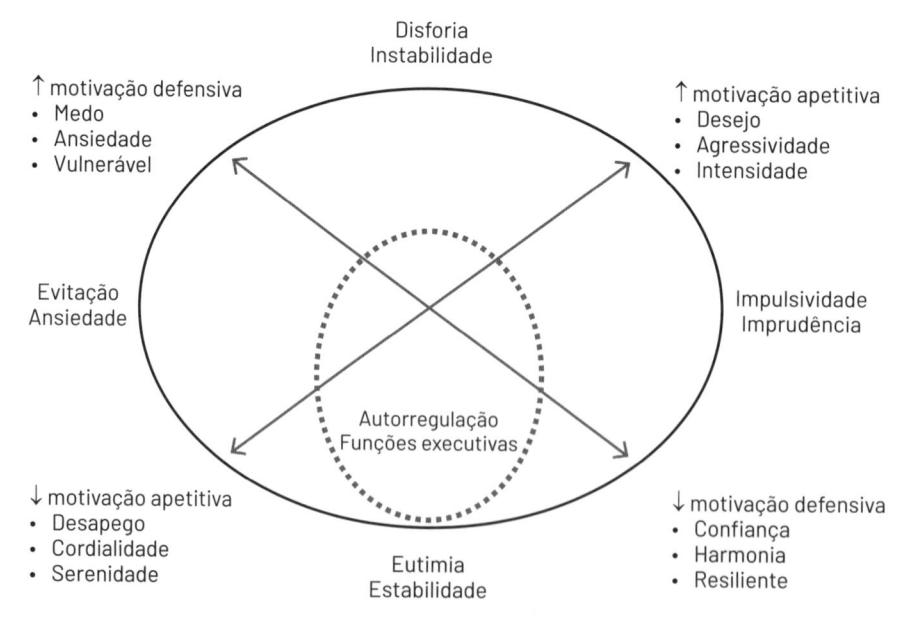

[ **FIGURA 18.1** ]
Modelo psicobiológico de internalização baseado em Patrick e Bernat, 2006.
Fonte: Carvalho e colaboradores.[5]

quados, a impulsividade pode ser considerada correta, até mesmo louvada como "intuição", segundo confessa Clarice Lispector. Assim, o resultado do comportamento impulsivo também é construto que ajuda a defini-los. Então, um comportamento adequado para determinada situação em um momento específico seria aquele que se encontra no ponto de equilíbrio/harmonia do *continuum* da impulsividade e com resultados desejados/apropriados a curto e longo prazos. Jaspers não estabelece relação entre impulso, instinto e ato voluntário. Para ele, os três são forças independentes que interagem por meio dos processos de ponderação ou hesitação, desembocando em uma decisão – "quero" ou "não quero". Se determinado comportamento não puder ser inibido, ocasionando resolução enviesada, quase sempre em seu favor, ele será chamado de ato impulsivo. Nobre de Melo[6] desmembra o processo decisório nas seguintes fases: 1) intenção ou propósito, quando tendências básicas, impulsos, desejos e temores inconscientes exercem sua influência inicial; 2) deliberação, quando o sujeito faz a apreciação das implicações de cada alternativa; 3) decisão propriamente dita, que marca o início da ação; e 4) execução, representada pelo processo dinâmico de um conjunto de atos que são combinados para atingir o objetivo escolhido. A essas fases é possível acrescentar a fase de "avaliação da consequência: arrependimento/recompensa" como parte do processo cognitivo de aprendizagem (ou por condicionamento operante de Skinner, ou por aprendizado vicário de Bandura) da impulsividade.

## IMPULSIVIDADE EM PSIQUIATRIA

Alguns transtornos psiquiátricos, reconhecidamente fundamentados em aspectos psicopatológicos de impulsividade, foram agrupados até recentemente nos manuais diagnósticos sob a categoria "transtornos do controle de impulsos (TCIs)" (ver a quarta edição do *Manual diagnóstico e estatístico de transtornos mentais* [DSM-IV][7]) ou como "transtornos dos hábitos e impulsos" (ver a *Classificação internacional de doenças e problemas relacionados à saúde* [CID-10][8]).

Atualmente, a quinta edição do DSM (DSM-5) separou os antigamente considerados TCIs e os classificou em outras categorias. A categoria "transtornos disruptivos, do controle de impulsos e da conduta" englobou os problemas no autocontrole das emoções e dos comportamentos. Entretanto, distintamente de outros transtornos do DSM-5, os aqui relacionados envolvem apenas os comportamentos que violam os direitos de outras pessoas (p. ex., agressões ou destruição de propriedades) ou que podem levar o sujeito a conflitos sociais significativos, envolvendo normas ou figuras de autoridade. Nesse sentido, há os seguintes transtornos: de oposição desafiante, explosivo intermitente, da conduta, da personalidade antissocial, piromania, cleptomania e transtorno disruptivo, do controle de impulsos e da conduta não especificado. A tricotilomania e o transtorno de escoriação, por sua vez, agora fazem parte da categoria "transtorno obsessivo-compulsivo e transtornos relacionados", enquanto jogo patológico passou a pertencer à categoria "transtornos relacionados a substâncias e transtornos aditivos". Outros padrões comportamentais "impulsivos" ou de excesso, como jogo pela internet, também foram descritos, mas as pesquisas sobre esses padrões e outras síndromes comportamentais são menos claras. Portanto, grupos de comportamentos repetitivos, por vezes denominados adições comportamentais, com subcategorias como "adição sexual", "adição por exercício" ou "adição por compras" (oniomania), não estão inclusos, pois, até o momento, não há evidências suficientes para estabelecer os critérios diagnósticos e as descrições de curso necessários para identificar tais comportamentos como transtornos mentais, mesmo que a prática clínica exponha o contrário.[9]

Já na CID-11, segundo sua versão beta, os TCIs provavelmente serão conceituados como "falha repetida em resistir a um impulso, desejo ou premência ('urge') em realizar um ato que é recompensador para a pessoa (pelo menos a curto prazo), apesar das consequências (como as de longo prazo que tragam prejuízo ou dano ao próprio indivíduo ou outrem), do notório sofrimento devido ao padrão comportamental ou de significativo prejuízo no funcionamento pessoal, familiar, social, educacional, ocupacional ou em outras áreas importantes do funcionamento". Assim, ao encontro do DSM-5, os TCIs propriamente ditos seriam aqueles transtornos derivados de comportamentos específicos, como atear fogo (piromania), roubar (cleptomania), relativos à sexualidade (comportamento sexual compulsivo) ou manifestações explosivas (transtorno explosivo intermitente). Todavia, em discordância com o DSM-5, a CID-11 ainda deverá trazer alguns "subtipos" de TCIs, como aqueles consequentes a: uso de substâncias (cocaína, estimulantes e outras); aposta e jogo patológicos, separadamente (ambos podendo ser *on-line* ou *off-line*); e comportamentos repetitivos focados no corpo (tricotilomania, escoriação neurótica ou mordedura de lábios).[10]

A abordagem categórica do DSM-5 e da CID-11, portanto, evidencia vários transtornos decorrentes de descontrole dos impulsos, corroborando a compreensão do construto de impulsividade como fenômeno polimórfico e multifatorial.

## COMPULSÃO E IMPULSIVIDADE

A separação dos antigos TCIs e sua classificação em outras categorias, com base em evidências empíricas, apenas reforçaram as diferenças entre algumas manifestações psicopatológicas, como a compulsão e a impulsividade. Em sua forma de execução, distinguem-se os atos compulsivos dos impulsivos pela maneira ritualizada como se realizam os primeiros, em contraste com a subitaneidade e o caráter explosivo dos últimos. Além disso, a finalidade da compulsão é reduzir a ansiedade ou prevenir sofrimentos, enquanto os atos impulsivos geralmente se vinculam à obtenção de prazer. Enquanto as compulsões têm como principal objetivo evitar riscos, os atos impulsivos expõem o paciente a situações potencialmente perigosas ou prejudiciais. A impulsividade, de modo oposto à compulsão, foi amplamente caracterizada por ser egossintônica e ter um componente prazeroso no momento da execução do ato.

Todavia, algumas semelhanças podem ser evidenciadas: falta da capacidade de controle da vontade (existindo, contudo, algum grau de resistência por parte do paciente), comportamento de padrão repetitivo e possibilidade de coexistência na mesma pessoa. Muitos pacientes com transtorno obsessivo-compulsivo (TOC) têm obsessões com conteúdo semelhante aos temas agressivos dos atos dos pacientes com transtornos do controle de impulsos, e esse é um tópico que necessita de maior estudo descritivo e analítico. No TOC, os impulsos aliviam a ansiedade (embora haja resistência ou análise crítica e reprovação do ato em momentos lúcidos); eles podem ser deslocados para outros objetos e atuados de forma diversa do desejo do impulso inicial, traduzido por uma forma de pensar e/ou agir que anula, isola ou transforma o conteúdo inicial do pensamento e a ação que, potencialmente, poderia dele decorrer.

## AGRESSIVIDADE E IMPULSIVIDADE

O estudo da impulsividade em neurociência e psiquiatria muito se confunde com o estudo de comportamentos agressivos, e, por vezes, a agressividade é considerada como paradigma de descontrole de impulsos, especialmente em estudos translacionais. Ao tentar associar os conceitos de agressividade e impulsividade, é possível se servir, por exemplo, do funcionamento executivo, no qual um fator de intersecção significativo entre os construtos é o conceito de "controle inibitório", que é a capacidade de suprimir uma resposta "prepotente", permitindo que ações mais apropriadas sejam fornecidas àquele contexto.[11] Aqui, denomina-se "agressivo" todo aquele comportamento expresso por um indivíduo composto por ameaça, intenção ou ato de causar dano (físico e/ou psicológico) a outra pessoa ou a si mesmo.[12] Segundo Tatarelli e colaboradores,[13] a maioria das classificações na literatura mostra dois tipos de agressão, que podem aparecer com diferentes nomes: "agressão hostil" (ou reativa, impulsiva, afetiva), que se caracteriza como ato orientado, principalmente para machucar outra pessoa, acompanhado por impulsividade e elevação das respostas autonômicas; e "agressão instrumental" (proativa, premeditada, predatória), que constitui meio ou instrumento para a resolução de problemas ou para a obtenção de uma variedade de objetivos, envolvendo agressividade e podendo ser acompanhada por reatividade autonômica reduzida. Devido à complexidade comportamental da espécie humana, pode-se, ainda, perceber outras formas mais sutis de agressividade, denominadas "relacionais", como fofocas, exclusão social e *bullying*.[14] São descritas, também, determinadas formas de agressividade tidas como "deslocadas" – ou seja, causar dano ao patrimônio de alguém em vez de causar dano a essa pessoa diretamente.[15] De acordo com Buss e Perry,[16] a agressividade humana pode ser dividida em quatro fatores: agressão verbal, agressão física, raiva e hostilidade. Esses autores sugerem que a "raiva" seja considerada um componente afetivo que atua como ponte (uma variável mediadora) entre os componentes cognitivo (hostilidade) e instrumental-comportamental (agressão física e verbal) da agressão. Aqui, percebe-se que nem sempre, portanto, a agressividade é acompanhada por descontrole de impulso, sendo apenas mais uma das facetas desse construto multifatorial.

## EVIDÊNCIAS NEUROBIOLÓGICAS DE IMPULSIVIDADE: ABORDAGEM TRANSDIAGNÓSTICA

O projeto Research Domain Criteria (RDoC) é uma proposta do National Institute of Mental Health (NIMH)[17] com novas abordagens de pesquisa para investigar transtornos mentais. Ele integra diversos níveis de informação (de genômica e neurocircuitos a comportamento) a fim de explorar as dimensões básicas de funcionamento que abrangem toda a gama de comportamentos humanos, do normal ao patológico. O projeto RDoC não serve como guia de diagnóstico, nem pretende substituir os sistemas de diagnóstico atuais. Seu objetivo é compreender a natureza da saúde mental e da doença em termos de graus variados de disfunções nos sistemas psicológicos e biológicos de modo abrangente e integrador. Atuando dessa forma, o projeto permite uma abordagem transdiagnóstica de diversos fenômenos psicopatológicos, como é o caso da impulsividade, e pretende tornar o conhecimento acerca desses construtos psicológicos mais homogêneo. Tais construtos estão agrupados em domínios que refletem o conhecimento atual sobre as emoções, cognições, motivações e condutas sociais. O projeto RDoC utilizou o que chamou de "unidades de análise" para melhor entender cada um dos domínios, incluindo abordagens moleculares, genéticas, de neurocircuitos/neuroimagem e comportamentais. Assim, a matriz do projeto RDoC inclui atualmente cinco domínios com seus respectivos construtos e subconstrutos, que estão resumidos e definidos na Tabela 18.1.

De acordo com o conteúdo exposto, vamos abordar a associação de alguns aspectos da neurobiologia transdiagnóstica do projeto RDoC e suas possíveis intersecções com os conceitos de impulsividade em si, sem considerar compulsão, agressividade ou suicidalidade como paradigmas de impulsividade, o que poderia ser tratado em outro capítulo (Tab. 18.2). Quando um construto da matriz do projeto RDoC tiver alguma associação psicopatológica positiva (que cause ou aumente) com o conceito de impulsividade, vamos assinalar com um sinal positivo (+); quando houver alguma associação negativa (que interfira ou impeça o descontrole de impulso), vamos assinalar com um sinal negativo (-); e, quando não houver associação, vamos assinalar com um ponto de interrogação (?). Posteriormente, vamos explorar as unidades de análise neurobiológicas do projeto RDoC e as possíveis relações com impulsividade, de acordo com a literatura dos últimos 10 anos (Tab. 18.3). Alguns achados apresentarão evidências mais consistentes (nível 1); outros, evidências ainda escassas (nível 2); e alguns não apresentarão evidências (nível 3). Quando apropriado, vamos assinalar uma possível associação e oportunidade promissora de pesquisa na área com o símbolo ⁂.

## TABELA 18.1
DOMÍNIOS, CONSTRUTOS E SUBCONSTRUTOS SUGERIDOS PELO NATIONAL INSTITUTE OF MENTAL HEALTH (NIMH) DE ACORDO COM O PROJETO RESEARCH DOMAIN CRITERIA (RDOC)

| Domínios | Construtos | Definições/subconstrutos |
|---|---|---|
| Sistemas de valência negativa (respostas a situações ou contextos aversivos, como medo, ansiedade e perda) | Ameaça aguda (medo) | Ativação do sistema motivacional defensivo do cérebro para promover comportamentos que protejam o organismo do perigo percebido. O medo envolve um padrão de respostas adaptativas a estímulos de ameaça condicionados ou incondicionados (exteroceptivos ou interoceptivos). Pode envolver representações internas e processamento cognitivo e ser modulado por uma variedade de fatores. |
| | Ameaça potencial (ansiedade) | Ativação de um sistema cerebral no qual o dano pode potencialmente ocorrer, mas é distante, ambíguo ou de probabilidade baixa/incerta, caracterizado por um padrão de respostas, como uma avaliação de risco aprimorada (vigilância). |
| | Ameaça sustentada | Um estado emocional aversivo causado pela exposição prolongada (i.e., semanas a meses) a condições internas e/ou externas, estados ou estímulos que são adaptativos para escapar ou evitar. A exposição pode ser real ou antecipada. As mudanças em afeto, cognição, fisiologia e comportamento causadas pela ameaça sustentada persistem na ausência da ameaça. |
| | Perda | Estado de privação de um conflito específico, objeto ou situação motivacional significativa. A perda pode ser social ou não social e incluir perda permanente ou sustentada de abrigo, controle comportamental, *status*, entes queridos ou relacionamentos. A resposta à perda pode ser episódica (p. ex., luto) ou mantida. |
| | Frustração por falta de recompensa | Reações provocadas em resposta à retirada/prevenção de recompensa, ou seja, à incapacidade de obter recompensas positivas após esforços repetidos ou sustentados. |
| Sistemas de valência positiva (respostas a situações ou contextos motivacionais positivos, tais como busca de recompensa, comportamento consumatório e aprendizagem de recompensa/hábito) | Resposta à recompensa | Processos que regem a resposta hedônica de um organismo à recompensa iminente ou possível (como refletido na antecipação de recompensa), ao recebimento de recompensa (como refletido na resposta inicial à recompensa) e após o recebimento repetido de recompensa. Subconstrutos:<br>– antecipação da recompensa<br>– resposta inicial à recompensa<br>– saciedade de recompensa |
| | Aprendizado de recompensa | Um processo pelo qual os organismos adquirem informações sobre estímulos, ações e contextos que predizem resultados positivos e pelos quais o comportamento é modificado quando ocorre nova recompensa ou os resultados são melhores do que o esperado. O aprendizado de recompensa é um tipo de aprendizado de reforço. |

*Continua*

**TABELA 18.1**
DOMÍNIOS, CONSTRUTOS E SUBCONSTRUTOS SUGERIDOS PELO NATIONAL INSTITUTE OF MENTAL HEALTH (NIMH) DE ACORDO COM O PROJETO RESEARCH DOMAIN CRITERIA (RDOC)

| Domínios | Construtos | Definições/subconstrutos |
|---|---|---|
| | | Subconstrutos:<br>– aprendizagem probabilística e de reforço<br>– hábito |
| | Avaliação de recompensa | Processos pelos quais a probabilidade de um resultado prospectivo e seus benefícios são calculados por referência a informações externas, contexto social (p. ex., para fazer parte de um grupo) e/ou experiência anterior. Esse cálculo é influenciado por vieses preexistentes, aprendizado, memória, características de estímulo e estados de privação.<br>Subconstrutos:<br>– recompensa (ambiguidade/risco)<br>– atraso<br>– esforço |
| Sistemas cognitivos | Atenção | Refere-se a uma série de processos que regulam o acesso a sistemas com capacidade limitada, como conscientização, processos perceptivos mais altos e ação motora. Os conceitos de limitação de capacidade e competição são inerentes aos conceitos de atenção seletiva e dividida. |
| | Percepção | Refere-se ao(s) processo(s) que realiza(m) cálculos em dados sensoriais para construir e transformar representações do ambiente externo, obter informações e fazer previsões sobre o mundo externo e orientar a ação.<br>Subconstrutos:<br>– percepção visual<br>– percepção auditiva<br>– olfativo/somatossensorial/multimodal/de percepção |
| | Memória declarativa | Aquisição ou codificação, armazenamento e consolidação, e recuperação de representações de fatos e eventos. A memória declarativa fornece o substrato crítico para representações relacionais, ou seja, para relações contextuais, espaciais e temporais entre os itens, contribuindo para representações de eventos (memória episódica) e a integração e organização do conhecimento factual (memória semântica). |
| | Linguagem | Sistema de representações simbólicas compartilhadas do mundo, do eu e de conceitos abstratos que apoia o pensamento e a comunicação. |
| | Controle cognitivo | Sistema que modula o funcionamento de outros sistemas cognitivos e emocionais a serviço de comportamentos direcionados por objetivos, quando modos prepotentes de responder não são adequados para atender às demandas do contexto atual. Além disso, os processos de controle estão envolvidos no caso de novos contextos, |

*Continua*

## TABELA 18.1
DOMÍNIOS, CONSTRUTOS E SUBCONSTRUTOS SUGERIDOS PELO NATIONAL INSTITUTE OF MENTAL HEALTH (NIMH) DE ACORDO COM O PROJETO RESEARCH DOMAIN CRITERIA (RDOC)

| Domínios | Construtos | Definições/subconstrutos |
|---|---|---|
| | | nos quais respostas apropriadas precisam ser selecionadas entre alternativas concorrentes. Subconstrutos:<br>– seleção de metas, atualização, representação e manutenção<br>– seleção de resposta; inibição/supressão<br>– monitoramento de desempenho |
| | Memória de trabalho | Manutenção ativa e atualização flexível de informações relevantes para um objetivo/uma tarefa (itens, metas, estratégias, etc.). Envolve manutenção ativa, atualização flexível, capacidade limitada e controle de interferência. Subconstrutos:<br>– manutenção ativa<br>– atualização flexível<br>– capacidade limitada<br>– controle de inferência |
| **Sistemas para processos sociais** (medeiam respostas em configurações interpessoais de vários tipos, incluindo percepção e interpretação das ações dos outros) | Afiliação e apego | A afiliação é o envolvimento em interações sociais positivas com outros indivíduos. O apego é a afiliação seletiva como consequência do desenvolvimento de vínculo social. A afiliação e o apego são moderados pelo processamento de informações sociais (processamento de sugestões sociais) e motivação social. A afiliação e o apego requerem detecção e atenção a sugestões sociais, bem como aprendizado social e memória associados à formação de relacionamentos. A afiliação e o apego incluem tanto as consequências fisiológicas positivas das interações sociais quanto as consequências comportamentais e fisiológicas das rupturas nas relações sociais. As manifestações clínicas de rupturas na afiliação e no apego incluem retraimento social, indiferença social, anedonia e excesso de apego. |
| | Comunicação social | Processo que inclui os aspectos receptivos e produtivos utilizados para a troca de informações socialmente relevantes. É essencial para a integração e a manutenção do indivíduo no meio social. A comunicação social normalmente utiliza informações de várias modalidades, entre as quais processamento facial, vocal, gestual, postural e olfativo. Subconstrutos:<br>– recepção e produção da comunicação facial<br>– recepção e produção da comunicação não facial |
| | Percepção e compreensão do *self* | Inclui os processos e/ou as representações envolvidos em estar ciente, acessar conhecimento sobre e/ou fazer julgamentos sobre o *self*. Esses processos e/ou representações podem incluir estados internos, cognitivos ou emocionais atuais, traços e/ou habilidades, isoladamente ou em relação aos outros, bem como os mecanismos que apoiam a autoconsciência, o automonitoramento e o autoconhecimento. |

*Continua*

## TABELA 18.1
DOMÍNIOS, CONSTRUTOS E SUBCONSTRUTOS SUGERIDOS PELO NATIONAL INSTITUTE OF MENTAL HEALTH (NIMH) DE ACORDO COM O PROJETO RESEARCH DOMAIN CRITERIA (RDOC)

| Domínios | Construtos | Definições/subconstrutos |
|---|---|---|
| | | Subconstrutos:<br>– reconhecimento dos próprios atos/pensamentos<br>– autoconhecimento |
| | Percepção e compreensão dos outros | Inclui os processos e/ou as representações envolvidos em estar ciente, acessar conhecimento sobre, raciocinar sobre e/ou fazer julgamentos sobre outras pessoas, incluindo informações sobre estados cognitivos ou emocionais, características ou habilidades.<br>Subconstrutos:<br>– percepção de ânimo<br>– percepção de ação<br>– entendimento dos estados mentais |
| **Sistemas de excitação/regulação** (responsáveis por gerar a ativação de sistemas neurais conforme apropriado para vários contextos e por fornecer a regulação homeostática apropriada de sistemas como o balanço energético e o sono) | Excitação | *Continuum* de sensibilidade do organismo a estímulos externos e internos. A excitação facilita a interação com o ambiente de uma maneira específica ao contexto (p. ex., sob condições de ameaça, alguns estímulos devem ser ignorados enquanto a sensibilidade e as respostas a outras pessoas são aumentadas, como no reflexo de sobressalto). Pode ser evocado por estímulos externos/ambientais ou estímulos internos (p. ex., emoções e cognição). Varia ao longo de um *continuum* que pode ser quantificado em qualquer estado comportamental, inclusive estados de vigília e baixa excitação, como sono, anestesia e coma. |
| | Ritmos circadianos | Oscilações autossustentadas endógenas que organizam o tempo dos sistemas biológicos para otimizar a fisiologia, o comportamento e a saúde. São sincronizados por pistas ambientais recorrentes. Antecipam o ambiente externo; permitem resposta eficaz aos desafios e às oportunidades no ambiente físico e social; modulam a homeostase dentro do cérebro e em outros sistemas (centrais/periféricos), tecidos e órgãos. São evidentes em todos os níveis de organização, inclusive em moléculas, células, circuitos, sistemas, organismos e sistemas sociais. |
| | Sono e vigília | Estados endógenos, recorrentes e comportamentais que refletem mudanças coordenadas na organização funcional dinâmica do cérebro e que otimizam a fisiologia, o comportamento e a saúde. |
| **Sensório-motor** (principal responsável pelo controle e pela execução de comportamentos motores e por seu refinamento durante a aprendizagem e o desenvolvimento) | Ações motoras | Compreendem os processos envolvidos durante o planejamento e a execução de uma ação motora de maneira apropriada ao contexto.<br>Subconstrutos:<br>– ação, planejamento, seleção<br>– dinâmica sensório-motora<br>– iniciação<br>– execução<br>– inibição e terminação |

*Continua*

**TABELA 18.1**
DOMÍNIOS, CONSTRUTOS E SUBCONSTRUTOS SUGERIDOS PELO NATIONAL INSTITUTE OF MENTAL HEALTH (NIMH) DE ACORDO COM O PROJETO RESEARCH DOMAIN CRITERIA (RDOC)

| Domínios | Construtos | Definições/subconstrutos |
|---|---|---|
| | **Percepção e apropriamento** | A sensação de que alguém está iniciando, executando e controlando as ações volicionais e suas consequências sensoriais e a sensação de que o corpo ou partes do corpo pertencem a si mesmo. |
| | **Hábito – sensório-motor** | Os hábitos são implícitos e eficientes, requerendo poucos recursos cognitivos, mas também podem ser mal-adaptativos sob novas circunstâncias. Os hábitos baseiam-se em aprendizagens anteriores reforçadas positiva ou negativamente e em geral ocorrem após aprendizagem prolongada. |
| | **Padrões motores inatos** | Planos de ação não aprendidos que podem ser acionados por estímulos internos ou externos. Podem incluir comportamentos como expressões estereotipadas de afeto, orientação à saliência, abordagem inata e fenômenos de abstinência e respostas inesperadas. |

Fonte: Elaborada com base em National Institute of Mental Health (NIMH).[17]

NEUROBIOLOGIA DOS TRANSTORNOS PSIQUIÁTRICOS

## TABELA 18.2
DOMÍNIOS, CONSTRUTOS E SUBCONSTRUTOS SUGERIDOS PELO NATIONAL INSTITUTE OF MENTAL HEALTH (NIMH) DE ACORDO COM O PROJETO RESEARCH DOMAIN CRITERIA (RDOC) E SUAS RELAÇÕES COM A IMPULSIVIDADE

| Sistemas de valência negativa | | Sistemas de valência positiva | | Sistemas cognitivos | | Sistemas para processos sociais | | Sistemas de excitação/regulação | |
|---|---|---|---|---|---|---|---|---|---|
| Construtos/ subconstrutos | Assoc. | Construtos/ subconstrutos | Assoc. | Construtos/ subconstrutos | Assoc. | Construtos/ subconstrutos | Assoc. | Construtos/ subconstrutos s | Assoc. |
| Ameaça aguda (medo) | − (a) | Resposta à recompensa<br>− Antecipação da recompensa<br>− Resposta inicial à recompensa<br>− Saciedade de recompensa | + (d) | Atenção | − (g) | Afiliação e apego | ? (l) | Excitação | + (o) |
| Ameaça potencial (ansiedade) | + (b) | Aprendizado de recompensa<br>− Aprendizagem probabilística e de reforço<br>− Hábito | − (e) | Percepção<br>− Percepção visual<br>− Percepção auditiva<br>− Olfativo/soma-tossensorial/ multimodal | − (h) | Comunicação social<br>− Recepção e produção da comunicação facial<br>− Recepção e produção da comunicação não facial | ? (m) | Ritmos circadianos | + (p) |
| Ameaça sustentada | ? (c) | Avaliação de recompensa<br>− Recompensa (ambiguidade/risco)<br>− Atraso<br>− Esforço | − (f) | Memória declarativa | ? (i) | Percepção e compreensão do self<br>− Reconhecimento dos próprios atos/ pensamentos<br>− Autoconhecimento | ? (n) | Sono e vigília | − (q) |

*Continua*

**TABELA 18.2**
CONTINUAÇÃO

| Sistemas de valência negativa | | Sistemas de valência positiva | | Sistemas cognitivos | | Sistemas para processos sociais | | Sistemas de excitação/regulação | |
|---|---|---|---|---|---|---|---|---|---|
| Construtos/ subconstrutos | Assoc. | Construtos/ subconstrutos | Assoc. | Construtos/ subconstrutos | Assoc. | Construtos/ subconstrutos | Assoc. | Construtos/ subconstrutos s | Assoc. |
| Perda | ? | | | Linguagem | ? | Percepção e compreensão dos outros<br>– Percepção de ânimo<br>– Percepção de ação<br>– Entendimento dos estados mentais | ? | | |
| Frustração por falta de recompensa | ?<br>(c) | | | Controle cognitivo<br>– Seleção de metas, atualização, representação e manutenção<br>– Seleção de resposta; inibição/ supressão<br>– Monitoramento de desempenho<br><br>Memória de trabalho<br>– Manutenção ativa<br>– Atualização flexível<br>– Capacidade limitada<br>– Controle de inferência | –<br>(j)<br><br><br><br><br><br><br>–<br>(k) | | | | |

*Continua*

## TABELA 18.2
CONTINUAÇÃO

O sistema sensório-motor foi adicionado posteriormente e está ilustrado a seguir.

| Construtos/subconstrutos | Assoc. | Observações |
|---|---|---|
| **Ações motoras**<br>– Ação, planejamento, seleção<br>– Dinâmica sensório-motora<br>– Iniciação<br>– Execução<br>– Inibição e terminação | – | Diante do paradigma "agir antes de saber", pessoas impulsivas provavelmente não planejam antes de agir. De outra forma, não calculam os riscos de seus atos e, então, agem impulsivamente. O planejamento e a seleção das melhores opções de ação são, pois, antagônicos à impulsividade. Os problemas de impulsividade, entretanto, podem ser associados à dinâmica sensório-motora, ou seja, a informações externas e internas (como urgências e sensações [fenômenos sensoriais]), que, por mecanismos de recompensa (p. ex., condicionamento do alívio), promovem a impulsividade. O conceito de ato impulsivo em si já inclui o "iniciar o comportamento de modo imediato" (iniciação súbita), sem conseguir ser inibido. |
| **Percepção e aproriamento** | – | A pessoa impulsiva apresenta déficit na percepção de que está iniciando, executando e controlando as ações volicionais e não consegue avaliar adequada e antecipadamente suas consequências sensoriais. |
| **Hábito – sensório-motor** | + | Como os hábitos podem ser reforçados positiva ou negativamente e, em geral, ocorrem após aprendizagem prolongada, alguns hábitos podem tornar o comportamento tão automatizado que este pode adquirir características impulsivas, pois o indivíduo pode "agir" sem pensar nas consequências de seus atos, como o que pode acontecer na tricotilomania e na dermatotilexomania. Comportamentos impulsivos, nesse contexto, devem ser diferenciados de movimentos estereotipados ou maneirismos. |
| **Padrões motores inatos** | + | Respostas inesperadas de reação (como luta ou fuga) podem ocorrer de modo impulsivo, mas, aqui, destaca-se o exemplo da possibilidade de respostas impulsivas serem adequadas em determinadas situações. |

**Observações:** (a) Situações que causam medo tendem a levar o sujeito a maior reflexão e, então, a uma atuação menos impulsiva.[18-20] (b) Situações que aumentam a ansiedade tendem a levar o sujeito a atuar de forma mais impulsiva ou, pelo menos, não interferem na ansiedade.[21-26] (c) Foi encontrado apenas um artigo associando frustração por falta de recompensa e comportamento impulsivo autoagressivo em sujeitos com déficits intelectuais, os quais podem ficar condicionados a se autoagredir para atingir seus objetivos quando frustrados.[27] (d) Em relação a impulsividade e resposta à recompensa, parece que pacientes com compulsão alimentar periódica (binge) costumam ser mais sensíveis à recompensa e, portanto, mais impulsivos do que pacientes com anorexia nervosa e controles saudáveis. Os pacientes com compulsão alimentar periódica (binge) apresentam também menor persistência dirigida a um objetivo do que os controles.[28-33] O mesmo parece acontecer em adolescentes em relação ao uso/à dependência de substâncias[34] e em adultos em relação ao uso de álcool[35] e à adição de smartphones.[36] Maior responsividade a recompensas também foi encontrada em pacientes com transtorno bipolar[37] e em crianças com transtorno de déficit de atenção/hiperatividade (TDAH).[38]

(e) O aprendizado em relação à recompensa parece comprometido em pacientes com características impulsivas (como naqueles com TDAH), pois estes não "aprendem" com as consequências e acabam desenvolvendo hábitos impulsivos.[39] Esse processo na falha do aprendizado de consequências prejudiciais parece bem evidente em pacientes dependentes de metanfetamina,[40] álcool[41,42] e cocaína.[43] (f) A avaliação da recompensa em pessoas impulsivas parece deficiente, levando os sujeitos a agir sem retardar o ato (impulsivamente), pois são menos propensos a evitar.[44,45] Isso parece ocorrer de modo evidente em adolescentes, que costumam avaliar de modo ambivalente as recompensas quando estas precisam ser retardadas.[46,47] (g) Talvez o maior paradigma dessa associação seja em indivíduos com TDAH, caso em que as síndromes "desatenção" e "impulsividade" estão presentes simultaneamente. A "desatenção" parece ser o fator desencadeador tanto do comportamento hiperativo quanto do impulsivo em indivíduos com TDAH, uma vez que tratar a "desatenção" reflete diretamente na melhora dos outros dois sintomas, enquanto tratar "hiperatividade/impulsividade" não interfere no curso natural da "desatenção".[48] Corroborando isso, quando os pacientes apresentam as duas formas de TDAH (desatenção + hiperatividade/impulsividade), costumam ter respostas mais impulsivas em testagens neuropsicológicas.[49] A influência da presença de impulsividade em indivíduos com TDAH é notória. Por exemplo, Lazaratou e Palaiologou[50] e Egan e colaboradores[51] sugerem que a impulsividade possa ser um dos fenômenos mediadores entre o TDAH e a adição de substâncias. Todavia, o uso de substâncias, como tabaco, também pode interferir na capacidade de manter a atenção. Mashhoon e colaboradores[52] encontraram atenção prejudicada em tabagistas precoces, mostrando que uma substância exógena pode contribuir para o déficit de atenção. Romero-Martinez e colaboradores,[53] ao estudarem pessoas que sofreram violência em comparação a controles saudáveis, encontraram que as pessoas que sofreram violência eram mais impulsivas e que isso se devia basicamente a menor capacidade de manter a atenção. A capacidade de manter a atenção e o "comportamento impulsivo" resultante parecem depender do tipo de tarefa que está sendo executada, uma vez que isso é nuclear na capacidade de manter a atenção ou foco da atenção.[54] Portanto, Leshem[55] sugere que o problema entre atenção e impulsividade esteja na capacidade de "trocar de foco" da atenção, e não na capacidade de manter a atenção em um único foco. (h) A perda da capacidade de percepção visual e auditiva parece associada com aumento da impulsividade em alguns estudos que utilizaram paradigmas neuropsicológicos para avaliar essas funcionalidades.[56-58] (i) Poucos achados sobre memória declarativa e impulsividade são controversos; alguns associam esses dois construtos, outros não encontraram associação.[59,60] No entanto, como as populações são muito diferentes, não foi possível chegar a uma conclusão satisfatória sobre essa associação. (j) O controle cognitivo e suas facetas parecem fortemente associados ao controle da impulsividade, uma vez que a ausência desses aspectos faz parte do conceito de impulsividade.[61-63] (k) O déficit dos aspectos da memória de trabalho parece fortemente associado à impulsividade[64-67] que, mesmo em pacientes com TOC (conhecidamente não impulsivos), parece aumentar a impulsividade.[68] Parece haver influência da idade[69] e do sexo[70] na relação entre memória de trabalho e impulsividade. (l) Afiliação e apego ainda não foram robustamente associados à impulsividade. Poucos estudos investigaram essa associação em indivíduos com transtornos da personalidade borderline ou antissocial e ciúme obsessivo.[71-74] (m) A falha nesses aspectos da comunicação social pode levar à redução da capacidade de empatia e, portanto, interferir nas tomadas de decisão, tornando-as mais impulsivas. Infelizmente, não há evidências para isso. Contudo, aan het Rot e colaboradores[75] descobriram que pessoas impulsivas são menos amáveis e mais beligerantes, indicando tal suposição. Da mesma forma, a redução na sensibilidade interpessoal parece associada a aumento da impulsividade.[76] (n) Deve haver associação entre a ausência desses aspectos e a impulsividade, mas nenhum indício que subsidiasse tal relação foi encontrado na literatura. Esses aspectos poderiam ser mais evidentes em comportamentos agressivos, autolesivos ou suicidas, especialmente se associados ao uso de substâncias. (o) Pessoas mais facilmente excitáveis, em geral, são mais responsivas a estímulos externos e internos[77-79] e, portanto, necessitam de maiores esforços para resistir aos impulsos e modular suas emoções.[80] (p) Não há muitos estudos associando esses aspectos com impulsividade, mas parece haver associação entre impulsividade e funcionalidade de acordo com a pessoa ser matutina ou vespertina, relacionando maior impulsividade com preferência vespertina.[81-85] (q) Parece haver associação entre a privação parcial do sono (redução de horas de sono) por quatro dias foi suficiente para diminuir as habilidades de inibição comportamental, mas não levou a tomadas de decisão impulsivas. Corroborando esses resultados, Mahajan e colaboradores[88] acharam maiores taxas de hiperatividade/impulsividade em indivíduos com TDAH com privação de sono. Cedernaes e colaboradores[89] também associaram a privação de sono com descontrole dos impulsos, especialmente em relação ao comer excessivo. Já Kamphuis e colaboradores[90] apontaram maior associação de privação de sono com impulsividade agressiva.

## TABELA 18.3
UNIDADES DE ANÁLISE SUGERIDAS PELO NATIONAL INSTITUTE OF MENTAL HEALTH (NIMH) DE ACORDO COM O PROJETO RESEARCH DOMAIN CRITERIA (RDOC) E SUAS RELAÇÕES COM IMPULSIVIDADE

| Molecular/celular/neurofisiologia | Neurocircuitos |
|---|---|
| BDNF[a][2] ⁂; CCK [3]; cortisol[b][1] ⁂; CRF[c][2]; DA[d][1] ⁂; canabinoides endógenos[e][1] ⁂; FGF-2 [3]; GABA[f][1] ⁂; glutamato[g][1] ⁂; neuropeptídeo S[h] [2]; receptores NMDA[i][2]; NPY[j] [2]; orexina [3]; oxitocina[k] [2]; 5-HT[l][1]; vasopressina[m] [3]; androgênios e estrogênios[n] [1]; B-Fos [3]; receptores opioides mu[o][2]; ACh[p] [1]; CREB [3]; substância P [3]; histamina [3]; NA[q][2] ⁂; KOR[r] [3]; galanina [3]; LCS[s][2]; TNF-α [3]; EEG[y][1] | Estudos de casos com lesões neurológicas específicas e que se manifestam principalmente pela impulsividade auxiliam na identificação das estruturas que intermedeiam esse sintoma (p. ex., podemos citar o clássico caso de Phineas Gage, que apresentou alterações de personalidade e comportamento impulsivo após lesão no lobo frontal esquerdo).[91] As estruturas neuroanatômicas mais estudadas em impulsividade são:<br><br>- córtex pré-frontal[t][1]<br>- hipotálamo[u][2]<br>- tálamo[v][1]<br>- amígdala[w][1]<br>- núcleos da base[x][1]<br><br>O córtex orbitofrontal é composto pelas regiões mais ventrais do córtex pré-frontal e está conectado ao polo temporal e à insula por projeções neuronais recíprocas, sendo a única região do córtex pré-frontal a ter forte associação com a amígdala. A amígdala é uma estrutura límbica que exerce papel associativo entre o afeto e o comportamento, pois recebe projeções neurais de várias áreas corticais e emite projeções para o sistema extrapiramidal e o hipotálamo. Do córtex orbitofrontal partem também projeções para o hipotálamo lateral e para o córtex entorrinal, e deste para o hipocampo. Lesões no córtex entorrinal produzem prejuízo significativo em tarefas cerebrais ligadas à memória. O hipotálamo é o principal componente do sistema nervoso autônomo; recebe projeções de vários tipos de neurorreceptores e envia projeções para a hipófise e os centros motores do tronco cerebral. As projeções do córtex orbitofrontal para os gânglios da base conectam o estriado, o globo pálido e o tálamo. O fluxo de informações segue unidirecionalmente do córtex orbitofrontal para o estriado e, daí, para o globo pálido e, então, retorna ao córtex orbitofrontal via núcleos talâmicos mediodorsal e anterior. O estriado também recebe projeções dos córtices de associação temporais superior e inferior (auditivo e visual). |

[1]: maior nível de evidência; [2]: nível de evidência intermediário; [3]: baixo nível de evidência; ⁂: oportunidade de pesquisa; CCK: colecistocinina; FGF-2: fator de crescimento de fibroblastos 2; B-Fos: fosfolipase B; CREB: ligação do elemento de resposta da adenosina 3',5'-monofosfato cíclico; TNF-α: fator de necrose tumoral alfa; EEG: eletrencefalografia.

**Observações:** (a) Níveis maiores de fator neurotrófico derivado do cérebro (BDNF) no cerebelo parecem manter o nível de comportamento exploratório e busca de novidades, aspectos que podem fazer parte da impulsividade.[92] O nível de BDNF parece correlacionado positivamente à maior impulsividade em pacientes com transtorno de estresse pós-traumático (TEPT).[93] Outras alterações de BDNF em impulsividade associada apenas a situações que envolvam: agressividade em transtornos da personalidade, suicidalidade na depressão, uso de estimulantes.[94-98] (b) Há associação entre níveis reduzidos de cortisol e maior impulsividade,[99,100] assim como o oposto: maiores níveis de cortisol retardam respostas impulsivas.[101-103] Outras associações apenas quando envolve agressividade/suicidalidade e comorbidade com transtorno de déficit de atenção/hiperatividade (TDAH).[104-107] (c) Situações estressantes de vida na infância podem ser fatores de risco para impulsividade, o qual seria mediado pelo hormônio liberador de corticotrofina (CRF) e pelo ácido gama-aminobutírico (GABA).[108,109] Outras associações com impulsividade apenas na presença de suicidalidade.[110] (d) A dopamina (DA; tanto receptores D1 quanto D2) está fortemente associada à modulação dos comportamentos impulsivos, em especial quando interagindo com circuitos que envolvem o uso de outros neurotransmissores.[111-114] (e) Os agonistas canabinoides podem levar a quadros de apatia ou de comportamento impulsivo, e esse paradoxo ainda necessita de maiores esclarecimentos, pois o efeito parece ser dose-dependente e sofre influência da neurobiologia individual dos receptores canabinoides CB1 ou CB2.[115-117] (f) Ações gabaérgicas, em geral, inibem o sistema dopaminérgico mesolímbico, mas alterações genéticas podem interferir nesse funcionamento, especialmente quando há alterações na seletividade das ações gabaérgicas sobre os neurônios dopaminérgicos, levando, assim, a maior comportamento

▶

impulsivo.[118] Alterações gabaérgicas também foram encontradas em jogadores patológicos,[119] especialmente devido ao aumento de disponibilidade de receptores alfa-5. A impulsividade de pacientes com transtorno da personalidade *borderline* também parece associada ao GABA, especialmente pela inibição dos circuitos do córtex cingulado anterior e frontoestriatais.[120] (g) O sistema glutamatérgico, principalmente excitatório, modula, em conjunto com o GABAérgico, os controles comportamentais e está associado à maior impulsividade, em especial nos circuitos que envolvem o córtex cingulado anterior e por meio de receptores N-metil-D-aspartato (NMDA).[121-123] (h) O neuropeptídeo S ainda precisa ser mais bem investigado na impulsividade, mas resultados preliminares, especialmente em indivíduos com TDAH, mostraram associação com impulsividade, sobretudo em portadores do alelo NPSR1.[124,125] (i) A atuação dos receptores de NMDA na impulsividade parece depender de sua localização, sendo que a inibição promovida por ele estaria concentrada no córtex pré-frontal medial, enquanto o comportamento supostamente mais expansivo/impulsivo estaria associado ao hipocampo.[126] Em homens, a disfunção dos receptores de NMDA do lobo frontal, especialmente nos circuitos envolvidos na flexibilidade de aprendizado e de comportamento, pode levar a maior impulsividade,[127] sobretudo quando em atuação conjunta com circuitos GABAérgicos.[128] (j) Antagonistas dos receptores de neuropeptídeo Y5 e Y2 parecem facilitar a inibição no circuito frontoestriatal, reduzindo a impulsividade,[129,130] ou seja, o aumento do neuropeptídeo Y (NPY) parece estar associado à impulsividade, especialmente se estiver relacionada à agressividade.[131] (k) A oxitocina pode ajudar a controlar a impulsividade, uma vez que baixos níveis foram detectados em indivíduos com TDAH com maiores escore de impulsividade,[132] sendo que o mesmo foi detectado em indivíduos com transtornos da personalidade.[133] (l) A complexidade do sistema serotonérgico está associada à impulsividade, tanto de modo a facilitar aspectos impulsivos quanto no controle da impulsividade, dependendo do tipo de receptores serotonérgicos e de sua localização no sistema nervoso central (SNC).[134] De modo geral, a redução da quantidade de serotonina (5-HT) está envolvida com maior impulsividade, especialmente quando a impulsividade está associada a agressividade e suicidalidade.[135,136] Esse talvez seja um dos aspectos mais estudados e documentados na literatura sobre a neurobiologia da impulsividade. (m) A vasopressina parece aumentar a impulsividade, especialmente durante a lactação.[137] (n) Andrógenos, em especial a testosterona, estão positivamente associados à impulsividade, sobretudo em relação aos aspectos impulsivos da agressividade.[138] Nesse sentido, a testosterona parece aumentar as características agressivas, enquanto a androstenediona parece inibir a impulsividade/agressividade.[139] As quantidades de estrogênio podem, inclusive, estar associadas a aspectos impulsivos da personalidade.[140] Estrogênios e progestágenos, por sua vez, parecem estar associados com a redução da impulsividade.[141] (o) Antagonistas de receptores opioides parecem reduzir a impulsividade.[142,143] (p) Acredita-se que o efeito da acetilcolina (ACh) na escolha impulsiva seja devido às interações entre os sistemas colinérgico e dopaminérgico.[144-146] (q) Hesse e colaboradores[147] sugerem que exista associação entre baixos níveis de transportadores de noradrenalina (NA) no SNC (e, então, déficit no funcionamento dos circuitos noradrenérgicos) no córtex orbitofrontal e no hipocampo e alta impulsividade, mas sugerem mais estudos para confirmar isso. Reforçando o papel da NA no controle da impulsividade, a ioimbina (um antagonista α-adrenérgico) parece ter favorecido a impulsividade motora em ratos.[148] Contudo, o efeito da NA na impulsividade parece depender das estruturas envolvidas, se corticais ou subcorticais.[149] A maioria dos estudos que investigam o papel da NA na impulsividade, contudo, envolve ratos ou pacientes com doença de Parkinson sob uso de atomoxetina. Portanto, essa associação carece de mais estudos. (r) Os receptores opioides capa (KOR) foram associados à impulsividade em um estudo, quando se descobriu que podem servir de mediadores do efeito impulsivo da ioimbina.[150] (s) O fator liberador de corticotrofina (CRF) parece ter papel mediador na impulsividade, facilitando respostas impulsivas cognitivas e comportamentais.[108,109] (t) As disfunções do córtex pré-frontal, especialmente as do córtex pré-frontal dorsolateral e suas conexões com o córtex cingulado anterior e o córtex orbitofrontal, têm sido associadas a descontrole dos impulsos, com evidências bastante robustas.[61,151-154] (u) Os neurônios mediais do hipotálamo parecem ter uma função importante nas respostas inibitórias, ou seja, quando há disfunção dos neurônios que envolvem circuitos hipotalâmicos mediais (espacialmente por disfunção da orexina), pode ocorrer comportamento impulsivo.[155] A disfunção no hipotálamo pode ser manifestada, por exemplo, por aumento de seu volume.[156] (v) O tálamo, especialmente nos circuitos dopaminérgicos D1 e D2, parece estar envolvido com as tomadas de decisão, podendo resultar, quando disfuncional, em condutas impulsivas.[157,158] Isso foi observado, por exemplo, no descontrole do impulso sobre o ato de comer[159] e de ingerir bebidas alcoólicas.[160] (w) O aumento da expressão dos receptores dopaminérgicos D2 na amígdala central parece contribuir para o controle da impulsividade.[114] Todavia, sua disfunção parece estar envolvida na impulsividade agressiva.[161,162] (x) Tanto o núcleo caudado como o putâmen (bilateralmente) parecem estar hipofuncionais em seus circuitos dopaminérgicos em pessoas mais impulsivas, como jogadores compulsivos,[163] indivíduos com doença de Parkinson[164] ou aqueles com transtorno da personalidade *borderline*.[165] Os núcleos da base, portanto, estariam associados à impulsividade principalmente à impulsividade motora, enquanto o córtex orbitofrontal, por exemplo, estaria mais associado à impulsividade cognitiva.[166,167] (y) O córtex frontal é ativado assimetricamente quando comportamentos impulsivos são desencadeados,[168,169] o que pode ocorrer devido a mecanismos inibitórios de preparação de movimentos menos efetivos, que são mais evidentes no hemisfério esquerdo na maioria das pessoas (destros) devido à contralateralidade da coordenação de movimentos.[170]

## CONSIDERAÇÕES FINAIS

A quantidade de informações fornecidas e as possibilidades de investigações da neurobiologia corroboram o interesse da comunidade científica sobre impulsividade, com foco especial no encurtamento da distância entre a neurobiologia da impulsividade (quaisquer que sejam suas manifestações psicopatológicas) e sua interface clínica. A riqueza de tecnologias disponíveis e a onda de busca de marcadores neurobiológicos pretendem "personalizar" o entendimento das manifestações dos transtornos psiquiátricos em pacientes específicos, tornando possíveis terapêuticas mais eficazes para cada apresentação do quadro. Para tal, contudo, a diferenciação dos inúmeros construtos do que chamamos de impulsividade e suas manifestações patológicas (como as arroladas nos manuais de classificação diagnóstica – DSM ou CID) ainda está engatinhando. Somente após melhores descrições psicopatológicas (clínicas) do que entendemos por impulsividade serem desenvolvidas é que as associações com fatores neurobiológicos estarão robustamente disponíveis para a melhor diagnose e terapêutica individualizada. Basear o conhecimento em evidências científicas adequadas, contudo, requer tempo, engenhosidade, empenho e dedicação. Estudando e planejando não agiremos de modo impulsivo na construção desses conhecimentos, pois, como disse Churchill, "Construir pode ser a tarefa lenta e difícil de anos. Destruir pode ser o ato impulsivo de um único dia".

## REFERÊNCIAS

1. Aristóteles. Ética a Nicômaco. São Paulo: Atlas; 2009.
2. Oxford English Dictionary [Internet]. Oxford: Oxford University Press; c2019 [capturado em 23 abr. 2019]. Disponível em: https://en.oxforddictionaries.com/.
3. Origem da Palavra [Internet]. 2019 [capturado em 23 abr. 2019]. Disponível em: https://origemdapalavra.com.br/.
4. Patrick CJ, Bernat EM. The construct of emotion as a bridge to between personality and psychopathology. In: Krueger RF, Tackett JL, editors. Personality and psychopathology. New York: Guilford; 2006. p. 174-209.
5. Carvalho HW, Jorge MR, Lara DR. Modelo estrutural de internalização e externalização: emergência, validade e utilidade clínica. Temas Psicol. 2014;22(4):725-43.
6. Nobre de Melo AL. Psiquiatria. Rio de Janeiro: Civilização Brasileira; 1979.
7. American Psychiatric Association. Diagnostic and statistical manual of mental disorders: DSM-IV-TR. 4th ed. Washington: APA; 2000.
8. World Health Organization. Classificação de Transtornos Mentais e de Comportamento da CID-10: descrições clínicas e diretrizes diagnósticas. Porto Alegre: Artmed; 1993.
9. American Psychiatric Association. Diagnostic and statistical manual of mental disorders: DSM-5. 5th ed. Washington: APA; 2013.
10. World Health Organization. ICD-11 for Mortality and Morbidity Statistics (ICD-11 MMS) [Internet]. Geneva: WHO; 2018 [capturado em 18 abr. 2019]. Disponível em: https://icd.who.int/browse11/l-m/en.
11. Winter W, Sheridan M. Previous reward decreases errors of commission on later 'No-Go' trials in children 4 to12years of age: evidence for a context monitoring account. Dev Sci. 2014;17(5):797-807.
12. Pechorro P, Ray JV, Raine A, Maroco J, Gonçalves RA. The reactive-proactive aggression questionnaire: validation among a portuguese sample of incarcerated juvenile delinquents. J Interpers Violence. 2017;32(13):1995-2017.
13. Tatarelli R, Del Casale, Tatarelli C, Serata D, Rapinesi C, Sani G, et al. Behavioral genetics and criminal responsibility at the courtroom. Forensic Sci Int. 2014;237:40-5.
14. Moon B, Jang SJ. A general strain approach to psychological and physical bullying: a study of interpersonal aggression at school. J Interpers Violence. 2014;29(12):214-71.
15. Hwang JY, Choi J-S, Gwak ER, Jung D, Choi S-W, Lee J, et al. Shared psychological characteristics that are linked to aggression between patients with Internet addiction and those with alcohol dependence. Ann Gen Psychiatry. 2014;13:6.
16. Buss AH, Perry M. The aggression questionnaire. J Person Soc Psychol. 1992;63(3): 452-9.
17. National Institute of Mental Health (NIH). Research Domain Criteria (RDoC) [Internet]. Bethesda: NIH; 2018 [capturado em 19 abr. 2019]. Disponível em: https://www.nimh.nih.gov/research/research-funded-by-nimh/rdoc/index.shtml.
18. Finch AJ, Crandell C, Deardorff PA. Reflection-impulsivity and need for achievement in emotionally disturbed children. J Genet Psychol. 1976;129(2d Half): 329-31.
19. Veling H, Aarts H, Stroebe W. Fear signals inhibit impulsive behavior toward rewarding food objects. Appetite. 2011;56(3):643-8.
20. Levandovskaia AA, Zaichenko MI, Merzhanova GH, Salozhin SV. Evaluation of exploratory activity and anxiety in rats with different levels of impulsive behavior. Zh Vyssh Nerv Deiat Im I P Pavlova. 2013;63(6):719-29.
21. Barrett DE. Reflection-Impulsivity as a Predictor of Children's Academic Achievement. Child Development. 1977;48(4): 1443-7.
22. Jenks CW, Lawyer SR. Using delay discounting to understand impulsive choice in socially anxious individuals: failure to replicate. J Behav Ther Exp Psychiatry. 2015;46:198-201.
23. Peters EM, Bowen Rudy, Balbuena Lloyd. Mood instability contributes to impulsivity, non-suicidal self-injury, and binge eating/purging in people with anxiety disorders. Psychol Psychother. 2018.

24. Garami J, Haber P, Myers C, Allen MT, Misiak B, Frydecka D, et al. Intolerance of uncertainty in opioid dependency: relationship with trait anxiety and impulsivity. PLoS One. 2017;12(7):e0181955.
25. Moustafa AA, Tindle R, Frydecka D, Misiak B. Impulsivity and its relationship with anxiety, depression and stress. Compr Psychiatry. 2017;74:173-9.
26. Jakuszkowiak-Wojten K, Landowski J, Wiglusz MS, Cubala WJ. Impulsivity in anxiety disorders: a critical review. Psychiatr Danub. 2015;27(Suppl 1):S452-5.
27. Furniss F, Biswas AB. Recent research on aetiology, development and phenomenology of self-injurious behaviour in people with intellectual disabilities: a systematic review and implications for treatment. J Intellect Disabil Res. 2012;56(5):453-75.
28. Wilson DR, Loxton NJ, O'Shannessy D, Sheeran N, Morgan A. Similarities and differences in revised reinforcement sensitivities across eating disorder subtypes. Appetite. 2019;133:70-6.
29. Loxton NJ, Tipman RJ. Reward sensitivity and food addiction in women. Appetite. 2017;115:28-35.
30. Lattimore P, Mead BR. See it, grab it, or STOP! Relationships between trait impulsivity, attentional bias for pictorial food cues and associated response inhibition following in-vivo food cue exposure. Appetite. 2915;90:248-53.
31. Hege MA, Stingl KT, Kullmann S, Schag K, Giel KE, Zipfel S, et al. Attentional impulsivity in binge eating disorder modulates response inhibition performance and frontal brain networks. Int J Obes. 2015;39(2):353-60.
32. Yarosh HL, Hyatt CJ, Meda SA, Jiantonio-Kelly R, Potenza MN, Assaf M, et al. Relationships between reward sensitivity, risk-taking and family history of alcoholism during an interactive competitive fMRI task. PLoS One. 2014;9(2):e88188.
33. Schag K, Teufel M, Junne F, Preissl Hu, Hautzinger M, Zipfel S, et al. Impulsivity in binge eating disorder: food cues elicit increased reward responses and disinhibition. PLoS One. 2013;8(10):e76542.
34. Yip SW, Potenza MN. Application of Research Domain Criteria to childhood and adolescent impulsive and addictive disorders: implications for treatment. Clin Psychol Rev. 2018;64:41-56.
35. Hamilton KR, Sinha R, Potenza MN. Hazardous drinking and dimensions of impulsivity, behavioral approach, and inhibition in adult men and women. Alcohol Clin Exp Res. 2012;36(6):958-66.
36. Kim Y, Jeong J-E, Cho H, Jung D-J, Kwak M, Rho MJ, et al. Personality factors predicting smartphone addiction predisposition: behavioral inhibition and activation systems, impulsivity, and self-control. PLoS One. 2016;11(8):e0159788.
37. Alloy LB, Bender RE, Whitehouse WG, Wagner CA, Liu RT, Grant DA, et al. High Behavioral Approach System (BAS) sensitivity, reward responsiveness, and goal-striving predict first onset of bipolar spectrum disorders: a prospective behavioral high-risk design. J Abnorm Psychol. 2012;121(2):339-51.
38. Drechsler R, Rizzo P, Steinhausen H-C. Decision making with uncertain reinforcement in children with attention deficit/hyperactivity disorder (ADHD). Child Neuropsychol. 2010;16(2):145-61.
39. Parvaz MA, Kim K, Froudist-Walsh S, Newcorn JH, Ivanov I. Reward-based learning as a function of severity of substance abuse risk in drug-naïve youth with ADHD. J Child Adolesc Psychopharmacol. 2017;28(8):547-53.
40. Potvin S, Pelletier J, Grot S, Hébert C, Barr AM, Lecomte T. Cognitive deficits in individuals with methamphetamine use disorder: a meta-analysis. Addict Behav. 2018;80:154-60.
41. Kruse LC, Schindler AG, Williams RG, Weber SJ, Clark JJ. Maladaptive decision making in adults with a history of adolescent alcohol use, in a preclinical model, is attributable to the compromised assignment of incentive value during stimulus--reward learning. Front Behav Neurosci. 2017;11:134.
42. Linsenbardt DN, Smoker MP, Janetsian-Fritz SS, Lapish CC. Impulsivity in rodents with a genetic predisposition for excessive alcohol consumption is associated with a lack of a prospective strategy. Cogn Affect Behav Neurosci. 2017;17(2):235-51.
43. Wittwer A, Hulka LM, Heinimann H, Vonmoos M, Quednow BB. Risky decisions in a lottery task are associated with an increase of cocaine use. Front Psychol. 2016;7:640.
44. Zheng YA, Tian M, Li Q, Liu X. Greater tolerance to losses in sensation seeking: Evidence from probability and delay discounting. Drug Alcohol Depend. 2018;194:159-65.
45. Mechelmans DJ, Strelchuk D, Donamayor-Alonso N, Banca P, Robbins TW, Baek K, et al. Reward sensitivity and waiting impulsivity: shift towards reward valuation away from action control. Int J Neuropsychopharmacol. 2017;20(12):971-78.
46. Huang Y, Hu P, Li X. Undervaluing delayed rewards explains adolescents' impulsivity in inter-temporal choice: an ERP study. Sci Rep. 2017;7:42631.
47. Schmidt B, Holroyd CB, Debener S, Hewig J. I can't wait! Neural reward signals in impulsive individuals exaggerate the difference between immediate and future rewards. Psychophysiology. 2017;54(3):409-15.
48. Sokolova E, Groot P, Claassen T, van Hulzen KJ, Glennon JC, Franke Barbara, et al. Statistical evidence suggests that inattention drives hyperactivity/impulsivity in attention deficit-hyperactivity disorder. PLoS One. 2016;11(10):e0165120.
49. Bluschke A, Roessner V, Beste C. Specific cognitive-neurophysiological processes predict impulsivity in the childhood attention-deficit/hyperactivity disorder combined subtype. Psychol Med. 2106;46(6):1277-87.
50. Lazaratou H, Palaiologou A. Impulsivity as an immediate factor between addictive disorders and Attention Deficit-Hyperactivity Disorder. Anagnostopoulos, D. Psychiatriki. 2017;28(2):156-64.
51. Egan TE, Dawson AE, Wymbs BT. Substance use in undergraduate students with histories of attention-deficit/hyperactivity disorder (ADHD): the role of impulsivity. Subst Use Misuse. 2017;52(10):1375-86.
52. Mashhoon Y, Betts J, Farmer SL, Lukas SE. Early onset tobacco cigarette smokers exhibit deficits in response inhibition and sustained attention. Drug Alcohol Depend. 2018;184:48-56.
53. Romero-Martínez Á, Lila M, Moya-Albiol L. The importance of impulsivity and attention switching deficits in perpetrators convicted for intimate partner violence. Aggress Behav. Aggress Behav. 2019;45(2):129-38.
54. Patros CHG, Alderson RM, Lea SE, Tarle SJ. Context influences decision-making in boys with attention-deficit/hyperactivity disorder: a comparison of traditional and novel choice-impulsivity paradigms. Child Neuropsychol. 2017;23(2):242-54.
55. Leshem R. Relationships between trait impulsivity and cognitive control: the effect of attention switching on response inhibition and conflict resolution. Cogn Process. 2016;17(1):89-103.
56. Chase HW, Fournier JC, Bertocci MA, Greenberg T, Aslam H, Stiffle R, et al. A pathway linking reward circuitry, impulsive sensation-seeking and risky decision-making in young adults: identifying neural markers for new interventions. Transl Psychiatry. 2017;7(4):e10968.
57. Roebuck H, Guo K, Bourke P. Attending at a low intensity increases impulsivity in an auditory sustained attention to response task. Perception. 2015;44(12):1371-82.

58. Parasnis I, Samar VJ, Berent GP. Deaf adults without attention deficit hyperactivity disorder display reduced perceptual sensitivity and elevated impulsivity on the Test of Variables of Attention (T.O.V.A.). J Speech Lang Hear Res. 2003;46(5):1166-83.
59. Rosenbaum RS, Kwan D, Floden D, Levine B, Stuss DT, Craver CF. No evidence of risk-taking or impulsive behaviour in a person with episodic amnesia: implications for the role of the hippocampus in future-regarding decision-making. Q J Exp Psychol (Hove). 2016;69(8):1606-18.
60. Zhai T-Y, Shao Y-C, Xie C-M, Ye E-M, Zou F, Fu L-P, et al. Altered intrinsic hippocmapus declarative memory network and its association with impulsivity in abstinent heroin dependent subjects. Behav Brain Res. 2014;272:209-17.
61. Huang S, Zhu Z, Zhang W, Chen Y, Zhen S. Trait impulsivity components correlate differently with proactive and reactive control. PLoS One. 2017;12(4):e0176102.
62. Weidacker K, Whiteford S, Boy F, Johnston SJ. Response inhibition in the parametric go/no-go task and its relation to impulsivity and subclinical psychopathy. Q J Exp Psychol (Hove). 2017;70(3):473-87.
63. Stephan RA, Alhassoon OM, Allen KE, Wollman SC, Hall M, Thomas WJ, et al. Meta-analyses of clinical neuropsychological tests of executive dysfunction and impulsivity in alcohol use disorder. Am J Drug Alcohol Abuse. 2017;43(1):24-43.
64. Wardell JD, Quilty LC, Hendershot CS. Impulsivity, working memory, and impaired control over alcohol: a latent variable analysis. Psychol Addict Behav. 2016;30(5):544-54.
65. Tonnaer F, Cima M, Arntz A. Executive (dys)functioning and impulsivity as possible vulnerability factors for aggression in forensic patients. J Nerv Ment Dis. 2016;204(4):280-6.
66. Zhou Z, Zhou H, Zhu H. Working memory, executive function and impulsivity in internet-addictive disorders: a comparison with pathological gambling. Acta Neuropsychiatr. 2016;28(2):92-100.
67. Müller VI, Langner R, Cieslik EC, Rottschy C, Eickhoff SB. Interindividual differences in cognitive flexibility: influence of gray matter volume, functional connectivity and trait impulsivity. Brain Struct Funct. 2015;220(4):2401-14.
68. Martoni RM, de Filippis R, Cammino S, Giuliani M, Risso G, Cavallini MC, et al. Planning functioning and impulsiveness in obsessive-compulsive disorder. Eur Arch Psychiatry Clin Neurosci. 2018;268(5):471-81.
69. Kalapatapu RK, Lewis DF, Vinogradov S, Batki SL, Winhusen T. Relationship of age to impulsivity and decision making: a baseline secondary analysis of a behavioral treatment study in stimulant use disorders. J Addict Dis. 2013;32(2):206-16.
70. Mei X, Tian L, Xue Z, Li X. A working memory task reveals different patterns of impulsivity in male and female college students. Behav Processes. 2017;138:127-33.
71. Iliceto P, Pompili M, Candilera G, Rosafio I, Erbuto D, Battuello M, et al. Temperament, insecure attachment, impulsivity, and sexuality in women in jail. J Forensic Nurs. 2012;8(1):23-9.
72. Huprich SK, Nelson SM, Paggeot A, Lengu K, Albright J. Object relations predicts borderline personality disorder symptoms beyond emotional dysregulation, negative affect, and impulsivity. Personal Disord. 2017;8(1):46-53.
73. Costa AL, Sophia EC, Sanches C, Tavares H, Zilberman ML. Pathological jealousy: romantic relationship characteristics, emotional and personality aspects, and social adjustment. J Affect Disord. 2015;174:38-44.
74. Sophia EC, Tavares H, Berti MP, Pereira AP, Lorena A, Mello C, et al. Pathological love: impulsivity, personality, and romantic relationship. CNS Spectr. 2009;14(5):268-74.
75. aan Het Rot M, Moskowitz DS, Young SN. Impulsive behaviour in interpersonal encounters: associations with quarrelsomeness and agreeableness. Br J Psychol. 2015;106(1): 152-61.
76. Dalbudak E, Evren C, Topcu M, Aldemir S, Coskun KS, Bozkurt M, et al. Relationship of internet addiction with impulsivity and severity of psychopathology among Turkish university students. Psychiatry Res. 2013;210(3):1086-91.
77. Zhang S, Hu S, Hu J, Wu P-L, Chao HH, Li C-SR. Barratt impulsivity and neural regulation of physiological arousal. PLoS One. 2015;10(6):e0129139.
78. Derefinko KJ, Peters JR, Eisenlohr-Moul TA, Walsh EC, Adams ZW, Lynam DR. Relations between trait impulsivity, behavioral impulsivity, physiological arousal, and risky sexual behavior among young men. Arch Sex Behav. 2014;43(6):1149-58.
79. Merlotti E, Mucci A, Volpe U, Montefusco V, Monteleone P, Bucci Paola, et al. Impulsiveness in patients with bulimia nervosa: electrophysiological evidence of reduced inhibitory control. Neuropsychobiology. 2013;68(2):116-23.
80. Messerotti Benvenuti S, Sarlo M, Buodo G, Mento G, Palomba D. Influence of impulsiveness on emotional modulation of response inhibition: an ERP study. Clin Neurophysiol. 2015;126(10):1915-25.
81. Hwang JY, Kang S-G, Gwak AR, Park J, Lee YJ. The associations of morningness-eveningness with anger and impulsivity in the general population. Chronob Int. 2016;33(2):200-9.
82. Kang JI, Park CI, Sohn SY, Kim HW, Namkoong K, Kim SJ. Circadian preference and trait impulsivity, sensation-seeking and response inhibition in healthy young adults. Chronobiol Int. 2015;32(2):235-41.
83. Russo PM, Leone L, Penolazzi B, Natale V. Circadian preference and the big five: the role of impulsivity and sensation seeking. Chronobiol Int. 2012;29(8):1121-6.
84. Caci H, Mattei V, Baylé FJ, Nadalet L, Dossios C, Robert P, et al. Impulsivity but not venturesomeness is related to morningness. Psychiatry Res. 2005;134(3):259-65.
85. Caci H, Robert P, Boyer P. Novelty seekers and impulsive subjects are low in morningness. Eur Psychiatry. 2004;19(2):79-84.
86. Miller AA, Rucas SL. Sleep-wake state tradeoffs, impulsivity and life history theory. Evol Psychol. 2012;10(2):173-86.
87. Demos KE, Hart CN, Sweet LH, Mailloux KA, Trautvetter J, Williams SE, et al. Partial sleep deprivation impacts impulsive action but not impulsive decision-making. Physiol Behav. 2016;164(Pt A):214-9.
88. Mahajan N, Hong N, Wigal TL, Gehricke J-G. Hyperactive-impulsive symptoms associated with self-reported sleep quality in nonmedicated adults with ADHD. J Atten Disord. 2010;14(2):132-7.
89. Cedernaes J, Brandell J, Ros O, Broman J-E, Hogenkamp PS, Schiöth HB, et al.Increased impulsivity in response to food cues after sleep loss in healthy young men. Obesity (Silver Spring). 2014;22(8):1786-91.
90. Kamphuis J, Dijk D-J, Spreen M, Lancel M. The relation between poor sleep, impulsivity and aggression in forensic psychiatric patients. Physiol Behav. 2014;123:168-73.
91. Harlow JM. Passage of an iron rod through the head. 1848. J Neuropsychiatry Clin Neurosci. 1999;11(2):281-3.
92. Laricchiuta D, Andolina D, Angelucci F, Gelfo F, Berretta E, Puglisi-Allegra S, et al. Cerebellar BDNF promotes exploration and seeking for novelty. Int J Neuropsychopharmacol. 2018;21(5):485-98.
93. Martinotti G, Sepede G, Brunetti M, Ricci V, Gambi F, Chillemi E, et al. BDNF concentration and impulsiveness level in post--traumatic stress disorder. Psychiatry Res. 2015;229(3):814-8.

94. Wagner S, Baskaya O, Dahmen N, Lieb K, Tadic A. Modulatory role of the brain-derived neurotrophic factor Val66Met polymorphism on the effects of serious life events on impulsive aggression in borderline personality disorder. Genes Brain Behav. 2010;9(1):97-102.
95. Su H, Tao J, Zhang J, Xie Y, Sun Y, Li L, et al. An association between BDNF Val66Met polymorphism and impulsivity in methamphetamine abusers. Neurosci Lett. 2014;582:16-20.
96. Su H, Tao J, Zhang J, Xie Y, Han B, Lu Y, et al. The analysis of BDNF gene polymorphism haplotypes and impulsivity in methamphetamine abusers. Compr Psychiatry. 2015;59:62-7.
97. Ambrus L, Sunnqvist C, Ekman R, Träskman-Bendz L, Westrin Å. Plasma brain-derived neurotrophic factor and psychopathology in attempted suicide. Neuropsychobiology. 2016;73(4):241-8.
98. Jiménez-Trevino L, Saiz PA, García-Portilla MP, Blasco-Fontecilla H, Carli V, Iosue M, et al. 5-HTTLPR-brain-derived neurotrophic factor (BDNF) gene interactions and early adverse life events effect on impulsivity in suicide attempters. World J Biol Psychiatry. 2019;20(2):137-49.
99. Lovallo WR. Early life adversity reduces stress reactivity and enhances impulsive behavior: implications for health behaviors. Int J Psychophysiol. 2013;90(1):8-16.
100. Mehta PH, Welker KM, Zilioli S, Carré JM. Testosterone and cortisol jointly modulate risk-taking. Psychoneuroendocrinology. 2015;56:88-99.
101. Kimura K, Izawa S, Sugaya N, Ogawa N, Yamada KC, Shirotsuki K, et al. The biological effects of acute psychosocial stress on delay discounting. Psychoneuroendocrinology. 2013;38(10):2300-8.
102. Kawamura Y, Takahashi T, Liu X, Nishida N, Tokunaga K, Ukawa K, et al. DNA polymorphism in the FKBP5 gene affects impulsivity in intertemporal choice. Asia Pac Psychiatry. 2013;5(1):31-8.
103. Maniaci G, Goudriaan AE, Cannizzaro C, van Holst RJ. Impulsivity and stress response in pathological gamblers during the trier social stress test. J Gambl Stud. 2018;34(1):147-60.
104. Mann JJ, Arango VA, Avenevoli S, Brent DA, Champagne FA, Clayton P, et al. Candidate endophenotypes for genetic studies of suicidal behavior. Biol Psychiatry. 2009;65(7):556-63.
105. Ma L, Chen Y-H, Chen H, Liu Y-Y, Wang Y-X. The function of hypothalamus-pituitary-adrenal axis in children with ADHD. Brain Res. 2011;1368:159-62.
106. Feilhauer J, Cima M, Korebrits A, Nicolson NA. Salivary cortisol and psychopathy dimensions in detained antisocial adolescents. Psychoneuroendocrinology. 2013;38(9):1586-95.
107. Lewitzka U, Bauer M, Ripke B, Bronisch T, Günther L. Impulsivity and saliva cortisol in patients with suicide attempt and controls. Neuropsychobiology. 2017;75(4): 162-8.
108. Gondré-Lewis MC, Warnock KT, Wang H, June HL, Bell KA, Rabe H, et al. Early life stress is a risk factor for excessive alcohol drinking and impulsivity in adults and is mediated via a CRF/GABA(A) mechanism. Stress. 2016;19(2):235-47.
109. Balan I, Warnock KT, Puche A, Gondre-Lewis MC, Aurelian L. Innately activated TLR4 signal in the nucleus accumbens is sustained by CRF amplification loop and regulates impulsivity. Brain Behav Immun. 2017;69:139-53.
110. De Luca V, Tharmalingam S, Zai C, Potapova N, Strauss J, Vincent J, et al. Association of HPA axis genes with suicidal behaviour in schizophrenia. J Psychopharmacol. 2010;24(5):677-82.
111. Balachandran RC, Sieg ML, Tran CTQ, Clancy BM, Beaudin SA, Eubig PA. Cholinergic and dopaminergic interactions alter attention and response inhibition in Long-Evans rats performing the 5-choice serial reaction time task. Pharmacol Biochem Behav. 2018;175:160-73.
112. Kurauchi Y, Yoshimaru Y, Kajiwara Y, Yamada T, Matsuda K, Hisatsune A, et al. Na+, K+-ATPase inhibition causes hyperactivity and impulsivity in mice via dopamine D2 receptor-mediated mechanism. Neurosci Res. 2018:S0168-0102(18)30390-0.
113. Lee J-Y, Jeon B, Koh S-B, Yoon WT, Lee H-W, Kwon OD, et al. Behavioural and trait changes in parkinsonian patients with impulse control disorder after switching from dopamine agonist to levodopa therapy: results of REIN-PD trial. J Neurol Neurosurg Psychiatry. 2018;90(1):30-7.
114. Kim B, Yoon S, Nakajima R, Lee HJ, Lim HJ, Lee Y-K, et al. Dopamine D2 receptor-mediated circuit from the central amygdala to the bed nucleus of the stria terminalis regulates impulsive behavior. Proc Natl Acad Sci U S A. 2018;115(45):E10730-E10739.
115. Fatahi Z, Reisi Z, Rainer G, Haghparast A, Khani A. Cannabinoids induce apathetic and impulsive patterns of choice through CB1 receptors and TRPV1 channels. Neuropharmacology. 2018;133:75-84.
116. Navarrete F, Pérez-Ortiz JM, Manzanares J. Cannabinoid CB2 receptor-mediated regulation of impulsive-like behaviour in DBA/2 mice. Br J Pharmacol. 2012;165(1):260-73.
117. Wiskerke J, Stoop N, Schetters D, Schoffelmeer ANM, Pattij T. Cannabinoid CB1 receptor activation mediates the opposing effects of amphetamine on impulsive action and impulsive choice. PLoS One. 2011;6(10):e25856.
118. Stojakovic A, Walczak M, Cieslak PE, Trenk A, Sköld J, Zajdel J, et al. Several behavioral traits relevant for alcoholism are controlled by É£2 subunit containing GABA receptors on dopamine neurons in mice. Neuropsychopharmacology. 2018;43(7):1548-56.
119. Mick I, Ramos AC, Myers J, Stokes PR, Chandrasekera S, Erritzoe D, et al. Evidence for GABA-A receptor dysregulation in gambling disorder: correlation with impulsivity. Addict Biol. 2017;22(6):1601-09.
120. Wang G-Y, van Eijk J, Demirakca T, Sack M, Krause-Utz A, Cackowski S, et al. ACC GABA levels are associated with functional activation and connectivity in the fronto-striatal network during interference inhibition in patients with borderline personality disorder. Neuroimage. 2017;147:164-74.
121. Naaijen J, Bralten J, Poelmans G, Glennon JC, Franke B, Buitelaar JK. Glutamatergic and GABAergic gene sets in attention-deficit/hyperactivity disorder: association to overlapping traits in ADHD and autism. Transl Psychiatry, 2017;7(1):e999.
122. Bauer J, Werner A, Kohl W, Kugel H, Shushakova A, Pedersen, et al. Hyperactivity and impulsivity in adult attention-deficit/hyperactivity disorder is related to glutamatergic dysfunction in the anterior cingulate cortex. World J Biol Psychiatry. 2018;19(7):538-46.
123. Higgins GA, Silenieks LB, MacMillan C, Sevo J, Zeeb FD, Thevarkunnel S. Enhanced attention and impulsive action following NMDA receptor GluN2B-selective antagonist pretreatment. Behav Brain Res. 2016;311:1-14.
124. Laas K, Eensoo D, Paaver M, Lesch K-P, Reif A, Harro J. Further evidence for the association of the NPSR1 gene A/T polymorphism (Asn107Ile) with impulsivity and hyperactivity. J Psychopharmacol. 2015;29(8):878-83.
125. Laas K, Reif A, Kiive E, Domschke K, Lesch K-P, Veidebaum T, et al. A functional NPSR1 gene variant and environment shape personality and impulsive action: a longitudinal study. J Psychopharmacol. 2014;28(3):227-36.
126. Finlay JM, Dunham GA, Isherwood AM, Newton CJ, Nguyen TV, Reppar PC, et al. Effects of prefrontal cortex and hippocampal

NMDA NR1-subunit deletion on complex cognitive and social behaviors. Brain Res. 2015;1600:70-83.
127. Weston HI, Weston DD, Allen JL, Cory-Slechta DA. Sex-dependent impacts of low-level lead exposure and prenatal stress on impulsive choice behavior and associated biochemical and neurochemical manifestations. Neurotoxicology. 2014;44:169-83.
128. Murphy ER, Fernando ABP, Urcelay GP, Robinson ESJ, Mar AC, Theobald DEH, et al. Impulsive behaviour induced by both NMDA receptor antagonism and GABAA receptor activation in rat ventromedial prefrontal cortex. Psychopharmacology. 2012;219(2):401-10.
129. Bari A, Dec A, Lee AW, Lee J, Song D, Dale E, et al. Enhanced inhibitory control by neuropeptide Y Y5 receptor blockade in rats. Psychopharmacology. 2015;232(5):959-73.
130. Greco B, Carli M. Reduced attention and increased impulsivity in mice lacking NPY Y2 receptors: relation to anxiolytic-like phenotype. Behav Brain Res. 2006; 169(2): 325-34.
131. Coccaro EF, Lee R, Liu T, Mathé AA. Cerebrospinal fluid neuropeptide Y-like immunoreactivity correlates with impulsive aggression in human subjects. Biol Psychiatry. 2012;72(12):997-1003.
132. Demirci E, Özmen S, Öztop DB. Relationship between impulsivity and serum oxytocin in male children and adolescents with attention-deficit and hyperactivity disorder: a preliminary study. Noro Psikiyatr Ars. 2016;53(4):291-95.
133. Bendix M, Uvnäs-Moberg K, Petersson M, Gustavsson P, Svanborg Pär, Åsberg M, et al. Plasma oxytocin and personality traits in psychiatric outpatients. Psychoneuroendocrinology. 2015;57:102-10.
134. Stein DJ, Hollander E, Liebowitz MR. Neurobiology of impulsivity and the impulse control disorders. J Neuropsychiatry Clin Neurosci. 1993;5(1):9-17.
135. Brown GL, Linnoila MI. CSF serotonin metabolite (5-HIAA) studies in depression, impulsivity, and violence. J Clin Psychiatry. 1990;51(Suppl):31-41; discussion 42-3.
136. Coccaro EF. Impulsive aggression and central serotonergic system function in humans: an example of a dimensional brain-behavior relationship. Int Clin Psychopharmacol. 1992;7(1):3-12.
137. Aliczki M, Fodor A, Balogh Z, Haller J, Zelena D. The effects of lactation on impulsive behavior in vasopressin-deficient Brattleboro rats. Horm Behav. 2014;66(3):545-51.
138. Aluja A, García LF, Martí-Guiu M, Blanco E, García O, Fibla J, et al. Interactions among impulsiveness, testosterone, sex hormone binding globulin and androgen receptor gene CAG repeat length. Physiol Behav. 2015;147:91-6.
139. Sánchez-Martin JR, Azurmendi A, Pascual-Sagastizabal E, Cardas J, Braza F, Braza P, et al. Androgen levels and anger and impulsivity measures as predictors of physical, verbal and indirect aggression in boys and girls. Psychoneuroendocrinology. 2011;36(5):750-60.
140. Aluja A, García LF, Blanch A, Fibla J. Association of androgen receptor gene, CAG and GGN repeat length polymorphism and impulsive-disinhibited personality traits in inmates: the role of short-long haplotype. Psychiatr Genet. 2011;21(5):229-39.
141. Llaneza DC, Frye CA. Progestogens and estrogen influence impulsive burying and avoidant freezing behavior of naturally cycling and ovariectomized rats. Pharmacol Biochem Behav. 2009;93(3):337-42.
142. Weber SC, Beck-Schimmer B, Kajdi M-E, Müller D, Tobler PN, Quednow BB. Dopamine D2/3- and μ-opioid receptor antagonists reduce cue-induced responding and reward impulsivity in humans. Transl Psychiatry. 2016;6(7):e850.
143. Sanchez-Roige S, Ripley TL, Stephens DN. Alleviating waiting impulsivity and perseverative responding by μ-opioid receptor antagonism in two inbred mouse strains. Psychopharmacology. 2015;232(8):1483-92.
144. Tian L, Qin X, Sun J, Li X, Wei L. Differential effects of co-administration of oxotremorine with SCH 23390 on impulsive choice in high-impulsive rats and low-impulsive rats. Pharmacol Biochem Behav. 2016;142:56-63.
145. Hosking JG, Lam FCW, Winstanley CA. Nicotine increases impulsivity and decreases willingness to exert cognitive effort despite improving attention in "slacker" rats: insights into cholinergic regulation of cost/benefit decision making. PLoS One. 2014;9(10):e111580.
146. Ohmura Y, Tsutsui-Kimura I, Yoshioka M. Impulsive behavior and nicotinic acetylcholine receptors. J Pharmacol Sci. 2012;118(4):413-22.
147. Hesse S, Müller U, Rullmann M, Luthardt J, Bresch A, Becker G-A, et al. The association between in vivo central noradrenaline transporter availability and trait impulsivity. Psychiatry Res. 2017;267:9-14.
148. Adams WK, Barrus MM, Zeeb FD, Cocker PJ, Benoit J, Winstanley CA. Dissociable effects of systemic and orbitofrontal administration of adrenoceptor antagonists on yohimbine-induced motor impulsivity. Behav Brain Res. 2017;328:19-27.
149. Benn A, Robinson ESJ. Differential roles for cortical versus sub-cortical noradrenaline and modulation of impulsivity in the rat. Psychopharmacology. 2017;234(2):255-66.
150. Funk D, Tamadon S, Coen K, Fletcher PJ, Lê AD. Kappa opioid receptors mediate yohimbine-induced increases in impulsivity in the 5-choice serial reaction time task. Behav Brain Res. 2018;359:258-65.
151. Oldrati V, Patricelli J, Colombo B, Antonietti A. The role of dorsolateral prefrontal cortex in inhibition mechanism: a study on cognitive reflection test and similar tasks through neuromodulation. Neuropsychologia. 2016;91:499-508.
152. Yamamuro K, Kimoto S, Iida J, Kishimoto N, Nakanishi Y, Tanaka S, et al. Reduced prefrontal cortex hemodynamic response in adults with methamphetamine induced psychosis: relevance for impulsivity. PLoS One. 2016;11(4):e0152373.
153. Dinu-Biringer R, Nees F, Falquez R, Berger M, Barnow S. Different roads to the same destination – The impact of impulsivity on decision-making processes under risk within a rewarding context in a healthy male sample. Psychiatry Res. 2016;248:12-22.
154. Cheng GLF, Lee TMC. Altering risky decision-making: influence of impulsivity on the neuromodulation of prefrontal cortex. Soc Neurosci. 2016;11(4):353-64.
155. Freeman LR, Aston-Jones G. Activation of medial hypothalamic orexin neurons during a Go/No-Go task. Brain Res. 2018;pii: S0006-8993(18)30453-0.
156. Mackey S, Chaarani B, Kan K-J, Spechler PA, Orr C, Banaschewski T, et al. Brain regions related to impulsivity mediate the effects of early adversity on antisocial behavior. Biol Psychiatry. 2017;82(4):275-82.
157. Wang Z, Liang S, Yu S, Xie T, Wang B, Wang J, et al. Distinct roles of dopamine receptors in the lateral thalamus in a rat model of decisional impulsivity. Neurosci Bull. 2017;33(4):413-22.
158. Saund J, Dautan D, Rostron C, Urcelay GP, Gerdjikov TV. Thalamic inputs to dorsomedial striatum are involved in inhibitory control: evidence from the five-choice serial reaction time task in rats. Psychopharmacology. 2017;234(16):2399-407.
159. Hsu J-S, Wang P-W, Ko C-H, Hsieh T-J, Chen C-Y, Yen J-Y. Altered brain correlates of response inhibition and error processing in females with obesity and sweet food addiction: A functional magnetic imaging study. Obes Res Clin Pract. 2017;11(6):677-86.

160. Ide JS, Zhornitsky S, Hu S, Zhang S, Krystal JH, Li C-SR. Sex differences in the interacting roles of impulsivity and positive alcohol expectancy in problem drinking: a structural brain imaging study. Neuroimage Clin. 2017;14:750-59.
161. da Cunha-Bang S, Fisher PM, Hjordt LV, Holst K, Knudsen GM. Amygdala reactivity to fearful faces correlates positively with impulsive aggression. Soc Neurosci. 2019;14(2):162-72.
162. Skibsted AP, Cunha-Bang S, Carré JM, Hansen AE, Beliveau V, Knudsen GM, et al. Aggression-related brain function assessed with the point subtraction aggression paradigm in fMRI. Aggress Behav. 2017;43(6):601-10.
163. Pettorruso M, Martinotti G, Cocciolillo F, De Risio L, Cinquino A, Di Nicola M, et al. Striatal presynaptic dopaminergic dysfunction in gambling disorder: a I-FP-CIT SPECT study. Addict Biol. 2018.
164. Vargas AP, Cardoso FEC. Impulse control and related disorders in Parkinson's disease. Arq Neuropsiquiatr. 2018;76(6):399-410.
165. Soloff PH, Abraham K, Burgess A, Ramaseshan K, Chowdury A, Diwadkar VA. Impulsivity and aggression mediate regional brain responses in borderline personality disorder: an fMRI study. Psychiatry Res. 2017;260:76-85.
166. Kubera KM, Hirjak D, Wolf ND, Sambataro F, Thomann PA, Wolf RC. Intrinsic network connectivity patterns underlying specific dimensions of impulsiveness in healthy young adults. Brain Topogr. 2017;31(3):477-87.
167. Angelides NH, Gupta J, Vickery TJ. Associating resting-state connectivity with trait impulsivity. Soc Cogn Affect Neurosci. 2017;12(6):1001-8.
168. Neal LB, Gable PA. Shifts in frontal asymmetry underlying impulsive and controlled decision-making. Biol Psychol. 2019;140:28-34.
169. De Pascalis V, Sommer K, Scacchia P. Resting frontal asymmetry and reward sensitivity theory motivational traits. Sci Rep. 2018;8(1):131-54.
170. Rossi A, Giovannelli F, Gavazzi G, Righi S, Cincotta M, Viggiano MP. Electrophysiological activity prior to self-initiated movements is related to impulsive personality traits. Neuroscience. 2018;372:266-72.

# CAPÍTULO [19]

# TRANSTORNOS ALIMENTARES

RAFAEL ARCENO

Muitos aspectos da cultura atual apresentam forte ligação com preocupações acerca do peso e da imagem corporais. Revistas de beleza, saúde e bem-estar geralmente incluem matérias sobre controle de peso, dieta ou exercícios. Celebridades, como modelos e atores, com frequência exibem níveis de beleza e padrão corporais difíceis de alcançar. As mídias sociais também têm importante papel na caracterização dos padrões atuais de beleza e magreza, pois são constantemente abastecidas com fotos e vídeos ligados à imagem de indivíduos com características corporais idealizadas. Programas de computador são usados para alterar imagens e fazer com que as pessoas pareçam mais magras e sem imperfeições físicas. Essa preocupação intensa acerca do peso e da imagem corporais atinge diversas faixas etárias, mas é principalmente observada em jovens, que acabam atrelando sua autoestima a um biotipo de corpo magro, muitas vezes além dos limites saudáveis, o que acarreta o risco de agravos à saúde física ou mental.

Os transtornos alimentares (TAs), que incluem anorexia nervosa, transtorno alimentar restritivo/evitativo, transtorno de compulsão alimentar, bulimia nervosa, pica e transtorno de ruminação, caracterizam-se por uma alteração persistente na alimentação ou nos comportamentos alimentares do indivíduo, prejudicando de forma significativa sua saúde e/ou seu funcionamento psicossocial.[1] Esses diagnósticos baseiam-se na quinta edição do *Manual diagnóstico e estatístico de transtornos mentais* (DSM-5),[1] da American Psychiatric Association, que organiza esses transtornos em um esquema mutuamente excludente, de forma que, durante um único episódio, apenas um desses diagnósticos pode ser atribuído (à exceção do diagnóstico de pica, que pode ocorrer na presença de qualquer outro TA). Isso se deve ao fato de que, apesar de apresentarem diversos fatores em comum, essas entidades diferem significativamente em características de curso clínico, desfecho e tratamento. Neste capítulo, abordaremos mais detalhadamente a anorexia nervosa, a bulimia nervosa e o transtorno de compulsão alimentar.

## ANOREXIA NERVOSA

A anorexia nervosa apresenta três características centrais: restrição persistente da ingesta calórica; medo intenso de ganhar peso/engordar ou comportamento persistente que interfere no ganho de peso; e perturbação na percepção do próprio peso ou da forma do próprio corpo (ver Quadro 19.1).[1]

**QUADRO 19.1**
CRITÉRIOS DIAGNÓSTICOS DE ANOREXIA NERVOSA SEGUNDO O DSM-5

A. Restrição da ingesta calórica em relação às necessidades, levando a um peso corporal significativamente baixo no contexto de idade, gênero, trajetória do desenvolvimento e saúde física. Peso significativamente baixo é definido como um peso inferior ao peso mínimo normal ou, no caso de crianças e adolescentes, menor do que o minimamente esperado.

B. Medo intenso de ganhar peso ou de engordar, ou comportamento persistente que interfere no ganho de peso, mesmo estando com peso significativamente baixo.

C. Perturbação no modo como o próprio peso ou a forma corporal são vivenciados, influência indevida do peso ou da forma corporal na autoavaliação ou ausência persistente de reconhecimento da gravidade do baixo peso corporal atual.

*Determinar o subtipo:*
**Tipo restritivo:** Durante os últimos três meses, o indivíduo não se envolveu em episódios recorrentes de compulsão alimentar ou comportamento purgativo (i.e., vômitos autoinduzidos ou uso indevido de laxantes, diuréticos ou enemas). Esse subtipo descreve apresentações nas quais a perda de peso seja conseguida essencialmente por meio de dieta, jejum e/ou exercício excessivo.

**Tipo compulsão alimentar purgativa:** Nos últimos três meses, o indivíduo se envolveu em episódios recorrentes de compulsão alimentar purgativa (i.e., vômitos autoinduzidos ou uso indevido de laxantes, diuréticos ou enemas).

**Especificar a gravidade atual:**
O nível de gravidade baseia-se, em adultos, no índice de massa corporal (IMC) atual ou, para crianças e adolescentes, no percentil do IMC.
- Leve: IMC > ou = 17 kg/m$^2$
- Moderada: IMC 16-16,99 kg/m$^2$
- Grave: 15-15,99 kg/m$^2$
- Extrema: IMC < 15 kg/m$^2$

Fonte: American Psychiatric Association.[1]

## EPIDEMIOLOGIA

Conforme uma pesquisa nacional realizada nos Estados Unidos, a prevalência estimada ao longo da vida da anorexia nervosa na população geral de adultos é de 0,6%.[2] Essas estimativas possivelmente são mais baixas devido à tentativa de alguns indivíduos de ocultar sua condição.[3] Além disso, os dados foram baseados nos critérios diagnósticos do DSM-IV, que são mais restritivos que os critérios do DSM-5.[4]

A anorexia nervosa é mais comum em mulheres que em homens, sendo a prevalência estimada ao longo da vida três vezes maior nelas (0,9 *versus* 0,3%).[2] Em populações clínicas, a proporção de mulheres para homens é de 10:1.[1]

A idade média de início do transtorno na população em geral é de 18 anos.[2]

## FISIOPATOLOGIA

A patogenia da anorexia nervosa ainda não é clara e definida, entretanto, evidências na literatura médica apontam que fatores genéticos podem estar envolvidos. Uma metanálise de estudos de associação genômica ampla que incluiu cerca de 3.500 indivíduos com diagnóstico de anorexia nervosa ao longo da vida e quase 11 mil controles, identificou um *locus* no cromossomo 12 (rs4622308) associado à anorexia nervosa, além de correlações genéticas positivas entre anorexia nervosa e neuroticismo, esquizofrenia e níveis de escolaridade, sugerindo que os mesmos genes estão envolvidos nesses fenótipos.[5,6]

Funções e estruturas cerebrais podem estar alteradas na anorexia nervosa. Ainda não está claro se as alterações levam ao seu desenvolvimento ou se são consequências do transtorno, pois algumas das mudanças se revertem após a restauração do peso. Estudos com ressonância magnética funcional (RMf) sugerem que o funcionamento anormal de diferentes áreas do cérebro pode contribuir para o início e a manutenção da anorexia nervosa.[7]

Alterações em alguns sistemas de neurotransmissores também são descritas na anorexia nervosa, como perturbações na função dopaminérgica (acredita-se que a dopamina esteja envolvida com comportamento alimentar, motivação e recompensa) e na função serotonérgica (a serotonina pode estar envolvida com humor, controle de impulsos e comportamento obsessivo).[6,7]

## QUADRO CLÍNICO

A anorexia nervosa é caracterizada por peso anormalmente baixo, intenso medo de ganhar peso e percepção distorcida do peso e da forma corporais.[1] O termo *anorexia* ("falta de apetite") é um equívoco, pois raramente ocorre perda de apetite, pelo menos nos estágios iniciais da doença, e sua caracterização fundamental se dá pela profunda alteração da imagem corporal e pela busca incansável pela magreza, por vezes até o ponto da inanição.[8]

Outras características frequentemente associadas à anorexia nervosa são: busca incessante de magreza; preocupação obsessiva com comida (p. ex., colecionar receitas ou acumular comida); preferência por alimentos de baixa caloria, superestimando o número de calorias consumidas; rituais relacionados à comida (p. ex., cortar alimentos em pedaços pequenos ou recusar-se a misturar diferentes tipos ou cores de alimentos no prato); preocupações sobre comer em público; retirada social; *insight* limitado; resistência ao tratamento e ganho de peso; expressão inibida e desregulação das emoções; sono ruim; baixa libido; disforia (p. ex., humor deprimido ou ansioso); pensamento inflexível; perfeccionismo; necessidade de controlar o ambiente de alguém; rigidez comportamental (p. ex., compra de alimentos apenas em determinadas lojas ou de determinados vendedores, incapacidade de acomodar mudanças no cronograma ou no ambiente).[9]

A amenorreia comumente ocorre na anorexia nervosa, mas não é mais considerada um critério diagnóstico, pois as pacientes com ou sem menstruação têm desfechos e curso clínico semelhantes.[10,11]

---

### QUADRO 19.2
### CRITÉRIOS DIAGNÓSTICOS DE BULIMIA NERVOSA SEGUNDO O DSM-5

A. Episódios recorrentes de compulsão alimentar. Um episódio de compulsão alimentar é caracterizado pelos seguintes aspectos:
1. Ingestão, em um período de tempo determinado, de uma quantidade de alimento definitivamente maior do que a maioria dos indivíduos consumiria no mesmo período sob circunstâncias semelhantes.
2. Sensação de falta de controle sobre a ingestão durante o episódio (sentimento de não conseguir parar de comer ou controlar o que e o quanto se está ingerindo).

B. Comportamentos compensatórios inapropriados recorrentes a fim de impedir o ganho de peso, como vômitos auto induzidos; uso indevido de laxantes, diuréticos ou outros medicamentos; jejum; ou exercício em excesso.

C. A compulsão alimentar e os comportamentos compensatórios inapropriados ocorrem, em média, no mínimo uma vez por semana durante três meses.

D. A autoavaliação é indevidamente influenciada pela forma e peso corporais.

E. A perturbação no ocorre exclusivamente durante episódios de anorexia nervosa.

**Especificar a gravidade atual:**
- Leve: Média de 1 a 3 comportamentos compensatórios por semana.
- Moderada: Média de 4 a 7 comportamentos compensatórios por semana.
- Grave: Média de 8 a 13 comportamentos compensatórios por semana.
- Extrema: Média de 14 ou mais comportamentos compensatórios por semana.

Fonte: American Psychiatric Association.[1]

---

## BULIMIA NERVOSA

A bulimia nervosa é essencialmente caracterizada por episódios recorrentes de compulsão alimentar, comportamentos compensatórios inadequados para evitar o ganho de peso e autoavaliação indevidamente influenciada pela forma e pelo peso corporais (ver Quadro 19.2).[1]

## EPIDEMIOLOGIA

Estima-se que a prevalência de bulimia nervosa ao longo da vida seja de 1% e a prevalência em 12 meses seja de 0,4%.[12] A prevalência ao longo da vida de bulimia nervosa em mulheres é de 1,5% e, em homens, é de 0,5%.[2]

A idade média de início do transtorno é de 18 anos, e estudos sugerem que o risco de desenvolvê-lo aumenta com o tempo.[2,12]

## FISIOPATOLOGIA

Estudos demonstram função e estruturas cerebrais alteradas na bulimia nervosa. Entretanto, não está claro se as alterações observadas são agentes causadores e levam à bulimia nervosa, ou se as alterações são consequências da patologia.[13] O funcionamento anormal dos circuitos corticolímbicos envolvidos no apetite pode contribuir para o transtorno.

Um estudo de RMf examinou as respostas ao sabor da sacarose em pacientes que se recuperaram da bulimia nervosa e em controles saudáveis; o fluxo sanguíneo na ínsula anterior direita foi elevado nos pacientes, em comparação com os controles. Isso sugere que comer demais pode ocorrer na bulimia nervosa porque os estados de fome e saciedade não são reconhecidos com precisão (acredita-se que a ínsula anterior integre aspectos sensoriais da alimentação).[14]

Além disso, estudos de ressonância magnética mostraram alterações cerebrais estruturais na bulimia nervosa, incluindo nas áreas frontais e temporoparietais.[15]

## QUADRO CLÍNICO

As principais características da bulimia nervosa são: compulsão alimentar; comportamento compensatório inadequado para evitar ganho de peso; compulsão alimentar e comportamentos compensatórios inadequados ocorrendo, em média, pelo menos uma vez por semana durante três meses; preocupação excessiva com peso e forma corporais.[1]

O peso corporal na bulimia nervosa geralmente está dentro ou acima da faixa normal. Além disso, os pacientes costumam restringir sua dieta entre os episódios de compulsão alimentar a fim de influenciar o peso ou a forma corporais.[1]

Indivíduos com bulimia nervosa comumente apresentam um padrão comportamental de restrição calórica, compulsão alimentar e comportamento compensatório inapropriado induzido. O episódio de compulsão alimentar desencadeia maior restrição calórica, o que leva à fome intensa e aumenta a probabilidade de um episódio adicional de compulsão alimentar. Como parte da restrição alimentar que ocorre entre as compulsões, os pacientes ingerem alimentos de baixa caloria e evitam aqueles com maior probabilidade de engordar ou capazes de desencadear a compulsão. Outras situações podem anteceder os episódios de comer compulsivo e purgação, como, por exemplo, alterações de humor e estressores interpessoais.[16-18]

A desregulação emocional frequentemente ocorre na bulimia nervosa.[9] Assim como costuma estar associada a outros transtornos psiquiátricos, como transtornos de ansiedade, transtorno dismórfico corporal, transtornos do humor, transtorno de estresse pós-traumático e transtornos por uso de substâncias.[2,19,20]

## TRANSTORNO DE COMPULSÃO ALIMENTAR

A característica essencial deste transtorno são os episódios recorrentes de compulsão alimentar, que devem ocorrer, em média, pelo menos uma vez por semana durante três meses. Os episódios devem vir acompanhados de sentimento de falta de controle, como incapacidade de evitar comer ou de parar de comer depois de começar (ver Quadro 19.3).[1]

## EPIDEMIOLOGIA

Estima-se que a prevalência do transtorno de compulsão alimentar ao longo da vida seja de 1,9% e a prevalência em 12 meses seja de 0,8%.[12] A taxa entre os gêneros é bem menos assimétrica do que nos outros TAs, havendo prevalência em um ano de 1,6% em mulheres e 0,8% em homens.[1] Já a prevalência média do transtorno em amostras clínicas (programas de controle de peso) pode chegar a 30%.[10]

A idade média de início do transtorno de compulsão alimentar é de aproximadamente 23 anos.[12]

## FISIOPATOLOGIA

Pouco se sabe sobre a patogenia do transtorno de compulsão alimentar, e seu desenvolvimen-

## QUADRO 19.3
### CRITÉRIOS DIAGNÓSTICOS DE TRANSTORNO DE COMPULSÃO ALIMENTAR SEGUNDO O DSM-5

A. Episódios recorrentes de compulsão alimentar. Um episódio de compulsão alimentar é caracterizado pelos seguintes aspectos:
1. Ingestão, em um período de tempo determinado, de uma quantidade de alimento definitivamente maior do que a maioria dos indivíduos consumiria no mesmo período sob circunstâncias semelhantes.
2. Sensação de falta de controle sobre a ingestão durante o episódio (sentimento de não conseguir parar de comer ou controlar o que e o quanto se está ingerindo).

B. Os episódios de compulsão alimentar estão associados a três (ou mais) dos seguintes aspectos:
1. Comer mais rapidamente que o normal.
2. Comer até se sentir desconfortavelmente cheio.
3. Comer grandes quantidades de alimentos na ausência da sensação física de fome.
4. Comer sozinho por vergonha do quanto está comendo.
5. Sentir-se desgostoso de si mesmo, deprimido ou muito culpado em seguida.

C. Sofrimento marcante em virtude da compulsão alimentar.

D. Os episódios de compulsão alimentar ocorrem pelo menos uma vez por semana durante três meses.

E. A compulsão alimentar não está associada ao uso recorrente de comportamento compensatório inapropriado como na bulimia nervosa e não ocorre exclusivamente durante o curso de bulimia nervosa ou anorexia nervosa.

**Especificar a gravidade atual:**
- Leve: 1 a 3 episódios de compulsão alimentar por semana.
- Moderada: 4 a 7 episódios de compulsão alimentar por semana.
- Grave: 8 a 13 episódios de compulsão alimentar por semana.
- Extrema: 14 ou mais episódios de compulsão alimentar por semana.

Fonte: American Psychiatric Association.[1]

to possivelmente se deva a diversos fatores biológicos e psicossociais. O excesso de peso pode ocorrer primeiro, em seguida o hábito de fazer dieta e, então, a compulsão alimentar.[21] A compulsão alimentar está associada a maior gordura corporal, ganho de peso e mais sintomas psicológicos, sendo que a ingestão alimentar fora de controle pode caracterizar fase prodrômica de outros TAs.[1]

## QUADRO CLÍNICO

O transtorno de compulsão alimentar é mais prevalente do que a anorexia nervosa ou a bulimia nervosa, estando associado a numerosos condições psiquiátricas e não psiquiátricas.[2] A maioria dos pacientes relata algum grau de comprometimento do funcionamento psicossocial (tarefas da casa, trabalho, vida pessoal ou vida social).

Pode ocorrer em indivíduos com peso normal, sobrepeso ou obesos. É consistentemente associado a sobrepeso e obesidade nas amostras que buscam tratamento, entretanto a maioria dos indivíduos obesos não se envolve em compulsão alimentar recorrente. Quando comparados com pacientes obesos com peso equivalente sem compulsão alimentar, aqueles com o transtorno apresentam mais prejuízo funcional, qualidade de vida inferior, mais sofrimento subjetivo e maior comorbidade psiquiátrica.[1]

## NEUROBIOLOGIA

Um modelo neurobiológico baseado nas dimensões neurocognitivas da impulsividade e da compulsividade para explicar os quadros de transtornos alimentares parece ser particularmente interessante.[22]

A impulsividade e a compulsividade são sintomas ligados a circuitos cerebrais específicos e representam, na prática, uma grande dificuldade em modular respostas psíquicas e comportamentais relacionada ao controle de impulsos, comportamentos e mecanismos de recompensa. Os neurocircuitos cerebrais da impulsividade e compulsividade podem estar envolvidos na fisiopatologia de diversos transtornos mentais, em especial dos TAs.[23]

Embora muitas vezes vistas como opostas, estudos neurocognitivos indicam que a relação entre impulsividade e compulsividade é complexa e provavelmente envolve interações entre vários mecanismos distintos e sobrepostos.

Um modelo para a compreensão dos TAs incorporando as dimensões neurocognitivas da impulsividade e da compulsividade pode ser útil, pois as descrições de muitos sintomas desses transtornos parecem incluir componentes impulsivos (perda de controle da ingestão alimentar) e/ou compulsivos (comportamentos compensatórios inadequados recorrentes para evitar ganho de peso), bem como alterações em vários circuitos neurais e sistemas neurotransmissores relacionados a impulsividade e compulsividade.[22]

A impulsividade pode ser considerada a incapacidade de inibir ou retardar o início de uma ação ou um comportamento, envolvendo um circuito que liga estriado ventral, tálamo, córtex pré-frontal ventromedial e córtex cingulado anterior. A compulsividade seria a incapacidade de interromper ações e comportamentos já iniciados, e seu circuito cerebral hipotético envolveria o estriado dorsal, o tálamo e o córtex orbitofrontal. Teoricamente, os atos impulsivos poderiam se tornar compulsivos devido a alterações neuroplásticas envolvendo o sistema dorsal do hábito, fazendo com que os impulsos da alça ventral migrem para a alça dorsal. Alterações em circuitos inibitórios e regulatórios do córtex pré-frontal poderiam, assim, gerar falhas no controle da impulsividade e da compulsividade originadas, respectivamente, no estriado ventral e no estriado dorsal.[23]

O comer compulsivo do transtorno de compulsão alimentar e da bulimia nervosa se contrapõe à recusa alimentar da anorexia nervosa. As bases neurobiológicas do impulso para comer e do controle do apetite estão intimamente ligadas ao hipotálamo e às conexões dos núcleos hipotalâmicos com os circuitos de recompensa. Além disso, diversas substâncias vêm sendo estudadas e apresentam-se envolvidas no sistema de regulação do apetite, como o neuropeptídeo Y, a orexina, o hormônio melanócito estimulante (MSH), o peptídeo relacionado a *agouti*, a leptina, a grelina, a galanina, entre outros. Dessa forma, o hipotálamo atua como um centro de controle, modulado por um conjunto complexo de circuitos cerebrais e substâncias reguladoras do apetite e do impulso de comer.[23-25]

# NEUROTRANSMISSORES

As vias de neurotransmissão estão intensamente interligadas, sobretudo os circuitos das monoaminas (noradrenalina, serotonina e dopamina). Esses neurotransmissores estão implicados na modulação direta e indireta de diversos comportamentos humanos, incluindo humor, sono e apetite. Sua desregulação, portanto, pode estar ligada à gênese de diversas patologias psiquiátricas, entre elas os TAs.

## NORADRENALINA

Alterações na atividade da noradrenalina foram relacionadas a diversas mudanças comportamentais. Estudos buscam ligar essas alterações à gênese dos TAs, entretanto ainda não se sabe exatamente se essas perturbações no sistema noradrenérgico seriam fatores desencadeantes ou uma consequência dos TAs.[24]

## SEROTONINA

Diversos estudos e pesquisas procuram explicar o papel da serotonina nos mecanismos regulatórios do apetite e do impulso de comer. Os circuitos serotonérgicos originam-se de núcleos do tronco cerebral e se projetam para diversas áreas corticais e subcorticais. A partir dessas conexões, modulam direta e indiretamente diversos comportamentos humanos, incluindo os relacionados ao apetite e aos hábitos alimentares.

Situações que aumentam a serotonina intrassináptica ou ativam receptores serotonérgicos podem produzir saciedade, assim como diminuição da serotonina intrassináptica ou ativação de seus receptores podem promover aumento de consumo alimentar e ganho de peso.[26]

Há sete famílias de receptores de serotonina com pelo menos 14 subtipos já conhecidos. Alguns subtipos de receptores são inibitórios e outros, excitatórios, assim, não importa somente o nível de serotonina no cérebro, mas também em qual região ou em quais receptores a serotonina está agindo.

Pacientes com bulimia nervosa apresentam níveis diminuídos a normais de 5-hidroxi-indolacético (5-HIAA), sendo que os níveis são inversamente proporcionais à frequência de episódios de compulsão alimentar e comportamentos compensatórios inapropriados. A hipofunção da serotonina poderia contribuir para a diminuição dos níveis de saciedade e o aumento da quantidade de alimento consumido.[27]

Pacientes com anorexia nervosa e baixo peso apresentam baixas taxas do metabólito de 5-HIAA no líquido cerebrospinal quando comparados com indivíduos saudáveis, assim como, após a normalização do peso, ocorre aumento das taxas de 5-HIAA para níveis considerados normais.[26]

## DOPAMINA

Em linhas gerais, a dopamina tem potencial de inibir o apetite, assim, teoricamente um aumento na atividade dopaminérgica poderia favorecer a recusa alimentar na anorexia nervosa, bem como uma diminuição na atividade do sistema dopaminérgico poderia desencadear mais facilmente comportamentos de compulsão alimentar vistos na bulimia nervosa e no transtorno de compulsão alimentar.[25]

Indivíduos com polimorfismos genéticos de receptores dopaminérgicos podem apresentar maior risco de desenvolver TAs.[28]

Ainda uma perturbação no circuito dopaminérgico pode favorecer alterações de humor encontradas com frequência em associação aos TAs.[25]

## ALTERAÇÕES NEUROENDÓCRINAS

### HIPOTÁLAMO-HIPÓFISE E SEUS EIXOS

Diversas alterações nos eixos neuroendócrinos podem ser encontradas nos indivíduos com TAs. Ainda não se compreende por completo o papel dessas alterações e o quanto são responsáveis ou consequências desses transtornos.

Na anorexia nervosa ocorre ativação do cortisol pela perda de peso, assim como mudanças hormonais, diminuição do tamanho das mamas, amenorreia, perda de massa óssea e diminuição dos pelos pubianos. Também níveis diminuídos de hormônio luteinizante (LH), hormônio folículo estimulante (FSH) e estrógeno são achados comuns em pacientes com baixo peso. Alterações importantes nas secreções hormonais podem levar a padrões semelhantes aos da fase pré-puberal. Com a retomada da alimentação, o ganho de peso e a melhora psíquica, comumente há retomada dos ciclos menstruais e dos parâmetros de desenvolvimento sexuais normais.

Em mulheres com bulimia nervosa também pode-se observar irregularidade menstrual com frequência significativa. Desregulação alimentar associada a estressores psicológicos intensos costuma contribuir para mudanças hormonais que podem levar à infertilidade.

Pacientes com anorexia nervosa apresentam um padrão de funcionamento tireoidiano que leva à diminuição do consumo de energia, apresentando baixos níveis de triiodotiroxina (T3). Esse processo provavelmente se deve a um mecanismo adaptativo devido ao baixo consumo calórico, produzindo, clinicamente, sintomas de hipotireoidismo. Em relação a pacientes com bulimia nervosa, os dados ainda são conflitantes e não fornecem informações claras sobre a função tireoidiana, possivelmente dependendo da gravidade de doença apresentada pelo indivíduo.

Com perda ponderal significativa, pacientes com anorexia nervosa podem apresentar hipercortisolismo, que geralmente se normaliza após a recuperação do peso.

Devido a possíveis alterações hipotalâmicas causadas pela perda de peso, indivíduos com anorexia nervosa podem apresentar distúrbios na secreção do hormônio do crescimento. Esse fato tem particular impacto em crianças e adolescentes, e costuma resolver-se com a melhora da desnutrição e do peso. Em pacientes com bulimia nervosa, os dados sobre o hormônio do crescimento são escassos e inconclusivos.

## REFERÊNCIAS

1. American Psychiatric Association. Diagnostic and statistical manual of mental disorders: DSM-5. 5th ed. Arlington: APA; 2013.
2. Hudson JI, Hiripi E, Pope HG Jr, Kessler RC. The prevalence and correlates of eating disorders in the National Comorbidity Survey Replication. Biol Psychiatry. 2007;61(3):348-58.
3. Hoek HW, van Hoeken D. Review of the prevalence and incidence of eating disorders. Int J Eat Disord. 2003;34(4):383-96.
4. Brown TA, Holland LA, Keel PK. Comparing operational definitions of DSM-5 anorexia nervosa for research contexts. Int J Eat Disord. 2014;47(1):76-84.
5. Steinhausen HC, Jakobsen H, Helenius D, Munk-Jørgensen P, Strober M. A nation-wide study of the family aggregation and risk factors in anorexia nervosa over three generations. Int J Eat Disord. 2015;48(1):1-8.
6. Duncan L, Yilmaz Z, Gaspar H, Walters R, Goldstein J, Anttila V, et al. Significant locus and metabolic genetic correlations revealed in genome-wide association study of anorexia nervosa. Am J Psychiatry. 2017;174(9):850-8.
7. Phillipou A, Rossell SL, Castle DJ. The neurobiology of anorexia nervosa: a systematic review. Aust N Z J Psychiatry. 2014;48(2):128-52.
8. Sadock BJ, Sadock VA. Kaplan & Sadock: manual conciso de psiquiatria clínica. 2. ed. Porto Alegre: Artmed; 2006.
9. Lavender JM, Wonderlich SA, Engel SG, Gordon KH, Kaye WH, Mitchell JE. Dimensions of emotion dysregulation in anorexia nervosa and bulimia nervosa: A conceptual review of the empirical literature. Clin Psychol Rev. 2015;40:111-22.
10. American Psychiatric Association. Diagnostic and statistical manual of mental disorders: DSM-IV. 4th ed. Arlington: APA; 2000.
11. Attia E, Becker AE, Bryant-Waugh R, Hoek HW, Kreipe RE, Marcus MD, et al. Feeding and eating disorders in DSM-5. Am J Psychiatry. 2013;170(11):1237-9.
12. Kessler RC, Berglund PA, Chiu WT, Deitz AC, Hudson JI, Shahly V, et al. The prevalence and correlates of binge eating disorder in the World Health Organization World Mental Health Surveys. Biol Psychiatry. 2013;73(9):904-14.
13. Frank GK, Shott ME, Hagman JO, Mittal VA. Alterations in brain structures related to taste reward circuitry in ill and recovered anorexia nervosa and in bulimia nervosa. Am J Psychiatry. 2013;170(10):1152-60.
14. Oberndorfer TA, Frank GK, Simmons AN, Wagner A, McCurdy D, Fudge JL, et al. Altered insula response to sweet taste processing after recovery from anorexia and bulimia nervosa. Am J Psychiatry. 2013;170(10):1143-51.
15. Marsh R, Stefan M, Bansal R, Hao X, Walsh BT, Peterson BS. Anatomical characteristics of the cerebral surface in bulimia nervosa. Biol Psychiatry. 2015;77(7):616-23.
16. Stice E. A prospective test of the dual-pathway model of bulimic pathology: mediating effects of dieting and negative affect. J Abnorm Psychol. 2001;110(1):124-35.
17. Fox JR, Power MJ. Eating disorders and multi-level models of emotion: an integrated model. Clin Psychol Psychother. 2009;16(4):240-67.
18. Stice E, Shaw H, Nemeroff C. Dual pathway model of bulimia nervosa: longitudinal support for dietary restraint and affect-regulation mechanisms. J Soc Clin Psychol. 1998;17(2):129-49.
19. Kaye WH, Bulik CM, Thornton L, Barbarich N, Masters K. Comorbidity of anxiety disorders with anorexia and bulimia nervosa. Am J Psychiatry. 2004;161(12):2215-21.
20. Kollei I, Schieber K, de Zwaan M, Svitak M, Martin A. Body dysmorphic disorder and nonweight-related body image concerns in individuals with eating disorders. Int J Eat Disord. 2013;46(1):52-9.
21. Reas DL, Grilo CM. Timing and sequence of the onset of overweight, dieting, and binge eating in overweight patients with binge eating disorder. Int J Eat Disord. 2007;40(2):165-70.
22. Wildes JE, Marcus MD. Incorporating dimensions into the classification of eating disorders: three models and their implications for research and clinical practice. Int J Eat Disord. 2013;46(5):396-403.
23. Stahl SM. Psicofarmacologia: bases neurocientícas e aplicações práticas. 4. ed. Rio de Janeiro: Guanabara Koogan; 2014.
24. Kapczinski F, Quevedo J, Izquierdo I, organizadores. Bases biológicas dos transtornos psiquiátricos. 3. ed. Porto Alegre: Artmed; 2011.
25. Marsh R, Steinglass JE, Gerber AJ, Graziano O'Leary K, Wang Z, Murphy D, et al. Deficient activity in the neural systems that mediate self-regulatory control in bulimia nervosa. Arch Gen Psychiatry. 2009;66(1):51-63.
26. Bailer UF, Price JC, Meltzer CC, Mathis CA, Frank GK, Weissfeld L, et al. Altered 5-HT$_{2A}$ receptor binding after recovery from bulimia-type anorexia nervosa: relationships to harm avoidance and drive for thinness. Neuropsychopharmacology. 2004;29(6):1143-55.
27. Bailer UF, Frank GK, Henry SE, Price JC, Meltzer CC, Weissfeld L, et al. Altered brain serotonin 5-HT$_{1A}$ receptor binding after recovery from anorexia nervosa measured by positron emission tomography and [carbonyl11C]WAY-100635. Arch Gen Psychiatry. 2005;62(9):1032-41.
28. Bergen AW, Yeager M, Welch RA, Haque K, Ganjei JK, van den Bree MB et al. Association of multiple DRD2 polymorphisms with anorexia nervosa. Neuropsychopharmacology. 2005;30(9):1703-10.

## LEITURAS RECOMENDADAS

Bulik CM, Sullivan PF, Tozzi F, Furberg H, Lichtenstein P, Pedersen NL. Prevalence, heritability, and prospective risk factors for anorexia nervosa. Arch Gen Psychiatry. 2006;63(3):305-12.

Fava M, Copeland PM, Schweiger U, Herzog DB. Neurochemical abnormalities of anorexia nervosa and bulimia nervosa. Am J Psychiatry. 1989;146(8):963-71.

Glowa JR, Gold PW. Corticotropin releasing hormone produces profound anorexigenic effects in the rhesus monkey. Neuropeptides. 1991;18(1):55-61.

Herzog DB, Nussbaum KM, Marmor AK. Comorbidity and outcome in eating disorders. Psychiatr Clin North Am. 1996;19(4):843-59.

Holtkamp K, Mika C, Grzella I, Heer M, Pak H, Hebebrand J, et al. Reproductive function during weight gain in anorexia nervosa. Leptin represents a metabolic gate to gonadotropin secretion. J Neural Transm (Vienna). 2003;110(4):427-35.

Kalra SP, Dube MG, Pu S, Xu B, Horvath TL, Kalra PS. Interacting appetite-regulating pathways in the hypothalamic regulation of body weight. Endocr Rev. 1999;20(1):68-100.

Kaye WH, Gwirtsman HE, George DT, Ebert MH. Altered serotonin activity in anorexia nervosa after long-term weight restoration. Does elevated cerebrospinal fluid 5-hydroxyindoleacetic acid level correlate with rigid and obsessive behavior? Arch Gen Psychiatry. 1991;48(6):556-62.

Keel PK, Wolfe BE, Liddle RA, De Young KP, Jimerson DC. Clinical features and physiological response to a test meal in purging disorder and bulimia nervosa. Arch Gen Psychiatry. 2007;64(9):1058-66.

Kojima S, Nagai N, Nakabeppu Y, Muranaga T, Deguchi D, Nakajo M, et al. Comparison of regional cerebral blood flow in patients with anorexia nervosa before and after weight gain. Psychiatry Res. 2005;140(3):251-8.

Lustig RH. The neuroendocrinology of obesity. Endocrinol Metab Clin North Am. 2001;30(3):765-85.

Morley JE, Blundell JE. The neurobiological basis of eating disorders: some formulations. Biol Psychiatry. 1988;23(1):53-78.

Monteleone P, Martiadis V, Rigamonti AE, Fabrazzo M, Giordani C, Muller EE, et al. Investigation of peptide YY and ghrelin responses to a test meal in bulimia nervosa. Biol Psychiatry. 2005;57(8):926-31.

Pinheiro AP, Root T, Bulik CM. The genetics of anorexia nervosa: current findings and future perspectives. Int J Child Adolesc Health. 2009;2(2):153-64.

Ribasés M, Gratacòs M, Fernández-Aranda F, Bellodi L, Boni C, Anderluh M, et al. Association of BDNF with restricting anorexia nervosa and minimum body mass index: a family-based association study of eight European populations. Eur J Hum Genet. 2005;13(4):428-34.

Schwartz MW, Woods SC, Porte D Jr, Seeley RJ, Baskin DG. Central nervous system control of food intake. Nature. 2000;404(6778):661-71.

Tiihonen J, Keski-Rahkonen A, Löppönen M, Muhonen M, Kajander J, Allonen T, et al. Brain serotonin 1A receptor binding in bulimia nervosa. Biol Psychiatry. 2004;55(8):871-3.

Uher R, Murphy T, Brammer MJ, Dalgleish T, Phillips ML, Ng VW, et al. Medial prefrontal cortex activity associated with symptom provocation in eating disorders. Am J Psychiatry. 2004;161(7):1238-46.

# CAPÍTULO [20]
# TRANSTORNO DE DÉFICIT DE ATENÇÃO/ HIPERATIVIDADE

DIEGO LUIZ ROVARIS
BRUNA SANTOS DA SILVA
CLAITON HENRIQUE DOTTO BAU
EUGENIO HORACIO GREVET

O transtorno de déficit de atenção/hiperatividade (TDAH) apresenta etiologia multifatorial, com altas estimativas de herdabilidade, tanto em crianças quanto em adultos (cerca de 80%). Embora o envolvimento da biologia na etiologia e no curso do transtorno seja evidente, não existe ainda um marcador biológico validado para o TDAH. Como os alvos moleculares do tratamento do TDAH envolvem a neurotransmissão dopaminérgica e adrenérgica, por muito tempo o estudo desses sistemas dominou o campo de investigação da neurobiologia desse transtorno. De qualquer forma, com os avanços das ciências "ômicas", principalmente da genômica, o entendimento da neurobiologia do TDAH tomou rumos um pouco diferentes e avançou muito nos últimos anos. Neste capítulo, são apresentados e revisados os mais recentes achados da literatura da área, fornecendo uma visão atualizada do arcabouço biológico do TDAH.

O TDAH apresenta elevado impacto social e econômico, devido aos prejuízos causados nos âmbitos familiar, escolar/acadêmico e profissional. As estimativas de prevalência mundiais para o TDAH estão entre as mais altas para os transtornos do neurodesenvolvimento, ficando em torno de 5% para crianças/adolescentes e em torno de 2,5% para adultos.[1] De acordo com a classificação diagnóstica vigente (quinta edição do *Manual diagnóstico e estatístico de transtornos mentais* [DSM-5]),[2] o TDAH pode ter três apresentações clínicas: predominantemente desatento, predominantemente hiperativo, ou combinado, as quais exibem diferenças de prevalência e no perfil de comorbidades psiquiátricas.

Dada a relevância do TDAH em diversos contextos da vida dos pacientes, ele se tornou uma doença psiquiátrica amplamente estudada em termos clínicos, epidemiológicos e neurobiológicos. No caso da neurobiologia, centenas de pesquisas já foram conduzidas na tentativa de identificar a neurobiologia subjacente ou um biomarcador para o transtorno. De qualquer forma, esses trabalhos tiveram alguns complicadores, por exemplo, a alta heterogeneidade fenotípica do transtorno. O TDAH frequentemente se apresenta em comorbidade com outras doenças psiquiátricas,[1] como, por exemplo, os transtornos da conduta e de oposição desafiante na infância e os transtornos do humor, de ansiedade e por uso de substâncias na vida adulta.

Outro complicador para os estudos de neurobiologia do transtorno envolve o fato de que o TDAH de crianças e o TDAH de adultos não são uma singularidade. Por exemplo, na infância e na adolescência, os meninos são mais afetados do que as meninas, e a apresentação predominantemente hiperativa tem prevalência mais alta, algo que não acontece nos adultos. Além disso, estudos clínicos demonstram que o TDAH também pode sofrer remissão na vida adulta,[3,4] justificando a possibilidade de flutuações do diagnóstico ao longo da vida. Por fim, estudos em coortes populacionais indicam que o TDAH de adultos talvez não seja sinônimo de TDAH persistente, já que também existe a possibilidade do surgimento da doença mais tardiamente na adolescência e mesmo na vida adulta.[5-7]

Embora essa heterogeneidade observada no TDAH impacte nos resultados dos estudos que focam o entendimento das bases e especificidades neurobiológicas do transtorno, avanços significativos na área ocorreram nos últimos anos. Dessa forma, este capítulo foi planejado para ser uma revisão atualizada que contemple aspectos etiológicos e farmacológicos do TDAH, levando em consideração o impacto da era da "ômica" no entendimento de características e doenças multifatoriais, como o TDAH.

## NEUROQUÍMICA DO TRANSTORNO DE DÉFICIT DE ATENÇÃO/HIPERATIVIDADE

Os sistemas de neurotransmissão monoaminérgicos, principalmente o dopaminérgico e o noradrenérgico, estão implicados na fisiopatologia do TDAH, já que os medicamentos utilizados para seu tratamento agem diretamente sobre esses sistemas. Tal envolvimento é evidente, considerando que a ligação da dopamina (DA) e da noradrenalina (NA), também conhecida por norepinefrina (NE), aos seus respectivos receptores desencadeia diversas alterações fisiológicas implicadas na modulação da atenção, no estado de alerta e na vigilância, na memória de trabalho, na locomoção e em outras funções cognitivas e executivas normalmente prejudicadas no TDAH.[8] Esses neurotransmissores exercem suas funções por um mecanismo com padrão de curva em um formato de U invertido, ou seja, tanto a atividade muito intensa (p. ex., durante situações de estresse) quanto a atividade muito baixa (p. ex., estados de sonolência) prejudicam o funcionamento desses sistemas.[9]

A DA exerce a maioria de suas diferentes funções por meio de ligação aos receptores dopaminérgicos, que são classificados em: tipo D1 (subtipos D1 e D5) e tipo D2 (subtipos D2, D3 e D4). Os receptores dos subtipos D1 e D2 são os mais abundantes em diferentes regiões cerebrais e estão envolvidos principalmente na sinalização de circuitos de recompensa, aprendizado e memória e atividade locomotora.[10] O envolvimento do sistema dopaminérgico no TDAH é corroborado há muito tempo por achados que demonstram que pacientes com TDAH apresentam maior densidade do transportador de dopamina (DAT), responsável pela recaptação de DA para dentro dos neurônios pré-sinápticos.[11] No entanto, o uso prévio de estimulantes parece influenciar os níveis de DAT em indivíduos com TDAH. Em contrapartida, a densidade dos receptores de DA parece reduzida no TDAH.[12]

A NA interage com os receptores adrenérgicos, que apresentam cinco subtipos e são classificados em duas famílias principais de acordo com suas propriedades estruturais, farmacológicas e de sinalização: família alfa (receptores α1 e α2) e família beta (receptores β1, β2 e β3). Níveis moderados de NA parecem melhorar a memória de trabalho, mediada pelo córtex pré-frontal, a partir da ligação aos receptores α2A, que têm alta afinidade pela NA. Entretanto, os altos níveis de NA normalmente encontrados em situação de estresse promovem sua ligação aos receptores α1, que apresentam menor afinidade, ocasionando prejuízo para a memória de trabalho, porém facilitando a atenção sustentada.[13] Além disso, o efeito induzido pelo tratamento com metilfenidato na memória de trabalho parece ser dependente dos receptores α2, enquanto a melhora da atenção sustentada envolve os receptores α1.[14]

O sistema serotonérgico também está implicado no TDAH, e níveis baixos de serotonina (5-HT) são observados em pacientes com o transtorno.[15] No entanto, as evidências de envolvimento desse sistema não são tão consistentes quando comparadas às existentes para os sistemas dopaminérgico e noradrenérgico. Além disso, níveis alterados de glutamato[16] e ácido gama-aminobutírico (GABA)[17] já foram reportados em indivíduos com TDAH. Modelos experimentais também corroboram a ideia de que a transmissão sináptica glutamatérgica no córtex pré-frontal encontra-se prejudicada no TDAH e de que a administração de metilfenidato restabelece essas funções, bem como melhora os sintomas comportamentais, o que parece mediado pelos receptores glutamatérgicos α-amino-3-hidroxi-5-metil-4-isoxazolepropiônico (AMPA).[18] De maneira geral, o conjunto de estudos indica, até o momento, que o TDAH apresenta neurobiologia complexa que parece ser consequência da interação entre vários sistemas neurofisiológicos disfuncionais.

## ESTUDOS SOBRE OUTROS MARCADORES BIOLÓGICOS

Os marcadores biológicos (biomarcadores) são indicadores objetivos das condições de saúde de um indivíduo e podem ser mensurados em diferentes fluidos biólogos. Como mencionado no início do capítulo, ainda não existe um biomarcador validado para o TDAH, entretanto dezenas de pesquisas já foram conduzidas na tentativa de encontrar algum metabólito na urina ou marcador salivar no soro ou plasma que diferencie casos com TDAH de controles. É grande também o número de metanálises que já foram realizadas.

Na mais extensa delas,[19] todos os estudos que tinham como palavra-chave "TDAH" foram revisados na tentativa de buscar todos os trabalhos que avaliaram biomarcadores publicados até 2011. Algumas associações sobreviveram à correção para diversos testes. De modo geral, metabólitos do sistema monoaminérgico na urina, cortisol na saliva, bem como os níveis de zinco no sangue, foram considerados potenciais biomarcadores para o TDAH.

Mais recentemente, estudos de metanálise demonstraram outros potenciais biomarcadores. Por exemplo, crianças e adolescentes com TDAH apresentaram razão ômega-6/ômega-3 mais elevada do que controles,[20] enquanto pacientes adultos apresentaram níveis significativamente diminuídos do ácido docosa-hexaenoico (DHA), um ácido graxo essencial do tipo ômega-3.[21] Crianças com TDAH também apresentaram níveis reduzidos de ferritina e deficiência de ferro,[22] bem como baixos níveis de magnésio tanto no sangue quanto no cabelo.[23] Crianças e adolescentes com TDAH também exibiram níveis significativamente reduzidos de vitamina D.[24]

Embora os níveis de cortisol salivar já tenham sido associados ao TDAH, a reatividade do eixo hipotalâmico-hipofisário-suprarrenal (HHS) em resposta a um estressor psicológico não diferiu entre indivíduos com o transtorno e controles.[25] De forma interessante, os níveis do fator neurotrófico derivado do cérebro (BDNF) foram associados com TDAH de modo sexo-específico, e meninos apresentaram níveis mais elevados.[26] Embora os achados de metanálises apontem para marcadores biológicos com potencial para diferenciar TDAH de indivíduos sem o transtorno, é importante ressaltar que nenhum deles atingiu tamanho de efeito suficientemente robusto para ser aplicado em âmbito clínico.

## ESTUDOS DE NEUROIMAGEM

Estudos de neuroimagem demonstram alterações estruturais e funcionais em regiões cerebrais de pacientes com TDAH, os quais apresentaram, de maneira geral, maturação cortical atrasada e hipoatividade do córtex pré-frontal, bem como conexões frontoestriatais modificadas.[27] Em relação às alterações estruturais, pacientes com TDAH apresentam menor volume da substância cinzenta em regiões dos gânglios da base envolvidas com o controle motor, mais especificamente o putâmen, o globo pálido e o núcleo caudado. Essas alterações parecem voltar ao normal após o tratamento com metilfenidato. Alterações estruturais no córtex cingulado anterior, que está envolvido no processamento e na regulação emocionais, também foram demonstradas em adultos com TDAH.[28] Uma metanálise de neuroimagem conduzida por Hoogman e colaboradores[29] que incluiu crianças e adultos reportou menores volumes no *nucleus accumbens*, na amígdala, no núcleo caudado, no hipocampo e no putâmen em pacientes com TDAH em comparação aos controles. No entanto, nas análises estratificadas por grupos de idade, as associações permaneceram significativas apenas em crianças. Nesse estudo, o uso de estimulantes não influenciou as alterações encontradas.

A conectividade estrutural tem sido investigada por meio da técnica de imagens por tensor de difusão (DTI, do inglês *diffusion tensor imaging*), que permite a análise da trajetória de determinado feixe de axônios (tractografia) ou o cálculo de sua anisotropia. Para o TDAH, já foram relatadas anormalidades estruturais na substância branca e redução na anisotropia no corpo caloso.[30]

Além disso, estudos que utilizaram imagem de ressonância magnética funcional (IRMf) demonstraram que pacientes com TDAH apresentam hipoativação em redes cerebrais envolvidas em funções executivas, emoções e atividades sensoriais e motoras, bem como hiperativação compensatória de outras regiões.[31] O TDAH também foi associado a prejuízo na sincronização de ativação entre a rede de modo-padrão (DMN; do inglês *default mode network*), que normalmente é mais ativa quando não há realização de tarefas, e a rede positiva de tarefas (TPN; do inglês *task-positive network*), que é ativada durante a realização de tarefas. Nos indivíduos com TDAH, a ativação da DMN ocorre durante a realização de tarefas que exigem concentração. A partir do uso da técnica de IRMf, também foi observado que o metilfenidato é capaz de restabelecer a sincronia entre as redes DMN e TPN e que seus efeitos benéficos durante testes de funções cognitivas e/ou executivas envolvem a ativação do córtex pré-frontal inferior, dos gânglios da base e do cerebelo.[32,33] Além disso, os perfis de ativação sem tarefas cognitivas específicas (*resting-state* IRMf [rsIRMf]) também revelaram conexões funcionais entre regiões cerebrais em pacientes com TDAH que apresentaram boa resposta ao tratamento com metilfenidato, especialmente a frontoestriatal ventral, circuito envolvido nas funções emocionais e executivas.[34]

## ETIOLOGIA

### FATORES AMBIENTAIS

Muitas variáveis ambientais também têm sido propostas como fatores de risco de predisposição ao TDAH.[35] Entre elas, destacam-se os fatores pré, peri e pós-natais, que incluem baixo peso ao nascer e prematuridade,[36] exposição materna ao estresse,[37] tabagismo,[38] ingestão de álcool[39] e uso de medicamentos (como paracetamol)[40] e substâncias ilícitas durante a gestação.[41] A exposição, especialmente intrauterina ou infantil, a algumas toxinas, como chumbo, pesticidas organofosforados e bifenilos policlorados, também tem sido considerada fator de risco.[42] Outros fatores envolvem deficiências nutricionais e variáveis relacionadas à dieta.[43] Da mesma forma, condições psicossociais, como baixa renda, cuidados parentais rígidos ou hostis e adversidades familiar e psicossocial, também parecem estar envolvidas na predisposição a esse transtorno, embora provavelmente elas tenham um papel mais importante no prognóstico do transtorno do que na suscetibilidade por si, agindo como aspectos modificadores de curso.[44]

De maneira geral, essas associações não têm relação direta de causa e efeito, pois existem outros fatores não mensurados nesses estudos que podem estar confundindo os resultados, como, por exemplo, as interações e correlações gene--ambiente. Importantes fatores de risco ambientais para o TDAH podem ser consequência de suscetibilidade genética, e variantes genéticas podem aumentar indiretamente o risco de desenvolvimento de TDAH a partir da exposição a fatores de risco ou de proteção.[45] Entretanto, determinadas exposições ambientais também podem resultar em modificações biológicas, como metilação de ácido desoxirribonucleico (DNA), que são mudanças reversíveis na função genômica independentes da sequência de DNA e que já foram associadas com o TDAH.[46] Dessa forma, fatores ambientais e genéticos agem de forma conjunta na etiologia do TDAH.[47]

## HERDABILIDADE DO TRANSTORNO DE DÉFICIT DE ATENÇÃO/HIPERATIVIDADE

O TDAH apresenta etiologia multifatorial, com elevada agregação familiar e estimativa de herdabilidade que está entre as mais altas quando se trata de transtornos psiquiátricos. Dados de uma grande amostra populacional[48] demonstraram que a relação de risco para TDAH, comparando com a frequência de TDAH em parentes de pessoas não afetadas, é de 70 para irmãos gêmeos monozigóticos, em torno de 8 para irmãos gêmeos dizigóticos e irmãos completos, entre 2 e 3 para meios-irmãos, 2 para primos de primeiro grau, e 1,5 para primos de segundo grau.

A partir de uma média ponderada de 20 estudos com gêmeos, a herdabilidade do TDAH foi estimada em 76%.[49] Metanálises subsequentes mostraram que as estimativas de herdabilidade são estáveis ao longo da infância e da adolescência,[50] que efeitos não aditivos (interações genéticas) contribuem com a maior proporção da variância fenotípica e que há ausência de efeitos do ambiente compartilhado.[51,52] Além disso, a avaliação separada das dimensões de desatenção e de hiperatividade demonstrou que ambas apresentam estimativas de herdabilidade altas e efeitos irrelevantes do ambiente compartilhado. Entretanto, a contribuição de efeitos não aditivos parece maior na dimensão de desatenção, enquanto a dimensão de hiperatividade é mais influenciada por efeitos aditivos.[53] Também não foram apontadas diferenças nas estimativas de herdabilidade de acordo com o sexo.

No caso de adultos, especificamente, os dados também apontam para estabilidade da herdabilidade do TDAH em diferentes faixas de idade nessa etapa da vida, além de ausência de diferenças de acordo com o sexo na maioria dos estudos. Todavia, os achados de estudos com amostras de adultos que avaliaram o TDAH a partir da obtenção de autorrelato dos pacientes demonstraram estimativas de herdabilidade mais baixas do que as observadas em amostras de crianças e de adolescentes (30 a 44%).[54] De qualquer forma, esse efeito foi observado independentemente da idade, pois também ocorreu em amostras de adolescentes que usaram o método de autorrelato, indiferentemente de o autorrelato dos sintomas ser atual ou retrospectivo.

Em contrapartida, estudos que usaram dados cruzados de informantes e/ou diagnóstico clínico situaram a herdabilidade do TDAH de adultos entre 70 e 80%.[54] Isso sugere que a queda na estimativa de herdabilidade observada para adultos com TDAH não reflete verdadeiro declínio dependente da idade, e sim vieses de aferição do fenótipo e que a herdabilidade em adultos é tão alta quanto a observada em crianças.

É importante ressaltar que o diagnóstico do TDAH em adultos, que requer a presença dos sintomas da doença na infância, caracteriza o TDAH chamado de persistente. A estimativa alta de herdabilidade para o TDAH persistente corrobora os achados de um estudo de agregação familiar, que mostra que filhos de pais com TDAH que persistiu na vida adulta apresentam risco bem mais elevado (relação de risco de aproximadamente 12) de desenvolver TDAH quando comparados com filhos de pais que tiveram TDAH somente na infância e na adolescência (relação de risco de aproximadamente 5).[48]

## ESTUDOS DE GENÔMICA

Na tentativa de encontrar fatores genéticos implicados na neurobiologia do TDAH, muitos estudos com abordagem do tipo gene candidato foram conduzidos. Variantes nos genes dos componentes dos sistemas de neurotransmissão são as mais estudadas devido à relação desses sistemas com o tratamento do TDAH. Entre os principais genes candidatos amplamente estudados na suscetibilidade para o TDAH, estão os genes codificadores dos receptores D2, D4 e D5 de DA (*DRD2*, *DRD4* e *DRD5*, respectivamente), do DAT (*DAT1*) e de 5-HT (*5-HTT*), do receptor 1B de 5-HT (*5-HTR1B*), da proteína associada ao sinaptossoma de 25 kDa (SNAP-25) e das enzimas monoaminoxidase (MAOA), catecol--O-metiltransferase (COMT) e dopamina-β--hidroxilase (DBH). Embora dados de metanálises sustentem algumas dessas associações, há heterogeneidade significativa entre os achados de diferentes estudos.[21,55]

O entendimento da arquitetura genética do TDAH evoluiu drasticamente com a disponibilidade de análises em larga escala, os estudos de associação genômica ampla (GWAS, do inglês *genome-wide association studies*). Diferentemente dos primeiros GWAS no TDAH, que não apontaram *hits* significativos, a criação e o fortalecimento de consórcios internacionais, como o Psychiatric Genomics Consortium, geraram, em 2018, os primeiros achados com significância de varredura genômica no TDAH ($P > 5 \times 10^{-8}$).

A colaboração de grupos de pesquisa da Europa, dos Estados Unidos e do Brasil resultou em tamanho amostral relativamente robusto (aproximadamente 55 mil indivíduos) para detectar associações genéticas. Doze *loci* com 304 variantes foram significativos, revelando novos genes candidatos envolvidos na neurobiologia do TDAH.[56]

É interessante notar que nenhum dos genes candidatos para o TDAH teve efeito significativo nos GWAS, mas isso não quer dizer que variantes genéticas nesses genes não venham a se tornar significativas com o aumento do tamanho amostral. Esse fato ocorreu com o gene *DRD2* nos GWAS de esquizofrenia, que teve polimorfismos com significância de varredura somente nos GWAS do ano de 2014, com amostra de aproximadamente 150 mil indivíduos.[57]

Subsequentemente, dois GWAS independentes revelaram dois *loci* adicionais. Diferentemente dos GWAS de TDAH que incluíram crianças, adolescentes e adultos, esses estudos incluíram especificamente amostras de crianças ou de adultos. De qualquer forma, o pequeno tamanho amostral do primeiro estudo (< 2 mil indivíduos)[58] requer replicações em amostras independentes para confirmação do *hit*. Já o segundo estudo avaliou a sintomatologia do TDAH em uma amostra bem maior (aproximadamente 15 mil indivíduos).[59]

Além da análise que testa o efeito de polimorfismos individuais, o método que calcula escores de risco poligênico (PRS, do inglês *polygenic risk scores*) também mostrou resultados importantes para o TDAH. Nesse tipo de análise genômica, uma amostra de descoberta fornece os pesos (betas ou *log odds*) que são usados para calcular um escore para cada indivíduo que compõe determinada amostra-alvo. A associação entre o fenótipo base (p. ex., TDAH) ou fenótipos secundários (p. ex., comorbidades) com PRS é, então, testada. No GWAS, o aumento nos decis do PRS para TDAH foi associado a aumento correspondente na razão de chances para TDAH nas amostras-alvo,[56] reforçando o fato de que a arquitetura genética do transtorno é altamente poligênica e que o efeito do PRS para TDAH é dose-dependente.

Estudos posteriores que usaram a amostra dos GWAS de TDAH como amostra de descoberta também observaram associações do PRS para TDAH com TDAH e fenótipos relacionados ao TDAH nas amostras-alvo investigadas.[58,60]

É importante ressaltar que os GWAS de TDAH e outros trabalhos publicados a partir da liberação das estatísticas sumárias dos GWAS também avaliaram amostras da população em geral que apresentavam medidas de sintomas do transtorno. Os achados desses estudos mostraram que as variantes genéticas e o PRS do TDAH também se associam com a sintomatologia do transtorno na população em geral, o que reforça a visão de que o TDAH é um extremo de uma curva de distribuição de sintomas.[56,60,61]

## HERDABILIDADE MOLECULAR

A herdabilidade molecular ($h^2_{SNP}$; do inglês *SNP heritability*) é a proporção da variação fenotípica explicada por todas as variantes testadas em um dos GWAS. A $h^2_{SNP}$ pode ser estimada a partir de modelos univariados e bivariados. No caso dos modelos bivariados, quando dois ou mais fenótipos são medidos/avaliados na mesma amostra ou em amostras diferentes, o resultado final será a $h^2_{SNP}$ do fenótipo 1, a $h^2_{SNP}$ do fenótipo 2, a co-herdabilidade e a correlação genética entre os dois fenótipos.

Já é consenso que a $h^2_{SNP}$ dos fenótipos psiquiátricos é menor do que a herdabilidade total estimada em estudos com gêmeos. Nos GWAS de TDAH, a $h^2_{SNP}$ foi estimada em aproximadamente 22%,[56] mostrando que muitos *hits*, além dos já descobertos, passam a ser significativos conforme o tamanho amostral aumenta (Fig. 20.1). Os GWAS de TDAH e o estudo de herdabilidade compartilhada do Brainstorm Consortium[62] mostraram muitas correlações significativas entre a genética do TDAH e a genética de outros transtornos psiquiátricos, fenótipos do comportamento e variáveis relacionadas ao metabolismo. Nesses estudos, a genética do TDAH se correlacionou positivamente com a genética do transtorno depressivo maior (TDM), do transtorno bipolar (TB) e da esquizofrenia. A genética do TDAH também se correlacionou positivamente com a genética do neuroticismo, dos sintomas de depressão, da insônia e do tabagismo. Uma correlação positiva também foi demonstrada entre a genética do TDAH e a gené-

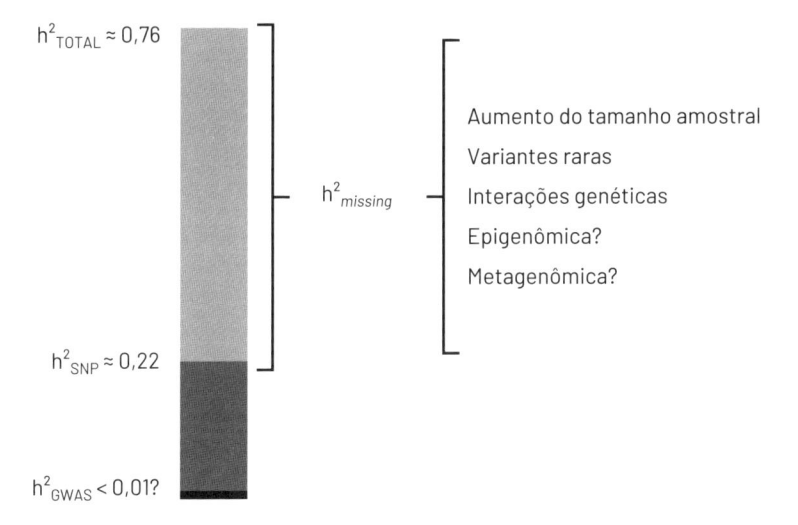

$h^2_{TOTAL} \approx 0{,}76$

$h^2_{missing}$
- Aumento do tamanho amostral
- Variantes raras
- Interações genéticas
- Epigenômica?
- Metagenômica?

$h^2_{SNP} \approx 0{,}22$

$h^2_{GWAS} < 0{,}01?$

[ **FIGURA 20.1** ]
A herdabilidade molecular do TDAH ($h^2_{SNP}$) é aproximadamente um terço da herdabilidade estimada em estudos com gêmeos ($h^2_{TOTAL}$). A lacuna entre a $h^2_{TOTAL}$ e a $h^2_{SNP}$ é chamada de herdabilidade perdida ($h^2_{missing}$). Existe, ainda, uma lacuna entre a $h^2_{SNP}$ e a herdabilidade de GWAS ($h^2_{GWAS}$). Espera-se que a $h^2_{SNP}$ fique igual à $h^2_{GWAS}$ quando todas as variantes envolvidas com o TDAH sejam reveladas nos GWAS. A $h^2_{missing}$ será revelada conforme o tamanho amostral aumenta, o que aumentará o poder para estudar interações gene-gene e gene-ambiente, bem como o papel de variantes raras. Alguns estudos demonstram que marcas epigenéticas e a variação no microbioma também estão envolvidas na $h^2_{missing}$.

tica do uso de maconha em um estudo que incluiu as estatísticas sumárias dos GWAS de TDAH e dos GWAS de consumo de maconha ao longo da vida (aproximadamente 32 mil indivíduos).[63]

Vale ressaltar que os dados do Brainstorm Consortium não demonstraram correlações entre o TDAH e as doenças neurológicas, incluindo a doença de Alzheimer. A única correlação significativa (e positiva) foi entre a genética do TDAH e a genética da enxaqueca. De qualquer forma, é importante mencionar que a doença de Alzheimer se correlacionou negativamente com inteligência e *performance* cognitiva, a mesma direção que foi observada para as correlações entre esses fenótipos e o TDAH, mostrando que, embora os fenótipos categóricos não apresentem correlações genéticas, há correlações significativas entre traços comuns que contribuem para essas doenças.

No caso de doenças metabólicas e variáveis relacionadas, a genética do TDAH se correlacionou positivamente com a genética de parâmetros antropométricos, excesso de peso e diferentes graus de obesidade, diabetes tipo 2 e os níveis de triglicerídeos. No caso da lipoproteína de alta densidade (HDL), a correlação com TDAH foi inversa.[56]

## ESTUDOS DE EPIGENÔMICA

As marcas epigenéticas representam modificações de DNA, ácido ribonucleico (RNA) e histonas, que interferem na expressão gênica e, consequentemente, modulam funções celulares. Existem evidências mostrando que há transmissão transgeracional de marcas epigenéticas, como a metilação de DNA. A metilação do DNA tem sido amplamente estudada em diferentes fenótipos, por ser uma marca epigenética estável e com repertório grande de metodologias destinadas a sua mensuração. De modo geral, os estudos epigenéticos tentam compreender o papel do ambiente, ou de fatores ambientais específicos, sobre o desenvolvimento e o curso de um fenótipo.

O perfil de metilação periférica de genes candidatos em DNA extraído de sangue ou saliva já foi avaliado no TDAH. De modo geral, os estudos conduzidos até o momento demonstraram diferenças no perfil de metilação dos genes *DAT1* e *DRD4* em crianças com TDAH quando comparadas com crianças controles, mas os achados são contraditórios em relação à direção do efeito (hipo ou hipermetilação).[46] No estudo mais recente,[64] foi demonstrado que a metilação periférica do promotor do *DAT1* parece predizer a disponibilidade de DAT no estriado de adultos com TDAH, mas estudos adicionais com amostras maiores são necessários para confirmar os achados.

Seguindo o mesmo curso que seguiram os GWAS, os estudos de associação epigenômica ampla (EWAS, do inglês *epigenome-wide association studies*) estão cada vez mais frequentes na literatura. Os EWAS têm como objetivo identificar modificações epigenéticas envolvidas na suscetibilidade e/ou no curso de doenças em uma análise de larga escala, que avalia sítios de metilação espalhados ao longo de todo o genoma.

No caso do TDAH, três EWAS já foram publicados, o que não permite ainda a realização de metanálises de EWAS, como as já disponíveis para depressão, tabagismo, sucesso educacional e autismo. No primeiro trabalho,[65] genes que estavam diferencialmente metilados no DNA extraído de saliva de crianças com e sem TDAH foram posteriormente testados em uma amostra de replicação. A hipometilação do gene *vasoactive intestinal peptide 2* (VIPR2) foi confirmada. Em um experimento com desenho longitudinal prospectivo e com tamanho amostral relativamente grande (aproximadamente 800 indivíduos),[66] os EWAS foram realizados no DNA extraído de sangue de cordão umbilical e também no DNA extraído de sangue periférico após sete anos de seguimento. Dois grupos foram comparados: crianças com trajetória alta e crônica para TDAH *versus* crianças com trajetória nula ou baixa para TDAH. No nascimento, 13 probes foram diferencialmente metiladas entre os dois grupos, mas deixaram de ser significativas aos 7 anos de idade. Em outro estudo,[67] os mecanismos pelos quais o uso de paracetamol na gestação aumenta o risco de desenvolvimento de TDAH foram explorados em amostras de DNA extraído de sangue de cordão umbilical. Diferenças significativas foram encontradas na metilação do DNA associada à exposição pré-natal ao paracetamol em crianças diagnosticadas com TDAH em comparação a controles saudáveis.

## ESTUDOS DE METAGENÔMICA

Há um número crescente de estudos com foco no papel do microbioma intestinal no comportamento normal e em transtornos psiquiátricos, incluindo o TDAH. Sabe-se que a disbiose interfere nas funções cerebrais via eixo intestino-cérebro, que tem suas "pontas" conectadas via nervo vago e metabolismo microbiano. Os produtos do ecossistema microbiano incluem metabólitos que modulam o funcionamento do sistema imune, bem como neurotransmissores, que, quando caem na circulação sanguínea, atingem o cérebro. Modelos animais que mimetizam um ambiente desprovido de microbioma intestinal, como os modelos murinos livres de germes, apresentam alterações em neurotransmissores e neuroanatomia anormal.[68]

Dois métodos têm sido empregados em estudos de microbioma intestinal: o sequenciamento do RNA ribossomal 16S e o os estudos de associação metagenômica ampla (MWAS, do inglês *metagenome-wide association studies*), que apresentam resolução taxonômica superior ao sequenciamento do RNA ribossomal 16S. No caso do TDAH, apenas três estudos de microbioma intestinal foram publicados até o momento, ambos utilizando a técnica de sequenciamento do RNA ribossomal 16S e em um pequeno tamanho amostral.

Já foi observado aumento nominal no gênero *Bifidobacterium* em pacientes com TDAH em comparação a controles, o que foi associado a estimativa elevada de produção bacteriana de ciclo-hexadienil desidratase, uma enzima que está na rota de produção da DA. Os níveis preditos desse produto microbiano foram, subsequentemente, associados com diminuição das respostas do estriado ventral no exame de IRMf durante o teste de antecipação da recompensa, um resultado independente do *status* diagnóstico de TDAH e da idade.[69]

Também já foi demonstrada redução significativa da diversidade microbiana do intestino (chamada de diversidade alfa) de jovens com TDAH, além de diferenças na composição microbiana (chamada de diversidade beta), em comparação a controles saudáveis. A família bacteriana *Prevotellacae* foi mais presente em controles, enquanto pacientes com TDAH apresentaram níveis elevados de *Bacteroidaceae* e *Neisseriaceae*. Uma correlação negativa entre sintomas de hiperatividade e diversidade alfa foi também observada.[70]

Por fim, diminuição da presença do gênero *Faecalibacterium* em crianças que nunca foram tratadas para o TDAH em comparação a controles saudáveis já foi relatada.[71] Nas crianças com TDAH, a abundância de *Faecalibacterium* foi negativamente correlacionada com relatos parentais de sintomas do transtorno. No entanto, nesse estudo, não houve diferença significativa na diversidade alfa entre os grupos TDAH e controle.

## ESTUDOS DE RANDOMIZAÇÃO MENDELIANA

A randomização mendeliana é uma abordagem que utiliza instrumentos para estudar relações de causalidade. As variáveis instrumentais incluem, por exemplo, o sexo do indivíduo e variantes genéticas, que são randomicamente determinadas no momento da concepção, seguindo as leis da segregação independente. Na randomização mendeliana, os instrumentos que modificam os efeitos biológicos de uma variável modificável (exposição) que sabidamente alteram o risco de uma doença devem estar relacionados ao risco de doença na medida prevista por sua influência na variável de risco modificável. Esse tipo de estudo, por exemplo, auxilia na compreensão das relações causais entre o uso de maconha (exposição) e o desenvolvimento de esquizofrenia.

No caso do TDAH, experimentos de randomização mendeliana mostraram que meninas com um irmão gêmeo têm menor sintomatologia para TDAH do que meninas com uma irmã gêmea. A razão para isso pode ser um efeito causal de um ambiente intrauterino modificado pelo sexo do cogêmeo masculino (instrumento) na direção oposta ao que seria esperado para um ambiente exposto à testosterona.[72] Também já foi demonstrado que uma variante funcional no gene *HFE* (instrumento) potencializou a associação entre os níveis de chumbo e TDAH, o que é consistente com a proposição de que o chumbo desempenha um papel causal no desenvolvimento do transtorno.[73]

As relações causais entre o TDAH e os transtornos por uso de substâncias também já foram exploradas em estudos de randomização mendeliana. O risco genético para TDAH na infância (instrumento) foi causalmente relacionado ao risco de iniciação ao tabagismo.[74] Além disso, um polimorfismo funcional no gene que codifica a aldeído desidrogenase (instrumento), sabidamente associado ao consumo de álcool, também foi relacionado com desatenção, sugerindo uma ligação causal entre o consumo de álcool na adolescência e o TDAH.[75] Por fim, dados dos GWAS de TDAH e dos GWAS de uso de maconha ao longo da vida demonstraram que as 12 variantes independentes associadas com TDAH (instrumento) foram também relacionadas ao uso de maconha, mostrando que o TDAH apresenta uma relação causal no risco de usar maconha ao longo da vida.[63] Nenhuma evidência para a associação na direção oposta foi observada: uso de maconha como exposição (variável modificável) e o TDAH como desfecho.

## TRATAMENTO

O prejuízo ocasionado pelo TDAH nos âmbitos individual e social evidencia a necessidade de tratamento, que pode ser não farmacológico, farmacológico ou a combinação desses dois tipos. O primeiro compreende treinamentos psicossociais, comportamentais e que estimulem funções neuropsicológicas específicas associadas ao TDAH, como as cognitivas e executivas. No entanto, metanálises não apresentam evidências robustas de que a aplicação individual da maioria desses treinamentos tenha efeito na redução da sintomatologia central do TDAH, apresentando normalmente resultados inferiores ao uso de estimulantes.[76]

Guias terapêuticos, incluindo os da British Association of Psychopharmacology[77] e do National Institute for Health and Care Excellence,[78] colocam os medicamentos estimulantes, como a lisdexanfetamina e o metilfenidato, como o tratamento farmacológico de primeira escolha para o TDAH. Para os pacientes que não toleram ou não apresentam resposta satisfatória com o uso desses medicamentos, os fármacos não estimulantes, como a atomoxetina, são considerados a segunda escolha, seguidos por outros medicamentos não estimulantes, o que inclui antidepressivos, como os tricíclicos e a bupropiona, e agentes adrenérgicos, como a clonidina e a guanfacina.

O metilfenidato é o estimulante mais utilizado no mundo, e metanálises confirmam sua segurança e eficácia na redução dos sintomas de TDAH independentemente da idade.[79] Há evidências de que o metilfenidato também melhora algumas funções executivas frequentemente prejudicadas em indivíduos com TDAH, como o controle inibitório, a memória de trabalho e a atenção sustentada, e que essa associação também independe da idade.[80] Em geral, as anfetaminas têm demonstrado maiores tamanhos de efeito na redução dos sintomas do TDAH do que o metilfenidato, no entanto elas também estão associadas à maior incidência de efeitos colaterais, inclusive sintomas psicóticos e hipertensão, sendo contraindicada para alguns pacientes.

Em relação à atomoxetina, a resposta inicial normalmente é mais lenta do que a observada com o uso de estimulantes, podendo a melhora dos sintomas ser percebida após várias semanas de tratamento. Estudos de duração curta (entre 4 e 8 semanas) demonstram que os estimulantes são mais eficazes na redução dos sintomas centrais de TDAH do que a atomoxetina, enquanto estudos de longa duração (mais de 10 semanas) exibem eficácia comparável entre esses medicamentos. No entanto, a atomoxetina apresenta efeitos colaterais mais brandos do que os estimulantes, sendo os mais comuns a perda de apetite, a irritabilidade e a insônia.[81]

Agentes adrenérgicos, que incluem a clonidina e a guanfacina, são utilizados quando os pacientes não respondem ou não toleram o uso de metilfenidato ou anfetaminas ou, ainda, em combinação com medicamentos estimulantes. O mecanismo de ação complementar de ambas as classes de medicamentos resulta em melhora clínica considerável na sintomatologia do TDAH. As formulações de liberação imediata não são recomendadas, pois o fármaco é rapidamente absorvido e eliminado do organismo, apresentando maior incidência de efeitos adversos do que a formulação de liberação prolongada, como sonolência, tontura, dor de cabeça e bradicardia. O uso de formulações de liberação prolongada em monoterapia tem demonstrado eficácia menor do que o uso de estimulantes.[82]

Alternativas terapêuticas, como o antidepressivo bupropiona, também são empregadas na prática clínica para o tratamento dos sintomas de TDAH. Nesse sentido, existem algumas evidências de sua eficácia, principalmente em altas doses, embora elas não sejam consistentes entre os estudos. Além disso, a prescrição de bupropiona deve ser avaliada com cautela em pacientes que apresentam comorbidades, como o transtorno de ansiedade e o TB. Todavia, seu uso em pacientes com dependência de nicotina em comorbidade pode ser útil devido a seu efeito primário que contribui para a cessação do tabagismo.[83]

A alta frequência de comorbidades psiquiátricas observadas em pacientes com TDAH influencia a abordagem terapêutica a ser utilizada. Muitas vezes, como em casos de sintomas de depressão, é necessário estabilizar a comorbidade previamente ao início do tratamento para o TDAH, se ela for a condição mais grave, ou, ainda, pode-se iniciar o tratamento concomitante com metilfenidato e antidepressivos que não apresentem interações farmacocinéticas e farmacodinâmicas prejudiciais. Em caso de transtorno por uso de substâncias em comorbidade, o uso de estimulantes de ação curta deve ser evitado devido ao risco de abuso, sendo os estimulantes de ação longa ou a atomoxetina os medicamentos mais indicados.[84]

Outro aspecto importante do tratamento de pacientes com TDAH refere-se à aderência e à persistência terapêuticas. Em geral, há maior aderência com o uso de formulações de liberação prolongada em comparação às de liberação imediata. Nesse sentido, fatores que já foram associados a não aderência e/ou descontinuidade do tratamento incluem sexo masculino, nível educacional baixo, falta de percepção de eficácia e comorbidade com TB, transtorno obsessivo-compulsivo (TOC), transtorno de oposição desafiante, abuso de álcool, fobia social, entre outros.[85]

## NEUROQUÍMICA DO TRATAMENTO

De maneira geral, os tratamentos farmacológicos para o TDAH resultam na amplificação da transmissão catecolaminérgica no cérebro (Fig. 20.2), principalmente no córtex pré-frontal. O mecanismo de ação do metilfenidato envolve o bloqueio dos transportadores de DA e NA (DAT e NAT), inibindo a recaptação de DA e NA pelo neurônio pré-sináptico. Esse processo resulta em elevação das concentrações desses neurotransmissores na fenda sináptica, aumentando a transmissão catecolaminérgica.[86] As anfetaminas são inibidores competitivos da DA e ligam-se diretamente ao DAT e ao NAT como um falso substrato, o que também resulta no aumento dos níveis de DA na fenda sináptica. Além disso, elas também promovem o aumento da liberação desse neurotransmissor no espaço extracelular. A regulação desse processo está envolvida com a modulação de funções como atenção, prazer e atividade motora.[87]

A atomoxetina é um inibidor seletivo da recaptação de NA (ISRN), que age bloqueando o

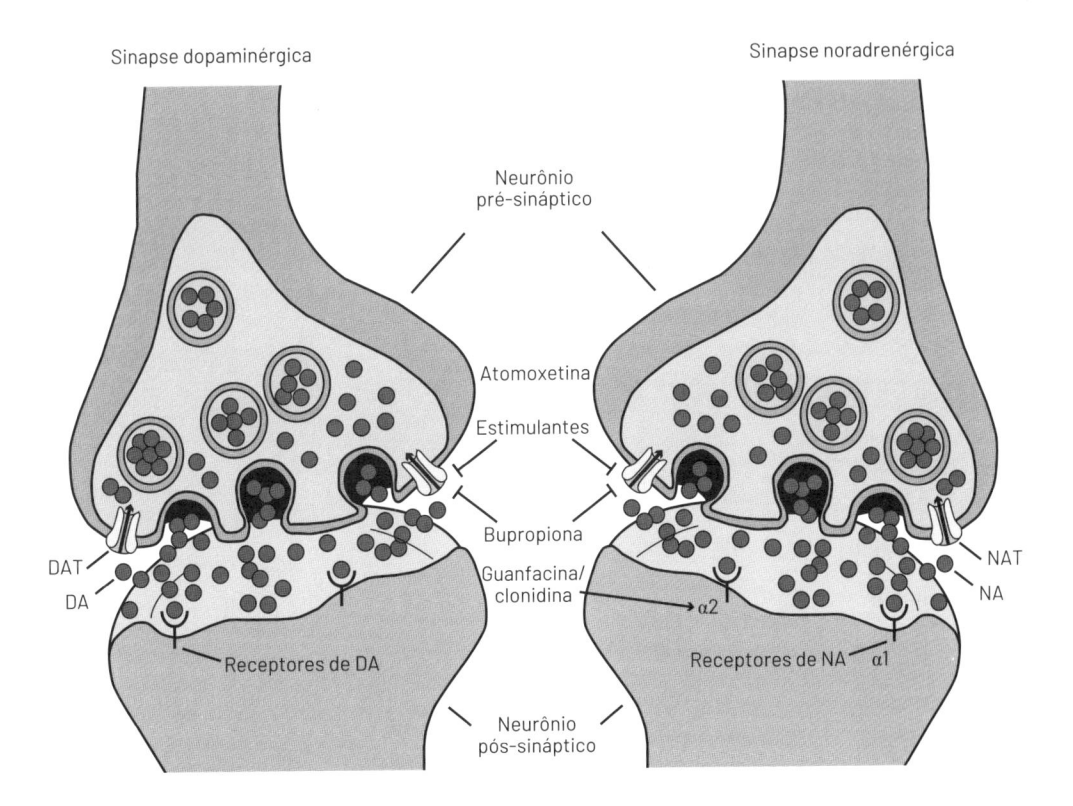

[ **FIGURA 20.2** ]
Representação esquemática do funcionamento das sinapses dopaminérgica e noradrenérgica e os efeitos dos principais medicamentos utilizados para o tratamento do TDAH em seus respectivos alvos terapêuticos.
DAT: transportador de dopamina; NAT: transportador de noradrenalina (α1 e α2); DA: dopamina; NA: noradrenalina.

NAT, aumentando os níveis de DA e NA no córtex pré-frontal. Esse aumento não é observado no *nucleus accumbens*, de forma que tal medicamento não apresenta potencial de abuso ou de dependência.[88]

A clonidina e a guanfacina são agonistas dos receptores α2-adrenérgicos, sendo a guanfacina um agonista mais seletivo para os receptores alfa-2A, e a clonidina, menos seletiva, pois age também nos receptores imidazolínicos, o que explicaria os efeitos sedativos e hipotensores desse medicamento. A principal teoria para os efeitos de tais medicamentos propõe que o aumento da transmissão noradrenérgica, a partir da ativação desses receptores pós-sinápticos, regula a atividade subcortical no córtex pré-frontal, modulando os sintomas de desatenção, hiperatividade e impulsividade.[89]

Já a bupropiona, diferentemente de outros antidepressivos típicos, como os tricíclicos (ADTs), promove somente a inibição da recaptação de DA e NA, e não a de 5-HT. Esse medicamento também age como antagonista não competitivo dos receptores nicotínicos de acetilcolina (ACh). Apesar de o mecanismo de ação ser similar ao dos estimulantes, essa inibição da recaptação induzida pela bupropiona é mais fraca do que a produzida pelos estimulantes.[90]

## ESTUDOS DE FARMACOGENÔMICA

Diversos estudos de associação, principalmente em crianças com TDAH, apontam para uma importante contribuição genética para a variabilidade da resposta terapêutica. Uma metanálise conduzida por Myer e colaboradores[91] sugere que polimorfismos nos genes *SLC6A2/NET*, *COMT*, *ADRA2A*, *SLC6A3/DAT1* e *DRD4* são possíveis preditores da eficácia do metilfenidato em crianças. O polimorfismo de número variável de repetições em série (VNTR) de 40 pares de bases na região 3' do gene *DAT1* é um dos mais estudados, sendo o genótipo homozigoto de 10 repetições associado a pior resposta ao metilfenidato em comparação a outros genótipos.

Tratando-se de adultos com TDAH, há escassez de estudos avaliando variantes genéticas que influenciam a resposta terapêutica. Uma metanálise realizada por Bonvicini e colaboradores[21] concluiu que, para a maioria dos polimorfismos, não há dados suficientes para conduzir esse tipo de estudo. O único polimorfismo para o qual foi possível realizar a metanálise foi o VNTR de 40 pares de bases no gene *DAT1*, em que não foi encontrada associação significativa com a resposta ao metilfenidato. De fato, a maioria dos estudos realizados até o momento em amostras de adultos com TDAH apresenta resultados nominais ou não significativos. No entanto, Hegvik e colaboradores[92] encontraram associação nominal para o rs1800544 no gene *ADRA2A*, a qual não foi confirmada pela metanálise que foi conduzida no mesmo estudo. Em um estudo subsequente, foi demonstrada associação significativa entre um polimorfismo no gene codificador da sinaptotagmina 1 (*SYT1*-rs2251214) e diversos desfechos do tratamento com metilfenidato, incluindo a resposta sintomatológica e a continuidade do uso do medicamento em curto e longo prazos.[93]

A maioria dos estudos farmacogenéticos tem como foco o metilfenidato, e, até o momento, existem poucas evidências sobre variantes genéticas associadas com a resposta de outros medicamentos. Nesse sentido, pacientes portadores de variantes do gene *CYP2D6* que levam ao fenótipo de metabolizador lento parecem apresentar melhor resposta à atomoxetina do que os metabolizadores rápidos.[94] Para as anfetaminas, já foi demonstrado que portadores do genótipo que leva à alta atividade da enzima COMT apresentam maior eficiência de memória de trabalho, avaliada por meio de IRMf.[95]

Até o momento, existe apenas um dos GWAS avaliando a resposta ao metilfenidato em crianças com TDAH, e nenhum resultado significativo foi encontrado.[96] A falta de sucesso dessa pesquisa de GWAS em apontar variantes genéticas associadas ao tratamento do TDAH está provavelmente relacionada com o pequeno tamanho amostral, uma vez que a amostra contou com apenas 187 indivíduos. Nenhum dos GWAS para o tratamento do TDAH focando especificamente pacientes adultos foi publicado até o momento.

## CONSIDERAÇÕES FINAIS

O entendimento das bases biológicas envolvidas no TDAH avançou drasticamente nos últimos anos, bem como a compreensão de seus aspectos clínicos. Na verdade, é fundamental que o entendimento do fenótipo também avance na mesma proporção, pois conhecer detalhadamente as características clínicas é essencial para o desenho de estudos de biologia. O contrário também é verdadeiro, já que a biologia pode ser usada como ferramenta para testar hipóteses em estudos clínicos ou até mesmo avaliar relações de causalidade, como é feito nos estudos de randomização mendeliana.

No caso dos estudos de genética, é necessário aumentar os tamanhos amostrais nos consórcios internacionais. Isso permitirá revelar os *hits* ainda não descobertos que estão envolvidos na suscetibilidade ao TDAH, além de aumentar a precisão dos escores de risco poligênicos. Além disso, os GWAS revelarão novos genes candidatos que deverão ser explorados de forma aprofundada em amostras independentes. Com tamanho amostral maior, será possível também analisar de forma separada amostras de crianças, adolescentes e adultos, testando as correlações genéticas entre o TDAH nas diferentes fases da vida e também a influência genética nas trajetórias do transtorno. Isso ajudará na compreensão das diferenças biológicas entre o TDAH da infância e da vida adulta, bem como no entendimento de se de fato existe o TDAH de início tardio, conforme demonstrado em estudos populacionais.

A epigenômica e a metagenômica certamente se tornarão ferramentas importantes no estudo do papel do ambiente na etiologia e no curso do TDAH. Embora essas abordagens sejam promissoras, os tamanhos amostrais atualmente disponíveis ainda são muito pequenos. Nessa perspectiva, os consórcios internacionais são fundamentais para suprir essa necessidade de maior tamanho amostral. Um exemplo importante é o Eat2BeNice, um projeto multicêntrico e internacional que tem como objetivo principal pesquisar os efeitos da nutrição e do estilo de vida no TDAH, por meio do uso da genômica, da epigenômica e da metagenômica como ferramentas de investigação.

Como já mencionado, muitos biomarcadores foram testados no TDAH, com algumas associações mantidas por metanálises. Entretanto, o maior limitador da potencial aplicabilidade desses biomarcadores na prática clínica envolve os tamanhos de efeito das associações descobertas até o momento, que não são grandes o suficiente para gerar sensibilidade e especificidade diagnósticas. Uma solução possível para lidar com esse fato seria testar painéis de biomarcadores, como os já existentes na oncologia. Entretanto, estudos com esse propósito ainda não foram conduzidos no TDAH.

Em relação ao tratamento do TDAH, a aplicação de testes farmacogenéticos ainda está longe de ter benefícios para a prática clínica. Embora muitos painéis já estejam disponíveis ao redor do mundo para uso na psiquiatria, suas validades ainda não foram comprovadas ou até mesmo testadas. Já é consenso que a farmacogenômica, nesse primeiro momento, vai ser mais útil para a compreensão de mecanismos biológicos envolvidos na resposta terapêutica do que para a promoção de testes com bom custo-benefício.

A dificuldade para estudar a biologia cerebral tem sido contornada, de certa forma, pelo uso de técnicas de neuroimagem. Esses estudos auxiliam na compreensão dos aspectos funcionais e estruturais do TDAH. Além disso, a neuroimagem aumentou o entendimento sobre quais são as áreas cerebrais moduladas e/ou modificadas durante o tratamento farmacológico desse transtorno.

Por fim, não há dúvidas sobre o papel da biologia na etiologia e no curso do TDAH, sendo que alguns fatos já são consenso na área. Por exemplo, o TDAH é substancialmente influenciado pela genética, apresentando arquitetura biológica altamente poligênica; existe ampla sobreposição biológica entre o TDAH e outros transtornos psiquiátricos, sendo que as correlações observadas em estudos clínicos e epidemiológicos vêm sendo confirmadas em estudos de correlações genéticas. Em poucos anos, este capítulo poderá ser reescrito à luz de novos resultados de metanálises, bem como de novos achados de estudos envolvendo alguma abordagem da "era da ômica".

## REFERÊNCIAS

1. Faraone S V, Asherson P, Banaschewski T, Biederman J, Buitelaar JK, Ramos-Quiroga JA, et al. Attention-deficit/hyperactivity disorder. Nat Rev Dis Primers. 2015;1:15020.
2. American Psychiatric Association. Diagnostic and statistical manual of mental disorders: DSM-5. 5th ed. Washington: APA; 2013.
3. Edvinsson D, Ekselius L. Six-year outcome in subjects diagnosed with attention-deficit/hyperactivity disorder as adults. Eur Arch Psychiatry Clin Neurosci. 2018;268(4):337-47.
4. Karam RG, Breda V, Picon FA, Rovaris DL, Victor MM, Salgado CAI et al. Persistence and remission of ADHD during adulthood: a 7-year clinical follow-up study. Psychol Med. 2015;45(10):2045-56.
5. Caye A, Rocha TB-M, Anselmi L, Murray J, Menezes AMB, Barros FC, et al. Attention-deficit/hyperactivity disorder trajectories from childhood to young adulthood. JAMA Psychiatry. 2016;73(7):705-12.
6. Moffitt TE, Houts R, Asherson P, Belsky DW, Corcoran DL, Hammerle M, et al. Is adult ADHD a childhood-onset neurodevelopmental disorder? Evidence from a four-decade longitudinal cohort study. Am J Psychiatry. 2015;172(10):967-77.
7. Agnew-Blais JC, Polanczyk G V, Danese A, Wertz J, Moffitt TE, Arseneault L. Evaluation of the persistence, remission, and emergence of attention-deficit/hyperactivity disorder in young adulthood. JAMA Psychiatry. 2016;73(7):713-20.
8. del Campo N, Chamberlain SR, Sahakian BJ, Robbins TW. The roles of dopamine and noradrenaline in the pathophysiology and treatment of attention-deficit/hyperactivity disorder. Biol Psychiatry. 2011;69(12):e145-57.
9. Vijayraghavan S, Wang M, Birnbaum SG, Williams G V, Arnsten AF. Inverted-U dopamine D1 receptor actions on prefrontal neurons engaged in working memory. Nat Neurosci. 2007;10(3):376-84.
10. Beaulieu J-M, Gainetdinov RR. The physiology, signaling, and pharmacology of dopamine receptors. Pharmacol Rev. 2011;63(1):182-217.
11. Fusar-Poli P, Rubia K, Rossi G, Sartori G, Balottin U. Striatal dopamine transporter alterations in ADHD: pathophysiology or adaptation to psychostimulants? A meta-analysis. Am J Psychiatry. 2012;169(3):264-72.
12. Volkow ND, Wang G-J, Newcorn J, Fowler JS, Telang F, Solanto MV, et al. Brain dopamine transporter levels in treatment and drug naïve adults with ADHD. Neuroimage. 2007;34(3):1182-90.
13. Berridge CW, Spencer RC. Differential cognitive actions of norepinephrine a2 and a1 receptor signaling in the prefrontal cortex. Brain Res. 2016;1641(Pt B):189-96.
14. Spencer RC, Devilbiss DM, Berridge CW. The cognition-enhancing effects of psychostimulants involve direct action in the prefrontal cortex. Biol Psychiatry. 2015;77(11):940-50.
15. Wang LJ, Yu YH, Fu ML, Yeh WT, Hsu JL, Yang YH, et al. Attention deficit–hyperactivity disorder is associated with allergic symptoms and low levels of hemoglobin and serotonin. Sci Rep. 2018;8(1):10229.
16. Bauer J, Werner A, Kohl W, Kugel H, Shushakova A, Pedersen A, et al. Hyperactivity and impulsivity in adult attention-deficit/hyperactivity disorder is related to glutamatergic dysfunction in the anterior cingulate cortex. World J Biol Psychiatry. 2018;19(7):538-46.
17. Bollmann S, Ghisleni C, Poil SS, Martin E, Ball J, Eich-Höchli D, et al. Developmental changes in gamma-aminobutyric acid levels in attention-deficit/hyperactivity disorder. Transl Psychiatry. 2015;5:e589.
18. Cheng J, Liu A, Shi MY, Yan Z. Disrupted glutamatergic transmission in prefrontal cortex contributes to behavioral abnormality in an animal model of ADHD. Neuropsychopharmacology. 2017;42(10):2096-104.
19. Scassellati C, Bonvicini C, Faraone SV, Gennarelli M. Biomarkers and attention-deficit/hyperactivity disorder: a systematic review and meta-analyses. J Am Acad Child Adolesc Psychiatry. 2012;51(10):1003-19.e20.
20. LaChance L, McKenzie K, Taylor VH, Vigod SN. Omega-6 to Omega-3 fatty acid ratio in patients with ADHD: a meta-analysis. J Can Acad Child Adolesc Psychiatry. 2016;25(2):87-96.
21. Bonvicini C, Faraone S V, Scassellati C. Attention-deficit hyperactivity disorder in adults: a systematic review and meta-analysis of genetic, pharmacogenetic and biochemical studies. Mol Psychiatry. 2016;21(7):872-84.
22. Tseng PT, Cheng YS, Yen CF, Chen YW, Stubbs B, Whiteley P, et al. Peripheral iron levels in children with attention-deficit hyperactivity disorder: a systematic review and meta-analysis. Sci Rep. 2018;8(1):788.
23. Huang YH, Zeng BY, Li DJ, Cheng YS, Chen TY, Liang HY, et al. Significantly lower serum and hair magnesium levels in children with attention deficit hyperactivity disorder than controls: a systematic review and meta-analysis. Prog Neuropsychopharmacol Biol Psychiatry. 2019;90:134-41.
24. Kotsi E, Kotsi E, Perrea DN. Vitamin D levels in children and adolescents with attention-deficit hyperactivity disorder (ADHD): a meta-analysis. Atten Defic Hyperact Disord. 2018. Epub ahead of print.
25. Kamradt JM, Momany AM, Nikolas MA. A meta-analytic review of the association between cortisol reactivity in response to a stressor and attention-deficit/hyperactivity disorder. Atten Defic Hyperact Disord. 2018;10(2):99-111.
26. Zhang J, Luo W, Li Q, Xu R, Wang Q, Huang Q. Peripheral brain-derived neurotrophic factor in attention-deficit/hyperactivity disorder: A comprehensive systematic review and meta-analysis. J Affect Disord. 2018;227:298-304.
27. Cortese S, Castellanos FX. Neuroimaging of attention-deficit/hyperactivity disorder: current neuroscience-informed perspectives for clinicians. Curr Psychiatry Rep. 2012;14(5):568-78.
28. Frodl T, Skokauskas N. Meta-analysis of structural MRI studies in children and adults with attention deficit hyperactivity disorder indicates treatment effects. Acta Psychiatr Scand. 2012;125(2):114-26.
29. Hoogman M, Bralten J, Hibar DP, Mennes M, Zwiers MP, Schweren LSJ, et al. Subcortical brain volume differences in participants with attention deficit hyperactivity disorder in children and adults: a cross-sectional mega-analysis. Lancet Psychiatry. 2017;4(4):310-9.
30. Albajara Sáenz A, Villemonteix T, Massat I. Structural and functional neuroimaging in attention-deficit/hyperactivity disorder. 2019;61(4):399-405.
31. Cortese S, Kelly C, Chabernaud C, Proal E, Di Martino A, Milham MP, et al. Towards systems neuroscience of ADHD:

32. Querne L, Fall S, Le Moing AG, Bourel-Ponchel E, Delignières A, Simonnot A, et al. Effects of methylphenidate on default-mode network/task-positive network synchronization in children with ADHD. J Atten Disord. 2017;21(14):1208-20.
33. Liddle EB, Hollis C, Batty MJ, Groom MJ, Totman JJ, Liotti M, et al. Task-related default mode network modulation and inhibitory control in ADHD: effects of motivation and methylphenidate. J Child Psychol Psychiatry. 2011;52(7):761-71.
34. Hong SB, Harrison BJ, Fornito A, Sohn CH, Song IC, Kim JW. Functional dysconnectivity of corticostriatal circuitry and differential response to methylphenidate in youth with attention-deficit/hyperactivity disorder. J Psychiatry Neurosci. 2015;40(1):46-57.
35. Froehlich TE, Anixt JS, Loe IM, Chirdkiatgumchai V, Kuan L, Gilman RC. Update on environmental risk factors for attention-deficit/hyperactivity disorder. Curr Psychiatry Rep. 2011;13(5):333-44.
36. Franz AP, Bolat GU, Bolat H, Matijasevich A, Santos IS, Silveira RC, et al. Attention-deficit/hyperactivity disorder and very preterm/very low birth weight: a meta-analysis. Pediatrics. 2018;141(1):e20171645.
37. Martini J, Knappe S, Beesdo-Baum K, Lieb R, Wittchen HU. Anxiety disorders before birth and self-perceived distress during pregnancy: associations with maternal depression and obstetric, neonatal and early childhood outcomes. Early Hum Dev. 2010;86(5):305-10.
38. Huang L, Wang Y, Zhang L, Zheng Z, Zhu T, Qu Y, et al. Maternal smoking and attention-deficit/hyperactivity disorder in offspring: a meta-analysis. Pediatrics. 2018;141(1):e20172465.
39. Eilertsen EM, Gjerde LC, Reichborn-Kjennerud T, Ørstavik RE, Knudsen GP, Stoltenberg C, et al. Maternal alcohol use during pregnancy and offspring attention-deficit hyperactivity disorder (ADHD): a prospective sibling control study. Int J Epidemiol. 2017;46(5):1633-40.
40. Liew Z, Ritz B, Rebordosa C, Lee PC, Olsen J. Acetaminophen use during pregnancy, behavioral problems, and hyperkinetic disorders. JAMA Pediatr. 2014;168(4):313-20.
41. Sandtorv LB, Fevang SKE, Nilsen SA, Bøe T, Gjestad R, Haugland S, et al. Symptoms associated with attention deficit/hyperactivity disorder and autism spectrum disorders in school-aged children prenatally exposed to substances. Subst Abuse. 2018;12:1178221818765773.
42. Polańska K, Jurewicz J, Hanke W. Review of current evidence on the impact of pesticides, polychlorinated biphenyls and selected metals on attention deficit / hyperactivity disorder in children. Int J Occup Med Environ Health. 2013;26(1):16-38.
43. San Mauro Martín I, Blumenfeld Olivares JA, Garicano Vilar E, Echeverry López M, García Bernat M, Quevedo Santos Y, et al. Nutritional and environmental factors in attention-deficit hyperactivity disorder (ADHD): a cross-sectional study. Nutr Neurosci. 2018;21(9):641-7.
44. Østergaard SD, Larsen JT, Dalsgaard S, Wilens TE, Mortensen PB, Agerbo E, et al. Predicting ADHD by assessment of rutter's indicators of adversity in infancy. PLoS One. 2016;11(6):e0157352.
45. Stergiakouli E, Hamshere M, Holmans P, Langley K, Zaharieva I, Hawi Z, et al. Investigating the contribution of common genetic variants to the risk and pathogenesis of ADHD. Am J Psychiatry. 2012;169(2):186-94.
46. Dall'Aglio L, Muka T, Cecil CAM, Bramer WM, Verbiest MMPJ, Nano J, et al. The role of epigenetic modifications in neurodevelopmental disorders: a systematic review. Neurosci Biobehav Rev. 2018;94:17-30.
47. Faraone SV, Biederman J. Pathophysiology of attention déficit/hyperactivity disorder. In: Davis KL, Charney D, Coyle JT, Nemeroff C. Neuropsychopharmacology: the fifth generation of progress: an official publication of the American College of Neuropsychopharmacology. 5th ed. Philadelphia: Lippincott Williams & Wilkins; 2002. p. 577-96.
48. Chen Q, Brikell I, Lichtenstein P, Serlachius E, Kuja-Halkola R, Sandin S, et al. Familial aggregation of attention-deficit/hyperactivity disorder. J Child Psychol Psychiatry. 2017;58(3):231-9.
49. Faraone SV, Perlis RH, Doyle AE, Smoller JW, Goralnick JJ, Holmgren MA, et al. Molecular genetics of attention-deficit/hyperactivity disorder. Biol Psychiatry. 2005;57(11):1313-23.
50. Bergen SE, Gardner CO, Kendler KS. Age-related changes in heritability of behavioral phenotypes over adolescence and young adulthood: a meta-analysis. Twin Res Hum Genet. 2007;10(3):423-33.
51. Burt SA. Rethinking environmental contributions to child and adolescent psychopathology: a meta-analysis of shared environmental influences. Psychol Bull. 2009;135(4):608-37.
52. Polderman TJC, Benyamin B, de Leeuw CA, Sullivan PF, van Bochoven A, Visscher PM, et al. Meta-analysis of the heritability of human traits based on fifty years of twin studies. Nat Genet. 2015;47:702-9.
53. Nikolas MA, Burt SA. Genetic and environmental influences on ADHD symptom dimensions of inattention and hyperactivity: a meta-analysis. J Abnorm Psychol. 2010;119(1):1-17.
54. Brikell I, Kuja-Halkola R, Larsson H. Heritability of attention-deficit hyperactivity disorder in adults. Am J Med Genet Part B Neuropsychiatr Genet. 2015;168(6):406-13.
55. Gizer IR, Ficks C, Waldman ID. Candidate gene studies of ADHD: a meta-analytic review. Hum Genet. 2009;126(1):51-90.
56. Demontis D, Walters RK, Martin J, Mattheisen M, Als TD, Agerbo E, et al. Discovery of the first genome-wide significant risk loci for attention deficit/hyperactivity disorder. Nat Genet. 2019;51(1):63-75.
57. Ripke S, Neale BM, Corvin A, Walters JTR, Farh K-H, Holmans PA, et al. Biological insights from 108 schizophrenia-associated genetic loci. Nature. 2014;511:421-7.
58. Hawi Z, Yates H, Pinar A, Arnatkeviciute A, Johnson B, Tong J, et al. A case-control genome-wide association study of ADHD discovers a novel association with the tenascin R (TNR) gene. Transl Psychiatry. 2018;8:284.
59. Arias-Vásquez A, Groffen AJ, Spijker S, Ouwens KG, Klein M, Vojinovic D, et al. A potential role for the STXBP5-AS1 gene in adult ADHD symptoms. Behav Genet. 2019. Epub ahead of print.
60. Taylor MJ, Martin J, Lu Y, Brikell I, Lundström S, Larsson H, et al. Association of genetic risk factors for psychiatric disorders and traits of these disorders in a Swedish population twin sample. JAMA Psychiatry 2018. Epub ahead of print.
61. Stojanovski S, Felsky D, Viviano JD, Shahab S, Bangali R, Burton CL, et al. Polygenic risk and neural substrates of attention-deficit/hyperactivity disorder symptoms in youths with a history of mild traumatic brain injury. Biol Psychiatry. 2019;85(5):408-16.
62. Brainstorm Consortium, Anttila V, Bulik-Sullivan B, Finucane HK, Walters RK, Bras J, et al. Analysis of shared heritability in common disorders of the brain. Science. 2018;360(6395):eaap8757.
63. Soler Artigas M, Sánchez-Mora C, Rovira P, Richarte V, Garcia-Martínez I, Pagerols M, et al. Attention-deficit/hyperactivity

disorder and lifetime cannabis use: genetic overlap and causality. Mol Psychiatry. 2019. Epub ahead of print.
64. Wiers CE, Lohoff FW, Lee J, Muench C, Freeman C, Zehra A, et al. Methylation of the dopamine transporter gene in blood is associated with striatal dopamine transporter availability in ADHD: a preliminary study. Eur J Neurosci. 2018;48(3):1884-95.
65. Wilmot B, Fry R, Smeester L, Musser ED, Mill J, Nigg JT. Methylomic analysis of salivary DNA in childhood ADHD identifies altered DNA methylation in VIPR2. J Child Psychol Psychiatry. 2016;57(2):152-60.
66. Walton E, Pingault JB, Cecil CAM, Gaunt TR, Relton CL, Mill J, et al. Epigenetic profiling of ADHD symptoms trajectories: a prospective, methylome-wide study. Mol Psychiatry. 2017;22(2):250-6.
67. Gervin K, Nordeng H, Ystrom E, Reichborn-Kjennerud T, Lyle R. Long-term prenatal exposure to paracetamol is associated with DNA methylation differences in children diagnosed with ADHD. Clin Epigenetics. 2017;9:77.
68. Ming X, Chen N, Ray C, Brewer G, Kornitzer J, Steer RA. A gut feeling: a hypothesis of the role of the microbiome in attention-deficit/hyperactivity disorders. Child Neurol Open. 2018;5:2329048X18786799.
69. Aarts E, Ederveen THA, Naaijen J, Zwiers MP, Boekhorst J, Timmerman HM, et al. Gut microbiome in ADHD and its relation to neural reward anticipation. PLoS One. 2017;12(9):e0183509.
70. Prehn-Kristensen A, Zimmermann A, Tittmann L, Lieb W, Schreiber S, Baving L, et al. Reduced microbiome alpha diversity in young patients with ADHD. PLoS One. 2018;13(7):e0200728.
71. Jiang HY, Zhou YY, Zhou GL, Li YC, Yuan J, Li XH, et al. Gut microbiota profiles in treatment-naïve children with attention deficit hyperactivity disorder. Behav Brain Res. 2018;347:408-13.
72. Attermann J, Obel C, Bilenberg N, Nordenbæk CM, Skytthe A, Olsen J. Traits of ADHD and autism in girls with a twin brother: a Mendelian randomization study. Eur Child Adolesc Psychiatry. 2012;21(9):503-9.
73. Nigg JT, Elmore AL, Natarajan N, Friderici KH, Nikolas MA. Variation in an iron metabolism gene moderates the association between blood lead levels and attention-deficit/hyperactivity disorder in children. Psychol Sci. 2016;27(2):257-69.
74. Fluharty ME, Sallis H, Munafò MR. Investigating possible causal effects of externalizing behaviors on tobacco initiation: a Mendelian randomization analysis. Drug Alcohol Depend. 2018;191:338-42.
75. Chao M, Li X, McGue M. The causal role of alcohol use in adolescent externalizing and internalizing problems: a Mendelian randomization study. Alcohol Clin Exp Res. 2017;41(11):1953-60.
76. Catalá-López F, Hutton B, Núñez-Beltrán A, Page MJ, Ridao M, Macías Saint-Gerons D, et al. The pharmacological and non-pharmacological treatment of attention deficit hyperactivity disorder in children and adolescents: a systematic review with network meta-analyses of randomised trials. PLoS One. 2017;12(7):e0180355.
77. Bolea-Alamañac B, Nutt DJ, Adamou M, Asherson P, Bazire S, Coghill D, et al. Evidence-based guidelines for the pharmacological management of attention deficit hyperactivity disorder: update on recommendations from the British Association for Psychopharmacology. J Psychopharmacol. 2014;28(3):179-203.
78. National Institute for Health and Care Excellence (NICE). Attention deficit hyperactivity disorder: diagnosis and management [Internet]. London: NICE; 2018 [capturado em 19 abr. 2019]. Disponível em: https://www.nice.org.uk/guidance/NG87.
79. Cortese S, Adamo N, Giovane D, Mohr-Jensen C, Hayes AJ, Carucci S, et al. Comparative efficacy and tolerability of medications for attention-deficit hyperactivity disorder in children, adolescents, and adults: a systematic review and network meta-analysis. Lancet Psychiatry. 2018;5(9):727-38.
80. Tamminga HGH, Reneman L, Huizenga HM, Geurts HM. Effects of methylphenidate on executive functioning in attention-deficit/hyperactivity disorder across the lifespan: a meta-regression analysis. Psychol Med. 2016;46(9):1791-807.
81. De Sousa A, Kalra G. Drug therapy of attention deficit hyperactivity disorder: current trends. Mens Sana Monogr. 2012;10(1):45-69.
82. Brown KA, Samuel S, Patel DR. Pharmacologic management of attention deficit hyperactivity disorder in children and adolescents: a review for practitioners. Transl Pediatr. 2018;7(1):36-47.
83. Hamedi M, Mohammdi M, Ghaleiha A, Keshavarzi Z, Jafarnia M, Keramatfar R, et al. Bupropion in adults with attention-deficit/hyperactivity disorder: a randomized, double-blind study. Acta Med Iran. 2014;52(9):675-80.
84. McIntosh D, Kutcher S, Binder C, Levitt A, Fallu A, Rosenbluth M. Adult ADHD and comorbid depression: a consensus-derived diagnostic algorithm for ADHD. Neuropsychiatr Dis Treat. 2009;5:137-50.
85. Gajria K, Lu M, Sikirica V, Greven P, Zhong Y, Qin P, et al. Adherence, persistence, and medication discontinuation in patients with attention-deficit/hyperactivity disorder: a systematic literature review. Neuropsychiatr Dis Treat. 2014;10:1543-69.
86. Zimmer L. Contribution of clinical neuroimaging to the understanding of the pharmacology of methylphenidate. Trends Pharmacol Sci. 2017;38(7):608-20.
87. Faraone S V. The pharmacology of amphetamine and methylphenidate: relevance to the neurobiology of attention-deficit/hyperactivity disorder and other psychiatric comorbidities. Neurosci Biobehav Rev. 2018;87:255-70.
88. Garnock-Jones KP, Keating GM. Atomoxetine: a review of its use in attention-deficit hyperactivity disorder in children and adolescents. Pediatr Drugs. 2009;11(3):203-26.
89. Cinnamon Bidwell L, Dew RE, Kollins SH. Alpha-2 adrenergic receptors and attention-deficit/hyperactivity disorder. Curr Psychiatry Rep. 2010;12(5):366-73.
90. Verbeeck W, Bekkering GE, Van den Noortgate W, Kramers C. Bupropion for attention deficit hyperactivity disorder (ADHD) in adults. Cochrane Database Syst Rev. 2017;(10):CD009504.
91. Myer NM, Boland JR, Faraone S V. Pharmacogenetics predictors of methylphenidate efficacy in childhood ADHD. Mol Psychiatry. 2018;23(9):1-8.
92. Hegvik TA, Jacobsen KK, Fredriksen M, Zayats T, Haavik J. A candidate gene investigation of methylphenidate response in adult attention-deficit/hyperactivity disorder patients: results from a naturalistic study. J Neural Transm. 2016;123:859-65.
93. da Silva BS, Cupertino RB, Rovaris DL, Schuch JB, Kappel DB, Müller D, et al. Exocytosis-related genes and response to methylphenidate treatment in adults with ADHD. Mol Psychiatry. 2018;23(6):1446-52.
94. Brown JT, Bishop JR. Atomoxetine pharmacogenetics: associations with pharmacokinetics, treatment response and tolerability. Pharmacogenomics. 2015;16(13):1513-20.
95. Mattay VS, Goldberg TE, Fera F, Hariri AR, Tessitore A, Egan MF, et al. Catechol O-methyltransferase val158-met genotype and individual variation in the brain response to amphetamine. Proc Natl Acad Sci U S A. 2003;100(10):6186-91.
96. Mick E, Neale B, Middleton FA, McGough JJ, Faraone S V. Genome-wide association study of response to methylphenidate in 187 children with attention-deficit/hyperactivity disorder. Am J Med Genet B Neuropsychiatr Genet. 2008;147B(8):1412-8.

# CAPÍTULO [21]
# DEMÊNCIAS

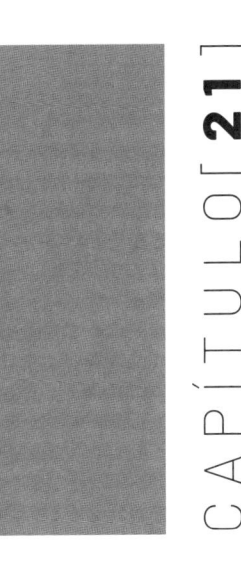

IVAN ABDALLA
FELIPE KENJI SUDO
GILBERTO SOUSA ALVES
VALESKA MARINHO

A demência é uma síndrome clínica caracterizada por déficits adquiridos em diversos domínios cognitivos, causando prejuízo na funcionalidade e na vida cotidiana.[1]
Os déficits característicos afetam inicialmente a memória episódica, e, com o progresso do transtorno, há comprometimento de outros domínios cognitivos, como a orientação, a linguagem, o julgamento, a capacidade de percepção e a praxia. Além das manifestações cognitivas, o aparecimento de quadros psiquiátricos, como depressão, ansiedade, labilidade afetiva, perambulação a esmo e comportamento repetitivo, é comum.
Os déficits cognitivos costumam impactar progressivamente a funcionalidade, implicando incapacidades progressivas para as atividades de vida diária e consequente dependência de terceiros para cuidados.[1]

As patologias subjacentes mais frequentemente associadas com a síndrome demencial são a doença de Alzheimer (DA), a demência vascular, a demência por corpos de Lewy e a demência frontotemporal (DFT).[2] Os processos patológicos inerentes a cada uma dessas condições resultam em neurodegeneração e tendem a preceder o aparecimento da síndrome clínica. Os principais mecanismos relacionados com essas patologias envolvem anormalidades proteicas, disfunção sináptica e fatores vasculares e ambientais.[3] O envelhecimento é, sem dúvida, o principal fator de risco não modificável. Os fatores de risco modificáveis também foram identificados, como baixa escolaridade, tabagismo, depressão, obesidade, diabetes, hipertensão e sedentarismo.[4] Estima-se que a redução de 10% nos níveis de exposição aos fatores de risco poderia minimizar a prevalência da DA em até 1,1 milhão de casos em todo o mundo.[5,6]

Neste capítulo, serão revisados os aspectos neurobiológicos, bem como os mecanismos moleculares e deflagradores patológicos, relacionados com as principais patologias, os quais serão divididos em anormalidades proteicas, fatores decorrentes de baixo estímulo ambiental (nutrição e escolaridade) e fatores vasculares.

## ANORMALIDADES PROTEICAS NAS DEMÊNCIAS

O acúmulo de proteínas com dobradura irregular e as alterações decorrentes desse processo podem ser verificados em algumas das principais etiologias relacionadas com as demências. Nesse grupo de doenças neurodegenerativas, podemos incluir a DA, decorrente predominantemente da clivagem amiloidogênica da proteína Aβ, a demência frontotemporal, relacionada com a proteína tau e TDP-43 (do inglês *transactive response DNA-binding protein*), e a demência por corpos de Lewy, relacionada com alterações na α-sinucleína.[7]

O acúmulo das proteínas irregularmente dobradas/clivadas implica redução do metabolismo energético, produção de espécies reativas de oxigênio (EROs) e estresse oxidativo, dano inflamatório, disfunção sináptica e morte neuronal.[3]

## PROTEÍNA β-AMILOIDE

A DA é a causa mais comum de demência degenerativa primária, respondendo por 50 a 60% dos casos de demência.[4] Classicamente, a doença se caracteriza por declínio cognitivo progressivo, acometendo, no início, a memória episódica e progredindo para declínio em outros domínios cognitivos. O déficit cognitivo é acompanhado por alterações comportamentais e perda progressiva de autonomia e funcionalidade.

Ao longo das últimas décadas, o mecanismo neurobiológico da DA tem-se baseado na "hipótese da cascata amiloide". Esse modelo teórico propõe que as placas amiloides ou seus principais constituintes, os peptídeos Aβ, seriam a causa direta da neurodegeneração progressiva. Entretanto, o recente aumento no conhecimento sobre biologia molecular, fisiopatologia e diagnóstico das demências e, em especial da DA, demonstra uma complexa reação celular, que evolui ao longo de décadas e culmina na síndrome clínica de perda cognitiva e funcional. Nesse processo, a cascata amiloide é um dos eventos deflagradores, acompanhada por deficiência no sistema vascular e alterações em neurônios inibitórios e excitatórios, redes neuronais, micróglia, astrócitos e oligodendrócitos.[8] Os dados indicam a participação de diversos componentes celulares e interações copatogênicas entre diversos fatores, incluindo as proteínas Aβ, apolipoproteína E4 (ApoE4), tau, α-sinucleína e TDP-43, o envelhecimento, a doença cardiovascular, o trauma craniano, o diabetes e outras comorbidades. O desafio atual parece residir no entendimento de como esses fatores interagem de modo a interferir no funcionamento cerebral, causando prejuízo neuronal e perda cognitiva.[9]

Os peptídeos Aβ consistem de 36 a 43 aminoácidos e são produtos naturais do metabolismo. Os monômeros de Aβ40 são muito mais prevalentes do que os de Aβ42, que são propensos à agregação e, portanto, prejudiciais. Os peptídeos Aβ se originam da clivagem da proteína precursora amiloide (APP) pelas ações enzimáticas sequenciais da enzima de clivagem β-secretase β-sítio 1 (BACE-1), β-secretase e γ-secretase (Fig. 21.1).[3]

Um desequilíbrio entre produção, agregação e eliminação gera acúmulo de proteína β-amiloide, e esse excesso pode ser o fator de alteração inicial na DA. As etapas envolvidas podem ser resultantes do aumento na produção de proteína β-amiloide, da degradação pelas enzimas envolvidas ou da redução da depuração pela barreira hematoencefálica (BHE).[3]

O peptídeo Aβ se agrega espontaneamente a oligômeros (2 a 6 peptídeos), que coalescem em conjuntos intermediários. O peptídeo Aβ também pode se transformar em fibrilas, que se organizam e formam as fibras insolúveis de placas amiloides. No momento atual, considera-se que os oligômeros solúveis sejam a forma mais tóxica de peptídeos Aβ.

Os mecanismos pelos quais os oligômeros podem causar efeitos tóxicos nos sistemas celulares e ativar a morte neuronal são complexos e desafiadores. Algumas hipóteses sugerem que os oligômeros Aβ exercem efeitos tóxicos por meio de interações extracelulares com membranas ou receptores de membrana e, em nível intracelular, mediante o acúmulo em organelas e transmissão célula a célula. Os oligômeros extracelulares podem afetar a membrana neuronal em diversos níveis, causando dano local, ligando-se a receptores na membrana que influenciam a transdução de sinal, induzindo a endocitose de oligômeros na célula ou provocando prejuízo devido à sinalização celular aberrante. Conforme mencionado, além de interagirem com membranas e receptores, os oligômeros podem ser internalizados por endocitose. A presença de oligômeros intracelulares pode provocar dano mitocondrial, alterar a homeostase de cálcio, prejudicar o transporte axonal, alterar a proteólise e promover apoptose.[10]

O dano mitocondrial associado com o oligômero Aβ decorre da inibição de enzimas mito-

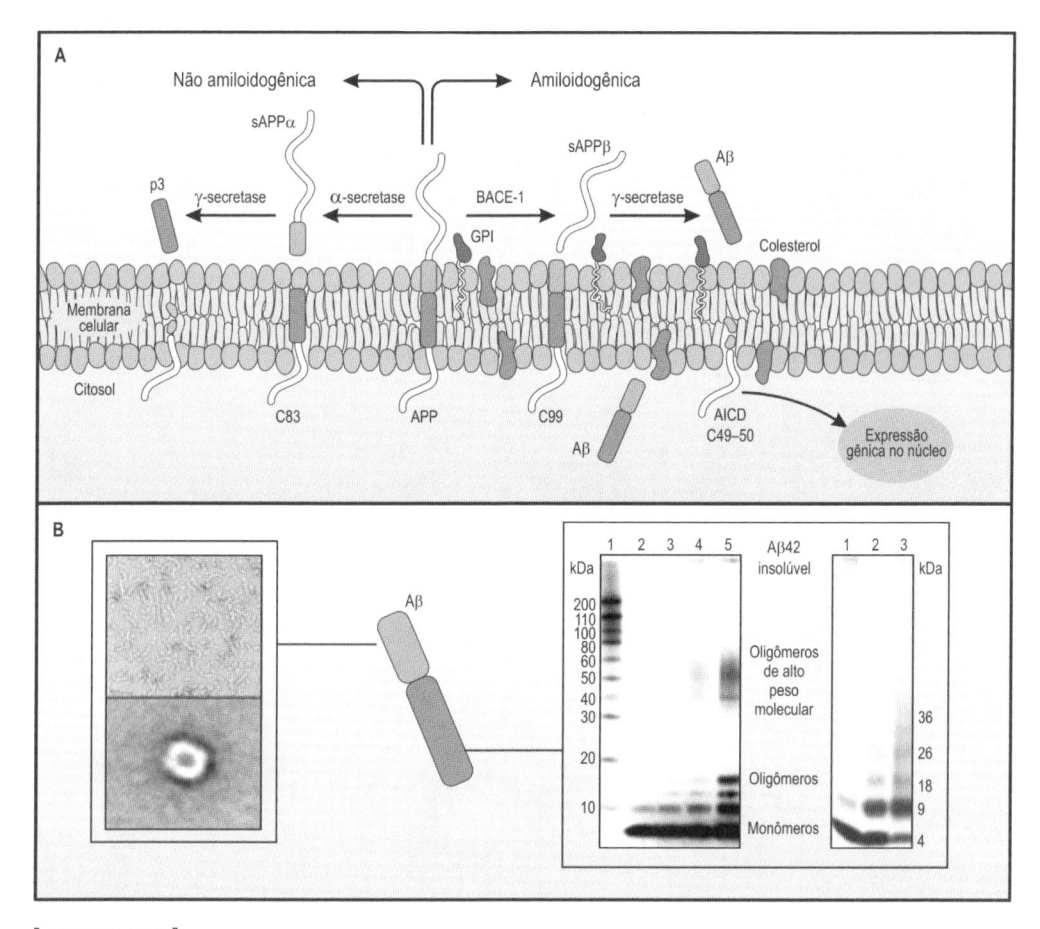

[ **FIGURA 21.1** ]
Processamento da proteína precursora amiloide (APP). (A) A clivagem pela α-secretase do peptídeo Aβ inicia o processamento não amiloidogênico. O processamento amiloidogênico é iniciado pela enzima de clivagem β-secretase β-sítio 1(BACE-1). A clivagem pela γ-secretase ocorre dentro da membrana celular em um processo único denominado proteólise intramembranosa regulada. As sAPPα e sAPPβ são fragmentos de APP secretados após clivagens de α-secretase e β-secretase, respectivamente. O domínio intracelular da APP (AICD, do inglês *amyloid precursor protein intracellular domain*) é uma cauda curta (aproximadamente 50 aminoácidos) que é liberada no citoplasma após clivagens progressivas de épsilon para gama pela γ-secretase. O AICD é direcionado para o núcleo, sinalizando a ativação da transcrição. O peptídeo Aβ solúvel é propenso à agregação.
Fonte: Querfurth e LaFerla.[3]

condriais, especialmente a citocromo c oxidase, acarretando prejuízo no transporte de elétrons, na produção de adenosina trifosfato (ATP), no consumo de oxigênio e no potencial de membrana mitocondrial. Esses eventos acarretam formação de radicais superóxido, estresse oxidativo, liberação de citocromo c e apoptose.[10]

O estresse oxidativo pode, portanto, ser consequente ao dano mitocondrial (Fig. 21.2). Por sua vez, o oligômero Aβ é gerador de EROs e de espécies reativas de nitrogênio (ERNs), sendo um deflagrador independente no estresse oxidativo.[3,9,10]

Todos esses eventos causados por oligômeros Aβ prejudicam as funções sinápticas e as vias de sinalização, modificando a atividade neuronal e desencadeando a liberação de mediadores neurotóxicos das células da glia.[3,9,10]

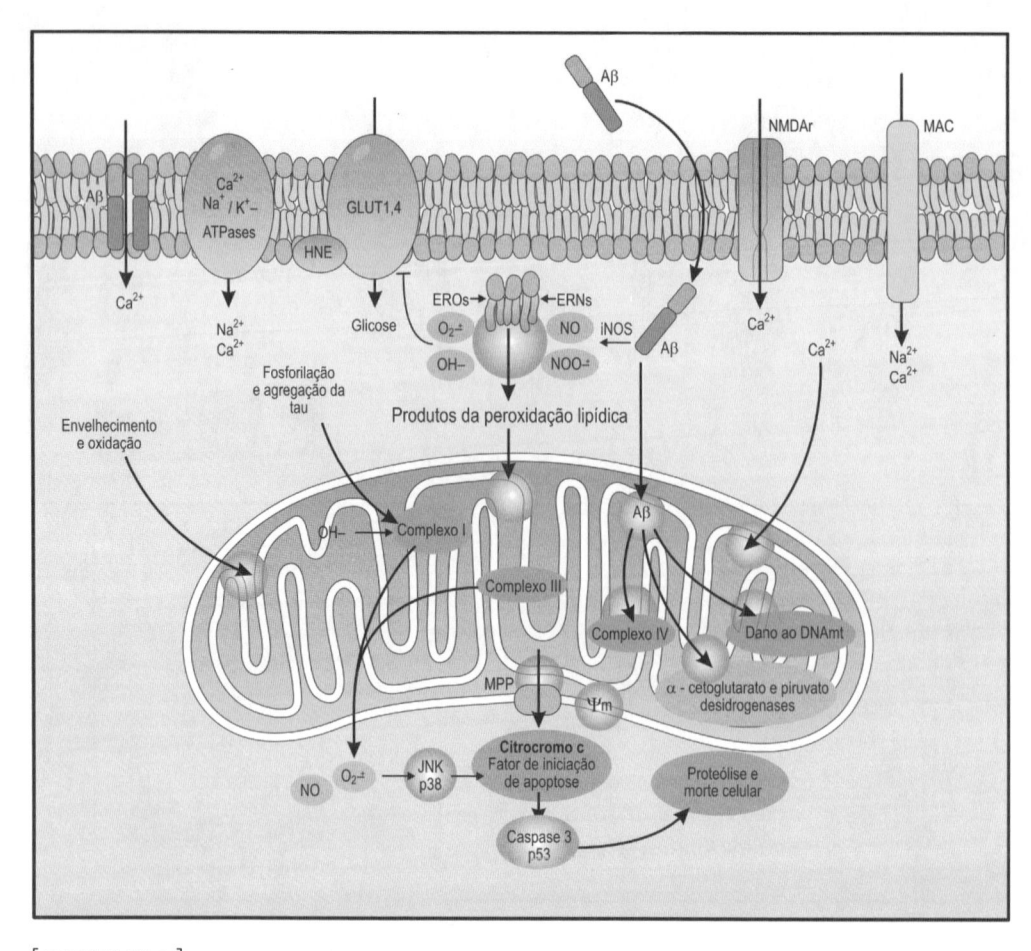

[ **FIGURA 21.2** ]
Estresse oxidativo e dano mitocondrial. Esquema centrado no peptídeo Aβ descreve a produção de espécies reativas de oxigênio (EROs) e espécies reativas de nitrogênio (ERNs).
Fonte: Querfurth e LaFerla.[3]

A micróglia e os astrócitos são colaboradores no processo patológico na DA. Inicialmente, a micróglia é recrutada para fagocitose de monômeros, oligômeros, fibrilas, fibras ou placas formadas pela deposição de Aβ e os astrócitos para seu *clearance* (Fig. 21.3). Ambos são recrutados e estimulados, liberando citocinas pró-inflamatórias, que, em última instância, provocam mudanças neuríticas e alteração na BHE.[3]

A disfunção e perda de sinapses é um evento precoce no curso da DA que pode ser observado em fases muito precoces da doença, como no declínio cognitivo leve (Fig. 21.4). Os oligômeros Aβ alteram o balanço entre a potenciação de longa duração (LTP) e a depressão de longa duração (LTD), modificando a plasticidade sináptica e reduzindo o número de espinhas dendríticas, o que pode, em altas concentrações, suprimir a transmissão sináptica. Com o avanço da doença, a perda sináptica se torna expressiva e se correlaciona com o declínio cognitivo observado.[3]

O peptídeo Aβ também está relacionado com a sinalização de receptores nicotínicos colinérgicos. Estudos sugerem que o peptide Aβ1-42 se liga a receptores nicotínicos, prejudicando a liberação de acetilcolina (ACh) pelos terminais

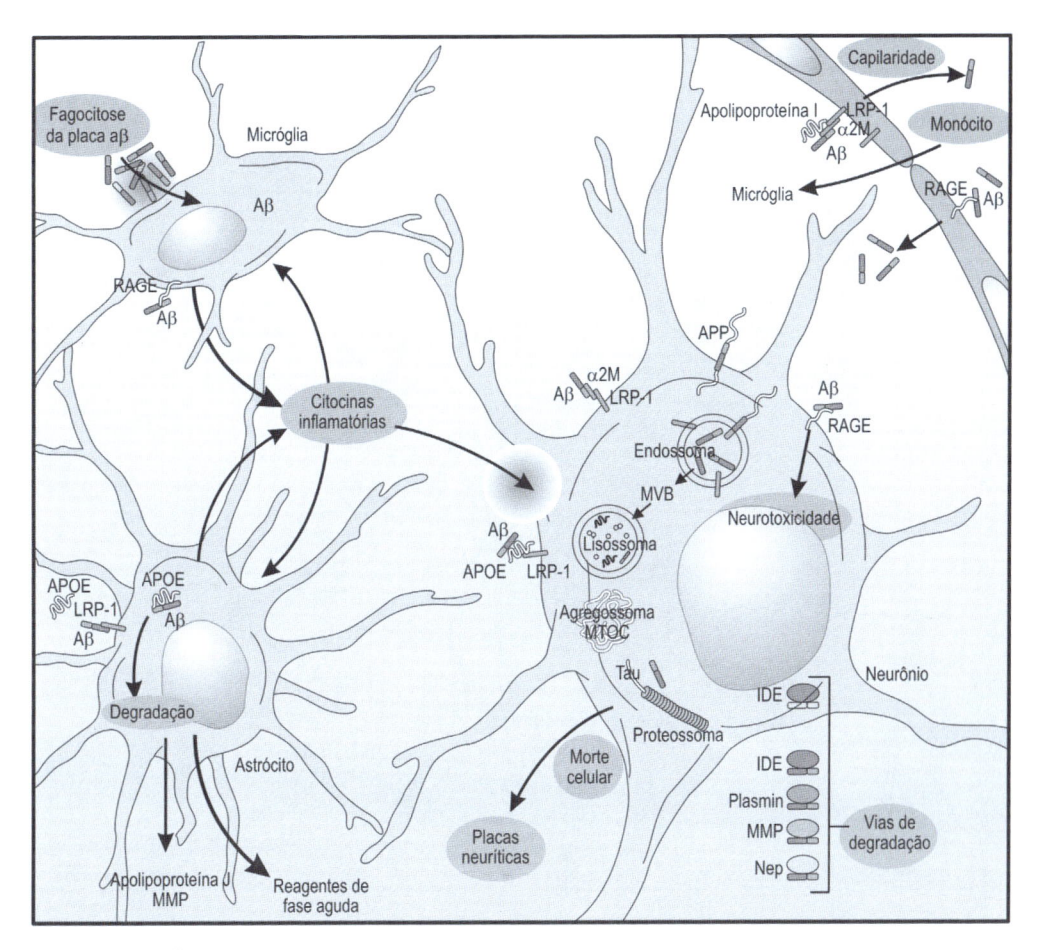

[ **FIGURA 21.3** ]
Inflamação e mecanismos de *clearance* de peptídeo Aβ. O peptídeo Aβ é formado dentro dos compartimentos intracelulares (retículo endoplasmático, complexo de Golgi e endossomos) ou pode entrar em diversos tipos de células. A apolipoproteína E (ApoE) e as α2-macroglobulinas (α2M) são chaperonas nesse processo e na gênese das placas extracelulares. A micróglia engole diretamente peptídeo Aβ por meio da fagocitose. Os astrócitos também participam da depuração de peptídeo Aβ por meio da internalização mediada por receptor e da facilitação de sua transferência para fora do sistema nervoso central (SNC) e para a circulação. A micróglia e os astrócitos são recrutados e estimulados na doença de Alzheimer (DA) para liberar citocinas pró-inflamatórias e reagentes de fase aguda. Os receptores para moléculas de produtos finais de glicação avançada (RAGE) transduzem efeitos tóxicos e inflamatórios extracelulares de peptídeo Aβ e medeiam o influxo de peptídeo Aβ vascular. O meio inflamatório produz mudanças neuríticas e quebra da barreira hematoencefálica (BHE). Além das reações mediadas por células, a depuração de peptídeo Aβ ocorre mediante proteólise enzimática, principalmente por meio da neprilisina (Nep) e da enzima de degradação da insulina (IDE). Os oligômeros Aβ bloqueiam a função do proteassoma, facilitando o acúmulo de proteína tau intracelular e o acúmulo de peptídeo Aβ.
Fonte: Querfurth e LaFerla.[3]

sinápticos.[3,11] A ACh é um importante neurotransmissor em diferentes funções cognitivas, tais como aprendizado, memória e atenção.[12] A deficiência nas projeções colinérgicas também está relacionada com o acúmulo progressivo de proteína Aβ e tau sinápticos.[3]

A disseminação célula a célula, semelhante ao efeito priônico, foi descrita entre formas pa-

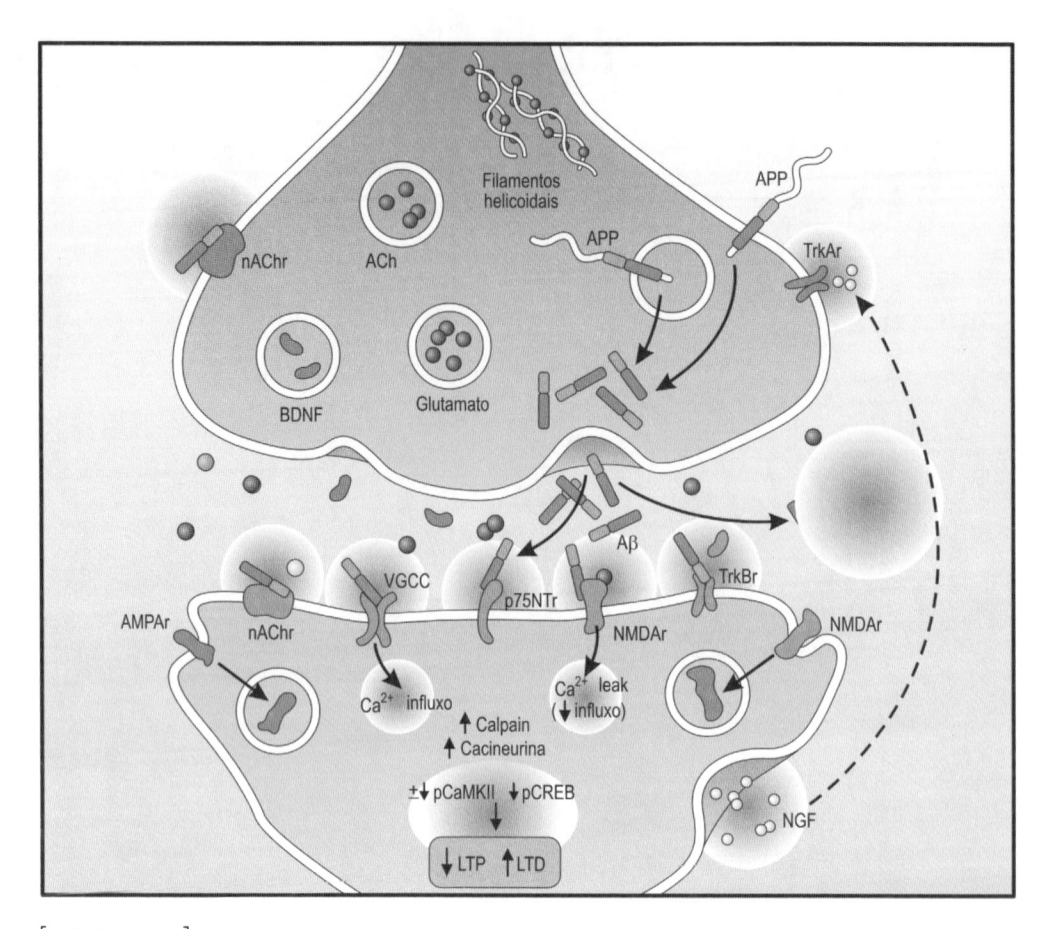

[ **FIGURA 21.4** ]
Disfunção sináptica na doença de Alzheimer (DA). A perda sináptica correlaciona-se melhor com o declínio cognitivo na DA. A "sinapse da DA" descreve os efeitos pleiotrópicos do peptídeo Aβ. Os oligômeros Aβ prejudicam a plasticidade sináptica, alterando o equilíbrio entre a potenciação de longo prazo (LTP) e a depressão de longo prazo (LTD) e reduzindo o número de espinhas dendríticas. Em altas concentrações, os oligômeros podem suprimir a transmissão sináptica basal.
Fonte: Querfurth e LaFerla.[3]

togênicas de proteína Aβ. Essa propagação pode ocorrer por meio de disseminação pelo espaço extracelular ou a partir do acúmulo em organelas intracelulares mediante endocitose de monômeros, oligômeros ou fibrilas Aβ. A capacidade de transmissão dos oligômeros Aβ pode ser um mecanismo molecular por meio do qual a patologia Aβ se dissemina no cérebro.[13]

A ApoE4 foi identificada como fator de risco genético para DA, e estudos têm investigado seu papel na fisiopatologia da doença. A relação entre a ApoE4 e a DA pode estar relacionada com a deposição da proteína Aβ. A ApoE4 prejudica a depuração e promove a deposição da proteína Aβ. Em uma via patogênica independente de acumulação da proteína Aβ, a ApoE4 neuronal sofre em resposta a estresse ou lesões e clivagem proteolítica, gerando fragmentos neurotóxicos que contribuem para a patogênese da DA independentemente de deposição ou acúmulo de Aβ. Tais fragmentos entram no citoplasma, causando patologia tau e dano mitocondrial.[9]

Os dados atuais apontam menor perfil de toxicidade para as fibrilas insolúveis de peptídeos

Aβ encontradas nas placas amiloides, sendo os oligômeros solúveis os mais neurotóxicos. O momento atual de conhecimento, entretanto, não permite esclarecer em definitivo qual agrupamento de Aβ é mais patogênico e como seu acúmulo no cérebro causa disfunção sináptica e dano neuronal.

## PROTEÍNA TAU

A presença patológica de emaranhados neurofibrilares decorrentes do enovelamento da proteína tau hiperfosforilada caracteriza um grupo de disfunções neurodegenerativas denominadas e tauopatias. Nesse grupo, estão incluídas a DA, a paralisia supranuclear progressiva (PSP), a degeneração corticobasal e a DFT.[7]

A tau é uma proteína associada a microtúbulos que participa da polimerização, estabilização e modulação da dinâmica dessas estruturas (Fig. 21.5). Quando hiperfosforilada, dissocia-se dos microtúbulos e forma agregados insolúveis. Nas doenças neurodegenerativas, a proteína tau apresenta aspecto e propriedades de solubilidade anormais que favorecem sua agregação e formação de emaranhados neurofibrilares intraneuronais. A presença de tais emaranhados neurofibrilares leva a disfunção progressiva e morte neuronal.[7]

## PROTEÍNA TDP-43

A proteína TDP-43 é uma proteína de 43 kDa que participa da resposta celular ao estresse. Foi inicialmente encontrada como componente das inclusões neuronais na esclerose lateral amiotrófica e na degeneração lobar frontotemporal (DLFT) por ubiquitina,[14] que é pouco mais comum do que as formas de DFT relacionadas à proteína tau.[15] As mutações no gene *MAPT* são responsáveis por um subgrupo de DFT familiar associada à taupatia, e as mutações no gene da progranulina são responsáveis pela maioria dos casos de DLFT familiar por ubiquitina.[7,16,17]

A DLFT relacionada à TDP-43 foi subclassificada por Mackenzie e colaboradores de acordo com seu padrão histológico de acometimento,[18] com boa correlação clínico-patológica. Dessa forma, o subtipo Mackenzie 1 é caracterizado por espongiose cortical superficial com inclusões pleomórficas de TDP-43, sendo associado às formas de patologia mais disseminada e mutação da progranulina, apresentando-se clinicamente como DLFT comportamental, afasia primária progressiva não fluente ou degeneração corticobasal. O subtipo Mackenzie 2 é associado à atrofia temporal do hemisfério dominante, geralmente se manifestando como demência semântica. O subtipo Mackenzie 3 está mais relacionado à DLFT associada com doença do neurônio motor ou à esclerose lateral amiotrófica, apresentando inclusões de TDP-43 no corpo celular, porém sem neurite associada, o que o difere dos outros dois subtipos.

Também há evidências da participação da TDP-43 na DA (20 a 50% dos casos) e na esclerose hipocampal. Diferentemente do que é observado na DLFT, os neurônios imunorreativos à TDP-43 na DA geralmente são encontrados em neurônios com emaranhados neurofibrilares, sendo relativamente restritos ao circuito límbico e com histopatologia distinta aos subtipos de Mackenzie.

## PROTEÍNA α-SINUCLEÍNA

A presença na histopatologia de agregados proteicos anormais de α-sinucleína, que constituem os corpos de Lewy visualizados à microscopia, constitui a característica das disfunções classificadas em grupo como sinucleinopatias. Nesse grupo, estão incluídas a demência por corpos de Lewy, a doença de Parkinson e a atrofia de múltiplos sistemas.

A demência por corpos de Lewy é a segunda causa mais comum de demência neurodegenerativa, caracterizada por parkinsonismo, alucinações visuais, transtorno do sono REM e flutuação cognitiva.[19] Compartilha perfil cognitivo semelhante com a demência na doença de Parkinson, demonstrando predomínio de disfunção executiva e visuoespacial, com comprometimento flutuante da atenção em um intervalo de um ano entre o aparecimento dos sintomas motores e cognitivos.[19] A sobreposição clínica e neuropatológica de ambas as condições sugere tratar-se de apresentações distintas dentro do mesmo espec-

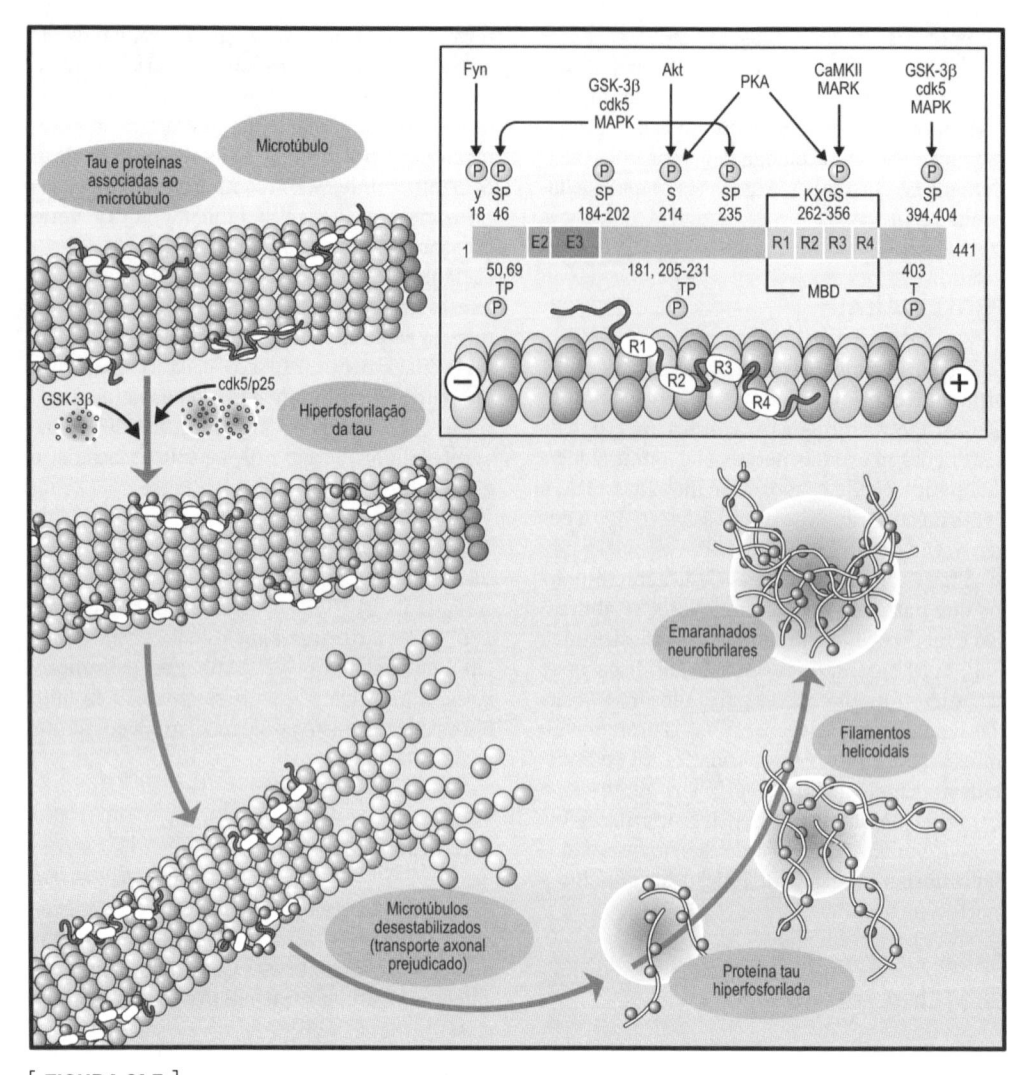

[ **FIGURA 21.5** ]
Função e estrutura da proteína tau. A proteína tau promove a estabilidade dos microtúbulos. A atividade excessiva de quinases ou a ação reduzida de fosfatases, ou ambas, causam a separação e a autoagregação da proteína tau hiperfosforilada e, consequentemente, a desestabilização dos microtúbulos.
Fonte: Querfurth e LaFerla.[3]

tro patológico, denominada conjuntamente de demência por corpos de Lewy.[19] A atrofia de múltiplos sistemas é outra sinucleinopatia conhecida[20] e, apesar de compartilhar sintomas motores e disautonômicos com as duas primeiras condições, raramente cursa com manifestação psiquiátrica ou déficit cognitivo significativos.

A α-sinucleína é uma proteína de 14 kDa altamente solúvel e presente em especial nos terminais pré-sinápticos, onde regula a liberação das vesículas sinápticas.[21] A α-sinucleína pode estar presente como um monômero ou tetrâmero, formando oligômeros amiloidogênicos na forma patológica.[21] Os oligômeros de α-sinucleína apresentam alterações em sua conformação e buscam estados mais estáveis e compactos, induzindo maior estresse oxidativo e levando à produção de estruturas fibrilares também tóxicas. Além disso, a α-sinucleína regula a fibrilização das proteínas Aβ e tau, podendo desempenhar papel crucial não só nas sinucleinopatias, mas também na DA. A demência por corpos de Lewy está presente em cerca de metade dos pacientes com DA, e os níveis de α-sinucleína solúvel mostram-se aumentados no cérebro de pacientes com DA e se correlacionam com o declínio cognitivo.[22]

Entre os mecanismos implicados na toxicidade relacionada à α-sinucleína, encontram-se alterações no metabolismo mitocondrial, disfunção das vesículas pré-sinápticas, déficit no funcionamento do retículo endoplasmático e de lisossomas, além de disfunção nuclear,[23] cujo desfecho é o prejuízo da função celular e dano neuronal, especialmente em neurônios dopaminérgicos na substância negra, levando a déficit dopaminérgico nos núcleos da base e, consequentemente, sintomas de parkinsonismo.[23] A α-sinucleína se localiza principalmente no terminal pré-sináptico em indivíduos saudáveis, porém seus oligômeros e estruturas fibrilares se distribuem de modo anormal pelo corpo neuronal e axônio, causando disfunção em toda a célula.[23]

No terminal pré-sináptico, os agregados de α-sinucleína impedem a liberação de dopamina e diminuem sua recaptação por meio de disfunção no transportador de dopamina (DAT), reduzindo o *turnover* e acentuando o déficit desse neurotransmissor. A α-sinucleína também interfere diretamente na homeostase mitocondrial, mediante dano no ácido desoxirribonucleico (DNA) mitocondrial, prejuízo na importação proteica e indução de mitofagia. Do mesmo modo, o aumento na expressão de α-sinucleína interrompe o transporte endossomal via ubiquitina ligase, atuando na redução do DAT, de proteínas e de atividade lisossomais e de autofagossomas, envolvidos na degradação de organelas danificadas e agregados proteicos.[21] As estruturas fibrilares de α-sinucleína, por sua vez, reduzem o transporte axonal de autofagossomas. Os déficits de transporte também podem ser mediados por interações da α-sinucleína com a proteína tau, que fisiologicamente contribui para a estruturação e a estabilidade dos microtúbulos.

Fatores como a idade podem modular a toxicidade pela α-sinucleína. O estresse oxidativo, que aumenta com o envelhecimento, reduz mecanismos protetores de reparo celular e aumenta a vulnerabilidade à α-sinucleína. Um exemplo disso é a maior deleção de DNA mitocondrial em neurônios da substância negra, que ocorre normalmente com a idade, causando deficiência na cadeia respiratória e potencializando a lesão mitocondrial pela α-sinucleína.[24]

Modelos animais sugerem que o sistema imune também desempenha papel modulador na neuroinflamação e na neurodegeneração. A participação da glia (oligodendrócitos, astrócitos e micróglia) na neurodegeneração, por meio da endocitose de α-sinucleína pelos astrócitos e ativação da micróglia, foi documentada na doença de Parkinson e na atrofia de múltiplos sistemas.[25] A disseminação célula a célula, semelhante ao efeito priônico, também foi relatada com a α-sinucleína, contribuindo para toxicidade em cadeia. Os dados atuais sugerem padrões diferenciados de toxicidade entre as sinucleinopatias, com contribuição de diferentes genes e acometimento de tipos celulares e estruturas distintas. Na doença de Parkinson, há comprometimento de neurônios dopaminérgicos;[26] na demência por corpos de Lewy, de neurônios corticais; e, na atrofia de múltiplos sistemas, de oligondendrócitos em região estriatonigral e olivopontocerebelar.[27]

## RESERVA COGNITIVA E FATORES AMBIENTAIS: O PAPEL DA BAIXA ESCOLARIDADE E DAS ATIVIDADES DE LAZER NO DECLÍNIO COGNITIVO

A reserva cognitiva (RC) pode ser genericamente definida como a habilidade de manutenção adaptativa e funcional, a despeito das alterações fisiopatológicas em curso no envelhecimento cerebral. Do ponto de vista neurobiológico, a RC parece ser o resultado de mudanças na estrutura e no processamento cerebrais e costuma resultar de interações complexas não apenas entre fatores biológicos, como a idade, o sexo, a herança genética, a atividade neuronal, as alterações moleculares e neuropatológicas, mas também de aspectos adquiridos ao longo da vida, por exemplo, a formação educacional e experiências biográficas e afetivas.

No cenário clínico, a hipótese da RC busca compreender a maneira como indivíduos continuam a manifestar homeostase funcional apesar das evidências positivas de patologia cerebral.[28] De maneira genérica, acredita-se que essa adaptação funcional decorra de mecanismos biológicos protetores e compensatórios, por exemplo, a existência de redes neuronais que mostram maior capacidade e eficiência durante tarefas cognitivas, sendo menos propensas a desenvolver ruptura; além disso, redes alternativas podem substituir o rompimento patológico de redes preexistentes, compensando, assim, sua deficiência. Estudos de neuroimagem mais recentes evidenciam o papel da arborização dendrítica, da densidade neuronal e sináptica e da trajetória da mielinização cerebral neocortical.[29]

A evidência de placas neurofibrilares é um achado já presente em fases mais precoces, principalmente a partir da quarta década de vida, como é o caso de estudos com mulheres saudáveis, embora estivesse associado a número maior de neurônios.[28] Além disso, cerca de 25 a 67% dos indivíduos relatados como cognitivamente normais em estudos longitudinais satisfazem critérios patológicos para demência. Algumas evidências encontraram, ainda, maior extensão de alterações patológicas cerebrais, como alterações vasculares (micro-hemorragias e lacunas vasculares), deposição de Aβ, atrofia temporal e dilatação ventricular, em indivíduos com ensino superior, embora esse achado não implique pior desempenho cognitivo.

Os primeiros estudos em RC destacaram o papel dos anos de escolaridade, da alfabetização[28] e do quociente de inteligência (QI); posteriormente, outras abordagens incluíram a capacidade de fazer uso flexível e eficiente das competências cognitivas em diferentes tarefas, bem como o grau de engajamento na complexidade ocupacional e a participação em atividades de lazer. Mais recentemente, traços pessoais têm sido considerados relevantes para a RC.

Uma das questões ainda pouco compreendidas sobre o construto da RC diz respeito a sua natureza como fator protetivo no envelhecimento cerebral. Ainda é pouco compreendido se a RC é estabelecida precocemente como um fator de proteção contra o declínio cognitivo ou, de modo alternativo, pode ser alterada ao longo da vida. Evidências anteriores demonstraram efeito protetor do grau de escolaridade, que normalmente representa o nível de engajamento em atividades que exigem maior desempenho cognitivo. Experiências socioambientais também podem interagir dinamicamente com o QI. Em geral, os indivíduos com QI mais alto adquirem *status* de educação superior ao longo da vida, embora tal associação seja menos perceptível nos países em desenvolvimento, devido às disparidades quanto a oportunidades de estudo, influenciadas principalmente pelo contexto socioeconômico. Todavia, o ensino superior também pode exercer um efeito sobre o QI. Nesse aspecto, evidências consistentes têm associado o analfabetismo a menor RC cerebral, portanto, ao risco aumentado para o desenvolvimento de demência. Ao que sugerem os estudos, contudo, os efeitos da baixa escolaridade sobre a RC podem ocorrer com maior magnitude em domínios específicos, como a fluência verbal semântica,[30] as habilidades de cálculo e atenção, a orientação temporal e as competências visuoespaciais,[31] enquanto o registro de memória, as praxias e a nomeação parecem relativamente poupados.[32]

Diferentes instrumentos têm sido discutidos como medidas confiáveis de RC. Além das medidas volumétricas cerebrais, como volume intracraniano, circunferência cerebral e espessura cortical, os estudos estendem a avaliação da RC para investigação da qualidade de vida, engajamento em atividades de lazer e cognitivas e hábitos de dieta.[33] Hipoteticamente, indivíduos envolvidos em atividades com estímulo cognitivo, social e físico estariam menos vulneráveis aos efeitos neuropatológicos da deposição de proteína Aβ. Caracteristicamente, estudos correlacionam, por exemplo, o grau de hipometabolismo de glicose ou deposição de proteína Aβ com a gravidade do declínio cognitivo. Algumas evidências sugerem, por exemplo, maior valor preditivo da interação entre anos de educação e a captação de marcadores de amiloide, como o radiofármaco Pittsburg Compound B(PiB). Curiosamente, indivíduos mais escolarizados conseguiriam manter suas competências cognitivas funcionais, mesmo na presença de áreas mais extensas de acúmulo de proteína Aβ temporal.[33] Efeitos independentes ligados a estilo de vida e patologia da DA também foram evidenciados por outros estudos com marcadores cerebrospinais do peptídeo A$\beta_{1-42}$, sugerindo modulação protetiva em indivíduos saudáveis, inclusive no grupo com níveis elevados de Aβ cerebral. Na DA pré-clínica, uma associação semelhante foi evidenciada entre a exposição a atividades de lazer e o melhor desempenho cognitivo, apesar de metabolismo reduzido de fludeoxiglucose (FDG) em áreas temporais.[34]

Apesar das evidências em favor dos aspectos protetivos da RC, parece existir um limiar a partir do qual os efeitos compensatórios da RC deixam de ter influência na progressão do declínio cognitivo. Essa e outras questões relacionadas aos mecanismos compensatórios sobre se uma maior RC reduz a incidência ou apenas retarda a conversão para quadros demenciais ainda necessitam de melhor compreensão. Outro campo promissor de pesquisa diz respeito à eficiência na ativação de redes neuronais e dos mecanismos de neuroproteção cerebral. Amostras mais homogêneas e desenhos longitudinais são necessários para a elucidação de tais aspectos.

## DOENÇAS METABÓLICAS E DEMÊNCIA

A doença cerebrovascular abrange um grupo amplo de síndromes cognitivas, motoras, sensoriais, autonômicas e vegetativas resultante do aporte sanguíneo insuficiente a uma ou mais regiões cerebrais.[35] A presença de doenças metabólicas, tais como hipertensão arterial sistêmica (HAS), diabetes melito (DM), obesidade e dislipidemia (DLP), associa-se a danos na vasculatura cerebral, podendo induzir à obliteração ou à ruptura dessas estruturas.[36] Por muitas décadas, a compreensão acerca desses quadros se limitou a situá-los como um diagnóstico diferencial dos casos de DA, sendo que a doença metabólica e a DA responderiam pela maior parte dos casos de demência. Embora a possibilidade de quadros comórbidos ("mistos") seja reconhecida desde a década de 1970, avanços científicos em busca de uma fisiopatologia integrativa dos dois mecanismos mostraram-se modestos até o início do milênio.[37]

Estudos recentes demonstraram leve tendência à redução na incidência de demência na Europa e nos Estados Unidos, nos últimos 20 anos, que tem sido atribuída a um controle mais efetivo dos fatores de risco vascular.[38,39] Esse achado reforçou a noção de que fatores metabólicos participariam da fisiopatologia dos quadros demenciais de etiologia neurodegenerativa, uma vez que a contribuição isolada da doença cerebrovascular passou a ser vista como insuficiente para explicar a mudança epidemiológica. Tal constatação se deveu a evidências de estudos de patologia e neuroimagem, os quais indicaram que até 84% dos casos de DA coexistiriam com a doença cerebrovascular, ao passo que quadros "puramente vasculares" seriam de ocorrência rara.[40,41] Além disso, a presença de hiperintensidades de substância branca passou a ser identificada como um importante marcador para o risco de demência na DA.[42,43]

A descoberta de uma grande prevalência dos quadros "mistos", portanto, levou os pesquisadores da área a teorizar acerca dos efeitos sinérgicos de ambos os mecanismos de dano cerebral no idoso, ou, ainda, que fizessem parte de uma mesma cadeia de eventos que induziria ao funcionamento cerebral anormal.[44,45] No caso desta última hipótese, a perspectiva de que a atuação sobre fatores modificáveis pudesse influenciar a instalação e a progressão dos eventos patológicos da DA passou a atrair grande interesse acadêmico para as possíveis relações entre os quadros metabólicos e neurodegenerativos.[46] Entretanto, até o presente, os achados mais robustos de tais associações limitam-se a estudos com modelos animais e in vitro, que serão detalhados a seguir.

O risco aumentado para DA observado em sujeitos com DM foi sugerido inicialmente por dados de estudos longitudinais, que indicaram probabilidade 53% maior para o desenvolvimento do transtorno em indivíduos com diabetes em comparação a indivíduos saudáveis.[47] Ao longo dos últimos anos, as tentativas de replicação dos processos neuropatológicos induzidos pelo DM em amostras animais foram de grande valia no esclarecimento do papel da sinalização da insulina para o funcionamento cerebral.[48] Embora os primeiros indícios da ação desse agente no sistema nervoso central (SNC) remontem ao final da década de 1970,[49] ideias sobre a associação entre DM e DA passaram a ser esboçadas apenas recentemente, pela demonstração de que os oligômeros Aβ causam o decréscimo no número de receptores de insulina na superfície dos dendritos.[50,51] A perda da resposta celular à presença desse hormônio ocorre de maneira análoga ao observado em tecidos periféricos em casos de DM tipo 2, sendo esse fenômeno, em razão das semelhanças, referido por pesquisadores como resistência à insulina cerebral ou DM tipo 3.[52] Entre os efeitos dessas alterações, destacam-se a disfunção na sinalização do fator de crescimento semelhante à insulina-1 (IGF-1), um hormônio de atividade neuroprotetora e neurotrófica, e a perda da inibição da insulina sobre a síntese de citocinas inflamatórias. Tais eventos, em última instância, aumentariam a suscetibilidade neuronal à apoptose.[51,53,54] Nesse sentido, outros estudos indicaram que camundongos diabéticos apresentam acúmulo cerebral de peptídeos $Aβ_{1-40}$ e $Aβ_{1-42}$ por aumento na atividade da β-secretase,[55] além de elevação nas taxas de hiperfosforilação da tau.[56]

Entretanto, a obesidade, tradicionalmente associada à resistência à insulina em tecidos periféricos, apresentou-se como consistente fator protetor contra o declínio cognitivo em estudos com idosos.[57,58] Esse achado curioso poderia ser atribuído à ação da leptina, um hormônio produzido pelos adipócitos, que teria atividade trófica para as conexões do hipocampo.[59] Críticas a essa descoberta podem ser identificadas na literatura: uma coorte que avaliou consecutivamente 9.547 indivíduos do sexo masculino por seis décadas relacionou o possível efeito de proteção da obesidade contra a demência a uma possível casualidade reversa. De acordo com Batty e colaboradores,[60] os sujeitos com demência em estágios iniciais poderiam passar a negligenciar a própria alimentação, o que levaria a perda ponderal significativa, situando-os em uma faixa de peso inferior à de controles saudáveis.

Outros estudos associaram o metabolismo de lipídeos à fisiopatologia da DA. A ação das miocinas, fatores secretados pelas células musculoesqueléticas em resposta à contração muscular e que parecem mediar os efeitos benéficos do exercício físico sobre o funcionamento cerebral, tem sido objeto de diferentes estudos.[61] Entre esses agentes, a irisina é uma das mais descritas, sendo a ela atribuída a propriedade de converter depósitos de tecido adiposo branco, rico em triglicerídeos e encontrado em grandes volumes em obesos, em tecido adiposo bege ou marrom, com grande abundância de mitocôndrias produtoras de proteína desacopladora-1 (UCP-1). A presença de UCP-1 estimula a atividade termogênica e fortemente aceleradora do metabolismo em amostras de ratos.[61] Novas evidências demonstraram que os níveis da irisina estão reduzidos nos hipocampos de modelos experimentais de DA, ao passo que o exercício físico pode normalizar essas concentrações, além de ocasionar o incremento da plasticidade sináptica e do desempenho de memória em roedores.[62]

Por fim, a expressão aumentada de receptores para moléculas de produtos finais de glicação avançada (RAGEs, do inglês *receptor for advanced glycation endproducts*) no endotélio dos vasos cerebrais pode ser observada em modelos animais de HAS. Essas proteínas transmembranas atuam na reabsorção de peptídeo Aβ dos capilares e arteríolas cerebrais em direção ao tecido cerebral, favorecendo o acúmulo de tais moléculas no parênquima.[63] Além disso, participam da infiltração das paredes dos vasos lobares pelo peptídeo Aβ, levando ao processo patológico designado como angiopatia amiloide, associado ao risco elevado de hemorragia intraparenquimatosa.[64]

## CONSIDERAÇÕES FINAIS

Neste capítulo, revisamos, à luz dos conhecimentos atuais, os principais mecanismos fisiopatológicos relacionados com as demências. O conhecimento da neurobiologia, dos fatores de risco e dos mecanismos associados com as síndromes demenciais permite elaborar medidas de controle para a epidemia mundial de demências. Em países como o Brasil, é fundamental conhecermos os fatores modificáveis decorrentes de baixo estímulo ambiental e fatores vasculares, os quais ainda representam um desafio de saúde pública em nosso meio.

## REFERÊNCIAS

1. American Psychiatric Association. Diagnostic and statistical manual of mental disorders: DSM-IV-TR. 4th ed. Washington: APA; 2000.
2. O'Brien JT, Holmes C, Jones M, Jones R, Livingston G, McKeith I, et al. Clinical practice with anti-dementia drugs: a revised (third) consensus statement from the British Association for Psychopharmacology. J Psychopharmacol. 2017;31(2):147-68.
3. Querfurth HW, LaFerla FM. Alzheimer's disease. N Engl J Med. 2010;362(4):329-44.
4. Norton S, Matthews FE, Barnes DE, Yaffe K, Brayne C. Potential for primary prevention of Alzheimer's disease: an analysis of population-based data. Lancet Neurol. 2014;13(8):788-94.
5. Barnes DE, Yaffe K. The projected effect of risk factor reduction on Alzheimer's disease prevalence. Lancet Neurol. 2011;10(9):819-28.
6. Prince M, Bryce R, Albanese E, Wimo A, Ribeiro W, Ferri CP. The global prevalence of dementia: a systematic review and metaanalysis. Alzheimers Dement. 2013;9(1):63-75.e2.
7. Dickson DW. Neuropathology of non-Alzheimer degenerative disorders. Int J Clin Exp Pathol. 2010;3(1):1-23.
8. De Strooper B, Karran E. The cellular phase of Alzheimer's disease. Cell. 2016;164(4):603-15.
9. Huang Y, Mucke L. Alzheimer mechanisms and therapeutic strategies. Cell. 2012;148(6):1204-22.
10. Lee SJC, Nam E, Lee HJ, Savelieff MG, Lim MH. Towards an understanding of amyloid-β oligomers: characterization, toxicity mechanisms, and inhibitors. Chem Soc Rev. 2017;46(2):310-23.
11. Wang HY, Lee DH, D'Andrea MR, Peterson PA, Shank RP, Reitz AB. beta-Amyloid(1-42) binds to alpha7 nicotinic acetylcholine receptor with high affinity: implications for Alzheimer's disease pathology. J Biol Chem. 2000;275(8):5626-32.
12. Hasselmo ME. The role of acetylcholine in learning and memory. Curr Opin Neurobiol. 2006;16(6):710-5.
13. Jaunmuktane Z, Mead S, Ellis M, Wadsworth JD, Nicoll AJ, Kenny J, et al. Evidence for human transmission of amyloid-β pathology and cerebral amyloid angiopathy. Nature. 2015;525(7568):247-50.
14. Neumann M, Sampathu DM, Kwong LK, Truax AC, Micsenyi MC, Chou TT, et al. Ubiquitinated TDP-43 in fronto-temporal lobar degeneration and amyotrophic lateral sclerosis. Science. 2006;314(5796):130-3.
15. Wider C, Wszolek ZK. Etiology and pathophysiology of frontotemporal dementia, Parkinson disease and Alzheimer disease: lessons from genetic studies. Neurodegener Dis. 2008;5(3-4):122-5.
16. Wang IF, Wu LS, Shen CK. TDP-43: an emerging new player in neurodegenerative diseases. Trends Mol Med. 2008;14(11):479-85.
17. Yamasaki S, Anderson P. Reprogramming mRNA translation during stress. Curr Opin Cell Biol. 2008;20(2):222-6.
18. Mackenzie IR, Neumann M, Bigio EH, Cairns NJ, Alafuzoff I, Kril J, et al. Nomenclature for neuropathologic subtypes of frontotemporal lobar degeneration: consensus recommendations. Acta Neuropathol. 2009;117(1):15-8.
19. McKeith IG, Boeve BF, Dickson DW, Halliday G, Taylor JP, Weintraub D, et al. Diagnosis and management of dementia with Lewy bodies: Fourth consensus report of the DLB consortium. Neurology. 2017;89(1):88-100.
20. Spillantini MG, Crowther RA, Jakes R, Cairns NJ, Lantos PL, Goedert M. Filamentous alpha-synuclein inclusions link multiple system atrophy with Parkinson's disease and dementia with Lewy bodies. Neurosci Lett. 1998;251(3):205-8.
21. Spillantini MG, Schmidt ML, Lee VM, Trojanowski JQ, Jakes R, Goedert M. Alpha-synuclein in Lewy bodies. Nature. 1997;388(6645):839-40.
22. Larson ME, Sherman MA, Greimel S, Kuskowski M, Schneider JA, Bennett DA, et al. Soluble α-synuclein is a novel modulator of Alzheimer's disease pathophysiology. J Neurosci. 2012;32(30):10253-66.
23. Wong YC, Krainc D1. α-synuclein toxicity in neurodegeneration: mechanism and therapeutic strategies. Nat Med. 2017;23(2):1-13.
24. Bender A, Krishnan KJ, Morris CM, Taylor GA, Reeve AK, Perry RH, et al. High levels of mitochondrial DNA deletions in substantia nigra neurons in aging and Parkinson disease. Nat Genet. 2006;38(5):515-7.
25. Gao HM, Kotzbauer PT, Uryu K, Leight S, Trojanowski JQ, Lee VM. Neuroinflammation and oxidation/nitration of alpha-synuclein linked to dopaminergic neurodegeneration. J Neurosci. 2008;28(30):7687-98.
26. Sulzer D, Surmeier DJ. Neuronal vulnerability, pathogenesis, and Parkinson's disease. Mov Disord. 2013;28(1):41-50.
27. Fanciulli A, Wenning GK. Multiple-system atrophy. N Engl J Med. 2015;372(3):249-63.
28. Katzman R, Terry R, DeTeresa R, Brown T, Davies P, Fuld P, et al. Clinical, pathological, and neurochemical changes in dementia: a subgroup with preserved mental status and numerous neocortical plaques. Ann Neurol. 1988;23(2):138-44.
29. Alves GS, Oertel Knöchel V, Knöchel C, Carvalho AF, Pantel J, Engelhardt E, et al. Integrating retrogenesis theory to Alzheimer's disease pathology: insight from DTI-TBSS investigation of the white matter microstructural integrity. Biomed Res Int. 2015;2015:291658.
30. Caramelli P, Carthery-Goulart MT, Porto CS, Charchat-Fichman H, Nitrini R. Category fluency as a screening test for Alzheimer disease in illiterate and literate patients. Alzheimer Dis Assoc Disord. 2007;21(1):65-7.
31. Kim H, Chey J. Effects of education, literacy, and dementia on the clock drawing test performance. J Int Neuropsychol Soc. 2010;16(6):1138-46.
32. Laks J, Coutinho ESF, Junger W, Silveira H, Mouta R, Baptista EMR, et al. education does not equally influence all the Mini Mental State Examination subscales and items: inferences from a Brazilian community sample. Rev Bras Psiquiatr. 2010;32(3):223-30.
33. Arenaza-Urquijo EM, Wirth M, Chételat G. Cognitive reserve and lifestyle: moving towards preclinical Alzheimer's disease. Front Aging Neurosci. 2015;7:134.
34. Ewers M, Insel PS, Stern Y, Weiner MW; Alzheimer's Disease Neuroimaging Initiative (ADNI). Cognitive reserve associated with FDG-PET in preclinical Alzheimer disease. Neurology. 2013;80(13):1194-201.
35. Chandra A, Stone CR, Du X, Li WA, Huber M, Bremer R., et al. The cerebral circulation and cerebrovascular disease III: Stroke. Brain Circ. 2017;3(2):66-77.

36. Gorelick PB, Scuteri A, Black SE, Decarli C, Greenberg SM, Iadecola C, et al. Vascular contributions to cognitive impairment and dementia: a statement for healthcare professionals from the American Heart Association/American Stroke Association. Stroke. 2011;42(9):2672-713.
37. Tomlinson BE, Blessed G, Roth M. Observations on the brains of demented old people. J Neurol Sci. 1970;11(3):205-42.
38. Qiu C, Fratiglioni L. Aging without dementia is achievable: current evidence from epidemiological research. J Alzheimers Dis. 2018;62(3):933-42.
39. Wu YT, Beiser AS, Breteler MMB, Fratiglioni L, Helmer C, Hendrie HC, et al. The changing prevalence and incidence of dementia over time: current evidence. Nat Rev Neurol. 2017;13(6):327-39.
40. Attems J, Jellinger KA. The overlap between vascular disease and Alzheimer's disease: lessons from pathology. BMC Med. 2014;12:206.
41. van der Flier WM, Skoog I, Schneider JA, Pantoni L, Mok V, Chen CLH, et al. Vascular cognitive impairment. Nat Rev Dis Primers. 2018;4:18003.
42. Kandel BM, Avants BB, Gee JC, McMillan CT, Erus G, Doshi J, et al. White matter hyperintensities are more highly associated with preclinical Alzheimer's disease than imaging and cognitive markers of neurodegeneration. Alzheimers Dement. 2016;4:18-27.
43. Rojas S, Brugulat A, Bargalló N, Minguillon C, Tucholka A, Falcon C, et al. Higher prevalence of cerebral white matter hyperintensities in homozygous APOE-ε4 allele carriers aged 45-75: results from the ALFA study. J Cereb Blood Flow Metab. 2018;38(2):250-61.
44. Gorelick PB, Pantoni L. Advances in vascular cognitive impairment. Stroke. 2013;44(2):307-8.
45. Mortamais M, Artero S, Ritchie K. White Matter hyperintensities as early and independent predictors of Alzheimer's disease risk. J Alzheimers Dis. 2014;42(Suppl 4):S393-400.
46. Xu W, Tan L, Wang HF, Jiang T, Tan MS, Tan L, et al. Meta-analysis of modifiable risk factors for Alzheimer's disease. J Neurol Neurosurg Psychiatry. 2015;86(12):1299-306.
47. Zhang J, Chen C, Hua S, Liao H, Wang M, Xiong Y, et al. An updated meta-analysis of cohort studies: diabetes and risk of Alzheimer's disease. Diabetes Res Clin Pract. 2017;124:41-47.
48. Blázquez E, Velázquez E, Hurtado-Carneiro V, Ruiz-Albusac JM. Insulin in the brain: its pathophysiological implications for States related with central insulin resistance, type 2 diabetes and Alzheimer's disease. Front Endocrinol. 2014;5:161.
49. Havrankova J, Schmechel D, Roth J, Brownstein M. Identification of insulin in rat brain. Proc Natl Acad Sci U S A. 1978;75(11):5737-41.
50. De Felice FG, Vieira MN, Bomfim TR, Decker H, Velasco PT, Lambert MP, et al. Protection of synapses against Alzheimer's-linked toxins: insulin signaling prevents the pathogenic binding of Aβ oligomers. Proc Natl Acad Sci U S A. 2009;106(6):1971-6.
51. Moloney AM, Griffin RJ, Timmons S, O'Connor R, Ravid R, O'Neill C. Defects in IGF-1 receptor, insulin receptor and IRS-1/2 in Alzheimer's disease indicate possible resistance to IGF-1 and insulin signalling. Neurobiol Aging. 2010;31(2):224-43.
52. Steen E, Terry BM, Rivera EJ, Cannon JL, Neely TR, Tavares R, et al. Impaired insulin and insulin-like growth factor expression and signaling mechanisms in Alzheimer's disease: is this type 3 diabetes? J Alzheimers Dis. 2005;7(1):63-80.
53. De Felice FG. Alzheimer's disease and insulin resistance: translating basic science into clinical applications. J Clin Invest. 2013;123(2):531-9.
54. Martin M, Rehani K, Jope RS, Michalek SM. Toll-like receptor-mediated cytokine production is differentially regulated by glycogen synthase kinase 3. Nat Immunol. 2005;6(8):777-84.
55. Devi L, Alldred MJ, Ginsberg SD, Ohno M. Mechanisms underlying insulin deficiency-induced acceleration of β-Amyloidosis in a mouse model of Alzheimer's disease. PLoS One. 2012;7(3):e32792.
56. Ke YD, Delerue F, Gladbach A, Götz J, Ittner LM. Experimental diabetes mellitus exacerbates tau pathology in a transgenic mouse model of Alzheimer's disease. PLoS One. 2009;4(11):e7917.
57. Kim S, Kim Y, Park SM. Body mass index and decline of cognitive function. PLoS One. 2016;11(2):e0148908.
58. Philippou E, Michaelides MP, Constantinidou F. The role of metabolic syndrome factors on cognition using latent variable modeling: the neurocognitive study on aging. J Clin Exp Neuropsychol. 2018;40(10):1030-43.
59. McGuire MJ, Ishii M. Leptin dysfunction and Alzheimer's disease: evidence from cellular, animal, and human studies. Cell Mol Neurobiol. 2016;36(2):203-17.
60. Batty GD, Galobardes B, Starr JM, Jeffreys M, Smith GD, Russ TC. Examining if being overweight really confers protection against dementia: sixty-four year follow-up of participants in the Glasgow University alumni cohort study. J Negat Results Biomed. 2016;15:19.
61. Boström P, Wu J, Jedrychowski MP, Korde A, Ye L, Lo JC, et al. A PGC1-α-dependent myokine that drives brown-fat-like development of white fat and thermogenesis. Nature. 2012;481(7382):463-8.
62. Lourenco MV, Frozza RL, de Freitas GB, Zhang H, Kincheski GC, Ribeiro FC, et al. Exercise-linked FNDC5/irisin rescues synaptic plasticity and memory defects in Alzheimer's models. Nat Med. 2019;25(1):165-75.
63. Carnevale D, Perrotta M, Lembo G, Trimarco B. Pathophysiological links among hypertension and Alzheimer's disease. High Blood Press Cardiovasc Prev. 2016;23(1):3-7.
64. Case NF, Charlton A, Zwiers A, Batool S, McCreary CR, Hogan DB, et al. Cerebral amyloid angiopathy is associated with executive dysfunction and mild cognitive impairment. Stroke. 2016;47(8):2010-6.

# CAPÍTULO [22]

# SUICÍDIO

CAMILA COSTA PITHON
ANGELA MIRANDA-SCIPPA

O suicídio constitui-se em grande desafio para a saúde pública e impacta profundamente a humanidade ao longo dos séculos. É um tema complexo que envolve diversos fatores de risco e precisa ser amplamente estudado, para que as políticas de saúde sejam mais eficazes em reduzir seus danos na sociedade. Algumas estratégias com foco em saúde primária, como mudança de hábitos de vida e acesso à atenção básica, são essenciais para a prevenção do suicídio. Preparar os profissionais de saúde para identificar e tratar corretamente o paciente em risco de suicídio é fundamental para a condução do processo. Alguns tratamentos específicos têm sido inaugurados para melhor manejo do paciente com pensamento suicida. Além dos indivíduos que cometem o ato, os familiares ou pessoas próximas também são consideradas vítimas do impacto do suicídio e devem ser acolhidos por um conjunto de medidas correspondentes à posvenção do suicídio. Este capítulo descreve os principais aspectos para o entendimento do suicídio e a abordagem mais adequada atualmente.

O suicídio, do latim *sui caedere*, é um ato que consiste em pôr fim à própria vida. Entender o complexo fenômeno do suicídio não é tarefa fácil, e, ao percorrer a história, é possível observar que seu conceito pode perpassar do "normal" e aceitável ao "patológico". De fato, na Grécia Antiga, o suicídio não era condenável, desde que fosse acompanhado de justificativa plausível. Platão defendeu que o suicídio seria aceitável no caso de doença dolorosa e incurável ou após ocorrência de algum infortúnio intolerável, o que se aproxima, atualmente, do conceito de suicídio assistido.[1]

Na Idade Média, o suicídio foi considerado algo diabólico, decorrente de desespero ou loucura, sendo o sepultamento cristão proibido para quem tirava a própria vida. Durante o Renascimento, o suicídio voltou a ser visto com menos repúdio em casos de doenças incuráveis, e, durante o século XIX, as punições religiosas foram impedidas para aqueles que tentavam se matar.[1]

Na Europa, durante o século XX, o suicídio foi sendo lentamente descriminalizado, e, nos dias atuais, alguns países europeus, inclusive, permitem a realização do suicídio assistido (eutanásia) para casos específicos. A eutanásia é definida como o ato, realizado por um médico, que intencionalmente termina a vida de uma pessoa a pedido dela, administrando-se uma substância letal. Entretanto, no suicídio assistido, uma pessoa autoadministra uma substância ou aplica um procedimento letal prescritos por um médico.[2]

Até o momento, Holanda, Bélgica e Luxemburgo legalizaram a eutanásia. As leis dos Países Baixos e de Luxemburgo também permitem o suicídio assistido por médico. A Suíça é uma exceção, uma vez que o suicídio assistido, embora não seja legalizado, é tolerado como resultado de uma abertura em uma lei que data do início do século XX e que descriminaliza o suicídio. Observa-se que, devido a sua complexidade, o tema suicídio permanece em discussão e está sujeito a mudanças conceituais e éticas constantes.[3]

Apesar dos casos assistidos ou legalmente aceitos, sabe-se que, na maioria das vezes, o suicídio resulta de algum transtorno mental ou grande infortúnio ocorrido na vida de um indivíduo. Diversos fatores de risco para o comportamento suicida já foram identificados, com destaque para os transtornos mentais, o abuso de substâncias e os impactos emocionais.[4] O pensamento suicida, por sua vez, pode ser algo cultivado por muito tempo ou, de modo adverso, levar o indivíduo rapidamente ao impulso letal.[5]

Ainda considerado assunto tabu nas sociedades, os indivíduos em sofrimento psíquico que consideram o suicídio como solução não têm, na maioria das vezes, ambiente adequado para dividir seus pensamentos. Quanto menor for o preconceito em acolher os indivíduos em risco, fornecendo cuidado em saúde mental e medidas preventivas, maior será o sucesso no combate ao suicídio.[6] Nesse sentido, algumas estratégias já foram divulgadas para identificar de forma mais acurada os indivíduos vulneráveis e conduzi-los a tratamento de saúde mental. A prevenção do suicídio envolve aspectos que perpassam desde a saúde primária, com incentivo a hábitos de vida saudáveis, a medidas de segurança a serem executadas assim que o paciente em risco é identificado.[7] Pesquisas recentes também proporcionam novidades no tratamento do suicídio, trazendo medidas farmacológicas mais específicas e eficazes. Quanto mais o assunto é debatido, mais ideias surgem para reduzir o número de perdas e amenizar o impacto do suicídio na população como um todo.

## EPIDEMIOLOGIA

O suicídio constitui-se em grave problema de saúde pública e é considerado a 10ª principal causa de morte no mundo. Suas repercussões no meio social são enormes, afetando profundamente em âmbito emocional, social e econômico a vida dos envolvidos com a vítima, chamados de sobreviventes enlutados.[8] Cerca de 0,5 a 1,4% das pessoas morrem em decorrência do suicídio, o que corresponde a aproximadamente 1 milhão de indivíduos por ano.

No Brasil, a taxa de suicídio em 2016 foi de 5,8 casos a cada 100 mil habitantes, sendo mais prevalente na Região Sul do País. Nos últimos 50 anos, as taxas de suicídio aumentaram em 60% no mundo, ocorrendo sobretudo em países em desenvolvimento.[7] Segundo a Organização Mundial da Saúde,[7] a Lituânia apresenta a maior taxa de suicídio, com 44 casos a cada mil habitantes por ano, seguida da Rússia, com 34,9 casos. Entre os países da América Latina, a Guiana Francesa é a que tem maior taxa, com 27,8 casos por 100 mil habitantes. Acredita-se que o alcoolismo e fatores climáticos e socioeconômicos contribuam para o número elevado de casos no Leste Europeu.[9]

## COMPORTAMENTO SUICIDA

A ideação suicida é o pensamento que leva ao ato suicida e, muitas vezes, não é compartilhada com pessoas próximas ou profissionais de saúde. Alguns indivíduos planejam durante dias ou meses a ação, enquanto outros executam suas vidas movidos por forte impulso, sem premeditação. Por trás do comportamento suicida, há um conjunto de fatores biológicos, socioculturais e filosóficos que culmina na manifestação contra si mesmo. Para entender esse comportamento, estudiosos recorrem à autópsia psicológica, para reconstruir a biografia da pessoa falecida e encontrar características que conduziram ao suicídio.[5]

Comumente, todo ser humano experimenta o sentimento de profundo desespero e desesperança, podendo sentir a vontade de "desaparecer" para fugir dos problemas. Mas, aos poucos, as ideias vão novamente se organizando, o cotidiano volta a ter significado, e o indivíduo restabelece confiança em si mesmo. Outros, no entanto, parecem não encontrar uma alternativa e pensam em ceifar a própria vida como solução para o fim de todo o sofrimento.[5]

Como exemplo de fenômeno complexo, o suicídio intriga a ciência até os dias atuais e, muitas vezes, corresponde a um tabu na sociedade. O fato de querer executar a própria vida não significa que o indivíduo não possa experimentar um estado de indecisão momentos antes da tentativa. No ato suicida, o ser humano faz um movimento contrário ao primeiro instinto de qualquer espécie: a sobrevivência e o medo de morrer. Para o "sucesso" da tentativa, é necessária, então, uma quebra completa desse mecanismo de defesa, e, por isso, não é incomum um grande sentimento de ambivalência em relação a tirar a própria vida.[10]

Existem duas variáveis importantes relacionadas ao suicídio: a intencionalidade e a letalidade. A primeira significa o grau de voluntariedade em planejar e preparar o ato suicida, e a segunda se refere à capacidade do método escolhido de causar o desfecho morte. Há indivíduos que demonstram alta intencionalidade e que escolhem métodos mais letais, já outros utilizam métodos menos prejudiciais à vida. Alguns têm alta intencionalidade, mas desconhecem uma maneira "eficaz" de causar dano grave e acabam sobrevivendo. Todos esses tipos de pacientes devem ser devidamente identificados para receberem abordagem adequada por profissionais de saúde treinados na avaliação do comportamento suicida.[11]

## FATORES DE RISCO

O suicídio tem como base um caráter neurobiológico e familiar. Diversos estudos já demonstraram que os indivíduos com alteração no metabolismo da serotonina (5-HT) apresentam maior risco de suicídio. Constatou-se que, quanto maior a intencionalidade e a letalidade do método, menor a função cerebral da 5-HT. Um estudo identificou que pacientes deprimidos, portadores de uma mutação em um gene que codifica um dos receptores serotonérgicos, apresentaram duas vezes mais chances de cometer suicídio.[12] De fato, a 5-HT parece ter ação inibitória sobre o comportamento agressivo e impulsivo. O comportamento suicida tem caráter hereditário, assim como os transtornos mentais em geral. Uma história familiar de suicídio aumenta o risco de suicídio consumado.[13]

Os fatores de risco que levam um indivíduo a cometer suicídio são diversos e incluem a presença de transtornos mentais, estressores socioeconômicos e episódios de vida traumáticos. Entre as doenças mentais, destacam-se o transtorno depressivo, o transtorno bipolar, o transtorno de estresse pós-traumático (TEPT), os transtornos da personalidade, a anorexia nervosa e o abuso de substâncias. Estudos de autópsia psicológica revelam que mais de 95% dos indivíduos que se suicidam têm algum transtorno mental. Cerca de 32% da população adulta refere que apresenta pensamentos suicidas durante algum momento de crise na vida.[4] Sem dúvida, esses dados ilustram a gravidade desse fenômeno.

De acordo com dados da literatura, os transtornos mentais são o principal fator de risco para o suicídio. Entre eles, os transtornos do humor são responsáveis por cerca de 70% dos casos, e indivíduos com transtorno bipolar são os que mais executam o ato suicida, devido a maior gravidade dos episódios depressivos e maior impulsividade. O restante inclui, principalmente, os pacientes com transtorno da personalidade, os que usam substâncias psicoativas ou aqueles com esquizofrenia. Contudo, se pensarmos em sintomatologia, são os sintomas depressivos que predominam em qualquer que seja a patologia.[14]

De fato, o suicídio é mais frequente nos estados de depressão do que nos estados maníacos, e cerca de 13% dos pacientes com transtorno bipolar morrem por essa causa, enquanto, nos indivíduos com depressão unipolar, a taxa de suicídio corresponde a 11%, aproximadamente.[15] Além disso, estudos demonstraram que o risco maior de tentativas eficazes de suicídio foi observado em pacientes com transtorno bipolar, com cerca de 40% de desfecho fatal.[16]

Em relação à esquizofrenia, estima-se que 5% dos indivíduos com o transtorno cometam suicídio relacionado, por vezes, a métodos mais bizarros, como atear fogo no próprio corpo ou autoagressão por obediência a vozes de comando.[17] Entre os usuários de substâncias psicoativas, aqueles que consomem álcool são os mais propensos ao suicídio (15% dos afetados). Geralmente, são indivíduos com vidas desestruturadas do ponto de vista econômico, afetivo e social.[18]

Entre os transtornos da personalidade, os do grupo B apresentam risco maior de suicídio. Os transtornos da personalidade do grupo B incluem indivíduos que adoecem com mais frequência de ansiedade e depressão e que têm menor habilidade de visualizar soluções para os problemas. Os pacientes com transtorno da personalidade *borderline* (TPB) estão entre os que mais referem intenção suicida e são marcados por comportamento emocionalmente instável e impulsivo.[19]

Após a identificação dos transtornos mentais relacionados, é importante descrever os diversos outros fatores de risco predisponentes ao suicídio, a saber: gênero, fatores socioeconômicos e comorbidades clínicas (ver Quadro 22.1).

## GÊNERO

Embora as mulheres tentem o suicídio com mais frequência, são os homens que mais morrem por essa causa, provavelmente devido à maior impulsividade e ao uso de métodos mais letais. Os homens têm maior probabilidade de tentar suicídio com arma de fogo, enforcamento ou pulando de locais altos, enquanto as mulheres tentam muitas vezes por meio da ingestão de grande quantidade de medicamentos ou veneno, nem sempre letais. Os índices de suicídio são maiores com o avançar da idade, sendo mais elevados nos homens após os 45 anos e nas mulheres após os 55 anos de idade.[20]

## FATORES SOCIOECONÔMICOS

Quanto maior o nível socioeconômico do indivíduo, maior o índice de suicídio, e uma queda do nível social e financeiro aumenta esse risco. Os profissionais de maior risco são os médicos, seguidos pelos policiais. O suicídio é mais frequente em pessoas desempregadas, e as taxas aumentam principalmente em períodos de recessão econômica. Também ocorre com mais frequência em pessoas que têm maior sentimento de solidão e menos laços afetivos.[21] Em jovens e adolescentes, o isolamento, o consumo de substâncias, o envolvimento excessivo com redes sociais e o sofrimento por *bullying* são também fatores de risco consideráveis para o suicídio.[22]

## COMORBIDADES CLÍNICAS

A relação entre doença física e suicídio também foi observada, apresentando risco aumentado os indivíduos com alguma doença crônica, associada a maior propensão a incapacidade funcional, presença de dor permanente, imobilidade ou falta de perspectiva de cura. Em idosos, a presença de doença grave ou persistente e incapacitante, associada a suporte social deficiente, está relacionada ao aumento do risco de suicídio.[23]

## FATORES DE PROTEÇÃO

Existem também os fatores de proteção ao suicídio. O casamento reduz o risco de suicídio, sendo os solteiros, divorciados e viúvos os mais propensos ao ato. A presença de filhos e atividades laborais também está associada à redução do suicídio. A religiosidade considerada positiva, aquela caracterizada pelo relato de conexão espiritual do indivíduo com a vida, e não

**QUADRO 22.1**
FATORES DE RISCO RELACIONADOS AO COMPORTAMENTO SUICIDA

- Tentativa anterior de suicídio
- Transtornos mentais, particularmente episódio depressivo
- Uso indevido e abuso de álcool ou outras substâncias
- Acesso a meios letais
- História familiar de suicídio
- Isolamento social
- Doença crônica
- Grande impacto financeiro ou social

somente a ligação dogmática a alguma religião, também parece estar relacionada à redução de suicídio (Quadro 22.2).[24]

## PREVENÇÃO DO COMPORTAMENTO SUICIDA

Existem alguns sinais que devem alertar o clínico quanto à necessidade de investigar possível comportamento suicida. Esses sinais incluem: gênero masculino, idade igual ou superior a 45 anos, tentativa prévia de suicídio, história de internações psiquiátricas, dependência de álcool ou outras substâncias, desesperança, ausência de planos futuros, baixa autoestima, depressão grave e o próprio relato de desejo suicida. O ideal é sempre perguntar sobre uma ideia ou um pensamento suicida quando o quadro clínico sugere essa possibilidade (Quadro 22.3).[25]

Alguns estudos evidenciaram estratégias de intervenção eficazes para a prevenção do comportamento suicida em algumas populações. Programas educacionais que incluam atividades acadêmicas e lúdicas foram sinalizados como intervenção primária ao suicídio. Esses programas visam orientar sobre a importância do cuidado pessoal, do controle emocional e da prevenção de comportamento de risco. Em crianças e adolescentes, o incentivo a atividades físicas, esportes e momentos de lazer intercalados com atividades acadêmicas parece contribuir para um desenvolvimento mental mais saudável.[7]

Em adultos, intervenções no estilo de vida para redução do tabagismo e/ou do consumo de álcool, combate ao sedentarismo e hábitos alimentares inadequados são essenciais para melhora da qualidade de vida e da saúde mental. Em pacientes psiquiátricos mais graves, a realização de terapias ocupacionais, atividade física, prevenção do abuso de substâncias e adesão terapêutica deve sempre ser estimulada no tratamento. Essas medidas contribuem para melhora global da qualidade de vida e da saúde mental, promovendo a prevenção do suicídio.[7]

Em linhas gerais, independentemente da idade, em caso de identificação de risco de suicídio, as seguintes abordagens podem ser utilizadas pelo profissional de saúde:

1 Reforçar os pensamentos que indiquem o desejo de viver. A maioria dos pacientes suicidas é ambivalente até morrer de fato. Existe uma batalha entre o desejo de viver e o desejo de morrer, e é nessa interface que o profissional de saúde pode intervir.
2 Promover a redução da impulsividade. O suicídio é um fenômeno que também depende do impulso, e este pode ser apenas transitório; assim, o tratamento farmacológico e/ou abordagens comportamentais podem reduzir a expressão da impulsividade.
3 Otimizar o suporte social. O médico deve avaliar os sistemas de suporte disponíveis, identificar um parente, amigo, conhecido ou outra pessoa que possa oferecer ajuda ao paciente.

**QUADRO 22.2**
FATORES DE PROTEÇÃO RELACIONADOS AO COMPORTAMENTO SUICIDA

- Cuidados de saúde pessoal
- Conectividade com outros indivíduos, família e instituições sociais
- Habilidades para a vida (habilidades de enfrentamento, capacidade de adaptação à mudança)
- Autoestima e senso de propósito ou significado na vida
- Crenças culturais, religiosas ou pessoais

**QUADRO 22.3**
SINAIS DE PENSAMENTO SUICIDA

- Referência sobre querer morrer ou querer se matar
- Relato de falta de esperança ou ausência de motivos para viver
- Planejamento ou pesquisas na internet sobre métodos letais
- Declarações sobre culpa ou vergonha
- Relato sobre se sentir preso ou que não há soluções
- Sentimento de dor insuportável (emocional ou física)
- Declarações sobre ser um fardo para os outros
- Uso de álcool ou outras substâncias com mais frequência
- Comportamento mais agitado/ansioso
- Demonstração de desesperança

## ABORDAGEM DO COMPORTAMENTO SUICIDA

A maioria dos casos de suicídio pode ser prevenida após avaliação e intervenção adequadas. A entrevista de um paciente com risco de suicídio precisa cumprir o objetivo semiológico, na busca de informações médicas que contribuam com o diagnóstico, mas deve alcançar também o objetivo de suporte emocional e a tentativa de estabelecer vínculo com o paciente.

É importante saber se o paciente tem intenções ou planos suicidas. Devem-se avaliar a frequência, a gravidade dos pensamentos e a magnitude do risco do ato a ser consumado. É necessário saber se o paciente tem meios de cometer o suicídio e se esses meios são acessíveis, o que aumenta o risco de execução do ato. As questões não devem ser realizadas de maneira coercitiva, e sim de forma suave, para ajudar na formação de empatia entre o profissional e o paciente.

Além dos questionamentos acerca de desejo de morte, o profissional deve perguntar sobre comportamentos autolesivos, como as automutilações, pois é essencial para afastar condutas de risco. Os pacientes devem ser investigados quanto ao grau de intencionalidade e ao potencial de risco de seus desejos e ações.[26]

Alguns pacientes podem ser tratados de forma ambulatorial, quando descartados alguns fatores de gravidade ou alto risco. Nesses casos, a rede familiar ou mais próxima ao paciente deve ser acionada, para garantia de suporte, vigilância e segurança do tratamento. Os pacientes ambulatoriais devem ser vistos pelo menos uma vez na semana até que a crise aguda seja resolvida. Contudo, se o paciente for considerado de alto risco pela avaliação do profissional, a internação imediata deve ser indicada, orientando-se a família e o próprio paciente.

A decisão de internar um paciente depende do diagnóstico psiquiátrico, da gravidade do quadro, da intensidade dos sintomas depressivos, da capacidade de assistência da família e do suporte social. Nesse sentido, comportamento impulsivo, ausência de suporte social e planejamento suicida identificado contribuem consideravelmente para a indicação de internação. Caso seja necessário ambiente hospitalar, o paciente receberá tratamento farmacológico e multidisciplinar de forma intensiva, em um local que forneça verdadeiramente mais vigilância e, por conseguinte, maior segurança. Antes da admissão na unidade médica, seus pertences devem ser verificados para exclusão de qualquer objeto que possa ser usado contra a vida.

## FARMACOTERAPIA

A farmacoterapia deve ser guiada pelo diagnóstico de base que esteja associado ao surgimento da intenção suicida. Assim, estabilizadores do humor, antidepressivos e antipsicóticos são os fármacos mais utilizados para o tratamento de alterações do humor, sintomas psicóticos, ansiedade ou impulsividade, quadros que podem estar presentes ou compor os diagnósticos clínicos dos pacientes. Dependendo da gravidade e da urgência de resolução do quadro, pode ser necessário o uso da cetamina ou da eletroconvulsoterapia (ECT), tratamentos mais incisivos para a ideação suicida.[27]

O lítio é utilizado como um dos medicamentos de escolha para o tratamento do transtorno bipolar. Mostra-se eficaz em reduzir episódios de mania e depressão, além de exercer efeito antissuicida. Realmente, desde o início dos anos de 1970, vários estudos confirmaram o efeito dessa substância na prevenção de suicídio. Pacientes tratados com lítio têm até três vezes redução no risco de suicídio quando comparados com aqueles que usam outros fármacos (p. ex., o ácido valproico) e também ao grupo que recebe placebo.[28]

Embora não se saiba ao certo os mecanismos de ação do lítio, dois possíveis mecanismos do efeito protetor foram sugeridos. Primeiro, o lítio é um medicamento estabilizador do humor, portanto os pacientes com boa resposta a ele geralmente têm episódios afetivos menos graves ou menos frequentes, o que reduz o risco de comportamento suicida. Segundo, sugere-se que ele pode diminuir a agressividade e a impulsividade. Estudos em humanos e animais mostraram associação entre o uso de lítio e níveis mais baixos de agressividade e impulsividade, o que também pode levar a redução do comportamento suicida.[29]

A clozapina é o antipsicótico atípico considerado mais eficaz no tratamento de pacientes com quadro psicótico refratário e também parece ter potencial em reduzir ideação e comportamento suicidas em indivíduos com esquizofrenia.[30]

Um dos desafios no tratamento do quadro agudo que leva ao pensamento suicida é o tempo, muitas vezes demorado, para o início de ação da maioria dos psicotrópicos. Dentro dessa linha, uma das mais recentes descobertas que pode ajudar em situações agudas é o uso do agente anestésico cetamina. Uma única dose subanestésica de cetamina, que é um bloqueador do canal do receptor de glutamato N-metil-D-aspartato (NMDA), pode produzir resposta antidepressiva rápida (em poucas horas) que é sustentada por cerca de até uma semana, mesmo em pacientes considerados resistentes ao tratamento.[31]

Além dessas ações, a cetamina tem-se mostrado eficaz no tratamento da ideação suicida, com evidências de alguns estudos controlados duplos-cegos. Parece que uma dose única de cetamina aumenta rapidamente o número e a função das sinapses em neurônios piramidais do córtex pré-frontal e reverte rapidamente os déficits sinápticos desses neurônios causados por três semanas de exposição ao estresse crônico. Essa ação e seus mecanismos únicos nas vias glutamatérgicas anunciam uma nova era na esperança do desenvolvimento de medicamentos com ação antidepressiva rápidos e eficazes.[32]

### PSICOTERAPIA

O indivíduo que convive com a dolorosa experiência da ideação suicida necessita também, em sua abordagem, de psicoterapia. Profissionais capacitados em diferentes linhas psicoterapêuticas são encontrados nos serviços de saúde e podem contribuir de forma eficaz no tratamento do paciente suicida. No entanto, devido à presença de sintomas agudos de maior gravidade, abordagens mais objetivas e com intuito de atingir resultados mais rápidos são estudadas com maior frequência.

Entre elas, destacam-se a terapia cognitivo-comportamental (TCC) e suas vertentes, como a terapia dialética comportamental (TDC). São abordagens que estimulam a aquisição de habilidades como o controle emocional, a tolerabilidade a sentimentos desconfortáveis e a busca de soluções aos problemas dos pacientes. Esses aspectos trabalhados ajudam o indivíduo que vivencia o drama do pensamento suicida a descobrir novas perspectivas de vida.[33]

### POSVENÇÃO

Infelizmente, apesar dos esforços contínuos em conhecer e prevenir o comportamento suicida, nem sempre é possível atingir esse objetivo. Assim, devemos estar preparados também para lidar com o desfecho fatal, contribuindo para o cuidado dos sobreviventes enlutados. Nesse sentido, atualmente, caso o suicídio seja efetivado, existem estratégias voltadas para amenizar o sofrimento dos parentes, amigos e também dos profissionais de saúde mental que assistiram esses indivíduos, no sentido de promover ações que visem ao acolhimento deles, com o intuito de proporcionar um espaço para trabalharem sua dor após o impacto da perda. Em face da importância desses cuidados, alguns serviços da rede pública já oferecem grupos de apoio às famílias, atendimento médico e psicoterapia para todos os indivíduos envolvidos.[34]

## CONSIDERAÇÕES FINAIS

Lidar com o tema do suicídio envolve compreender seus fatores de risco, identificar adequadamente os indivíduos vulneráveis a cometer o ato e fornecer as ferramentas necessárias para que o desfecho fatal seja evitado. Por ser um tema muito difícil de ser encarado, a maioria das sociedades ainda sofre de maneira intensa o impacto das perdas por suicídio. Reduzir o estigma que envolve o suicídio contribui para que as pessoas sintam-se mais à vontade em dividir seu sofrimento, além de amenizar prejuízos no meio social. Não se pode esquecer também de acolher e fornecer cuidado aos que conviviam com as vítimas, ou sobreviventes enlutados, os quais adoecem com frequência após a experiência de perder um ente próximo por suicídio.

Promover estratégias de investimento em qualidade de vida e saúde mental parece ser a melhor prevenção primária para o suicídio. Fornecer rede social de apoio e ambiente seguro também faz parte da abordagem dos pacientes com pensamento suicida. Descobertas científicas são sempre divulgadas para auxiliar os profissionais de saúde a reduzir o número de vítimas, e novos tratamentos têm sido estudados para o combate mais eficaz do suicídio, como, por exemplo, a cetamina, que vem sendo estudada para esse fim. Deve-se sempre atentar para a necessidade de investigar e tratar o transtorno mental de base, fator de risco determinante para o suicídio.

## REFERÊNCIAS

1. Cholbi M. Suicide. Stanford: Stanford Encyclopedia of Philosophy; 2017.
2. Banović B, Turanjanin V. Euthanasia: murder or not: a comparative approach. Iranian J Publ Health. 2014;43(10):1316-23.
3. Pereira J. Legalizing euthanasia or assisted suicide: the illusion of safeguards and controls. Curr Oncol. 2011;18(2):e38-e45.
4. Mental Health Foundation. Stress: are we coping? London: Mental Health Foundation; 2018.
5. Khan FA, Anand B, Devi MG, Murthy KK. Psychological autopsy of suicide-a cross-sectional study. Indian J Psychiatry. 2005;47(2):73-8.
6. Carpiniello B, Pinna F. The reciprocal relationship between suicidality and stigma. Front Psychiatry. 2017;8:35.
7. World Health Organization. National suicide prevention strategies: progress, examples and indicators. Geneva: WHO; 2018.
8. Spillane A, Matvienko-Sikar K, Larkin C, Corcoran P, Arensman E. What are the physical and psychological health effects of suicide bereavement on family members? An observational and interview mixed-methods study in Ireland. BMJ Open. 2018;8:e019472.
9. Pray L, Cohen C, Maekinen IH, Vaernik A, MacKellar FL. Suicide in eastern Europe, the commonwealth of independent states, and the baltic countries: social and public health determinants. Luxemburg: IIASA; 2013.
10. O'Connor RC, Nock MK. The psychology of suicidal behaviour. Lancet Psychiatry. 2014;1(1):73-85.
11. Rapeli CB, Botega NJ. Severe suicide attempts in young adults: suicide intent is correlated with medical lethality. Sao Paulo Med J. 2005;123(1):43.
12. Antypa N, Serretti A, Rujescu D. Serotonergic genes and suicide: a systematic review. Eur Neuropsychopharmacol. 2013;23(10):1125-42.
13. De Luca V, Tharmalingam S, King N, Strauss J, Bulgin N, Kennedy JL. Genetic association studies of suicidal behavior: a review of the past 10 years, progress, limitations, and future directions. Front Psychiatry. 2016;7:158.
14. Brådvik L. Suicide risk and mental disorders. Int J Environ Res Public Health. 2018;15(9):2028.
15. Schaffer A, Isometsä ET, Tondo L, Moreno DH, Sinyor M, Kessing LV, et al. Epidemiology, neurobiology and pharmacological interventions related to suicide deaths and suicide attempts in bipolar disorder: Part I of a report of the International Society for Bipolar Disorders Task Force on Suicide in Bipolar Disorder. Aust N Z J Psychiatry. 2015;49(9):785-802.
16. Plans L, Barrot C, Nieto E, Rios J, Schulze TG, Papiol S, et al. Association between completed suicide and bipolar disorder: a systematic review of the literature. J Affect Disord. 2019;242:111-22.
17. Bornheimer LA, Nguyen D. Suicide among individuals with schizophrenia: a risk factor model. Social Work in Mental Health. 2016;14(2):112-32.
18. Pompili M, Serafini G, Innamorati M, Dominici G, Ferracuti S, Kotzalidis GD, et al. Suicidal behavior and alcohol abuse. Int J Environ Res Public Health. 2010;7(4):1392-431.
19. McGirr A, Paris J, Lesage A, Renaud J, Turecki G. Risk factors for suicide completion in borderline personality disorder: a case-control study of cluster B comorbidity and impulsive aggression. J Clin Psychiatry. 2007;68(5):721-9.
20. Center for Disease Control (CDC). Suicide among adults aged 35-64 years: United States, 1999-2010. MMWR Morb Mortal Wkly Rep. 2013;62(17):321-5.
21. Calati R, Ferrari C, Brittner M, Oasi O, Olié E, Carvalho AF, et al. Suicidal thoughts and behaviors and social isolation: a narrative review of the literature. J Affect Disord. 2019;245:653-67.
22. Alavi N, Reshetukha T, Prost E, Antoniak K, Patel C, Sajid S, et al. Relationship between bullying and suicidal behaviour in youth presenting to the emergency department. J Can Acad Child Adolesc Psychiatry. 2017;26(2):70-7.
23. Joshi P, Song HB, Lee SA. Association of chronic disease prevalence and quality of life with suicide-related ideation and suicide attempt among Korean adults. Indian J Psychiatry. 2017;59(3):352-8.
24. Caribé AC, Studart P, Bezerra-Filho S, Brietzke E, Nunes Noto M, Vianna-Sulzbach M, et al. Is religiosity a protective factor against suicidal behavior in bipolar I outpatients? J Affect Disord. 2015;186:156-61.
25. Berardelli I, Corigliano V, Hawkins M, Comparelli A, Erbuto D, Pompili M. Lifestyle interventions and prevention of suicide. Front Psychiatry. 2018;9:567.
26. Anderson J, Mitchell PB, Brodaty H. Suicidality: prevention, detection and intervention. Aust Prescr. 2017;40(5):162-6.
27. Oji C, Moore TA, Gutierrez CA. A review of electroconvulsive therapy in suicidality. Mental Health Clinician. 2015;5(5):212-5.
28. Lewitzka U, Severus E, Bauer R, Ritter P, Müller-Oerlinghausen B, Bauer M. The suicide prevention effect of lithium: more than 20 years of evidence: a narrative review. Int J Bipolar Disord. 2015;3:15.
29. Lewitzka U, Jabs B, Fülle M, Holthoff V, Juckel G, Uhl I, et al. Does lithium reduce acute suicidal ideation and behavior? A protocol for a randomized, placebo-controlled multicenter trial of lithium plus Treatment As Usual (TAU) in patients with suicidal major depressive episode. BMC Psychiatry. 2015;15:117.

30. Patchan KM, Richardson C, Vyas G, Kelly DL. The risk of suicide after clozapine discontinuation: cause for concern. Ann Clin Psychiatry. 2015;27(4):253-6.
31. Wilkinson ST, Ballard ED, Bloch MH, Mathew SJ, Murrough JW, Feder A, et al. The effect of a single dose of intravenous ketamine on suicidal ideation: a systematic review and individual participant data meta-analysis. Am J Psychiatry. 2018;175(2):150-8.
32. Duman RS. Ketamine and rapid-acting antidepressants: a new era in the battle against depression and suicide. F1000Res. 2018;7:pii.
33. Sudak DM, Rajalakshmi AK. Reducing suicide risk: the role of psychotherapy. Psychiatric Times. Dec 26, 2018.
34. Müller AS, Pereira G, Zanon RB. Prevention and postvention strategies of the suicide: study with professionals of a center of psychosocial attention. Rev Psicol IMED. 2017;9(2):6-23.

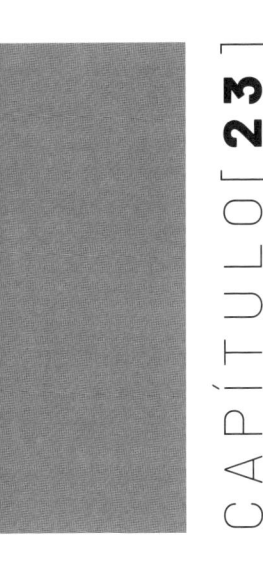

# CAPÍTULO [23]
# SONO EM CONDIÇÕES PSIQUIÁTRICAS

GABRIEL NATAN PIRES
JOSÉ CARLOS F. GALDURÓZ
SERGIO TUFIK
MONICA LEVY ANDERSEN

Sono e transtornos psiquiátricos estão diretamente associados, relacionando-se de maneira bidirecional. Uma vez que cada transtorno psiquiátrico leva a um conjunto de alterações de sono, a privação de sono pode predispor a comportamentos específicos. Contudo, apesar da importância dessa relação, não existem achados associados ao sono que sejam patognomônicos. Em verdade, cada transtorno psiquiátrico apresenta um perfil de sono característico composto por alterações polissonográficas e clínicas inespecíficas. A abordagem adequada do sono em condições psiquiátricas implica uma avaliação completa e abrangente do padrão de sono dos pacientes e de possíveis distúrbios do sono.

## ASPECTOS GERAIS DO SONO

O sono é um fenômeno biológico que acompanha o ser humano desde o seu primeiro dia e ao qual se dedica boa parte do tempo de vida. Considerando que o tempo médio de sono por noite é de 7 a 8 horas, pode-se concluir que uma pessoa dorme um terço de sua vida.

Apesar da quietude e passividade aparentes, o sono é um fenômeno muito ativo e peculiar sob perspectivas eletrofisiológicas, neurobiológicas e fisiológicas. Trata-se de um comportamento circadiano, cíclico e reversível, presente na maioria das espécies (seguramente em todos os mamíferos e aves), em todas as idades. Além disso, é caracterizado por alguns aspectos facilmente observados, como imobilidade relativa, aumento do limiar de respostas a estímulos ambientais e diminuição do tônus muscular. Diversas características fisiológicas são observáveis exclusivamente durante o sono, enquanto outras são moduladas e alteradas de modo a se adaptar ao período em que se está dormindo. Pode-se notar de modo mais claro a importância do sono por meio das definições de Cardinali,[1] segundo o qual a fisiologia humana tem três configurações básicas: a vigília, o sono de ondas lentas e o sono de movimento rápido dos olhos (REM).[1] Essa ponderação demonstra a importância da fisiologia do sono. Além disso, a importância do sono não se limita a ele próprio. Muito do que ocorre durante o sono, bem como as perturbações a ele associadas, impactam diretamente a rotina, o comportamento e a funcionalidade de um indivíduo durante o dia – por exemplo, os efeitos da privação de sono sobre a atenção e o alerta,[2-6] que constituem grande fator predisponente a acidentes laborais e automobilísticos,[7-9] e o impacto dos distúrbios do sono à saúde.[10-15]

A compreensão atual do sono teve origem nos primeiros registros eletrencefalográficos em seres humanos, que permitiram a constatação de padrões fisiológicos específicos, informações que foram tomadas como base para a classificação dos diversos estágios de sono. Desde a década de 1930, diversos estudos sobre a neurobiologia e a fisiologia do sono têm sido conduzidos, tanto em seres humanos quanto em animais de experimentação. Contudo, os principais marcos no desenvolvimento da medicina do sono ocorreram a partir da década de 1950, quando Aserinsky e Kletiman[16] reconheceram períodos intermitentes de dessincronização cortical durante o sono (algo inesperado visto a ideia da época de que o sono era um estado quiescente ou inativo). Seguiram-se a isso a associação desses períodos à corrência do REM e à atividade onírica, o que mais tarde foi denominado de sono REM.[17,18] A partir de então, a medicina do sono começou a ganhar respeito e visibilidade, com o lançamento de seus primeiros guias para estagiamento de sono em 1968[19] e a publicação de diversos manuais para diagnóstico e classificação dos distúrbios do sono.[20-23]

A natureza do sono e a variedade de distúrbios a ele associados qualificam a medicina do sono como uma disciplina multidisciplinar. Suas ligações iniciais mais fortes foram com a psiquiatria, a pneumologia, a neurologia e a otorrinolaringologia, com posteriores interesses da cardiologia e da pediatria. Hoje, entende-se que praticamente toda especialidade médica pode ter associações importantes com a medicina do sono. As relações entre sono e psiquiatria são diversas e geralmente dispostas de maneira bidirecional: os transtornos psiquiátricos podem levar a alterações específicas do sono, e as alterações do sono podem induzir ou predispor a comportamentos e transtornos psiquiátricos específicos. Este capítulo aborda o sono em condições psiquiátricas sob ambas as vias dessa relação. Para isso, assuntos introdutórios relacionados aos parâmetros de sono normal são discutidos. Além disso, a relação própria entre sono e psiquiatra é apresentada. O capítulo finaliza com a discussão a respeito do sono na sociedade atual e a privação de sono.

## SONO NORMAL

O sono pode ser dividido em duas fases distintas: o sono REM, fazendo menção a uma das manifestações fisiológicas mais peculiares desse período, e o sono não REM (NREM). O sono NREM é ainda dividido em três estágios: N1, N2 e N3, além da vigília (por vezes chamada de estágio W, referindo-se a *wakefulness*).

Os estágios do sono costumam apresentar-se em uma sequência razoavelmente previsível, iniciando com o sono NREM. Ao decorrer de seus três estágios, pode-se notar lentificação do traçado eletrencefalográfico, indo desde frequências altas, observadas ainda na vigília, até as ondas lentas detectadas no estágio N3. Acompanhando essa lentificação, diversas variáveis fisiológicas também apresentam redução progressiva em suas funções durante o sono NREM. Entre elas, destaca-se a pressão arterial, a frequência cardíaca, a frequência respiratória, a temperatura corporal e o tônus muscular. Em seguida a esse episódio de sono NREM, e geralmente precedido de pequena superficialização do traçado eletrencefalográfico, pode-se observar o sono REM. Deve-se atentar ao fato de que, durante o sono REM, a lentificação progressiva em boa parte das variáveis citadas cessa. Nesse estágio de sono, é notado aumento significativo na atividade eletrencefalográfica, acompanhado por oscilações e aumentos de função intermitentes em variáveis cardiorrespiratórias.

A sequência de um episódio de sono NREM e um de sono REM é denominada ciclo de sono. Um ciclo de sono completo tem duração média de 90 a 110 minutos, sendo observados de 4 a 6 ciclos por noite. Pode-se notar alterações na arquitetura dos ciclos de sono ao longo de uma noite de sono, de modo que, na primeira metade da noite, os ciclos tendem a ser mais longos e com maior proporção de sono NREM (sobretudo de estágio N3), enquanto na segunda metade da noite há predomínio de sono REM, com ciclos menores e mais fragmentados. A Figura 23.1 apresenta um hipnograma, ou seja, um registro gráfico ilustrativo de uma noite de sono após uma polissonografia, que permite a avalia-

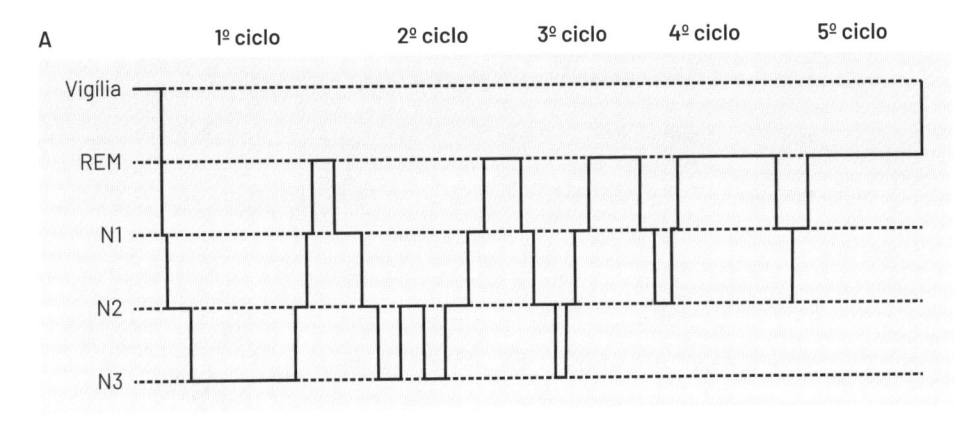

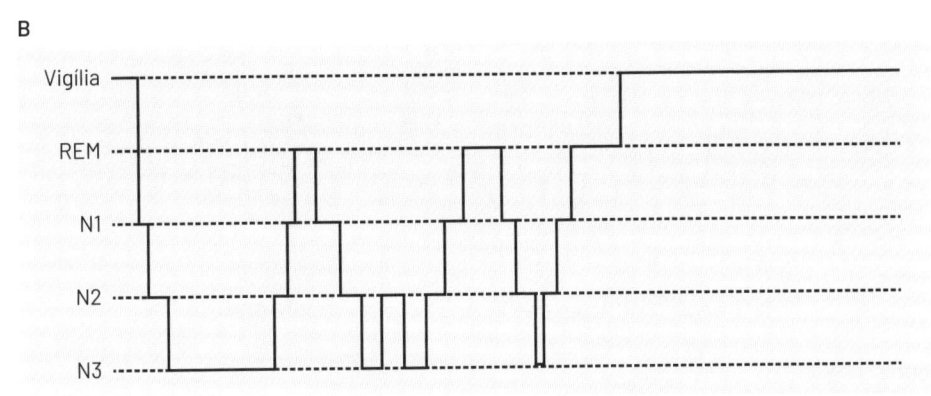

[ **FIGURA 23.1** ]
Hipnograma em duas condições distintas. O hipnograma é a representação gráfica do estagiamento de sono, como resultado de uma polissonografia, com o qual se pode avaliar o tempo de sono em cada estágio, bem como as transições entre os estágios. (A) Hipnograma de sono normal. Pode-se notar a predominância do estágio N3 na primeira metade da noite, enquanto o sono REM predomina na segunda metade. (B) Hipnograma compatível com um caso de insônia de despertar precoce, em que o indivíduo desperta horas antes do horário habitual e é incapaz de retomar o sono.

ção da arquitetura do sono, incluindo o tempo em cada estágio e as transições entre eles.

Cada estágio apresenta características específicas, as quais devem ser compreendidas tanto para que se possa analisar uma polissonografia (discutida mais adiante) quanto para entender as relações dos transtornos psiquiátricos com o sono. A seguir, são resumidas as principais características de cada estágio de sono. Os principais padrões eletrencefalográficos associados a cada estágio de sono são demonstrados na Figura 23.2. (Para uma discussão aprofundada sobre a neurobiologia do sono e seus estágios, consultar Carskadon e Dement.)[24]

- **Vigília (estágio W).** Trata-se de um estágio anterior ao sono, observado quando o indivíduo está acordado e consciente. É um estado caracterizado por atividade cerebral intensa e ondas rápidas de baixa amplitude (sobretudo ondas beta e alfa), que indicam alta atividade cortical. O estágio W pode ser subdividido em dois estágios: (1) *vigília atenta*, caracterizada por ondas de alta frequência

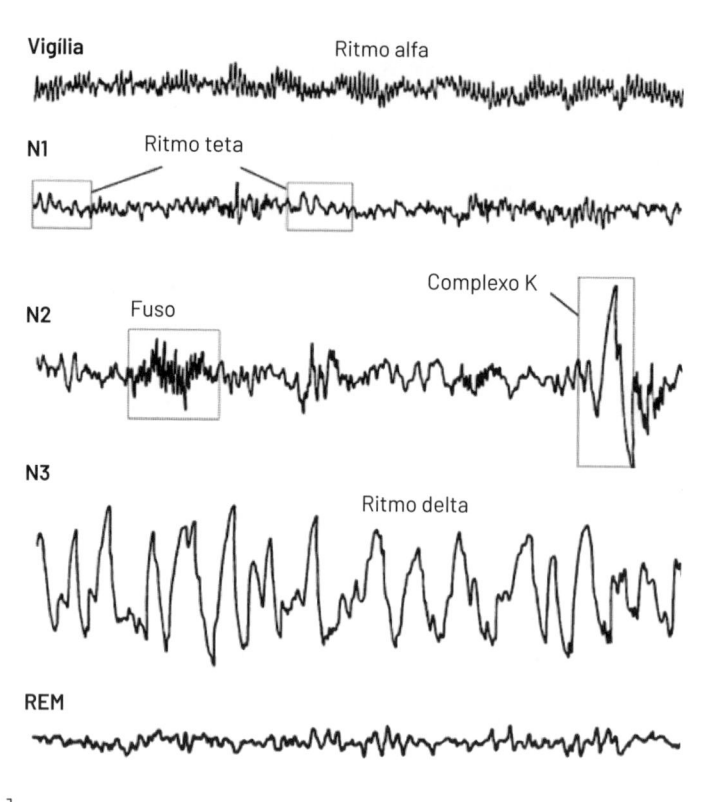

**[ FIGURA 23.2 ]**
Representação do registro eletrencefalográfico característico de cada estágio do sono. Os principais elementos gráficos de cada estágio estão ressaltados nesta imagem. Salienta-se que, para o estagiamento correto do sono, apenas os traçados eletrencefalográficos não são suficientes, sendo necessário associá-los aos registros de eletro-oculografia e eletromiografia.

e baixa amplitude e associadas a atividades como processamento sensorial e atenção. Há predomínio de atividade altamente dessincronizada, sobretudo de atividades beta, com frequências maiores que 13 Hz; (2) *vigília relaxada*, na qual há aumento da sonolência e maior predisposição do sono, sendo observados movimentos oculares lentos e aleatórios e pestanejamento. Há pequena lentificação do traçado eletrencefalográfico com predomínio de atividade alfa (8 a 13 Hz), sobretudo mediante fechamento dos olhos.

- **Estágio N1.** É uma fase de transição entre a vigília e o sono, geralmente alcançada minutos após o início de um registro polissonográfico. Durante esse estágio, há o aparecimento do ritmo teta (3 a 7 Hz) e a presença de movimentos oculares lentos. É possível também observar ondas agudas do vértice, um elemento eletrencefalográfico característico do estágio N1, caracterizado por pequenas ondas agudas com duração de 20 a 50 ms, geralmente na região central. Durante o estágio N1, há diminuição do tônus muscular em relação à vigília. Em média, o estágio N1 corresponde a 5% de um registro normal de sono.

- **Estágio N2.** Esse estágio marca o início da sincronização da atividade eletrencefalográfica, com aumento da atividade de ondas de frequência teta (> 50%), associado a dois elementos gráficos característicos: o complexo K e o fuso do sono. O complexo K consiste em uma onda aguda de deflexão negativa, seguida por uma com deflexão positiva, com duração maior que 0,5 s e amplitude geralmente maior que 75 µV, observadas principalmente na região central. Os fusos do sono têm origem talâmica e são disparos neuronais súbitos (0,5 a 1,5 s) compostos por uma sequência de ondas rápidas (frequência entre 11,5 e 14,5 Hz). Nesse estágio, acentua-se a atonia muscular e observa-se diminuição em variáveis cardiorrespiratórias e temperatura corporal. O estágio N2 corresponde a 45 a 50% do tempo total de sono em uma polissonografia normal.

- **Estágio N3.** Esse estágio caracteriza-se pela atividade delta (0,5 a 3 Hz e amplitude maior que 75 µV), compreendendo pelo menos 20% das épocas de análise. Por conta da natureza dessas ondas, esse estágio também é conhecido como sono de ondas lentas. O estágio N3 engloba os antigos estágio 3 e estágio 4. Observa-se, nesse estágio, aumento da atonia muscular, diminuição da temperatura corporal e aumento da secreção do hormônio do crescimento (GH). Além disso, no estágio N3, são observados os menores níveis de diversas variáveis cardiopulmonares (com destaque à pressão arterial e à frequência cardíaca), como resultado do aumento do tônus parassimpático. O estágio N3 corresponde aproximadamente a 20% de uma noite de sono normal.
- **Estágio REM.** O sono REM ocorre após o término de um episódio de sono NREM. Nesse estágio, há superficialização do traçado eletrencefalográfico em relação ao estágio N3, sendo caracterizado pela emergência do ritmo teta e de onda em dente de serra (2 a 6 Hz, observadas principalmente na região central). Por conta dessa superficialização, diferentemente do que é pensado em âmbito popular, o sono REM não é o estágio de sono mais profundo, sendo mais semelhante à vigília ou aos estágios N1 e N2. Esse estágio é marcado tanto por eventos tônicos (observados durante todo o período de sono REM) quanto por eventos fásicos (observados intermitentemente durante o sono REM). Os principais eventos tônicos são a atonia muscular, a dessincronização do traçado eletrencefalográfico e a perda do controle autonômico da temperatura. Os principais eventos fásicos são movimentos oculares rápidos, abalos musculares, taquicardia, taquipneia, ereções penianas, emergência de ondas ponto-genículo-occipitais e sonhos. Assim, diferentemente do que o nome desse estágio e o conhecimento popular sugerem, nem o REM, nem os sonhos ocorrem durante todos os episódios de sono REM. Em uma polissonografia normal, o sono REM ocupa cerca de 20 a 25% da noite.

## SONO E NEUROTRANSMISSORES

O sono é um fenômeno neuroquímico muito complexo, que envolve diversos neurotransmissores e muitas regiões encefálicas (sobretudo o sistema reticular ativador ascendente no tronco encefálico, o hipotálamo e o prosencéfalo basal). De modo similar, a fisiopatologia de muitos transtornos psiquiátricos envolve alterações na atividade de diferentes sistemas de neurotransmissão. Uma discussão aprofundada acerca da relação entre sono e neurotransmissão ultrapassa os interesses deste capítulo, e, para tal, fontes mais adequadas podem ser consultadas.[25,26] Ainda assim, é importante que se entenda resumidamente quais neurotransmissores são importantes para o sono e como agem, a fim de que se possa discutir nas sessões seguintes sua relação com os transtornos psiquiátricos. Os principais neurotransmissores relacionados ao sono e suas principais funções são resumidos na Tabela 23.1.

## MÉTODOS DE AVALIAÇÃO DO SONO E SEUS DISTÚRBIOS

O método padrão-ouro para a avaliação e o estagiamento do sono humano é a polissonografia. Como sugerido pelo nome, a polissonografia consiste no registro de diversas variáveis fisiológicas durante o sono. Em uma polissonografia-padrão, realiza-se eletrencefalografia (EEG), eletro-oculografia (EOG), eletromiografia (EMG) submentoniana e tibial anterior, eletrocardio-

**TABELA 23.1**
PRINCIPAIS NEUROTRANSMISSORES RELACIONADOS AO SONO E SUAS FUNÇÕES

| Neurotransmissor | Funções no ciclo sono-vigília |
|---|---|
| Acetilcolina | Promove dessincronização cortical. Atividade na vigília e no sono REM. |
| Adenosina | Propõe-se que o aumento das concentrações de adenosina extracelular, proveniente de diversas atividades metabólicas, iniba a atividade de células relacionadas à vigília, promovendo o sono. |
| Dopamina | Atividade constante ao longo do ciclo sono-vigília. Importante para a geração do sono REM. Privação de sono REM leva à supersensibilidade dopaminérgica. |
| GABA | Importante para a manutenção do sono de ondas lentas. Responsável pela inibição dos neurônios REM-*off* monoaminérgicos. |
| Hipocretina | Relacionada à vigília. Deficiência no sistema hipocretinérgico está relacionada à narcolepsia. |
| Histamina | Promove ativação cortical por meio de projeções advindas do núcleo tuberomamilar. |
| Noradrenalina | Atividade decrescente da vigília ao sono REM. Estimula ativação cortical e alerta comportamental, contudo não é determinante à indução de vigília. |
| Serotonina | Relacionada à geração do sono. O acúmulo de serotonina durante a vigília parece facilitar o início do sono. |
| Glutamato | Promove vigília por meio de neurônios que compõem o sistema ativador reticular ascendente (SARA), localizado no tronco encefálico. |
| Glicina | Responsável pela atonia muscular característica do sono REM. |

Fonte: Andersen e colaboradores.[27]

grafia (ECG) e avaliação de fluxo aéreo, esforço respiratório e saturação de oxigênio. Com base nesses registros, pode-se primariamente fazer o estagiamento do sono (de acordo com os estágios já descritos), por meio de EEG associada a EOG e EMG. Além disso, outros distúrbios do sono podem ser avaliados por meio da polissonografia, como os distúrbios respiratórios do sono, os movimentos periódicos dos membros, as parassonias, entre outros. A Tabela 23.2 resume algumas das variáveis mais importantes mensuradas em polissonografia.

Nem todos os distúrbios do sono podem ser diagnosticados por meio da polissonografia, visto que muitos dependem de diagnóstico clínico. A insônia e a síndrome das pernas inquietas são exemplos de distúrbios do sono cujo diagnóstico depende de critérios unicamente clínicos. Ainda assim, em alguns casos, o uso da polissonografia e de exames complementares pode ser adequado tanto para confirmação diagnóstica quanto para diagnóstico diferencial.

Questionários e escalas também são úteis para a medicina do sono, sobretudo para triagem e acompanhamento dos pacientes, ainda que não tenham valor diagnóstico. Os instrumentos mais comuns e amplamente aplicados na medicina do sono são a Escala de Sonolência de Epworth (para avaliação de sonolência excessiva diurna),[28] o Inventário de Qualidade de Sono de Pittsburgh (para avaliação de qualidade de sono),[29] o Questionário de Matutinidade e Vespertinidade de Horne e Ostberg e o Questionário de Cronotipo de Munique (para avaliação de cronotipo e preferência circadiana)[30,31] e o Índice de Gravidade de Insônia (para avaliação de insônia).[32] Outros questionários e escalas são empregados para fins mais específicos. (Para

**TABELA 23.2**
DEFINIÇÃO DE VARIÁVEIS MENSURADAS DURANTE A POLISSONOGRAFIA

| Variável | Definição |
|---|---|
| Latência para o sono | Tempo transcorrido entre o início do registro e o início do sono. |
| Latência do sono REM | Tempo transcorrido entre o início do sono e a primeira época de sono REM. |
| Densidade do sono REM | Quantidade de movimentos oculares rápidos compreendidos em um período de sono REM. |
| Tempo de registro | Tempo compreendido entre o início e o final do registro. |
| Tempo total de sono | Tempo efetivo de sono durante o registro. |
| Eficiência do sono | Porcentagem do tempo total de sono em relação ao tempo de registro. |
| Microdespertares | Superficialização do EEG, precedida por ao menos 10 segundos de sono. Devem ser acompanhados por aumento de tônus submentoniano associado ao sono REM. |

Fonte: Andersen e colaboradores.[27]

revisão sobre os principais questionários e escalas em medicina do sono, consultar Shahid e colaboradores.)[33]

Outros procedimentos também são úteis à medicina do sono, tanto para o diagnóstico de seus distúrbios quanto para acompanhamento clínico dos pacientes. Entre eles, destacam-se os testes objetivos como a actigrafia, o teste de múltiplas latências do sono e o teste de manutenção de vigília. Dosagens laboratoriais podem ser úteis como medidas complementares ao diagnóstico, como dosagens séricas de hematócrito, ferro e ferritina em casos de distúrbios do movimento, ou dosagem de hipocretinas liquóricas para diagnóstico diferencial entre narcolepsia do tipo 1 e 2. Por fim, a avaliação clínica do paciente provê dados de grande importância. (Para mais informações sobre métodos diagnósticos e de avaliação usados em medicina do sono, consultar Goldstein e Chervin.)[34]

## RELAÇÃO ENTRE SONO E PSIQUIATRIA

Ainda que o sono e a psiquiatria sejam diretamente conectados de diversas maneiras, o estudo da relação entre esses temas ganhou relevância apenas a partir do início do século XX, quando a medicina do sono começou a se estruturar tanto como área de pesquisa quanto como disciplina médica. Nessa época, diversos estudos foram conduzidos relacionando de modo detalhado o sono com comportamentos específicos, tanto em animais quanto em humanos. Salienta-se o clássico estudo de Dement,[35] que descreveu uma tríade comportamental decorrente da privação de sono REM, composta por ansiedade, déficit de atenção e impulsividade. Posteriormente, pesquisadores começaram a abordar a interação entre o sono e os transtornos psiquiátricos de forma específica.

É muito difícil traçar conclusões generalistas para a relação entre sono e psiquiatria. Devido à diversidade de transtornos psiquiátricos atualmente catalogados, cada um com seus mecanismos, fisiopatologia, fatores de risco, consequências e manifestações clínicas, é mais adequado traçar um perfil de sono relacionado a cada uma dessas condições. Além disso, o sono por si só é um fenômeno multifacetado, de modo que diferentes alterações do padrão e distúrbios do sono podem levar a consequências comportamentais distintas. A única generalização segura nesse campo diz respeito à clara bidirecionalidade da associação entre transtornos psiquiátricos e sono,[36] a qual se estende também para comportamentos ou condições psiquiátricas pontuais que não necessariamente caracterizam um transtorno (Fig. 23.3).

Com base nessa bidirecionalidade, pode-se entender que o sono influencia e é influenciado por condições psiquiátricas. Como evidência dessa relação, pode-se citar como exemplo a relação entre sono e ansiedade. Em indivíduos privados de sono, uma das manifestações mais evidentes é aumento transiente no comportamento de ansiedade (mais especificamente ansiedade-estado),[37,38] o qual se resolve tão logo o sono seja restabelecido. Nesse caso, há evidência de como manipulações do padrão normal de sono podem influenciar padrões comportamentais. Em contrapartida, todos os transtornos de ansiedade causam distúrbios do sono, em especial a insônia.[39] Nesse segundo caso, é possível observar como os transtornos psiquiátricos levam às alterações de sono.

Considerando a bidirecionalidade entre esses temas, e devido à etiologia difusa e às características distintas entre os diversos transtornos psiquiátricos e distúrbios do sono, as próximas seções abordam os principais transtornos psiquiátricos e seus efeitos sobre o sono, os principais distúrbios do sono de relevância psiquiátrica e, por fim, os efeitos psiquiátricos e comportamentais da privação e da restrição de sono.

## TRANSTORNOS PSIQUIÁTRICOS E SEUS EFEITOS SOBRE O SONO

Diversos transtornos psiquiátricos afetam o sono de alguma maneira, e é seguro afirmar que alterações no padrão de sono estão entre as manifestações clínicas mais comuns em toda a psiquiatria. Ainda assim, essas manifestações devem ser contextualizadas em cada transtorno psiquiátrico, visto que não há um perfil de sono único associado às psicopatologias (p. ex., as manifestações distintas relacionadas ao sono em um indivíduo diagnosticado com transtorno bipolar em suas fases depressivas e maníacas). Por fim, deve-se saber que não existem achados relacionados ao sono que sejam patognomônicos. Em verdade, cada transtorno psiquiátrico apresenta um perfil de sono característico composto por alterações polissonográficas e clínicas inespecíficas. De modo a explorar essa relação, esta seção aborda separadamente o sono em uma seleção de transtornos psiquiátricos.

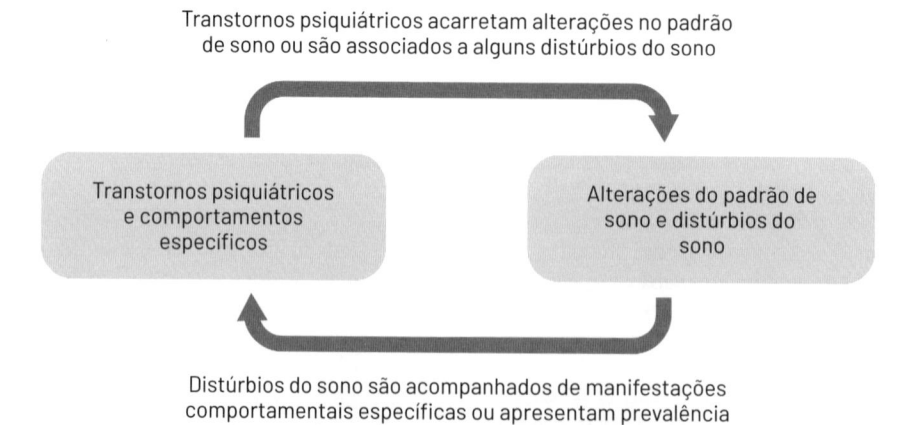

[ **FIGURA 23.3** ]
Bidirecionalidade da relação entre transtornos psiquiátricos e distúrbios do sono.

## TRANSTORNOS DO HUMOR

Pode-se afirmar que todos os transtornos do humor levam a alguma alteração no sono. Contudo, essas alterações são distintas conforme o transtorno considerado, podendo variar desde hipersonolência a insônia. A seguir, são apresentadas as alterações do sono nos principais transtornos do humor.

### TRANSTORNO DEPRESSIVO MAIOR

As principais alterações de sono associadas ao transtorno depressivo maior (TDM) dizem respeito aos ritmos circadianos, às queixas subjetivas de sono e à arquitetura de sono.

Em relação aos ritmos circadianos, são observadas alterações no padrão de secreção do GH e do cortisol.[36] O cortisol tem padrão de secreção associado à vigília e apresenta redução marcante em seus níveis plasmáticos associados ao adormecer e novo aumento em seus níveis associados ao despertar. Em indivíduos com TDM, observa-se aumento geral da secreção de cortisol, associado à diminuição da amplitude da curva de secreção circadiana desse hormônio. Quanto ao GH, em condições normais, esse hormônio tem sua secreção associada ao sono de ondas lentas, ao passo que, em indivíduos depressivos, observa-se diminuição das concentrações noturnas e aumento das concentrações diurnas.

As queixas de sono em pacientes depressivos variam desde insônia (cerca de 66%) até a hipersonolência (cerca de 15%)[36] e configuram-se como aspectos diagnósticos para o TDM, segundo a quinta edição do *Manual diagnóstico e estatístico de transtornos mentais* (DSM-5).[40] Adicionalmente, são comuns as queixas de cansaço e fadiga, bem como de despertar mais cedo que o habitual e incapacidade de retomar o sono, correspondendo à insônia de despertar precoce. A insônia é o distúrbio de sono mais prevalente entre os pacientes diagnosticados com TDM, acometendo cerca de 60% desses indivíduos.[41] Similarmente, cerca de 65% das pessoas que buscam tratamento para algum distúrbio do sono apresentaram ao menos um episódio depressivo nos últimos cinco anos.[42] Ainda assim, escores elevados de depressão podem ser observados em outros distúrbios do sono, como distúrbio da fase do sono avançada (83%), distúrbios do movimento (53%), apneia obstrutiva do sono (41%), distúrbio da fase do sono atrasada (41%), narcolepsia (37%) e parassonias (29%).[41]

Alterações polissonográficas são observadas em 40 a 60% dos pacientes com depressão, aumentando para 90% em pacientes institucionalizados.[36,40] O achado polissonográfico mais característico do TDM é a redução da latência do sono REM, ainda que esse não seja um fenômeno específico desse transtorno. Outros achados também são observados, ainda que bastante inespecíficos, englobando aumento da latência de sono, instabilidade do sono NREM, diminuição do sono de ondas lentas e aumento no tempo e na densidade de sono REM.[36]

Por fim, destaca-se o potencial antidepressivo da privação seletiva e aguda de sono REM, a qual leva a melhoras significativas nos sintomas em diversos estudos.[43,44] O motivo para esse efeito tem sido discutido, e a principal explicação é uma possível indução de um quadro transiente de mania, em vez de ação direta sobre os sintomas depressivos. Contudo, é necessário salientar que essa prática não deve ser empregada como abordagem terapêutica para o TDM, devido aos demais efeitos deletérios da privação de sono, à fugacidade dos efeitos benéficos e ao fato de que a falta de sono de modo crônico tem sido associada a aumento dos sintomas.

### DISTIMIA

De modo similar às características gerais da distimia, o padrão de sono é semelhante ao observado no TDM, mas em amplitude menor.[36] São observadas queixas de hipersonia e insônia, as quais são acompanhadas por diminuição no percentual de sono de ondas lentas, aumento da densidade de sono REM e diminuição da latência para sono REM. Também é percebido aumento no estágio N1, denotando superficialização de sono.

### TRANSTORNO BIPOLAR

No transtorno bipolar, as alterações de sono não são associadas ao transtorno, mas à fase do transtorno em que o indivíduo se encontra.[36] Durante a fase depressiva, as queixas e os achados polissonográficos são os mesmos descritos e referidos por indivíduos com TDM. Em contrapartida, a fase de mania é marcada por diminuição da necessidade de sono, de modo que o paciente pode dormir até quatro horas por noite sem apresentar queixas ou sensações subjetivas de fadiga ou cansaço. Observa-se diminuição no tempo total de sono e na porcentagem de sono de ondas lentas e menor eficiência de sono, sobretudo em comparação a indivíduos em fase depressiva. O mesmo padrão pode ser detectado em pacientes ciclotímicos.

## DEPRESSÃO PÓS-PARTO

Sob o ponto de vista fisiopatológico e diagnóstico, ainda se discute se a depressão pós-parto (DPP) é uma entidade clínica distinta ou se pode ser considerada a mesma condição observada no TDM, manifestada em um contexto específico. O DSM-5 não apresenta a DPP como um transtorno específico entre os transtornos depressivos, mas inclui um especificador para depressão de início próximo ao parto.[40]

Em relação ao sono, os sintomas da DPP e do TDM são realmente muito semelhantes, reforçando a visão apresentada pelo DSM-5. Contudo, como especificidade da DPP, nota-se que a baixa qualidade de sono durante a gestação pode ser um importante fator de risco. O sono durante a gestação difere bastante do observado tanto por mulheres não gestantes quanto por homens. Isso se deve a diversos fatores, tanto anatomofisiológicos quanto sociais. Do ponto de vista anatomofisiológico, pode-se mencionar noctúria e fluxo e frequência urinários maiores, enjoos, lombalgia, dificuldade para assumir posições habituais de sono, desconforto pelos movimentos fetais e cãibras como fatores importantes que levam à baixa qualidade de sono. Do ponto de vista social, a soma de demandas sociais, laborais e domésticas associadas ao sono insuficiente causado pelos fatores anatomofisiológicos já citados sujeita as mulheres a um sono de baixa qualidade durante a gestação, sobretudo no terceiro trimestre. Outros fatores também podem interferir na qualidade de sono da gestante, como a insônia e a apneia obstrutiva do sono, que podem ser mais frequentes nesse período.

Diversos estudos recentes demonstram que a baixa qualidade de sono durante a gestação, somada à restrição de sono, pode ser fator de risco para o desencadeamento da DPP.

## TRANSTORNO AFETIVO SAZONAL

Assim como a DPP, o transtorno afetivo sazonal (TAS), ou depressão sazonal, não é um diagnóstico catalogado no DSM-5. Contudo, há um especificador nos transtornos depressivos para padrão sazonal.[40] O TAS é caracterizado pela maior incidência em meses de outono e inverno, seguida de remissão na primavera e no verão.[45-49] A principal causa para o surgimento desse transtorno parece ser a falta de exposição à luz natural nos meses de inverno, razão pela qual o TAS é especialmente prevalente em países escandinavos. A sazonalidade do transtorno e sua íntima relação com a fotodisponibilidade fazem do TAS uma condição de interesse à cronobiologia.

Em comparação com o TDM, alguns sintomas e queixas associados ao TAS são diferentes. Enquanto, no TDM, os pacientes podem apresentar tanto hipersonia quanto insônia, pacientes com TAS queixam-se principalmente de hipersonia. Isso é provavelmente devido ao menor fotoperíodo, já que a ausência de luz é o principal estímulo para a secreção de melatonina, um hormônio diretamente relacionado à gênese do sono. De modo similar, pacientes com TDM podem apresentar tanto perda quanto ganho de peso, enquanto pacientes com TAS classicamente apresentam ganho de peso e aumento de apetite, sobretudo por carboidratos.

## TRANSTORNOS DE ANSIEDADE, TRANSTORNO OBSESSIVO-COMPULSIVO E TRANSTORNO DE ESTRESSE PÓS-TRAUMÁTICO

Os transtornos de ansiedade apresentam íntima relação com alterações de sono, tanto com sintomas autorrelatados quanto com o diagnóstico clínico de insônia. A insônia de início de sono e a insônia de manutenção são especialmente notadas. Insônia de despertar precoce também pode ser relatada, ainda que seja mais comumente associada ao TDM. Deve-se salientar que boa parte dos medicamentos utilizados no tratamento dos transtornos de ansiedade é hipnogênica. Dependendo da adequação ao medicamento (incluindo dosagem, meia-vida e biodisponibilidade), os pacientes podem apresentar sonolência residual. Assim, deve-se ter cuidado ao avaliar o sono em pacientes sob farmacoterapia, de modo a distinguir se os sintomas referidos são primários à ansiedade ou iatrogênicos.

Ainda que o DSM-5 tenha separado o transtorno obsessivo-compulsivo (TOC) e o transtorno de estresse pós-traumático (TEPT) da classificação de transtornos de ansiedade, suas manifestações relacionadas ao sono são muito similares, motivo pelo qual todos eles são discutidos aqui.

## TRANSTORNO DE ANSIEDADE GENERALIZADA

As queixas de sono em pacientes diagnosticados com transtorno de ansiedade generalizada (TAG) são muito comuns, sobretudo relacionadas à insônia e às suas manifestações (sono não reparador e fadiga). A comorbidade da insônia com o TAG é a maior entre todos os transtornos psiquiátricos,[50] destacando-se a insônia de início de sono e a insônia de manutenção. Embora todas essas características sejam altamente prevalentes e estejam listadas entre os critérios diagnósticos do TAG segundo o DSM-5, nenhuma delas é patognomônica ou específica dessa condição.[40]

Os achados polissonográficos também são inespecíficos, incluindo principalmente aumento da latência e diminuição da eficiência de sono.[51,52] Aumento do tempo em estágios N1 e N2, número de despertares e diminuição da porcentagem de sono REM também podem ser observados. Assim como para o TDM, o distúrbio do sono mais comum entre pessoas diagnosticadas com TAG é a insônia.[53-55]

## TRANSTORNO DE PÂNICO

As manifestações mais características relacionadas ao sono no transtorno de pânico são a insônia de início de sono e a insônia de manutenção de sono. Cerca de 68% dos pacientes com transtorno de pânico relatam dificuldade para adormecer, enquanto 77% relatam dificuldade para manter o sono adequadamente.[51,55] No caso da insônia de início de sono, esse padrão surge como resultado de ansiedade antecipatória e medo de experimentar um episódio de pânico durante a noite. Cerca de 60% dos indivíduos acometidos pelo transtorno de pânico apresentam pânico noturno, caracterizado por despertares abruptos geralmente localizados em transições entre estágios N2 e N3, associados a sintomas típicos da crise de pânico.[56,57] Após esse episódio, há aumento da latência de sono devido à hiperexcitabilidade causada pelo pânico. Raramente, ocorrem episódios de pânico no início do período de sono.

Em indivíduos com transtorno de pânico, além da insônia de início de sono, são referidos casos de alucinações hipnagógicas (ao dormir), paralisia do sono, terrores noturnos e sonambulismo.[58-60] Quanto à polissonografia, observa-se diminuição na eficiência do sono.

## TRANSTORNO DE ESTRESSE PÓS-TRAUMÁTICO

Assim como no transtorno de pânico, a insônia de início de sono é uma das principais alterações de sono observadas no TEPT, ainda que a insônia de manutenção também possa ocorrer. Nesse caso, a insônia surge por decorrência de ansiedade antecipatória de rememorar em pesadelos o episódio que desencadeou o trauma. Esse fenômeno é mediado por um condicionamento clássico do tipo aversivo, no qual estímulos neutros (p. ex., quarto, cama, rotina de dormir) são pareados com estímulos aversivos (p. ex., pesadelos), aumentando a latência de sono e, consequentemente, levando à insônia de início de sono. Sonhos associados ao evento desencadeador do trauma podem ser corriqueiros e estão associados a despertares ansiosos, hipervigilância e hiperexcitabilidade, perpetuando o quadro de insônia.

Em relação aos achados polissonográficos, destaca-se aumento do tempo em estágio N1, menos estágio N3 e maior densidade de sono REM.[61] Pode-se notar também diminuição na eficiência e no tempo total de sono, aumento no número e na duração dos despertares e aumento da latência de sono.[62] Menor tônus parassimpático durante tanto o sono REM quanto o NREM, aumento da atividade de ondas beta e diminuição da atividade delta, caracterizando uma condição de hiperexcitabilidade cortical e superficialização do sono, também estão presentes.

### TRANSTORNO OBSESSIVO-COMPULSIVO

No TOC, o principal relato de alteração de sono é a insônia de início de sono. Esse quadro é ocasionado por conta de obsessões e comportamentos compulsivos que podem ser associados ao sono ou ao momento de dormir. Logo, rotinas comportamentais podem se instalar, levando, por conseguinte, a aumento da latência de sono. Ainda assim, essa manifestação é circunstancial e não está presente em todos os indivíduos diagnosticados com TOC, apenas naqueles em que as obsessões ou compulsões estejam de algum modo relacionadas à rotina de dormir.

O padrão de sono de pacientes com TOC é muito similar àquele de indivíduos saudáveis, tanto na polissonografia quanto em avaliação subjetiva (p. ex., questionários). Alguns estudos relatam diminuição no tempo total de sono, na eficiência de sono e na latência para o sono REM e aumento no número de despertares.[39,63] Contudo, esses achados não são clássicos dessa condição, tampouco consistentemente replicados, sobretudo em casos com TDM comórbido.

## TRANSTORNOS DA PERSONALIDADE

Os transtornos da personalidade que parecem ter maior relação com alterações de sono são o transtorno da personalidade antissocial (TPAS) e o transtorno da personalidade *borderline* (TPB), ambos integrantes do grupo B de transtornos da personalidade segundo o DSM-5.[40] A avaliação do sono nessas condições é metodologicamente difícil, uma vez que muitos estudos consideram pacientes com apresentação comórbida dessas condições ou com outros transtornos psiquiátricos, por exemplo, o TDM. Assim, a diferenciação desses dois transtornos e a discussão de quais são os efeitos primários sobre o sono em cada caso devem ser feitas com cautela.

### TRANSTORNO DA PERSONALIDADE ANTISSOCIAL

Em avaliação subjetiva de sono, as principais queixas dos indivíduos com TPAS apontam para insônia de início de sono, aumento no número de despertares e sonolência excessiva diurna.[64,65] Outro achado importante é a baixa qualidade de sono, a qual parece diretamente correlacionada à impulsividade e à agressividade, características comuns no TPAS.[66]

Na polissonografia, nota-se diminuição do tempo de sono N2 e aumento do sono de ondas lentas, sobretudo o que se nomeava de estágio 4 de sono (épocas com mais de 50% de padrão delta de sono).[66,67] Assim como referido para a qualidade de sono, quanto mais graves forem os desvios de conduta e demais manifestações do indivíduo com TPAS, mais pronunciadas tendem a ser as alterações da arquitetura do sono. Deve-se notar que aumento do estágio 4 de sono (bem como do sono de ondas lentas como um todo) não é um achado específico do TPAS, mas comum em diversas condições que cursam com aumento de comportamento agressivo.[68]

### TRANSTORNO DA PERSONALIDADE *BORDERLINE*

O estágio de sono mais acometido no TPB é o REM. Em pacientes com TPB, são comuns a diminuição da latência e o aumento da densidade do sono REM, principalmente no primeiro ciclo de sono da noite.[69] O achado de diminuição da latência para sono REM pode ser relacionado à maior predisposição ao TDM. Adicionalmente, pacientes com TPB também podem apresentar diminuição no tempo total de sono, aumento no número de despertares e aumento da latência de sono.[12,64,67,69]

## ESQUIZOFRENIA

Alterações de sono em indivíduos diagnosticados com esquizofrenia são comuns, sendo observadas entre 30 e 80% dos pacientes. As queixas de insônia de início de sono e manutenção, despertares noturnos, sono superficial e aumento do tempo no leito são corriqueiras.[36,70] Além disso, distúrbios do ritmo circadiano são comuns, englobando inversão parcial ou completa do ciclo sono-vigília, padrão irregular de sono e apresentação de sono polifásico.[36]

Na polissonografia, as alterações de sono parecem dependentes da gravidade dos sintomas, do estágio da doença e do medicamento usado, sendo bastante diferentes entre indivíduos próximos do primeiro surto e aqueles em estágios crônicos.[36] Em pacientes em fase aguda, pode-se observar aumento da latência de sono, diminuição do sono de ondas lentas, diminuição da latência para sono REM e aumento da densidade de sono REM,[36,71] sendo as duas últimas especialmente associadas aos sintomas negativos.[72] Conforme a doença evolui e o tratamento farmacológico é implementado, o sono tende a melhorar, ainda que não a ponto de retomar o padrão normal.[73,74] Outra importante diferença diz respeito ao rebote de sono REM após privação, o qual é ausente em pacientes sob surtos agudos e aumentado em pacientes crônicos.[75,76]

Quanto aos distúrbios do sono, a prevalência de apneia obstrutiva do sono é maior em indivíduos com esquizofrenia. Contudo, essa não parece ser uma característica primária da doença, mas efeito colateral de alguns medicamentos. Alguns antipsicóticos atípicos têm efeitos metabólicos importantes, levando à resistência à insulina e à leptina, consequentemente predispondo ao ganho de peso e à obesidade. Considerando que a obesidade é o principal fator de risco para a apneia obstrutiva do sono, o ganho de peso decorrente do tratamento é o aspecto que melhor explica a alta prevalência de apneia obstrutiva do sono em pacientes com esquizofrenia.[36] A relação entre insônia e esquizofrenia também é muito conhecida, podendo ser a insônia um sintoma prodrômico aos surtos psicóticos.[51,52,77]

## TRANSTORNO DE DÉFICIT DE ATENÇÃO/HIPERATIVIDADE

O transtorno de déficit de atenção/hiperatividade (TDAH) parece impactar principalmente a qualidade de sono, sendo observada diminuição na porcentagem de sono de ondas lentas associada a queixas de sonolência excessiva diurna. É possível que essas condições não sejam primárias ao TDAH, mas derivadas de distúrbios do sono comórbidos.

A síndrome das pernas inquietas (SPI) apresenta forte associação com o TDAH, visto que sintomas de TDAH podem ser observados em até 25% dos adultos diagnosticados com SPI *versus* apenas 6% em indivíduos saudáveis ou insones.[78] Em crianças, tanto a SPI quanto o distúrbio dos movimentos periódicos dos membros (DMPM) são correlacionados ao TDAH, especialmente com o subtipo hiperativo-impulsivo.[79,80] Distúrbios respiratórios do sono e ronco também são comuns em crianças com TDAH do subtipo hiperativo-impulsivo.[80,81] Entre as crianças com TDAH, 50 a 76% apresentam algum distúrbio respiratório do sono.[82,83] Uma vez que tanto os distúrbios do movimento quanto a apneia obstrutiva do sono são condições que levam à fragmentação do sono e, consequentemente, à diminuição da qualidade de sono, a alta prevalência desses quadros no TDAH pode explicar as queixas e os achados de sono comumente referidos nesses pacientes, principalmente baixa qualidade de sono e sonolência diurna.[36] Quantos aos achados polissonográficos, nota-se apenas aumento no tempo de estágio N3 em indivíduos com TDAH.[84]

Estudos recentes apontam a apneia obstrutiva do sono e outros distúrbios do sono como diagnóstico diferencial do TDAH infantil.[85] Em crianças, a apneia obstrutiva do sono cursa com um padrão externalizante de comportamento composto por agressividade, impulsividade e outras manifestações que podem ser tomadas como compatíveis com o TDAH.[81,86] Considerando que a principal causa de apneia obstrutiva do sono em crianças é a hipertrofia de adenoides e amígdalas, a abordagem cirúrgica costuma ser eficaz no tratamento dos sintomas respiratórios, melhorando também as manifestações comportamentais.[87-89]

## TRANSTORNOS ALIMENTARES

Relações importantes entre os transtornos alimentares e alterações no padrão de sono têm sido relatadas na literatura. Deve-se atentar ao diagnóstico diferencial em relação ao transtorno alimentar de sono, uma parassonia em que o paciente apresenta despertares frequentes e se mostra incapaz de retomar o sono antes de comer ou beber.

## ANOREXIA NERVOSA

Achados polissonográficos em pacientes com anorexia nervosa apontam para sono fragmentado e superficial, evidenciado por diminuição no tempo total de sono e na eficiência do sono, redução no tempo de estágio N3 e aumento do tempo de estágio N1. Esses resultados estão de acordo com o estado de hiperexcitabilidade em que esses pacientes geralmente se encontram. Quanto às queixas subjetivas de sono, relatos de baixa qualidade de sono podem ser comuns, ainda que não sejam específicos da anorexia nervosa.

## BULIMIA NERVOSA

Os pacientes com bulimia nervosa tendem a se alimentar em excesso à noite e dormir pela manhã. Também são comuns relatos subjetivos de sonolência após alimentação em padrão *binge*. Parassonias, como o sonambulismo, também têm sido descritas em prevalência aumentada em pessoas com bulimia nervosa.[36] Os resultados polissonográficos nesses pacientes não diferem muito do normal, embora um aumento na densidade de sono REM no primeiro ciclo de sono possa ser observado.

## DISTÚRBIOS DO SONO E SEUS EFEITOS PSIQUIÁTRICOS E COMPORTAMENTAIS

Dando seguimento à abordagem bidirecional da relação entre sono e transtornos psiquiátricos, esta seção aborda os distúrbios do sono como doenças primárias e suas associações com transtornos psiquiátricos e alterações comportamentais. Para a abordagem dos distúrbios do sono, emprega-se aqui a nomenclatura utilizada na *Classificação internacional dos distúrbios do sono* (ICSD). Os principais distúrbios catalogados nessa classificação são apresentados no Quadro 23.1.

## INSÔNIAS

Para a abordagem correta da insônia, deve-se primeiramente distinguir o que é o distúrbio de insônia e o comportamento de insônia. A insô-

**QUADRO 23.1**
PRINCIPAIS DISTÚRBIOS DO SONO

**I. Insônias**
- Insônia aguda
- Insônia crônica

**II. Distúrbios respiratórios de sono**
- Apneia obstrutiva do sono, adulto
- Apneia obstrutiva do sono, pediátrica
- Apneia central causada pelo padrão de respiração de Cheyne-Stokes
- Apneia central causada pela respiração periódica de alta altitude
- Apneia central primária
- Apneia primária da infância e prematuridade
- Síndromes da hipoventilação/hipoxemia do sono

**III. Hipersonias de origem central**
- Narcolepsia (tipo 1 e 2)
- Hipersonia idiopática
- Síndrome de Kleine-Levin

**IV. Distúrbios do ritmo circadiano**
- Distúrbio da fase do sono atrasada
- Distúrbio da fase do sono avançada
- Ritmo irregular do sono-vigília
- Distúrbio do tipo livre-curso (não sincronizado)
- Distúrbio de *jet lag*
- Distúrbio do trabalho de turno

**V. Parassonias**
- Despertar confusional
- Sonambulismo
- Terror noturno
- Distúrbio comportamental do sono REM
- Pesadelos
- Distúrbio do comer relacionado ao sono

**VI. Distúrbios do movimento relacionados ao sono**
- Síndrome das pernas inquietas
- Distúrbio dos movimentos periódicos dos membros
- Bruxismo relacionado ao sono

Fonte: AASM[20] e Andersen e colaboradores.[27]

nia como distúrbio do sono é uma entidade clínica bem-caracterizada, cujos critérios diagnósticos são unicamente clínicos e dependem de relatos recorrentes de dificuldade ou incapacidade de dormir ou despertar precoce por pelo menos três vezes por semana ao longo dos últimos três meses, mediante oportunidade adequada para dormir. A prevalência dessa condição é de 15 a 30%.[90] Em contrapartida, o sintoma ou a queixa de insônia se refere unicamente ao relato de incapacidade de dormir, independentemente de gravidade, frequência ou recorrência. Por essas características, a prevalência de sintomas de insônia é provavelmente de 100% ao ano (em outras palavras, todos os indivíduos apresentam queixa de dificuldade de dormir ao menos uma vez ao ano). Essas características fazem da insônia tanto o distúrbio do sono quanto o sintoma de sono mais prevalentes na psiquiatria, sendo intimamente relacionados a diversos transtornos psiquiátricos.

Segundo a ICSD, existem apenas dois tipos de insônia diagnosticáveis: insônia aguda e insônia crônica. Ainda assim, outros tipos de insônia ou apresentações clínicas da insônia também podem ser discutidos. Primeiramente, pode-se classificar a insônia de acordo com o momento em que a falta de sono incide. Nesse caso, a insônia pode ser classificada como de início de sono, de manutenção e de despertar precoce. Outras apresentações clínicas da insônia são clinicamente categorizadas, ainda que não estejam mais descritas na última edição da ICSD, como a insônia psicofisiológica e a insônia paradoxal. A insônia psicofisiológica é caracterizada como insônia comportamental primária, caso em que a associação com outros transtornos psiquiátricos, como o TAS, não é condicional. Nesses casos, fatores fisiológicos, psicológicos e má higiene do sono podem agir como perpetuadores do distúrbio.[91,92] De certo modo, a insônia psicofisiológica é aprendida, mediante processos de condicionamento clássico e aversivo. Por exemplo, a simples expectativa de uma noite ruim pode acarretar insônia, promovendo a associação da cama, do quarto e de todo o ambiente com a incapacidade de dormir. Nesse caso, a atenção excessiva ao próprio sono e a intenção consciente da necessidade de dormir são cronificadores e perpetuadores da insônia (explicação chamada de modelo atenção-intenção da insônia).[92,93] A insônia paradoxal, também denominada insônia de má percepção, é caracterizada por queixas de sono não reparador ou relato de incapacidade de dormir, embora não haja quaisquer alterações no tempo total de sono ou outras variáveis polissonográficas que possam confirmar a insônia. Desse modo, conclui-se que o paciente apresenta má percepção de seu sono, considerando o despareamento entre relato subjetivo e achados objetivos.[92]

As queixas de insônia são especialmente frequentes nos transtornos do humor e de ansiedade. No caso de transtornos do humor, os relatos de insônia de despertar precoce são comuns. Já nos transtornos de ansiedade, queixas de insônia de início de sono e despertar precoce são mais frequentes, embora a causa possa variar, dependendo das características do transtorno em questão. Por exemplo, a insônia pode ser devida aos rituais de início de sono no TOC, às expectativas relacionadas ao sono no TAG, ao receio de que episódios de pânico ocorram durante o sono no transtorno de pânico e ao medo de pesadelos que remetam ao evento desencadeador no TEPT.

## APNEIA OBSTRUTIVA DO SONO

A síndrome da apneia obstrutiva do sono (SAOS) é o distúrbio respiratório de sono mais comum, acometendo cerca de 30% dos indivíduos na cidade de São Paulo, considerando todos os seus níveis de gravidade.[94] Essa síndrome é caracterizada por obstruções recorrentes das vias áreas superiores, levando a superficialização e fragmentação do sono, além de diminuição do tempo de sono de ondas lentas e sono REM. A obstrução tem etiologia variada, sendo a obesidade, o sexo masculino e o envelhecimento os principais fatores de risco.

A SAOS também é o distúrbio respiratório do sono com relações mais bem estabelecidas com comorbidades cognitivas e comportamentais. Esses efeitos podem ser consequência da fragmentação de sono característica da apneia, bem como da hipoxia intermitente e da sonolência excessiva diurna. É necessário destacar os relatos de prejuízo de memória, concentração e atenção,[95-97] motivo pelo qual os índices de acidentes automobilísticos são tão maiores entre pacientes apneicos em comparação aos não apneicos.[7,98] Aumentos em relatos e escores de agressividade e irritabilidade também são associados à SAOS.[64] Essa relação é observada sobretudo em crianças, cujo comportamento agressivo é notadamente mais pronunciado.[99,101] Em crianças, o tratamento cirúrgico da SAOS é capaz de resolver quase completamente os sintomas tanto respiratórios quanto comportamentais.[102,103]

O TDM é o transtorno psiquiátrico mais intimamente relacionado à SAOS, sendo possível considerar que sintomas depressivos são manifestações clínicas típicas desse distúrbio respiratório.[104] A prevalência do TDM é elevada entre pacientes apneicos, ainda que os valores variem entre 20 e 63% em diferentes estudos, podendo ser consideravelmente diminuída mediante tratamento com pressão aérea contínua positiva (CPAP).[104] Existem também relatos que associam a SAOS com ansiedade, pânico e episódios psicóticos.[104]

## NARCOLEPSIA

A narcolepsia é um distúrbio neurológico do sono bastante raro, cuja prevalência relatada varia de 25 a 50 casos a cada 100 mil habitantes,[105-107] causado pela morte e cessação da atividade de neurônios secretores de hipocretinas (ou orexina) no hipotálamo lateral. Esse distúrbio é caracterizado por uma tétrade de sintomas, composta por sonolência excessiva diurna, paralisia do sono, alucinações hipnagógicas e cataplexia.[105] Os pacientes apresentam latência para sono REM extremamente diminuída, tanto durante a avaliação polissonográfica quanto durante o dia (mediante teste de latências múltiplas do sono). A incidência dos sintomas de paralisia do sono, alucinações e cataplexias pode ser compreendida como intrusões do sono REM durante a vigília. A cataplexia, sintoma característico, mas não condicional, da narcolepsia, costuma ser desencadeada por situações de carga emocional positiva forte.[105] Em alguns casos não convencionais em que o componente alucinatório é proeminente, pode ser estabelecido erroneamente o diagnóstico de esquizofrenia em pacientes narcolépticos. Douglas e colaboradores[108] descrevem uma série de casos em que pacientes se mostraram não responsivos à terapia antipsicótica convencional e que posteriormente responderam bem à terapia-padrão para a narcolepsia, com remissão do componente alucinatório.

Devido às consequências da narcolepsia, sobretudo a sonolência excessiva diurna, os pacientes estão sujeitos a baixa qualidade de vida e grande estigma social.[105,109] Déficits de alerta e atenção são uma consequência primária da doença, sujeitando os pacientes a riscos laborais e acidentes,[105,110-112] embora esse risco possa ser comparável ao de indivíduos hígidos mediante tratamento adequado. Déficits cognitivos e de memória também são relatados, embora a causa divirja entre déficit cognitivo primário ou inabilidade de permanecer acordado e sustentar a atenção.

Estima-se que cerca de 60% dos pacientes com narcolepsia apresentem algum transtorno psiquiátrico.[113] A comorbidade psiquiátrica mais prevalente é a ansiedade social, presente em 21% das pessoas que apresentam o distúrbio, refletindo o estigma social ao qual esses indivíduos estão sujeitos.[109] Destaca-se também o TDM (17%), o transtorno de pânico (12,5%) e o TAG (5,5%).[109] A prevalência da esquizofrenia varia consideravelmente entre os estudos, oscilando entre 0 e 14%.[104] Um estudo com casos de narcolepsia pós-vacinação para H1N1 em crianças indicou prevalência aumentada de TDAH do tipo desatento (29%), TDM (20%), TAG (10%) e transtorno de oposição desafiante (7%), demonstrando que a relação da narcolepsia com comorbidades neurocomportamentais pode ser ainda maior nessa população.[114]

## DISTÚRBIOS DO MOVIMENTO

Os principais distúrbios do movimento com alguma relação com a psiquiatria descritos na literatura são o DMPM, a SPI e o bruxismo, abordados a seguir. Ainda que sejam distúrbios independentes, a SPI e o DMPM são altamente comórbidos e compartilham as mesmas causas e fatores de risco, de modo que 80% dos indivíduos com SPI também apresentam DMPM.[115]

## SÍNDROME DAS PERNAS INQUIETAS

Diferentemente do DMPM e da maioria dos distúrbios do sono, a SPI tem seus sintomas concentrados durante o período de vigília. Nessa síndrome, os pacientes referem parestesia nas pernas ao final do dia, sobretudo à noite antes do horário de dormir, acompanhada por intenso desejo e urgência de movimentar os membros inferiores. Essas sensações acabam por aumentar a latência do sono. Nota-se também importante diminuição do tempo total de sono, levando, consequentemente, a sonolência excessiva e déficits na capacidade funcional durante o dia.[104] A SPI é altamente prevalente em indivíduos diagnosticados com transtorno de pânico, provavelmente devido a alterações dopaminérgicas comuns.[51,116] Por fim, pacientes com SPI são 13 vezes mais propensos a apresentar TDM.

## DISTÚRBIO DOS MOVIMENTOS PERIÓDICOS DOS MEMBROS

O DMPM é caracterizado por episódios de contração ou abalo muscular de 0,5 a 5 s de duração, intervalados por períodos de 5 a 90 s. Esses abalos têm como principal efeito a fragmentação de sono, levando a diminuição da qualidade de sono e aumento da sonolência excessiva diurna.

A prevalência do DMPM é maior em pacientes com TDAH, TEPT e pesadelos recorrentes. Adicionalmente, há aumento em escores de ansiedade e depressão nesses pacientes. Em contrapartida, a prevalência de DMPM é menor em pacientes diagnosticados com esquizofrenia. Esse dado é explicado pela potencialização da transmissão dopaminérgica na via nigroestriatal na esquizofrenia, a qual tem atividade diminuída em pacientes com DMPM.

## BRUXISMO

O bruxismo do sono tem sido associado a doença de Parkinson, distúrbio de comportamento do sono REM e diversas síndromes que cursam com deficiência intelectual. Também é observado o bruxismo do sono associado ao uso e à retirada de substâncias de abuso, como álcool, cafeína, nicotina, anfetaminas, cocaína, além de inibidores seletivos da receptação de serotonina (ISRSs).

## DISTÚRBIOS DO RITMO CIRCADIANO

Distúrbios do ritmo circadiano são um grupo de condições clínicas que implicam alteração do ritmo circadiano, consequentemente afetando o sono. Em geral, esses distúrbios levam a efeitos comportamentais, como diminuição do alerta, da atenção e da concentração. Em parte, esses sintomas surgem como resultado do despareamento entre os padrões de sono fisiológicos de um indivíduo com sua rotina (por vezes nomeado de *jet lag* social). Eles podem ser categorizados em distúrbios de causa intrínseca (o tipo livre-curso, o ritmo irregular e os distúrbios da fase do sono atrasada ou avançada) e distúrbios de causa extrínseca (como o *jet lag* e o trabalho de turno).

### DISTÚRBIO DE *JET LAG*

O distúrbio de *jet lag* é fruto do desajuste fisiológico mediante viagens transmeridionais, condições em que parâmetros fisiológicos estão configurados às rotinas e aos horários do local de origem, estando descompassados em relação à rotina e aos horários do local de destino. Os efeitos são diretamente proporcionais ao número de fusos horários atravessados entre origem e destino e são mais pronunciados em profissionais cronicamente expostos a essas circunstâncias – por exemplo, funcionários de equipes de voo em companhias aéreas, que, além do distúrbio de *jet lag*, também muitas vezes estão sob efeitos do distúrbio do trabalho de turno. Os sintomas primários do distúrbio de *jet lag* incluem sonolência excessiva diurna e insônia, associadas a disforia, anergia, apatia, irritabilidade, ansiedade e quadros psicossomáticos em geral.

Há importante relação do distúrbio de *jet lag* com a esquizofrenia e os transtornos do humor. Em relação à esquizofrenia, o distúrbio de *jet lag* pode ser tratado como gatilho para o primeiro evento psicótico. As mudanças ambientais abruptas somadas aos efeitos próprios do distúrbio de *jet lag* podem agir como propulsor de suscetibilidade à crise.[104]

Quanto aos transtornos do humor, nota-se que os efeitos dependem das características da viagem que desencadeou o distúrbio de *jet lag*. Em geral, viagens ao oeste (p. ex., viajar à Califórnia ou ao Chile) tendem a precipitar sintomas depressivos, enquanto viagens ao leste (p. ex., viajar à Europa) costumam predispor a sintomas de mania.[104,117,118] Viagens ao leste implicam adiantamento de fase, condição mais dificilmente adaptável do que o atraso de fase observado em viagens ao oeste, acarretando maior privação de sono.

### DISTÚRBIO DA FASE DO SONO ATRASADA

Pessoas acometidas por esse distúrbio apresentam atraso em seu ritmo circadiano, tendendo a dormir e acordar consideravelmente mais tarde do que a média populacional. O despareamento dessa tendência com a rotina social e laboral predispõe a uma condição crônica de restrição de sono e, consequentemente, ao aumento dos relatos de sonolência excessiva diurna, bem como irritabilidade e baixo desempenho profissional.[104] Existem relatos associando indivíduos acometidos por essa condição a características depressivas, introversão e hipocondria.[119] Quanto ao TDM, calcula-se que 75% dos pacientes com distúrbio da fase do sono atrasada apresentam ou já apresentaram o transtorno.[120]

### DISTÚRBIO DA FASE DO SONO AVANÇADA

Oposto ao distúrbio da fase do sono atrasada, o distúrbio da fase do sono avançada é caracterizado pela preferência por dormir e despertar mais precoces do que a média populacional. Nesse caso, a possibilidade de despareamento com rotinas sociais e laborais é consideravelmente menor, diminuindo as queixas de sonolência diurna e a privação de sono.[104] Deve-se atentar a esse distúrbio como diagnóstico diferencial de insônia de despertar precoce e depressão. Ainda que o indivíduo diagnosticado com o distúrbio da fase do sono avançada costume dormir horas mais cedo do que a média populacional, ele não refere vontade de continuar dormindo ou incapacidade de dormir.

## PARASSONIAS

As parassonias são definidas como manifestações ou alterações comportamentais durante o sono. Por conta dessa definição, trata-se de um tema de grande interesse à interface entre sono e psiquiatria. As parassonias podem ser classificadas entre as relacionadas ao sono NREM e as relacionadas ao sono REM. Muitas vezes, as parassonias apresentam caráter benigno, sobretudo na infância, e tendem a regredir espontaneamente conforme o indivíduo chega à vida adulta.

### PARASSONIAS DO NREM

As parassonias do NREM caracterizam-se por despertares parciais durante o sono de ondas lentas, associados a atividade motora súbita e comportamentos específicos. Os três principais distúrbios dessa categoria são o sonambulismo (atividade motora e locomoção associadas ao sono), o terror noturno (sudorese, palidez e expressão de medo associadas a um despertar) e o despertar confusional (desorientação ao despertar). Outras parassonias associadas ao sono NREM não definidas clinicamente por completo ou devidamente catalogadas incluem o soniloquio (fala ao dormir), a sexsonia (atividade sexual associada ao sono), o distúrbio alimentar do sono e a enurese noturna. Como características comuns, essas parassonias apresentam caráter benigno, são geralmente associadas à infância e tendem a remitir após essa etapa (embora casos persistentes ou novos possam ocorrer na adolescência e na vida adulta). Além disso, ainda que possam ser manifestações comportamentais complexas, baseiam-se em comportamentos humanos bastante básicos, tais como comportamento agressivo, social, alimentar e sexual, sem relação condicional com o conteúdo dos sonhos (como no distúrbio comportamental do sono REM).[121]

Geralmente, são observados comportamentos agressivos associados às parassonias do sono NREM. Essas manifestações são involuntárias, inconscientes e não direcionadas, sendo produzidas como reflexo ao contato ou à proximidade em relação ao parceiro de cama ou outros indivíduos. Em outras palavras, as parassonias do sono NREM em geral não são primariamente de caráter agressivo; o comportamento agressivo surge como reação a um despertar parcial associado ao mau processamento de informações ambientais.[122] Por exemplo, em um episódio de sonambulismo, um indivíduo pode reagir agressivamente por despertar em um ambiente diferente do local onde dorme. Por conta dessas características, sugere-se que os sonâmbulos sejam conduzidos de volta ao leito de maneira cautelosa, evitando-se atos agressivos reflexos e acidentes.[122]

## DISTÚRBIO COMPORTAMENTAL DO SONO REM

Nesta parassonia, observa-se intermitentemente a perda da atonia muscular característica do sono REM. Mediante tal alteração, e geralmente associada à atividade onírica, indivíduos com esse distúrbio costumam apresentar atividade motora elaborada acompanhando os sonhos. Em outras palavras, indivíduos diagnosticados com o distúrbio comportamental do sono REM acabam por atuar nos próprios sonhos. Assim, diferencia-se a manifestação motora do distúrbio comportamental do sono REM em relação às parassonias do NREM é o fato de estas últimas não serem reflexas e serem mais elaboradas, podendo ser direcionadas a pessoas ou objetos.[121] Ainda assim, ressalta-se que este é um distúrbio raro, e, mesmo em pessoas diagnosticadas, sua manifestação é bastante esporádica.[123] Homens acima dos 60 anos são mais propensos a desenvolver o distúrbio comportamental do sono REM.

O distúrbio comportamental do sono REM é comum em diversas condições de interesse psiquiátrico e neurológico, tais como as sinucleopatias com formação de corpos de Lewy, a atrofia olivopontocerebelar, a paralisia supranuclear progressiva, a doença de Machado-Joseph, a síndrome de Shy-Drager, a esclerose múltipla e a narcolepsia.[121] Todavia, a principal associação dessa parassonia é com a doença de Parkinson. Em geral, as manifestações do distúrbio comportamental do sono REM parecem anteceder as manifestações motoras clássicas da doença de Parkinson, motivo pelo qual se cogita que ambas apresentem fisiopatologia comum.[124]

## PESADELOS

Sonhos esporádicos ou isolados de caráter emocional, angustiante ou amedrontador não devem ser considerados uma entidade clínica ou um distúrbio, tampouco requerem tratamento. Todavia, conforme esses pesadelos se tornam recorrentes, associam-se a um despertar e comprometem o funcionamento social, laboral ou comportamental de um indivíduo, deve-se considerar o diagnóstico de distúrbio de pesadelos (ou distúrbio ansioso relacionado aos sonhos), categorizado na ICSD como uma parassonia associada ao sono REM. Esse distúrbio é comum em indivíduos com TEPT,[51,125] geralmente em pesadelos associados ao sono REM[126] e que remetem ao evento gerador do trauma. Pode também ser precipitado por substâncias de ação dopaminérgica, retirada de benzodiazepínicos (BZDs) e outros agentes supressores do sono REM.

## ALUCINAÇÕES NOTURNAS

Englobam tanto as alucinações hipnagógicas quanto as hipnopômpicas, que ocorrem respectivamente no início do sono e após um despertar (em geral após o sono REM). Essas alucinações costumam ser visuais, ainda que manifestações de outras naturezas sensoriais possam ocorrer. Em geral, são tomadas como descompasso entre o sono REM e a vigília, sendo compreendidas como persistência, intrusão ou antecipação da atividade onírica em relação ao despertar. Embora essas alucinações sejam comuns em diversas doenças neurológicas, psiquiátricas e narcolepsia, não constituem *per se* um distúrbio.

# PRIVAÇÃO DE SONO

O termo "privação de sono" se refere genericamente a diversas condições que implicam diminuição da qualidade e quantidade de sono e envolvem a privação de sono total, a restrição de sono e a fragmentação de sono. Todas essas condições podem ser moduladas conforme a cronicidade (aguda ou crônica), a seletividade (englobando todos os estágios de sono ou específicos a algum estágio) e a voluntariedade (voluntária ou induzida).

A privação de sono é capaz de promover alterações comportamentais importantes, mesmo que não estejam associadas a qualquer transtorno psiquiátrico ou distúrbio do sono. Essas alterações são demonstradas desde a condução de um estudo clássico de William Dement, no qual a privação específica de sono REM foi capaz de gerar uma tríade comportamental composta por ansiedade, falta de atenção e agressividade.[35] Em geral, essas alterações são lábeis e transientes, durante apenas o período em que a privação de sono é sustentada, e remitem assim que o sono é restabelecido. A seguir, são resumidamente listados alguns comportamentos e aspectos cognitivos relacionados à privação de sono, advindos de pesquisas tanto em humanos quanto em modelos animais.

## ATENÇÃO

O déficit nos níveis de atenção e a incapacidade de manter a atenção sustentada talvez sejam as consequências mais evidentes da privação de sono.[3,4,6,127-130] Em verdade, qualquer condição que curse com alteração da quantidade ou qualidade de sono tende a gerar um quadro de sonolência excessiva diurna, a qual está intimamente ligada à falta de atenção. Esses resultados mostram-se em diversos subdomínios ou modos de mensuração da atenção, tais como atenção sustentada, atenção psicomotora, atenção visual, visão periférica, entre outros. Tais efeitos são o principal mediador da alta relação entre privação de sono (muitas vezes secundária a algum distúrbio do sono) e acidentes laborais e automobilísticos.[7,98,111,131-36] Resultados similares são observados também em relação à memória de trabalho, visto que as áreas cerebrais associadas a essa função são basicamente as mesmas envolvidas na atenção.

## MEMÓRIA

Diversas evidências tanto em pesquisa clínica[137-139] quanto pré-clínica[140-142] demonstram o efeito negativo da privação de sono nas memórias explícitas.[143-145] Contudo, muitas lacunas no entendimento dessa relação ainda existem. Entre elas, questiona-se quais os papéis do sono na neurobiologia da memória, quais processos de memória são afetados pela falta de sono (principalmente aquisição, consolidação e evocação), quais estágios de sono são mais importantes nessa relação (REM ou NREM) e quais mecanismos neurobiológicos estão envolvidos.

## ANSIEDADE

A privação de sono é classicamente associada a aumento dos níveis de ansiedade em humanos,[35] e diversos estudos recentes corroboram essa relação,[146-150] a qual foi confirmada por meio de uma metanálise recente, que atestou aumento significativo do comportamento de ansiedade (ansiedade-estado) devido à privação de sono.[37,38] Com outros efeitos (incluindo impulsividade e falta de atenção), o aumento de ansiedade é responsável por boa parte das consequências laborais e acidentes causados pela privação de sono. Curiosamente, outra metanálise sobre a relação entre privação de sono e ansiedade em modelos animais demonstrou que roedores apresentam comportamento de ansiedade como resultado da privação de sono.[151] Contudo, nesse caso, a interpretação correta não é a de que os resultados em roedores sejam opostos aos observados em humanos, mas que a maioria dos experimentos pré-clínicos emprega modelos com baixa sensibilidade e validade translacional, gerando dados com baixa validade externa.

## COMPORTAMENTO MATERNO

O comportamento materno no ser humano parece bastante afetado pela privação e baixa qualidade de sono durante a gestação.[152-154] Diversos estudos confirmam essa relação, associando alterações de sono à incidência ou à piora dos sintomas da DPP.[155-158] Curiosamente, estudos em animais falharam em demonstrar o mesmo resultado.[159-161] A disparidade dos resultados entre humanos e animais aponta para a importância de fatores além dos neurobiológicos nessa relação. Hipotetiza-se que o contexto sociocultural em que a mulher está inserida durante a gestação, durante a qual há sobreposição de demandas sociais, laborais e domésticas, somado à privação de sono própria desse período, possam ser o fator predisponente à DPP.

## COMPORTAMENTO AGRESSIVO

Em geral, a privação de sono é capaz de aumentar os níveis de agressividade e comportamentos antissociais.[64] Em animais de experimentação, essa relação já está bem estabelecida, sabendo-se que a privação de sono (tanto total quanto específica ao sono REM) é capaz de aumentar o comportamento predatório,[162] agressivo defensivo[159,161,163] e agressivo ofensivo.[164] Além disso, a privação de sono pode potencializar a agressividade já observada em outros contextos, tais como em crises de pânico,[165,166] mediante uso de agentes dopaminérgicos[167,168] e substâncias de abuso.[169-172] A primeira evidência dessa relação em seres humanos vem de Dement,[35] mas outros estudos estão corroborando esses dados.[173,174] Em contrapartida, alguns estudos com privação de sono experimental observam a diminuição do comportamento agressivo reativo em homens, correlacionando-a à redução dos níveis plasmáticos de testosterona.[175,176] Por fim, alguns estudos estão relacionando a violência doméstica à privação e à baixa qualidade de sono.[177,178]

## COMPORTAMENTO SEXUAL

Em roedores, diversas evidências apontam para o aumento da motivação, mas diminuição do desempenho sexual, tanto em machos quanto em fêmeas.[179-181] Em seres humanos, essa relação ainda não está bem estabelecida, mas as discussões apontam para resultados similares, mediados por alterações hormonais.[182,183]

## CONSIDERAÇÕES FINAIS

A psiquiatria e a medicina do sono apresentam diversos pontos de contato, como se expôs ao longo deste capítulo. Trata-se de uma interação complexa, devido à diversidade de distúrbios do sono e transtornos psiquiátricos, bem como às várias peculiaridades e complexidade de ambos os temas. Salienta-se, ainda, como fator complicador, a ausência de achados patognomônicos, tornando necessária uma abordagem completa e detalhada de todo o perfil de sono associado a determinado transtorno psiquiátrico.

Devido à relação entre esses temas, encoraja-se que psiquiatras busquem cada vez mais formação e conhecimento em medicina do sono, de modo a compreender as manifestações e queixas que podem ser eventualmente apresentadas por seus pacientes. De modo similar, profissionais de medicina do sono devem entender os aspectos psiquiátricos associados a sua prática, a fim de alcançarem maior compreensão a respeito de comportamentos e transtornos psiquiátricos subjacentes aos distúrbios do sono.

## REFERÊNCIAS

1. Cardinali DP. Autonomic nervous system: basic and clinical aspects. New York: Springer; 2017.
2. Banks S, Dinges DF. Behavioral and physiological consequences of sleep restriction. J Clin Sleep Med. 2007;3(5):519-28.
3. Chee MW, Tan JC. Lapsing when sleep deprived: neural activation characteristics of resistant and vulnerable individuals. Neuroimage. 2010;51(2):835-43.
4. Doran SM, Van Dongen HP, Dinges DF. Sustained attention performance during sleep deprivation: evidence of state instability. Arch Ital Biol. 2001;139(3):253-67.
5. Heaton KJ, Maule AL, Maruta J, Kryskow EM, Ghajar J. Attention and visual tracking degradation during acute sleep deprivation in a military sample. Aviat Space Environ Med. 2014;85(5):497-503.
6. Lim J, Dinges DF. Sleep deprivation and vigilant attention. Ann N Y Acad Sci. 2008;1129:305-22.

7. Findley LJ, Unverzagt ME, Suratt PM. Automobile accidents involving patients with obstructive sleep apnea. Am Rev Respir Dis. 1988;138(2):337-40.
8. Jackson ML, Croft RJ, Owens K, Pierce RJ, Kennedy GA, Crewther D, et al. The effect of acute sleep deprivation on visual evoked potentials in professional drivers. Sleep. 2008;31(9):1261-9.
9. AlGhanim N, Comondore VR, Fleetham J, Marra CA, Ayas NT. The economic impact of obstructive sleep apnea. Lung. 2008;186(1):7-12.
10. Caples SM, Garcia-Touchard A, Somers VK. Sleep-disordered breathing and cardiovascular risk. Sleep. 2007;30(3):291-303.
11. Bonnet MH, Arand DL. We are chronically sleep deprived. Sleep. 1995;18(10):908-11.
12. Battaglia M, Ferini Strambi L, Bertella S, Bajo S, Bellodi L. First--cycle REM density in never-depressed subjects with borderline personality disorder. Biol Psychiatry. 1999;45(8):1056-8.
13. Broman JE, Lundh LG, Hetta J. Insufficient sleep in the general population. Neurophysiol Clin. 1996;26(1):30-9.
14. Foster RG, Wulff K. The rhythm of rest and excess. Nat Rev Neurosci. 2005;6(5):407-14.
15. Grandner MA. Sleep duration across the lifespan: implications for health. Sleep Med Rev. 2012;16(3):199-201.
16. Aserinsky E, Kleitman N. Regularly occurring periods of eye motility, and concomitant phenomena, during sleep. Science. 1953;118(3062):273-4.
17. Dement W, Kleitman N. The relation of eye movements during sleep to dream activity: an objective method for the study of dreaming. J Exp Psychol. 1957;53(5):339-46.
18. Kleitman N. Sleep and wakefulness. Chicago: Chicago University Press; 1963.
19. Rechtschaffen A, Kales A. A manual of standardized terminology, techniques and scoring system for sleep stages of human subjects. Los Angeles: University of California; 1968.
20. AASM. International classification of sleep disorders. Darien: American Academy of Sleep Medicine; 2014.
21. AASM. The AASM manual for the scoring of sleep and associated events – version 2.4. Darien: American Academy of Sleep Medicine; 2017.
22. Berry RB, Budhiraja R, Gottlieb DJ, Gozal D, Iber C, Kapur VK, et al. Rules for scoring respiratory events in sleep: update of the 2007 AASM manual for the scoring of sleep and associated events. Deliberations of the Sleep apnea definitions task force of the American Academy of Sleep Medicine. J Clin Sleep Med. 2012;8(5):597-619.
23. Berry R, Brooks R, Gamaldo C, Harding S, Lloyd R, Marcus C, et al. The AASM manual for the scoring of sleep and associated events: rules, terminology and technical specifications. 2.0.2 ed. Darien: American Academy of Sleep Medicine; 2013.
24. Carskadon M, Dement W. Normal human sleep: an overview. In: Kryger M, Roth T, Dement WC, editors. Principles and practice of sleep medicine. 6th ed. Philadelphia: Elsevier; 2017.
25. Siegel JM. The neurotransmitters of sleep. J Clin Psychiatry. 2004;65(Suppl 16):4-7.
26. McGinty D, Szymusiak R. Neural control of sleep in mammals. I In: Kryger M, Roth T, Dement WC, editors. Principles and practice of sleep medicine. 6th ed. Philadelphia: Elsevier; 2017.
27. Andersen M, Pires G, Tufik S. Sono em condições psiquiátricas. In: Kapczinski F, Quevedo J, Izquierdo I, organizadores. Bases biológicas dos transtornos psiquiátricos. 3. ed. Porto Alegre: Artmed; 2011. p. 289-310
28. Johns MW. A new method for measuring daytime sleepiness: the Epworth sleepiness scale. Sleep. 1991;14(6):540-5.
29. Buysse DJ, Reynolds CF, Monk TH, Berman SR, Kupfer DJ. The Pittsburgh Sleep Quality Index: a new instrument for psychiatric practice and research. Psychiatry Res. 1989;28(2):193-213.
30. Horne JA, Ostberg O. A self-assessment questionnaire to determine morningness-eveningness in human circadian rhythms. Int J Chronobiol. 1976;4(2):97-110.
31. Roenneberg T, Wirz-Justice A, Merrow M. Life between clocks: daily temporal patterns of human chronotypes. J Biol Rhythms. 2003;18(1):80-90.
32. Bastien CH, Vallières A, Morin CM. Validation of the Insomnia Severity Index as an outcome measure for insomnia research. Sleep Med. 2001;2(4):297-307.
33. Shahid A, Wilkinson K, Marcu S, Shapiro C. Stop, that, and one hundred other sleep scales. Philadelphia: Springer; 2012.
34. Goldstein C, Chervin R. Use of clinical tools and tests in sleep medicine. In: Kryger M, Roth T, Dement WC, editors. Principles and practice of sleep medicine. 6th ed. Philadelphia: Elsevier; 2017.
35. Dement W. The effect of dream deprivation. Science. 1960;131(3415):1705-7.
36. Abad VC, Guilleminault C. Sleep and psychiatry. Dialogues Clin Neurosci. 2005;7(4):291-303.
37. Pires GN, Tufik S, Andersen ML. Sleep deprivation and anxiety in humans and rodents: translational considerations and hypotheses. Behav Neurosci. 2015;129(5):621-33.
38. Pires GN, Bezerra AG, Tufik S, Andersen ML. Effects of acute sleep deprivation on state anxiety levels: a systematic review and meta-analysis. Sleep Med. 2016;24:109-18.
39. Mellman TA. Sleep and anxiety disorders. Psychiatr Clin North Am. 2006;29(4):1047-58; abstract x.
40. American Psychiatric Association. Manual Diagnóstico e estatístico de transtornos mentais: DSM-5. 5. ed. Porto Alegre: Artmed; 2014.
41. Vandeputte M, de Weerd A. Sleep disorders and depressive feelings: a global survey with the Beck depression scale. Sleep Med. 2003;4(4):343-5.
42. Mosko S, Zetin M, Glen S, Garber D, DeAntonio M, Sassin J, et al. Self-reported depressive symptomatology, mood ratings, and treatment outcome in sleep disorders patients. J Clin Psychol. 1989;45(1):51-60.
43. Kuhs H, Tölle R. Sleep deprivation therapy. Biol Psychiatry. 1991;29(11):1129-48.
44. Vogel GW. A review of REM sleep deprivation. Arch Gen Psychiatry. 1975;32(6):749-61.
45. Blazer DG, Kessler RC, Swartz MS. Epidemiology of recurrent major and minor depression with a seasonal pattern. The National Comorbidity Survey. Br J Psychiatry. 1998;172:164-7.
46. Magnusson A. An overview of epidemiological studies on seasonal affective disorder. Acta Psychiatr Scand. 2000;101(3):176-84.
47. Magnusson A, Boivin D. Seasonal affective disorder: an overview. Chronobiol Int. 2003;20(2):189-207.
48. Rosen LN, Targum SD, Terman M, Bryant MJ, Hoffman H, Kasper SF, et al. Prevalence of seasonal affective disorder at four latitudes. Psychiatry Res. 1990;31(2):131-44.
49. Rosenthal NE. Diagnosis and treatment of seasonal affective disorder. JAMA. 1993;270(22):2717-20.
50. Ohayon MM, Caulet M, Lemoine P. Comorbidity of mental and insomnia disorders in the general population. Compr Psychiatry. 1998;39(4):185-97.
51. Kyung Lee E, Douglass AB. Sleep in psychiatric disorders: where are we now? Can J Psychiatry. 2010;55(7):403-12.

52. Benca RM, Obermeyer WH, Thisted RA, Gillin JC. Sleep and psychiatric disorders. A meta-analysis. Arch Gen Psychiatry. 1992;49(8):651-68; discussion 69-70.
53. Reynolds CF, Shaw DH, Newton TF, Coble PA, Kupfer DJ. EEG sleep in outpatients with generalized anxiety: a preliminary comparison with depressed outpatients. Psychiatry Res. 1983;8(2):81-9.
54. Rosa RR, Bonnet MH, Kramer M. The relationship of sleep and anxiety in anxious subjects. Biol Psychol. 1983;16(1-2):119-26.
55. Papadimitriou GN, Linkowski P. Sleep disturbance in anxiety disorders. Int Rev Psychiatry. 2005;17(4):229-36.
56. Craske MG, Lang AJ, Mystkowski JL, Zucker BG, Bystritsky A, Yan-Go F. Does nocturnal panic represent a more severe form of panic disorder? J Nerv Ment Dis. 2002;190(9):611-8.
57. Craske NJ, Turner W, Zammit-Maempe J, Lee MS. Qigong ameliorates symptoms of chronic fatigue: a pilot uncontrolled study. Evid Based Complement Alternat Med. 2009;6(2):265-70.
58. Paradis CM, Friedman S. Sleep paralysis in African Americans with panic disorder. Transcult Psychiatry. 2005;42(1):123-34.
59. Hinton DE, Pich V, Chhean D, Pollack MH. 'The ghost pushes you down': sleep paralysis-type panic attacks in a Khmer refugee population. Transcult Psychiatry. 2005;42(1):46-77.
60. Garland EJ, Smith DH. Simultaneous prepubertal onset of panic disorder, night terrors, and somnambulism. J Am Acad Child Adolesc Psychiatry. 1991;30(4):553-5.
61. Germain A, Nielsen TA. Sleep pathophysiology in posttraumatic stress disorder and idiopathic nightmare sufferers. Biol Psychiatry. 2003;54(10):1092-8.
62. Germain A, Hall M, Krakow B, Katherine Shear M, Buysse DJ. A brief sleep scale for posttraumatic stress disorder: Pittsburgh Sleep Quality Index Addendum for PTSD. J Anxiety Disord. 2005;19(2):233-44.
63. Insel TR, Gillin JC, Moore A, Mendelson WB, Loewenstein RJ, Murphy DL. The sleep of patients with obsessive-compulsive disorder. Arch Gen Psychiatry. 1982;39(12):1372-7.
64. Pires G, Tufik S, Hoshino K, Andersen M. Aggressive behaviour and sleep: history, review and perspectives. In: Gargiulo P, Mesones-Arroyo H, editors. Psychiatry and neuroscience update: from translational research to a humanistic approach. Philadelphia: Springer; 2019. v. 2.
65. Lindberg N, Tani P, Appelberg B, Stenberg D, Naukkarinen H, Rimón R, et al. Sleep among habitually violent offenders with antisocial personality disorder. Neuropsychobiology. 2003;47(4):198-205.
66. Lindberg N, Tani P, Appelberg B, Naukkarinen H, Rimón R, Porkka-Heiskanen T, et al. Human impulsive aggression: a sleep research perspective. J Psychiatr Res. 2003;37(4):313-24.
67. Akiskal HS, Yerevanian BI, Davis GC, King D, Lemmi H. The nosologic status of borderline personality: clinical and polysomnographic study. Am J Psychiatry. 1985;142(2):192-8.
68. Moldofsky H, Gilbert R, Lue FA, MacLean AW. Sleep-related violence. Sleep. 1995;18(9):731-9.
69. Battaglia M, Ferini-Strambi L, Smirne S, Bernardeschi L, Bellodi L. Ambulatory polysomnography of never-depressed borderline subjects: a high-risk approach to rapid eye movement latency. Biol Psychiatry. 1993;33(5):326-34.
70. Monti JM, Monti D. Sleep in schizophrenia patients and the effects of antipsychotic drugs. Sleep Med Rev. 2004;8(2):133-48.
71. Poulin J, Daoust AM, Forest G, Stip E, Godbout R. Sleep architecture and its clinical correlates in first episode and neuroleptic-naive patients with schizophrenia. Schizophr Res. 2003;62(1-2):147-53.
72. Tandon R, Shipley JE, Taylor S, Greden JF, Eiser A, DeQuardo J, et al. Electroencephalographic sleep abnormalities in schizophrenia. Relationship to positive/negative symptoms and prior neuroleptic treatment. Arch Gen Psychiatry. 1992;49(3):185-94.
73. Maixner S, Tandon R, Eiser A, Taylor S, DeQuardo JR, Shipley J. Effects of antipsychotic treatment on polysomnographic measures in schizophrenia: a replication and extension. Am J Psychiatry. 1998;155(11):1600-2.
74. Keshavan MS, Reynolds CF, Miewald JM, Montrose DM. A longitudinal study of EEG sleep in schizophrenia. Psychiatry Res. 1996;59(3):203-11.
75. Zarcone V, Azumi K, Dement W, Gulevich G, Kraemer H, Pivik T. REM phase deprivation and schizophrenia II. Arch Gen Psychiatry. 1975;32(11):1431-6.
76. Azumi K, Takahashi S, Takahashi K, Maruyama N, Kikuchi S. The effects of dream deprivation on chronic schizophrenics and normal adults: a comparative study. Folia Psychiatr Neurol Jpn. 1967;21(3):205-25.
77. Chouinard S, Poulin J, Stip E, Godbout R. Sleep in untreated patients with schizophrenia: a meta-analysis. Schizophr Bull. 2004;30(4):957-67.
78. Wagner ML, Walters AS, Fisher BC. Symptoms of attention-deficit/hyperactivity disorder in adults with restless legs syndrome. Sleep. 2004;27(8):1499-504.
79. Chervin RD, Dillon JE, Bassetti C, Ganoczy DA, Pituch KJ. Symptoms of sleep disorders, inattention, and hyperactivity in children. Sleep. 1997;20(12):1185-92.
80. Chervin RD, Archbold KH, Dillon JE, Pituch KJ, Panahi P, Dahl RE, et al. Associations between symptoms of inattention, hyperactivity, restless legs, and periodic leg movements. Sleep. 2002;25(2):213-8.
81. Chervin RD, Archbold KH, Dillon JE, Panahi P, Pituch KJ, Dahl RE, et al. Inattention, hyperactivity, and symptoms of sleep-disordered breathing. Pediatrics. 2002;109(3):449-56.
82. Golan N, Shahar E, Ravid S, Pillar G. Sleep disorders and daytime sleepiness in children with attention-deficit/hyperactive disorder. Sleep. 2004;27(2):261-6.
83. Huang YS, Chen NH, Li HY, Wu YY, Chao CC, Guilleminault C. Sleep disorders in Taiwanese children with attention deficit/hyperactivity disorder. J Sleep Res. 2004;13(3):269-77.
84. Bernal Lafuente M, Valdizan JR, Garcia Campayo J. Nocturnal polysomnographic study in children with attention deficit hyperactivity disorder. Rev Neurol. 2004;38(Suppl 1):S103-10.
85. Henriques PS. Sleep disorder investigation might be considered to be mandatory in attention deficit/hyperactivity disorder guideline. Arq Neuropsiquiatr. 2016;74(9):701-7.
86. Mitchell RB, Kelly J. Behavior, neurocognition and quality-of-life in children with sleep-disordered breathing. Int J Pediatr Otorhinolaryngol. 2006;70(3):395-406.
87. Garetz SL. Behavior, cognition, and quality of life after adenotonsillectomy for pediatric sleep-disordered breathing: summary of the literature. Otolaryngol Head Neck Surg. 2008;138(1 Suppl):S19-26.
88. Mitchell RB, Kelly J. Child behavior after adenotonsillectomy for obstructive sleep apnea syndrome. Laryngoscope. 2005;115(11):2051-5.
89. Mitchell RB, Kelly J. Long-term changes in behavior after adenotonsillectomy for obstructive sleep apnea syndrome in children. Otolaryngol Head Neck Surg. 2006;134(3):374-8.
90. Castro LS, Poyares D, Leger D, Bittencourt L, Tufik S. Objective prevalence of insomnia in the São Paulo, Brazil epidemiologic sleep study. Ann Neurol. 2013;74(4):537-46.

91. Hauri P, Fisher J. Persistent psychophysiologic (learned) insomnia. Sleep. 1986;9(1):38-53.
92. Pinto Jr L. Insônia. In: Tufik S, organizador. Medicina e biologia do sono. Barueri: Manole; 2008.
93. Espie CA, Broomfield NM, MacMahon KM, Macphee LM, Taylor LM. The attention-intention-effort pathway in the development of psychophysiologic insomnia: a theoretical review. Sleep Med Rev. 2006;10(4):215-45.
94. Tufik S, Santos-Silva R, Taddei JA, Bittencourt LR. Obstructive sleep apnea syndrome in the Sao Paulo Epidemiologic Sleep Study. Sleep Med. 2010;11(5):441-6.
95. Aloia MS, Arnedt JT, Davis JD, Riggs RL, Byrd D. Neuropsychological sequelae of obstructive sleep apnea-hypopnea syndrome: a critical review. J Int Neuropsychol Soc. 2004;10(5):772-85.
96. Bédard MA, Montplaisir J, Richer F, Rouleau I, Malo J. Obstructive sleep apnea syndrome: pathogenesis of neuropsychological deficits. J Clin Exp Neuropsychol. 1991;13(6):950-64.
97. El-Ad B, Lavie P. Effect of sleep apnea on cognition and mood. Int Rev Psychiatry. 2005;17(4):277-82.
98. Barbé, Pericás J, Muñoz A, Findley L, Antó JM, Agustí AG. Automobile accidents in patients with sleep apnea syndrome. An epidemiological and mechanistic study. Am J Respir Crit Care Med. 1998;158(1):18-22.
99. Ali NJ, Pitson DJ, Stradling JR. Snoring, sleep disturbance, and behaviour in 4-5 year olds. Arch Dis Child. 1993;68(3):360-6.
100. Gottlieb DJ, Vezina RM, Chase C, Lesko SM, Heeren TC, Weese-Mayer DE, et al. Symptoms of sleep-disordered breathing in 5-year-old children are associated with sleepiness and problem behaviors. Pediatrics. 2003;112(4):870-7.
101. Kukwa W, Kukwa A, Gałązka A, Grochowski T, Krzeski A, Gronkiewicz Z, et al. Snoring but not BMI influences aggressive behavior and concentration problems in children. Otolaryngol Pol. 2015;69(6):22-9.
102. Stradling JR, Thomas G, Warley AR, Williams P, Freeland A. Effect of adenotonsillectomy on nocturnal hypoxaemia, sleep disturbance, and symptoms in snoring children. Lancet. 1990;335(8684):249-53.
103. Constantin E, Kermack A, Nixon GM, Tidmarsh L, Ducharme FM, Brouillette RT. Adenotonsillectomy improves sleep, breathing, and quality of life but not behavior. J Pediatr. 2007;150(5):540-6, 6.e1.
104. Haba-Rubio J. Psychiatric aspects of organic sleep disorders. Dialogues Clin Neurosci. 2005;7(4):335-46.
105. Kornum BR, Knudsen S, Ollila HM, Pizza F, Jennum PJ, Dauvilliers Y, et al. Narcolepsy. Nat Rev Dis Primers. 2017;3:16100.
106. Hublin C, Partinen M, Kaprio J, Koskenvuo M, Guilleminault C. Epidemiology of narcolepsy. Sleep. 1994;17(8 Suppl):S7-12.
107. Ohayon MM, Priest RG, Zulley J, Smirne S, Paiva T. Prevalence of narcolepsy symptomatology and diagnosis in the European general population. Neurology. 2002;58(12):1826-33.
108. Douglass AB, Hays P, Pazderka F, Russell JM. Florid refractory schizophrenias that turn out to be treatable variants of HLA-associated narcolepsy. J Nerv Ment Dis. 1991;179(1):12-7; discussion 8.
109. Ohayon MM. Narcolepsy is complicated by high medical and psychiatric comorbidities: a comparison with the general population. Sleep Med. 2013;14(6):488-92.
110. Pizza F, Jaussent I, Lopez R, Pesenti C, Plazzi G, Drouot X, et al. Car Crashes and Central Disorders of Hypersomnolence: a French study. PLoS One. 2015;10(6):e0129386.
111. Philip P, Chaufton C, Taillard J, Sagaspe P, Léger D, Raimondi M, et al. Maintenance of wakefulness test scores and driving performance in sleep disorder patients and controls. Int J Psychophysiol. 2013;89(2):195-202.
112. Broughton R, Ghanem Q, Hishikawa Y, Sugita Y, Nevsimalova S, Roth B. Life effects of narcolepsy in 180 patients from North America, Asia and Europe compared to matched controls. Can J Neurol Sci. 1981;8(4):299-304.
113. Krishnan RR, Volow MR, Miller PP, Carwile ST. Narcolepsy: preliminary retrospective study of psychiatric and psychosocial aspects. Am J Psychiatry. 1984;141(3):428-31.
114. Szakács A, Hallböök T, Tideman P, Darin N, Wentz E. Psychiatric comorbidity and cognitive profile in children with narcolepsy with or without association to the H1N1 influenza vaccination. Sleep. 2015;38(4):615-21.
115. Montplaisir J, Boucher S, Poirier G, Lavigne G, Lapierre O, Lespérance P. Clinical, polysomnographic, and genetic characteristics of restless legs syndrome: a study of 133 patients diagnosed with new standard criteria. Mov Disord. 1997;12(1):61-5.
116. Lee HB, Hening WA, Allen RP, Kalaydjian AE, Earley CJ, Eaton WW, et al. Restless legs syndrome is associated with DSM-IV major depressive disorder and panic disorder in the community. J Neuropsychiatry Clin Neurosci. 2008;20(1):101-5.
117. Wright JB. Mania following sleep deprivation. Br J Psychiatry. 1993;163:679-80.
118. Jauhar P, Weller MP. Psychiatric morbidity and time zone changes: a study of patients from Heathrow airport. Br J Psychiatry. 1982;140:231-5.
119. Shirayama M, Shirayama Y, Iida H, Kato M, Kajimura N, Watanabe T, et al. The psychological aspects of patients with delayed sleep phase syndrome (DSPS). Sleep Med. 2003;4(5):427-33.
120. Regestein QR, Monk TH. Delayed sleep phase syndrome: a review of its clinical aspects. Am J Psychiatry. 1995;152(4):602-8.
121. Pinto Jr L, Moraes W. Distúrbios do Sono em Neurologia: comportamentos anormais: parassônias. In: Tufik S, organizador. Medicina e biologia do sono. Barueri: Manole; 2008.
122. Pressman MR. Disorders of arousal from sleep and violent behavior: the role of physical contact and proximity. Sleep. 2007;30(8):1039-47.
123. Cartwright R. Sleepwalking violence: a sleep disorder, a legal dilemma, and a psychological challenge. Am J Psychiatry. 2004;161(7):1149-58.
124. Schenck CH, Boeve BF, Mahowald MW. Delayed emergence of a parkinsonian disorder or dementia in 81% of older men initially diagnosed with idiopathic rapid eye movement sleep behavior disorder: a 16-year update on a previously reported series. Sleep Med. 2013;14(8):744-8.
125. Leskin GA, Woodward SH, Young HE, Sheikh JI. Effects of comorbid diagnoses on sleep disturbance in PTSD. J Psychiatr Res. 2002;36(6):449-52.
126. Mellman TA, Kulick-Bell R, Ashlock LE, Nolan B. Sleep events among veterans with combat-related posttraumatic stress disorder. Am J Psychiatry. 1995;152(1):110-5.
127. Horne JA, Anderson NR, Wilkinson RT. Effects of sleep deprivation on signal detection measures of vigilance: implications for sleep function. Sleep. 1983;6(4):347-58.
128. Kendall AP, Kautz MA, Russo MB, Killgore WD. Effects of sleep deprivation on lateral visual attention. Int J Neurosci. 2006;116(10):1125-38.
129. Lim J, Tan JC, Parimal S, Dinges DF, Chee MW. Sleep deprivation impairs object-selective attention: a view from the ventral visual cortex. PLoS One. 2010;5(2):e9087.
130. Maruta J, Heaton KJ, Maule AL, Ghajar J. Predictive visual tracking: specificity in mild traumatic brain injury and sleep deprivation. Mil Med. 2014;179(6):619-25.

131. de Mello MT, Esteves AM, Pires ML, Santos DC, Bittencourt LR, Silva RS, et al. Relationship between Brazilian airline pilot errors and time of day. Braz J Med Biol Res. 2008;41(12):1129-31.
132. de Mello MT, Bittencourt LR, Cunha ReC, Esteves AM, Tufik S. Sleep and transit in Brazil: new legislation. J Clin Sleep Med. 2009;5(2):164-6.
133. Folkard S, Tucker P. Shift work, safety and productivity. Occup Med. 2003;53(2):95-101.
134. McNicholas WT. Sleep apnoea and driving risk. European Respiratory Society Task Force on "Public Health and Medicolegal Implications of Sleep Apnoea". Eur Respir J. 1999;13(6):1225-7.
135. Mitler MM, Carskadon MA, Czeisler CA, Dement WC, Dinges DF, Graeber RC. Catastrophes, sleep, and public policy: consensus report. Sleep. 1988;11(1):100-9.
136. Pandi-Perumal SR, Verster JC, Kayumov L, Lowe AD, Santana MG, Pires ML, et al. Sleep disorders, sleepiness and traffic safety: a public health menace. Braz J Med Biol Res. 2006;39(7):863-71.
137. Hornung OP, Regen F, Warnstedt C, Anghelescu I, Danker-Hopfe H, Heuser I, et al. Declarative and procedural memory consolidation during sleep in patients with borderline personality disorder. J Psychiatr Res. 2008;42(8):653-8.
138. Killgore WD. Effects of sleep deprivation on cognition. Prog Brain Res. 2010;185:105-29.
139. Lim J, Dinges DF. A meta-analysis of the impact of short-term sleep deprivation on cognitive variables. Psychol Bull. 2010;136(3):375-89.
140. Alvarenga TA, Patti CL, Andersen ML, Silva RH, Calzavara MB, Lopez GB, et al. Paradoxical sleep deprivation impairs acquisition, consolidation, and retrieval of a discriminative avoidance task in rats. Neurobiol Learn Mem. 2008;90(4):624-32.
141. Fernandes-Santos L, Patti CL, Zanin KA, Fernandes HA, Tufik S, Andersen ML, et al. Sleep deprivation impairs emotional memory retrieval in mice: influence of sex. Prog Neuropsychopharmacol Biol Psychiatry. 2012;38(2):216-22.
142. Patti CL, Zanin KA, Sanday L, Kameda SR, Fernandes-Santos L, Fernandes HA, et al. Effects of sleep deprivation on memory in mice: role of state-dependent learning. Sleep. 2010;33(12):1669-79.
143. Axmacher N, Draguhn A, Elger CE, Fell J. Memory processes during sleep: beyond the standard consolidation theory. Cell Mol Life Sci. 2009;66(14):2285-97.
144. Diekelmann S, Wilhelm I, Born J. The whats and whens of sleep-dependent memory consolidation. Sleep Med Rev. 2009;13(5):309-21.
145. Diekelmann S, Born J. The memory function of sleep. Nat Rev Neurosci. 2010;11(2):114-26.
146. Baum KT, Desai A, Field J, Miller LE, Rausch J, Beebe DW. Sleep restriction worsens mood and emotion regulation in adolescents. J Child Psychol Psychiatry. 2014;55(2):180-90.
147. Goldstein AN, Greer SM, Saletin JM, Harvey AG, Nitschke JB, Walker MP. Tired and apprehensive: anxiety amplifies the impact of sleep loss on aversive brain anticipation. J Neurosci. 2013;33(26):10607-15.
148. Minkel JD, Banks S, Htaik O, Moreta MC, Jones CW, McGlinchey EL, et al. Sleep deprivation and stressors: evidence for elevated negative affect in response to mild stressors when sleep deprived. Emotion. 2012;12(5):1015-20.
149. Motomura Y, Kitamura S, Oba K, Terasawa Y, Enomoto M, Katayose Y, et al. Sleep debt elicits negative emotional reaction through diminished amygdala-anterior cingulate functional connectivity. PLoS One. 2013;8(2):e56578.
150. Schuh-Hofer S, Wodarski R, Pfau DB, Caspani O, Magerl W, Kennedy JD, et al. One night of total sleep deprivation promotes a state of generalized hyperalgesia: a surrogate pain model to study the relationship of insomnia and pain. Pain. 2013;154(9):1613-21.
151. Pires GN, Bezerra AG, Tufik S, Andersen ML. Effects of experimental sleep deprivation on anxiety-like behavior in animal research: systematic review and meta-analysis. Neurosci Biobehav Rev. 2016;68:575-89.
152. Pires GN, Andersen ML, Giovenardi M, Tufik S. Sleep impairment during pregnancy: possible implications on mother-infant relationship. Med Hypotheses. 2010;75(6):578-82.
153. Chang JJ, Pien GW, Duntley SP, Macones GA. Sleep deprivation during pregnancy and maternal and fetal outcomes: is there a relationship? Sleep Med Rev. 2010;14(2):107-14.
154. Bei B, Coo S, Trinder J. Sleep and mood during pregnancy and the postpartum period. Sleep Med Clin. 2015;10(1):25-33.
155. Dørheim SK, Bondevik GT, Eberhard-Gran M, Bjorvatn B. Sleep and depression in postpartum women: a population-based study. Sleep. 2009;32(7):847-55.
156. Goyal D, Gay C, Lee K. Fragmented maternal sleep is more strongly correlated with depressive symptoms than infant temperament at three months postpartum. Arch Womens Ment Health. 2009;12(4):229-37.
157. Okun ML, Luther J, Prather AA, Perel JM, Wisniewski S, Wisner KL. Changes in sleep quality, but not hormones predict time to postpartum depression recurrence. J Affect Disord. 2011;130(3):378-84.
158. Park EM, Meltzer-Brody S, Stickgold R. Poor sleep maintenance and subjective sleep quality are associated with postpartum maternal depression symptom severity. Arch Womens Ment Health. 2013;16(6):539-47.
159. Pires GN, Alvarenga TA, Maia LO, Mazaro-Costa R, Tufik S, Andersen ML. Inhibition of self-grooming induced by sleep restriction in dam rats. Indian J Med Res. 2012;136(6):1025-30.
160. Pires GN, Tufik S, Andersen ML. Correlation of maternal and aggressive behaviors in normal and sleep-restricted lactating rats. Sleep Sci. 2013;6(2):80-4.
161. Pires GN, Tufik S, Andersen ML. Effects of REM sleep restriction during pregnancy on rodent maternal behavior. Rev Bras Psiquiatr. 2015;37(4):303-9.
162. Hicks RA, Moore JD, Hayes C, Phillips N, Hawkins J. REM sleep deprivation increases aggressiveness in male rats. Physiol Behav. 1979;22(6):1097-100.
163. Sandrin M, Hoshino K. Agressividade em ratos privados de sono: caracterização etológica dos confrontos agonísticos como padrões de comportamento defensivo. Rev Etologia. 1999;1(1):9-18.
164. Tufik S, Lindsey CJ, Carlini EA. Does REM sleep deprivation induce a supersensitivity of dopaminergic receptors in the rat brain? Pharmacology. 1978;16(2):98-105.
165. de Paula HM, Hoshino K. Correlation between the fighting rates of REM sleep-deprived rats and susceptibility to the 'wild running' of audiogenic seizures. Brain Res. 2002;926(1-2):80-5.
166. Furlan FA, Hoshino K. Fighting by sleep-deprived rats as a possible manifestation of panic: effects of sodium lactate. Braz J Med Biol Res. 2001;34(3):359-66.
167. Troncone LR, Ferreira TM, Braz S, Silveira Filho NG, Tufik S. Reversal of the increase in apomorphine-induced stereotypy and aggression in REM sleep deprived rats by dopamine agonist pretreatments. Psychopharmacology. 1988;94(1):79-83.

168. Troncone LR, Tufik S. Effects of selective adrenoceptor agonists and antagonists on aggressive behavior elicited by apomorphine, DL-dopa and fusaric acid in REM-sleep-deprived rats. Physiol Behav. 1991;50(1):173-8.
169. Carlini EA, Lindsey CJ, Tufik S. Cannabis, catecholamines, rapid eye movement sleep and aggressive behaviour. Br J Pharmacol. 1977;61(3):371-9.
170. Carlini EA. Further studies of the aggressive behavior induced by delta9-tetrahydrocannabinol in REM sleep-deprived rats. Psychopharmacology. 1977;53(2):135-45.
171. Carlini EA, Lindsey CJ. Effect of serotonergic drugs on the aggressiveness induced by delta 9-tetrahydrocannabinol in rem-sleep-deprived rats. Braz J Med Biol Res. 1982;15(4-5):281-3.
172. Musty RE, Lindsey CJ, Carlini EA. 6-Hydroxydopamine and the aggressive behavior induced by marihuana in REM sleep-deprived rats. Psychopharmacology. 1976;48(2):175-9.
173. Randler C, Vollmer C. Aggression in young adults: a matter of short sleep and social jetlag? Psychol Rep. 2013;113(3):754-65.
174. Kamphuis J, Meerlo P, Koolhaas JM, Lancel M. Poor sleep as a potential causal factor in aggression and violence. Sleep Med. 2012;13(4):327-34.
175. Cote KA, McCormick CM, Geniole SN, Renn RP, MacAulay SD. Sleep deprivation lowers reactive aggression and testosterone in men. Biol Psychol. 2013;92(2):249-56.
176. MacDonald KJ, Lustig KA, Geniole SN, McCormick CM, Cote KA. Sleep restriction alters reactive aggressive behavior and its relationship with sex hormones. Aggress Behav. 2019;45(2):193-205.
177. Hoshino K, Pasqualini JC, D'Oliveira EP, Silva CP, Modesto AC, Silveira RJ. Is sleep deprivation involved in domestic violence? Sleep Science. 2009;2(1):14-20.
178. Keller PS, Haak EA, DeWall CN, Renzetti C. Poor sleep is associated with greater marital aggression: the role of self control. Behav Sleep Med. 2017:1-8.
179. Andersen ML, Tufik S. Distinct effects of paradoxical sleep deprivation and cocaine administration on sexual behavior in male rats. Addict Biol. 2002;7(2):251-3.
180. Andersen ML, Tufik S. Effects of progesterone blockade over cocaine-induced genital reflexes of paradoxical sleep-deprived male rats. Hormones and Behavior. 2005;47(4):477-84.
181. Andersen ML, Alvarenga TA, Guindalini C, Perry JC, Silva A, Zager A, et al. Paradoxical sleep deprivation influences sexual behavior in female rats. J Sex Med. 2009;6(8):2162-72.
182. Andersen ML, Alvarenga TF, Mazaro-Costa R, Hachul HC, Tufik S. The association of testosterone, sleep, and sexual function in men and women. Brain Res. 2011;1416:80-104.
183. Andersen ML, Santos-Silva R, Bittencourt LR, Tufik S. Prevalence of erectile dysfunction complaints associated with sleep disturbances in Sao Paulo, Brazil: a population-based survey. Sleep Med. 2010;11(10):1019-24.

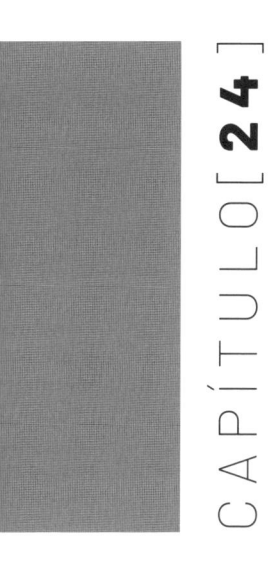

# CAPÍTULO [24]
# EPILEPSIA E ALTERAÇÕES DE COMPORTAMENTO

MARIANA DOS SANTOS LUNARDI
RICARDO GUARNIERI
KATIA LIN
ROGER WALZ

O termo *epilepsia* origina-se do verbo grego *epilamvanein*, que significa "ser pego", ser "atacado". Há relatos completos de crises generalizadas datados de 3 mil anos atrás em linguagem acadiana no Egito (1600 a.C.), na China (1700 a.C.), na Índia (1000 a.C.) e na Babilônia (500 a.C.).[1]

A prevalência das epilepsias é de 1% da população nos países desenvolvidos, podendo ser maior em países em desenvolvimento.[2] Cerca de 30% dos pacientes com epilepsia são refratários à farmacoterapia e necessitam de tratamento em centros de referência.

O conceito de epileptogênese refere-se ao processo de "formação" do tecido capaz de gerar crises epilépticas (zona epileptogênica) e também ao "início" da crise epiléptica propriamente dita. Os fármacos disponíveis no mercado são efetivos no controle do início das crises epilépticas (diminuem parcial ou completamente a manifestação clínica). Porém, até o momento, não há medicamentos com eficácia comprovada para impedir ou reverter o processo de formação do "tecido epileptogênico".

As epilepsias estão relacionadas a predisposição genética, lesões cerebrais adquiridas ou às duas condições. Nas epilepsias genéticas, entende-se que o processo de "formação" do tecido epileptogênico depende basicamente de expressão e repressão de genes ao longo do desenvolvimento cerebral. Embora a participação do meio ambiente não seja completamente excluída, esta não parece decisiva. Nas epilepsias sintomáticas, o processo de epileptogênese depende dos seguintes aspectos, entre outros: (1) do tipo de insulto; (2) da região cerebral afetada; (3) da idade do paciente; e (4) da resposta tecidual. Esta última está intimamente relacionada às três primeiras somadas às características genéticas do indivíduo.

## DEFINIÇÕES

A seguir, são apresentados alguns conceitos básicos relacionados às crises epilépticas e às epilepsias:[3]

**Epilepsia.** Distúrbio cerebral caracterizado pela predisposição persistente em gerar crises epilépticas e pelas consequências neurobiológicas, cognitivas e psicossociais dessa condição. A definição de epilepsia requer a ocorrência de pelo menos uma crise epiléptica (Quadro 24.1).

**QUADRO 24.1**
DEFINIÇÃO CLÍNICA OPERACIONAL
(PRÁTICA) DE EPILEPSIA

> A epilepsia é uma doença do cérebro definida por qualquer uma das seguintes condições:
>
> - Pelo menos duas crises epilépticas não provocadas (ou reflexas) ocorrendo com intervalo superior a 24 horas.
> - Uma crise epiléptica não provocada (ou reflexa) e a probabilidade de ocorrência de outras crises similar ao risco geral de recorrência (de pelo menos 60%) após duas crises epilépticas não provocadas, ocorrendo nos próximos 10 anos.
> - Diagnóstico de síndrome epiléptica.
>
> A epilepsia deve ser considerada *resolvida* para os indivíduos que manifestem uma síndrome epiléptica idade-dependente que já tenham ultrapassado a idade limite para essa síndrome ou para aqueles que tenham permanecido livres de crises nos últimos 10 anos, sem agentes antiepilépticos nos últimos cinco anos.

**Crise epiléptica.** Ocorrência transitória de sinais e/ou sintomas decorrentes da atividade neuronal excessiva ou síncrona anormal no cérebro.

**Convulsão.** Termo leigo relacionado às crises com fenômenos motores exuberantes, acompanhadas por perda de consciência e caracterizadas por manifestações tônicas e/ou tônico-clônicas bilaterais.

**Síndrome epiléptica.** Tipo específico de epilepsia identificado por característica(s) da(s) crise(s) epiléptica(s), padrão de recorrência, idade de início, manifestações clínicas, sinais neurológicos associados, achados eletrencefalográficos, história familiar e prognóstico.

**Período ictal.** Momento da crise epiléptica propriamente dito.

**Período pós-ictal.** Manifestações clínicas e eletrencefalográficas que se seguem ao término da crise epiléptica. Na prática clínica, no máximo 48 horas.

**Período interictal.** Compreende o término do período pós-ictal e o início da próxima crise.

**Perda da consciência.** A perda da consciência associada à crise epiléptica caracteriza-se pela incapacidade de formar memórias e pela ausência de resposta a estímulos do meio durante o período ictal ou parte dele.

**Tipos de crise.** As crises epilépticas são inicialmente categorizadas por tipo de início. *Crises focais*: São crises nas quais as manifestações clínicas e eletrencefalográficas iniciais indicam ativação de uma região delimitada em um hemisfério cerebral. Dependendo da área comprometida, surgem sintomas positivos ou negativos relacionados à fisiologia da região comprometida. Quando a crise focal envolve estruturas dos lobos temporal (hipocampo, córtex entorrinal, córtex perirrinal e temporal) ou frontal, associadas aos processos de memória, podem ocorrer diferentes graus de comprometimento da consciência.

O próximo nível de classificação das crises focais é de acordo com a percepção. Percepção é definida como conhecimento de si e do ambiente. A avaliação da percepção é um marcador para determinar se a consciência foi ou não afetada. Durante uma crise focal perceptiva, a consciência permanece intacta. Percepção refere-se à consciência durante a crise, e não ao fato de o paciente ter ou não percebido a ocorrência dela. Se a percepção do evento está comprometida em qualquer parte da crise, então a crise deve ser classificada como crise focal com comprometimento da percepção ou *disperceptiva*.

*Crises generalizadas*: Crises generalizadas são definidas como crises iniciadas em algum local de uma rede neuronal com rápido envolvimento de redes distribuídas bilateralmente no encéfalo.

*Crises de início desconhecido*: Uma crise de início desconhecido pode apresentar algumas evidências que a definem como crise com características motoras (p. ex., tônico-clônica) ou não motoras (p. ex., parada comportamental), mas necessita de informações adicionais e observação de outras crises para ser classificada corretamente.

## CLASSIFICAÇÃO DAS EPILEPSIAS

A atual classificação das epilepsias proposta pela International League Against Epilepsy (ILAE) em 2017[4] (Quadro 24.2) leva em consideração diversos níveis e os recursos disponíveis para a avaliação de sua etiologia. Em alguns locais, a classificação de acordo com os tipos de crises pode ser o nível máximo possível para diagnóstico por escassez de recursos (sem acesso a estudos eletrencefalográficos e de imagem). Em outros casos, pode haver pouca informação clínica disponível para possibilitar um diagnóstico acurado.

O **primeiro nível** leva em conta o tipo de crise epiléptica apresentado pelo paciente e que o clínico foi capaz de diagnosticar o evento como uma crise, distinguindo-o de outros eventos não epilépticos. As crises epilépticas são classificadas como início focal, início generalizado ou início desconhecido.

O **segundo nível** considera os tipos de epilepsia com base nos seguintes critérios diagnósticos: (1) pelo menos duas crises epilépticas não provocadas (ou reflexas), ocorrendo em intervalo superior a 24 horas; (2) uma crise epiléptica não provocada (ou reflexa) e a probabilidade de ocorrência de crises epilépticas similar ao risco de recorrência em geral (de pelo menos 60%) após duas crises epilépticas não provocadas, ocorrendo nos próximos 10 anos; e (3) diagnóstico de síndrome epiléptica.

A *epilepsia generalizada* é diagnosticada se o paciente apresentar atividade de complexos espícula-onda generalizados na eletrencefalografia (EEG). Indivíduos com epilepsias generalizadas podem apresentar um conjunto de diferentes tipos de crises, que incluem crises de ausência, mioclônicas, atônicas, tônicas e tônico-clônicas. O diagnóstico de epilepsia generalizada é feito com base nos dados clínicos, corroborados pelo achado de descargas interictais típicas no EEG.

As *epilepsias focais* incluem distúrbios unifocais e multifocais, bem como crises envolvendo um hemisfério. As crises podem ser focais perceptivas, focais disperceptivas ou com comprometimento da percepção, crises focais motoras e não motoras e crises focais evoluindo para crises tônico-clônicas bilaterais. O diagnóstico é feito por meio da observação clínica das crises focais associada à EEG interictal com descargas epileptiformes focais.

**QUADRO 24.2**
CLASSIFICAÇÃO DOS TIPOS DE CRISES – ILAE 2017

| Início focal | | Início generalizado | Início desconhecido |
|---|---|---|---|
| Perceptiva | Disperceptiva | Motor | Motor |
| **Início motor**<br>– Automatismos<br>– Atônicas<br>– Clônicas<br>– Espasmos epilépticos<br>– Hipercinéticas<br>– Mioclônicas<br>– Tônicas<br><br>**Início não motor**<br>– Autonômicas<br>– Parada comportamental<br>– Cognitivas<br>– Emocionais<br>– Sensoriais | | – Tônico-clônicas<br>– Clônicas<br>– Tônicas<br>– Mioclônicas<br>– Mioclono-tônico-clônicas<br>– Mioclono-atônicas<br>– Atônicas<br>– Espasmos epilépticos<br><br>**Não motor (ausências)**<br>– Típicas<br>– Atípicas<br>– Mioclônicas<br>– Mioclonias palpebrais | – Tônico-clônicas<br>– Espasmos epilépticos<br><br>**Não motor**<br>– Parada comportamental |
| **Focal evoluindo para tônico-clônica bilateral** | | | **Não classificadas** |

Fonte: Scheffer e colaboradores.[4]

O grupo adicional de *epilepsias com crises focais e generalizadas combinadas* compreende os pacientes que apresentam tanto crises focais como generalizadas. O diagnóstico de ambos os tipos de crises é feito com bases clínicas, corroborado pelas descargas na EEG. O tipo de epilepsia também pode ser o nível final de diagnóstico alcançável, quando o clínico não consegue fazer o diagnóstico de uma síndrome epiléptica.

A expressão *epilepsia de início desconhecido* é utilizada quando o clínico tem ciência da epilepsia do paciente, mas é incapaz de determinar se o tipo de epilepsia é focal ou generalizado, porque há pouca informação disponível para estudo.

O **terceiro nível** é o diagnóstico de uma síndrome epiléptica. Trata-se de características referentes a tipos de crises, EEG e dados de imagem que tendem a ocorrer em conjunto. Geralmente, essas características estão relacionadas com dados clínicos comuns, tais como idade de início de crises, comorbidades distintas, alterações cognitivas, psiquiátricas e eletrencefalográficas e achados de neuroimagem.

## ETIOLOGIA

Por ser de suma importância para direcionar o tratamento, a etiologia deve ser investigada desde o início da epilepsia. Os estudos de neuroimagem, preferencialmente a imagem por ressonância magnética (IRM), permitem investigar causas estruturais de epilepsia. Além da etiologia estrutural, as demais possibilidades são as etiologias genética, infecciosa, metabólica, imunológica e desconhecida. Ter uma etiologia não impossibilita a presença adicional de outra.

**Etiologia estrutural.** Essa etiologia envolve uma anormalidade estrutural que promove risco aumentado de epilepsia e é caracterizada por alterações visíveis em estudos de neuroimagem estrutural, que, com a avalição eletroclínica, produzem grau razoável de inferência de que a anormalidade da imagem é, provavelmente, a causa das crises do paciente. As etiologias estruturais podem ser adquiridas, ou seja, decorrentes de acidente vascular cerebral (AVC), trauma e infecção, ou genéticas, ou seja, decorrentes de várias malformações do desenvolvimento cortical. Há associações reconhecidas entre as epilepsias com etiologia estrutural. Uma das associações mais conhecidas é a crise mesial do lobo temporal com esclerose hipocampal. O reconhecimento dessas associações é importante para a certificação de que a imagem do paciente foi examinada de forma cautelosa na busca de anormalidades estruturais específicas.

**Etiologia genética.** A epilepsia genética é o resultado direto de uma mutação genética conhecida ou presumida, na qual as crises epilépticas constituem o sintoma central da doença. Pode ser baseada na história familiar de uma doença autossômica dominante ou pode ser sugerida pela pesquisa clínica em populações com a mesma síndrome, como na epilepsia mioclônica juvenil, ou em bases moleculares identificadas como efeitos de um único gene ou variações no número de cópias (CNVs). Um exemplo é a síndrome de Dravet, na qual mais de 80% dos pacientes têm uma mutação patogênica do gene *SCN1A*.

**Etiologia infecciosa.** É a epilepsia resultante de uma infecção conhecida, na qual as crises epilépticas são os sintomas centrais da afecção. É a etiologia mais comum em todo o mundo. Uma etiologia infecciosa se refere a um paciente com epilepsia, e não a crises ocorrendo no contexto de uma infecção aguda, como meningite ou encefalite. Também pode referir-se ao desenvolvimento pós-infeccioso da epilepsia, como encefalites virais que promovem crises após infecção aguda. Exemplos comuns em regiões específicas do mundo incluem neurocisticercose, Zika vírus e citomegalovírus (CMV).

**Etiologia metabólica.** É a epilepsia resultante de distúrbio metabólico conhecido ou presumido, no qual as crises epilépticas são o sintoma central. É provável que a maioria das epilepsias metabólicas tenha base genética. Um exemplo é a porfiria. A identificação de causas metabólicas específicas de epilepsia é importante devido às implicações terapêuticas.

**Etiologia imunológica.** É a epilepsia resultante de distúrbio imunológico, no qual as crises são o sintoma central. Uma etiologia imunológica pode ser estabelecida quando há evidência de inflamação imunomediada no sistema nervoso central (SNC). O diagnóstico dessas encefalites imunomediadas por meio da testagem de anticorpos vem se tornando mais frequente, e o tratamento é mandatório. Exemplos incluem a encefalite antirreceptor N-metil-D-aspartato (NMDA) e a encefalite antiproteína 1 inativada pelo glioma e rica em leucina (anti-LGI1).

**Etiologia desconhecida.** A causa dessas epilepsias ainda não é conhecida. Nessa categoria, não é possível fazer um diagnóstico específico além da semiologia eletroclínica básica, tal como na epilepsia do lobo frontal. O grau de definição da etiologia vai depender da avaliação disponível para o paciente em questão.

## ALTERAÇÕES DE COMPORTAMENTO E SINTOMAS PSIQUIÁTRICOS ICTAIS E PERI-ICTAIS

A epilepsia acarreta mudanças cognitivas e comportamentais, além de estar associada a vários transtornos psiquiátricos. Há relatos e descrições clássicas de entidades psicopatológicas que relacionam bidirecionalmente epilepsia e manifestações psiquiátricas específicas ou certas características da personalidade.[5-8] Pacientes com epilepsia estão mais propensos que a população em geral a ter doenças psiquiátricas como transtornos do humor, de ansiedade, psicose, transtorno de déficit de atenção/hiperatividade (TDAH) e autismo.[9,10] Quadros psiquiátricos estão associados a praticamente todas as síndromes epilépticas e contribuem para maior dificuldade no manejo desses pacientes e, consequentemente, para comprometimento de sua qualidade de vida (Tab. 24.1).[6,8]

As comorbidades psiquiátricas em epilepsia mais comumente descritas são as psicoses, os transtornos de ansiedade e do humor, bem como os transtornos da personalidade e problemas comportamentais. Essas condições psiquiátricas podem ser peri-ictais (pré-ictal, período ictal ou pós-ictal) ou interictais.

A existência de comorbidades psiquiátricas tem impacto significativo no tratamento da epilepsia.[12,13] A prevalência e a gravidade dos quadros psicopatológicos variam de acordo com fatores demográficos (estudos populacionais vs. estudos em centros terciários), clínicos (tipo de síndrome epiléptica, gravidade e frequência das crises, tipo e número de medicamentos antiepilépticos) e psicossociais (estigma, presença e qualidade da rede social de apoio).[14-16]

Os critérios diagnósticos utilizados para a classificação dos transtornos psiquiátricos na epilepsia variam muito, havendo controvérsias na literatura sobre como descrever e classificar os quadros comportamentais especificamente ligados à referida doença.[15-17]

Em comparação com outras síndromes epilépticas, pacientes com epilepsias refratárias,

**TABELA 24.1**
PREVALÊNCIA AO LONGO DA VIDA DE TRANSTORNOS PSIQUIÁTRICOS EM EPILEPSIA

| Transtorno psiquiátrico | Controles (%) | Epilepsia (%) |
| --- | --- | --- |
| Depressão maior | 10,7 (10,2-11,2) | 17,4 (10,0-24,9) |
| Ansiedade | 11,2 (10,8-11,7) | 22,8 (14,8-30,9) |
| Transtorno do humor/de ansiedade | 19,6 (19,0-20,2) | 34,2 (25,0-43,3) |
| Ideação suicida | 13,3 (12,8-13,8) | 25,0 (17,4-32,8) |
| Qualquer transtorno psiquiátrico | 20,7 (19,5-20,7) | 35,5 (25,9-44) |

Fonte: Adaptada de Tellez-Zenteno e colaboradores.[11]

especialmente epilepsia do lobo temporal mesial, apresentam maior risco de desenvolver transtornos psiquiátricos, com taxas de prevalência ao longo da vida de até 80%,[9] inclusive modificando o resultado daqueles que são tratados com ressecção neurocirúrgica do lobo temporal.[18,19]

As manifestações e os sintomas psiquiátricos podem muitas vezes ser arquétipos de crises epilépticas propriamente ditas. Crises focais sem o comprometimento da consciência podem ocorrer sob a forma de ataques de pânico (*ictal fear*), alucinações visuais, delírios transitórios e comportamentos bizarros. Atividade epileptiforme subclínica e estado de mal epiléptico não convulsivo localizados nos lobos frontais e temporais estão frequentemente associados a tais fenômenos, que também podem se apresentar como estados de agressividade ou catatoniformes, com intensa apatia.[16,20] Existem transtornos psiquiátricos relacionados especificamente à epilepsia. Tais quadros apresentam descrições clínicas distintas e respondem a diferentes formas de tratamento.

## TRANSTORNOS DO HUMOR

Os transtornos do humor são as comorbidades psiquiátricas mais frequentes na epilepsia, com prevalência em torno de 20 a 50%, principalmente nos casos refratários ao tratamento farmacológico.[11]

### DEPRESSÃO

Pacientes com epilepsia podem apresentar aumento na prevalência de transtornos psiquiátricos quando comparados com a população em geral. A prevalência pode variar de acordo com o tipo de transtorno e sua gravidade e as caraterísticas clínicas dos pacientes, como o tipo e a gravidade da epilepsia. No caso dos pacientes com epilepsia refratária associada à esclerose temporal mesial, a prevalência de transtornos psiquiátricos pode chegar a aproximadamente 50%.[21]

A depressão é a comorbidade psiquiátrica mais prevalente em pacientes com epilepsia[9] e pode ser preditor de resistência ao tratamento farmacológico[22] e de controle insatisfatório das crises epilépticas após a cirurgia de epilepsia que é realizada em pacientes refratários à farmacoterapia.[19,22,23] Além disso, estudos prospectivos no Canadá e no Brasil sugerem que a presença de depressão antes da relização de cirurgia de epilepsia está independentemente associada à redução da melhoria na qualidade de vida em pacientes com epilepsia de lobo temporal.[24,25] Apesar do crescente reconhecimento da importância dos transtornos do humor e de ansiedade para a morbimortalidade dos pacientes com epilepsia, tais transtornos permanecem subdiagnosticados e subtratados.[26-28]

Uma associação bidirecional entre crises epilépticas e depressão é sustentada por mecanismos patogênicos comuns a ambas as condições, os quais facilitariam o aparecimento de uma na presença da outra.[29,30] Estudos empregando técnicas de neuroimagem funcional identificaram menor densidade dos receptores de serotonina 5-HT1A tanto na epilepsia do lobo temporal como na depressão maior. Além disso, atrofia em determinadas regiões cerebrais, como os lobos frontais e temporais, foi demonstrada em pacientes com epilepsia e naqueles com depressão uni e bipolares.[31] Cabe destacar que reduções volumétricas no hipocampo são encontradas nas duas condições, especialmente na epilepsia do lobo temporal. Sob a óptica neuropatológica, a esclerose mesial temporal consiste em perda neuronal e astrocitose no hipocampo, na amígdala, no córtex entorrinal e, ocasionalmente, no giro para-hipocampal. Além disso, os locais de foco de crise que envolvem as estruturas límbicas (como no caso da epilepsia do lobo temporal) estão mais fortemente associados à sintomatologia depressiva em comparação com outros tipos de epilepsia que não envolvem as estruturas límbicas de forma tão significativa.[32,33]

Devido ao prejuízo funcional significativo causado pela epilepsia, os pacientes podem interpretar que seus sintomas depressivos sejam apenas uma reação esperada para quem tem a doença, aceitando viver em estado crônico de depressão e de incapacidade de atingir humor eutímico.[11] A depressão é o fator preditor independente mais relevante para cada um dos domínios da qualidade de vida na epilepsia, mesmo quando variáveis como frequência das crises, gravidade e outras dimensões psicossociais são controladas.[11] Além disso, manifestações depressivas como pródromos ou precedendo as crises epilépticas parecem predizer pior controle das crises ante a farmacoterapia e a cirurgia.[30]

Em um estudo recente, avaliamos a mudança na qualidade de vida de pacientes com epilepsia do lobo temporal após a cirurgia e demonstramos que a presença de depressão durante a avaliação pré-cirúrgica é preditor da não melhora da qualidade de vida após a cirurgia, independentemente do controle das crises.[34]

## TRANSTORNOS DE ANSIEDADE

Os transtornos de ansiedade também estão presentes em grande parcela de pacientes com epilepsia, podendo ocorrer em 10 a 25% deles.[16]

Os transtornos de ansiedade estão entre as psicopatologias mais frequentes na população em geral.[35,36] A ansiedade é um estado emocional subjetivo com componentes psicológicos e fisiológicos inerentes às experiências humanas, mas que passa a ser considerada patológica quando é desproporcional ao estímulo desencadeador.[36]

Ansiedade e depressão são entidades psiquiátricas distintas, mas que apresentam estreita superposição na prática clínica. A imprevisibilidade das crises epilépticas pode causar ansiedade, restringir a atividade cotidiana e gerar baixa autoestima, estigma e rejeição social.[37,38] Durante as crises epilépticas focais, o medo é um fenômeno encontrado em 15% dos casos, e a emoção ictal é a mais prevalente nas epilepsias de lobo temporal, podendo mimetizar ataques de pânico, já que ambos podem cursar com sintomas autonômicos, como taquicardia, flutuações na pressão arterial, hiperventilação e dispneia.[39] Entretanto, raramente pacientes com epilepsia apresentam sintomas similares aos ataques de pânico sem que haja comprometimento da consciência subsequente.

A correlação entre epilepsia e transtorno de ansiedade generalizada (TAG) não está bem-estabelecida, enquanto o transtorno de estresse pós-traumático (TEPT) apresenta frequência elevada nas crises não epilépticas.[37,40] A ocorrência simultânea de transtornos de ansiedade e transtornos do humor é frequente e pode elevar o risco de suicídio.[31] A taxa de suicídio entre pacientes com epilepsia é cinco vezes maior do que na população em geral, chegando a ser 25 vezes maior naqueles com epilepsia do lobo temporal e crises parciais complexas.[41,42]

Alguns fatores estão associados à ansiedade em pacientes com epilepsia, tais como tipo de epilepsia, lateralização da zona epileptogênica, idade de início da epilepsia, resposta ao tratamento cirúrgico, entre outros.[43] O início da epilepsia na idade adulta parece estar associado a maiores níveis de ansiedade. Os transtornos de ansiedade parecem ser mais prevalentes em epilepsias focais, principalmente na epilepsia de lobo temporal, mas há divergências na literatura a respeito disso. Aparentemente, as maiores taxas de transtornos psiquiátricos, inclusive de ansiedade, ocorrem em pacientes com epilepsia refratária. Um fator ligado tanto à epilepsia quanto à ansiedade é a percepção do estigma por parte do paciente.[44]

A observação de que a atividade epiléptica em determinadas áreas cerebrais evoca sensações sobrepostas à ansiedade aponta para um substrato fisiopatológico comum entre alguns tipos de crises epilépticas e sintomas de ansiedade. O medo ictal, ou aura de medo, ocorre quando, no período inicial da crise epiléptica, parece haver envolvimento ou modulação das estruturas do circuito de defesa, e o paciente ainda não teve sua consciência comprometida, sendo capaz de descrever uma sensação caracterizada como medo. Esse circuito é constituído por estruturas corticais (córtex orbitofrontal) e subcorticais (amígdala, hipocampo anterior, hipotálamo) responsáveis pela percepção de situações relacionadas a risco (imaginário ou eminente). Pelas peculiaridades das estruturas envolvidas, a aura de medo é observada com mais frequência em pacientes com epilepsia do lobo temporal e raramente em alguns tipos de epilepsia do lobo frontal. De modo interessante, a estimulação elétrica da amígdala em seres humanos pode causar um estado descrito como ansiedade e medo. Curiosamente, nesses mesmos pacientes monitorados com eletrodos profundos, durante a ocorrência do medo ictal logo no início da crise epiléptica de lobo temporal, não se observa atividade eletrográfica na amígdala, indicando que a ativação dessa estrutura não é a causa da sensação de medo em tais pacientes. Esses achados, em conjunto com outros resultados da literatura, sugerem que a amígdala não seja "o centro do medo", mas integre o circuito de defesa composto de estruturas subcorticais e corticais responsáveis respectivamente pelos componentes inconscientes (como a resposta autonômica) e conscientes (aspecto cognitivo/ cognição) da sensação de medo e ansiedade.[45]

O emprego de escalas de sintomas de humor (ansiedade e depressão) pode ser útil na avaliação e no monitoramento dos transtornos de ansiedade e da depressão em um contexto assistencial no qual não se disponha de psiquiatras especializados no atendimento de pacientes com epilepsia. Entretanto, além da validação transcultural das escalas propriamente ditas, é importante ter em mente que sua sensibilidade e especificidade vão depender do ponto de corte utilizado para o diagnóstico baseado no *Manual diagnóstico e estatístico de transtornos mentais* (DSM).[28,46]

## QUADROS AFETIVO-SOMATOFORMES (DISFÓRICOS)

Sintomas intermitentes de caráter somático ou afetivo podem manifestar-se de diversas formas, entretanto são oito sintomas cardinais: humor deprimido ou eufórico, irritabilidade paroxística, inércia, insônia, ansiedade, medo e dores atípicas.[16,20] Apresentam-se em intervalos variados e são flutuantes, podendo durar desde horas até 2 a 3 dias, nunca preenchendo critérios suficientes para um transtorno de ansiedade ou do humor previamente descritos pelo DSM ou pela *Classificação internacional de doenças e problemas relacionados à saúde* (CID-10).[16,20] A presença de pelo menos três dos referidos sintomas é suficiente para o diagnóstico e acarreta considerável disfunção social e ocupacional aos pacientes com epilepsia.[9,16]

De acordo com a temporalidade das crises, os quadros disfóricos podem ser divididos em: (1) *transtorno disfórico interictal*, quando ocorrem entre as crises e não guardam relação temporal com elas; (2) *transtorno disfórico prodrômico*, quando precedem as crises em horas ou dias; ou (3) *transtorno disfórico pós-ictal*, quando sucedem as crises em horas ou dias, causando importante disfunção ao paciente (dores de cabeça, irritabilidade, ansiedade e humor deprimido).[9,16] Tais sintomas podem apresentar-se em intervalos variados e são flutuantes, podendo durar desde horas até três dias, nunca preenchendo critérios temporais ou de intensidade suficientes para o diagnóstico de um transtorno de ansiedade ou do humor, como dito anteriormente.

## QUADROS PSICÓTICOS

O termo "psicose" reflete fundamentalmente uma desintegração das vivências próprias do indivíduo e de suas conexões com o meio externo.[40,47] Em termos descritivos, refere-se à presença de fenômenos alucinatórios e delírios. De maneira geral, a síndrome psicótica na epilepsia parece estar relacionada a menor comprometimento afetivo e melhor funcionamento social em comparação aos pacientes com esquizofrenia.[40,48]

Estudos correlacionam psicose na epilepsia a alterações anatômicas em estruturas temporais mediais, e admite-se que anormalidades patológicas hipocampais podem resultar em lesões que se estendem a estruturas corticolímbicas, como o córtex pré-frontal, com consequente desenvolvimento de sintomas psicóticos.[40,49] Quadros psicóticos na epilepsia podem estar relacionados de diferentes formas com os fenômenos epilépticos, já que pacientes com epilepsia podem ter quadros psicóticos ictais, pós-ictais ou interictais.[40,50]

Os fenômenos psicóticos ictais caracterizam-se por alucinações visuais ou auditivas combinadas a agitação, medo ou paranoia, mas também alterações na consciência do eu, como despersonalização e desrealização. Geralmente, essas manifestações têm origem em focos epilépticos localizados em lobos temporais com recrutamento de áreas límbicas e neocorticais. Estados psicóticos ictais prolongados são raros e podem ocorrer como *status epilepticus* não convulsivo, quando deve ser obrigatoriamente suspeitada comorbidade neurológica, como lesão expansiva intracraniana.[40,51]

A psicose pós-ictal se caracteriza por surgir após um intervalo lúcido de pelo menos 12 horas em relação aos fenômenos ictais, podendo ocorrer até uma semana depois deles. É sempre precedida por crises focais disperceptivas com ou sem evolução bilateral. Os sintomas psicóticos ocorrem por uma semana até um mês, podendo apresentar ou não remissão espontânea, e, em alguns casos, vêm acompanhados por sintomas maníacos, hipomaníacos, alucinações auditivas e visuais ou mesmo delírios e alucinações de caráter persecutório e bizarro.[16,51,52] Há predomínio de alterações no humor, como hipomodulação afetiva, sintomas maníacos (megalomania, logorreia e hiper-religiosidade), irritabilidade e agressividade, mas também podem surgir alucinações predominantemente visuais. Esse tipo de síndrome costuma estar associado a focos temporais, independentemente de sua lateralidade, e é um transtorno tipicamente da idade adulta em quadros crônicos com longo tempo de evolução.[40,47,53]

A psicose interictal não guarda relação com as crises, é mais duradoura e persistente e ocorre em paralelo à epilepsia. O quadro tem início geralmente após 10 a 15 anos da instalação da síndrome epiléptica.[26,36] As alterações psicopatológicas são mais definidas, mais parecidas com aquelas encontradas nos quadros psicóticos primários, como a presença de delírios de conteúdo persecutório, alucinações auditivas, perda da sociabilidade e maior retraimento afetivo e social. O quadro costuma ser crônico, assemelhando-se à esquizofrenia.[20,40,52]

Uma longa história de crises não controladas pode levar a estado psicótico crônico e insidioso em mais de 5% dos pacientes. As síndromes interictais assemelham-se mais à esquizofrenia com menos componentes afetivos do que as pós-ictais. Sintomas positivos, como alucinações auditivas, delírios persecutórios e autorreferentes, são comuns, porém as alterações formais do pensamento e da consciência do eu são raras. Deve-se estar atento também aos sintomas negativos, como isolamento social, embotamento afetivo e declínio cognitivo, que são mais pronunciados em pacientes com epilepsia do lobo temporal em comparação a controles saudáveis.[40,47,53]

## TRANSTORNOS DA PERSONALIDADE E RELAÇÃO COM AS SÍNDROMES EPILÉPTICAS

O termo "transtorno da personalidade" é utilizado em psiquiatria para descrever "um padrão persistente de vivência íntima ou comportamento que se desvia acentuadamente das expectativas da cultura do indivíduo. Tal comportamento é generalizado e inflexível, tem início na adolescência ou no começo da vida adulta, é estável ao longo do tempo e produz sofrimento ou prejuízo".[16,54] A CID-10 e a quarta edição do DSM (DSM-IV) listam 10 transtornos da personalidade, cada um com suas características peculiares e atualmente operacionalizados sob a forma de três grupos (ou *clusters*), denominados A, B e C. Os transtornos da personalidade do grupo A (esquizoide, esquizotípico e paranoide) são caracterizados por um padrão de comportamento persistente de distanciamento, suspeita em relação ao outro e excentricidade. Os transtornos da personalidade do grupo B (histriônica, narcisista, *borderline* e antissocial) se caracterizam por impulsividade, intolerância à frustração, agressividade e instabilidade emocional, enquanto os transtornos da personalidade do grupo C (esquiva, dependente e obsessivo-compulsiva) são caracterizados por inibição social, hipersensibilidade e submissão ao outro.[16]

Pacientes com quadro de epilepsia crônica podem também apresentar mudanças de personalidade sutis com a progressão da doença. Entre elas, destacam-se três grupos de alterações: (A) aprofundamento da emotividade, apresentando comportamento hiperético e voltado às questões espirituais (grupo "hiperético" ou "hiper-religioso"); (B) tendência a ser detalhista, ordeiro, prolixo e repetitivo no discurso (grupo "viscoso"); e (C) maior labilidade afetiva, com intensa sugestionabilidade, imaturidade e comportamento "adolescente" (grupo "lábil"). Há também um grupo "misto", no qual alterações comuns aos dois ou aos três grupos estariam presentes. Tais alterações de personalidade serão denominadas de transtornos apenas se estiverem presentes com grau de intensidade suficiente para interferir de forma significativa no ajustamento social e quando o paciente não preencher critérios para outros transtornos da personalidade já descritos pela CID-10 ou pelo DSM-IV.[16,54]

Alterações comportamentais associadas à epilepsia do lobo temporal são comumente observadas na prática clínica e ficaram consagradas pela descrição da síndrome de Gastaut-Geschwind. No ano de 1955, Gastaut observou que intensidade emocional, viscosidade e hipossexualidade, comuns em pacientes com epilepsia do lobo temporal, eram características exatamente opostas a placidez, dispersão atencional e hipersexualidade apresentadas por pacientes submetidos a lobectomia temporal bilateral (síndrome de Klüver-Bucy).[40,55] Posteriormente, em 1975, Geschwind salientou outras características frequentes em pacientes com epilepsia do lobo temporal, como temperamento lábil, hipergrafia e preocupações exacerbadas com questões éticas e religiosas.[40,55]

## EVENTOS SOMATOFORMES OU CRISES NÃO EPILÉPTICAS

A crise não epiléptica psicogênica consiste em um diagnóstico operacional que, do ponto de vista neurológico, exclui o diagnóstico de crise epiléptica. As crises não epilépticas são definidas como crises recorrentes que podem ser confundidas com epilepsia por sua semelhança de manifestações comportamentais, mas que dela diferem por não serem decorrentes de anormalidades elétricas cerebrais.[44]

A presença de um padrão constante de crises não epilépticas pode conduzir aos diagnósticos de transtorno conversivo e de transtorno de somatização. As crises não epilépticas são incluídas na categoria dos transtornos dissociativos (ou conversivos), mais especificamente das convulsões dissociativas. Esse tipo de evento pode originar consequências sociais e psicológicas graves, que incluem baixa escolarização, desemprego, dificuldades interpessoais e exclusão social e procedimentos iatrogênicos.[56] Geralmente, há associação com transtornos depressivos e de ansiedade,[56] e a qualidade de vida dos pacientes é pior em comparação àquela dos indivíduos com epilepsia de difícil controle.[57]

A etiologia das crises não epilépticas permanece um tópico desafiador e possivelmente multifatorial. Seria, portanto, inapropriado, ainda que tentador, implicar "causas psiquiátricas graves determinando somatização" como a origem dessas crises.[58] Alguns fatos devem ser investigados em pacientes com possíveis crises não epilépticas, como os listados no Quadro 24.3 e dados relevantes de semiologia, listados no Quadro 24.4. O tratamento indicado é a terapia cognitivo-comportamental (TCC).[59]

**QUADRO 24.3**
FATOS DA HISTÓRIA DO PACIENTE QUE PODEM INDICAR A PRESENÇA DE CRISES NÃO EPILÉPTICAS

- Resistência ao tratamento com mais de dois medicamentos para epilepsia.
- Medicamentos para epilepsia que não alteram a frequência das crises.
- As crises são relacionadas à presença de determinadas situações ou emoções.
- Presença de testemunhas durante os eventos.
- História de dor crônica, fibromialgia, fadiga crônica.
- História de comorbidade psiquiátrica, transtorno da personalidade ou abuso de substâncias.
- História recente ou remota de abuso ou trauma.
- Eletrencefalografias (EEGs) repetidamente normais na presença de crises recorrentes.

Fonte: Adaptado de Doss e LaFrance.[59]

**QUADRO 24.4**
FATORES SEMIOLÓGICOS ASSOCIADOS ÀS CRISES NÃO EPILÉPTICAS

- Início gradual
- Rápida recuperação pós-ictal
- Atividade motora ondulante
- Movimentação lateral da cabeça
- Olhos fechados durante o evento
- Duração de mais de dois minutos
- Resistência à abertura ocular
- Ausência de cianose
- Responsividade parcial durante a crise

Fonte: Adaptado de Doss e LaFrance.[59]

## CONSIDERAÇÕES FINAIS

A maioria dos pacientes com epilepsia apresenta alguma comorbidade psiquiátrica. Essa prevalência aumenta quando se trata de epilepsia refratária ao tratamento farmacológico. Além das dificuldades para estabelecer a frequência de transtornos psiquiátricos nas epilepsias, que varia de acordo com fatores demográficos, clínicos e psicossociais, os critérios diagnósticos utilizados apresentam considerável heterogeneidade. Assim, a despeito de sua ocorrência e prevalência, os transtornos psiquiátricos permanecem subdiagnosticados e apresentam descrição psicopatológica escassa. Não há estudos controlados e randomizados comparando a eficácia e a efetividade de abordagens não farmacológicas e farmacológicas para transtornos psiquiátricos em pacientes com epilepsia. Em termos práticos, os pacientes são tratados da mesma forma que pacientes com transtornos psiquiátricos e que não tenham epilepsia. É necessário, entretanto, considerar as interações farmacológicas e o eventual risco de redução do limiar convulsivante de alguns fármacos utilizados em psiquiatria. Nesse sentido, devem ser prescritos fármacos com o menor potencial para redução do limiar para crises epilépticas.

Ao se considerar o tratamento cirúrgico em casos refratários às abordagens farmacológicas, a presença de depressão na avaliação pré-cirúrgica está associada a menor chance de se atingir melhora relevante em âmbito clínico na qualidade de vida, independentemente de outros fatores, como, por exemplo, o controle adequado das crises no pós-operatório.[34]

## REFERÊNCIAS

1. Engel J Jr. Surgery for seizures. N Engl J Med. 1996;334(10):647-52.
2. Panayotopoulos CP, editor. A Clinical Guide to Epileptic Syndromes and their treatment. 2nd ed. London: Springer-Verlag; 2007.
3. Fisher RS, Cross JH, French JA, Higurashi N, Hirsch E, Jansen FE, et al. Operational classification of seizure types by the International League Against Epilepsy: Position Paper of the ILAE Commission for Classification and Terminology. Epilepsia. 2017;58(4):522-30.
4. Scheffer EI, Berkovic S, Capovilla G, Connolly MB, French J, Guilhoto L, et al. ILAE classification of the epilepsies: Position paper of the ILAE Commission for Classification and Terminology. Epilepsia. 2017;58(4):512-21.
5. Devinsky O, Vezzani A, O'Brien TJ, Jette N, Scheffer IE, Curtis M, et al. Epilepsy. Nat Rev Dis Primers. 2018;4:18024.
6. Ey H, Bernard P, Brisset C. Manual de psiquiatria. 5. ed. São Paulo: Masson; 1981.
7. Alonso-Fernández F. Fundamentos de la psiquiatria actual. 3. ed. Madrid: Editorial Paz Montalvo; 1976.
8. Jaspers K. Psicopatologia geral: psicologia compreensiva, explicativa e fenomenologia. 8. ed. São Paulo: Atheneu; 2006.
9. Gaitatzis A, Trimble MR, Sander JW. The psychiatric comorbidity of epilepsy. Acta Neurol Scand. 2004;110(4):207-20.
10. Santos RR, Dutra MCB, Silveira RD. Psychiatric comorbidities in epilepsy: case report. Rev Med Minas Gerais 2011;21(3):337-40.
11. Tellez-Zenteno JF, Patten SB, Jetté N, Williams J, Wiebe S. Psychiatric comorbidity in epilepsy: a population-based analysis. Epilepsia. 2007;48(12):2336-44.
12. Bijl RV, Ravelli A, van Zessenet G. Prevalence of psychiatric disorder in the general population: results of the Netherlands Mental Health Survey and Incidence Study (NEMESIS). Soc Psychiatry Psychiatr Epidemio 1998;33(12):587-95.
13. Kessler RC, McGonagle KA, Zhao S, Nelson CB, Hughes M, Eshleman S, et al. Lifetime and 12 month prevalence of DSM-III-R psychiatric disorders in the United States. Results from the National Comorbidity Survey. Arch Gen Psychiatry. 1994;51(1):8-19.
14. Schmitz EB, Moriarty J, Costa DC, Ring HA, Ell PJ, Trimble MR. Psychiatric profiles and patterns of cerebral blood flow in focal epilepsy: interactions between depression, obsessionality, and perfusion related to the laterality of the epilepsy. J Neurol Neurosurg Psichiatry. 1997;62(5):458-63.
15. Swinkels WAM, Kuyk J, van Dyck R, Spinhoven PH. Psychiatric comorbidity in epilepsy. Epilepsy Behav. 2005;7(1):37-50.
16. Araujo Filho GM, ROSA VP, Yacubian EMT. Transtornos psiquiátricos na epilepsia: uma proposta de classificação elaborada pela comissão de neuropsiquiatria da ILAE. J Epilepsy Clin Neurophysiol. 2008;14(3):119-23.
17. Hauser WA, Hesdorffer DC. Psychosis, depression and epilepsy: epidemiologic considerations. In: Ettinger AB, Kanner AM, editors. Psychiatric issues in epilepsy: a practical guide to diagnosis and treatment. Philadelphia: Lippincott Williams & Wilkins; 2001. p. 7-18.
18. Anhoury S, Brown RJ, Krishnamoorthy ES, Trimble MR. Psychiatric outcome after temporal lobectomy: a predictive study. Epilepsia. 2000;41(12):1608-15.
19. Guarnieri R, Walz R, Hallak JEC, Coimbra E, Almeida E, Cescato MP, et al. Do psychiatric comorbidities predict postoperative seizure outcome in temporal lobe epilepsy surgery? Epilepsy Behav. 2009;14(3):529-34.
20. Krishnamoorthy ES, Trimble MR, Blumer D. The classification of neuropsychiatric disorders in epilepsy: a proposal by the ILAE Commission on Psychobiology of Epilepsy. Epilepsy Behav. 2007;10(3):349-53.
21. Kanner AM. Depression in epilepsy: prevalence, clinical semiology, pathogenic mechanisms, and treatment. Biol Psychiatry. 2003;54(3):388-98.
22. Hitiris N, Mohanraj R, Norrie J, Sills GJ, Brodie MJ. Predictors of pharmacoresistant epilepsy. Epilepsy Res. 2007;75(2-3):192-6.
23. Kanner AM, Byrne R, Chicharro A, Wuu J, Frey M. A lifetime psychiatric history predicts a worse seizure outcome following temporal lobectomy. Neurology. 2009;72(9):793-9.

24. Boylan LS, Flint LA, Labovitz DL, Jackson SC, Starner K, Devinsky O. Depression but not seizure frequency predicts quality of life in treatment-resistant epilepsy. Neurology. 2004;62(2):258-61.
25. Pauli C, Thais ME, Claudino LS, Bicalho MA, Bastos AC, Guarnieri R, et al. Predictors of quality of life in patients with refractory mesial temporal lobe epilepsy. Epilepsy Behav. 2012;25(2):208-13.
26. Jones JE, Hermann BP, Woodard JL, Barry JJ, Gilliam F, Kanner AM, et al. Screening for major depression in epilepsy with common self-report depression inventories. Epilepsia. 2005;46(5):731-5.
27. Barry JJ, Ettinger AB, Friel P, Gilliam FG, Harden CL, Hermann B, et al. Consensus statement: the evaluation and treatment of people with epilepsy and affective disorders. Epilepsy Behav. 2008;13(Suppl 1):S1-29.
28. Zingano BL, Guarnieri R, Diaz AP, Schwarzbold ML, Bicalho MAR, Claudino LS, et al. Validation of diagnostic tests for depressive disorder in drug-resistant mesial temporal lobe epilepsy. Epilepsy Behav. 2015;50:61-6.
29. Alper K, Schwartz KA, Kolts RL, Khan A. Seizure incidence in psychopharmacological clinical trials: an analysis of Food and Drug Administration (FDA) summary basis of approval reports. Biol Psychiatry. 2007;62(4):345-54.
30. Kanner AM. Depression in epilepsy: a complex relation with unexpected consequences. Curr Opin Neurol. 2008;21(2):190-4.
31. Kanner AM. Epilepsy and mood disorders. Epilepsia. 2007;48(Suppl 9):20-2.
32. Baaré WF, Vinberg M, Knudsen GM, Paulson OB, Langkilde AR, Jernigan TL, et al. Hippocampal volume changes in healthy subjects at risk of unipolar depression. J Psychiatr Res. 2010;44(10):655-62.
33. Kanner AM. Mood disorder and epilepsy: a neurobiologic perspective of their relationship. Dialogues Clin Neurosci. 2008;10(1):39-45.
34. Pauli C, Schwarzbold ML, Diaz AP, Thais MERO, Kondageski C, Linhares MN, et al. Predictors of meaningful improvement in quality of life after temporal lobe epilepsy surgery: a prospective study. Epilepsia. 2017;58(5):755-63.
35. Silva ABB. Mentes com medo: da compreensão à superação. São Paulo: Integrare; 2006.
36. Salgado PCB. Identificação e caracterização das variáveis bio-psico-sociais na epilepsia de lobo temporal [tese]. Campinas: Universidade Estadual de Campinas; 2007.
37. Vazquez B, Devinsky O. Epilepsy and anxiety. Epilepsy Behav. 2003;4(Suppl 4):S20-5.
38. Cramer JA, Brandenburg N, Xu X. Differentiating anxiety and depression symptoms in patients with partial epilepsy. Epilepsy Behav. 2005;6(4):563-9.
39. Sazgar M, Carlen PL, Wennberg R. Panic attack semiology in right temporal lobe epilepsy. Epileptic Disord. 2003;5(2):93-100.
40. Oliveira GNM, Kumme A, Salgado JV, Marchetti RL, Teixeira AL. Transtornos neuropsiquiátricos da epilepsia do lobo temporal. Rev Bras Neurol. 2009;45(1):15-23.
41. Monaco F, Cavanna A, Magli E, Barbagli D, Collimadaglia L, Cantello R, et al. Obsessionality, obsessive-compulsive disorder, and temporal lobe epilepsy. Epilepsy Behav. 2005;7(3):491-6.
42. Kalinin VV, Polyaskiy DA. Gender differences in risk factors of suicidal behavior in epilepsy. Epilepsy Behav. 2005;6(3):424-9.
43. Beyenburg S, Mitchell AJ, Schmidt D, Elger CE, Reuber M. Anxiety in patients with epilepsy: systematic review and suggestions for clinical management. Epilepsy Behav. 2005;7(2):161-71.
44. Kurcgant D, Ayres JRCM. Crise não epiléptica psicogênica: história e crítica de um conceito. Hist Cienc Saude-Manguinhos. 2011;18(3):811-28.
45. Leal RB, Lopes MW, Formolo DA, Carvalho CR, Hoeller AA, Latini A, et al. Amygdala levels of the GluA1 subunit of glutamate receptors and its phosphorylation state at serine 845 in the anterior hippocampus are biomarkers of ictal fear but not anxiety. Mol Psychiatry. 2018 Jun 7. Epub ahead of print.
46. Zingano BL, Guarnieri R, Diaz AP, Schwarzbold L, Wolf P, Lin K, et al. Hospital Anxiety and Depression Scale-Anxiety subscale (HADS-A) and The State-Trait Anxiety Inventory (STAI) accuracy for anxiety disorders detection in drug-resistant mesial temporal lobe epilepsy patients. J Affect Disord. 2019;246:452-7.
47. Nadkarni S, Arnedo V, Devinsky O. Psychosis in epilepsy patients. Epilepsia. 2007;48(Suppl 9):17-9.
48. Marchetti RL, Azevedo D Jr, Bottino CMC, Kurcgant D, Marques AFH, Marie SK, et al. Volumetric evidence of a left laterality effect in epileptic psychosis. Epilepsy Behav. 2003;4(3):234-40.
49. Cornaggia CM, Beghi M, Provenzi M, Beghi E. Correlation between cognition and behavior in epilepsy. Epilepsia. 2006;47(Suppl 2):34-9.
50. Luat AF, Asano E, Rothermel R, Sood S, Chugani HT. Psychosis as a manifestation of frontal lobe epilepsy. Epilepsy Behav. 2008;12(1):200-4.
51. Krishnamoorthy ES. Neuropsychiatric disorders in epilepsy: epidemiology and classification. In: Trimble MR, Schmitz B, editors. The neuropsychiatry of epilepsy. Cambridge: Cambridge University Press; 2002. p. 5-17.
52. Adachi N, Matsuura M, Hara T, Oana Y, Okubo Y, Kato M, et al. Psychosis and epilepsy: are interictal and postictal psychoses distinct clinical entities? Epilepsia. 2002;43(12):1574-82.
53. Devinsky O. Postictal psychosis: common, dangerous, and treatable. Epilepsy Curr. 2008;8(2):31-4.
54. American Psychiatric Association. Diagnostic and statistical manual for mental disorders: DSM-IV. 4th ed. Washington: APA; 2000.
55. Blumer D. Personality disorders in epilepsy. In: Ratey JJ, editor. Neuropsychiatry of personality disorders. Boston: Blackwell Science; 1995. p. 230-263.
56. Benbadis SR. The problem of psychogenic symptoms: is the psychiatric community in denial? Epilepsy Behav. 2005;6(1):9-14.
57. De Paola L. Crises não epilépticas psicogênicas: delineamento e validação de um instrumento diagnóstico breve [tese]. Curitiba: Universidade Federal do Paraná; 2017.
58. Reuber M, Elger C. Psychogenic nonepileptic seizures: an overview. In: Holmes GL, Schachter SC, Trenite DGK. Behavioral aspects of epilepsy: principles and practice. New York: Demos; 2008. p. 411-20.
59. Doss RC, LaFrance WC Jr. Psychogenic non-epileptic seizures. Epileptic Disord. 2016;18(4):337-43.

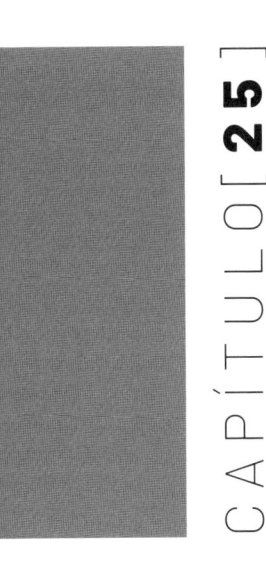

# CAPÍTULO [25]
# MANIFESTAÇÕES NEUROPSIQUIÁTRICAS NA DOENÇA DE PARKINSON

CARLOS R. M. RIEDER
ARTUR F. SCHUMACHER SCHUH

A doença de Parkinson (DP), segunda doença neurodegenerativa mais comum, é reconhecida por ser uma patologia com acometimento geralmente motor. No entanto, as manifestações não motoras da doença são frequentemente responsáveis pela maior incapacidade funcional e pelo maior prejuízo na qualidade de vida dos pacientes. Entre as mais importantes manifestações não motoras, estão as alterações neuropsiquiátricas. Embora elas aumentem em prevalência e gravidade com a evolução da doença, algumas, como a depressão, podem até anteceder o surgimento dos sintomas motores. Vários mecanismos estão implicados na gênese das manifestações neuropsiquiátricas, entre eles: as vias dopaminérgicas, diminuídas na DP, intimamente relacionadas com a modulação de processos cognitivos e comportamentais; alterações em outros neurotransmissores, além da dopamina; e os efeitos adversos de antiparkinsonianos. Entre as manifestações neuropsiquiátricas mais comuns, estão a depressão, a ansiedade, a apatia, a psicose, as compulsões e a demência. Neste capítulo, será fornecida uma breve abordagem da apresentação clínica, das bases biológicas e do manejo dessas complicações.

## DOENÇA DE PARKINSON

A DP é uma condição neurológica, crônica e progressiva, que vem apresentando prevalência mundial cada vez maior. Essa tendência de aumento decorre da modificação da pirâmide etária na maioria dos países do mundo e ao avanço da expectativa de vida da população em geral.[1] Segunda enfermidade neurodegenerativa mais comum, a DP fica atrás apenas da doença de Alzheimer (DA).

Os dados epidemiológicos da DP mostram prevalência de 0,3% na população, porém, acima dos 60 anos, a prevalência aumenta para 1 a 3%.[2] Embora predomine em indivíduos idosos, há casos de DP em pacientes mais jovens, principalmente nas formas com herança monogênica, que perfazem cerca de 50% do total de casos de DP de início precoce (antes dos 45 anos).

A DP acarreta grande incapacidade funcional, e suas manifestações clínicas motoras e não motoras reduzem substancialmente a qualidade de vida dos pacientes e de seus cuidadores. Conforme a DP progride, as complicações motoras, os sintomas pobremente responsivos à terapia dopaminérgica (p. ex., instabilidade postural) e os sintomas não motores começam a surgir e/ou progridem em gravidade.

Os sintomas não motores da doença podem acompanhar os indivíduos desde as fases prodrômicas (antes do aparecimento dos sintomas motores) até os estágios avançados. Sintomas não motores variam consideravelmente em padrão e gravidade e, por vezes, prejudicam tanto ou mais a funcionalidade do indivíduo do que os próprios distúrbios motores.

## ASPECTOS FISIOPATOLÓGICOS DA DOENÇA DE PARKINSON

A degeneração de neurônios dopaminérgicos da substância negra *pars compacta* com acúmulo de material proteico (α-sinucleína) nas células remanescentes (corpos de Lewy) leva à desregulação das alças de controle do movimento nos núcleos da base, determinando inibição dessas estruturas sobre o comportamento motor iniciado no córtex. Os corpos de Lewy na substância negra são considerados o achado neuropatológico clássico da doença.[3] Fisiologicamente, a dopamina proveniente dos neurônios da substância negra é responsável pelos estímulos excitatórios, mediados por receptores D1 (via direta), e estímulos inibitórios, mediados por receptores D2 (via indireta) sobre o sistema GABAérgico do estriado. Quando há redução da produção da dopamina, há disfunção da transmissão sináptica, e a via direta (facilitatória) torna-se inibida, enquanto a via indireta (inibitória) torna-se hiperativada. Portanto, o evento final de ambos os processos é a entrada excessiva de estímulos inibitórios para o tálamo e para as vias talamocorticais, que se manifesta clinicamente por lentidão dos movimentos.[4,5] As manifestações clínicas costumam ocorrer em congruência com o processo patológico evolutivo. Os sinais e sintomas motores clássicos da doença costumam ocorrer quando há perda de mais de 50% das células da substância negra.[4,6]

## MODELO DE BRAAK

Segundo o modelo de Braak, o processo neuropatológico avança em uma sequência topográfica relativamente previsível. Nesse modelo, o acúmulo de α-sinucleína tem início no plexo submucoso intestinal de Meissner e no bulbo olfatório. Posteriormente, a degeneração ascende de forma rostral até atingir, enfim, as áreas corticais. Durante os estágios pré-sintomáticos (estágios 1 e 2), a doença permanece confinada ao bulbo/tegmento pontino e ao bulbo olfatório/núcleo olfatório anterior. Nos estágios 3 e 4, há modificações importantes na substância negra e em outros núcleos mesencefálicos. Nessa fase, a maioria dos indivíduos passa a manifestar os sintomas motores da DP. Nos estágios avançados (5 e 6), o processo atinge o neocórtex, completando o ciclo neurodegenerativo característico da doença.[3,7]

A fisiopatologia dos sintomas não motores é complexa e faz parte da compreensão de que a DP é um processo degenerativo multissistêmico.[8] Além da via dopaminérgica da substância negra, ocorre comprometimento de áreas extranigrais, justificando os sintomas não motores envolvidos na DP, tais como depressão, declínio cognitivo, psicose, disfunções autonômicas e distúrbios do sono. Essas manifestações estão provavelmente relacionadas com alterações de sistemas não dopaminérgicos.[6,7,9,10]

O comprometimento do núcleo dorsal da rafe e do *locus coeruleus*, na formação reticular pontina, é capaz de justificar as modificações da regulação do afeto e do humor, bem como dos mecanismos de sono-vigília, atenção, controle da dor e distúrbios do sono REM. O avanço do processo neuropatológico em áreas como o mesocórtex temporal anteromedial e a região transentorrinal causa prejuízo do processamento executivo, disfunção mnemônica, perda de iniciativa e comportamento apático.[9] No entanto, nem todos os pacientes apresentam sintomas de forma sequencial e não seguem, necessariamente, o sistema de estadiamento de Braak – a explicação para os diferentes padrões patológicos que podem ocorrer na DP ainda é uma questão em aberto.[11,12]

## MANIFESTAÇÕES CLÍNICAS MOTORAS

Os sintomas cardinais da doença de Parkinson são caracterizados pelas manifestações motoras, bradicinesia, tremor, rigidez e instabilidade postural, incluídos nos critérios diagnósticos da DP do UK Parkinson's Disease Society Brain Bank,[13] como ilustra o Quadro 25.1.

## QUADRO 25.1
### CRITÉRIOS DIAGNÓSTICOS DO UK PARKINSON'S DISEASE SOCIETY BRAIN BANK PARA A DOENÇA DE PARKINSON

**Etapa 1 – Diagnóstico da síndrome parkinsoniana**

Bradicinesia e, pelo menos, um dos seguintes:
- Rigidez muscular
- Tremor em repouso 4-6 Hz
- Instabilidade postural não causada por outras alterações neurológicas

**Etapa 2 – Critérios de exclusão**

- História de AVCs recorrentes com progressão em degraus da síndrome parkinsoniana
- História de traumatismos craniencefálicos recorrentes
- História de encefalite confirmada
- Crises oculogíricas
- Tratamento com neurolépticos no início dos sintomas
- Mais de um familiar afetado
- Remissão sustentada
- Sintomas estritamente unilaterais em três anos
- Paralisia supranuclear do olhar
- Sinais cerebelares
- Disautonomia grave e precoce
- Síndrome demencial grave e precoce com déficits de memória, linguagem e praxias
- Sinal de Babinski
- Presença de tumor cerebral ou hidrocefalia comunicante na TC de crânio
- Ausência de resposta a altas doses de levodopa (se síndrome de má absorção excluída)
- Exposição a MPTP

**Etapa 3 – Critérios de suporte**

- Início unilateral
- Tremor em repouso presente
- Distúrbio progressivo
- Assimetria persistente afetando principalmente o lado do início da doença
- Excelente resposta à levodopa (70-100%)
- Resposta sustentada à levodopa por cinco anos ou mais
- Discinesia induzida pela levodopa
- Evolução clínica de 10 anos ou mais

AVC: acidente vascular cerebral; TC: tomografia computadorizada; MPTP: 1-metil-4-fenil-1,2,3,6-tetraidropiridina.

Fonte: Adaptado de Hughes e colaboradores.[13]

Habitualmente, esses sintomas cardinais iniciam-se de forma assimétrica, apresentam boa resposta à reposição dopaminérgica e costumam ser responsáveis pelo maior grau de incapacidade nos pacientes com DP inicial, quando outras manifestações não motoras ou não responsivas ao tratamento ainda não são predominantes.[14] Com a progressão da doença, muitos pacientes desenvolvem flutuações motoras e discinesias. Fenômenos como *wearing-off* (deterioração de final de dose), *delayed-on* (latência para início do efeito da dose), *on-off* ("liga-desliga" imprevisível), bem como as manifestações discinéticas, são capazes de impactar a qualidade de vida dos pacientes com DP durante toda a sua evolução.[15]

## MANIFESTAÇÕES NÃO MOTORAS

Os sintomas motores foram o principal foco de investigação científica e na prática clínica, tanto entre os profissionais da saúde quanto entre os próprios pacientes, por muitas décadas. Todavia, em um estudo realizado no Reino Unido, mais de 60% dos pacientes não referiam sintomas como apatia, dor, incontinência urinária ou distúrbio do sono, muitas vezes por não associarem essas manifestações à DP.[16] Em outro estudo, foi demonstrado que muitos pacientes não recebiam o tratamento adequado para seus sintomas não motores; por exemplo, 28% dos pacientes com transtorno depressivo moderado/grave não estavam recebendo terapia antidepressiva.[17]

Em uma coorte realizada na Itália (estudo PRIAMO), observou-se que 98% dos indivíduos com DP tinham, no mínimo, um sintoma não motor e que a média por paciente era de 7,8 sintomas não motores.[18,19] Diversos estudos mostraram alta frequência dessas manifestações nas fases precoces, as quais já poderiam estar presentes nas fases pré-motoras da doença.[20] No estudo intitulado ONSET-PD, descreveu-se a presença de apatia e sintomas cognitivos precedendo, em até dois anos, as manifestações motoras da doença. Hiposmia, transtorno do humor, fadiga e dor podem anteceder de 2 a 10 anos, e os sintomas gastrintestinais e os distúrbios do sono podem estar presentes por mais de 10 anos antes da fase motora da DP.[21]

As manifestações neuropsiquiátricas são muito frequentes e tornam-se mais graves conforme a doença evolui. No entanto, como já discutido, algumas manifestações (p. ex., a depressão) podem anteceder em anos o aparecimento dos sintomas motores. Basicamente, três mecanismos diferentes podem estar implicados na gênese das manifestações neuropsiquiátricas da DP: (1) as vias dopaminérgicas, que estão deficientes na DP, são responsáveis não apenas pelo controle do movimento, mas também estão intimamente relacionadas com a modulação de processos cognitivos e comportamentais; (2) a degeneração não é exclusiva da substância negra, e várias outras áreas do cérebro também são acometidas, como o *locus coeruleus* e os núcleos da rafe; (3) os medicamentos utilizados para o controle motor podem produzir diversas manifestações neuropsiquiátricas como efeitos adversos.

Conforme já mencionado, entre as manifestações neuropsiquiátricas mais comuns, estão a depressão, a ansiedade, a apatia, a psicose, as compulsões e a demência (Quadro 25.2).

## DEPRESSÃO

A depressão é o transtorno neuropsiquiátrico mais comum na DP. Sua prevalência está em torno de 40%, embora varie muito conforme a metodologia empregada em cada estudo. A presença de depressão está associada a prejuízo na qualidade de vida e sobrecarga ao cuidador. Os sintomas depressivos podem estar relacionados ao ajustamento emocional que a doença acarreta, porém também podem ser decorrentes de alterações bioquímicas acarretadas pelo processo neurodegenerativo. O intervalo entre o primeiro episódio depressivo e o diagnóstico de DP pode variar, em geral, de 1 a 10 anos. A incidência parece aumentar durante os anos que precedem o diagnóstico de DP. Cerca de metade dos pacientes com DP apresenta critérios de depressão maior, enquanto os demais apresentam distimia ou depressão de leve a moderada.[22]

O quadro depressivo pode confundir-se com as manifestações parkinsonianas e, assim, dificultar o diagnóstico. Por exemplo, alteração de apetite e sono, mudança de peso, perda de libido, retardo psicomotor, expressão facial reduzida e diminuição da memória e de energia po-

**QUADRO 25.2**
PRINCIPAIS MANIFESTAÇÕES NEUROPSIQUIÁTRICAS NA DOENÇA DE PARKINSON

- Depressão
- Ansiedade
- Apatia
- Sintomas psicóticos
- Transtorno do controle de impulsos
- Prejuízos cognitivos e demência

dem ser originários tanto da depressão quanto das manifestações parkinsonianas. Isso se torna particularmente importante nos pacientes com DP avançada, nos quais é ainda mais difícil distinguir os sintomas somáticos da DP do quadro depressivo. Tendo em vista esses confundidores, muita atenção deve ser dada ao uso de ferramentas clínicas e testagens neuropsicológicas para diagnosticar e graduar corretamente a gravidade dos sintomas depressivos na DP.[23]

Embora a depressão possa ser superestimada na DP, tendo em vista os sintomas motores que se assemelham a sintomas depressivos, na prática clínica, o que mais comumente ocorre são o subdiagnóstico e o subtratamento. Não raramente, a depressão não é detectada e, por conseguinte, não é tratada de modo adequado. Outro aspecto importante é que, em decorrência de efeitos colaterais de antidepressivos nesses pacientes, muitas vezes eles não apresentam boa resposta terapêutica por usarem doses não adequadas. Alguns fatores de risco para o desenvolvimento da depressão têm sido observados em pacientes com DP, e o risco parece ser maior entre as mulheres, em pacientes em estágios mais avançados e naqueles com comprometimento cognitivo.[24]

A depressão na DP parece ter dois componentes distintos: um exógeno e outro endógeno. O primeiro estaria associado à percepção das limitações funcionais que a doença impõe e parece ser significativo, sobretudo nos pacientes com início precoce, que devem lidar com modificações substanciais no estilo de vida pessoal e profissional. O componente endógeno pode ser explicado pela deficiência de monoaminas que sabidamente ocorre nesses pacientes. Soma-se a isso o fato de que pacientes com DP apresentam maior prevalência de depressão em comparação a indivíduos que têm outras doenças crônicas e de que os quadros depressivos muitas vezes precedem o surgimento dos sintomas motores. Essas evidências corroboram o fato de que a depressão é parte integral do processo neurodegenerativo que ocorre na DP.[24]

Do ponto de vista bioquímico, a depressão na DP pode estar relacionada com um ou mais de três importantes sistemas neurotransmissores: dopaminérgico (projeções mesocorticolímbicas), serotonérgico (núcleos da rafe do tronco cerebral) e noradrenérgico (*locus coeruleus*). A diminuição da dopamina no sistema mesocorticolímbico e a redução da atividade do transportador de dopamina no estriado ventral estão também associadas com depressão e declínio da motivação. O papel da dopamina nas alterações do humor é reforçado pela observação de que há piora na sintomatologia depressiva durante o período *off* (período em que o paciente permanece sem os efeitos do medicamento dopaminérgico). Estudos anatomopatológicos demonstraram que estruturas serotonérgicas e noradrenérgicas, como os núcleos da rafe e o *locus coeruleus*, estão provavelmente envolvidas no desenvolvimento de depressão e ambas estão acometidas precocemente na DP.

O tratamento dos sintomas depressivos envolve aconselhamento e educação para pacientes e cuidadores, por causa do grande impacto da depressão na qualidade de vida de ambos. A associação de sintomas depressivos com o período *off* é conhecida, e o ajuste medicamentoso para controle dos sintomas motores poderia auxiliar no tratamento da depressão.[25]

Diferentes classes de antidepressivos têm sido empregadas com resultados satisfatórios no tratamento da depressão na DP, incluindo os antidepressivos tricíclicos (ADTs) e os inibidores seletivos da recaptação de serotonina (ISRSs): fluoxetina, paroxetina, sertralina e citalopram. Entretanto, como são poucos os ensaios terapêuticos com antidepressivos em DP conduzidos sob metodologia rigorosa, não há evidências conclusivas que permitam selecionar os mais adequados. Portanto, a escolha do antidepressivo para tratar o paciente com DP acaba sendo baseada na experiência pessoal do médico e no perfil de efeitos colaterais de cada medicamento.

Em relação aos ADTs, existem evidências insuficientes para fazer qualquer conclusão sobre a eficácia da amitriptilina no tratamento da depressão na DP. Benefícios similares foram relatados em um ensaio aberto randomizado, comparando amitriptilina e sertralina. Esse estudo não incluiu um braço placebo. No entanto, como uma revisão recente sobre o uso de antidepressivos para o tratamento do transtorno depressivo maior (TDM) em adultos concluiu, com base em dados de estudos *head-to-head*, que a amitriptilina foi mais eficaz do que outros antidepressivos,[26] as recomendações são que essa classe de medicamentos seja considerada "possivelmente útil" na DP.[27] Cuidados devem ser tomados em relação ao perfil de efeitos adversos dos ADTs, que pode ser desfavorável especialmente na população idosa com DP. Destaca-se a ação anticolinérgica, que produz sedação, confusão e hipotensão postural. Seu efeito mais sedativo pode ser útil entre os pacientes com maior sintomatologia ansiosa. Outra opção é a utilização da nortriptilina, da desipramina e da trazodona, pois apresentam menor efeito anticolinérgico e são metabolizadas mais rapidamente.

Os ISRSs são os agentes terapêuticos mais utilizados para o tratamento da depressão na DP, pois apresentam perfil de efeitos colaterais mais favorável em comparação aos ADTs. Embora haja relatos de caso isolados de efeitos extrapiramidais associados aos ISRSs, isso não restringe o uso desses medicamentos na DP. A associação de ISRSs com inibidores seletivos da monoaminoxidase B (MAO-B) é segura, porém é necessário atentar ao risco, ainda que muito baixo, de síndrome serotonérgica e crise hipertensiva. A venlafaxina e a paroxetina foram comparadas ao placebo para o tratamento da depressão na DP. Ambos os grupos ativos foram efetivos em um ensaio de alta qualidade.[28] As recomendações atuais são de que a venlafaxina é "clinicamente útil" para o tratamento de sintomas depressivos na DP. A eficácia da paroxetina para o tratamento da depressão na DP foi considerada insuficiente devido a resultados conflitantes de estudos. Igualmente, estudos da eficácia do citalopram e da sertralina para o tratamento da depressão na DP são conflitantes. No entanto, devido à eficácia dos ISRSs na depressão em pacientes sem DP, esses antidepressivos são considerados potencialmente úteis na DP.[27]

Alguns agentes dopaminérgicos que são usados para tratar aspectos motores da DP parecem ter propriedades antidepressivas adicionais, como os inibidores da MAO-B e os agonistas dopaminérgicos. Em relação aos inibidores da MAO-B, nenhum estudo comprovou resposta antidepressiva com esses agentes na DP. O pramipexol em pacientes com DP mostrou melhora de alguns sintomas depressivos, mas não da depressão propriamente dita. Portanto, não existem evidências suficientes do efeito antidepressivo desses agentes no tratamento da DP.[27]

A estimulação magnética transcraniana repetitiva (EMTr) foi avaliada em estudos de alta qualidade para o tratamento da depressão na DP, com resultados discrepantes quanto ao desfecho da depressão.[29,30] Portanto, a EMTr é considerada com grau de evidência insuficiente para o tratamento da depressão na DP. No entanto, como há evidência de que a EMTr seja eficaz para o tratamento da depressão na população em geral,[31] talvez o método possa ser útil também na DP. Contudo, deve ser mantido em mente que o efeito é de curto prazo e o tratamento precisa ser repetido em intervalos regulares.

Em casos de depressão grave e resistente à farmacoterapia, a eletroconvulsoterapia (ECT) deve ser considerada. A depressão da DP responde bem à ECT, e também é observada melhora transitória dos sintomas motores. Existe um interesse crescente na estimulação cerebral profunda (DBS, do inglês *deep brain stimulation*), que é um procedimento que reconhecidamente melhora o quadro motor e a qualidade de vida dos pacientes. Parece haver melhora de sintomas do humor, porém há relatos de suicídios pós-operatórios, principalmente com estimulação subtalâmica.[32]

## ANSIEDADE

Quadros de ansiedade na DP, assim como de depressão, frequentemente são de diagnóstico mais difícil em decorrência da sobreposição dos sintomas entre ansiedade e manifestações de parkinsonismo (discinesias, períodos *off* com inquietude motora, etc.). Os tipos mais comuns de transtornos de ansiedade na DP são as crises de pânico (geralmente no período *off*), transtorno de ansiedade generalizada (TAG) e fobias simples e social. Os transtornos de ansiedade podem estar associados a flutuações motoras, frequentemente ocorrendo durante a transição do período *on* para o *off*. As crises de pânico do período *off* costumam ser mais incapacitantes do que os sintomas motores. A ansiedade e a depressão são os preditores mais consistentes de má qualidade de vida na DP.[32,33]

Os quadros de ansiedade podem aparecer nos diferentes estágios da DP. Podem ocorrer precocemente, mesmo antes do aparecimento dos sintomas motores, como nos estágios avançados da doença. Podem manifestar-se de maneira crônica ou episódica, associada ou não a alguma situação específica. São considerados fatores de risco para ansiedade na DP o início precoce da doença, as flutuações motoras, os episódios de *freezing* e sexo feminino.[33] Além de aspectos intrinsecamente biológicos, fatores psicossociais podem estar envolvidos, como o medo de ser acometido por incapacidade funcional aguda em decorrência das flutuações motoras e o constrangimento de mostrar publicamente os sintomas motores.

As bases biológicas para a compreensão da ansiedade sobrepõem-se aos mecanismos propostos para a depressão. Ela parece estar relacionada com sistemas neuroquímicos dopaminérgicos, serotonérgicos e noradrenérgicos. Soma-se a eles o neurotransmissor do ácido gama-aminobutírico (GABA), pois agentes que potencializam seu efeito apresentam ação positiva sobre os sintomas de ansiedade.[32]

Em relação ao tratamento farmacológico, os ataques de pânico associados ao período *off* podem apresentar melhora significativa com o ajuste dos medicamentos antiparkinsonianos. O emprego de ansiolíticos da classe dos benzodiazepínicos (BZDs) muitas vezes se torna necessário, com a ressalva de que esses agentes podem piorar a instabilidade postural e a confusão mental. Nesse caso, medicamentos de meia-vida mais curta, como o alprazolam e o lorazepam, são os mais indicados. Além desses medicamentos, os ISRSs podem auxiliar no manejo de tais sintomas, com a ressalva dos efeitos adversos. Os quadros de ansiedade associados à depressão podem melhorar com o tratamento desta última condição.

## APATIA

Apatia é definida como perda marcada da motivação não atribuível ao sofrimento emocional, ao prejuízo intelectual ou a alterações do nível de consciência. A apatia pode ser considerada uma entidade do espectro de transtornos neurocognitivos.[34] Embora a apatia da DP seja frequentemente confundida com a depressão, ambas diferem em termos de mecanismos fisiopatológicos, abordagem terapêutica e prognóstico. Na depressão, ocorre perda de interesse acompanhada de humor deprimido, e a falta de motivação está associada à tristeza e é percebida pelo paciente como algo negativo, enquanto a apatia associa-se a neutralidade afetiva. A prevalência de apatia na DP é em torno de 15 a 40%.[32]

A apatia pode manifestar-se já nas fases iniciais da DP. Embora possa estar associada geralmente com fatiga e depressão, aproximadamente metade dos pacientes com apatia não sofre de depressão concomitante. Consequentemente, a apatia da DP deve ser considerada uma entidade clínica separada. Entre pacientes com DP em estágio inicial, está associada a sintomas motores mais graves, pior estado cognitivo e baixa qualidade de vida.[32]

O fato de a apatia estar associada à gravidade dos sintomas motores sugere que ela possa ser causada pela depleção da dopamina na via nigroestriatal. Já a apatia em doentes pós-implante de DBS parece estar relacionada com a retirada da terapia com dopaminérgicos. A atrofia do *nucleus accumbens* esquerdo e a redução na densidade da substância cinzenta no giro do cíngulo e no giro frontal inferior são sugeridas como os mecanismos fisiopatológicos.

Os medicamentos possivelmente úteis no tratamento da apatia incluem a rivastigmina, um anticolinesterásico, e o piribedil, um agonista dopaminérgico.[35] O piribedil reduziu os escores de apatia em torno de 35% em 12 semanas de tratamento. A rotigotina não mostrou eficácia suficiente no tratamento da apatia.[27] Antidepressivos e estratégias não farmacológicas, como treinamento cognitivo e exercícios, são sugeridos, mas não têm eficácia comprovada. O metilfenidato e o modafinil também não contam com evidência suficiente de eficácia na apatia da DP. A bupropiona, um dos inibidores da recaptação de noradrenalina e dopamina (IRNDs), também não demonstrou eficácia no tratamento da apatia por ensaios clínicos.

## SINTOMAS PSICÓTICOS

Os sintomas psicóticos são as manifestações neuropsiquiátricas mais estudadas em pacientes com DP. Apresentam prevalência de 30 a 45% em pacientes sob uso de antiparkinsonianos. Os fatores de risco associados a essa condição são idade avançada, declínio cognitivo prévio, gravidade da doença, uso de antiparkinsonianos, déficit visual e presença de depressão e ansiedade.[32]

O espectro das alucinações é variado, mas a alucinação visual é a mais frequente. No início, os pacientes percebem vultos, ilusões, interpretações inadequadas de objetos e imagens pouco complexas, que não produzem maior estresse emocional. Nessa fase, o paciente percebe a natureza não real dessas imagens e pode conviver de maneira adequada com elas. Entretanto, essas ilusões e alucinações benignas iniciais podem ser prenúncio de declínio cognitivo, quando, então, surgem alucinações visuais elaboradas, cuja origem o paciente não percebe e que podem se tornar ameaçadoras. Nesse momento, podem surgir delírios em relação a tais imagens. O conteúdo dos delírios é geralmente de culpa, grandiosidade, ideias místicas, perseguição, ciúme e roubo. A síndrome de Capgras, na qual o paciente sofre da crença ilusória de que um conhecido, normalmente cônjuge ou outro membro familiar próximo, foi substituído por um impostor idêntico, pode ocorrer. Tal como ocorre na demência por corpos de Lewy e na demência da DP, as alucinações são tipicamente bem-formadas e detalhadas.[32,36] Essa condição produz impacto negativo na qualidade de vida dos pacientes, limita o médico no uso de medicamentos para o controle motor e aumenta o risco de institucionalização e de demência.

Existem três teorias e linhas de pesquisa em relação à base anatômica e fisiopatológica das alucinações na DP, as quais não são excludentes. Disfunção da retina e nas vias visuais podem estar envolvidas na gênese dessa complicação, uma vez que pacientes com déficit visual e diminuição da capacidade de discriminação de cores e contrastes apresentam maior risco de desenvolver alucinações. O tronco cerebral, por ser responsável pelo controle do ciclo sono-vigília, provavelmente também está envolvido. Evidências apontam que alucinações podem estar associadas à intromissão de fragmentos de sono REM durante a vigília, e pacientes parkinsonianos que apresentam alucinação têm padrões alterados de sono REM em exames de polissonografia. Outro mecanismo seria a desregulação cortical. Em diversos estudos de perfusão e de imagem de ressonância magnética funcional (IRMf) no cérebro, foram identificados hipofluxo/hipoativação de áreas do córtex occipital de pacientes com alucinação visual e maior fluxo/ativação em áreas do córtex frontal. Ou seja, as regiões do cérebro responsáveis pelo processamento mais básico da informação visual estariam diminuídas em relação às regiões de associação multimodal.[32]

O tratamento dos quadros de psicose na DP segue, em linhas gerais, quatro passos:

1 Investigação de outras causas que possam estar desencadeando ou contribuindo para a gravidade dos sintomas: infecções, distúrbios hidreletrolíticos, privação sensorial, lesão estrutural, etc.
2 Suspensão do uso de medicamentos psicotrópicos não antiparkinsonianos e aqueles com efeito anticolinérgico (p. ex., ADTs e oxibutinina).
3 Interrupção do uso de agentes antiparkinsonianos com maior potencial de induzir psicose e menor efeito motor, seguindo a ordem: anticolinérgicos, amantadina, inibidores da MAO-B, agonistas dopaminérgicos, inibidores da catecol-O-metiltransferase (COMT) e levodopa. Esses medicamentos devem ser descontinuados de maneira gradual, até se obter melhora da alucinação com o maior efeito motor, se possível. A redução da dose noturna pode ser eficaz para as alucinações que costumam ocorrer nesse período. A retirada desses medicamentos deve ser feita com cautela e de maneira lenta, a fim de evitar a síndrome maligna. Após a suspensão de todos os antiparkinsonianos, deve-se manter o paciente em uso de preparação regular de levodopa na menor dose possível e com controle motor satisfatório. Muitas vezes, não se encontra um ponto de equilíbrio entre o controle motor e os sintomas psicóticos, sendo necessário utilizar uma dose que produza o menor desconforto no paciente e em seus cuidadores.
4 Se o quadro não responder às medidas anteriores, deve-se iniciar o uso de antipsicóticos (neurolépticos).[27]

Os antipsicóticos típicos, como haloperidol e clorpromazina, são contraindicados na DP, pois promovem bloqueio de receptores estriatais D2 e podem piorar os sintomas motores. Já os atípicos são eficazes no controle da psicose e da alucinação e podem ser especialmente úteis naqueles pacientes que apresentam alucinação importante, pois o controle desse sintoma permite que um tratamento mais efetivo para os sintomas motores seja utilizado. São ditos atípicos porque têm maior afinidade por receptores dopaminérgicos límbicos e corticais, preservando relativamente os receptores estriatais de seu bloqueio. Apesar de sedativos, as doses utilizadas desses medicamentos costumam ser bem mais baixas do que aquelas administradas no tratamento de pacientes com esquizofrenia. É importante ressaltar também que o uso desses medicamentos, embora melhore a psicose induzida por agentes dopaminérgicos, não é eficaz em quadros demenciais. Em pacientes com tais quadros, foram observados aumento da mortalidade e piora paradoxal da confusão.[27]

A clozapina é o agente atípico mais estudado para o tratamento da psicose na DP e é o único com eficácia comprovada em metanálise. Deve ser iniciada em doses baixas (6,5 a 12,5 mg) com incremento gradual, chegando até 25 a 75 mg, doses muito menores que as utilizadas no tratamento da esquizofrenia, que costumam oscilar entre 200 e 600 mg/dia. Apesar de ter eficácia comprovada em vários estudos, seu uso pode ser limitado, pois requer controle hematológico frequente, devido ao risco de agranulocitose.

A quetiapina é outro antipsicótico atípico que não apresenta evidência de piora dos sintomas motores, e alguns estudos apontam para benefício na psicose, porém inferior à clozapina. Por não apresentar risco de agranulocitose nem necessitar de controles hematológicos periódicos, costuma ser a primeira escolha em centros especializados em DP, sendo substituída por clozapina se não houver controle satisfatório das alucinações. Outros antipsicóticos atípicos, como risperidona, olanzapina e aripiprazol, parecem eficazes no controle da psicose, mas produzem piora do quadro parkinsoniano.[27]

A pimavanserina, um agonista inverso do receptor 5-HT2A, apresenta baixa afinidade pelos receptores D2 e histamínico, portanto sem risco de exacerbar parkinsonismo, mostrou-se também eficaz no controle de sintomas psicóticos na DP.[37]

## TRANSTORNOS DO CONTROLE DE IMPULSOS

Os transtornos do controle de impulsos (TCIs) na DP podem apresentar prevalência variada de acordo com a metodologia do estudo e o local de realização. Em geral, a prevalência pode ser tão alta quanto 35 a 60% dos pacientes com DP.[32] Em estudo longitudinal, seguindo pacientes com DP por cinco anos, a incidência cumulativa foi de aproximadamente 46%.[38]

As formas mais comuns de TCIs são impulso para comprar, comer, colecionar objetos, jogo patológico e preocupação excessiva com sexo. Essas alterações estão mais associadas ao uso de altas doses de agonistas dopaminérgicos, sendo observadas em todos os agentes dessa classe. Há ainda o *punding*, que consiste em uma série de comportamentos repetitivos e sem propósito, como desmontar e montar aparelhos eletrônicos ou arrumar e desarrumar armários. Tal comportamento está mais associado ao uso crônico de levodopa. Por último, há a síndrome de desregulação dopaminérgica, que consiste em um comportamento aditivo ante a levodopa, em que o paciente faz uso abusivo do medicamento, sem apresentar benefício no controle dos sintomas motores. Há ainda uma parcela desses pacientes que pode apresentar pensamentos obsessivos.

Entre as formas de TCIs, o jogo patológico e a hipersexualidade são as mais comuns. São condições frequentemente subdiagnosticadas, pois apresentam início lento e insidioso; além disso, os pacientes não associam esse comportamento com a DP, e os médicos não costumam perguntar especificamente sobre esses sintomas. Os fatores de risco associados são idade precoce do início da doença, uso de agonistas dopaminérgicos (especialmente em altas doses) e história pregressa ou familiar de transtornos compulsivos ou depressão.[38]

A fisiopatologia desses transtornos está relacionada à desregulação dopaminérgica do estriado ventral e do *nucleus accumbens* e ao desequilíbrio do estímulo tônico e fásico da dopamina, que estão associados aos mecanismos de recompensa, motivação e antecipação. Em indivíduos com jogo patológico, foi demonstrado hipermetabolismo das vias dopaminérgicas entre o estriado ventral e as áreas pré-frontais, o que reforça a hipótese de estimulação dopaminérgica anormal nessas vias. Em pacientes com DP, a restauração do tônus dopaminérgico está longe de ser fisiológica, o que pode justificar esses sintomas geralmente associados a hiperatividade dopaminérgica. Do mesmo modo, acredita-se que o receptor D3 tenha participação na fisiopatologia desses fenômenos, já que os agonistas dopaminérgicos apresentam afinidade significativa por esse tipo de receptor e ele exibe alta concentração no estriado ventral.[32]

O uso de agonistas dopaminérgicos para descontrole de impulsos e de levodopa no *punding* e na síndrome da desregulação dopaminérgica é necessário, mas não suficiente, para o surgimento da doença de Parkinson. Parece haver interação entre esses medicamentos e o processo neurodegenerativo da doença, como se o estímulo dopaminérgico causado pelos medicamentos provocasse ativação aberrante em um sistema em degeneração. Entretanto, esse comportamento também foi observado em pacientes usuários de agonistas dopaminérgicos que não apresentavam DP, como na síndrome das pernas inquietas (SPI), sugerindo que essa complicação se deva mais ao medicamento em si do que ao processo neurodegenerativo.[32]

Em termos terapêuticos, o médico deve ficar atento a esses sintomas, uma vez que podem ter consequências psicossociais para o paciente e seus familiares. Aconselhamento, educação e suporte ao cuidador devem fazer parte do manejo inicial dos TCIs, com vistas à diminuição dos danos potenciais. Além disso, deve ser feita uma revisão cuidadosa dos medicamentos utilizados, atentando para associação temporal entre o início ou o aumento de determinado fármaco com o surgimento dos sintomas. Em relação ao descontrole de impulsos, deve-se diminuir ou suspender o uso de agonistas e aumentar a dose de levodopa para melhorar o controle motor. Nos pacientes com síndrome de desregulação dopaminérgica, deve-se tentar diminuir a dose de levodopa e introduzir agonistas dopaminérgicos.

Outras opções de manejo incluem a tentativa de agentes psicoativos, como clozapina e quetiapina, e mesmo o uso de antidepressivos, sobretudo em pacientes com pensamentos obsessivos. Medicamentos antiandrogênicos podem ser considerados em casos de hipersexualidade. Todas essas alternativas terapêuticas carecem de evidência científica.[27] A cirurgia para implante de estimulador cerebral profundo pode promover benefício motor suficiente para permitir a diminuição dos agentes dopaminérgicos e promover melhora dos sintomas compulsivos; no entanto, ela por si só pode desencadear TCIs.

## DECLÍNIO COGNITIVO E DEMÊNCIA

O déficit cognitivo geralmente acompanha a DP em toda a sua evolução. Muitas vezes, a administração de uma bateria neuropsicológica abrangente é necessária para a detecção precoce do declínio cognitivo na DP. A frequência de disfunção executiva e déficit de memória em pacientes com DP recém-diagnosticada é em torno de 20%. A prevalência da demência na DP pode chegar a 83% após vários anos de doença. Pacientes com DP têm risco de 5 a 6 vezes maior para o desenvolvimento de demência do que controles saudáveis. A prevalência aumenta com a idade e a duração da DP. Pacientes com DP e demência frequentemente apresentam uma série de comorbidades comportamentais, como depressão (58%), ansiedade (49%), alucinação (44%), apatia (54%), desinibição e irritabilidade.[39]

As primeiras alterações observadas na demência associada à DP são disfunção executiva frontal e deficiência visuoconstrutiva. Em um seguimento de 15 anos, apenas cerca de 15% dos pacientes estavam livres de declínio cognitivo, e 50% apresentavam quadro demencial. Na coorte de Sidnei, que acompanhou pacientes ao longo de 20 anos desde o diagnóstico, a prevalência de demência foi de 83% entre os sobreviventes, ressaltando a possível inevitabilidade desse quadro com a evolução da doença. Os fatores de risco para demência na DP são idade avançada, disfunção executiva precoce, alucinações visuais e gravidade dos sintomas motores.[40]

A apresentação clínica nos pacientes com DP é típica de demência subcortical, em que há acometimento preferencial e precoce do processamento do pensamento, da tomada de decisão e da atenção, alterações visuoespaciais, construcional, da memória e da fluência verbal e preservação relativa da linguagem e do comportamento social. A característica mais marcante da demência na DP é a disfunção executiva, que afeta habilidades de planejamento, organização de sequências e inovação. A memória também é afetada precocemente, porém de maneira menos intensa do que na DA. Na DA, há predominantemente prejuízo no armazenamento da memória, enquanto, na DP, há prejuízo na evocação da memória. Outra característica é a presença frequente de alucinações visuais.[32]

Os fatores de risco para o desenvolvimento de demência na DP são forma rígido-acinética, idade avançada, idade mais avançada no início da DP, sintomas motores graves, maior duração dos sintomas de DP, depressão, alucinação, ocorrência precoce de confusão ou psicose relacionada à levodopa, distúrbios graves da marcha, alterações do equilíbrio e presença de declínio cognitivo.[32]

O mecanismo fisiopatológico da demência na DP confunde-se com o mecanismo geral de neurodegeneração (o mesmo que causa DP sem demência e DA), e alguns autores consideram que possa haver sobreposição entre os diagnósticos, sendo as apresentações clínicas das principais doenças neurodegenerativas expressões fenotípicas extremas de um espectro fisiopatológico comum. Sustentando esse ponto de vista, foi demonstrado que a patologia amiloide, típica da DA, é mais frequente em pacientes com DP, e pacientes com DA têm risco aumentado de desenvolver sinais parkinsonianos. A diferenciação entre demência da DP e demência por corpos de Lewy é baseada em critérios arbitrários determinados por consenso de especialistas. O surgimento da demência por corpos de Lewy não deve ocorrer além de 12 meses após os sintomas parkinsonianos, do contrário o paciente receberia o diagnóstico de DP. A análise patológica do cérebro desses indivíduos mostra alterações essencialmente semelhantes entre essas duas condições, com a diferença de que, na demência por corpos de Lewy, a neurodegeneração é mais grave e a deposição dos corpos de Lewy é disseminada no encéfalo desde a apresentação.[32]

Estudos clínico-patológicos em pacientes com DP associam o grau de degeneração (da substância negra, do *locus coeruleus*, do núcleo basal de Meynert e do córtex em geral) e a presença de corpos de Lewy com disfunção cognitiva, evidenciando que o processo neurodegenerativo é o responsável pelo quadro demencial. Estudos que utilizaram marcadores de imuno-histoquímica para α-sinucleína demonstraram que a quantidade de corpos de Lewy no córtex e em regiões límbicas é o substrato patológico que tem melhor correlação com o diagnóstico de demência.[32]

A identificação e o manejo dos quadros demenciais são importantes, pois estes últimos determinam maiores custos à família e ao sistema de saúde, maiores índices de mortalidade e de institucionalização, sobrecarga ao cuidador, bem como piora significativa da qualidade de vida de pacientes e familiares. O manejo dos pacientes com essa condição inclui educação e aconselhamento à família, suporte ao cuidador e atenção multidisciplinar.

Inicialmente, deve-se prosseguir uma investigação para outras causas de demência, como outras condições médicas, e assegurar-se de que não haja transtorno do humor sobreposto.

Do mesmo modo, devem-se revisar os medicamentos em uso e eliminar fármacos desnecessários, com a suspensão de BZDs e outros sedativos, se possível. Também se deve diminuir ou suspender os agentes antiparkinsonianos na mesma ordem que a indicada para o manejo da psicose e da alucinação: anticolinérgicos, amantadina, inibidores da MAO-B, inibidores da COMT e agonistas dopaminérgicos. Deve-se dar preferência à monoterapia com as menores doses necessárias de levodopa.

Os estudos com o uso de anticolinesterásicos no declínio cognitivo da DP devem ser interpretados com cautela, tendo em vista que os instrumentos utilizados foram primariamente desenvolvidos para aferir déficits cognitivos em pacientes com DA. Tanto rivastigmina quanto donepezil foram testados em grandes estudos duplos-cegos, controlados por placebo, e demonstraram efeito positivo, embora pequeno, em comparação aos controles. Esses medicamentos não foram associados à piora dos sintomas parkinsonianos. O seguimento dos pacientes do estudo com a rivastigmina sugere que esse efeito positivo seja sustentado. Até o momento, não há evidências que apoiem o uso desses medicamentos no declínio cognitivo da DP, embora alguns especialistas acreditem haver benefício com base no fato de que, nesses pacientes, existe um processo degenerativo em andamento que afeta gravemente as vias colinérgicas.[27]

Em resumo, para que seja diagnosticada demência em um paciente parkinsoniano, deve-se excluir e tratar a comorbidade com depressão e buscar por condições que possam provocar ou piorar a disfunção cognitiva. Após abordagem não farmacológica, que inclui apoio ao cuidador e orientação à família, deve-se proceder à retirada de medicamentos que contribuam para o quadro e à eliminação gradual dos agentes antiparkinsonianos, buscando o manejo por meio de monoterapia com levodopa nas menores doses necessárias. Nesse momento, após discussão de custos, benefícios e efeitos adversos, deve ser considerada a introdução de anticolinesterásicos. Além disso, deve-se verificar se as necessidades básicas de cuidados dos pacientes estão sendo satisfeitas e, em caso negativo, considerar a institucionalização.

## CONSIDERAÇÕES FINAIS

Manifestações neuropsiquiátricas, como depressão, ansiedade, psicose, apatia, TCIs e demência, são muito frequentes na DP, e a maioria dos pacientes apresenta um ou mais desses quadros no curso da doença. Além da alta prevalência, essas manifestações estão associadas a grande prejuízo na qualidade de vida dos pacientes e dos cuidadores. Os sintomas neuropsiquiátricos na DP devem ser considerados parte da doença. Um conhecimento mais aprofundado a respeito das bases biológicas dessa situação será fundamental para o desenvolvimento de terapias mais efetivas para seu controle.

## REFERÊNCIAS

1. Pringsheim T, Jette N, Frolkis A, Steeves TD. The prevalence of Parkinson's disease: a systematic review and meta-analysis. Mov. Disord. 2014;29(13):1583-90.
2. de Lau, LM, Breteler MM. Epidemiology of Parkinson's disease. Lancet Neurol. 2006;5(6):525-35.
3. Braak H, Del K, Rüb U, Vos RAI De, Jansen ENH, Braak E. Staging of brain pathology related to sporadic Parkinson's disease. Neurobiol Aging. 2003;24(2):197-211.
4. Hamani C, Lozano A. Physiology and pathophysiology of Parkinson's disease. Ann N Y Acad Sci. 2003;991:15-21.
5. Obeso JA, Rodríguez-Oroz MC, Rodríguez M, Lanciego JL, Artieda J, Gonzalo N, et al. Pathophysiology of the basal ganglia in Parkinson's disease. Trends Neurosci. 2000;23(10 Suppl):S8-19.
6. Visanji NP, Brooks PL, Hazrati LN, Lang AE. The prion hypothesis in Parkinson's disease: Braak to the future. Acta Neuropathol Commun. 2013;1:2.
7. Braak H, Ghebremedhin E, Rüb U, Bratzke H, Del Tredici K. Stages in the development of Parkinson's disease-related pathology. Cell Tissue Res. 2004;318(1):121-34.
8. D'Amelio M, Ragonese P, Morgante L, Reggio A, Callari G, Salemi G, et al. Long-term survival of Parkinson's disease: a population-based study. J Neurol. 2006;253(1):33-7.
9. Wolters ECh. Non-motor extranigral signs and symptoms in Parkinson's disease. Parkinsonism Relat Disord. 2009;15(Suppl 3):S6-12.
10. Dijkstra AA, Voorn P, Berendse HW, Groenewegen HJ; Netherlands Brain Bank, Rozemuller AJ, van de Berg WD. Stage-dependent nigral neuronal loss in incidental Lewy body and Parkinson's disease. Mov Disord. 2014;29(10):1244-51.
11. Rietdijk CD, Perez-Pardo P, Garssen J, Van Wezel RJA, Kraneveld AD. Exploring Braak's hypothesis of Parkinson's disease. Front Neurol. 2017;8:37.
12. Burke RE, Dauer WT, Vonsattel JPG. A critical evaluation of the Braak staging scheme for Parkinson's Disease. Ann Neurol. 2008;64(5):485-91.
13. Hughes AJ, Kilford DSE, Lees AJ. Accuracy of clinical diagnosis of idiopathic Parkinson's disease: a clinico-pathological study of 100 cases. J Neurol Neurosurg Psychiatry. 1992;55(3);181-4.
14. Politis M, Wu K, Molloy S, G Bain P, Chaudhuri KR, Piccini P. Parkinson's disease symptoms: the patient's perspective. Mov Disord. 2010;25(11):1646-51.
15. Papapetropoulos S, Mash DC. Motor fluctuations and dyskinesias in advanced/end stage Parkinson's disease: a study from a population of brain donors. J Neural Transm. 2007;114(3):341-5.
16. Chaudhuri KR, Prieto-Jurcynska C, Naidu Y, Mitra T, Frades-Payo B, Tluk S, et al. The nondeclaration of nonmotor symptoms of Parkinson's disease to healthcare professionals: an international survey using the NMSQuest. Mov Disord. 2010;25(6):704-9.
17. Baig F, Lawton M, Rolinski M, Ruffmann C, Nithi K, Evetts SG, et al. Delineating nonmotor symptoms in early Parkinson's disease and first-degree relatives. Mov Disord. 2015;30(13):1759-66.
18. Barone P, Antonini A, Colosimo C, Marconi R, Morgante L, Avarello TP, et al. The PRIAMO study: A multicenter assessment of nonmotor symptoms and their impact on quality of life in Parkinson's disease. Mov Disord. 2009;24(11):1641-9.
19. Antonini A, Barone P, Marconi R, Morgante L, Zappulla S, Pontieri FE, et al. The progression of non-motor symptoms in Parkinson's disease and their contribution to motor disability and quality of life. J Neurol. 2012;259(12):2621-31.
20. Zis P, Erro R, Walton CC, Sauerbier A, Chaudhuri KR. The range and nature of non-motor symptoms in drug-naive Parkinson's disease patients: a state-of-the-art systematic review. NPJ Parkinsons Dis. 2015;1:15013.
21. Pont-Sunyer C, Hotter A, Gaig C, Seppi K, Compta Y, Katzenschlager R, et al. The onset of nonmotor symptoms in Parkinson's disease (the ONSET PD study). Mov Disord. 2015;30(2):229-37.
22. Rojo A, Aguilar M, Garolera MT, Cubo E, Navas I, Quintana S. Depression in Parkinson´s disease : clinical correlates and outcome. Parkinsonism Relat Disord. 2003;10(1):23-8.
23. Aarsland D, Marsh L, Schrag A. Neuropsychiatric symptoms in Parkinson's disease. Mov Disord. 2009;24(15):2175-86.
24. Aarsland D, Påhlhagen S, Ballard CG, Ehrt U, Svenningsson P. Depression in Parkinson disease: epidemiology, mechanisms and management. Nature Rev Neurol. 2011;8:35-47.
25. Caillava-Santos F, Margis R, de Mello Rieder CR. Wearing-off in Parkinson's disease: neuropsychological differences between on and off periods. Neuropsychiatr Dis Treat. 2015;11:1175-80.
26. Cipriani A, Furukawa TA, Salanti G, Chaimani A, Atkinson LZ, Ogawa Y, et al. Comparative efficacy and acceptability of 21 antidepressant drugs for the acute treatment of adults with major depressive disorder: a systematic review and network meta-analysis. Lancet. 2018;391(10128):1357-66.
27. Seppi K, Ray Chaudhuri K, Coelho M, Fox SH, Katzenschlager R, Perez Lloret S, et al. Update on treatments for nonmotor symptoms of Parkinson's disease-an evidence-based medicine review. Mov Disord. 2019;34(2):180-98.
28. Richard IH, McDermott MP, Kurlan R, Lyness JM, Como PG, Pearson N, et al. A randomized, double-blind, placebo-controlled trial of antidepressants in Parkinson disease. Neurology. 2012;78(16):1229-36.
29. Brys M, Fox MD, Agarwal S, Biagioni M, Dacpano G, Kumar P, et al. Multifocal repetitive TMS for motor and mood symptoms of Parkinson disease: a randomized trial. Neurology. 2016;87(18):1907-15.

30. Makkos A1, Pál E, Aschermann Z, Janszky J, Balázs É, Takács K, et al. High-frequency repetitive transcranial magnetic stimulation can improve depression in Par- kinson's disease: a randomized, double-blind, placebo-controlled study. Neuropsychobiology. 2016;73(3):169-77.
31. Lee JC, Blumberger DM, Fitzgerald PB, Daskalakis ZJ, Levinson AJ. The role of transcranial magnetic stimulation in treatment-resistant depression: a review. Curr Pharm Des. 2012;18(36):5846-52.
32. Aarsland D, Kramberger MG. Neuropsychiatric symptoms in Parkinson's disease. J Parkinsons Dis. 2015;5(3):659-67.
33. Schapira AH, Chaudhuri KR, Jenner P. Non-motor features of Parkinson disease. Nat Rev Neurosci. 2017;18(7):435-50.
34. Lanctôt KL, Agüera-Ortiz L, Brodaty H, Francis PT, Geda YE, Ismail Z, et al. Apathy associated with neurocognitive disorders: recent progress and future directions. Alzheimers Dement. 2017;13(1):84-100.
35. Thobois S, Lhommée E, Klinger H, Ardouin C, Schmitt E, Bichon A, et al. Parkinsonian apathy responds to dopaminergic stimulation of D2/D3 receptors with piribedil. Brain. 2013;136(Pt 5):1568-77.
36. Ffytche DH, Creese B, Politis M, Chaudhuri KR, Weintraub D, Ballard C, et al. The psychosis spectrum in Parkinson disease. Nat Rev Neurol. 2017;13(2):81-95.
37. Fox SH. Pimavanserin as treatment for Parkinson's disease psychosis. Lancet. 2014;383(9916):494-6.
38. Corvol JC, Artaud F, Cormier-Dequaire F, Rascol O, Durif F, Derkinderen P, et al. Longitudinal analysis of impulse control disorders in Parkinson disease. Neurology. 2018;91(3):e189-e201.
39. Aarsland D, Brønnick K, Ehrt U, De Deyn PP, Tekin S, Emre M, et al. Neuropsychiatric symptoms in patients with Parkinson's disease and dementia: frequency, profile and associated care giver stress. J Neurol Neurosurg Psychiatry. 2007;78(1):36-42.
40. Hely MA, Morris JG, Reid WG, Trafficante R. Sydney Multicenter Study of Parkinson's disease: non-L-dopa-responsive problems dominate at 15 years. Mov Disord. 2005;20(2):190-9.

# LEITURAS RECOMENDADAS

Adler CH. Nonmotor complications in Parkinson's disease. Mov Disord. 2005;20(Suppl 11):S23-9.

Chaudhuri KR, Schapira AH. Non-motor symptoms of Parkinson's disease: dopaminergic pathophysiology and treatment. Lancet Neurol. 2009;8(5):464-74.

Evans AH, Strafella AP, Weintraub D, Stacy M. Impulsive and compulsive behaviors in Parkinson's disease. Mov Disord. 2009;24(11):1561-70.

Frank MJ, Samanta J, Moustafa AA, Sherman SJ. Hold your horses: impulsivity, deep brain stimulation, and medication in parkinsonism. Science. 2007;318(5854):1309-12.

Goetz CG. New developments in depression, anxiety, compulsiveness, and hallucinations in Parkinson's disease. Mov Disord. 2010;25(Suppl 1):S104-S109.

Olanow CW, Stern MB, Sethi K. The scientific and clinical basis for the treatment of Parkinson disease. Neurology. 2009;72(21 Suppl 4):S1-136.

Zesiewicz TA, Sullivan KL, Arnulf I, Chaudhuri KR, Morgan JC, Gronseth GS, et al. Practice parameter: treatment of nonmotor symptoms of Parkinson disease: report of the Quality Standards Subcommittee of the American Academy of Neurology. Neurology. 2010;74(11):924-31.

# ÍNDICE

**A**

Acamprosato, 129-130
Acatisia, 118
Acetilcolina, 8, 9, 11f, 24-5, 220
Ácido gama-aminobutírico, 9, 26-27, 219, 221f
Agonistas, 127-128
 de melatonina, 128
 dos receptores benzodiazepínicos, 127-128
Agressividade, 248-249
Amígdala, 7
Aminas, 27-28
Amnésia, 95-96
Anorexia nervosa, 267-269, 330
 epidemiologia, 268
 fisiopatologia, 268
 quadro clínico, 269
Ansiedade, 62-63, 82-83, 171-182, 336, 360-361
 modelos animais de, 82-83
 transtornos de, 62-63, 171-182
  circuitos neurais, 172-174
  eletrofisiologia, cognição e neuroimagem, 180, 181t
  interpretação na avaliação de ameaça, 174-175
  vulnerabilidade associada, 175-180
   eixo HHS, 178
   fator neurotrófico, 178-179
   fatores genéticos, 176-177
   interações gene e ambiente, 177-178
   marcadores imunológicos, 178
   neurotransmissores, 179-180
Ansiolíticos e hipnóticos, 89, 125-128
 agonistas de melatonina, 128
 agonistas dos receptores benzodiazepínicos, 127-128
 benzodiazepínicos, 126-127
Antagonistas $\alpha_2$-adrenérgicos, 123
Anticonvulsivantes, 125
Antidepressivos, 121-124
 indicações, 124
 mecanismos de ação, 121-122
 principais, 122-124
  antagonistas $\alpha_2$-adrenérgicos, 123
  antidepressivos tricíclicos, 122
  inibidores da monoaminoxidase, 122
  IRSNs, 123
  ISRSs, 122-123
  multimodais, 123
Antipsicóticos, 89, 113-121
 atípicos, 115-116, 117t
 clozapina, 116
 efeitos colaterais, 116-121
  cardiovasculares, 120-121
   hipotensão ortostática, 120
   morte cardíaca súbita, 120-121
  metabólicos, 119-120
   ganho de peso, 119
   hiperprolactinemia, 119-120
  síndromes extrapiramidais, 116-119
   acatisia, 118
   discinesia tardia, 118
   distonia aguda, 117-118
   parkinsonismo, 116-117
   síndrome neuroléptica maligna, 118-119
Apatia, 361
Apneia obstrutiva do sono, 331-332
Aprendizado, 88
Atenção, 336

**B**

β-amiloide, 294-298, 300f
Benzodiazepínicos, 126-127
Biomarcadores, 148, 240-242
Bruxismo, 333
Bulimia nervosa, 269-270, 330
 epidemiologia, 269
 fisiopatologia, 270
 quadro clínico, 270
Buprenorfina, 131
Bupropiona, 130

**C**

Carbamazepina, 125
Cérebro, comunicação entre sistema imune e, 47-54
Circuito(s), 9-12
 córtico-tálamo-estriado--cortical, 10-12, 172-174

corticocorticais, 9-10
neurais, 172-174
Citocinas e comportamento, 48-49
Clozapina, 116
Cognição, 180, 181t
Comportamento, 48-49, 308-313, 336-337
   agressivo, 337
   e citocinas, 48-49
   materno, 336-337
   sexual, 337
   suicida, 308-313
      abordagem, 312-313
      fatores de proteção, 310-311
      fatores de risco, 309-310
      posvenção, 313
      prevenção, 311
Compulsão, 248
Córtex pré-frontal, 216-217, 218f
Crise epiléptica, 344 *ver também* Epilepsia

## D

Declínio cognitivo, 364-365
Demência(s), 293-305, 364-365
   anormalidades proteicas, 293-301
      proteína tau, 298
      proteína TDP-43, 299
      proteína α-sinucleína, 299-301
      β-amiloide, 294-298, 300f
   doenças metabólicas, 303-304
   reserva cognitiva e fatores ambientais, 301-303
Dependência química, 84
Depressão, 33-34, 39-40, 81-82, 155-159, 326, 348-349, 358-360
   e estimulação cerebral profunda, 155-159
      córtex cingulado anterior subgenual, 156
      feixe prosencefálico medial, 156-157
      *nucleus accumbens*, 157-159
   modelos animais de, 81-82
   pós-parto, 326
Discinesia tardia, 118
Disfunção mitocondrial, 67-77
   e transtornos psiquiátricos, 69-77
      esquizofrenia, 73-74
      transtorno bipolar, 71-73
      transtorno de ansiedade generalizada, 76-77
      transtorno depressivo maior, 74-75

      transtorno do espectro autista, 75-76
   mitocôndrias, 68-69
Dissulfiram, 129
Distimia, 325
Distonia aguda, 117-118
Distúrbio(s), 333-334
   do ritmo circadiano, 333-334
      da fase do sono atrasada, 334
      da fase do sono avançada, 334
      de *jet lag*, 333-334
   dos movimentos periódicos dos membros, 333
Doença de Parkinson, 355-366
   ansiedade, 360-361
   apatia, 361
   aspectos fisiopatológicos, 356
   declínio cognitivo e demência, 364-365
   depressão, 358-360
   manifestações clínicas motoras, 356-357
   manifestações não motoras, 357-358
   modelo de Braak, 356
   sintomas psicóticos, 361-363
   transtornos do controle de impulsos (TCIs), 363-364
Dopamina, 8, 219, 225, 273

## E

Eixo(s), 32-34, 178
   endócrino, 32, 33f
   hipotalâmico-hipofisário--suprarrenal (HHS), 32-34, 178
Eletroconvulsoterapia (ECT), 142, 144, 146-147
Eletrofisiologia, 180, 181t
Epilepsia, 343-352
   alterações de comportamento e sintomas psiquiátricos, 347-352
      eventos somatoformes ou crises não epilépticas, 352
      quadros afetivo--somatoformes, 350
      quadros psicóticos, 350-351
      transtornos da personalidade, 351-352
      transtornos de ansiedade, 349-350
      transtornos do humor, 348-349

   classificação, 344-346
   convulsão, 344
   crise epiléptica, 344
   etiologia, 346-347
      desconhecida, 347
      estrutural, 346
      genética, 346
      imunológica, 346-347
      infecciosa, 346
      metabólica, 346
   perda da consciência, 344
   período ictal, 344
   período interictal, 344
   período pós-ictal, 344
   síndrome epiléptica, 344
Esquizofrenia, 61, 73-74, 83-84, 147, 211-226, 328-329
   e neurodesenvolvimento, 221-223
   e genes, 222
      formação de espinhas dendríticas, 222
      meio ambiente, 222-223
      mielinização, 222
      migração neuronal, 222
      neurogênese, 222
      poda sináptica, 222
   estudos de neuroimagem, 223-225
      neuroimagem estrutural, 223-224
      neuroimagem funcional, 224-225
   genética da, 212-216
      estudos com gêmeos, 213, 214f
      estudos de adoção, 213
      estudos de associação genômica ampla, 213-215
      estudos de herança familiar, 212-213
      estudos de sequenciamento, 215
      variações no número de cópias, 215, 216t
   modelos animais de, 83-84
   neuroimagem molecular, 225-226
      dopamina, 225
      serotonina, 225
   neuropatologia celular e molecular, 216-221
      morfometria e citoarquitetura, 216-218

sistemas de
neurotransmissores,
219-221
Estabilizadores do humor, 124-125
anticonvulsivantes, 125
carbamazepina e
oxcarbazepina, 125
gabapentina, 125
lamotrigina, 125
lítio, 124
pregabalina, 125
valproato de sódio, 125
Estimulação, 140-146, 154-164
cerebral profunda, 154-161
e depressão, 155-159
córtex cingulado anterior
subgenual, 156
feixe prosencefálico
medial, 156-157
*nucleus accumbens*,
157-159
TOC, 159-161
núcleo subtalâmico, 160
*nucleus accumbens*,
160-161
ramo anterior da cápsula
interna, 159
região da cápsula
ventral/estriado
ventral, 159-160
do nervo vago, 161-164
magnética transcraniana
(EMT), 140-145
bobina de campo, 143
frequência de
estimulação, 143
limite motor de repouso
(LMR), 143
posicionamento da
bobina, 143-144
transcraniana por corrente
contínua (ETCC),
141-142, 144-146
Estresse e TDM, 188-189
Estudos de neuroimagem, 223-225
estrutural, 223-224
imagem por tensor de
difusão, 224
pacientes crônicos, 223-224
primeiro episódio
psicótico, 224
funcional, 224-225
Evocação, 94
Extinção, 94-95

## F
Falsas memórias, 93

## G
Gabapentina, 125
Ganho de peso, 119
Genética e epigenética dos
transtornos psiquiátricos,
57-64, 212-216
evidências, 60-63
esquizofrenia, 61
TDAH, 63
transtorno bipolar, 61
transtorno depressivo
maior, 62
transtornos de ansiedade,
62-63
genes, regiões não codificantes
e ambiente, 58-60
Giro do cíngulo, 7
Glutamato, 9, 25-26, 219, 220f

## H
Habituação, 94-95
Hiperatividade *ver*
Transtorno de déficit de
atenção/hiperatividade
(TDAH)
Hipercortisolemia, 35
Hipermnésia, 95-96
Hiperprolactinemia, 119-120
Hipoativação do sistema
do estresse, 35-38
Hipocampo, 7, 217
Hipotálamo, 7, 273
hipófise e seus eixos, 273
Hipotensão ortostática, 120
Histamina, 9, 12f, 28

## I
Impulsividade, 245-262
definição, 245-247
e agressividade, 248-249
e compulsão, 248
em psiquiatria, 247-248
evidências neurobiológicas, 249
Inibidores da
monoaminoxidase, 122
Insônias, 330-331
IRSNs, 123
ISRSs, 122-123

## J
*jet lag*, 333-334

## L
Lamotrigina, 125
Lítio, 124
Lobos, 5-7
frontais, 5-6
occipitais, 6-7
parietais, 6
temporais, 6

## M
Magnetoconvulsoterapia
(MCT), 142, 144
Mania, 84-85
modelos animais de, 84-85
Marcadores imunológicos, 178
Mecanismos imunológicos e
SNC *ver* Sistema imune
e SNC
Memória, 87-96, 336
amnésia e hipermnésia, 95-96
classificação das memórias, 91
declarativas, 91
de procedimentos, 91
*priming*, 91
consolidação celular da
memória, 91-93
consolidação de sistemas, 93-94
dependência de estado, 96
evocação, 94
extinção e habituação, 94-95
neurociência, 87-89
reconsolidação, 94
revolução farmacológica, 89-90
tipos de, 90-91
de curta duração, 90
de longa duração, 90
imediata ou de trabalho, 90
Metadona, 131
Mielinização, 222
Migração neuronal, 222
Mitocôndrias *ver* Disfunção
mitocondrial
Modelo de Braak, 356
Modelos animais de
transtornos psiquiátricos,
81-85
ansiedade, 82-83
caixa claro-escuro, 82
exposição aos odores do
predador, 82-83
labirinto em cruz
elevado, 82
teste do campo aberto, 83
dependência química, 84

autoadministração de
substâncias
de abuso, 84
preferência condicionada
de lugar, 84
sensibilização
comportamental, 84
teste de locomoção, 84
depressão, 81-82
modelo de estresse crônico
variado, 82
modelo de separação
materna, 81
teste de suspensão da
cauda, 82
teste do nado forçado, 81-82
esquizofrenia, 83-84
modelo farmacológico, 83
modelos de
neurodesenvolvimento,
83
modelos genéticos, 83-84
mania, 84-85
modelos farmacológicos
de, 84-85
modelos genéticos de, 85
Morte cardíaca súbita, 120-121

## N

Naltrexona, 128-129
Narcolepsia, 332
Neuroanatomia funcional e
comportamental, 3-12
neurodesenvolvimento
típico e atípico, 3-5
neurotransmissores e vias,
8-9, 10f, 11f, 12f
acetilcolina, 8-9, 11f
ácido gama-aminobutírico, 9
dopamina, 8
glutamato, 9
histamina, 9, 12f
noradrenalina, 8, 9f
serotonina, 8, 10f
principais circuitos envolvidos
no comportamento, 9-12
córtico-tálamo-estriado-
-cortical, 10-12
corticocorticais, 9-10
SNC, 5-7
lobos frontais, 5-6
lobos occipitais, 6-7
lobos parietais, 6
lobos temporais, 6
sistema límbico, 7

Neurociência, 87-89
Neurofisiologia e
neuroquímica, 15-28
excitabilidade neuronal
e transmissão
sináptica, 16-23
células gliais, 20-23
plasticidade sináptica, 23
principais sistemas de
neurotransmissores, 23-28
acetilcolina, 24-25
ácido gama-aminobutírico,
26-27
aminas, 27-28
glutamato, 25-26
Neurogênese, 222
Neuroimagem, 99-109,
180, 181t, 223-226
e prática clínica atual, 109
estudos de, 223-225
neuroimagem estrutural,
223-224
neuroimagem funcional,
224-225
imagem do tensor de
difusão, 105-106
molecular, 225-226
dopamina, 225
serotonina, 225
PET e SPECT, 108-109
radiografia, 99-100
ressonância magnética
funcional, 106-108
ressonância nuclear
magnética, 100-105
tomografia computadorizada, 100
Neurônio, 17f
Neuropatologia da
esquizofrenia, 216-221
morfometria e citoarquitetura,
216-218
aspectos gerais, 216, 217t
córtex pré-frontal,
216-217, 218f
hipocampo, 217
núcleos da base, 217, 218t
substância branca, 217, 218
tálamo, 217
sistemas de neurotransmissores,
219-221
acetilcolina, 220
ácido gama-aminobutírico,
219, 221f
dopamina, 219
glutamato, 219, 220f

Neurotransmissores, 179-180,
321, 322t
Nicotina, 130
Noradrenalina, 8, 9f, 272

## O

Oxcarbazepina, 125

## P

Parassonias, 334-335
alucinações noturnas, 335
distúrbio comportamental
do sono REM, 335
do NREM, 334-335
pesadelos, 335
Parkinsonismo, 116, 117
PET, 108-109
Plexo coroide, 51f
Poda sináptica, 222
Polissonografia, 323t
Pregabalina, 125
*priming*, 91
Proteína(s), 298-301
α-sinucleína, 299-301
tau, 298
TDP-43, 299
Psicofarmacologia, 113-132
ansiolíticos e hipnóticos,
125-128
agonistas de melatonina,
128
agonistas dos receptores
benzodiazepínicos,
127-128
benzodiazepínicos,
126-127
antidepressivos, 121-124
principais classes, 122-124
principais indicações, 124
principais mecanismos
de ação, 121-122
antipsicóticos, 113-121
atípicos, 115-116, 117t
efeitos colaterais, 116,
117-121
estabilizadores do humor,
124-125
anticonvulsivantes, 125
carbamazepina e
oxcarbazepina, 125
gabapentina, 125
lamotrigina, 125
lítio, 124
pregabalina, 125
valproato de sódio, 125

medicamentos usados
 em dependência
 química, 128-131
  acamprosato, 129-130
  buprenorfina, 131
  bupropiona, 130
  dissulfiram, 129
  metadona, 131
  naltrexona, 128-129
  nicotina, 130
  vareniclina, 130-131
Psiconeuroendocrinologia, 31-43
 eixo endócrino, 32, 33f
 histórico, 34-38
  hipercortisolemia, 35
  hipoativação do sistema
   do estresse, 35-38
 receptor glicocorticoide, 38-42
  e antidepressivos, 41-42
  mecanismos moleculares
   de resistência na
   depressão, 40
  nos subtipos de
   depressão, 39-40
 regulação do eixo HHS, 32-34
  anormalidades na
   depressão, 33-34

**R**
Radiografia, 99-100
Receptor glicocorticoide, 38-42
 e antidepressivos, 41-42
 mecanismos moleculares de
  resistência na depressão, 40
 nos subtipos de depressão, 39-40
Reconsolidação, 94
Reflexos, 88
Regulação emocional, 241-242
Reserva cognitiva (RC), 301-303
Ressonância, 100-108
 magnética funcional, 106-108
 nuclear magnética, 100-105

**S**
Serotonina, 8, 10f, 225, 272-273
Sinapse química, 18f
Síndrome(s), 116-119, 333
 das pernas inquietas, 333
 extrapiramidal(is), 116-119
  acatisia, 118
  discinesia tardia, 118
  distonia aguda, 117-118
  parkinsonismo, 116, 117
  síndrome neuroléptica
   maligna, 118-119

Sintomas psicóticos, 361-363
sistema(s), 1-109, 231-234
 cerebral de recompensa,
  231-234
 imune e SNC, 45-55
  citocinas e comportamento,
   48-49
  comunicação entre
   sistema imune e
   cérebro, 47-54
   papel das células T,
    52-54
   via humoral, 47-48
   via leucocitária, 50-52
   via neural, 49-50
 límbico, 7
 nervoso central, 1-109
  lobos parietais, 6
  lobos temporais, 6
  sistema límbico, 7
  mecanismos imunológicos,
   45-55
  lobos frontais, 5-6
  lobos occipitais, 6-7
 sensório-motor, 257
Sono, 317-337
 aspectos gerais, 317-318
 distúrbios do sono, 330-335
  apneia obstrutiva do
   sono, 331-332
  distúrbios do movimento,
   332-333
  distúrbios do ritmo
   circadiano, 333-334
  insônias, 330-331
  narcolepsia, 332
  parassonias, 334-335
 e neurotransmissores, 321, 322t
 métodos de avaliação, 321-323
  polissonografia, 323t
 privação de sono, 335-337
  ansiedade, 336
  atenção, 336
  comportamento
   agressivo, 337
  comportamento materno,
   336-337
  comportamento sexual, 337
  memória, 336
 relação com psiquiatria,
  323-324
 sono normal, 318-321
 transtornos psiquiátricos,
  324-330
  esquizofrenia, 328-329

transtorno de ansiedade
 generalizada
 (TAG), 327
transtorno de déficit de
 atenção/hiperatividade
 (TDAH), 329
transtorno de estresse
 pós-traumático
 (TEPT), 327-328
transtorno de pânico, 327
transtorno obsessivo-
 -compulsivo
 (TOC), 328
transtornos alimentares,
 329-330
transtornos da
 personalidade, 328
transtornos do humor,
 325-326
SPECT, 108-109
Substância(s), 95, 217-218
 branca, 217-218
 de abuso, 95
Suicídio, 307-314
 comportamento suicida,
  308-313
 abordagem, 312-313
 fatores de proteção, 310-311
 fatores de risco, 309-310
 posvenção, 313
 prevenção, 311
 epidemiologia, 308

**T**
Tálamo, 217
TDAH, 63
Terapias biológicas
 invasivas, 153-165
  estimulação cerebral
   profunda, 154-161
   e depressão, 155-159
   TOC, 159-161
  estimulação do nervo
   vago, 161-164
   anatomia das vias, 161-164
Terapias biológicas não
 invasivas, 139-148
  contraindicações, efeitos
   adversos e segurança,
   144-145
  evidências clínicas, 145-147
   esquizofrenia, 147
   transtorno depressivo
    maior, 145-147
   ECT, 146-147

EMT, 145
ETCC, 145-146
transtorno obsessivo-
-compulsivo, 147
mecanismos de ação, 140-142
ECT, 142
EMT, 140-141
ETCC, 141-142
MCT, 142
parâmetros de estimulação,
142-144
ECT, 144
EMT, 142-144
bobina de campo, 143
frequência de
estimulação, 143
LMR, 143
posicionamento da
bobina, 143-144
ETCC, 144
MCT, 144
perspectivas futuras, 147-148
biomarcadores, 148
novos alvos terapêuticos,
147-148
Tomografia computadorizada, 100
Transtorno(s), 57-85, 145-147,
159-161, 171-207, 229-242,
267-290, 325-330, 348-352,
363-364
alimentares, 267-273, 329-330
alterações endócrinas, 273
anorexia nervosa, 267-
269, 330
bulimia nervosa, 269-
270, 330
neurobiologia, 271-272
neurotransmissores, 272-273
transtorno de compulsão
alimentar, 270-271
bipolar, 61, 71-73, 197-207
estresse oxidativo, 202-204
fatores neurotróficos,
204-207
sistema dopaminérgico,
198-199
sistema glutamatérgico,
199-202, 203f
da personalidade, 328, 351-352
antissocial, 328
*borderline*, 328
de ansiedade, 62-63,
171-182, 349-350

de ansiedade generalizada
(TAG), 76-77, 327
do controle de impulsos
(TCIs), 363-364
de déficit de atenção/
hiperatividade (TDAH),
63, 277-290, 329
estudos de neuroimagem,
279-280
etiologia, 280-285
estudos de epigenômica,
283-284
estudos de genômica,
281-283
estudos de
metagenômica,
284-285
estudos de randomização
mendeliana, 285
fatores ambientais, 280
herdabilidade do
transtorno, 280-281
neuroquímica do, 278-279
tratamento, 285-288
estudos de
farmacogenômica,
288
neuroquímica do,
287-288
de estresse pós-traumático
(TEPT), 327-328
de pânico, 327
depressivo maior, 62, 74-75,
145-147, 187-193
como processo
neuroinflamatório,
189-190
da hipótese monoaminérgica
ao envolvimento
glutamatérgico,
187-188
ECT, 146-147
EMT, 145
estresse como desencadeante,
188-189
ETCC, 145-146
papel da microbiota, 190
vias de sinalização
envolvidas, 190-192
do espectro autista, 75-76
do humor, 325-326, 348-349
depressão pós-parto, 326
distimia, 325

transtorno afetivo
sazonal, 326
transtorno bipolar, 325-326
transtorno depressivo
maior, 325
obsessivo-compulsivo (TOC),
147, 159-161, 328
e estimulação cerebral
profunda,
159-161
núcleo subtalâmico, 160
*nucleus accumbens*,
160-161
ramo anterior da
cápsula interna, 159
região da cápsula
ventral/estriado
ventral, 159-160
por uso de substâncias
(TUSs), 229-242
psiquiátricos, 57-85
disfunção mitocondrial,
67-77
genética e epigenética
dos, 57-64
modelos animais de,
81-85

## U

Uso de substâncias (TUSs),
transtornos por, 229-242
biomarcadores, 240-242
regulação emocional,
241-242
neurobiologia dos, 230-231
perspectivas futuras, 240
principais fases e alterações
neurobiológicas,
234-240
abstinência e disforia,
238-239
compulsão e intoxicação,
237-238
preocupação, antecipação
e fissura, 239-240
sistema cerebral de
recompensa, 231-234
ações das substâncias
no, 233, 234

## V

Valproato de sódio, 125
Vareniclina, 130-131